儿科诊疗手册

（第3版）

主　编　刘春峰　吴　捷　魏克伦

科学出版社
北　京

内 容 简 介

本书结合儿科学新进展及循证医学成果，全面介绍了儿科各系统常见病、多发病的诊断要点、治疗要点和实验室检查等。本书第3版修订，在前2版基础上更加关注的重点是小儿常用药物剂量、用法、用药注意事项与小儿危重症急救、新生儿与新生儿疾病、营养与营养性疾病和小儿诊疗新技术，收录了最新儿科常用实验室检查正常参考值，以方便查阅。内容丰富、简明实用，查阅方便，适用于中青年儿科医师和基层医师阅读参考。

图书在版编目（CIP）数据

儿科诊疗手册 / 刘春峰，吴捷，魏克伦主编 . —3 版 .—北京：科学出版社，2019.12

ISBN 978-7-03-062279-2

Ⅰ . ①儿… Ⅱ . ①刘… ②吴… ③魏… Ⅲ . ①小儿疾病—诊疗—手册 Ⅳ . ① R72-62

中国版本图书馆 CIP 数据核字（2019）第 193275 号

责任编辑：郝文娜 / 责任校对：张怡君

责任印制：赵 博 / 封面设计：吴朝洪

科学出版社 出版

北京东黄城根北街 16 号

邮政编码：100717

http://www.sciencep.com

北京建宏印刷有限公司印刷

科学出版社发行 各地新华书店经销

*

2006 年 6 月第 一 版 人民军医出版社

2013 年 4 月第 二 版 人民军医出版社

2019 年 12 月第 三 版 开本：787×960 1/24

2024 年 6 月第四次印刷 印张：37 1/2

字数：740 000

定价：129.00 元

（如有印装质量问题，我社负责调换）

编者名单

主　编　刘春峰　吴　捷　魏克伦

副主编　闻德亮　孙　梅　吴玉斌　王　华
尚云晓　毛　健　于宪一

编　者　（以姓氏笔画为序）

于宪一　王　华　王　虹　王　洋
王大佳　王丽杰　毛　健　叶晓琳
冯　雍　刘春峰　许　巍　许玲芬
苏朋俊　杜　悦　李　娟　李玖军
杨　男　杨　敏　吴　捷　吴玉斌
吴红敏　辛　颖　宋诗蓉　张　丹
张志波　尚云晓　赵　莹　赵成广
郝良纯　侯　玲　俞志凌　郗春艳
郭　静　唐　诗　唐晓冰　黄　英
麻宏伟　韩　梅　韩晓华　蔡栩栩
滕　旭　魏克伦

秘　书　王　洋

前　言

本书自2006年出版以来，受到临床儿科医师的广泛好评，已成为年轻医师及基层医师随身工具用书，在2013年4月再版（第2版）多次印刷。时至今日，儿科疾病的诊治技术随着医学科学的不断发展而不断更新，为满足广大青年医师、儿科工作者的需要，决定组织相关专家对原书进行第3次修订再版。

《儿科诊疗手册》的每次修订都是在原有基础上不断更新、充实，因此《儿科诊疗手册》的编写和修订凝聚了中国医科大学附属盛京医院儿科几代人的心血。本次修订从临床实践出发，着重补充了儿科疾病诊治方面新的理念和方法，力求内容实用，并与儿科现有的疾病诊疗规范衔接。本书以系统为纲，疾病为目，对于儿科常见的内、外科疾病进行统一编排。在保留原有的编写格式，即突出病种的诊断及治疗要点基础上，对内容进行了充实、更新与删减，涉及各系统常见疾病和特殊治疗技术等，特别增加了小儿外科常见疾病，更考虑到了与相关学科之间的关系，使其更具专业特色与实用性，力求做到新颖实用、内容完整、重点突出、深浅适度、表述规范。期望本书能成为儿科医师，特别是基层医院的儿科青年医师、进修医师、实习医师、儿科保健医师及儿科护士临床工作的理想参考书。

我们坚信本书的修订再版会给当代儿科医师的临床工作带来一些帮助，不过，由于能力有限，尽管我们做了相当的努力，但书中仍难免存在不足之处，恳请广大读者和同仁批评指正。

中国医科大学附属盛京医院
刘春峰教授
2019年3月

目　录

第1章

小儿危重症急救

第一节　心搏、呼吸骤停与心肺脑复苏

心搏、呼吸骤停是临床上最危急、最严重的疾病状态，心搏骤停与呼吸骤停可先后发生，互为因果，其结果是血液循环及各脏器供血停止，低氧血症，导致各脏器缺血、缺氧性损伤及复苏后再灌注损伤。如不及时处理，可导致患儿迅速死亡，或由于随后发生的多脏器功能衰竭而死亡，或可能遗留神经系统后遗症。对心搏、呼吸骤停的患者争分夺秒地采用急救手段恢复心肺功能，于心肺复苏开始后迅速进行脑损伤的预防及治疗，最终使脑功能恢复，这一急救过程与方法称心肺脑复苏（cardiopulmonary resuscitation，CPR）。

【诊断要点】

（一）病史

患儿突然昏迷，刺激或呼叫后无反应，多有相应的前驱病史或有意外损伤病史，如呼吸困难、面色差或神志改变、抽搐等，或创伤、电击、溺水、窒息、中毒等。

（二）查体

完全心搏、呼吸停止时，患者昏迷；触诊，大动脉搏动或心前区搏动消失，呼吸停止（无胸部或腹部的起伏运动），瞳孔散大，皮肤黏膜苍白或发绀；听诊，心音消失。

（三）辅助检查

心电图表现为心室纤颤或各种类型的心动过缓或完全停止呈直线。心电机械分离系指心肌完全停止收缩，而心

电图仍显示心电活动，表现为不同程度的传导阻滞、室性自搏等，甚至有正常的心电活动，但并不排血，也测不出脉搏和血压，一般预后不良。

（四）其他

以下情况也应视为心搏、呼吸骤停的前兆，需要心肺复苏。

1.严重心动过缓，年长儿＜30次/分，婴儿＜60次/分，新生儿＜80次/分。

2.呼吸过于浅弱、缓慢，呈抽泣样呼吸或呼吸极度困难，虽有呼吸动作，胸部听诊无呼吸音。

【治疗要点】

（一）基本生命支持

第一目击者应施行现场急救，给予基本生命支持［ABC，即开放气道（airway，A）、人工呼吸（breathing，B）和心脏按压（circulation，C）］。即采用人工呼吸及人工心脏按压的方法，保证包括脑在内的各脏器基本供血及供氧的要求，减少脑及各脏器的损伤，并在可能条件下尽快建立静脉通道，以便于使用基本抢救药物，稳定后转往条件好的医院。2010版《国际心肺复苏指南》对非专业人员推荐复苏顺序由ABC改为CAB（2015版仍是如此），即现场复苏时可首先进行心脏按压，以免由于通畅气道及人工通气等耽误心脏按压，导致脑等缺血时间过长，但对专业人员应视具体情况决定复苏顺序。对多数儿童患者更多的是呼吸原因所致心搏停止，因此首先给予通气是合理的，而对于一个明确心脏源性的心搏停止，则首先进行心脏按压是有益的，但无论什么原因迅速开始的心肺复苏对预后是至关重要的。

1.A（airway，通畅气道）

（1）置患儿头部于轻度后仰位（图1-1），托起下颌防止舌根后坠阻塞气道，对外伤患儿疑有颈椎损伤时，则不应伸展颈部，应采用上推下颌的方法打开气道。

（2）清除鼻腔、口咽部分泌物、呕吐物及可见到的异物、血块等，可用吸痰管吸引，或用手指或器械取出可见的异物。不推荐盲目用手指探寻异物，用手指探寻异物有

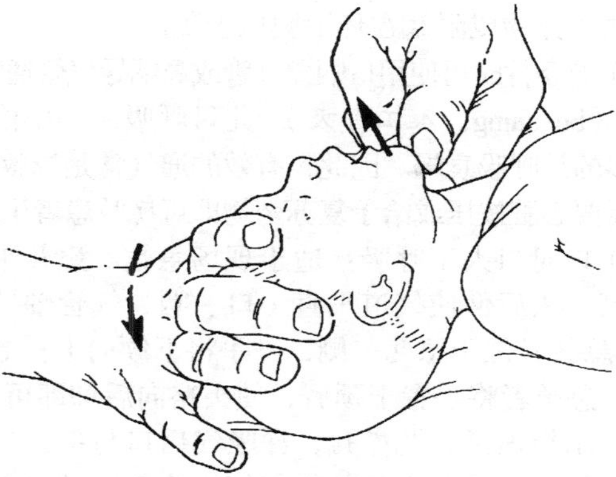

图 1-1 头轻度后仰

可能将异物推到深部。对完全性气道阻塞的异物吸入，年长儿可采用Heimlich手法（横膈下腹部挤压，图1-2），小婴儿则推荐叩背和挤压胸部相结合的方法排出异物。现场可用简易管用嘴吸出分泌物、痰液等，有条件者可行气管插管吸出气道内分泌物，使气道通畅。其他方法：异物难以排出的完全性上气道阻塞，必要时可采用环甲膜切开术

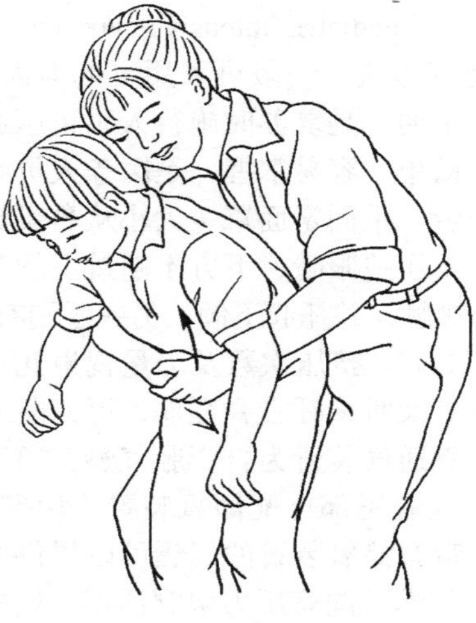

图 1-2 Heimlich 手法

或穿刺法（异物或阻塞在环甲膜以上）。

（3）有条件时可使用口咽导气管或鼻咽导气管通畅气道。

2.B（breathing，人工呼吸） 儿科呼吸、心搏停止的原因中更多的是呼吸衰竭。因此，有效的通气常是抢救的关键，甚至不需要心脏按压或给予复苏药物即可挽救患者生命。

（1）口对口人工呼吸：适于现场急救。患儿平卧，肩背稍垫高，头后仰使气道平直（口、咽、气管轴接近一条直线）。急救者位于患儿一侧，一手将下颌向上托起（若为小婴儿，急救者将手置于颈后，使头略向后仰即可），另一手的拇、示指捏紧患儿鼻孔，深吸气后口与患儿口紧贴吹入适量气体，至患儿上胸部抬起停止吹气，随之立即放开鼻孔，呼气靠弹性回缩使肺内气体排出，重复进行上述操作，儿童15～20次/分，婴儿30～40次/分，吹气应均匀，不可用力过猛。于数次吹气后应缓慢挤压上腹部1次，排出胃内气体。若患儿牙关紧闭，可采用口鼻吹气法；对婴幼儿，术者也可口腔完全覆盖患儿口鼻吹气。健康人呼出的气体中含有16%～17%的氧气，肺泡氧可达10.7kPa（80mmHg），通气量达正常的2～3倍，足够机体需要。

（2）复苏器人工呼吸：常是急救人员或急诊、儿科重症监护治疗病房（pediatric intensive care unit，PICU）经常使用的人工通气方法。一般可采用复苏器面罩人工通气。复苏器面罩人工通气是复苏时施行人工正压通气非常有效的方法，设备简单，容易掌握，是医务人员必须掌握的基本技能。操作者一手固定面罩（大小从鼻梁到下颌，以恰好覆盖口鼻而不压迫眼睛、下方不超过下颌为宜）使之与患儿面部紧密接触，并托起下颌；另一手则有节律地挤压，放松气囊（图1-3）。挤压次数及力量视患儿年龄而异。通过观察胸廓起伏及听诊呼吸音强弱，可判断通气量适当与否。常用的气囊通气装置为自膨胀气囊，递送的氧浓度为30%～40%。气囊尾部可配储氧装置（囊带），保证输送高浓度氧气。带有储氧装置的气囊可以提供的氧气浓度为60%～95%。气囊常配有压力限制活瓣，使抱球压力不超过40cmH_2O，可以避免气压伤的发生。

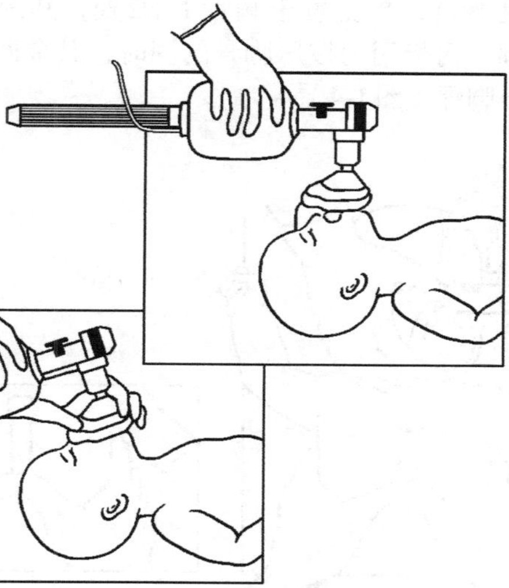

图1-3　复苏器面罩人工通气法

（3）气管插管（气管切开）人工呼吸：通过气管插管或气管切开使用复苏器进行人工通气，是一种最为有效的通气方式，适于口对口人工呼吸或复苏器人工呼吸效果不佳，或需机械通气，或由于外伤、出血、喉头水肿等不适于口对口人工呼吸或复苏器面罩人工呼吸。目前在有条件的场所是进行人工通气推荐的最佳方法（如在ICU、急诊室或转运过程等）。

3.C（circulation，人工循环） 胸外心脏挤压法：通过向脊柱方向挤压胸骨，使心脏内血液被动排出的复苏措施，是目前心肺复苏时最常使用的方法，儿童胸廓组织薄，弹性大，按压时易于改变前后径，正确而有效的按压可使心排血量达正常的30%～40%，而脑组织只需正常供血的15%即能避免永久性损害，但需注意心脏按压中断时间不得超过10s。

（1）婴儿胸部按压：有两种方法，即双指按压法和双手环抱按压法。非专业人员急救和单人急救时，对婴儿应采用双指按压法进行胸部按压，按压部位为两乳头连线中点下。双人急救时推荐专业急救者使用双手环抱法。双手环绕婴儿胸部，拇指置于胸骨下1/2处，其余四指分开并环绕胸廓，拇指用力按压胸骨的同时，其余四指给予反压力以按压胸廓（图1-4）。

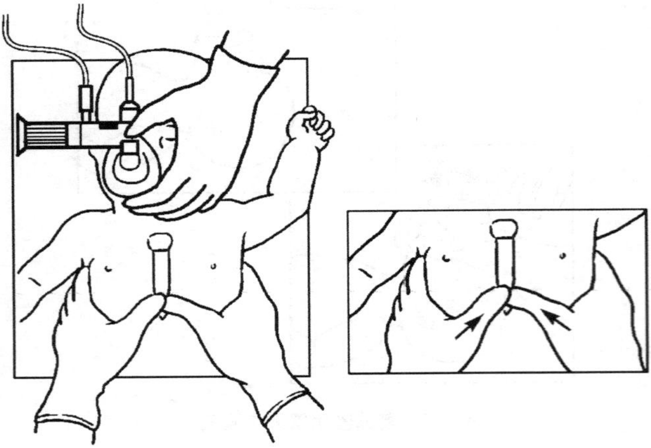

图1-4 双拇指按压法

（2）学龄前与学龄儿童胸部按压：与成年人类似，采用单掌法或双掌法（图1-5）。患儿仰卧于硬板上，术者将掌根部置于胸骨下1/2处按压，肘关节呈伸直位，借助体重及肩臂之力垂直向脊柱方向挤压，按压幅度均应达到胸廓厚度

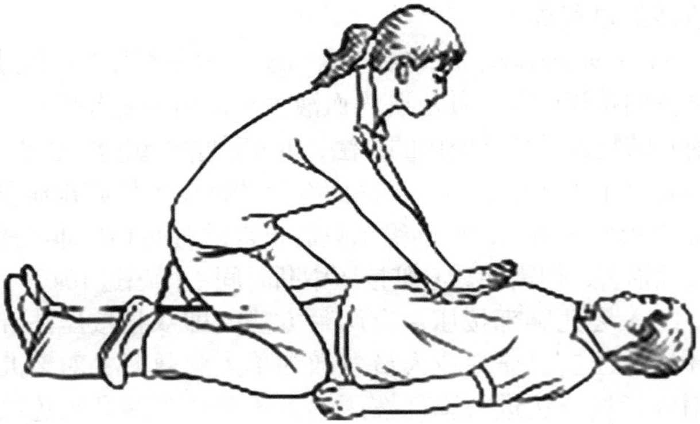

图1-5 双掌法心脏按压

的1/3～1/2，下压与放松时间大致相等，频率100次/分。

（3）按压与通气比值：按压与人工呼吸应协调进行，但避免同时按压及人工通气。除新生儿外（按压与通气3∶1），双人抢救时心脏按压与人工通气比例为15∶2，单人抢救时按压与通气比例应按30∶2进行，更强调持续心脏按压的重要性。患儿建立人工气道后不再按照婴儿、学龄前与学龄儿童胸部按压、通气周期进行双人急救，其中一人持续给予胸部按压，频率为100次/分，另一人给予人工呼吸，频率为8～10次/分。注意：挤压时手指切勿触及胸壁，避免压力传至肋骨引起骨折，放松时手掌不应离开胸骨，以免按压点移位。用力不可过猛，否则有肝、肺、胃破裂的可能。

自主循环恢复有赖于有效的胸外按压，《美国心脏学会心肺复苏与心血管急救指南》强调了有效胸外按压的重要性，有效胸外按压应做到有力、速度快、按压后胸壁充分复位，尽量减少对按压的干扰。具体包括几点：①用力按压，按压幅度为1/3～1/2胸廓厚度。②快速按压，按压频率100～120次/分。③每次按压后手完全但轻微抬离胸壁，使胸廓完全回复至原来位置。④胸外按压过程中应尽量减少按压中断，除非建立人工气道或除颤时短暂的停顿，按压中断不得＞10s。急救人员疲劳会导致按压频率和深度不足，以及2次按压间胸廓回复不完全。研究显示，即使在急救人员否认感到疲劳的情况下，胸外按压质量亦会在数分钟内下降。因此，新指南推荐急救人员应轮流进行胸外按压（每人按压约2min），以防因疲劳而导致胸外按压的质量及频率下降；轮换时尽可能快速（＜5s），以尽量缩短胸外按压中断时间。

心脏按压有效的标志：①按压的同时可触及颈动脉、股动脉搏动；②扩大的瞳孔缩小，光反射恢复；③口唇、甲床、面色好转；④肌张力增强或出现不自主运动；⑤自主呼吸出现。

（二）进一步治疗或高级生命支持

进一步治疗或高级生命支持（advanced life support，ALS）是在基本生命支持的基础上应用各种高级生命支持手段力图恢复自主心搏和自主呼吸并使生命指征稳定的过程。这一过程应于基础生命支持开始后迅速进行，甚至同步进行，但部分患儿在进行有效的基本生命支持后可以恢复自主呼吸和心搏，而不必使用药物。

1. 给氧与通气　视患儿是否恢复自主呼吸，可通过各种形式给患儿吸氧及通气，如鼻导管、面罩、口咽导管、喉罩通气、球囊面罩正压通气、气管插管正压通气等。

2. 维持和改善循环

（1）继续高质量的胸部按压：只要自主循环未恢复就应持续按压。

（2）药物治疗：复苏药物及抗心律失常药物治疗。

①给药途径：应迅速开通静脉通道，以利用上腔静脉系统的周围静脉为好。若开通静脉通道困难也可使用骨髓或气管内给药，其中骨髓通路还可用于快速补液。心内注射有许多副作用，目前已不被采用。

②常用药物

肾上腺素：是心肺复苏时最常应用的药物。可兴奋α受体及β受体，具有正性肌力和正性频率作用，并可提高血压，半衰期2min。用法：首次静脉给药稀释成1：10 000浓度，0.01mg/kg（0.1ml/kg，1：10 000溶液）。若首次无效，可3～5min重复1次，目前不主张大剂量。亦可气管内给药，0.1mg/kg，心搏恢复后可持续静脉滴注，速度为0.05～1.0μg/（kg·min）。

阿托品：用于心动过缓或三度房室传导阻滞，有机磷中毒。用法：0.01～0.02mg/kg，最大0.1mg/kg，5min重复1次；最大剂量儿童1mg，青少年2mg。通常经静脉给药。

碳酸氢钠：现在的观点认为除非心搏、呼吸停止时间较长或血气分析证实有严重的代谢性酸中毒，否则不应常规使用碳酸氢钠，尤其在复苏的最初阶段应慎重使用，否则可能导致医源性高渗、高钠、低钾并加重细胞内酸中毒。用法：在给予基本生命支持及肾上腺素后，心搏仍不恢复，无血气分析的情况下，一般先给5%碳酸氢钠5ml/kg，稀释成等渗液快速滴入。尽管碳酸氢钠已不作为一线复苏药物，但患儿如果有足够通气量，第1次肾上腺素给药后效果不佳时可考虑使用。

钙剂：现已不作为Ⅰ期复苏药，但在低钙血症、高钾血症、高镁血症时仍可应用。但注意可能导致细胞内钙超载，加重已缺氧细胞的损伤。用法：葡萄糖酸钙100～200mg/kg（10%葡萄酸钙1～2ml/kg），最大剂量2.0g/次，氯化钙每次20～50mg/kg（10%氯化钙0.2～0.5ml/kg），最大剂量1.0g/次，注意缓慢静脉滴注。

利多卡因：用于心室纤颤及室性心动过速。在抢救后始终听不到心音，除心搏确实未恢复外，还应注意可能有心室纤颤，在继续心脏按压的同时做心电图以发现是否有心室纤颤。用量：1mg/kg，加入5%葡萄糖溶液10ml中静脉注射，5～10min后可重复用，总药量不超过5mg/kg。

胺碘酮：目前更推荐胺碘酮用于室性心动过速或心室纤颤等，5mg/kg，IV/IO（静脉/骨髓），可重复使用至12mg/kg，最多不超过300mg。

纳洛酮：用于逆转麻醉药或毒物引起的呼吸抑制及镇静作用，剂量0.1mg/kg，可静脉或气管内给药。

现在不主张给呼吸兴奋药，如洛贝林等，而要采用上述人工通气的方法保持通气，当缺血、缺氧纠正后应能逐渐恢复自主呼吸。

3. 电击除颤复律　虽然在儿科少见，但心室纤颤也可能是心搏骤停的原因，或在复苏当中出现心室纤颤、室性心动过速等心律失常，可用电击除颤或复律。无脉性心动过速和心室纤颤则应用非同步，能量首次2J/kg，此后4J/kg。但需注意无论除颤是否成功都应进行5个循环的CPR。要尽量减少除颤对CPR的干扰。目前已证实了小婴儿使用除颤仪的安全性，指南推荐最好首先使用手动除颤仪，无手动除颤仪可选择衰减型自动除颤仪，实在没有相应设备也可使用标准型自动除颤仪（AEDS）。

（三）复苏后治疗或复苏后生命支持

复苏后治疗或复苏后生命支持（prolonged life support，PLS）作用是维持保护各脏器功能，尤其是保护脑功能，最终使脑功能恢复，并进行病因治疗。

1.维持有效循环、纠正低血压　可通过扩容、纠正酸中毒和血管活性药及病因治疗等维持血液循环稳定。多巴胺、多巴酚丁胺是常用的正性肌力药及升压药，用于复苏后循环的维持，若效果不佳也可使用肾上腺素或去甲肾上腺素维持心率、血压。心电监护在心肺复苏当中很重要，除可便于观察心搏是否恢复外，还可及时发现出现的心律失常，及时采取相应措施。

目前对于心搏、呼吸骤停心搏难以恢复者可采用体外膜肺氧合（extracorporeal membrane oxyqenation，ECMO）、体外心肺复苏术（exernal cardio pulmonary resuscitation，ECPR）救治，可挽救部分患者生命。

2.维持正常通气　必要时给予机械通气，但目前不主张过度通气。

3.脑复苏　主要措施是为脑组织创造低温、低压的颅内环境，防止脑水肿加重和颅内压增高，减少脑的氧耗及代谢，消除一切不利于脑功能恢复的内环境紊乱，如低血糖、离子紊乱等。如降温，止抽，脱水疗法（甘露醇、呋塞米等），维持内环境稳定及高压氧治疗等。体温低于37℃时，体温每下降1℃，脑耗氧量减少7%，低温能降低脑代谢和颅内压、减轻炎性反应等。一旦患儿条件允许，尽早采用亚低温治疗。目标体温：32～34℃相对安全，降温速度目前没有太多限制，如果患儿状态允许，应尽快降温到目标温度，延迟降温是否对治疗不利尚不明确。复温的速度每2小时不要超过0.5℃，以防止脑在过快的复温过程中过度灌注和引发神经源性水肿。亚低温治疗时间多选用24～72h，但对于脑损伤严重72h仍昏迷的患儿，可以适当延长亚低温治疗时间，但原则不超过7d。亚低温治疗时需关注凝血机制及心律失常的发生，并关注可能发生的继发感染。

4.其他脏器功能支持　如胃肠功能、肾功能的维持等。如果出现肾衰竭，可使用连续肾替代疗法等。

5.其他　治疗原发病，防止再次发生呼吸、心搏骤停。

专业急救者实施儿科基础生命支持（PBLS）流程见图1-6。

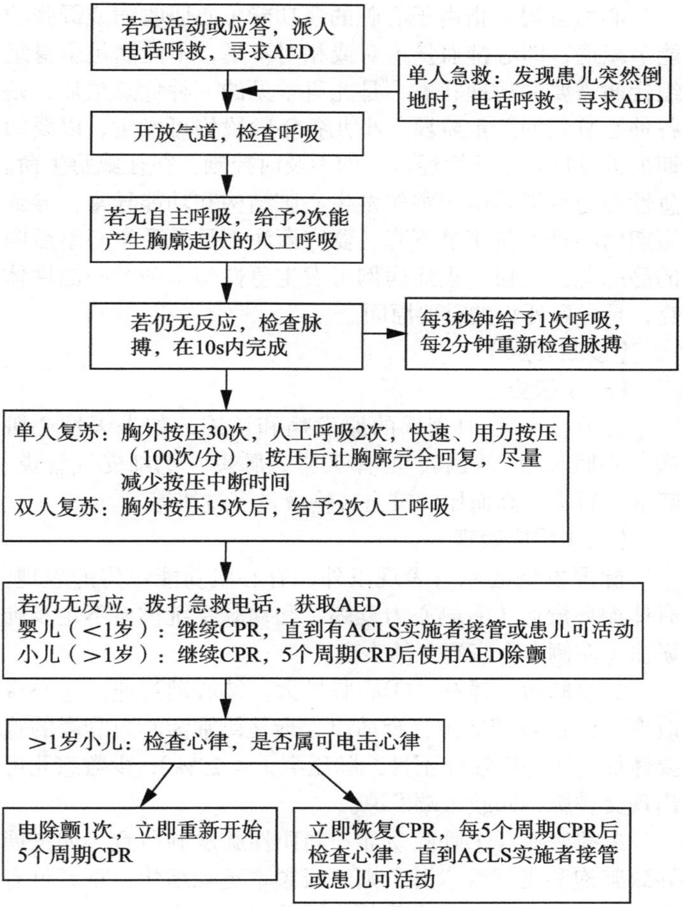

图1-6　专业急救者实施PBLS流程

注：AED.自动体外除颤器（automated enterral defibrillator）；ACLS.高级心脏生命支持（advarced cardiac life support）

（刘春峰）

第二节 急性心力衰竭

心力衰竭是指由于心脏的泵功能（心肌收缩或舒张功能）减退，即心排血量绝对或相对不足，不能满足全身组织代谢需要的病理状态，是儿科常见的一种危急重症，是各种心脏病的严重阶段，小儿各年龄段均可发生，以婴幼期最常见且多呈急性经过，如不及时控制，往往威胁生命。急性心力衰竭是由于突然发生心脏结构和功能异常，导致短期内心排血量明显下降，器官灌注不足及受累心室后向的静脉急性淤血。重症病例可发生急性肺水肿及心源性休克，是导致死亡的重要原因。

【诊断要点】

（一）病史

存在引起心力衰竭的原发病和诱因，如先天性心脏病、心肌炎或心肌病、心律失常、肺炎、毛细支气管炎、哮喘、肾炎、高血压、贫血、输液过多过快等。

（二）临床表现

除原发病的原有表现以外，有心肌功能障碍的表现，有体循环淤血（右侧心力衰竭）和动脉系统供血不足及肺淤血（左侧心力衰竭）的表现。

1.心肌功能障碍　①心脏扩大。②心动过速。③心音改变：包括心音低钝、奔马律。奔马律常为心力衰竭的重要体征。④外周灌注不良，脉压窄（＜25%），少数患儿可出现交替脉，四肢末端发凉。

2.肺淤血　①呼吸急促：间质性肺水肿所致，如进展导致肺泡和支气管水肿，则呼吸频率更加增快，重者可有呼吸困难与发绀。新生儿与小婴儿心力衰竭最显著的临床表现是呼吸急促。②肺部啰音：肺泡水肿可出现湿啰音；支气管黏膜水肿或肺动脉和左心房扩大压迫支气管可出现哮鸣音。③咯泡沫血痰：肺泡和支气管黏膜淤血所致，但婴幼儿少见。

3.体循环淤血　①肝大：肝脏由于淤血，短时间内

（几小时至1d）肿大伴触痛。正常婴幼儿的肝脏虽可于肋下触到1～2 cm，如肿大超过此范围，尤其是短期内改变，更有临床意义。②颈静脉怒张：可见颈外静脉膨胀（半坐位），压迫肿大肝脏时，颈静脉充盈更明显（肝颈静脉回流征）。但婴儿由于颈部较短，皮下脂肪较丰满，此征常不明显。③水肿：小婴儿水肿可以是全身性（尤其是眼睑与骶尾部），极少表现周围性水肿（四肢）。

若伴四肢末端发凉、外周脉搏消失、中央脉搏减弱、血压降低，则考虑同时伴心源性休克。

心力衰竭的临床表现在不同的年龄组有所不同，如年长儿与成年人相似，表现为劳累后呼吸急促、乏力、食欲缺乏、腹痛、咳嗽、左侧心力衰竭或右侧心力衰竭比较明确，而婴幼儿常见的症状为呼吸急促、喂养困难、哭声弱、烦躁、多汗、精神萎靡、体重增长缓慢，水肿及颈静脉怒张等不明显，而且左侧或右侧心力衰竭不易区分，两者常同时存在或相继发生为全心衰竭。

（三）辅助检查

1.胸部X线　心影多呈普遍性增大，心搏减弱，肺纹理增加，肺门阴影增宽，急性肺水肿时肺野呈云雾状阴影，肺透过减低，有时可见叶间积液及肋膈角变钝。

2.心电图　多有窦性心动过速，心室、心房肥厚，ST-T改变或心律失常，有助于病因判断。

3.心功能检查　可采用超声心动图、放射性核素心脏造影、磁共振显像、心血管造影等技术检测心脏收缩功能。因超声心动图具有简便、快捷、可床旁检查且患儿易耐受等特点，在急性心力衰竭时被广泛应用。射血分数（EF）是最常用指标，通常左心室EF≤45%为收缩功能不全，在急性心肌病变并急性心力衰竭时EF多有可能减低。除心肌收缩力的减低可导致EF降低外，心室前、后负荷的改变也可导致EF降低。测量左心室舒张末期容量指数及左心室收缩末期室壁应力，可分别反映左心室前、后负荷的状况。婴幼儿心力衰竭以先天性心脏病为多见，大多数EF在正常范围，这与其心力衰竭不是心肌收缩力降低而是心脏负荷过度有关。应用超声心动图检查可同时了解心脏血管结构、瓣膜功能，估测肺动脉压力和心排血量，对心力衰竭病因有诊断价值。

4. 其他血流动力学监测　中心静脉压增高，肺毛细血管楔压及心室充盈压升高，重者动脉血压下降，外周血管阻力一般增加，可采用有创及无创方法测定（如心导管、超声、阻抗法或核素心肌灌注扫描、PiCCO等）。

5. 心脏生物学标识物检测　在心力衰竭时血浆去甲肾上腺素、利钠肽、内皮素、心肌蛋白（肌球蛋白、肌钙蛋白）均可升高。目前的研究表明脑钠肽（BNT）和氨基末端脑利钠肽前体（NTproBNP）对心力衰竭具有较高的诊断价值，特异度和敏感度均较高，有助于心力衰竭与单纯性肺源性因素所致急性呼吸困难的鉴别。B型利钠肽（BNP）及其N末端B型利钠肽原（NT-proBNP）的浓度增高已成为公认诊断心力衰竭的客观指标，也是心力衰竭临床诊断上近几年的一个重要进展。其临床意义：①心力衰竭的诊断和鉴别诊断，如BNP＜100ng/L或NT-proBNP＜400ng/L，心力衰竭可能性很小，其阴性预测值为90%；如BNP＞400ng/L或NT-proBNP＞1500ng/L，心力衰竭可能性很大，其阳性预测值为90%。急诊就医的明显呼吸急促患者，如BNP/NT-proBNP水平正常或偏低，几乎可以除外急性心力衰竭的可能性。②心力衰竭的危险分层，有心力衰竭临床表现、BNP/NT-proBNP水平又显著增高者属高危人群。③评估心力衰竭的预后，临床过程中这一标志物持续走高，提示预后不良。

6. 其他　严重者累及其他脏器，出现肝、肾功能改变，动脉血气分析可有低氧血症、酸中毒、离子紊乱等。

【诊断标准】

1. 安静时心率增快，婴儿＞180次/分、幼儿＞160次/分、年长儿＞120次/分，不能用发热或缺氧解释。

2. 呼吸困难，发绀突然加重，安静时呼吸达60次/分以上。

3. 肝大达肋下3cm以上，或在密切观察下短时间内较前增大，而不能以横膈下移等原因解释。

4.心脏扩大、心音明显低钝或出现奔马律。

5.突然烦躁不安，哭闹、厌食、多汗、面色苍白或发灰，而不能用原有疾病解释。

6.尿少，下肢水肿，体重增加。

7.血压偏低、脉压变小、四肢末梢凉、皮肤发花。

8.急剧增多的肺内水泡音。

9.其他检查：1～8项检查为临床诊断的主要依据，尚可结合下列1或2项检查进行综合分析。①胸部X线检查：见辅助检查。②心电图检查：见辅助检查。③超声心动图检查：见辅助检查。

临床上1～9项检查指标应结合不同年龄段特点，综合分析判断，不可机械照搬，以免延误诊治。如某些充血性心力衰竭可无明显心率增快，不能据此说患儿无心力衰竭，而不予强心治疗，而要结合患儿有无呼吸急促、肺部水泡音、心脏有无明显扩大、肝脏大小等综合判断。

【心功能分级】

（一）婴幼儿

0级：无心力衰竭表现。Ⅰ级：轻度心力衰竭，每次哺乳量＜105ml，或哺乳时间需30min以上，呼吸困难，心率＞150次/分，可有奔马律，肝大肋下2cm。Ⅱ级：中度心力衰竭。每次哺乳量＜90ml，或哺乳时间需40min以上，呼吸频率＞60次/分，呼吸型式异常，心率＞160次/分，肝大肋下2～3cm，有奔马律。Ⅲ级：重度心力衰竭。每次哺乳＜75ml，或哺乳时间需40min以上，呼吸＞60次/分，心率＞170次/分，有奔马律，肝大肋下3cm以上，末梢灌注不良。

（二）年长儿

Ⅰ级：心功能代偿期，仅有心脏病体征，无心力衰竭症状，活动不受限。Ⅱ级：活动量较大时出现症状，活动轻度受限。Ⅲ级：活动稍多即出现症状，活动明显受限。Ⅳ级：安静休息时即有症状，完全丧失活动能力。

改良的Ross评分适用于所有年龄段儿童，是一种半定量方法（表1-1），以Ross评分≥3分确诊心力衰竭，Ross评分0～2分为无心力衰竭，Ross评分3～6分为轻度心力衰竭，Ross评分7～9分为中度心力衰竭，Ross评分10～12分为重度心力衰竭。

表1-1　改良的Ross评分

年龄标准	0	+1	+2
病史			
出汗	仅头部	头部和躯干（活动时）	头部和躯干（安静时）
呼吸急促	无	较多（活动时）	常有（安静时）
查体			
吸气三凹征	无	存在（轻度）	存在（重度）
呼吸次数（次/分）			
0～1岁	<50	50～60	>60
2～6岁	<35	35～45	>45
7～10岁	<25	25～35	>35
11～14岁	<18	18～28	>28
心率（次/分）			
0～1岁	<160	160～170	>170
2～6岁	<105	105～115	>115
7～10岁	<90	90～100	>100
11～14岁	<80	80～90	>90
肝大（cm）	<2	2～3	>3

【鉴别诊断】

1.急性左侧心力衰竭需要与各种引起呼吸困难的疾病相鉴别，如肺炎、喉炎、哮喘、ARDS（急性呼吸窘迫综合征）等；中枢性呼吸困难也需要鉴别，如脑炎、颅高压、颅内出血、颅内占位等；此外，某些遗传代谢病引起代谢性酸中毒导致呼吸增快也需要考虑鉴别。

2.急性右侧心力衰竭则需与各种引起水肿的疾病相鉴

别，如肾炎、肾病、尿毒症、低蛋白血症、过敏等。

【治疗要点】

（一）病因治疗

控制和解除引起心力衰竭的基本病因和诱因是治疗心力衰竭的重要环节，如抗感染、抗风湿、纠正电解质紊乱、治疗贫血或维生素B_1缺乏、控制高血压、手术治疗先天性心脏病等。对先天性心脏病患者，内科治疗往往是术前的准备，而且术后亦需维持治疗一个时期。

（二）一般治疗

1.休息、镇静　轻者限制体力活动，重者需绝对卧床，体位应采取头高足低位，床头抬高15°～30°，年长儿可取半坐（半卧）位。尽力避免患儿烦躁、哭闹，必要时可适当应用镇静药，用水合氯醛、苯巴比妥、地西泮和吗啡等药，常能取得满意效果，但需警惕呼吸抑制。

2.饮食　少食多餐，易消化富有营养的低盐饮食。

3.吸氧　严重发绀或呼吸困难者应给予吸氧，可用鼻导管、面罩或头罩吸氧，必要时机械通气。有肺水肿者应给予吸入乙醇氧（连氧的水封瓶中加入50%～70%乙醇）。

4.水、电解质及酸碱平衡　要限制输液量及速度，婴幼儿60～80ml/（kg·d），年长儿40～60ml/（kg·d），要把全日量用输注泵均匀输入，心力衰竭时奶量应减少，尤其静脉输液量要控制到最低程度。另外，要维持钾、钠、钙、镁水平等在正常范围。有酸中毒、低血糖应及时纠正。

5.改善心肌代谢　能量合剂、极化液、抗氧化剂、1，6-二磷酸果糖、左卡尼丁等。

（三）增加心肌收缩力

1.洋地黄类药物　迄今为止洋地黄仍是儿科临床上广泛使用的强心药物之一。洋地黄作用于心肌细胞上的Na^+-K^+-ATP酶，抑制其活性，使细胞内Na^+浓度升高，通过Na^+-Ca^{2+}交换使细胞内Ca^{2+}升高，从而加强心肌收缩，使心室排空完全，心室舒张终末期压力明显下降，从而使静脉淤血症状减轻；近年更认识到它对神经内分泌和压力感受器的影响。洋地黄能直接抑制过度的神经内分泌活性

（主要抑制交感神经）。除正性肌力作用外，洋地黄还兼有负性传导、负性心率等作用。洋地黄对左心瓣膜反流、心内弹、扩张性心肌病和某些先天性心脏病等所致的充血性心力衰竭均有效。尤其对合并心率增快、心房扑动、心房纤颤者更有效。而对贫血、心肌炎引起心力衰竭者疗效差。洋地黄制剂不适用于原发性心室舒张功能障碍者，如肥厚型心肌病、限制型心肌病、高血压、主动脉瓣狭窄等。

（1）药物及用法：小儿时期常用的洋地黄制剂有地高辛、毛花苷C，一般首选地高辛，必要时亦可用毛花苷C，使用时应注意心肌情况和个体差异，一般使用原则是洋地黄化后给予维持量治疗。儿童常用剂量和用法见表1-2。

对轻症可口服或一开始即给予维持量，对重症则病初给予洋地黄化量静脉治疗，以后根据不同疾病决定维持量使用时间。如原发病是肺炎、肾炎等则不需使用太长时间，而原发病若为心内膜弹力纤维增生症（心内弹）、心肌病或先天性心脏病则使用较长时间维持。需注意：维持量也可达到治疗作用或达到一定时间也可达到化量。毒毛花苷K由于毒性太大已不推荐使用。一般需长期维持者多用地高辛口服。

（2）使用洋地黄注意事项

①用药前应了解患儿2～3周洋地黄使用情况。

②心肌炎、心肌缺血时剂量应缩减，洋地黄化宜慢。

③早产儿和新生儿肝、肾功能差，剂量亦小。

④注意电解质紊乱，尤其低钾血症、低镁血症，慎重使用钙剂，尽量在血药浓度高峰以后使用（4～6h后）。

（3）中毒及处理

①中毒反应

心律失常：常见有窦性心动过速，异位心律（婴幼儿以房性期前收缩、房性心动过速、心房纤颤多见，年长儿以室性期前收缩多见，有时呈二联律、三联律），非阵发性交界性心动过速，房室传导阻滞或窦房传导阻滞，少数有室性心动过速。

胃肠道症状：厌食、恶心、呕吐、腹痛、腹泻。

表1-2　洋地黄类药物的临床应用

洋地黄制剂	给药途径	洋地黄化总量	每日平均维持量	效力开始时间（min）	效力最大时间（h）	效力完全消失时间（d）	用法
地高辛	口服	0.05～0.06mg/kg（<2岁） 0.03～0.05mg/kg（≥2岁）	1/5～1/4洋地黄化量，分2次在化量后12h给予	60	4～8	4～7	首次给化量的1/3～1/2，余量分2～3次，间隔4～8h
	静脉	口服量的1/2～2/3	1/5～1/4洋地黄化量，分2次在化量后12h给予	10	1～2		
毛花苷C（西地兰）	静脉	0.03～0.04mg/kg（<2岁） 0.02～0.03mg/kg（≥2岁）	在化量后12h给予	15～30	1～2	2～4	首次给化量的1/3～1/2，余量分2次，间隔4～6h

神经系统症状：精神萎靡，嗜睡，头痛，头晕，严重者抽搐和昏迷。有些患儿可出现视觉改变，如黄视、绿视和复视。

②处理原则

洋地黄：停用洋地黄。

排钾药：停用利尿药和激素等一切排钾药。

补钾：轻者口服10%氯化钾1～2ml/（kg·d）或按0.1g/（kg·d），分3次口服。重者静脉滴注氯化钾，10%葡萄糖稀释成0.3%浓度静脉滴注，0.03～0.04g/（kg·h）静脉滴注，总量不超过0.15g/kg。

纠正心律失常：参见心律失常的治疗。

2. 非洋地黄类正性肌力药物

（1）儿茶酚胺类正性肌力药物（β肾上腺素能兴奋药）：常用的有多巴胺［5～10μg/（kg·min）］及多巴酚丁胺［2～10μg/（kg·min）］。严重低血压使用多巴胺、多巴酚丁胺药物效果不佳者可使用肾上腺素及去甲肾上腺素，但有增加心脏负担的副作用。

（2）非洋地黄、非儿茶酚胺类正性肌力药物：目前主要指磷酸二酯酶抑制药，用于儿茶酚胺或洋地黄疗效不佳者或中毒者。氨吡酮（氨联吡酮、氨利酮）每次1～4mg/kg，一日3次口服，逐日加量，静脉注射时每次0.75～3mg/kg，用生理盐水稀释后5min内滴完，必要时30min内重复，然后用5～10mg/（kg·min）静脉滴注，长期用药可导致血小板减少、肝功能受损。二联吡啶酮（米利农）：静脉注射时每次25～75μg/kg，可持续静脉滴注0.25～0.75μg/（kg·min），正性肌力作用为氨吡酮的10～20倍。此外还有钙增敏剂，如左西孟旦，主要用于各种急性心力衰竭及心源性休克、脓毒症休克时左心功能不全和先天性心脏病围术期心力衰竭的治疗。负荷量12μg/kg静脉滴注（＞10 min），以后0.05～0.20μg/（kg·min），一般用6～24 h。

（四）利尿

钠、水潴留为心力衰竭的一个重要病理生理改变，故合理应用利尿药为治疗心力衰竭的一项重要措施，可减轻心脏前负荷，减轻脏器淤血。常用利尿药有排钾类药，包括氢氯噻嗪（双氢克尿噻）、氯噻嗪等，保钾类药物包括螺内酯（安体舒通）、氨苯蝶啶，髓袢利尿药有呋塞米、依他尼酸（利尿酸），此类药物作用强而迅速，系强利尿药，但因排钾，故用利尿药时要注意水、电解质紊乱。

（五）扩血管

近年来应用血管扩张药治疗顽固性心力衰竭取得一定疗效，尤其对心脏储备能力较差的婴幼儿，降低心脏后负荷的治疗效果有时不亚于正性肌力药。但对于显著低血压或持续血压下降的患者应慎重，尤其对急性心力衰竭患者。常用的扩血管药物可分三大类（表1-3）。

表1-3 常用血管扩张药作用部位、用法、剂量及疗效持续时间

药物	作用部位	用法	剂量	疗效持续时间
酚妥拉明	小动脉	静脉注射	每次0.1～0.3mg/kg	
		静脉滴注	2.5～15μg/（kg·min）	5～10min
肼屈嗪	小动脉	静脉滴注	1～5μg/（kg·min）	3～5h
硝普钠	均衡扩张小动脉、小静脉	静脉滴注	0.5～8μg/（kg·min）	10min
哌唑嗪	均衡扩张小动脉、小静脉	口服	20～50mg/kg	6～8h
卡托普利	均衡扩张小动脉、小静脉	口服	0.5～1mg/kg	6～8h
硝酸甘油	小静脉	静脉滴注 口服	1～5μg/（kg·min） 0.5mg/（kg·d）	短暂
硝酸异山梨醇酯	小静脉	静脉注射	0.5～20μg/（kg·min）	短暂

（1）以扩张动脉为主的有肼屈嗪、甲磺酸酚妥拉明（酚妥拉明）等。适用于心排血量减低，外周血管阻力增高的患者，主要是减轻心脏后负荷。

（2）以扩张静脉为主的有硝酸盐类，如硝酸甘油、吲哚美辛，适用于肺淤血为主者，主要为减轻心脏前负荷。

（3）既扩张动脉也扩张静脉者有硝普钠、哌唑嗪、卡托普利（巯甲丙脯酸）等，此类药物同时减轻前后负荷。扩血管药物对顽固性心力衰竭和急性肺水肿患者有良好效果，尤其对左心室充盈压增多的患者疗效最好，可有效增加心排血量。左心室前负荷不足时用药可使心排血量减少，故须严格掌握适应证，谨慎使用，并严密监测血压、心率、呼吸、面色、肢温和尿量等，根据疗效和反应及时调整剂量。使用静脉滴注血管扩张药应从小剂量开始，逐渐加量，需长期维持者可换用口服制剂，血容量不足、血压偏低者应慎用。目前临床最常用的是血管紧张素转化酶抑制药，除血管扩张作用外，尚能抑制醛固酮分泌从而减少水、钠潴留。用法：卡托普利（巯甲丙脯酸）剂量为每日0.4～0.5mg/kg，分2～4次口服，首剂0.5mg/kg，以后根据病情逐渐加量，可加至2mg/kg。卡托普利的主要副作用有粒细胞减少、蛋白尿、皮疹和低血压等。使用该药后可不用同时口服保钾利尿药，因为该药本身有保钾作用。依那普利（苯酯丙脯酸）剂量为每日0.05～0.1mg/kg，一次口服。

脑利钠肽（新活素）具有利尿、降压减轻负荷等综合作用，近年也被用于心力衰竭的治疗。

（六）人工机械辅助装置

机械辅助的目的是暂时支持生命，等待心肺功能恢复或心脏移植。临床常用体外膜肺氧合（ECMO）和离心泵心室辅助装置（CVAD）。目前儿科主要用于经药物治疗心力衰竭难以控制的患者，如心脏病术后、急性暴发性心肌炎、终末期心脏病、等待心脏移植等患者。

（七）心力衰竭合并心律失常的处理

心力衰竭与心律失常之间的关系较复杂，可由一个病因（如心肌炎、心肌病）同时引起心力衰竭和心律失常，也可由心力衰竭引起心律失常或由心律失常引起心力衰竭。心力衰竭猝死患儿50%伴有心室颤动、室性心动过速、三度房室传导阻滞和电机械脱节等。

心力衰竭合并心律失常的药物治疗原则：① 非持续性心律失常可不用抗心律失常药。②持续性室性心动过速、心室纤颤、室上性心动过速，应使用抗心律失常药。③ Ⅰ类和Ⅱ类抗心律失常药减弱心功能，不宜使用。④Ⅲ类抗心律失常药中的胺碘酮不影响心功能，可以使用。负荷量为5 ～ 7 mg/kg，1 h内静脉滴注，维持量为5 ～ 15 μg/（kg · min）。⑤三度房室传导阻滞须安装起搏器。⑥寻找原因，如血压过低、心肌缺血、低钾血症或低镁血症等，应及时纠正。

（八）急性肺水肿的处理

1. 乙醇氧气吸入　有抗泡沫作用。

2. 半卧位或坐位　双足下垂，减少回心血量和肺血液量。

3. 镇静　吗啡每次0.1 ～ 0.2mg/kg，皮下、肌内注射或静脉注射，但小婴儿，以及呼吸衰竭、休克、昏迷者禁用。

4. 利尿　呋塞米每次1 ～ 2mg/kg静脉注射，可隔4 ～ 6h重复使用。

5. 快速洋地黄化　静脉注射毛花苷C。

6. 扩血管　常用酚妥拉明每次0.3 ～ 1.0mg/kg，隔15 ～ 30min重复1次，根据病情延长间隔时间，每次总量＜10mg。

7. 氨茶碱　按每次3 ～ 5mg/kg，加入10%葡萄糖液内静脉注射，可扩冠状动脉，降低肺动脉压力，也有强心作用。

8. 肾上腺皮质激素　减少血管渗透性，使回心血量减少，并改善心肌代谢，常用地塞米松或氢化可的松。

9. 止血带　必要时用止血带四肢轮流缚扎，松解或用放血疗法。

10. 血液滤过　用于1 ～ 9项的治疗后疗效不佳者，可迅速排出体内多余液体。

11. 机械通气　肺水肿严重，影响通换气功能，低氧血症难以纠正者，可给予机械通气。

（刘春峰）

第三节　急性呼吸衰竭

急性呼吸衰竭是指由于直接或间接原因导致通换气功能障碍，使肺脏不能满足机体代谢的气体交换需要，造成动脉血氧下降和（或）二氧化碳潴留，并由此引起一系列病理生理改变及代谢紊乱的临床综合征。按病变部位分为中枢性呼吸衰竭和周围性呼吸衰竭，按血气分析结果分为Ⅰ型呼吸衰竭和Ⅱ型呼吸衰竭，按病程经过分为急性呼吸衰竭和慢性呼吸衰竭。由于小儿尤其是婴幼儿在呼吸系统解剖、肺力学方面的发育不成熟，易发生呼吸衰竭、急性呼吸衰竭，是儿科危重抢救的主要问题，若不能及时给予人工通气或机械通气等治疗病死率很高。

【诊断要点】

（一）原发病的临床表现

原发病不同临床表现不同。吸气性喉鸣为上气道梗阻的征象，如喉炎、喉软化及异物吸入等。而呼气延长伴喘鸣是下气道梗阻的征象，如毛细支气管炎及支气管哮喘。肺部疾病，如肺炎、肺水肿、急性呼吸窘迫综合征的相应表现。若为神经系统疾病则有相应的临床表现，如神经肌肉疾病常有瘫痪表现，颅内病变常有意识障碍、惊厥等。此外，其他原因导致的缺氧，如严重心力衰竭、休克等最终会引起呼吸衰竭。

（二）呼吸困难的临床表现

周围性呼吸衰竭表现为呼吸困难、鼻翼扇动、三凹征、点头状呼吸、呻吟等。早期表现为呼吸增快、喘息，以后可出现呼吸无力及缓慢，严重者呼吸停止，一旦呼吸减慢提示呼吸衰竭严重，可很快出现呼吸停止。上呼吸道梗阻可表现为吸气性呼吸困难，下呼吸道梗阻表现为呼气性呼吸困难，肺实质病变常为混合型呼吸困难。中枢性呼吸衰竭表现为呼吸节律失常，可出现潮式呼吸，晚期出现抽泣样呼吸、叹息样呼吸、呼吸暂停及下颌呼吸等。而神经肌肉病变可表现为呼吸无力、呼吸幅度表浅，但呼吸节律正常。

（三）低氧血症的临床表现

1.发绀　一般血氧饱和度降至80%、PaO_2＜5.32kPa

（40mmHg）以下时出现发绀。但应注意严重贫血时发绀可不明显。

2. 神经系统表现 烦躁、意识模糊甚至昏迷、惊厥，一般是先兴奋后抑制，可出现嗜睡、反应低下、肌张力低下等。

3. 循环系统表现 心率增快，后可减慢，心音低钝，轻度低氧血症时心排血量增加，严重时减少，血压先增高后期则降低，严重缺氧可致心律失常。

4. 消化系统表现 可有消化道出血、肠麻痹等，亦可有肝功能损害，合并转氨酶升高。

5. 肾功能损害 尿中出现蛋白、白细胞及管型，少尿或无尿。因严重缺氧可引起肾小管坏死，出现肾衰竭。

（四）高碳酸血症的临床表现

1. 早期表现 可有头痛、烦躁、摇头、多汗、肌震颤。

2. 神经精神异常 淡漠、嗜睡、谵语，严重者可有昏迷、抽搐、视盘水肿。严重者可有脑疝的相应症状、体征。

3. 循环系统表现 心率增快，心排血量增加，血压上升。严重时心率减慢。

4. 毛细血管扩张症状 皮肤潮红、唇红、眼结膜充血及水肿、四肢温湿等。

（五）血气分析指标

1. Ⅰ型呼吸衰竭 低氧血症性呼吸衰竭，$PaO_2<$ 7.98kPa（60mmHg），$SaO_2<85\%$。$PaCO_2$正常或降低。

2. Ⅱ型呼吸衰竭 既有低氧血症又有高碳酸血症性呼吸衰竭，$PaO_2\leqslant6.65kPa$，$PaCO_2\geqslant6.65kPa$（50mmHg）。

3. 单纯高碳酸血症 常见而无明显的低氧血症，在小婴幼儿更多见，常由于通气障碍所致，$PaCO_2\geqslant7.98kPa$（50mmHg）。虽然目前未归类，但应该视为呼吸功能障碍或呼吸衰竭的前兆，要给予必要的改善通气的治疗。此外，在呼吸功能障碍早期血氧轻度降低（$PaO_2<80mmHg$）时$PaCO_2$常明显降低，此为机体代偿的一种表现，要视为潜在呼吸功能不全，应严密观察。

以上血气分析指标是在海平面、安静、不吸氧状态下所测结果。在正吸氧时判断有无低氧血症可计算PaO_2/FiO_2

（氧分压/吸入氧浓度）比值，正常＞300，若＜300则提示有呼吸衰竭。此外A-aDO_2（肺泡动脉氧分压差）也可判断有无弥散障碍和通气（血流）失调，正常值＜15mmHg，＞15mmHg提示有肺内分流。

【治疗要点】

（一）病因治疗

治疗原发病，如肺炎应给予抗生素控制感染，哮喘患者要用激素及气管解痉剂，气胸、脓胸等要引流。

（二）保持气道通畅和改善通气功能

1.保持气道开放的体位　若口鼻腔分泌物较多，应用吸痰器吸出。喉炎、会厌炎等引起的上气道梗阻，必要时应气管插管或切开。

2.温、湿化气道

（1）可用加温湿化器：加温湿化吸入的氧气，多用于面罩或头罩吸氧或气管插管、简易T管吸氧或鼻塞正压通气（CPAP）时。

（2）雾化吸入：根据不同病因可使用激素、扩张气道药物或化痰药加入生理盐水2ml中用空气压缩泵雾化吸入。雾化时要注意供氧，否则会加重低氧血症。

（3）呼吸道滴注法：对气管插管或气管切开患儿，每2～4小时滴入1～2ml（生理盐水20ml＋庆大霉素0.5万U）。

3.帮助排痰　定时翻身（每2小时1次）叩背吸痰。气管切开或插管者应定时气道冲洗吸痰。

（三）氧疗

根据患儿状态及缺氧程度可选用鼻导管、面罩及头罩、高流量经鼻吸氧或持续经鼻或面罩正压通气（CPAP）或无创有创机械通气。吸氧浓度（FiO_2）一般为0.3～0.6，氧流量为2～10L/min（高流量吸氧可更高）。应严格掌握吸入氧气浓度。最好用测氧仪测得吸入氧浓度，原则上以能维持血氧分压在60～80mmHg的最低吸入氧浓度为宜，以防氧中毒发生。另外，氧流量越大，吸入气的湿化程度要求越高。氧疗时应注意，一般给予头罩或面罩吸氧时要给予加温湿化。鼻导管吸氧，氧流量与吸氧浓度大致呈如下关系：

吸入氧浓度（%）＝21＋4×氧流量（L/min）

严重呼吸衰竭考虑机械通气。

呼吸衰竭严重或呼吸停止时按心肺复苏的要求做。

（四）药物治疗

1. 纠正酸碱平衡紊乱　呼吸衰竭时的酸碱平衡紊乱，主要为呼吸性酸中毒，可通过改善通气予以纠正。混合性酸中毒或代谢性酸中毒时，可适当应用碱性药物。值得注意的是较长时间的呼吸性酸中毒后，机体通过代偿机制可致代谢性碱中毒，有时pH可达7.5以上，同时可有低氯、低钾等，因此可适当补充10%氯化钾，或适量生理盐水，代谢性碱中毒重者可酌情静脉滴注适量盐酸精氨酸。

2. 其他药物　颅高压时应用脱水降颅压药物，循环障碍时可应用心血管活性药物，液体一般控制在60～80ml/（kg·d），烦躁患者适当使用镇静药，因可抑制呼吸应慎用。

（五）气管插管及气管切开指征

难以解除的上气道梗阻，需要清除大量下呼吸道分泌物；吞咽麻痹、呼吸肌麻痹或昏迷严重，需要机械通气。

（六）机械通气

常规方法治疗呼吸衰竭无效或疗效不佳时可考虑用呼吸机，呼吸机的使用大大降低了呼吸衰竭患儿的病死率，正成为重症抢救室最常用抢救技术手段之一。有下列情况之一可考虑行机械通气。

1. 呼吸频率下降，仅及正常的1/2以下时。

2. 呼吸极微弱，双肺呼吸音弱。

3. 频繁呼吸暂停或呼吸骤停。

4. 虽使用高浓度氧亦不能使发绀缓解。

5. 病情急剧恶化，经1～4项的治疗无效。

6. 血气分析指标：$PaCO_2$＞60mmHg，吸入FiO_2 0.6，PaO_2＜60mmHg。

需要指出的是，既不能随意行机械通气，也不可把机械通气当作临终前的抢救手段，而要掌握最佳时机并遵循个体化原则。

（刘春峰）

第四节　急性呼吸窘迫综合征

急性呼吸窘迫综合征（acute respiratory distress syndrome，ARDS）是在严重感染、休克、创伤等非心源性疾病过程中，肺毛细血管内皮细胞和肺泡上皮细胞损伤造成弥漫性肺间质及肺泡水肿，导致的急性低氧性呼吸功能不全或衰竭。ARDS的主要病理特征为肺微血管通透性增高而导致的肺泡渗出液中富含蛋白质的肺水肿及透明膜形成，并伴有肺间质纤维化。肺容积减少、肺顺应性降低，肺内分流增加及严重的通气/血流比值失调导致呼吸功能恶化。严重的肺部感染和脓毒症是引起小儿ARDS的最常见的原因。

【诊断要点】

（一）引起ARDS的原发病

原发病包括肺部疾病（如肺炎、误吸、溺水）和肺外全身系统疾病（如创伤、脓毒症、休克、烧伤、胰腺炎）及心肺复苏后等，甲型H1N1流感肺炎、腺病毒肺炎、麻疹肺炎及肺炎链球菌肺炎等是儿童常见的ARDS的原因。

（二）体征

气促、呼吸困难、刺激性咳嗽、心率增快、恐惧感伴有发绀、鼻翼扇动、三凹征，肺部有时可闻及哮鸣音，一般面罩吸氧（3 ～ 5 L/min，相当于浓度氧40%）不能改善缺氧状态。

（三）血气分析

应动态观察血气变化。

1.早期为明显低氧血症、低碳酸血症、呼吸性碱中毒。

2.晚期二氧化碳潴留，呈呼吸性和代谢性混合性酸中毒。

3.根据动脉和混合静脉血气值、吸入氧浓度（FiO_2）和平均气道压计算下列各项参数：PaO_2/FiO_2 、肺泡动脉氧压差（$A\text{-}aDO_2$）、氧合指数。

（四）X线检查

1.早期仅有肺纹理增粗及斑点状浸润。

2.继之出现融合成片状、实质浸润呈磨玻璃状、肺大疱、肺不张，病灶间肺过度充气。

3.晚期可见两肺密度增高实变，大片融合、心缘不清呈“白肺”样改变。

不同原发病的胸部X线表现可不一致。新生儿、小婴儿需考虑拍X线片条件、呼吸气相不同和呼吸机条件的影响。

（五）CT检查

CT检查有助于早期诊断。

在病变早期可见肺野密度增加，呈点状影、不规则血管影。ARDS时肺CT表现可分为未损伤肺、受损及萎缩肺、实变和坏死肺3个部分病变。

儿童ARDS的诊断在成人柏林方案的基础上，结合儿科疾病特点，在2015年形成共识（表1-4），并且列举了可能发展为儿童ARDS的潜在风险（表1-5）[摘自：Pediatric Acute Lung Injury：Definition，Incidence，Epidemiology.2015，*Pediatr Crit Care Med*，16（1）：23–40]。

表1-4　2015年儿童ARDS（PARDS）诊断国际共识

年龄	除外围生期相关性肺疾病患儿			
发病时间	已知临床损害发生7d以内			
肺水肿原因	呼吸衰竭，无法完全用心力衰竭或者液体超负荷来解释			
胸部影像学	胸部影像学发现与肺实质疾病一致的新发浸润影			
氧合	无创机械通气	有创机械通气		
	PARDS（无严重程度分级）	轻	中	重
	全面罩双水平正压通气或CPAP＞5 cmH_2O			
	P/F≤300	4≤OI＜8	8≤OI＜16	OI≥16
	S/F≤264	5≤OSI＜7.5	7.5≤OSI＜12.3	OSI≥12.3
特殊疾病				

续表

年龄	除外围生期相关性肺疾病患儿
发绀型心脏病	符合以上关于年龄、发病时间、肺水肿原因、胸部影像学的标准，且急性氧合障碍不能用自身的心脏疾病来解释
慢性肺疾病	符合以上关于年龄、发病时间、肺水肿原因、胸部影像学表现为新发浸润影，且氧合水平从患者自身基线水平有明显下降，符合以上氧合障碍标准
左心功能障碍	符合以上关于年龄、发病时间、肺水肿原因、胸部影像学表现为新发浸润影，氧合障碍符合以上标准且不能用左心功能障碍来解释

注：P/F为PaO_2/FiO_2；S/F为SpO_2/FiO_2；OI为氧合指数

此次共识不仅给出了儿童ARDS的诊断标准，也对未达到诊断标准患者给予了风险评估判断标准，见表1-5。表1-6为改良急性肺损伤评分。

表1-5 2015年儿童ARDS（PARDS）风险

年龄	除外围生期相关性肺病患儿		
发病时间	已知临床损害发生7d内		
肺水肿原因	呼吸衰竭，无法完全用心力衰竭或者液体超负荷来解释		
胸部影像学	胸部影像学发现与肺实质疾病一致的新发浸润影		
		无创通气	有创机械通气
氧合	鼻面罩 CPAP或BIPAP $FiO_2 \geq 40\%$才能使SpO_2达到88%～97%	面罩、经鼻气管插管或高流量吸氧 SpO_2达88%～97%，所需氧流量： ＜1岁：2L/min 1～5岁：4L/min 6～10岁：6L/min ＞10岁：8L/min	供氧后SpO_2＞88%，但OI＜4或OSI＜5

注：OSI为血氧饱和度指数

表1-6 改良急性肺损伤评分（Newth et al.1997）

X线胸片（实变影）	
无	0
1/4肺	1

续表

2/4肺	2
3/4肺	3
全肺	4
低氧血症（PaO_2/FiO_2）（mmHg）	
≥300	0
225～299	1
175～224	2
100～174	3
＜100	4
呼吸系统顺应性（机械通气时）[ml/（cmH_2O·kg）]	
＞0.85	0
0.75～0.85	1
0.55～0.74	2
0.30～0.54	3
＜0.30	4
PEEP（机械通气时）[ml/（cmH_2O·kg）]	
≤4	0
5～6	1
7～8	2
9～11	3
≥12	4

【治疗要点】

（一）积极治疗原发病

主要措施：①控制感染，对肺部感染、脓毒症等应早期、足量、联用抗生素，避免导致不敏感菌的繁殖或二重感染。②积极抢救休克，改善微循环，适当补充血容量，避免液体输入量过大、过快。胶体液和晶体液应合理应用。③及时正确处理创伤，如清创、骨折固定等。④必须输血时，切忌过量，滴注速度不宜过快，最好输入新鲜血液尤其是需大量输血时。库存1周以上的血液含微型颗粒，这些微型颗粒能引起微栓塞，损害肺毛细血管内皮细胞，必须应用时宜用微过滤器。

（二）有效纠正缺氧

机械通气是ARDS的主要治疗措施。病情较轻可经鼻塞或面罩采用无创通气［持续气道正压通气（continuous positive airway pressure，CPAP）或双水平正压通气（Bi-PAP）］；病情重应及时气管插管有创通气；病初病情重时应合理镇静，必要时给予肌肉松弛药，控制通气为主；病情缓解应给予辅助通气为主，尽量保留自主呼吸（如双水平正压通气、压力支持通气等）。

1.小潮气量和肺保护性通气策略　为避免加重业已存在的肺损伤或造成医源性肺损伤，肺保护性通气策略已广为国际学术界所接受。具体方案：潮气量≤6 ml/kg；平台压≤30cmH$_2$O（1cmH$_2$O＝0.098kPa）；呼吸频率6～35次/分；吸呼比1∶1～1∶3；氧合目标PaO$_2$ 60～80mmHg（1mmHg＝0.133kPa），SpO$_2$ 0.85～0.95；呼气末正压通气（PEEP）依据相应的吸入氧浓度调节为5～24cmH$_2$O；出现高碳酸血症引起的酸中毒时用碳酸氢钠校正。临床多采用压力控制通气模式，通过调节吸气峰压（PIP）来调节监测呼出潮气量，将呼出潮气量控制在6ml/kg左右，由于患儿存在自主呼吸，一般控制不超过8ml/kg，若超过，则需下调PIP。目标氧合PaO$_2$在60～80mmHg，不追求氧分压到80～100mmHg，即牺牲氧合保护肺，同时注意尽可能将PIP控制在30cmH$_2$O以下，动脉血pH7.30～7.45。

2.高PEEP和肺复张　理论上最佳呼气末正压通气（positive end expiratorg pressure，PEEP）选择应根据肺静态压力-容积（*P-V*）曲线低位转折点压力＋2cmH$_2$O作为PEEP，但因缺乏可操作性临床应用很少。美国国立卫生研究院ARDS协作网推荐，取最佳氧合（PaO$_2$ 55～80mmHg，SpO$_2$ 0.88～0.95）和最低FiO$_2$的点设为PEEP，进行FiO$_2$/PEEP的捆绑式调节。最佳PEEP应是个体化的设置，应综合考虑患者呼吸力学、循环状况及全身情况，不应有固定的模式，但最佳PEEP值应高于传统机械通气的设定值。肺保护通气策略往往不利于ARDS塌陷肺泡的膨胀，而充分复张塌陷肺泡是治疗ARDS的关键。肺复张手法（RM）是在设定潮气量的基础上，在短暂时间内以较高的CPAP或PEEP，一般是30～45cmH_2O，持续时间30～120s，使原先萎陷的肺泡尽可能多的复张，其目的是把具有潜在复张可能的肺泡都打开。肺复张手法用于治疗ARDS是否安全有效尚无定论。因此目前不推荐常规应用。

3.高频通气　高频通气（high frequency ventilation，HFV）指通气频率≥正常频率4倍以上的辅助通气，包括高频喷射通气（high-frequency jet ventilation，HFJV）、高频正压通气（high-frequency positive pressure ventilation，HFPPV）和高频震荡通气（high frequency oscillation ventilation，HFOV），其可在一定范围内纠正肺泡萎陷，改善气体交换。HFOV是近年来应用于临床的一种新的模式，以500～3000次/分的高频活塞泵运动，将少量气体（20%～80%解剖无效腔量）送入和抽出气道，可明显改善氧合，且具有较低的气道压力，可减少肺气压伤。目前有学者建议ARDS患者应早期应用高频通气，以减少气压伤及气漏的发生。并发症包括气压伤、低血压、黏液嵌塞、坏死性气管支气管炎、肺不张等。

4.其他通气模式　对顽固性低氧血症的ARDS患者，可选择其他机械通气模式，如反比例通气（IRV）、气道压力释放通气（APRV），有助于改善通气/血流比例和氧合，对严重ARDS患者可短期改善生理作用，但因缺乏临床预后随机对照研究，因此目前尚不推荐广泛应用。

5.其他辅助治疗

（1）吸入一氧化氮（NO）：NO吸入可选择性扩张肺血管，而且NO分布于肺内通气良好的区域，可扩张该区域的肺血管，显著降低肺动脉压，减少肺内分流，改善通气血流比例失调，并且可减少肺水肿形成。但是氧合改善效果仅限于开始NO吸入治疗的24～48h。目前的研究证实，NO吸入并不能改善ARDS的病死率。因此，吸入NO不宜作为ARDS的常规治疗手段，仅在一般治疗无效的严重低氧血症时可考虑应用。一般吸入浓度从5ppm开始，视病情逐渐增加，最大不宜超过40ppm。治疗前宜先测定患者对NO的反应性（PaO_2 /FiO_2增高＞20%为有反应）。其禁忌证有高铁血红蛋白清除障碍。有出血倾向，颅内出血及严重左侧心力衰竭者慎用。ARDS早期，吸入NO可能因扩张血管使有害物质在肺内扩散时慎用。

（2）液体通气（liquid ventilation，LV）：部分液体通气是在常规机械通气的基础上经气管插管向肺内注入相当于功能残气量的全氟碳化合物，然后进行正压通气，以降低肺泡表面张力，促进肺重力依赖区塌陷肺泡复张，增加肺顺应性和改善气体交换，可作为严重ARDS患者常规机械通气无效时的一种选择。

（3）体外膜氧合技术（extracorporeal membrane oxygenation，ECMO）：是一种呼吸循环支持技术，采用静脉-动脉高流量分流建立体外循环，以改善氧合，减轻肺负担，有利于肺功能恢复，可作为常规治疗无效时严重呼吸循环衰竭患者的治疗手段。ECMO的禁忌证：①严重的出血性并发症；②免疫功能严重抑制；③不可逆的脑损伤；④严重的慢性肺疾病。其主要并发症是出血、血栓形成和各种感染。

（4）俯卧位通气（prone position ventilation，PPV）：俯卧位通气通过降低胸腔内压力梯度、促进分泌物引流和促进肺内液体移动，改善通气血流比，明显改善氧合。为保证ARDS患者在俯卧位时处于安静状态，对耐受差的患者可给予适量镇静药或肌松药。俯卧位通气虽然可短期改善氧合，但并不能有效地降低病死率，故不推荐广泛使用，但对持续严重低氧血症患儿俯卧位通气可作为短期的抢救治疗措施。注意：气管内插管和中心静脉置管移位、堵塞等可能导致一些致命的并发症。

（三）液体治疗

液体管理是急性肺损伤（ALI）治疗的重要环节。

1.保守或限制输液策略　合适的液体管理对改善ARDS肺水肿具有重要意义。在维持循环稳定、保证器官灌注的前提下，采用限制输液策略控制液体输注速度，可以减少血管外肺水、缩短呼吸机使用时间和ICU住院时间，可能是目前ARDS液体治疗的主要措施。对小儿ARDS，日输液量控制在60～70ml/（kg·d）或1200～1500 ml/（m^2·d）。

2.*液体的选择*　至今未有研究证明选择何种液体对ARDS有利或有害。对存在低蛋白血症的ARDS患者，在补充清蛋白等胶体溶液的同时联合应用呋塞米，有助于实现液体负平衡，并改善氧合。

3.*容量监测*　对ARDS患儿选择合适的容量监测手段，及时、正确评估其容量状态及治疗反应，对确定合理的液体管理方案十分重要。ARDS患儿血流动力学监测包括心血管功能监测（心率、心脏前负荷、心脏后负荷、心脏收缩功能），氧输送及组织代谢状态监测。在一般监护的基础上，通常采用有创动脉压（ABP）、中心静脉压（CVP）、混合静脉血氧饱和度（SvO_2）、床旁无创心功能测定和尿量监测，确定液体治疗量和输注速度。

（四）药物治疗

1.*皮质激素的应用*　目前无常规应用激素的指征。在ARDS中晚期出现纤维化时适时应用中小剂量的糖皮质激素具有一定的治疗价值。另外，糖皮质激素可减少拔管后的喘鸣发生率和再次插管率。

2.*肺表面活性物质治疗*　不推荐常规应用，但重症可谨慎使用。支气管肺泡灌洗补充肺表面活性物质（PS）可以短期改善ARDS患者肺的氧合。推荐剂量为每次100～200mg/kg，强调早期用药，一般可每24～48小时重复1次，如吸入氧浓度达到0.6仍不能维持PaO_2在6.67kPa（50mmHg）以上时，应重复使用，一般1～3次可使病情稳定。PS的应用方法是雾化吸入或经气管滴入。

3.*其他药物*　前列腺素E_1（PGE_1）、*N*-乙酰半胱氨酸和丙半胱氨酸、布洛芬等环氧化酶抑制药、细胞因子单克隆抗体或拮抗药、己酮可可碱及其衍化物利索茶碱、重组人活化蛋白C 、酮康唑、鱼油目前都未得到循证依据支持，不推荐常规应用。

（五）连续性血液净化

肺内炎性介质和抗炎介质的失衡失调是ARDS发展的关键环节，连续性血液净化（CBP）主要以对流作用清除溶质分子，可通过一定孔径的滤膜选择性地清除血浆中小于滤膜孔径的炎性介质改善组织氧代谢，减轻肺间质水肿，改善肺泡氧合，因而可以用于ARDS的治疗。

（六）营养支持治疗

ARDS患者处于一种应激和高代谢状态，营养不良将导致呼吸肌疲劳和多脏器衰竭，应及时给予全身营养支持治疗，如病情允许，应尽量经口摄取或以鼻胃管供给营养；在有消化道出血和消化功能极度低下时，可给予静脉营养。ARDS患者早期不宜应用清蛋白制剂，宜选用复方氨基酸溶液为静脉营养补充；有研究认为谷氨酸和精氨酸可能是ARDS患者有益的饮食添加剂；糖类的供给应适量，因过量的葡萄糖可加重呼吸负担，甚至造成脱机过程中的高碳酸血症；脂肪代谢的呼吸商较葡萄糖低，对呼吸衰竭患者影响较小。

（七）其他

对症支持治疗。

（许　巍　蔡栩栩）

第五节　小儿机械通气

正确使用呼吸机能起到预防和治疗呼吸衰竭、挽救或延长患者生命的作用；反之，若使用呼吸机不当，则可加重病情使其恶化，甚至危及生命。所以，应正确地掌握适应证、选用呼吸机类型和通气方式，合理地调节通气参数，有效地达到人工通气治疗目的，并尽可能地减少并发症的发生。

【呼吸生理】

（一）顺应性（弹性阻力）

胸廓和肺脏的弹性称顺应性（L/cmH_2O），是机械通气时需要克服的阻力之一，即单位压力作用下的胸廓或肺脏容量的改变（compliance，CL）。

$$顺应性（C）= \frac{容量改变（\Delta V）}{压力改变（\Delta P）}$$

$$胸肺总顺应性= \frac{肺\Delta V}{肺\Delta P+胸壁\Delta P}$$

临床常用的是总顺应性，因为胸壁顺应性在同一患儿短期变化不大，故总顺应性基本可以反映肺顺应性的改变。静态顺应性可较准确反映弹性阻力的变化，但由于较烦琐，所以临床也常用动态顺应性。动态顺应性除了弹性阻力外，还包括气道阻力的成分，通常比静态顺应性小10%～20%。在新生儿和小婴儿，胸壁顺应性很高，但肺的顺应性较低。新生儿1.3ml/（cmH_2O·kg），婴幼儿为1.12～1.66ml/（cmH_2O·kg）。各年龄段肺顺应性值见表1-7。

表1-7　各年龄段肺顺应性值

年龄段	顺应性（ml/cmH_2O）
新生儿	1～10
6岁	32～96
10岁	51～142
14岁	64～194

年龄越小顺应性越差。胸廓畸形、肺水肿、出血、肺不张、RDS（ARDS）时CL下降，此时应用机械呼吸治疗需要较大压力才能使肺容量扩大。

（二）气道阻力（非弹性阻力）

呼吸力量的消耗除用于克服弹性阻力外，还有一部分用于克服非弹性阻力。非弹性阻力主要包括气流通过呼吸道的阻力和呼吸器官组织变形时所受到的黏性阻力。

气道阻力是以单位流速所需呼吸道两端压力差表示，呼吸道两端分别为口鼻和肺泡，故呼吸大气时两端压力差为大气压与肺泡压差，以公式表示：

$$气道阻力=\frac{大气压-肺泡压（cmH_2O）}{气流速度（L/s）}$$

气道阻力是非弹性阻力的主要成分，当管道中的气流为层流时，其阻力（R）与管道半径（r）的4次方成反比，与管道长度（L）及流体黏液性 η 成正比，此即Poiseuille定律：

$$R=8\eta L/\pi r^4$$

因此，气道阻力的影响因素主要有气道内径及气流速度。小儿由于气道狭窄，呼吸道阻力明显高于成年人，随年龄增长，气道阻力下降。当支气管平滑肌痉挛、黏膜水肿、充血、分泌物壅塞、机械通气时插管选择较细、导管内血痂、痰痂堵管，以及导管打折、扭曲等情况下，因管径变细及产生紊流，可使气道阻力明显增加。此外，流速愈快愈易形成紊流，因而阻力就愈大（表1-8）。

表1-8　各年龄段的气道阻力

年龄段	气道阻力［cmH_2O/（L·s）］
早产儿	60～80
1～6月龄	28～56
7～12月龄	21～35
13～22月龄	20～28
成年人	1～3

应用机械呼吸时，要注意气道阻力，阻力高者应适当延长吸气时间，减低流速。

（三）时间常数（*T*）

肺充气和排气所需的时间取决于肺的机械性能，尤其是肺顺应性及气道阻力。时间常数为顺应性和呼吸道阻力的乘积，以秒（s）为单位，反映肺泡充满气体或气体排出所需时间（表1-9）。

表1-9　时间常数与肺泡充气情况

时间常数（个）	肺泡充气（%）
1	60
2	81
3	95
5	100

新生儿时间常数0.12s，年长儿0.4s，其余介于之间。新生儿吸气时间＝$5T$＝5×0.12s＝0.6s，即在吸、呼时间＞0.6s时，可保证充分气体交换及气体呼出（吸、呼时间相等）。机械通气治疗过程中，调节呼吸频率及吸气时间、吸/呼值时，要考虑时间常数。吸气时间过短，肺泡充气不足，可造成通气障碍。在气道阻力增加的情况下［如胎粪吸入综合征（MAS）］，呼气时间短，气体不能充分排除，可致功能残气量增加，并产生内源性PEEP（非调定PEEP），易产生肺气压伤等。RDS时，肺顺应性显著降低，气道阻力多正常。因此，时间常数很短，可短至0.05s或以下。所以RDS患儿行机械通气治疗时，可使用较长吸气时间甚至吸气时间长于呼气时间，吸：呼（I：E）值为1：1，甚至I：E倒置，从而避免使用高吸气峰压及高浓度氧吸入。

（四）潮气量

平静呼吸时，一次吸入或呼出的气体容量称为潮气量（tidal volume，TV）。小儿6～8ml/kg。潮气量是机械通气时设定潮气量的依据（表1-10）。

有效潮气量＝潮气量－解剖无效腔

每分通气量＝TV× 呼吸率（RR）

表1-10　不同年龄段潮气量值

年龄段	潮气量（ml）
新生儿	15～20
1岁	30～70
2岁	86

续表

年龄段	潮气量（ml）
4岁	120
6岁	150
8岁	170
10～12岁	230～260
14～16岁	300～400

（五）呼吸频率

年龄越小，呼吸频率越高，是机械通气设定呼吸频率的参考（表1-11）。

表1-11 不同年龄段呼吸频率

年龄段	每分呼吸次数	呼吸：心率
新生儿	40～50	1∶3
婴儿至1岁	30～40	1∶（3～4）
2～3岁	25～30	1∶（3～4）
4～7岁	20～25	1∶4
8～14岁	18～20	1∶4

（六）通气血流比（*V/Q*）

通常为0.8，＞0.8或＜0.8均可造成PaO_2下降。

1. *解剖无效腔* 存在于终末细支气管以上气道内的气体容量，即未参加肺泡通气的部分，小儿约为2ml/kg。新生儿尤其是早产儿、低出生体重儿，气管插管可使解剖无效腔增大。

2. *肺泡无效腔* 通常将进入肺泡而没有进行气体交换的那部分气体称为肺泡无效腔。

生理无效腔＝肺泡无效腔＋解剖无效腔

（七）吸呼比（*I/E*）

吸气与呼气时间之比，正常1∶（1.5～2）。

【呼吸机的适应证及常见疾病】

（一）适应证

呼吸停止或呼吸暂停＞20s，反复发作经内科治疗无效。

1.CO_2潴留　$PaCO_2$＞9.3kPa（70mmHg）或$PaCO_2$＞8.0kPa（60mmHg），但上升速度每小时＞1.3kPa（10mmHg）。

2.低氧血症　吸100%氧气或CPAP吸入60%氧气，而PaO_2＜6.7kPa（50mmHg）。

（二）常见病

1.呼吸系统　RDS、胎粪吸入综合征（MAS）及各种感染性肺炎所致呼吸衰竭、ARDS、肺水肿、肺出血、各种原因导致的窒息、心搏呼吸骤停、重症哮喘等。

2.中枢神经系统　早产儿频发呼吸暂停、颅内高压致脑疝呼吸衰竭、过度通气、重症脑炎、颅脑外伤、药物中毒所致呼吸抑制，新生儿破伤风使用大剂量镇静药有呼吸抑制时。

3.神经肌肉　吉兰-巴雷综合征、脊髓灰质炎、重症肌无力、肌营养不良、脊髓炎等合并呼吸肌麻痹时。

4.循环系统　循环衰竭、休克、新生儿持续胎儿循环过度通气。

5.呼吸肌疲劳　尤其是小婴儿及早产儿。

6.预防性作用　心、胸、腹等大手术后短时间内继续应用机械通气，以减轻呼吸、循环负担，预防呼吸衰竭的发生。

注意：临床工作中不能单以血气分析中某项指标作为机械通气的绝对指征，必须结合患儿各方面的情况，综合判断。对于年龄小、体重低、一般状态差、病情处于进展状态、非手术治疗效果不佳者，要尽早应用呼吸器，不要待全身情况已衰竭时再用，此时常已失去抢救机会。

【呼吸机的基本类型及性能】

分类方法很多，根据吸气与呼气转换方式分为五种。

（一）定容型

根据预调潮气量进行吸呼切换。当达到预调潮气量后转为呼气相。气道压力大小取决于潮气量、肺容量、阻力、顺应性。

（二）定压型

压力切换。吸气达到预调压力值即转为呼气相，肺顺应性差时容易使潮气量不足。

（三）定时型

时间切换。即吸气时间达到预调值后转为呼气相。

潮气量＝吸气时间×流速（FR）

（四）流速控制呼吸机

流速低于某一预调值后转为呼气，缺点较多，不能控制压力，流速不稳定，吸气时间不定。

（五）混合型多功能呼吸机

多功能呼吸机是近来较为先进的呼吸机，如定时限压（限容）恒流呼吸机，将定容、定压、定时结合到一起，也可进行压力调节容量控制通气（PRVC），目前儿科使用较多的是压力时间控制通气，即吸气时很快达到预设压力并维持该压力直至达到预设的吸气时间才转为呼气相。

【呼吸机类型的选择】

（一）较大儿童

只要调节适宜，定容或定压方式均可满足通气需要。只是在定容型时气道压力不能控制，而定压型时潮气量也不易保证，需适当监测并进行调整，目前呼吸机都有潮气量监测，可以根据潮气量调整压力设定，以能保证潮气量的最小压力为佳。

（二）婴儿、新生儿

由于潮气量小，肺顺应性及气道阻力易变，气道压力波动较大，定压通气很难保证合适的潮气量。由于气管插管不带套囊造成漏气及呼吸机管道可压缩容积的丢失，此时定容方式也不适宜。而定时限压方式（压力控制）在呼吸机送气达到预定压力水平时并不转换至呼气，在维持该压力水平的同时，肺继续膨胀，直至达到预定的吸气时间方停止送气，发生切换。这样能较好地保证通气量。新生儿及小婴儿，呼吸频率快，吸气力量弱。因此，呼吸机很难与之同步。患儿吸气时，无新鲜气体送入，呼吸肌无效做功，额外增加耗氧量，极易造成呼吸肌疲劳，需要采取持续恒定气流，使自主呼吸得到满足。因此，目前认为适合新生儿及婴儿的呼吸机为定时限压、持续恒流型。

【通气方式及选择】

（一）控制通气

间歇正压通气（IPPV），不管患儿自主呼吸如何，呼吸机按调定的频率，在吸气相产生正压，将气体送入肺内，每分通气量由呼吸机调节决定。控制通气可采取定容、定压、定时或定时限压（定容）恒流方式，该方式能减少机体能量消耗，适合于小婴儿及病情危重或无自主呼吸者。

（二）辅助通气

呼吸机辅助患儿完成通气需要，是通气技术的进步。临床常用的辅助通气方式有IMV、SIMV、PSV、CPAP、SIMV＋PSV、PTV等。辅助通气有助于自主呼吸的锻炼，主要用于自主呼吸较好，病情相对较轻，预计带机时间较短及准备撤离呼吸机的患儿。

1.IMV　间歇指令通气。在患者自主呼吸的同时，间断给予IPPV通气，即自主呼吸＋IPPV。

2.SIMV　同步间歇指令通气。SIMV是指在机械通气时，在特定的触发窗内，呼吸机根据触发灵敏度的设定探知患者的吸气努力并即刻按预定的潮气量或压力给予一次强制通气，让指令通气的输送与患者的吸气用力同步。在触发窗时间内，患者有能力触发呼吸机的，就给予一次辅助通气，如果过了触发窗或未能触发，那么就给予一次强制通气，无论触发成功与否总的呼吸频率是按预设的呼吸频率进行的。

3.PSV　压力支持通气。自主呼吸期间，患者吸气相一开始，呼吸机即开始送气并使气道压迅速上升到预调的压力值，并维持气道压在这一水平。当自主吸气流速降低至最高吸气流速的25%时，送气停止，患者开始呼气。同样需要根据灵敏度设定来触发机械通气辅助送气。

4.PEEP　呼气末正压。吸气由患者自发或呼吸机产生，而呼气终末借助于装在呼气端的限制气流活瓣等装置，使气道压力高于大气压，可避免呼气末肺泡萎陷，增加功能残气量，利于氧合。一般与IPPV合用。儿科多为2～3cmH_2O，肺顺应性降低时应增加PEEP，如ARDS时。

5.CPAP　持续气道正压。用于有自主呼吸时，作用同PEEP。

6.PTV（patient triggled ventilation）　患者触发的机械通气。患者在吸气时可使气道内压力、流速、气量发生变化，呼吸机可感受这种变化，并发出送气指令，从而触发机械通气，可减少人机对抗，如SIMV、PSV、A/C，都是PTV。

（三）高频通气

目前使用较多的是高频振荡通气，与常频通气原理不同，多用于常频通气治疗失败后的挽救性治疗或新生儿RDS的初始治疗及肺气漏时的机械通气。

【呼吸机参数调节】

（一）基本初调

1.潮气量　定容型呼吸机需调节潮气量，机械通气时按10～15ml/kg计算，较生理情况下高，因为考虑到管道漏气，气体的压缩等因素。目前呼吸机多数潮气量及分钟通气量可以直接显示，结合观察胸廓起伏及两肺送气情况，可初步判断通气效果。

（1）定时型

潮气量＝吸气时间（Ti）×气流速（FR）

（2）定压型：主要通过压力大小来控制潮气量大小，最好有监测。

2.呼吸频率　一般情况下与同龄人的生理呼吸频率相同，辅助通气时则可减低。但在阻塞性通气功能障碍时，时间常数增大，可选择较慢的通气频率及较大的潮气量。

3.峰压（PIP）　在定压及定时限压恒流方式通气下，PIP是决定潮气量的主要参数，呼吸系统无病变者，PIP一般为10～20cmH_2O，肺顺应性差时20～30cmH_2O，重者可超过30cmH_2O。原则上尽量以较低的吸气峰压维持血气在正常低限即可。

4.呼气末正压（PEEP）　具有增加FRC、防止肺泡萎缩、改善肺顺应性及通气/血流比例失调的作用。气管插管后生理的FRC被破坏。一般给予2～3cmH_2O，一般肺部病变3～5cmH_2O，肺顺应性差者可＞5cmH_2O，但有梗阻、气胸时应降低，以避免非调定的PEEP产生。但PEEP过高，肺泡内压增加，肺泡毛细血管受压，血管阻力增加，氧合指数反而降低。过高的PEEP还可使肺过度膨胀，肺顺应性降低。

5.吸/呼比值（I∶E）及吸气时间　正常婴儿自主呼吸时，I∶E为1∶(1.5～2.0)。吸气时间为0.4～0.8s（至少超过3个时间常数），应根据呼吸系统病理生理特点做调整。肺部病变以FRC减少、顺应性降低为主，气道阻力增加不明显情况下，可提高I∶E至1∶(1～1.2)，相应延长吸气时间，使氧合指数改善。而阻塞性肺部病变时，如哮喘、毛细支气管炎等，气道阻力明显增加，时间常数增大，此时应降低I∶E，延长呼气时间，以保证呼气充分及CO_2的排出。

6.流速（FR）　婴儿呼吸机FR设定至少为其每分通气量的2倍，一般为4～10L/min。流速快时产生方形波，有利于氧合，但易产生气压伤；流速慢时，产生正弦波，较少产生气压伤及影响循环功能。低流速时，若频率过快，可能达不到预定的峰压，使潮气量减少。定容型呼吸机根据潮气量大小决定FR。

7.吸入气氧浓度（FiO_2）　调节原则是以最低的FiO_2，维持PaO_2在60～90mmHg。一般FiO_2为0.4～0.6，心肺复苏初期可达0.6～1.0，以＜0.6为宜，以避免发生氧中毒。

8.调节温、湿化器　婴幼儿机械通气时，对吸入气必须加温加湿，以免影响体温。吸入气温度应控制在32～35℃。

9.人机对抗的处理　①去除原因（任何原因导致的通气不足，包括呼吸机及患儿方面）；②同步呼吸方式；③肌松药及镇静药。

（二）复调

血气分析是调节呼吸机参数的主要依据。用呼吸机稳定通气20～30min后或病情发生变化时应采取血气，初期可间隔4h 1次，病情稳定后可延长至6、8、12h 1次。

1.适宜血气值　pH 7.35～7.45，PaO_2 60～90 mmHg，$PaCO_2$ 35～45mmHg。

2.提高PaO_2的方法

（1）提高FiO_2。

（2）增加平均气道压、增加通气量：提高PIP；提高潮气量、呼吸频率；延长吸气时间；提高PEEP。

3.降低$PaCO_2$的方法

分钟通气量＝TV×VR

（1）增加通气量：提高PIP；增大潮气量，提高呼吸频率；降低PEEP（功能残气量增高时）。

（2）保证充分的呼气时间：但呼气时间过长，并不能进一步增加CO_2的排出。

一般每次调整1～2个参数，最多不超过3个，以免血气波动很大。调整范围：PIP 2～3cmH_2O；VR 5～10次/分；吸气时间或呼气时间0.1～0.2s；FiO_2 0.05～0.1（PaO_2＞100mmHg时为0.1），FiO_2不可降低过快，如降低过快可能使PaO_2发生较大波动，诱发肺血管痉挛，使肺血管阻力增加，可致右向左分流。

在提高参数时，宜先提高参数条件偏低者；而在降低通气条件时，应先降低参数条件较高者，调整完毕后复查血气看是否适宜。

参数的调节除主要依据血气结果外，还应了解临床通气状况：如胸廓起伏程度、两肺进气情况、缺氧征象是否改善等，结合其他监测结果，可对呼吸机参数预先做适当的调整，待条件稳定后，再查血气进一步调整，这样可适当减少采血的次数，避免增加患儿痛苦。可采用呼吸末CO_2分压监测、经皮氧饱和度监测和经皮氧分压及PCO_2监测指导呼吸机参数调节。

【应用呼吸机时的监护】

机械通气时呼吸起支持作用，但同时给各器官系统带来不利影响。小儿年龄越小，机械通气的不利影响越易产生；此外，上机当中可能出现一些并发症或意外情况。因此，在机械通气时应注意以下方面的监护，使呼吸机的应用更为合适、有效、安全。

1.记录生命体征变化　神志、瞳孔、对刺激反应、肌张力、心率、血压、自主呼吸等。

2.记录液体出入量　观察肢体有无水肿，以便掌握液体的耐受情况。

3.经皮氧饱和度监测　SaO_2 92%～96%即可。也可经皮血氧分压及PCO_2监测。

4.潮气末CO_2分压监测（$P_{ET}CO_2$）　在肺通气/灌流良好的情况下，$P_{ET}CO_2$与$PaCO_2$相近。两者差值大，提示肺内病变重；差值缩小，提示病情好转。

5.压力、流速曲线的监测　有利于了解肺机械特性，判断有无漏气及指导呼吸参数调节。

6.通气条件监测

（1）TV、每分通气量、PIP、PEEP，现在有的呼吸机可进行肺力学检测，包括气道阻力、潮气量、动态顺应性等。

（2）MAP：最佳MAP，无肺部病变婴儿的MAP维持在5cmH_2O，有肺部病变时10～12cmH_2O。MAP＞12cmH_2O称高MAP。

7.其他　管道是否漏气、有水、打结，湿化装置是否正常工作，既要避免温度过低也要避免温度过高，呼吸机管道和接水盒要合理放置，避免凝结水在管道内积聚影响通气或流入患者气道内，气管插管位置，胸部X线监测。

【呼吸机的撤离】

患儿病情好转，即可逐步降低机械通气条件，为撤机做准备。

（一）撤机的条件

1.导致机械通气的原发病已消除或基本控制。

2.具备保持气道通畅和维持足够通气量的条件：肺部感染基本控制，呼吸道分泌物减少，咳嗽有力，自主呼吸较强。

3.心血管及中枢神经系统功能稳定。

4.患儿营养状况得到改善（早产儿尤应注意）。

5.FiO_2＜0.4时，PaO_2＞50～60mmHg，PIP＜10cmH_2O，VR＜10次/分或CPAP。

6.在IMV或压力支持等辅助通气条件下，较低的通气条件，而血气维持正常。

（二）撤机的方法

根据患者的不同病情用适当的撤机方法，有的患者不需要过渡阶段，可直接从机械通气转为自主呼吸；有的患者则需要相当长的过渡阶段，反复试验才能成功。

1.直接撤机　状态好不耐受气管插管者可直接拔管。

2.间断T型管过渡试验性撤机　流量＞10L/min时，FiO_2可达0.5左右，注意为避免CO_2的重吸收，流量＞MV，管道储气容积不能太大。可逐渐增加T管的时间直到可以脱离呼吸机。

3.SIMV过渡撤机　SIMV或IMV可使患者不脱离呼吸机即能间断进行自主呼吸，并可随意调节FiO_2，所以目前被广泛用于呼吸机的撤离，每3～4小时减少SIMV频率2次/分，当SIMV频率减至＜10次/分（2～3次/分）动脉血气维持正常可停用呼吸机改用T管吸氧，自主呼吸观察。

4.压力支持（PSV）过渡撤机　每2～4小时减少1～2cmH_2O。

5.SIMV＋PSV过渡撤机　更优越，可防止呼吸肌疲劳。

6.CPAP过渡撤机　呼吸机设定在自主呼吸方式，给2～3cm PEEP。

（三）撤机失败的原因

1.呼吸道感染未控制　分泌物多，痰液黏稠阻塞气道，影响通气，可造成肺不张，使$PaCO_2$明显升高。

2.呼吸肌疲劳　长时间正压通气，呼吸肌可发生失用性萎缩，呼吸道分泌物增多，肺部感染未控制，呼吸肌做功增加，加之热量摄入不足以及镇静药的应用，造成呼吸肌疲劳，导致通气衰竭，尤其在低出生体重儿常见。

3.危重病相关神经肌肉病　是导致获得性肌无力的原

因之一，使机械通气时间延长。

【气管拔管注意事项】

（一）拔管指征

1.上呼吸道梗阻解除或基本解除。

2.下呼吸道分泌物已充分引流、冲洗，痰液量明显减少；感染已得到控制，患儿咳嗽有力。

3.自主呼吸规则，有足够通气量，断离氧无明显呼吸困难及发绀。

4.患儿循环系统及中枢神经系统功能稳定。

5.满足其他撤离呼吸机条件。

（二）拔管及拔管后的护理

1.拔管前4h不进食，并抽出胃内容物。

2.拔管前1～2h静脉给予地塞米松0.5mg/kg，或氢化可的松5mg/kg。

3.充分叩背、吸痰，特别是口、鼻、咽腔分泌物吸引后连同吸痰管与导管一起拔出。

4.拔管后立即吸氧，吸氧浓度较原来吸氧浓度高5%～10%，如缺氧严重可采用鼻塞CPAP。

5.听诊双肺呼吸音，了解通气情况。保证上呼吸道通畅。

6.拔管后根据情况禁食8～12h，如有喉头水肿等合并症，应鼻饲喂养，至症状消失。摄入不足可由静脉补充。

7.拔管后3d内定时为患儿雾化吸入、翻身、叩背、吸痰、变换体位。

8.避免应用有呼吸抑制作用的镇静药或减少用量。

9.拔管后加强监护，1～2h后复查血气分析。

【呼吸机治疗的意外及并发症】

1.脱管　常由于固定不好，患儿躁动，气管内吸痰或抱球时未固定好。脱管时可发生以下情况：①压力报警，PIP、PEEP下降；②双肺呼吸音机械通气减弱，主要是自主呼吸音；③血氧饱和度下降，发绀；④患儿可能发出声音。

2.堵管　常由于分泌物、痰栓、血块、坏死组织等侵入导管或气管插管弯曲。常见：①突然发绀，SO_2下降；②呼吸动度下降；③双肺呼吸音减弱甚至消失。需要即刻通管或拔管后重新再插。

3.呼吸机故障　电脑控制屏部分、管道部分，呼气阀、气源及电源故障。

4.气压伤

（1）原因：①吸气峰压过高，PEEP过大，MAP升高；②吸气流速过快，气体分布不均，导致部分肺泡过度膨胀，甚至破裂；③吸气时间过长；④未发现的肺大疱；⑤气管黏膜溃疡，气管破裂；⑥由气管切开处漏气→皮下气肿；⑦抱球不当，插管过深。

（2）临床表现：间质肺气肿、纵隔气肿、心包积气、张力性气胸、气腹、皮下气肿、空气栓塞等，肺纤维化、慢性肺病。在上呼吸机时出现不好解释的呼吸困难，人机对抗的应注意。

（3）采取措施：①压力控制通气（PCV），允许PCO_2适度增高，低压、低潮气量；②表面活性物质使用；③NO吸入；④体外膜肺（ECOM）；⑤液体通气。

5.循环障碍　低血压、休克、心排血量减少。

（1）原因：机械通气→胸腔内压升高→静脉回流减少，压迫心脏等→心排血量减少，血压下降→休克。

（2）防治：①采用确保通气的最低气道压力；②降低平均胸内压（缩短吸气时间，减少呼气阻力，吸/呼比在1∶2以上，减少无效腔）；③补充血容量；④必要时可应用血管活性药物，如多巴胺。

6.肺不张　发生率约为10%。

（1）原因：①通气不足；②插入导管过深；③痰液阻塞；④肺部感染；⑤吸入纯氧→吸收性肺不张。

（2）防治：①增加通气量；②使用叹息通气；③FiO_2限制在0.6以下；④纠正过深导管；⑤加强翻身、叩背、吸痰、湿化。对肺不张的肺区加强体位引流。

7.肺部感染　机械通气相关性肺炎发生率较高，是呼吸机治疗失败的一个重要原因。原因：①患者抵抗力弱；②上呼吸道、口鼻腔分泌物易经插管周围进入下呼吸道，是引起肺部感染的主要原因；③呼吸机消毒不彻底，不洁的呼吸机管道凝水细菌含量可达20万/ml；④病室交叉感染；⑤医务人员无菌操作不严；⑥抑酸药的使用。

8.喉损伤和气管损伤　气管插管时，呼吸机使用时间较长、气管导管管径过粗，气管局部感染、溃疡，一般喉头水肿多无后遗症，但若有溃疡形成或有明显肉芽组织增生则后果比较严重，有时导致拔管困难和失败。

9.其他　通气不足、通气过度或呼吸性碱中毒、水潴留、胃肠充气、消化道出血等。

（刘春峰）

第六节　小儿休克

休克是指由感染、失血、失水、心功能不全、过敏、创伤等多种病因引起的有效循环血量急剧减少，并导致急性全身性微循环障碍，使维持生命的重要器官供血不足、严重缺血、缺氧而产生代谢障碍与细胞受损的病理状态，期间可相互影响，互为因果，甚至形成恶性循环，导致多系统器官功能障碍或衰竭，是致死的重要原因。休克的本质是氧转运不能满足组织氧需求。脓毒性休克在儿科仍有较高的发病率及病死率，是临床治疗的难点问题。

【休克分类】

（一）低血容量性休克

多由于大量失血、失液所致。如大量出血、频繁呕吐、腹泻、大面积烧伤、血浆广泛渗出等。

（二）分布异常性休克（血管源性休克）

并没有明显的体液大量丧失，而是由于体内血液分布异常，导致有效循环血量相对不足。如脓毒性休克、过敏性休克、神经源性休克等。一方面是毛细血管通透性增强，大量血浆成分外渗到组织间隙中；另一方面机体在受到某些损害因素刺激后，通过神经反射或体液调节，引起内脏血管广泛扩张，甚至使原来处于关闭状态的血管也扩张，使大量血液淤滞在扩张的微血管床内或组织间隙中，导致参加有效循环的血量急剧降低引起休克。

（三）心源性休克

由于心脏泵功能不足，心排血量降低所致休克，如暴发性心肌炎、心脏压塞、心律失常、各种先天性心脏病所致心力衰竭。

【诊断要点】

（一）原发病的临床表现

如脓毒性休克有感染中毒症状，低血容量性休克有腹泻、呕吐及脱水症状或大出血贫血表现，心源性休克有心脏原发病的症状及体征。

（二）组织器官低灌注的表现

组织器官低灌注的表现包括皮肤、脑、肾、脉搏、心率等的改变。皮肤低灌注可有面色苍白或青灰、四肢凉、皮肤花纹、毛细血管再充盈时间延长。脑低灌注可有烦躁或淡漠，反应迟钝、神志不清或昏迷、惊厥等。尿量减少是肾脏低灌注的重要表现。脉搏是反映心排血量及灌注的重要指标，休克时脉快、弱，早期外周搏动减弱，晚期中心动脉搏动减弱或消失，是心搏即将停止的危险信号。心率快，可有心音低钝，重者血压下降，脉压变小。由于组织缺血缺氧可出现呼吸急促。

（三）多系统器官功能障碍的表现

可出现心力衰竭、呼吸功能衰竭（重者可出现ARDS）、脑功能障碍、肝肾功能障碍、DIC等。

（四）休克的分期

一般根据有无血压下降将休克分为休克代偿期（血压正常或略低，血压下降＜20mmHg）及休克失代偿期（血压明显下降）。一般在休克失代偿期可出现各脏器的功能不全。难治性休克期（顽固性休克）是指用常规的抗休克综合治疗措施难以纠正或反复发生休克，最后休克难以回逆的阶段。难治性休克是当前休克研究和临床治疗的难点，此期常有多脏器功能衰竭。

【休克时的监测】

（一）常规监测

心搏、脉搏、呼吸、血压、脉压、毛细血管再充盈时间，以及核心、外周温差等。应不少于每15～30min测定

1次，直到病情稳定，若有监护设备则应持续监测，还应监护心电、血氧饱和度。尤其在无有效血流动力学监测条件时，经常听心音、摸脉搏强弱，测定毛细血管再充盈时间及血压、脉压监测对初步判断休克程度、治疗效果判断及有无心功能障碍具有重要意义。

（二）血流动力学监测

1. 中心静脉压（CVP） 是右心前负荷的指标，正常值为0.59～1.18kPa（6～12cmH_2O）；＜6cmH_2O提示血容量不足；＞12cmH_2O提示心力衰竭，液量过多（正压通气时该值可能偏高需注意判断）。CPV是判断休克时血容量及是否心功能不全的简单有效的指标。

2. 肺动脉楔压（PAWP） 是反映左心前负荷的指标。正常值为1.07～1.60kPa（8～12mmHg）；＜1.07kPa（8mmHg）提示血容量不足，＞2.67kPa（20mmHg）提示左心功能不全，3.47～4.0kPa（26～30mmHg）提示重度肺充血，＞4.0kPa（30mmHg）提示有肺水肿。PAWP与CVP结合更能准确反映心脏前负荷及血容量情况，也可判断有无左侧心力衰竭。

3. 心排血量及外周循环阻力 心排血量可用有创及无创方法进行测量，对判断休克时心功能状态，指导治疗很有意义。心源性休克多有心排血量下降，而感染性休克早期多为高心排血量低外周阻力，而到一定时期则可出现心排血量下降，出现低排高阻。休克患者血流动力学的评估对指导液体复苏、血管活性药物的使用都具有重要意义。儿童与成年人休克血流动力不太一样，常是低心排高外周阻力。

（三）血气分析

血气分析可监测体内酸碱平衡紊乱情况，休克时代谢性酸中毒的严重程度和疾病的严重程度与预后有密切关系，可间接反映组织缺血、缺氧的程度，此外也是纠正酸中毒治疗的重要依据。

（四）血乳酸及$ScVO_2$的测定

血乳酸测定反映组织缺血缺氧程度的指标，血乳酸高低及清除速率反映疾病严重程度及预后。$ScVO_2$低于70%反映氧转运不足。

（五）尿量监测

是监测循环状态的重要指标之一，反映休克时肾脏毛细血管的灌注量。学龄儿＜400ml/d，学龄前儿＜300ml/d，婴幼儿＜200ml/d即为少尿［或＜1ml/（h·kg）］。

（六）其他常规辅助检查

三大常规，尤其是血常规、X线胸片、CSF、血培养、血糖、血清电解质测定及各脏器功能检查指标对判断病因及各脏器功能状况具有重要意义。CRP与PCT测定还可反映感染的程度，对细菌与病毒的鉴别诊断也具有重要参考价值，心肌酶谱的测定对判断有无暴发性心肌炎、心肌损害等有重要辅助价值；同时，心肌酶谱还不仅仅反映心脏的损害，也是反映其他脏器受损程度及病情轻重的指标。

【治疗要点】

一般休克的治疗都包括扩容（液体复苏）、心血管活性药及维持器官功能几个方面，要求争分夺秒，在最短时间内终止休克进展。针对不同原因导致的休克也有特殊的治疗措施，如心源性休克重点是强心，减轻心脏负担，而不能大量补液；感染性休克要同时给予有效抗感染及抗炎治疗；过敏性休克则在以上治疗的同时抗过敏治疗。以下主要介绍感染性休克的治疗（图1-7）。

休克治疗目标：①CRT＜2s。②心音、脉搏有力。③四肢温暖。④意识状态良好。⑤血压正常。⑥尿量＞1ml/（h·kg）。⑦CVP：8～12mmHg；灌注压：MAP−CVP=55mmHg＋1.5×年龄；$ScvO_2$＞70%；CI：3.3～6.0L/（min·m^2）。

（一）补充血容量

补充血容量在休克的治疗中占重要地位，是决定预后的重要因素。除心源性休克补液要慎重外，其他休克都要迅速扩充血容量，多使用生理盐水或平衡液，也可应用人血白蛋白、血浆、右旋糖酐-40等胶体液，大量失血需补充血液，目前没有证据表明晶体液或胶体液在改善预后方面孰优孰劣。通常给予生理盐水首剂20ml/kg，5～10min

0min

识别神志状态和灌注不足
开始高流量吸氧和根据PALS指南来建立IO/IV通路

5min

如果没有肝大或啰音，则给予20ml/kg等张晶体液，可达60ml/kg，直至灌注改善。每剂液体后再评估，如出现啰音或肝大时停止输液。纠正低血糖和低钙血症。开始给予抗生素

15min　液体难治性休克

开始外周IV/IO正性肌力药物，首选肾上腺素0.05～0.3μg/（kg·min）。如果需要，在开通中心静脉或建立气道时给予阿托品/氯胺酮IV/IO/IM

冷休克，给予肾上腺素0.05～0.3μg/（kg·min）
［如果不能取得肾上腺素可通过中心静脉给予多巴胺5～9μg/（kg·min）］
暖休克，给予去甲肾上腺素，起始剂量0.05μg/（kg·min），可逐渐上调［如果不能取得去甲肾上腺素则通过中心静脉给予多巴胺≥10μg/（kg·min）］

60min　儿茶酚胺抵抗性休克

如果存在绝对肾上腺功能不全时可考虑氢化可的松
使用超声多普勒、PICCO、FATD或PAC指导液体和血管活性药物
目标为正常的MAP-CVP，$ScvO_2$>70%和CI 3.3～6.0 L/（min·m^2）

正常血压
冷休克
$ScvO_2$<70%或Hgb>10g/dl
肾上腺素维持

开始米力农
如CI<3.3L/（min·m^2）合并高SVRI和（或）皮肤灌注不足时，加用硝基类血管舒张药
如果无效考虑左西孟旦

低血压
冷休克
$ScvO_2$<70%或Hgb>10g/dl
肾上腺素维持

肾上腺素+去甲肾上腺素维持正常舒张压
如CI<3.3L/（min·m^2）时，加用多巴酚丁胺、依诺昔酮、左西孟旦或米力农

低血压
暖休克
$ScvO_2$>70%
去甲肾上腺素维持

如血容量正常，加用血管加压素、特利加压素或血管紧张素
但如CI降至3.3L/（min·m^2）以下时，加肾上腺素、多巴酚丁胺、依诺昔酮、左西孟旦

持续儿茶酚胺抵抗性休克

评估心包积液或气胸，维持IAP<12mmHg

难治性休克

ECMO

图1-7　儿科脓毒性休克的处理流程
（资料来源：Crit Care，Med，2017，45：1061–1093）

快速静脉输入或推注。若首剂扩容效果不佳时，必要时可给第2剂或第3剂，仍然20ml/kg，1h内可达60ml/kg甚至更多，但应严密关注心功能状态或是否有肺水肿。第1小时内补液是否充分关系到预后。在快速补液后6～8h及24h内应继续补液和维持补液，此阶段应适当补充胶体液。

补液时的其他注意事项如下。

1.关于补充多少含钠液量，应根据原发病、年龄、病情等综合考虑。如原发病是中毒性痢疾，可用等张含钠液；如流行性脑膜炎则用1/3～1/2张液体；年龄较小者（如新生儿）补液张力不宜太高；有脑水肿及ARDS等张力应偏低。

2.治疗早期不宜输全血以免增加血黏度，但HCT＜0.3则可酌情输血。

3.因为晶体液维持时间短，4h后仅剩40%，故在继续补液及维持补液阶段应酌情补胶体液，如血浆、右旋糖酐-40、人血白蛋白等。

4.应注意高渗血症发生。

5.补液的每一阶段（尤其第一阶段）都应对血流动力及疗效做出评估，坚持个体化原则，如第一阶段给了一剂20ml/kg液体后，疗效不佳，估计仍有血容量不足，可再给一次20ml/kg液体，当然前提是无明显心功能障碍或无明显肺水肿的情况发生。在判断不准的情况下，可做CVP监测以指导补液。

6.注意大量晶体液输入后所致低蛋白血症，可引起胃肠功能障碍、肠壁水肿、缺血及运动障碍。

（二）纠正酸中毒

休克时绝大多数患者都有明显的代谢性酸中毒，是休克严重程度的指标之一。严重酸中毒可影响组织细胞代谢及脏器功能，因此对于中、重度代谢性酸中毒应用5%碳酸氢钠纠正，最好在血气分析指导下纠正酸中毒，以免发生高渗血症或高钠血症。5%碳酸氢钠（ml）＝－BE×体重（kg）×0.5，一般先用1/2～2/3量，再根据血气分析决定用量，应强调纠正酸中毒不可过急，切忌短时间内为追求血气水平正常大量使用碳酸氢钠。因为休克所致代谢性酸中毒，并非碳酸氢根丢失所致。补充碳酸氢根虽有一定作用，但微循环不改善，缺氧不缓解，乳酸等酸性代谢产物仍会源源不断产生，酸血症不可能完全纠正，因此改善脏器低灌注，改善循环状态才是纠正酸中毒的根本。鉴于纠正酸中毒的许多不良反应，目前已不把纠正酸中毒作为休克的首选治疗。

（三）血管活性药物应用

提高血压、增强心肌收缩力、改善脏器灌注是应用血管活性药物的主要目的，通常在给予扩容后循环仍无明显改善应考虑应用血管活性药物。应根据不同的血流动力选择不同的药物（表1-12）。心源性休克应用心血管活性药物是主要的抢救措施之一。

表1-12　常用血管活性药物的剂量和作用

药　物	常用剂量［μg/（kg·min）］	作用部位	作用
多巴胺	0.5～4.0	多巴胺受体	扩张肾血管
	4.0～10	β	正性肌力
	11～20	α＞β	缩血管
多巴酚丁胺	1～20	β_1和β_2	正性肌力 扩张血管（β_2）
肾上腺素	0.05～2.0	β＞α	正性肌力 心率增快 血管收缩 肾血流减少
去甲肾上腺素	0.05～2.0	α＞β	缩血管 正性肌力作用弱
间羟胺	5～15	α＞β	缩血管 正性肌力
氨力农	1～20	磷酸二酯酶抑制药	正性肌力 扩张血管 心率增快
米力农	50～75（负荷量） 0.5～0.75（维持量）	磷酸二酯酶抑制药	正性肌力 扩张血管 心率增快
硝普钠	0.5～5	扩张血管	降低心脏后负荷

多巴胺和多巴酚丁胺一直是儿童休克的主要用药。对多巴胺和多巴酚丁胺治疗无反应者，考虑多巴胺抵抗存在，可选择肾上腺素（冷休克）或去甲肾上腺素（暖休克）。若对肾上腺素或去甲肾上腺素不反应，则可能有感染相关的对β受体不敏感情况，或称儿茶酚胺抵抗性休克，可应用磷酸二酯酶抑制药，如氨力农、米力农，可能起到较好效果，尤其米力农是近来使用较多的药物，尤对心功能衰竭患者有较好效果。对心力衰竭患者除应用正性肌力药外，也可同时应用扩血管药，减轻心脏后负荷，如硝普钠等。

莨菪类药物可调节微循环紊乱，必要时可考虑应用，常用的莨菪碱为山莨菪碱（654-2）。要经常评估休克的血流动力，以选择合适的心血管活性药物及治疗方案。临床上休克持续时应考虑治疗是否恰当。

（四）肾上腺皮质激素

感染性休克对有肾上腺皮质低功能者或相对低功能者，近来主张小剂量，中疗程皮质激素。通常在对扩容和血管活性药物反应欠佳时要考虑激素应用。可用氢化可的松或甲泼尼龙，不主张大剂量冲击疗法。暴发性心肌炎引起的心源性休克及过敏性休克主张使用激素。

（五）控制感染

控制感染对感染性休克尤为重要，对感染性休克患儿适用降阶梯治疗或“重拳出击”原则，使用广谱、高效抗生素，并多主张联合用药，尤其在病原不明确的情况下，应兼顾革兰阳性菌及革兰阴性菌，并考虑到耐药菌的可能。金黄色葡萄球菌可用万古霉素，ESBL阳性细菌可用注射用亚胺培南西司他丁钠或注射用美罗培南（泰能或美平）。怀疑真菌感染则应选择抗真菌药。同时应明确病灶，如化脓性阑尾炎、腹膜炎、胆囊炎等，应及时手术，去除病灶或引流。

（六）维护重要脏器功能

维护心、脑、肺、肝、肾功能，防治DIC，有低血糖或低血钙者要给予纠正。可采用血浆置换、连续血液滤过等血液净化疗法维持内环境稳定，清除过多的炎症介质。

针对凝血机制障碍可使用肝素（多主张小剂量肝素）、抗凝血酶Ⅲ，活化蛋白-C在儿科不推荐使用，因能增加出血的风险。纳洛酮是吗啡受体拮抗药，在休克早期应用，能增强心肌收缩力，增加心排血量，提高平均动脉压，并减少血小板在肺内聚集，剂量0.05～0.1mg/kg，每次静脉注射，可重复使用，也可持续静脉滴注，0.04～0.1mg/（kg·h）。

对ARDS采用小潮气量肺保护性机械通气策略，对顽固性休克可采用ECMO治疗。

第七节 弥散性血管内凝血

弥散性血管内凝血（DIC）是由多种病因所引起，发生于许多疾病过程中的一种获得性出血综合征。其主要特征是在某些致病因素作用下，血液凝固机制被激活，凝血功能亢进，在毛细血管和（或）小动、静脉内大量纤维蛋白沉积和血小板凝集，形成广泛的微血栓。由于凝血过程加速，消耗了大量的血浆凝血因子和血小板，并激活纤维蛋白溶解系统，引起继发性纤维蛋白溶解亢进，从而导致广泛性出血、循环障碍、栓塞和溶血等一系列临床表现，并由此引起脏器功能障碍，病死率较高。

【诊断要点】

（一）原发疾病

有引起DIC的原发疾病，如严重感染、大手术、中毒、恶性肿瘤等。

（二）临床表现

临床上有低灌注或休克，以及出血、栓塞或溶血等表现，以出血最为常见，常为首发症状，可有皮肤、黏膜的出血，重者可有内脏出血。

（三）实验室检查（确诊依据）

1.反映消耗性凝血障碍的检查

（1）血小板计数减少：常降至100 $\times 10^9$/L以下或呈进行性下降。

（2）出血时间和凝血时间延长：但在高凝状态时，凝血时间可缩短。

（3）凝血酶原时间（PT）延长：超过正常对照3s以上有意义（出生4d内的新生儿PT超过20s才有意义）。

（4）纤维蛋白原减少：低于1.6g/L有意义，个别高凝期病例反可升高超过4.0g/L。

（5）白陶土部分凝血活酶时间（KPTT）延长：年长儿正常为42s，新生儿44～73s，早产儿范围更宽。KPTT比正常对照延长10s以上才有临床意义。高凝期KPTT可缩短，低凝期及继发纤溶期KPTT延长。

（6）抗凝血酶Ⅲ（AT-Ⅲ）测定：DIC早期血浆中AT-Ⅲ即明显减少。正常值为80%～100%（活性）。

（7）其他：如因子Ⅷ测定、蛋白C测定，在DIC时浓度下降。

2.反映纤维蛋白形成及纤维蛋白溶解亢进的检查

（1）血浆鱼精蛋白副凝试验（3P试验）：此试验在DIC早期多阳性，但晚期以纤维蛋白溶解亢进为主时，因纤维蛋白单体形成很少，所形成的可溶性复合物也少，故3P试验常为阴性，新生儿3P试验应在出生2d后才有诊断价值。有些疾病，如恶性肿瘤、肝病、肾病及手术创伤后也可出现3P阳性。

（2）优球蛋白溶解时间：正常为90～120min，＜70min提示纤维蛋白溶解亢进。

（3）FDP含量测定：正常人血清FDP＜10mg/L，超过20mg/L提示纤维蛋白溶解亢进。

（4）凝血酶时间（TT）测定：正常值为（20±1.6）s，比正常对照延长3s以上有意义。

（5）D-二聚体（D-二聚体）测定：＞0.5mg/L有意义，此试验对DIC有特异性。

此外，观察外周血染色涂片中红细胞及血小板形态亦有一定诊断价值：如红细胞呈盔状、皱缩、三角形、新月形及碎片等有意义，除此外有大型血小板或有核红细胞亦有一定意义。

目前仍以血小板计数、PT或KPTT、AT-Ⅲ、纤维蛋白原含量、3P试验、FDP或D-二聚体测定等作为常用检查项目，如这些项目中3项阳性，结合临床可做出诊断：①血小板＜100×10^9/L和（或）进行性下降（肝病时血小板数≤50×10^9/L）；②血浆纤维蛋白原含量＜1.5g/L（白血病及其他恶性肿瘤＜1.8g/L，肝病＜1.0g/L），或进行性下降；③3P试验阳性或血浆FDP＞20mg/L（肝病FDP＞60mg/L），或D-二聚体水平升高（阳性）≥4倍；④PT缩短或延长3s以上或呈动态变化（肝病时PT延长5s以上），KPTT缩短或延长10s以上；⑤纤溶酶原含量及活性降低；⑥AT-Ⅲ含量及活性降低＜60%（不适于肝病）或蛋白C下降；⑦血浆因子Ⅷ，蛋白C活性＜50%（肝病必须具备）。

国际血栓病学会根据凝血筛查的4项指标（血小板数量、纤维蛋白相关标志物、纤维蛋白水平及PT时间）评分：①血小板计数（＞100为0分；＜100为1分；＜50为2分）。②PT时间延长（＜3s为0分；＞3s但＜6s为1分；＞6s为2分）。③纤维蛋白原（＞1.0g/L为0分；＜1g/L为1分）。④纤维蛋白相关标志物（如FDP）（无升高为0分；中等升高为2分；显著升高为3分）。总分值＞5分诊断显著DIC，而分值在5分以下为无明显DIC。近来报道，血栓弹力图能更准确地反映凝血的全过程，可以更早诊断高凝及低凝状态，低凝状态与不良预后密切相关，对指导临床治疗决策制订有帮助。

（四）临床分型

1.急性型　大多数DIC表现为急性型，常见于严重感染或大手术后，起病急，病情凶险，出血严重，持续数小时至数天。

2.亚急性型　病情持续数日至数周，常见于急性白血病、恶性肿瘤转移等。

3.慢性型　起病慢，病情轻，出血不严重，病程可长达数月，见于慢性疾病和巨大血管瘤、系统性红斑狼疮等。

【治疗要点】

（一）治疗原发病

如感染患儿，应选用敏感抗生素控制感染。很多情况下，病因控制了，凝血障碍自然逐渐恢复。

（二）改善微循环

1.*低分子右旋糖酐*　有抗淤、扩充血容量，疏通微循环，降低血液黏稠度，减低血小板黏附和抑制红细胞凝集的作用。首次剂量为10ml/kg静脉滴注，以后每次5ml/kg，每6小时1次，全日量不超过30ml/kg。

2.*血管活性药物*　血管扩张药可解除血管痉挛，改善微循环，常用山莨菪碱、异丙肾上腺素、酚妥拉明和多巴胺等。

（三）抗凝治疗

1.*肝素的应用*　可阻断或减慢血管内凝血，是DIC治疗最常用药物。一般主张在DIC早期应用效果较好。凡有以下指征者即可使用：①处于高凝状态；②有明显栓塞症状；③消耗性凝血期表现为凝血因子、血小板、纤维蛋白原进行性下降，出血逐渐加重，血压下降休克。①②项2种情况下一般单用肝素等抗凝血药物即可，而不宜输血或补充凝血因子；③项的情况，肝素与凝血因子的补充应同时进行。此外，对慢性或亚急性DIC也可应用肝素。但注意有颅内出血或脊髓内出血，伴有血管损伤及新鲜创面，如消化性溃疡、肝病合并DIC、DIC后期，以纤维蛋白溶解为主者应禁用肝素，否则会加重出血。

（1）剂量和用法：①在高凝期可0.5～0.75mg/kg，静脉滴注，每4～6小时1次；或以每小时15U/kg速度持续静脉滴注。②对低凝期目前倾向于小剂量或超小剂量，10～15U/kg，每4～6小时1次，或5U/kg每4～6小时1次，尤其已经有明显出血倾向或出血较多时。③DIC早期，临床症状不明显，实验室检查仅有1～2项异常，如血小板有下降，D-二聚体阳性，而其他指标改变不明显时，可给予超小剂量5U/kg，每日2～3次。在应用肝素期间必须密切观察病情并监测凝血时间，要求凝血时间控制在20～30min，如＜20min可加大剂量，如＞30min且出血加重，可能是肝素用量过大，应停用，必要时静脉注射鱼精蛋白中和。此外，应注意个体化原则，对肝、肾功能不好者，肝素量宜缩小，间隔时间要长，可间隔12h 1次。现主张用低分子肝素（速避宁）等，可减少出血等不良反应发生。

（2）停药指征：①诱发DIC的原发病已控制或缓解；②用药后病情好转，出血停止，血压稳定；③凝血酶原时间和纤维蛋白原恢复正常或接近正常（一般于1～3d恢复）。以上情况即可逐渐减量至停药。用药时间一般尽可能持续3～7d，血小板的回升缓慢（数天至数周），不宜作为停药的指征。

2.抗血小板凝集药物（常用药物） ①阿司匹林，剂量为每日10mg/kg，分2～3次口服；②双嘧达莫（潘生丁），剂量为每日10mg/kg，分3次口服。

3.其他抗凝血因子的应用 如补充抗凝血酶、血栓调节蛋白等，但活化蛋白C由于疗效不肯定并可导致出血加重，目前已不推荐。抗凝血酶活性过低会影响肝素发挥作用。

（四）补充血小板和凝血因子

一般应在DIC凝血因子消耗期或低凝期使用，尤其是有显著出血倾向时。补充治疗的目的是减少或者停止严重出血。尽管补充治疗不应该用于使实验室检查结果恢复正常（这通常也是不可能的），但是在有严重出血的情况下，明智使用血液成分的合理目标包括维持血小板计数＞5万/mm^3和纤维蛋白原浓度＞1g/L。

1.新鲜全血 每次10～15ml/kg，可提高血小板及凝血因子水平。

2.新鲜冷冻血浆或冷沉淀物 FFP或冷沉淀物可以替代凝血因子。FFP可同时提供促凝血蛋白和抗凝血蛋白，其剂量为一次滴注10～15ml/kg，每隔12～24h 1次。冷沉淀中Ⅷ因子和纤维蛋白原的含量较高，可以用于纠正低纤维蛋白原血症。冷沉淀一次输注10ml/kg，根据需要每隔6h输注1次。

3.血小板悬液 500ml新鲜血中分离出的血小板为1个单位血小板，一般剂量为1个单位血小板/5kg体重，输入后有效作用时间为48h。血小板输注的目标为维持血小板计数＞5万/mm^3。

4.凝血酶原复合物（PPSB） 每瓶200U，内含凝血因子Ⅱ、Ⅶ、Ⅸ、Ⅹ，相当于200ml新鲜血浆中的含量，用5%葡萄糖液稀释，30min内滴完，可根据病情每日1～2次。需注意的是PPSB内含有肝素约200U，因此若要同时给予肝素应考虑到减量。

5.Ⅷ因子浓缩剂 每次输入1U/kg，可使血浆Ⅷ因子水平上升2%。

6.维生素K 维生素K_1 10mg静脉滴注，或维生素K_3 5～10mg肌内注射，每日2～3次。

（五）抗纤维蛋白溶解药物

DIC早期禁用，只有在DIC中晚期以纤维蛋白溶解亢进为主，出血严重时，最好在肝素化的基础上慎用纤维蛋白溶解抑制药，可能有助于DIC后期的治疗。

1.6-氨基己酸（EACA） 每次0.08～0.12g/kg，缓慢静脉注射或稀释后静脉滴注。

2.对羧基苄胺（PAMBA） 每次8～12mg/kg，每日2次，静脉滴注。

3.止血环酸（AMCA） 每次10mg/kg，静脉滴注。

（六）皮质激素的应用

DIC时是否应用尚有争议。一般认为如果因治疗原发病需要时，可在肝素化的基础上慎用。

（刘春峰）

第八节 急性肾损伤

急性肾损伤（AKI）又称急性肾功能不全，是由于不同原因引起肾脏生理功能急剧降低甚至丧失，导致代谢产物堆积，血尿素氮（BUN）及血清肌酐（SCr）迅速升高并引起水、电解质紊乱，以及急性尿毒症症状。大多数患者有少尿或无尿，感染或药物所致急性间质改变，尿量可接近正常。按病因与肾脏的关系可将急性肾损伤分为肾前性、肾性和肾后性。

1.肾前性肾功能不全 由于全身有效循环血量急剧下

降和心排血量降低，致使肾皮质血流量及肾小球过滤率降低。在一定时间内，如低灌注量恢复，则肾功能可恢复正常；如超过一定时间，则发生肾实质损害。

2. 肾性肾功能不全 肾小球疾病见于链球菌感染后肾炎、紫癜性肾炎、肾病、狼疮性肾炎、遗传性肾炎、肿瘤等；肾小管坏死见于药物、生物毒素、化学品中毒；溶血引起的血红蛋白尿、溶血尿毒综合征、肝肾综合征、流行性出血热等引起的肾缺血；双侧肾髓质破坏；肾盂肾炎、双侧肾发育不全。

3. 肾后性肾功能不全 任何原因引起的尿路梗阻都可引起急性肾衰竭。

目前急性肾损伤的一个新的分类标准RIFLE，已经在成年人和儿童中广泛应用。RIFLE分期标准的目的在于为急性肾损伤统一概念和统一分层标准（表1-13）。此标准建立在血清肌酐（SCr）相对于基础值的突然升高和尿量的急剧减少上。

表1-13 儿童急性肾损伤RIFLE分期标准

急性肾损伤分期	肌酐清除率	尿量
R期（risk）	下降25%～50%	＜0.5ml/（kg·h）持续8～16 h
I期（injury）	下降50%～75%	＜0.5ml/（kg·h）持续16～24 h
F期（failure）	下降≥75%或＜35ml/（min·1.73m^2）	＜0.3ml/（kg·h）超过24h或无尿≥12h

【诊断要点】

（一）临床表现

1. 少尿期

（1）少尿：24h尿量＜250ml/m^{2}或学龄儿童＜400ml，学龄前儿童＜300ml；婴幼儿＜200ml；＜50ml为无尿。

（2）电解质紊乱：表现为三高三低，即高钾、高磷、高镁，以及低钠、低钙、低氯血症。

①高钾血症：血钾超过6.5mmol/L为危险界限，为此期死亡首要原因。表现为烦躁不安、嗜睡、恶心、呕吐、

四肢麻木、胸闷、憋气等症状。心率缓慢、心律失常可致突然死亡。心电图T波高尖、基底窄（帐篷状）、QRS增宽、P-R间期延长。一至三度房室传导阻滞、心室纤颤等。

②低钠血症：分稀释性、失钠性2种情况。

稀释性：主要由于水潴留、血钠被稀释。表现为体重增加，水肿、倦怠、头痛、神志淡漠，严重者可有抽搐、昏迷。此期治疗应严格限制水分及钠入量，补钠会加重水肿使病情进一步恶化。

失钠性：腹泻、呕吐、大面积烧伤等，有脱水及血液浓缩表现。

③高磷血症和低钙血症：磷在体内蓄积使血磷升高；钙在肠道内与磷结合从肠道排出，引起低钙血症。但有酸中毒时，游离钙不低，故很少出现低钙抽搐，但若接受大量碱剂后则易诱发。

④高镁血症：高镁与高钾症状相似。

（3）代谢性酸中毒：表现为萎靡、乏力、嗜睡、呼吸深长，面色灰、口唇樱桃红，可伴心律失常。

（4）氮质血症：氮质血症程度与病情严重程度一致。

（5）消化系统：食欲缺乏、恶心、呕吐、腹部不适等症状，10%～40%患者可有消化道出血。

（6）中枢神经系统：脑水肿出现意识障碍、躁动、谵语、抽搐、昏迷等尿毒症脑病症状。

（7）血液系统：为血管内凝血、溶血所致出血倾向、皮肤瘀斑及贫血。

（8）呼吸及循环系统：主要是心力衰竭和肺水肿，表现为呼吸困难、不能平卧、心率加快、肺底湿啰音、下肢水肿等。

（9）高血压：可出现轻或中度高血压，严重者为高血压脑病。

（10）易合并感染：70%左右合并严重感染，以呼吸道及泌尿道感染为常见。

2. 多尿期　多尿持续时间5～10d，部分患者可长达1～2个月。此时入量为尿量的2/3为宜。

（1）低钠血症和脱水。

（2）低钾血症：表现为肌肉松软、无力以至麻痹；呼吸困难、胸闷、腹胀、心音低钝，心界扩大等。心电图Q-T间期延长、T波低平、出现U波、ST段下降、期外收缩及房室传导阻滞等。

（二）实验室检查

1. 针对可能引起肾衰竭的病因进行检查　如贫血（罕见因失血所致，贫血是因血被稀释或溶血，见于狼疮、肾静脉栓塞及溶血尿毒综合征）；白细胞减少（狼疮肾）；血小板减少（狼疮、肾静脉栓塞、溶血尿毒综合征）；血清C_3水平可降低（链球菌感染后、狼疮或膜增殖性肾小球肾炎）；抗链球菌抗体、抗肺炎支原体抗体、抗病毒抗体等，尤其要注意急进性肾炎相关抗体。

2. 有关肾衰竭的各项检查　电解质、肾功能检测等。

3. 影像学检查　X线胸片可见心脏大、肺充血；超声波检查、肾核素扫描及必要时做逆行肾盂造影，了解肾脏大体形态，有无尿路梗阻及判断肾功能。

4. 肾组织活检　临床安全的情况下可做肾活检，判断肾衰竭的原因及估计预后。

【治疗要点】

（一）少尿期

1. 补液试验　当患儿可能有血容量不足时可做补液试验，即用2∶1等渗液15～20ml/kg快速滴注（0.5h输完），需注意心肺功能。失血者可用全血，伴酸中毒者加适当碳酸氢钠。如改善循环后尿量明显增加，为肾前性少尿；如尿量仍＜17 ml/h，则可能为肾实质性肾衰竭。

2. 利尿试验　如补液后无排尿可用20%甘露醇0.2～0.5g/kg，在20～30min静脉注射，如尿量＞40ml/h表明为肾前性，需继续补液改善循环。如尿量增加不明显，可试给予呋予塞米1.5～3mg/kg，若仍无改善为肾实质性肾衰竭。甘露醇为渗透性脱水药，具有降低肾血管阻力，增加肾血流量和肾小球滤过率，减轻间质水肿等作用，特别在肾衰竭早期应用更好。但甘露醇在肾性肾衰竭时不能由尿排出，可致循环充血，对有循环充血者应慎用甘露醇，对有明显血容量不足时应慎用呋塞米。

3.入液量　肾性肾衰竭应严格控制水分入量，“量出为入”。如无特殊液体丢失（呕吐、腹泻等），入液量可允许20 ～ 30ml/（kg · d）。

监测有无脱水或水肿，每日测体重，如入量控制合适，每日应减少10 ～ 20g/kg，血钠不低于130mmol/L，血压稳定。

4.热量和蛋白质入量　儿童30cal/（kg · d），婴儿50cal/（kg · d），低蛋白质、低盐、低钾和低磷食物。蛋白质0.5 ～ 1.0g/（kg · d）为宜。

5.纠正高钾血症　血钾＞6.5mmol/L为危险界限，应积极处理。

（1）重碳酸盐：5%碳酸氢钠每次3 ～ 5 ml/kg，用葡萄糖2份稀释后在5min内静脉注射。如EKG未恢复正常，15min后重复1次。钠溶液作用迅速，但持续时间短，仅维持30 ～ 90min。

（2）葡萄糖酸钙：钙可拮抗钾对心肌的毒性作用，10%葡萄糖酸钙10ml 静脉滴注，每日2 ～ 3次，但应用洋地黄者慎用。

（3）高渗葡萄糖和胰岛素：促进钾进入细胞内，3 ～ 4g葡萄糖配1U胰岛素，每次用1.5g/kg糖可能暂时降低血钾1 ～ 2 mmol/L，15min开始起作用，可持续12h或更长，必要时可重复。防治高钾血症要减少机体蛋白质的高分解代谢，供给足够热量，限制含钾较高的饮食和药物及不输库存血等。

6.低钠血症　应区分是稀释性或缺钠性。在少尿期前者多见，严格控制水分入量多可纠正，一般不用高渗盐，因会引起容量过大导致心力衰竭。缺钠性者当血钠＜120mmol/L且又出现低钠综合征时，可适当补充3%氯化钠溶液，1.2ml/kg可提高血钠1 mmol/L，可先给3 ～ 6ml/kg，可提高血钠2.5 ～ 5.0mmol/L。或按以下公式计算出总量后，先给1/3量。

3%氯化钠溶液（ml）＝

［130 －血钠浓度（mmol/ L ×0.6kg）］/0.5

7.代谢性酸中毒 轻症多不需治疗。当血HCO_3^-＜12mmol/L或动脉血pH＜7.15时，应适当补碱，5%碳酸氢钠1ml/kg可提高HCO_3^-1mmol/L。给碱性液可使血容量扩大和诱发低钙抽搐。

8.低血钙和高血磷 低血钙时给予10%葡萄糖酸钙10ml静脉注射，每日1～2次。同时限含磷食物，补充足够能量，减少组织分解。

9.高血压、心力衰竭及肺水肿 呋塞米每次2～3mg/kg；降压用卡托普利0.5～6mg/（kg · d），分3～4次。硝苯地平，6岁以上小儿每次5～10mg，每日2～3次。高血压脑病将硝普钠10～20mg加在5%葡萄糖100ml内，根据血压调节滴数1～8μg/（kg · min）静脉滴注。心力衰竭时，慎用洋地黄制剂，易产生中毒。出现肺水肿，应加压面罩吸氧，吗啡0.1～0.2mg/kg皮下注射，放血或止血带扎四肢，必要时透析治疗。

10.透析治疗 透析指征：①血生化指标，BUN＞28.56mmol/L（80mg/dl）；SCr＞530.4mmol/L（6mg/dl）；血钾＞6.5mmol/L或心电图有高钾表现；严重酸中毒。②尿毒症症状明显，少尿2～3d，有周围神经或精神症状。③心力衰竭、肺水肿。④化学毒物或药物中毒。

（二）多尿期

注意脱水、低钾、低钠。

附：肾功能不全诊断指标的应用

1.GFR GFR是指单位时间（min）内从双肾滤过的血浆毫升数。既往临床以菊粉的清除率（只从肾小球滤过，不被肾小管重吸收和排泌）作为测定GFR的“金指标”，由于程序复杂，目前以CCr代替GFR。由于新生儿及婴儿收集24h尿标本较困难，Schwartz等提出了根据SCr、GFR和身长之间的关系，推算不同年龄GFR，其公式如下。

$$\text{新生儿至1岁：GFR} = \frac{0.45 \times L}{\text{Pcr}}$$

$$儿童（2\sim13岁）：GFR=\frac{0.55\times L}{Pcr}$$

$$14\sim21岁：男\ GFR=\frac{0.70\times L}{Pcr}$$

$$女\ GFR=\frac{0.57\times L}{Pcr}$$

Pcr：血浆肌酐浓度，mg/dl；L：身长，cm；GFR：ml/（min·1.73m^2）。

2.CCr　即指肾脏在1min内，能把若干毫升血浆内的内生肌酐全部清除出去。

（1）受试者连续3d吃低蛋白饮食，且避免剧烈运动；第4日准确留24h尿液（用4～5ml甲苯防腐）；准确测定尿液总量及尿肌酐含量；同时于留尿当日采血测定血浆肌酐浓度。

内生肌酐清除率：

尿肌酐浓度（mg/dl）× 尿液量（ml/min）Ucr × V

$$\underset{[ml/(min\cdot 1.73m^2)]}{矫正后CCr}=\underset{(ml/min)}{CCr}\times\frac{1.73\,[成人标准体表面积(m^2)]}{小儿实测体表面积(m^2)}$$

（2）参考值：新生儿25～70ml/（min·1.73m^2），6～8月龄65～80ml/（min·1.73m^2），2～3岁80～126ml/（min·1.73m^2）。

3.钠排泄分数（FEna）：FEna是测定经肾小球滤过而未被肾小管重吸收的钠的百分率，是尿诊断中最敏感的指标，阳性率高达98%。肾前性肾衰竭时，FEna＜1%；肾性肾衰竭时，FEna＞2%。

FEna＝尿钠（mmol/L）× 血浆肌酐（μmol/L）×100%

4.自由水清除率（C_{H2O}）　是测量肾脏稀释功能的指标，肾衰竭早期即下降。

$$C_{H2O}=尿量(ml/h)\times\left(1-\frac{尿渗透压}{血渗透压}\right)$$

5.肾衰竭指数（RFI）　肾前性肾衰竭时，RFI＜1；肾性肾衰竭时＞1，可达4 ~ 10。

$$RFI(mmol/L)=\frac{尿钠(mmol/L)\times 血浆肌酐(mg/dl)}{尿肌酐(mg/dl)}$$

6.尿钠排出量 肾衰竭时尿钠排出量＞40mmol/L，而肾前性肾衰竭时＜20mmol/L。

尿诊断指标在鉴别肾前性氮质血症和急性肾小管坏死中有重要价值，方法简便、灵敏，诊断准确率以FEna最佳，其次为自由水清除率、尿钠、尿渗透压，其正确率可达90.5% ~ 97.6%。其主要原因为肾前性少尿时，肾小管保持完好的浓缩和重吸收钠的能力。因此，少尿常合并低尿钠（＜20mmol/L）及高渗尿（＞500mOsm/L），而肾小管坏死（ATN）时，肾小管浓缩和重吸收钠的能力均下降，故呈少尿高尿钠（40mmol/L）和低渗尿（＜350mOsm/L。但在应用尿诊断指标进行鉴别时应注意：①是否应用利尿药（如呋塞米或其他袢利尿药），因应用利尿药后可使尿钠排出增多，影响诊断正确率；②有蛋白尿、糖尿或应用甘露醇、右旋糖酐后均可使尿比重及尿渗透压上升，最好在应用此类药物前留尿。

（吴玉斌 杜 悦）

第九节 惊 厥

惊厥是由于大脑皮质神经元兴奋性增高，突然阵发性大量异常放电而导致全身或局部骨骼肌群突然发生短暂的不自主收缩，常伴有或不伴有意识障碍。儿童时期，特别是婴幼儿时期由于大脑皮质及新纹状体发育尚未成熟，动作主要由皮质下中枢调节；神经髓鞘没有完全形成，兴奋易于泛化；血脑屏障发育不健全，血液内水、电解质、酸碱平衡紊乱易于影响脑组织代谢。因此，6岁以下儿童惊厥的发生率为4% ～ 6%，占全部儿童惊厥的5% ～ 10%。较成年人高10 ～ 15倍。惊厥是儿科临床的一种急症，应积极地进行防治。

【诊断要点】

（一）病史

1. 现病史　应询问平素健康情况，尤其是神经发育情况，惊厥发作前有无外伤、感染、发热、呕吐、腹泻、服药、中毒等诱因，惊厥发作有无先兆，抽搐发作表现的特点、持续时间、有无意识障碍、抽搐时伴发症状（包括口周发绀、口吐白沫、尿便失禁等）、发作频率及惊厥停止后患儿的情况（包括意识状态、玩耍如常、疲乏、头痛、神经或精神症状等）。此外，还要询问有无其他系统的异常症状，如咳嗽、头痛、呕吐、腹泻、心悸、水肿、少尿、皮疹、血压、睡眠状况等。

2. 既往史　应询问过去有无类似发作，第1次发作时的年龄、发作表现、频率、诱因及既往患病史。

3. 个人史　应包括母亲孕期情况、分娩过程、新生儿期情况、生长发育史、智力发育水平及各个机体器官功能和发育状况。

4. 家族史　怀疑有遗传倾向、先天性疾病、遗传性代谢疾病者应仔细询问家族中相同或类似病史。

（二）临床表现

1. 惊厥发作　可分为全面性和局灶性发作两种，全面性惊厥发作细分为阵挛性发作、强直性发作两种，有的患儿阵挛和强直发作兼而有之，称为强直-阵挛发作。新生儿惊厥发作大多不典型，很难分清惊厥发作类型，多数情况下仅表现为微小发作，如双眼凝视、斜视、眨眼、呼吸暂停、吸吮和咀嚼动作，或一过性颜面发绀、潮红，或四肢出现划船、蹬踏及其他奇异的、不寻常的一过性现象。若反复出现或伴有其他异常应怀疑是惊厥发作，必要时应做视频脑电图和（或）动态脑电图检查予以确定。

2. 惊厥持续状态　一次惊厥发作持续30min以上，或两次发作间歇期意识不能恢复达30min以上者称为惊厥持续状态。2010年国际抗癫痫联盟对持续状态时间又进行了新的规定：一次惊厥发作持续时间超过该种类型的平均时间时就可以考虑为持续状态。一般一次惊厥持续超过5min

以上是应注意持续状态的可能性。惊厥持续状态属于危重急症，应紧急处理，以防止惊厥后脑损伤的形成。

（三）体格检查

对于惊厥发作的患儿最好能亲眼目睹发作时情况，尤其注意是否伴有瞳孔散大、意识丧失及肢体抽搐的状态，最好包括最先出现抽搐的部位。除进行一般体格检查及监测重要生命体征外，还应注意检查皮肤有无皮疹、出血点、色素斑及外伤痕迹等，还应详细检查头型、头围大小、前囟、颅缝、五官、瞳孔大小、对光反射、眼底和球结膜有无水肿等。值得强调的是，在完成全面体格检查的同时，重点进行详细全面的神经系统检查。

（四）惊厥初步诊断的分析方法

进行初步诊断：①应分清是有热惊厥还是无热惊厥，判断是否与感染有关；②考虑患儿的年龄，因为不同年龄有不同的好发疾病；③还应注意发病的季节；④是初次发作还是反复发作。惊厥诊断时：①证实是真性的惊厥发作还是假性发作；②确定惊厥发作的类型；③应查明惊厥的原因。按照步骤根据患儿惊厥的特点进行相关的检查，以便尽早确诊。小儿惊厥常见的病因学鉴别诊断见表1-14。

表1-14　不同年龄段常见惊厥病因

疾病	＜3日龄	3日龄至1月龄	2～6月龄	7～12月龄	2～3岁	4～6岁	≥7岁
有热惊厥							
新生儿破伤风		+					
败血症		+	+	+	+	+	
各种脑膜炎		+	+	+	+	+	±
病毒性脑炎			+	+	+	+	+
热性惊厥				±	+	+	
中毒性脑病				±	±	+	±
无热惊厥							
新生儿窒息	+						

续表

疾病	＜3日龄	3日龄至1月龄	2～6月龄	7～12月龄	2～3岁	4～6岁	≥7岁
新生儿缺氧缺血性脑病	+						
维生素B_6依赖及缺乏	+	+	+	+			
低钙血症	+	+	+	±			
低血糖	+	+	+	±	+	±	
核黄疸		+					
颅脑先天畸形			±	+	+	+	±
脑性瘫痪			±	+	+	+	
婴儿痉挛			+	+	+		
癫痫				±	+	+	+
各种中毒				±	±	±	+
颅内肿瘤					±	+	+
颅脑损伤					+	+	+
蛛网膜下腔出血					±	+	+
慢性硬膜下血肿			+				

（五）辅助检查

根据初步问诊及体格检查，为明确诊断还应进行以下必要的辅助检查。

1. 血、尿、便检查　常规检查初步判断有无感染因素存在。

2. 生化检查　包括血糖、电解质、血气分析、肝肾功能、心肌酶谱、毒物分析、血培养、宫内感染及各种相关免疫学检查等。

3. 脑脊液检查　怀疑颅内感染者应做脑脊液检查，当颅内压增高十分明显或怀疑颅后窝病变时应慎重操作。

4. 脑电图、视频脑电图、动态脑电图检查　进一步诊断有无癫痫发作。

5. 头颅CT、MRI检查　发现颅内出血、肿瘤、先天畸形、变性病、脱髓鞘疾病及某些炎症时的并发症。

6. 遗传代谢病筛查　包括血、尿氨基酸、有机酸检查，染色体核型分析、三氯化铁试验等，怀疑遗传代谢病患儿应尽早检查，以便尽早治疗。

【治疗要点】

（一）一般治疗

惊厥发作时，立即使患儿平卧，将头偏向一侧，以防止误吸发生。为防止舌咬伤，可将压舌板包裹纱布后放入口腔。保持呼吸道通畅，及时吸痰、吸氧。

（二）药物治疗

详见“癫痫持续状态治疗”。

（三）病因治疗

根据病因进行相应的治疗，如降温、纠正离子紊乱、低血糖、维生素B_6缺乏，正规治疗癫痫、颅内感染、颅内出血等。明确惊厥的病因尤为重要，有效预防再次惊厥发作可防止进一步脑损伤，减少神经系统后遗症发生。

（四）减轻脑水肿

惊厥时间过长时易引起惊厥后脑损伤或急性脑水肿，惊厥后应适量、适时地给予脱水剂，如甘露醇、呋塞米、地塞米松等，使用神经营养药物，纠正酸中毒。

（王　华）

第十节　昏　　迷

意识是大脑功能活动的综合表现，不仅反映觉醒状态，还可反映机体的思维、情感、记忆、定向力及行为等多项神经、精神功能。正常情况下，大脑皮质及脑干网状结构不断地将各种神经冲动经上行网状激活系统广泛地传送到大脑皮质，若大脑皮质或脑干网状结构发生病变时，则可产生意识障碍。临床上判定患儿意识状态多采用问诊与体格检查相结合的方法，轻者通过问诊、与之交谈，即可了解患儿的思维、反应力、感知及定向力等方面的情况。对于重者，还需结合患儿对痛觉刺激反应、神经反射及脑电图等检查以确定其意识障碍的程度。另外，判定意识障碍时应注意排除大量镇静药使用后的状态。

一、意识障碍的概念及分类

意识障碍是指人对周围环境及自身状态的识别和感知环境能力出现障碍。常见意识障碍分为以下几种情况。

（一）意识内容改变

1.意识模糊　指意识活动范围缩小。患儿只注意其目前关心的事物，对外界不能普遍关注，对于总体状况不能把握，常有时间、地点、人物定向力障碍。

2.谵妄　较意识模糊严重，而对周围的时间、地点、人物定向力及自制力均发生障碍。处于谵妄状态的患儿意识水平降低，有明显的错觉和幻觉，在幻觉和妄想的支配下可产生胡言乱语、伤人毁物、躁动不安等行为。

（二）意识水平下降

1.嗜睡　是一种病理性倦睡。睡眠状态下的患儿可被唤醒，并能简单地正确地回答1～3个问题，刺激去除后可很快再入睡。

2.昏睡　是比嗜睡程度更深的一种意识障碍。在较强烈的刺激（如压眶、针刺、大声呼唤等）下可被唤醒，但难以正确地回答问题，继之很快入睡。

3.浅昏迷　大部分意识丧失，无自主活动，对强烈刺激可做出痛苦表情及肢体退缩等防御反应。存在正常生理反射，如角膜反射、瞳孔对光反应、咳嗽反射、吞咽反射。

4.深昏迷　意识丧失，对刺激无任何反应，生理深、浅反射消失。

二、昏迷严重程度的判定

昏迷是最严重的意识障碍，是指意识持续中断或完全丧失，属于临床上常见的危急症状之一。为了对昏迷程度进行准确评价，一般临床上常用Glasgow-Pittsberg昏迷量表（表1-15）、婴儿意识水平评分法（表1-16）进行评价。但由于儿童的大脑还在发育中，尚无与年龄相关的准确测量量表。

表1-15 Glasgow-Pittsberg昏迷量表

项目	评分（分）	项目	评分（分）
Ⅰ.睁眼动作		3.两侧反应不同	3
1.自动睁眼	4	4.大小不等	2
2.言语呼唤后睁眼	3	5.无反应	1
3.疼痛刺激后睁眼	2	Ⅴ.脑干反射	
4.疼痛刺激后无睁眼	1	1.全部存在	5
Ⅱ.语言反应		2.睫毛反射消失	4
1.有定向力	5	3.角膜反射消失	3
2.对话混乱	4	4.头眼及眼前庭反射消失	2
3.不适当的用语	3	5.上述反射均消失	1
4.不能理解语言	2	Ⅵ.抽搐	
5.无语言反应	1	1.无抽搐	5
Ⅲ.运动反应		2.局限性抽搐	4
1.能按吩咐做肢体活动	6	3.阵发性大发作	3
2.肢体对疼痛有局限反应	5	4.连续性大发作	2
3.肢体有屈曲逃避反应	4	5.松弛状态	1
4.肢体有异常屈曲	3	Ⅶ.自主呼吸	
5.肢体伸直	2	1.正常	5
6.肢体无反应	1	2.周期性	4
Ⅳ.瞳孔对光反射		3.中枢过度换气	3
1.正常	5	4.不规则/低换气	2
2.迟钝	4	5.无	1

注：评分标准：总分35分，最高35分，最低7分

表1-16 婴儿意识水平评分法

项目	评分（分）
Ⅲ.刺激后不醒	
3.对疼痛刺激无反应	300
2.疼痛刺激，手足微动，有皱眉	200
1.疼痛刺激，四肢呈爬行动作	100
Ⅱ.刺激时醒转，否则入睡	
3.反复唤醒能睁眼	30
2.唤醒时能注视检查者	20
1.见饮料能喝，见奶头想吸吮	10
Ⅰ.无刺激时清醒	
3.不能对视母亲目光	3
2.能对视，但逗而不笑	2
1.逗能笑，但笑不出声	1
0.正常	0

美国耶鲁大学儿科制定的昏迷分期比较实用，值得推荐。分为4期：①4期，弛软、对疼痛刺激无反应、无深腱反射及瞳孔对光反应、无自主呼吸；②3期，自发地或于剧痛刺激时出现去大脑（伸展）姿态、对光反射仍可保持；③2期，疼痛刺激时有躲避动作，虽不能唤醒，但有自发运动；④1期，轻刺激时自发运动较多，但对简短命令无任何反应。其中4期与3期是深昏迷，而2期和1期为浅昏迷。

三、昏迷患儿脑功能障碍部位的判断

脑功能障碍的特征见表1-17。

表1-17 昏迷患儿的各部位脑功能障碍的特征

脑功能障碍的部位		意识障碍	呼吸类型	瞳孔			眼球活动		压迫眶上切迹引起肢体运动状态	其他
				大小	对光反射	睫-脊髓反射	眼脑反射	眼前庭反射		
大脑半球		朦胧或昏迷	正常，叹息样或平静或潮式呼吸	2mm	（+）	（+）	（+）	（+）	肌强直、轻瘫	可有眼球同向性偏斜
间脑	早期阶段	朦胧	正常，偶有潮式呼吸	缩小到1～2.5mm	（+）	（+）	（+）	（+）	非瘫痪侧有运动反应，双侧划足底征（+）	—
	晚期阶段	昏睡或昏迷	潮式呼吸	缩小到1～2.5mm	（+）	（+）	（+）	（+）	非瘫痪侧有运动反应，双侧划足底征（+），去皮质强直痛性反应	—
中脑-上脑桥阶段		昏迷	由潮式呼吸转为有规律中枢神经性过度换气	中度扩大2.5～5mm	（−）	（−）	调节障碍或（±）	（±）	去大脑强直状态	—
下脑桥-上延髓阶段		昏迷	由中枢神经呼吸转为似正常呼吸或节律失调	中度扩大2.5～5mm	（−）	（−）	（−）	（−）	去大脑强直状态减轻，双侧划足底征（+）	—
延髓阶段		昏迷	呼吸节律失调，抽泣样或叹气样，每分少于12次	极度扩大5～9mm	（−）	（−）	（−）	（−）	上征消失，弛缓状态	脉搏快或慢，血压下降，最后呼吸停止

【诊断要点】

（一）病史

病史对于引起意识障碍原发病因的判断十分重要。应仔细从看护人、父母、目击者或急救人员处获得病史。病史应重点了解：①昏迷的发病过程，昏迷发生前异常表现、起病缓急，昏迷持续时间，伴随症状；②昏迷是首发症状还是在某些疾病发展过程中逐渐发生的，若为后者则昏迷以前必定有各种其他征象以助病因的确定；③有否损伤或其他意外事故；④有否服用毒物，或接触剧毒化学药物、一氧化碳中毒等；⑤既往有否昏迷、癫痫、原发性高血压，严重的心脏病、肝病、肾病、肺病、糖尿病、甲状腺疾病等病史；⑥家族中有无遗传及代谢病史。

（二）体格检查

对于意识障碍患儿，尤其是昏迷儿童，医师通常在简要询问病史的同时，必须尽快地做全身及神经系统检查。首先应重点检查重要的生命体征，如体温、脉搏、血压、呼吸、瞳孔。其次，注意皮肤、黏膜、头部及前囟、气味等。最后，做详细的神经系统检查。通过神经系统检查了解：①对声音或疼痛刺激的反应，初步进行意识障碍程度判定；②脑神经检查，尤其是对瞳孔、眼底、眼球运动的检查，了解脑干功能；③运动、感觉、神经反射检查，了解有否肢体瘫痪、反射是否对称、有否病理反射；④姿势，包括自发姿势及强刺激诱发的姿势，判断有否去皮质或去脑强直存在；⑤脑膜刺激征，做出初步的鉴别诊断。

（三）辅助检查

根据所了解的病史、体格检查结果选择相应的检查，尽快做出诊断。

1.血　血常规、血糖、血乳酸、血氨、电解质、血气分析、血培养、肝功能、肾功能、心肌酶谱、凝血功能、内分泌功能、毒物成分分析等检查。

2.尿　常规、尿糖、酮体测定、毒物成分分析。

3.胃液　药物、毒物成分分析（必要时结合血、尿标本的检测）。

4. 脑脊液　常规、生化学、细胞学及病原学检查。

5. 其他　必要时还可进一步做检查，如头颅CT、MRI、小婴儿脑超声检查，脑电图、心电图等。怀疑遗传代谢病时，还应做血氨、血乳酸、血尿遗传代谢病筛查和血及尿的氨基酸、有机酸分析，以及染色体检查等。怀疑自身免疫性脑炎时做血和脑脊液相关抗体检测。

【治疗要点】

（一）一般疗法

应密切监测生命体征，如心搏、呼吸、血压、血氧饱和度、神志、瞳孔、体温等情况。患儿取仰卧、颈后垫高位，头抬高30º，头枕冰袋或冰帽以保护脑组织。维持营养、水、电解质、能量平衡，保持呼吸道通畅，及时吸痰，定期更换体位，加强护理，防止压疮、坠积性肺炎、误吸，以及注意眼睛、口腔、尿便护理。

（二）病因治疗

病因治疗是治疗昏迷最重要的环节，若病因明确应积极治疗原发疾病。如原发病为感染性疾病，须及时进行抗感染治疗，尽早纠正内分泌和代谢性障碍，药物或食物中毒患儿应采取特殊有针对性的解毒措施及对症处理。脑肿瘤、脑外伤或颅内出血性血肿所致者，若条件允许时应尽早手术。暴发性心肌炎时注意心脏功能保护。

（三）对症治疗

1. 氧疗　尽早纠正患儿的低氧状态，改善脑血供，减轻脑水肿及颅内高压，防止重要器官功能障碍。一般昏迷患儿常规鼻导管吸氧，如患儿有呼吸衰竭，应考虑人工呼吸机辅助呼吸。如有条件，可行高压氧治疗。

2. 减轻脑水肿　常用的方法有脱水疗法、过度换气治疗、低温疗法等。

3. 镇静　见癫痫章节。

4. 改善或维持、保护多脏器功能　纠正微循环障碍、保持血压稳定，保护正常的心、肺、肝、肾、脑功能。

5. 纠正水、电解质、酸碱失衡　根据血气分析结果进行治疗。

（四）神经营养及抗脑细胞损伤药物

常用药物有：神经细胞代谢促进剂、1，6-二磷酸果糖、神经营养因子、能量合剂、苯巴比妥和肾上腺皮质激素、钙通道拮抗药、B族维生素等。

（五）促进苏醒的药物

胞磷胆碱、甲氯芬酯（氯酯醒）、牛黄安宫丸、乙胺硫脲（克脑迷）、纳洛酮、钙通道拮抗药等可快速中枢促醒、逆转意识障碍。病情允许时高压氧疗法也具有促进清醒作用。

（六）尽早康复

昏迷患者留有神经系统功能障碍时，建议神经科、康复科及心理科尽早就诊复查，制订专业性长期治疗计划，减少神经系统后遗症发生，尽早开始正规、系统、长期治疗。

（王　华）

第十一节　急性颅内压增高

颅内压是指颅腔内容物对颅骨内板所产生的压力。颅腔内容物由脑组织、脑脊液和脑血容量三方面组成。正常情况下三者保持相对恒定，使颅内压维持在正常范围内。颅内压以腰椎穿刺时所测得的脑脊液的静水压表示。一般新生儿的颅内压为0.098～0.196kPa（10～20mmH_2O），婴儿0.294～0.784kPa（30～80mmH_2O），幼儿0.392～1.47kPa（40～150mmH_2O），年长儿0.588～1.76kPa（60～180mmH_2O）。

颅内压增高（intracranial hypertension）是指由多种原因引起颅内容物总容积增加或颅腔容积变小时，颅内压力增高并超出其代偿范围而出现的一系列症状、体征的临床综合征。凡能引起脑脊液循环障碍、脑血流量增加、脑组织体积增大的疾病，均可引起急性颅内压增高症。当颅内压在1.47～2.67kPa时，称为颅内压轻度增高；2.8～5.33kPa为中度增高，超过5.33kPa时为重度增高。颅内压增高是儿科常见的临床症状，属于急症，若不及时处理，可出现脑疝，引起死亡。

【诊断要点】

（一）病史

病史应着重询问下列内容。

1.急性感染性疾病　各系统感染性疾病，颅内感染、自身免疫性脑炎、代谢性脑病、痢疾、肺炎、脓毒症、腹泻、中耳炎及鼻旁窦炎等。

2.缺氧、缺血性损伤　休克、窒息、溺水、CO中毒、肾衰竭、肝衰竭、食物及药物中毒、严重脱水、离子紊乱、各种原因休克及多脏器功能障碍等。

3.颅内占位性病变　颅内出血、血肿、脓肿、肉芽肿，以及良性、恶性肿瘤。

4.其他　颅脑外伤。

（二）临床表现

1.头痛　是颅内压增高最常见和最早出现的症状。婴幼儿表现为烦躁、易激惹、脑性尖叫或用手拍打头部或用头撞击物体；年长儿则表现为额颞部甚至全头的胀痛或搏动性头痛，清晨为重，体位变动或用力动作后头痛加重。由于患儿年龄不同，是否能够准确用语言描述症状对于是否存在头痛症状的准确判断非常重要。

2.呕吐　常在清晨空腹时发生，为喷射性呕吐，与饮食无关，呕吐前无明显恶心。囟门未完全闭合患儿常不出现典型喷射性呕吐。长期呕吐的患儿应注意慢性颅高压。

3.眼部改变　包括球结膜水肿、视盘水肿、展神经麻痹、复视、视物模糊、视力下降、视网膜前出血、落日眼及视神经萎缩。

4.意识改变　表现为烦躁、谵妄、淡漠、迟钝、嗜睡、昏睡，甚至昏迷。

5.生命体征改变　早期出现呼吸、脉搏减慢，血压升高，以后随病情进展，出现血压下降，脉搏加快，呼吸不规则。

6.神经系统受损体征　情绪障碍、惊厥、四肢肌张力异常，腱反射不对称，病理反射阳性等。

7.头颅改变　前囟膨隆，慢性颅内压增高者出现头围进行性增大，颅缝开大，伴头面部颞浅静脉怒张。

8.脑疝　主要有小脑幕切迹疝、枕骨大孔疝两种。大致分3期。

（1）小脑幕切迹疝：又称天幕裂孔疝或颞叶钩回疝。临床上主要表现：脑疝早期颅内压增高症状进一步加重，血压升高、呼吸深慢，意识障碍程度加深，疝侧瞳孔散大，对光反射迟钝或消失。严重时，出现疝侧上睑下垂，眼球呈外展位，甚至双侧瞳孔散大或变形，对光反射消失，呼吸节律不整，呈中枢性呼吸衰竭，脉搏细速，血压下降，对侧或双侧肢体瘫痪，病理征阳性，去大脑强直。最后，因突然呼吸、心搏停止而死亡。

（2）枕骨大孔疝：又称小脑扁桃体疝。临床表现：早期由于脑膜或血管壁神经末梢及颈神经根受牵拉和压迫，临床上出现颈枕区疼痛。当延髓和神经受压时出现颈强直、强迫性头位。第四脑室出口受压时出现频繁呕吐、头痛加重。另外还有眩晕、听力减退、声嘶、吞咽困难等后组脑神经受累症状，此时称慢性枕骨大孔疝，患儿意识清楚，无生命体征改变。当急性枕骨大孔疝突然发生或慢性疝出现急性加重时，患儿突然出现呼吸停止，昏迷，双侧瞳孔散大，固定，对光反射消失，四肢弛缓性瘫痪，肌张力消失，腱反射消失，中枢性呼吸衰竭、循环衰竭，迅速死亡，甚至来不及抢救。

（3）脑疝分期：急性脑疝发生时，病情进展迅速，很难做到准确分期。根据小脑幕裂孔疝和枕骨大孔疝引起的脑干功能损害及其他伴随症状的发生发展，大致可分为3期。

①脑疝前驱期（早期）：突然意识障碍进一步加重，剧烈头痛、呕吐、烦躁不安、呼吸深而慢、血压升高、脉搏增快、体温上升。

②脑疝代偿期（中期）：昏迷加深，呼吸更深更慢，血压进一步升高，脉搏减慢，局限性神经功能定位症状出现，肌张力改变。

③脑疝衰竭期（晚期）：中枢性呼吸衰竭、血压降低、脉搏细速，双侧瞳孔散大，深昏迷，肢体瘫痪，肌张力消失。

（三）实验室检查

颅内压增高的早期诊断很重要。如果患儿有导致颅高压发生的原发病，出现头痛、呕吐、惊厥、前囟膨隆与紧张、球结膜水肿、血压偏高、脉搏缓慢及呼吸不规则时应考虑到有颅内压增高的可能性。在病情允许的情况下，依据病史与查体所见，可进行以下检查。

1.腰椎穿刺　对确定诊断有重要意义。腰椎穿刺前应仔细观察瞳孔大小，颅内压明显增高者，应先降颅压后做腰椎穿刺以防脑疝发生。考虑颅内占位，尤其是颅后窝占位时应禁忌腰椎穿刺或在头颅MRI结果汇报后根据病情再做腰椎穿刺。

2.头CT或MRI检查　对明确颅内压增高的病因十分必要，同时还可了解脑水肿程度、脑室大小、脑皮质及神经髓鞘发育情况、出血、占位病变等。

3.头颅X线片　可发现颅骨病变及显示颅缝大小。近年来此项检查已经不常规开展。

4.脑超声检查　对于前囟未闭的患儿，此项检查有助于了解脑室大小、颅内出血、血肿及其他病变。

5.血液检查　根据各种可能的病因进行相关检查，如血培养、电解质、肝肾功能、出凝血功能、毒物分析、血气分析、病毒及支原体抗体测定等。

6.眼科相关检查　眼科相关检查排除非脑疝因素所致的瞳孔异常或视觉障碍等。

7.其他　脑电图、脑血流图、脑血管造影、核素检查等。

【治疗要点】

（一）一般治疗

1.体位　安静、侧卧，头部抬高30°。

2.观察病情变化　实时密切监测血压、呼吸、脉搏、体温、瞳孔、意识状态及肌张力等。

3.维持能量、营养、水、电解质平衡　记录出入液量，控制入液量，限制输液速度，保持呼吸道通畅，必要时人工辅助通气。

4.加强护理　昏迷者定时翻身、吸痰，更换体位，防止压疮、坠积性肺炎、尿路感染、口腔溃疡及眼部疾病等。

（二）病因治疗

针对引起颅内压增高的病因进行合理的治疗。颅内占位者或颅内血肿者应采用外科治疗，脑积水者可行脑脊液分流术，颅内感染者给予抗生素、抗病毒制剂。同时注意改善脑缺氧、缺血及代谢障碍。

（三）降低颅内压及减轻脑水肿

1.脱水药　常用的一线脱水药物为甘露醇、呋塞米、地塞米松。

（1）甘露醇：剂量0.5～1.0g/kg，每日3～4次，连续使用2d后与其他脱水药联合使用疗效更佳。

（2）呋塞米：每次1～2mg/kg，每日2～3次，可单独或与甘露醇合用。

（3）人血白蛋白加呋塞米疗法：人血白蛋白可提高血管内胶体渗透压，后者利尿、脱水，一般是在静脉滴注人血白蛋白结束后30min内静脉侧入呋塞米，使降压作用更持久。

（4）甘油：0.5～1.0g/kg，每日2～3次，重者可静脉滴注甘油果糖注射液，轻者可口服50%甘油盐水。

2.类固醇激素　密切注意使用激素的禁忌证，严格把握适应证。

（1）地塞米松：首先0.5～1.0mg/kg，每4小时1次，共2～3剂，之后0.3～0.5mg/kg，每6～8小时1次，连用2～7d。

（2）氢化可的松：5～8mg/kg，每日1～2次。

（3）甲泼尼龙：10～15mg/kg，每日2次，连用3d。

（4）其他：慢性颅内压增高者，根据病因、病程不同还可口服激素，如泼尼松、甲泼尼龙（美卓乐）等。类固醇激素兼有抗炎、抗水肿及免疫调节作用。

3.过度通气　人工辅助通气，降低血$PaCO_2$，促进脑血管收缩，降低颅内压。但对于发病机制为脑血管收缩导致脑水肿者不宜使用。

4.脑脊液引流　严重颅内压增高，内科治疗疗效不好，甚至容易出现脑疝时，可用外科方法，常用颞肌下减压术、大骨瓣减压术。一般较少使用腰椎穿刺、侧脑室穿刺进行减压。

（四）对症治疗

对症处理包括退热、镇静、生命体征支持、冬眠低温及液体疗法。

（五）神经营养及抗脑细胞损伤药物

常用药物：神经细胞代谢促进剂、1，6-二磷酸果糖、神经营养药物、能量合剂、钙拮抗药、B族维生素等。

（王　华）

第十二节　儿童急性肝衰竭

肝衰竭是指肝脏严重损害，导致其合成、解毒、排泄和生物转化等功能发生严重障碍或失代偿，出现以凝血机制障碍和黄疸、肝性脑病（hepaticenc ephalopathy，HE）、腹水等为主要表现的一组临床症候群，病死率高。目前国内外对儿童急性肝衰竭（pediatric acute liver failure，PALF）没有较为统一的定义，具体在儿科领域，可参考Squires PALF诊断标准（出生至18岁）：①有急性肝损伤的生化证据；②既往无慢性肝脏疾病；③注射维生素K无法纠正的凝血障碍；④肝性脑病且凝血酶原时间（PT）在15～20s或国际标准化比值（INR）在1.5～2.0；⑤PT＞20s或INR＞2.0，可无肝性脑病。

PALF病因多样，大体分为6类：感染性疾病、代谢性疾病、药物/毒物性因素、自身免疫性疾病、血管性疾病、恶性肿瘤疾病，但不少PALF病因不明。

目前除中毒引起者可用解毒药外，PALF尚无特效疗法，其根本的治疗方法是肝移植，但由某些病因引起的PALF患儿不宜肝移植，如嗜血细胞性淋巴组织细胞增生症和白血病等。肝移植价格昂贵、供肝短缺，同时还受传统观念及技术因素的限制，远未普及。因此，以血液净化为基础的治疗方法，目前在国内外迅速发展和普及。

【诊断要点】

（一）临床表现

不同年龄段的PALF表现不同，新生儿期症状非特异性，有时仅为全身症状，如呕吐、腹泻、生长障碍。婴儿或学龄前儿童可表现为全身不适、恶心、厌食，接着出现黄疸，部分患者可以不出现黄疸（特别是代谢性或中毒性疾病），出血表现皮肤瘀点、瘀斑、消化道或颅内出血，严重酸中毒（代谢性疾病肝损害）、高乳酸血症、低血糖、抽搐、高血氨等也是常见表现。儿童ALF经常以黄疸和凝血功能障碍引起出血为突出表现。可以不出现肝性脑病，也可以在发生急性肝衰竭（ALF）后数日或数周内出现肝性脑病。年龄较大儿童ALF肝性脑病的表现与成年人相似，但常常无典型的震颤、扑翼样震颤表现。

1.进行性肝损害　病毒性肝炎患儿，消化道症状明显加重，食欲缺乏、恶心、呕吐、腹胀，偶有腹泻；黄疸迅速加深，一般均为中度以上；肝脏进行性缩小，尤以肝右叶明显，病情加重后肝萎缩进展极快，少数伴有脾大；儿童较易出现水肿及腹水，严重者呼气有肝臭味，是晚期预后不良的征兆。

2.肝性脑病（hepatic encephalopathy）　根据临床表现可将肝性脑病分为4期。

（1）前驱期（Ⅰ期）：轻度性格和行为改变，如沉默、淡漠或兴奋、欣快，常无或仅有轻微的神经体征。

（2）昏迷前期（Ⅱ期）：精神障碍比Ⅰ期重，行为反常，计算、定向及理解力减退。神经体征明显，如反射亢进、肌张力增强、病理反射阳性。出现肝臭、扑翼样震颤。

（3）昏睡期（Ⅲ期）：嗜睡，但可唤醒，语言无条理，各种神经体征持续或加重，少数有极度精神或运动性兴奋。

（4）昏迷期（Ⅳ期）：呈昏迷状态，对各种刺激均不起反应。

以上4期分界不能截然分开，前后期临床表现可重叠，病情发展或好转时，表现可加重或减轻，在儿童肝性脑病征象难以分清，且常在肝损伤的晚期出现，因此需结合多种临床表现进行综合分析。

3.颅内压增高　大部分患儿伴有脑水肿，表现为婴儿眼神呆滞、尖叫、烦躁、呕吐、前囟隆起。年长儿可有剧烈头痛、频繁喷射性呕吐、血压增高、惊厥及意识障碍。伴有肢体僵直旋扭，病理反射阳性。由于脑循环障碍产生高热、过高热，周围血管收缩致使皮肤苍白、肢端发绀、发凉。发生颞叶钩回疝时，两侧瞳孔不等大；发生枕骨大孔疝时，双侧瞳孔散大，呼吸节律失常，甚至暂停。

4.出血现象　轻者为皮肤黏膜出血或渗血，鼻出血及牙龈出血较常见。严重时内脏出血，以消化道出血发生最多，可呕血或便鲜血，也可吐咖啡样物及排柏油样便，常因一次出血量很多而导致休克，或加重肝性脑病；也可有其他部位出血，如咯血、血尿或颅内出血等，大出血常为致死的直接原因。

5.低血糖　患儿肝脏严重受损时，糖原分解作用减弱，加之呕吐不能进食，肝糖原储存显著减少，故很易发生低血糖而加重昏迷。低血糖现象又可因同时存在昏迷而被忽略。患儿多在清晨时手足发凉、出冷汗、血压低，或偶尔出现痉挛。

6.肝肾综合征（HRS）　HRS是肝衰竭晚期的严重并发症，患儿的肾组织学检查可完全正常或轻微受损害，如果肝病能逆转，肾功能可改善。HRS常出现在使用强利尿药、大量放腹水、上消化道出血或感染之后，也有部分无诱因。表现为少尿或无尿，血浆尿素氮和肌酐水平迅速增高，尿常规检查正常或轻微异常，尿/血浆渗透压值＞1.0，尿钠浓度＜10mmol/L，尿/血浆肌酐值＞20，常伴有腹水、稀释性低钠血症、低血压和黄疸，经扩容治疗不能获得持久的改善。

7.继发感染　肝衰竭患儿并发感染的发生率较高，以菌血症最常见，也可并发肺炎、胆道感染或泌尿系感染，有时可见真菌感染。患儿临床表现主要为发热，而局灶性症状不易发现，需认真检查，或及时做血、尿、腹水等体液培养，才能明确诊断。

8.水、电解质失衡　患儿很易出现低钾血症。这是由于呕吐、不能进食，大量应用排钾利尿药及糖皮质激素、醛固酮增多，大量输入葡萄糖等原因引起。钾过低亦可并发代谢性碱中毒，后者有利于氨的产生。因摄入不足、吸收不良，低蛋白血症及应用利尿药等，可出现低镁血症。镁降低可致患儿肌肉兴奋性增强，手足搐搦、谵妄，与低钙症状相似。晚期持续低钠血症，提示细胞溶解坏死，预后不良。水、电解质平衡紊乱，也可因补液不当所致。

（二）实验室检查

1. 血清学检查

（1）丙氨酸转氨酶（ALT）和天冬氨酸转氨酶（AST）：明显升高，ALT/AST＜1，提示肝细胞严重损伤；另外在终末期可出现酶-胆分离现象，即随着黄疸的上升ALT逐渐降低，也提示预后不良。

（2）血清胆红素：血清总胆红素一般均超过171.0μmol/L（10mg/dl），平均每日增长17.1μmol/L（1mg/dl）或更多，以直接胆红素升高为主。

（3）血氨检测：为反映肝性脑病的重要指标之一，应定期检查。

（4）前白蛋白测定：可早期反映肝衰竭，肝衰竭会影响蛋白质合成，白蛋白在体内半衰期约为20d，前白蛋白仅为1.9d，因而其在患者血中浓度下降出现较早。通过电泳测定进行动态观察，若持续低水平并日渐下降，则预后不良。

（5）甲胎蛋白（AFP）阳性：表示肝细胞再生能力旺盛，见于正常新生儿或肝癌患者，肝损伤后有肝细胞再生时AFP亦呈阳性，若肝细胞进行性坏死时AFP由阴性转为阳性，浓度逐渐升高，表明有肝细胞再生，预后良好。

（6）肾功能检查：可反映肾脏损害的程度，由于尿素是在肝脏合成的，在肝脏严重损伤时，尿素氮可不升高，血肌酐水平可更好的反映肾脏功能。

（7）电解质测定：有助于及时发现电解质紊乱。

（8）血气分析：可早期发现酸碱失衡和低氧血症，便于及时治疗。

（9）血清胆固醇和胆固醇酯测定：患儿胆固醇有明显

降低，严重者甚至降至测不到，胆固醇酯往往低于总胆固醇的40%。

（10）血糖测定：可及时发现低血糖。

2.凝血象检查

（1）凝血酶原时间延长或凝血酶原活动度下降：对诊断及估计预后有重要意义，轻症凝血酶原活动度低于60%，重症常低于40%，示预后不良。

（2）弥散性血管内凝血有关检测：红细胞形态异常，呈三角形、芒刺状或有碎片，血小板进行性减少，纤维蛋白原降低，凝血酶原时间延长，均为弥散性血管内凝血早期指标。如发现纤维蛋白降解物（FDP）增加，则有纤维蛋白溶解亢进。

3.病因和病原学检测　应用酶联免疫法或放射免疫法检测血清病毒性肝炎相关抗原或抗体，或DNA探针杂交检测病毒核酸确定病原，必要时通过肝脏免疫组化和原位杂交方法检测病毒抗原和病毒核酸。对并发细菌感染或真菌感染应多次进行血培养等检查。对4岁以上患儿要做血铜蓝蛋白和角膜KF环检测，以除外Wilson病。总之，根据PALF发生时期和临床特点，做相应的病因和病原学检测。

4.其他辅助检查

（1）B型超声检查：可监测肝、脾、胆囊、胆管等器官大小超声影像，以及有无腹水、肿物等。

（2）脑电图检查：肝性脑病早期，患者即表现特异性脑电图波形，如慢波、三相波，且持续时间较长，有助于早期发现肝性脑病。

（3）肝活体组织检查：肝活体组织检查可能对病因诊断有帮助，但是考虑到肝活检会增加出血风险，因此目前倾向于不对PALF患儿进行活检。

【治疗要点】

（一）一般治疗

1.营养支持方面　保证每日足够的热量和补充多种维生素。能进食的患儿给予高糖、低脂饮食；蛋白质开始时可按患儿的理想体重0.5g/(kg·d)直至达到1.0g/(kg·d)，不能进食者可鼻饲或静脉补充。必要时输注人血白蛋白、新鲜血浆和少量新鲜血，可减少负氮平衡。

2.调节水、电解质平衡　有低钾、低钙、低镁者应及时纠正。根据血钠测定，若无明显低钠，则不宜过多补充钠盐，维持生理需要即可，以防脑水肿。禁食期间每日液量应严格限制，输入葡萄糖液以维持营养及供给热量。低钙时，每日以10%葡萄糖酸钙5～10ml静脉滴注，每输入200ml枸橼酸血液，需另补钙1g（钙剂不宜加入所输血液中）。对有代谢性碱中毒时，给25%精氨酸20～60ml静脉滴注。低钾血症易致代谢性碱中毒，诱发或加重肝性脑病，在尿量正常情况下，要及时补钾。

3.观察病情变化　密切监测血压、呼吸、脉搏、体温、瞳孔、意识状态及肌张力等。

（二）病因治疗

部分明确病因的病例可针对病因进行治疗：对乙酰氨基酚（APAP）过量所致的急性中毒可使用*N*-乙酰半胱氨酸（NAC）；明确或怀疑蘑菇中毒导致的急性肝衰竭可给予青霉素和水飞蓟素；酪氨酸血症可用2-（2-硝基-4-三氟-苯甲基）-1,3环乙烷酮（NTBC）；半乳糖血症可使用无乳糖饮食；EB病毒等疱疹病毒感染可使用抗病毒制剂，如更昔洛韦；自身免疫性肝炎导致的急性肝衰竭可使用糖皮质激素治疗等。

（三）并发症的治疗

1.脑水肿　甘露醇能提高PALF并发Ⅳ期肝性脑病患者的存活率，静脉滴注20%甘露醇，每次0.25～1.0g/kg，20min内滴完。如有足够的利尿效应，血浆渗透压仍然＜320mOsm/L，必要时可重复给药。另外，在儿童也开始试用亚低温，对降颅压有一定好处。

2.肝性脑病

（1）避免强力利尿，控制感染，控制上消化道出血，禁用镇静药，降低血氨，严格限制饮食中的蛋白质，苯二氮䓬受体拮抗药氟马西尼至少能暂时减轻昏迷程度。

（2）芳香族氨基酸主要在肝脏中进行代谢而支链氨基酸主要在肝外组织（如骨骼肌和脂肪）中代谢，可大剂量作为应急治疗药物单独使用或与葡萄糖合用或作为长期的营养支持。

（3）应用降低血氨的药物谷氨酸钠、精氨酸、鸟氨酸和氨酪酸等，可降低脑细胞内氨的毒性，改善脑的代谢，同时给三磷腺苷及镁盐，效果更佳。

（4）清除肠内毒性物质及控制肠道产氨：①口服硫酸镁溶液导泻，以清除肠内毒性产物；②口服肠道不吸收抗生素减轻低蛋白质或氨基酸的分解，从而防止氨及其他毒性物质的产生；③双歧乳酸杆菌奶含有嗜酸性乳酸杆菌，用后可使肠内容物酸化，减轻氨的吸收。

3.消化道出血的防治

（1）补充凝血因子：注射维生素K_1 5～10mg，每日1～2次。输注凝血酶复合因子对由凝血因子减少所致之出血为较有效的措施。制剂系正常人血浆提取物，含浓缩第Ⅱ、Ⅷ、Ⅳ、Ⅹ因子，以适量生理盐水稀释后静脉滴注；因其半衰期短，需6～8h注射1次始能控制大出血。

（2）输新鲜血或血浆：用以补充凝血因子及丢失的血容量。

4.防治继发感染　继发感染诊断成立后，若暂时无细菌药敏结果依据，一般先选用广谱抗生素治疗，但应避免应用损害肝肾的抗生素及糖皮质激素，一般常选青霉素类或抑制革兰阴性菌的抗生素。当细菌培养和药敏结果出来后，应根据药敏结果做相应的调整。发现真菌感染应及时停用广谱抗生素。

5.防治肝肾综合征（HRS）　主要是去除低血钾、感染、出血等诱因，早期与肾前性肾衰竭不能区别时，可进行扩容治疗，扩容后若尿量达20ml/h以上，或超过补液前尿量，可继续补液。HRS时可用血管活性药，如山莨菪碱、多巴胺等。早期应用利尿药，一旦发生肾小管坏死，肾衰竭则为不可逆性，有少尿、无尿时，严格限制液体入量，目前尚缺乏有效治疗方法。

（四）人工肝

肝移植最大的困难是供肝者短缺。鉴于PALF患儿的自身肝可能完全恢复，理论上肝支持系统或称人工肝帮助患儿度过恢复期是最好的治疗方法。人工肝是借助一个体外的机械或理化装置，担负起暂时辅助或完全代替严重病变肝的功能，清除各种有害物质，代偿肝脏的代谢功能，直至自体肝脏功能恢复或进行肝脏移植。目前根据其组成和性质主要可分为3类。

1. 生物型　将生物部分，如同种及异种肝细胞与合成材料相结合组成特定的装置，患儿的血液或血浆通过该装置进行物质交换和解毒转化等。

生物人工肝指以人工培养的肝细胞为基础的体外生物反应系统，由内有大量肝细胞的空心纤维生物反应器所组成，它不仅具有肝脏的特异性解毒功能而且具有更高的效能。

2. 非生物型　主要通过物理或机械的方法治疗，即血液净化，包括血液透析、炭和树脂血液灌注、血浆置换、血液滤过等。

非生物人工肝包括血浆置换、血液透析、血液滤过、连续性血液净化、联合滤过吸附等。

有学者将血浆置换与持续性血液透析滤过结合起来治疗暴发性肝炎患者，取得较好效果。血浆置换＋血浆灌流，血液滤过＋血液灌流、胆红素吸附＋血浆灌流等方法已被国内外众多学者采用。可以预见，把不同非生物型血液净化技术结合构成的人工肝支持方法在临床上的应用会越加广泛。

3. 混合型　由生物型与非生物型结合组成的具有两者功能的人工肝支持系统。

（五）肝移植

肝移植技术在急性肝衰竭治疗中发挥重要作用。近年来，活体肝移植、劈离式肝移植和部分辅助肝移植等技术的发展有效地缓解了肝源短缺问题。目前，肝移植是儿科患者实体器官移植后存活率最高的一种。此外，人们还将目光聚焦在干细胞移植方面。肝细胞移植和干细胞移植可成为未来治疗急性肝衰竭的重要手段。

（吴　捷　王　洋）

第十三节　小儿急性中毒

急性中毒是指机体在短期内接触或吸收了对健康有害的物质（食物、药物、有毒动植物和有害气体等），造成急性器官或组织的生理功能障碍而产生的一系列症状和体征，严重者危及生命。小儿急性中毒（acute poisoning）多发生在婴幼儿至学龄前期，由于这个年龄段孩子年幼无知，尤其婴幼儿时期往往拿到东西就放到口中，因此多数为误服药物或毒物，年长儿则以有自杀倾向者为多。

【诊断要点】

（一）询问病史

询问病史应注意是否急性起病，发病前服过何种食物，家中其他人或周围小朋友是否同时发病。详细了解中毒毒物名称和中毒量，准确的中毒时间，中毒发生的现场情况，毒物通过何种途径进入体内，有哪些症状，出现时间与发展经过，检查患儿衣袋及活动场所有否毒物（如杀虫剂、灭蚊药、灭鼠药）及药物，有否有毒动物咬伤或有毒植物接触史，室内有否煤炉、通风情况如何。现场有无残留毒物。对小儿急性起病，如突然出现的胃肠道症状、惊厥等用其他原因不好解释时，应想到中毒的可能。

（二）体格检查

进行全面仔细的体格检查。注意神志、呼吸、脉搏、血压以判断中毒的轻重；注意口腔黏膜有无糜烂，呼吸有无特殊气味，有无呼吸困难，口唇、甲床及皮肤有无发绀或潮红，肺部啰音或肌震颤，瞳孔大小，心动过速或心动过缓。不同毒物症状、体征不同，如亚硝酸盐中毒出现发绀，有机磷中毒可有瞳孔小、肌震颤、流涎、呼吸困难等。而吗啡或类似药物中毒则可有呼吸浅表甚至呼吸抑制。

（三）毒物鉴定与特殊检查

中毒原因、毒物浓度不明时，应尽可能直接采集剩余毒物、药物标本，或收集呕吐物、胃内食物，血、尿、便及其他可疑物送毒物分析中心分析，以确定诊断。疑有机磷中毒应测胆碱酯酶活性。疑CO中毒或亚硝酸盐中毒可测血中Hb、CO及高铁血红蛋白浓度或直接取血通过观察颜色变化来初步判断。

【治疗要点】

（一）清除毒物

根据毒物的品种，中毒的途径、时间采取不同的排毒手段。

1. 口服中毒

（1）催吐：适用于年龄较大，神志清，而食入毒物在6～8h者，或现场无洗胃条件时，镇静及催眠药或有机磷中毒可使胃排空时间延迟，故中毒后12h以内仍应进行催吐。腐蚀性毒物中毒者一律不催吐。一般可用手指、筷子、压舌板刺激咽部引起反射性呕吐，如进入毒物过稠，可令患者饮适量微温清水、盐水或选用其他解毒液体，然后再进行催吐，如此反复施行，直至吐出液体变清为止。催吐时，患者采取左侧卧位，头部放低，面向左侧，臀部略抬高；幼儿则应俯卧，头向下，臀部略抬高，以防止呕吐物吸入气管发生窒息或引起肺炎。

（2）洗胃：除强酸、强碱中毒禁忌洗胃外，一般在食入毒物4～6h均应洗胃。有些毒物，如镇静药、麻醉药、有机磷农药等在胃内停留时间较长，对这些中毒者不应受服用时间限制。洗胃早晚、是否彻底洗出胃内毒物，对中毒患者的预后关系甚大，毒物不明时，抽出的第一管胃液应留做化验。

食入毒物的原因未查明时，一般采用盐水作为洗胃液，浓度为0.45%，以免清水过量发生水中毒。无生理盐水也可用温水。若已知毒物的种类，应以相应的解毒剂洗胃。洗胃液的温度一般为25～37℃，以避免低体温发生。用量：小儿按每次10～20ml/kg，反复多次进行洗胃，直到彻底清除胃内食物为止。若有活性炭，洗胃后可由胃管注入适量活性炭。一般选择经口插胃管，可选用管径较大的胃管，因对洗出颗粒较大的胃内容物有益。

（3）导泻及灌洗肠道：多数毒物进入肠道后可经小肠

或大肠吸收，故欲清除经口进入的毒物，除用催吐及洗胃方法外，尚需导泻及灌洗肠道，使已进入肠道的毒物，尽可能地迅速排出，以减少在肠道内吸收，但如果系腐蚀性毒物中毒或极度衰弱的患者，则忌导泻及灌洗肠道。当毒物已引起严重腹泻时，不必再行导泻。

泻剂中有硫酸镁、硫酸钠、甘露醇、山梨醇等，常用50%硫酸镁2ml/kg配成10%溶液口服，或50%硫酸钠溶液每次0.4～0.5ml/kg，配成10%溶液口服，甘露醇2ml/kg，洗胃后由胃管灌入。

泻药效果不好或毒物抑制肠蠕动时，可用1%盐水、肥皂水做肠道灌洗。

2.*皮肤接触中毒*　脱去已污染的衣物，撤掉已污染的被褥和席子等，有机磷用肥皂或清水冲洗（敌百虫不能用肥皂水冲洗）。强酸用3%～5%碳酸氢钠或淡肥皂水冲洗；强碱可用3%～5%醋酸或食用醋冲洗。

3.*吸入中毒*　立即把患儿移出现场，放置在通风良好空气新鲜的环境，必要时给予氧气吸入。

4.*止血带应用*　注射或有毒动物咬伤（如蛇咬伤）所致中毒，在肢体近心端加止血带，阻止毒物经静脉或淋巴管弥散，止血带应每10～30分钟放松1次。

（二）促进毒物排泄

1.*利尿*　多数毒物经肾脏排出，故利尿是清除毒物的方法之一。

（1）呋塞米每次1～2mg/kg静脉注射。

（2）给20%甘露醇0.5～1g/kg静脉滴注，保证尿量每小时在3～6ml/kg，可静脉滴注10%葡萄糖150～300ml加维生素C稀释毒物，增加尿量。若血压降低或血容量不足者，应给予生理盐水10～20ml/kg静脉滴注。能口服者可大量饮水，以促进尿液排泄。

2.*碱化或酸化尿液*　毒物肾脏的清除率与尿量并不成比例，单独利尿并不意味排泄增加。碱化尿液后可使弱酸（如水杨酸和苯巴比妥）排除率增加；降低尿pH使弱碱类排除增加的方法在临床应用较少。常采用碳酸氢钠溶液

1～2mmol/kg静脉滴注1～2h，在此期间检查尿pH，以维持尿pH 7.5～8为标准。维生素C 1～2g加入500ml溶液中静脉滴注亦可获得酸性尿。

3.血液净化疗法　对病情较重者，可通过血液透析、血浆置换、灌流等血液净化疗法来清除毒物，使用何种方法视不同毒物而不同。一般经肾排泄的药物或毒物可采用血液透析、滤过等方法，而与蛋白质结合较牢的则宜采用血浆置换或全血置换等。

（三）特效解毒药物

有机磷中毒用阿托品及解磷定，亚硝酸盐中毒用亚甲蓝，酒精中毒用纳洛酮，金属中毒可用二巯基丙磺酸钠，氟乙酰胺中毒可用乙酰胺，CO中毒用氧气或高压氧等（表1-18）。

表1-18　常见毒物的解毒药、剂量及用法

中毒种类	有效解毒药	剂量、用法及注意点
砷、汞、金、锑、铋、铜、铬、镍、钨、锌	二巯基丙醇（BAL）	每次3～5mg/kg，深部肌内注射，每4小时1次，常用5～10d为1个疗程
	二巯基丙磺酸钠	每次5%溶液0.1ml/kg，皮下注射或肌内注射，第1日3～4次，第2日2～3次，第3日及以后每日1～2次，共用3～7d，总剂量30～50ml
	二巯基丁酸（DMSA）	10mg/kg，口服，每8小时1次，共5d，再以每12小时1次，共14d
	硫代硫酸钠	每次10～20mg/kg，配成5%～10%溶液，静脉注射或肌内注射，每日1次，3～5d。或10～20ml口服，每日2次（口服只能作用于胃肠道内未被吸收的毒物）
铅、锰、铀、镭、钒、钴、铁、硒、镉、铜、铬、汞	依地酸二钠钙（$Ca\text{-}Na_2\text{-}EDTA$）	1～1.5g/（m^2·24h），分为每12小时1次，肌内注射，共5d

续表

中毒种类	有效解毒药	剂量、用法及注意点
	促排灵（Diethlenetri-amine pantaacetic acid，DTPA）	每次15～30mg/kg，配成10%～25%溶液肌内注射，或以生理盐水稀释成0.2%～0.5%溶液静脉滴注，每日2次，3d为1个疗程，间隔3d再用第2个疗程
	去铁敏	15mg/（kg·h），每日总量不超过6g
	青霉胺	治疗慢性铅、汞中毒100mg/（kg·d），分4次口服，5～7d为1个疗程
高铁血红蛋白血症（亚硝酸盐、苯胺、非那西丁、硝基苯、安替比林、氯酸盐类、磺胺类等）	亚甲蓝（美蓝）	每次1～2mg/kg，配成1%溶液，静脉注射，或每次2～3mg/kg，口服，若症状不消失或重现，0.5～1h后可再重复
	维生素C	每日500～1000mg加在5%～10%葡萄糖溶液内静脉滴注，或每日口服1～2g（作用比亚甲蓝慢）
氢氰酸及氰酸化合物（桃仁、杏仁、李仁、樱桃仁、枇杷仁、亚麻仁、木薯）	亚硝酸异戊酯	吸入剂用时压碎，每1～2分钟吸入15～30s，反复吸入至亚硝酸钠注射为止
	亚硝酸钠	6～10mg/kg，配成1%溶液静脉注射，3～5min注入，每次注射前要准备好肾上腺素，当血压急剧下降时应注射肾上腺素
	硫代硫酸钠	25%溶液每次0.25～0.5g/kg，静脉缓慢注射（10～15min注射完）
	亚甲蓝（美蓝）	1%溶液每次10mg/kg，静脉缓慢注射，注射时观察口唇，至口唇变暗紫色即停止注射
	（以上4种药物，最好先注射亚硝酸钠，继之注射硫代硫酸钠，或先注射亚甲蓝，继之注射硫代硫酸钠，重复时剂量减半，注意血压下降时应注射肾上腺素）	

续表

中毒种类	有效解毒药	剂量、用法及注意点
有机磷化合物类（1605、1059、3911、敌百虫、敌敌畏、乐果、其他有机磷农药）	碘解磷定 氯解磷定（氯磷定）	每次15～30mg/kg（成年人每次0.5～1g），配成2.5%溶液静脉缓慢注射或静脉滴注，严重患儿2h后可重复注射，并与阿托品同时应用，至肌肉颤动停止、意识恢复。氯解磷定可作肌内注射
	双复磷	成年人每次0.25～0.75g，皮下注射、肌内注射或静脉注射均可。小儿酌减
	阿托品	严重中毒：首次剂量0.05～0.1mg/kg，静脉注射，以后每次0.05mg/kg，5～10min 1次，至瞳孔开始散大，肺水肿消退，改为每次0.02～0.03mg/kg，皮下注射，15～30min 1次，至意识恢复改为每次0.01～0.02mg/kg，30～60min 1次。中度中毒：每次0.03～0.05mg/kg，15～30min 1次皮下注射，减量指征同严重中毒。轻度中毒每次0.02～0.03mg/kg，口服或皮下注射，必要时重复。严重、中度中毒的治疗均为瞳孔散大后停药，严密观察24～48h，必要时应再给药。同时合并应用碘解磷定比单用阿托品效果好，阿托品的剂量也可以减少
烟碱、毛果芸香碱、新斯的明、毒扁豆碱、槟榔碱、毒蕈	碘解磷定、氯解磷定或双复磷	对烟碱、新斯的明、毒扁豆碱中毒有效，剂量同有机磷化合物类中毒
	阿托品	每次0.03～0.05mg/kg，皮下注射，必要时15～30min 1次
氟乙酰胺	乙酰胺（解氟灵）	0.1～0.3g/（kg·d），分2～4次肌内注射，可连续注射5～7d，危重病例第1次可注射0.2g/kg，与解痉药和半胱氨酸合用，效果更好

续表

中毒种类	有效解毒药	剂量、用法及注意点
阿托品 莨菪碱类 曼陀罗 颠茄	毛果芸香碱（皮罗卡品）	每次0.1mg/kg，皮下注射或肌内注射，15min 1次 本药只能对抗阿托品类引起的副交感神经作用，对中枢神经中毒症状无效，故应加用短作用的巴比妥类药物，如戊巴比妥钠或异戊巴比妥等
	水杨酸毒扁豆碱	重症患儿用0.5～2mg缓慢静脉注射，至少2～3min；如不见效，2～5min后再重复1次，一旦见效则停药。复发者缓慢减至最小用量，每30～60分钟1次。能逆转阿托品类中毒引起的中枢神经系统及周围神经系统症状
四氯化碳 草酸盐 氟化物	葡萄糖酸钙	10%溶液10～20ml加等量的5%～25%葡萄糖溶液静脉缓慢注射
	氯化钙	3%溶液10～20ml加等量的5%～25%葡萄糖溶液静脉缓慢注射
麻醉药和镇静药［阿片、吗啡、可待因、海洛因、哌替啶（度冷丁）、美沙酮、水合氯醛、苯巴比妥（鲁米那）、巴比妥、巴比妥钠、阿米妥、司可巴比妥（速可眠）、硫喷妥钠］	纳洛酮	每次0.01mg/kg，静脉注射，如无效增加至0.1mg/kg，可重复应用。可静脉滴注维持
	丙烯吗啡	每次0.1mg/kg，静脉注射、皮下注射或肌内注射，需要时隔10～15min再注射1次

续表

中毒种类	有效解毒药	剂量、用法及注意点
氯丙嗪（冬眠灵） 奋乃静	苯海拉明	每次1～2mg/kg，口服或肌内注射，只对抗肌肉震颤
苯丙胺（安非他明）	氯丙嗪	每次0.5～1mg/kg，6h1次，若已用巴比妥类，剂量应减少
异烟肼中毒	维生素B_6	剂量等于异烟肼用量
鼠药（敌鼠）	维生素K_1	10mg/kg肌内注射，每日2～3次
β受体阻滞药或钙通道阻滞药中毒	胰高血糖素	首剂0.15mg/kg静脉应用，以0.05～0.1mg/（kg·h）静脉维持
乙酰水杨酸	乙酰唑胺（醋唑磺胺）	每次5mg/kg，口服或肌内注射，必要时24h内可重复2～3次
	碳酸氢钠	纠正脱水后若仍有严重酸中毒，可用5%碳酸氢钠溶液每次6ml/kg静脉滴注，以后必要时可重复1次，治疗开始后每30分钟查尿1次，使尿保持为碱性，若变为酸性时，应静脉滴注1.4%碳酸氢钠溶液10ml/kg
	乳酸钠	用1/6mol浓度的乳酸钠溶液代替上述1.4%碳酸氢钠溶液亦可，但效果不如碳酸氢钠
	维生素K_1	20～50mg肌内注射，预防出血
一氧化碳（煤气）	氧气	100%氧气吸入，高压氧舱治疗
肉毒中毒	多价抗肉毒血清	1万～5万U肌内注射
河豚中毒	半胱氨酸	成年人剂量为0.1～0.2g肌内注射，每日2次，儿童酌情减量

（四）对症治疗

根据中毒症状，脏器损害的程度及内环境紊乱的情况，分别给予恰当的治疗，如控制惊厥、保持通气、纠正水和电解质紊乱、保护各脏器功能等。

（刘春峰）

第十四节 小儿危重病评分

国际、国内评估疾病严重程度应用最多的是评分法。

生理稳定指数（physiologic stability index，PSI）是Yeh等在1984年根据成年人的急性生理学及慢性健康评分（acute physiology and chronic health evaluation，APACHE）原则并结合小儿正常生理值制定的，是第一个世界公认的儿童危重病例生理学评分方法，在儿童急诊医学史上占有不可或缺的地位，可作为众多儿童危重症评分方法的“鼻祖”。PSI评分系统涉及34个生理参数、75个测量范围，适用于所有年龄段的儿童，能客观全面地评估危重症患儿的病情严重程度，从而指导临床医师采取正确的治疗措施。PSI评分的局限性最主要的就是参数多、作为常规应用于临床显得过于烦琐，而且大部分指标需要专用设备进行检测，在部分地区普及较困难。

随着PSI应用过程中经验的积累，Pollack等于1988年提出了小儿死亡危险评分（pediatric risk of mortality score，PRISM），迄今为止已发展到第三代（PRISM Ⅲ），由17个生理参数、26个生理参数范围构成，经过严格、细致的统计分析和临床应用验证，可更好的应用于PICU中预测病死率，这是目前世界上应用最广泛的儿童危重症评分工具。

目前国内应用最广泛、有效的危重患儿病情评估方法是由中华医学会儿科学会急诊学组及中华医学会急诊学会儿科学组于1995年制定的《小儿危重病例评分方法（草案）》（Pediatric Clinical Illness Score，PCIS）。PCIS评分的特点是参数少、评分方法简单，只有10项生理学指标，且这些指标在一般实验室条件下均可完成。在评估病情危重程度方面，PCIS更准确，特别在动态观察病情变化时，PCIS对临床的指导意义更大。虽然PCIS在全国得到了广泛应用，但由于其中一些指标需专用设备检测，使偏远农村地区的基层医院开展此项工作有一定的困难。

一、评分表

1. 生理稳定指数（PSI） 见表1-19。

表1-19 生理稳定指数（PSI）评分法

系统	分值（分）		
	1	3	5
心血管			
婴儿（≤12月龄）	55～65	40～54	＜40
收缩压（mmHg）	130～160	＞160	
心率（次/分）	75～90	50～74	＞220
儿童（＞12月龄）	160～180	181～220	＜50
收缩压（mmHg）	65～75 150～200	50～64 ＞200	＜50
心率（次/分）	60～80 150～170	40～59 171～200	＞200 ＜40
所有年龄段			
舒张压（mmHg）	90～110	＞110	
心脏指数[1/（min·m^2）]	2.0～3.0	1.0～1.9	＜1.0
动静脉血氧含量差（Vol%）	＜3.0或 5.5～6.5	＞6.5	
中心静脉压（mmHg）	＜0或＞15		
肺毛细血管楔压或左心房压（mmHg）	＜5，15～25	＞25	
呼吸（次/分）			
婴儿			
呼吸频率	50～60	61～90	＞90
儿童			
呼吸频率	30～50	51～70	＞70
所有年龄			
PaO_2（mmHg）	50～60	40～49	＜40

续表

系统	分值（分）		
	1	3	5
PaO_2/FiO_2	200 ～ 300	＜200	
$PaCO_2$（mmHg）	＜30或45 ～ 50	51 ～ 65	＜65
神经			
所有年龄段			
Glascow评分（分）	8 ～ 11	5 ～ 7	＜5
颅内压（mmHg）	15 ～ 20	21 ～ 40	＞40
癫痫	局限性发作	大发作/持续状态	
双侧瞳孔对光反应	等大、对光反应迟缓	不等、对光反应迟缓	固定/散大
血液			
所有年龄段			
血红蛋白（g/L）	180 ～ 220	30 ～ 50	＜30
白细胞（10^9/L）	3 ～ 5 20 ～ 40	＜3 ＞40	
血小板（10^9/L）	20 ～ 50 ＞1000	＜20	
PT/PTT	＞正常值1.5倍		
纤维蛋白裂解产物FSP(g/L）	＞0.04		
肾脏			
所有年龄段			
BUN（mmol/L）	14.28 ～ 35.70	＞35.70	
肌酐（μmol/L）	176.8 ～ 884	＞884	
尿量［ml/（kg・h）］	0.5 ～ 1.0	＜0.5	
胃肠			
所有年龄段			
AST/ALT（U/L）	＞100		
淀粉酶（U/L）	＞500		
总胆红素（μmol/L）	＞59.85		

续表

系统	分值（分）		
	1	3	5
白蛋白（g/L）	12～20	＜12	
代谢			
所有年龄段			
血钠（mmol/L）	115～125 150～160	＜115 ＞160	
血钾（mmol/L）	3.0～3.5	2.5～2.9	＜2.5
血钙（mmol/L）	1.75～2.0 3.0～3.75	1.25～1.725 ＞3.75	＜1.25
血糖（mmol/L）	2.22～3.33 13.88～22.20	1.11～2.16 ＞22.20	＜1.11
渗透压（mOsm/L）	320～350	＞350	
pH（U）	7.20～7.30 7.55～7.65	7.10～7.19 ＜7.65	＜7.10
HCO_3^-（mmol/L）	＜16，＞32		

注：1分表示测量值异常，应予以关注，但不必改变原治疗方案；3分表示测量值明显异常，应密切关注，考虑改变治疗方案；5分表示测量值严重异常，患儿生命受威胁。以24h内测得的最大异常值作为评分依据，每日评估1次，总评分越高，病情越重

2.第三代小儿死亡危险评分（pediatric risk of mortality Ⅲ score，PRISM Ⅲ）见表1-20。

表1-20 第三代小儿死亡危险评分（PRISM Ⅲ）

心血管/神经系统生命指征（1～6）					
收缩血压（mmHg）			测量值：		
测量值：				分值＝5	
	分值＝3	分值＝7	所有年龄段	昏迷（GCS＜8）	
新生儿	40～55	＜40	心率（次/分）		
婴儿	45～65	＜45	测量值：		
儿童	55～75	＜55		分值＝3	分值＝4
青少年	65～85	＜65	新生儿	215～225	＞225
体温			婴儿	215～225	＞225
测量值：			儿童	185～205	＞205
	分值＝3		青少年	145～155	＞155
所有年龄段	＜33℃或＞40℃		瞳孔反射		
神志状态			测量值：		
				分值＝7	分值＝11
			所有年龄段	一侧消失	双侧消失

续表

酸-碱/血气（1，2，7，8）					
酸中毒[CO_2总含量（mmol/L）或pH]			CO_2总含量（mmol/L）		
测量值：			测量值：		
	分值＝2	分值＝6		分值＝4	
所有年龄段	pH＝7.0～7.28	pH＜7.0	所有年龄段	＞34.0	
	或总$CO_2$5～16.9	或总CO_2＜5			
pH			PaO_2（mmHg）		
测量值：			测量值：		
	分值＝2	分值＝3		分值＝3	分值＝6
所有年龄段	7.48～7.55	＞7.55	所有年龄段	42.0～49.9	＜42.0
PCO_2（mmHg）					
测量值：					
	分值＝1	分值＝3			
所有年龄段	50.0～75.0	＞75.0			

续表

生化检测（1，2，9）			
血糖		血钾（mmol/L）	
测量值：		测量值：	
	分值＝2		分值＝3
所有年龄段	＞200mg/dl或＞11.1mmol/L	所有年龄段	＞6.9
肌酐		血尿素氮（BUN）	
测量值：		测量值：	
	分值＝2		分值＝3
新生儿	＞0.85mg/dl或＞75μmol/L	新生儿	＞11.9mg/dl或＞4.3μmol/L
婴儿	＞0.90mg/dl或＞80μmol/L	其他年龄段	＞14.9mg/dl或＞5.4μmol/L
儿童	＞0.90mg/dl或＞80μmol/L		
青少年	＞1.30mg/dl或＞115μmol/L		

续表

血液学检测（1，2）				
白细胞计数（10^9/L）			凝血酶原时间（PT）或部分凝血活酶时间（PTT）(s)	
测量值：			测量值：	
	分值＝4			分值＝3
所有年龄段	＜3.0		新生儿	PT＞22.0或PTT＞85.0
血小板计数（10^9/L）			其他年龄段	PT＞22.0或PTT＞57.0
测量值：				
	分值＝2	分值＝4		
所有年龄段	100～200	50～99.999		分值＝5
				＜50

PRISM Ⅲ总分数：
其他因素（10）：
□非手术性心血管疾病 □染色体异常 □癌症 □既往ICU住院 □入ICU前心肺复苏 □手术后 □急性糖尿病（酮症酸中毒） □从其他病房转入（除外术后患者）

注：1.PRISM Ⅲ应在患儿入ICU后第1个12h和24h进行评估
2.通常情况下使用最高或最低测量值进行评分。当生理参数异常，存在升高和降低两种可能状态时，PRISM Ⅲ分值设计了升高和降低

参数范围。再入院计为新病例。除外常规转到其他病区而收入ICU的患儿，除外PICU住院＜2h的患儿，除外持续进行心肺复苏、生命指征稳定不能≥2h的患儿。手术室死亡病例，如手术是住PICU期间进行且患儿因治疗需要ICU监护的，可包括在评分病例中。年龄：新生儿＜1月龄；婴儿1～12月龄；儿童1～12岁；青少年＞12岁

3. 心率：不在哭闹或医源性刺激情况下评估

4. 体温：可采用直肠、口腔、血液和腋下温度

5. 瞳孔反射：瞳孔无反应状态需＞3 min，有医源性扩张瞳孔影响时不作评估

6. 神志状态：仅适于诊断或拟诊断为急性中枢神经系统疾病的患者。使用镇静药、肌松药、麻醉药2h内不作评估。如需持续应用肌松药或镇静药，则评估应选在不使用镇静药、肌松药、麻醉药，时间距入院最近时进行评估。昏迷定义为GCS＜8分，或使用其他神志状态评估工具

7. 酸碱状态：CO_2总含量不作为常规检测时，可使用从血气分析计算得到的碳酸氢盐值。pH和PCO_2可使用动脉、毛细血管或静脉血检测

8. PaO_2仅限于动脉血检测

9. 全血校正：如为全血检测，则血糖增加10%；血钠增加3mmol/L；血钾增加0.4mmol/L

10. 非手术性心血管疾病指作为入院主因的急性心血管病变。癌症和染色体异常可为急性或慢性。既往ICU住院和入ICU前心肺复苏应为与本次入院有关。心肺复苏应需心脏按压。手术后指术后最初24h。导管插入不作为术后状态。急性糖尿病指糖尿病急性临床表现（酮症酸中毒）为入PICU主因。从其他病房转入指除手术室和恢复病室外的所有病区

3. 小儿危重病例评分方法（草案）（PCIS） 见表1-21。

表1-21　小儿危重病例评分方法（草案）（PCIS）

检查项目	测定值及表现		分值(分)
	<1岁	≥1岁	
心率（次/分）	<80或>180	<60或>160	4
	80～100或160～180	60～80或140～160	6
	其余	其余	10
血压（收缩压）［kPa（mmHg）］	<7.3（55） 或 >17.3（130）	<8.7（65） 或 >20.0（150）	4
	7.3 ～ 8.7（55 ～ 65）或13.3 ～ 17.3（100～130）	8.7 ～ 10.0（67 ～ 75）或17.3 ～ 20.0（130～150）	6
	其余	其余	10
呼吸（次/分）	<20或>70或明显节律不齐	<15或>60或明显节律不齐	4
	20～25或40～70	15～20或35～60	6
	其余	其余	10
PaO_2［kPa（mmHg）］	<6.7（50）	<6.7（50）	4
	6.7～9.3（50～70）	6.7～9.3（50～70）	6
	其余	其余	10
pH	<7.25或>7.55	<7.25或>7.55	4
	7.25 ～ 7.30或7.50～7.55	7.25 ～ 7.30或7.50～7.55	6
	其余	其余	10
Na^+（mmol/L）	<120或>160	<120或>160	4
	120～130或150～160	120～130或150～160	6
	其余	其余	10
K^+（mmol/L）	<3.0或>6.5	<3.0或>6.5	4
	3.0～3.5或5.5～6.5	3.0～3.5或5.5～6.5	6
	其余	其余	10

续表

检查项目	测定值及表现		分值(分)
	<1岁	≥1岁	
Cr [μmol/L(mg/dl)]	>159(1.8)	>159(1.8)	4
	106~159(1.2~1.8)	106~159(1.2~1.8)	6
	其余	其余	10
或 BUN [mmol/L(mg/dl)]	>14.3(40)	>14.3(40)	4
	7.1~14.3(20~40)	7.1~14.3(20~40)	6
	其余	其余	10
Hb [g/L(g/dl)]	<60(6)	<60(6)	4
	60~90(6~9)	60~90(6~9)	6
	其余	其余	10
胃肠系统	应激性溃疡出血及肠麻痹	应激性溃疡出血及肠麻痹	4
	应激性溃疡出血	应激性溃疡出血	6
	其余	其余	10

注：①分值>80分非危重，80~71分危重，≤70分极危重；②不适于新生儿及慢性疾病的危重状态；③首次评分应在24 h内完成，视病情变化可多次评分；④不吸氧条件下测血PaO_2

二、其他常用评分

1.改良的Glasgow昏迷评分（1995年小儿急救医学研讨会）见表1-22。

表1-22 改良的Glasgow昏迷评分

功能鉴定	<1岁	≥1岁	评分(分)
睁眼	自发	自发	4
	声音刺激时	语言刺激时	3
	疼痛刺激时	疼痛刺激时	2
	刺激后无反应	刺激后无反应	1

续表

功能鉴定	＜1岁	≥1岁	评分（分）
运动反应	自发	服从命令运动	6
	因局部疼痛而动	因局部疼痛而动	5
	因疼痛而屈曲回缩	因疼痛而屈曲回缩	4
	因疼痛而呈屈曲反应（似去皮质强直）	因疼痛而呈屈曲反应（似去皮质强直）	3
	因疼痛而呈伸展反应（似去大脑强直）	因疼痛而呈伸展反应（似去大脑强直）	2
	无运动反应	无运动反应	1

	0～23月龄	2～5岁	＞5岁	评分（分）
言语反应	微笑、发声	适当的单词、短语	能定向说话	5
	哭闹、可安慰	词语不当	不能定向	4
	持续哭闹、尖叫	持续哭闹、尖叫	言语不当	3
	呻吟、不安	呻吟	语言难以理解	2
	无反应	无反应	无说话反应	1

注：最高15分，表示意识清醒；8分以下为昏迷；最低3分，分数越低表明意识障碍

2.肝性脑病分级（1995年小儿急救医学研讨会）见表1-23。

表1-23 肝性脑病分级

级别	精神状况	震颤	脑电图
Ⅰ级（初期）	欣快，偶有抑制，轻微的意识障碍，语言不清，思维迟钝，睡眠改变	轻微	正常
Ⅱ（昏迷前期）	精神障碍比Ⅰ期重，困倦，行为异常，括约肌失控	存在	异常
Ⅲ（半昏迷期）	嗜睡，但可唤醒，语言无条理，思维混乱	常有	异常
Ⅳ（昏迷期）	对强烈刺激有反应（Ⅳa），无反应（Ⅳb）	常无	异常

3.婴儿及儿童多系统器官功能衰竭诊断标准（1995年小儿急救医学研讨会）见表1-24。

表1-24　婴儿及儿童多系统器官功能衰竭诊断标准

系统	婴儿	儿童
心血管系统		
血压（收缩压）	＜5.3 kPa（40mmHg）	＜6.7kPa（50mmHg）
	或需持续静脉输入药物，如多巴胺（每分钟＞5μg/kg）以维持血压在上述标准以上者	
心率：体温正常，安静状态，连续测1min	＜60次/分或＞200次/分	＜50次/分 或 ＞180次/分
心搏骤停		
血清pH＜7.2（$PaCO_2$不高于正常值）		
呼吸系统		
呼吸频率（体温正常，安静状态，连续测1min	＜15次/分或＞90次/分	＜10次/分或＞70次/分
$PaCO_2$	＞8.7kPa（65mmHg）	
PaO_2（不吸氧，除外发绀型心脏病）	＜5.3kPa（40mmHg）	
需机械通气（不包括术后24h内的患儿）		
PaO_2/FiO_2	＜200mmHg	
神经系统		
Glasgow昏迷评分	≤7	
瞳孔固定，散大（除外药物影响）		
血液系统		
急性贫血危象	血红蛋白＜50g/L	
白细胞计数	$\leqslant 2\times10^9$/L	
血小板计数	$\leqslant 20\times10^9$/L	
肾脏系统		

续表

系统	婴儿	儿童
血清BUN	≥35.7mmol/L	
血清肌酐	≥176.8μmol/L（既往无肾病）	
因肾功能不良需透析者		
胃肠系统		
应激性溃疡出血需输血者		
出现中毒性肠麻痹，有高度腹胀者		
肝脏系统		
总胆红素＞85.5μmol/L及天冬氨酸转氨酶（AST）或乳酸脱氢酶（LDH）为正常值的2倍以上（无溶血）		
肝性脑病	≥Ⅱ级	

4. 新生儿危重病例评分法（讨论稿）2001年中华医学会儿科学分会急诊学组、新生儿学组　见表1-25。

表1-25　新生儿危重病例评分法

检查项目	测定值	入院分值（分）	病情1（分）	病情2（分）	出院（分）
		月　日	月　日	月　日	月　日
心率（次/分）	＜80或＞180 80～100或160～180 其他	4 6 10	4 6 10	4 6 10	4 6 10
血压：收缩压（mmHg）	＜20或＞100 40～50或90～100 其他	4 6 10	4 6 10	4 6 10	4 6 10
呼吸（次/分）	＜40或＞100 20～25或60～100 其他	4 6 10	4 6 10	4 6 10	4 6 10
PaO_2（mmHg）	＜50 50～60 其余	4 6 10	4 6 10	4 6 10	4 6 10

续表

检查项目	测定值	入院分值（分）	病情1（分）	病情2（分）	出院（分）
		月　日	月　日	月　日	月　日
pH	＜7.25或＞7.55 7.25～7.30或7.50～7.55 其余	4 6 10	4 6 10	4 6 10	4 6 10
Na^+（mmol/L）	＜120或＞160 120～130或150～160 其余	4 6 10	4 6 10	4 6 10	4 6 10
K^+（mmol/L）	＜2或＞9 2～2.9或7.5～9 其余	4 6 10	4 6 10	4 6 10	4 6 10
Cr（μmol/L）	＞132.6 114～132.6或＜87 其余	4 6 10	4 6 10	4 6 10	4 6 10
BUN（mmol/L）	＞14.3 7.1～14.3 其余	4 6 10	4 6 10	4 6 10	4 6 10
血细胞比容	＜0.2 0.2～0.4 其余	4 6 10	4 6 10	4 6 10	4 6 10
胃肠道表现	腹胀并消化道出血 腹胀或消化道出血 其余	4 6 10	4 6 10	4 6 10	4 6 10
总分数					
备注					

注：①分值＞90分为非危重；70～90分为危重；＜70分为极危重。②用镇静药、麻醉药及肌松药后不宜进行Glasgow评分。③选24 h内最异常检测值进行评分。④首次评分，若缺项（≤2），可按上述标准折算评分。如缺2项，总分则为80分，分值＞72分为非危重，56～72分为危重，＜56分为极危重（但需加注说明病情，何时填写）。⑤当某项测定值正常，临床考虑短期内变化可能不大，且取标本不便时，可按测定正常对待，进行评分（但需加注说明病情、时间）。⑥不吸氧条件下PaO_2。⑦1 mmHg＝0.133 kPa

5.SIRS的诊断标准　至少出现下列4项标准的2项，其中1项必须包括体温或白细胞计数异常。

（1）中心温度＞38.5℃或＜36.0℃。

（2）心动过速，平均心率超过同年龄段正常值2个标准差以上（无外界刺激、慢性药物或疼痛刺激），或不可解释的持续性增快超过0.5h。或＜1岁出现心动过缓，平均心率低于同年龄组值第10百分位以下（无外部迷走神经刺激及先天性心脏病，亦未使用β受体阻滞药物），或不可解释的持续性减慢超过0.5h。

（3）平均呼吸频率超过各年龄段正常值2个标准差以上，或因急性病程需机械通气（无神经肌肉疾病也与全身麻醉无关）。

（4）白细胞计数升高或下降（非继发于化疗的白细胞减少症），或未成熟嗜中性粒细胞＞10%（表1-26）。

表1-26　各年龄段特定生理参数和实验室变量

年龄段	心率（次/分）		呼吸频率（次/分）	白细胞计数（$\times10^3$/L）
	心动过速	心动过缓		
≤1周龄	＞180	100	＞50	＞34
2周龄至1月龄	＞180	＜100	＞40	＞19.5或＜5.0
2～12月龄	＞180	＜90	＞34	＞17.5或＜5.0
2～6岁	＞140	NA	＞22	＞15.5或＜6.0
7～12岁	＞130	NA	＞18	＞13.5或＜4.5
13～18岁	＞110	NA	＞14	＞11.0或＜4.5

注：NA.不适用；低值取第5百分位，高值取第95百分位

［引自：Goldstein B，Giroir B，Randolph A，et al.International pediatric sepsis consensus conference：definitions for sepsis and organ dysfunction in pediatrics.Pediatr Crit Care Med，2005.6（1）：2-8］

6.中国弥散性血管内凝血诊断积分系统（CDSS）见表1-27。

表1-27　中国弥散性血管内凝血诊断积分系统（CDSS）

积分项	分数（分）
存在导致DIC的原发病	2
临床表现	
不能用原发病解释的严重或多发出血倾向	1
不能用原发病解释的微循环障碍或休克	1
广泛性皮肤、黏膜栓塞，灶性缺血性坏死、脱落及溃疡形成，不明原因的肺、肾、脑等脏器功能衰竭	1
实验室指标	
血小板计数	
非恶性血液病	
≥100×10^9/L	0
（80～100）×10^9/L	1
＜80×10^9/L	2
24 h内下降≥50%	1
恶性血液病	
＜50×10^9/L	1
24 h 内下降≥50%	1
D-二聚体	
＜5mg/L	0
5～9mg/L	2
≥9mg/L	3
PT及APTT 延长	
PT延长＜3s且APTT延长＜10s	0
PT延长≥3s或APTT延长≥10s	1
PT延长≥6s	2
纤维蛋白原	
≥1.0g/L	0
＜1.0g/L	1

注：非恶性血液病：每日计分1次，≥7 分时可诊断为DIC；恶性血液病：临床表现第一项不参与评分，每日计分1次，≥6分时可诊断为DIC。PT.凝血酶原时间；APTT.部分激活的凝血活酶时间

7. 美国PICU入院初步指南　美国危重医学会美国儿科学会，见表1-28。

表1-28　美国PICU入院初步指南

入院标准

呼吸系统

严重的、有可能威胁生命的气道及肺病。包括但并不限于下列状况

1. 不论什么原因，气管内插管患儿或有可能需要急诊气管内插管及机械通气的患儿
2. 急性进行性上、下气道及肺部疾病，可能进展为呼吸衰竭和（或）完全性气道梗阻的严重疾病
3. 不论病因，吸入氧浓度大于0.5
4. 气管切开术后，伴或不伴机械通气
5. 危及上、下气道的急性气压伤
6. 需要频繁或持续吸入或雾化给药，在儿科普通病房已不安全（依各单位规则而定）

心血管系统

严重的、有可能威胁生命的或状况不稳定的心血管疾病。包括但并不限于下列状况

1. 休克
2. 心肺复苏后
3. 威胁生命的心律失常
4. 不稳定的充血性心力衰竭，伴或不伴机械通气
5. 充血性心力衰竭伴心肺状况不稳定
6. 高危的心血管及胸内操作后
7. 需要监护动脉、中心静脉及肺动脉压的
8. 须装临时起搏器的

神经系统

急性的、有可能威胁生命的或状况不稳定的神经学疾病。包括但并不限于下列状况

1. 惊厥，对治疗无反应或需持续静脉滴注抗惊厥药
2. 急性或严重的感觉异常，这种异常是由于可能的或者无法预知的神经学改变所引起。潜在的危及气道的昏迷
3. 神经外科术后需要进行侵入性监护及密切观察的

续表

4. 急性脊髓、脑膜或脑的炎症或感染，伴有精神萎靡、代谢及某些激素分泌异常、呼吸或血流动力学改变或有颅内压增高的可能

5. 头颅外伤伴颅内压增高

6. 神经外科手术前状况恶化

7. 进行性神经肌肉功能障碍，伴或不伴有需心电监护或呼吸支持的感觉异常

8. 脊髓压迫或邻近脊髓受压

9. 放置脑室外引流装置

血液/肿瘤

具有威胁生命的或不稳定的血液或肿瘤性疾病或有活动性的大出血患者，包括但并不限于下列状况

1. 换血

2. 血浆分离置换术或白细胞分离置换术，伴临床状况不稳定

3. 严重凝血病

4. 严重贫血引起血流动力学或呼吸障碍

5. 镰状细胞贫血危象的严重并发症，如神经精神改变、急性胸腔综合征或再生障碍性贫血伴血流动力学改变

6. 预期化疗时有肿瘤溶解综合征的患者

7. 肿瘤或肿块压迫或即将压迫大血管、器官或气道

内分泌/代谢

具有威胁生命的或不稳定的内分泌或代谢性疾病。包括但并不限于下列状况

1. 严重的糖尿病酮症酸中毒，其治疗已超出普通病房指南

2. 其他严重的电解质紊乱，如

高钾血症，需要心脏监护及紧急干预的

严重低钠血症或高钠血症

低钙血症或高钙血症

低血糖症或高血糖症需要加强监护的

严重代谢性酸中毒需要输注碳酸氢钠、加强监护或综合干预的

需综合干预以维持液体平衡的

3. 先天代谢性缺陷伴急剧恶化需呼吸支持、紧急透析、血液输注、颅内高压管理或强心

胃肠系统

具有威胁生命或状况不稳的胃肠疾病。包括但并不限于下列状况

续表

1. 急性严重性胃肠出血导致血流动力学及呼吸状况不稳定的
2. 急诊内镜取异物术后
3. 急性肝衰竭导致昏迷、血流动力学及呼吸状况不稳定的外科术后需要严密监护及进一步干预的患者。包括但并不限于下列状况
①心血管外科
②胸腔外科
③神经外科操作
④耳鼻喉外科
⑤颅面外科
⑥整形外科及脊柱外科
⑦普通外科伴血流动力学及呼吸状况不稳定
⑧器官移植
⑨多发性外伤伴或不伴有心血管状况不稳定
⑩大量失血，无论术中还是术后
肾脏
具有威胁生命或状况不稳的肾脏疾病，包括但并不限于下列状况
1. 肾衰竭
2. 需要急性血液透析、腹膜透析及其他持续肾脏替代治疗的
3. 急性横纹肌溶解伴肾功能不全
多系统及其他
具有威胁生命或状况不稳定的多系统疾病。包括但并不限于下列状况
1. 服毒及药物过量伴潜在的多器官系统功能代偿不全
2.MODS
3. 可疑的或明确的恶性高热
4. 电击伤或其他的室内或环境损伤（如雷电伤）
5. 烧伤面积10%
特殊需要
需要应用特殊技术、监护、综合干预措施；针对该病的用药剂量、速度等超出了普通病房的允许范围

8. 儿童预期死亡风险（PIM）评分　见表1-29。

表1-29　儿童预期死亡风险（PIM）评分

所有参数均用第1次对患儿体格检查所得，第1次体格检查可能在PICU，可能在急诊室内，也可能在其他病房。所检测结果选用第1次体格检查后到住进PICU后1h内的检查结果。瞳孔对光反应用作测定脑功能的指标，若其为药物、毒素及瞳孔外伤所致，则不能作为依据。

若某项参数没有，按0分计（血压除外，按120分计）。PIM假定所有未测指标均为正常值

1. 瞳孔对光反应（＞3mm并且两侧固定＝1分，其他＝0分，不知道＝0分）

2. 是否有下述情况（有＝1分，无＝0分）

（1）院外心搏骤停

（2）严重联合免疫缺陷

（3）第一次诱导治疗后的白血病/淋巴瘤

（4）动脉瘤及动脉畸形所致自发性颅内出血

（5）心肌病或心肌炎

（6）左心室发育不良综合征

（7）HIV感染

（8）IQ＜35，比Down's差

（9）神经退行性病突然恶化

3. 是否为急诊入院（是＝1分，否＝0分）

4. 入PICU后1h内有无机械通气（有＝1分，无＝0分）

5. 收缩压（mmHg）（不知道＝120分）

6. BE，动脉或毛细血管血mmol/L（不知道＝0分）

7. PaO_2，mmHg，若经头罩吸氧或经气管内插管吸氧，则用其FiO_2及同时间PaO_2（不知道＝0分）

如何计分，如下例：

患儿瞳孔对光反应0分，有心肌炎1分，非急诊入院0分，有人工通气1分，收缩压40mmHg，BE−16.0 mmol/L，FiO_2 1.00同时$PaO_2$60mmHg

PIM logit＝（2.357×0）＋（1.826×1）＋（−1.552×0）＋（1.342×1）＋［0.021×（40～120）的绝对值］＋［0.071×（−16.0）的绝对值］＋（0.415×100×1.00/60）− 4.873＝1.803

预期死亡风险（PIM）＝$e^{logit}/(1+e^{logit})=2.7183^{1.803}/(1+2.7183^{1.803})$＝0.8585或86%

或利用评分软件在网上直接评分，网址为http://www.sfar.org/scores2/pim2.html

（王丽杰　赵　莹）

第十五节　小儿脓毒症、严重脓毒症及脓毒性休克

儿童脓毒症、严重脓毒症是导致儿童死亡的主要原因，已构成对人类健康的严重威胁和经济发展的巨大负担。2004年，来自11个国际组织的感染诊治专家小组制定了《严重脓毒症和脓毒性休克治疗国际指南》，该小组成员于2006～2007年运用循证医学方法，对指南进行了修订，于2008年1月发表。2012年，“拯救脓毒症战役”之严重脓毒症、脓毒性休克国际指南加入了血流动力学、组织灌注、器官功能不全等量化指标，使脓毒症、严重脓毒症、脓毒性休克的诊断和治疗更具客观性。基于国际指南，结合中国实际情况，中华医学会儿科学分会急救学组、中华医学会急诊医学分会儿科学组、中国医师协会儿童重症医师分会对我国儿科脓毒性休克诊治推荐方案进行了部分修订，于2015年提出更新的专家共识。

【诊断要点】

（一）定义

脓毒症（sepsis）是指感染引起的全身炎性反应综合征（SIRS）。严重脓毒症（severe sepsis）是指脓毒症导致的器官功能障碍或组织低灌注；脓毒性休克（septic shock）是指脓毒症诱导的组织低灌注和心血管功能障碍；脓毒性休克主要为分布异常性休克，在儿童常同时伴低血容量性休克。

（二）诊断

脓毒症、严重脓毒症及脓毒性休克是机体在感染后出现的一系列病理生理改变及临床病情严重程度变化的动态过程，其实质是全身炎性反应不断加剧、持续恶化的结果（表1-30）。

1.脓毒性休克诊断　脓毒症患者出现组织灌注不足和心血管功能障碍即可诊断为脓毒性休克，表现如下。

（1）低血压：血压低于该年龄段第5百分位或收缩压低于该年龄段正常值2个标准差以下。

表1-30 与脓毒症、严重脓毒症诊断相关的指标

感染（可疑或已证实）伴以下情况考虑脓毒症或严重脓毒症
一般指标
体温变化：发热（肛温＞38.5℃）或低体温（肛温＜35℃）
心动过速：超过正常年龄相关值的2个标准差，低体温者可以无心动过速伴以下至少一个脏器功能异常：意识改变、低氧血症、血清乳酸增高或洪脉
炎性指标
白细胞计数增多（＞12×10⁹/L），白细胞计数减少（＜4×10⁹/L），白细胞计数正常，未成熟白细胞＞10%
血浆C反应蛋白水平超过正常值的2个标准差
血浆前降钙素水平超过正常值的2个标准差
血流动力学指标
低血压：低于正常年龄相关值的2个标准差
器官功能障碍指标
低氧血症：PaO_2/FiO_2 < 300mmHg
急性少尿：足量液体复苏后仍尿量＜0.5ml/（kg·h），持续至少2 h
血肌酐＞44.2μmol/L（0.5mg/dl）
凝血功能异常：INR＞1.5或APTT＞60s
肠梗阻：肠鸣音消失
血小板减少：血小板计数＜100×10⁹/L
高胆红素血症：血浆总胆红素＞70μmol/L（4 mg/dl）
组织低灌注表现
高乳酸血症（乳酸＞1mmol/L）
CRT延长（≥3s）或花斑
脓毒症诊断：发热（肛温＞38.5℃）或低体温（肛温＜35℃）、心动过速（低体温者可以无心动过速）；伴以下至少1个脏器功能异常：意识改变、低氧血症、血清乳酸增高或洪脉
严重脓毒症诊断：脓毒症诱导的组织低灌注或器官功能障碍

（2）需用血管活性药物始能维持血压在正常范围［多巴胺＞5μg/（kg·min）］或任何剂量的多巴酚丁胺、去甲肾上腺素、肾上腺素。

（3）具备下列组织低灌注表现中的3项。

①心率、脉搏变化：外周动脉搏动细弱，心率、脉搏

增快（表1-31）。

表1-31 各年龄段特定生理参数和实验室变量

年龄段	心率（次/分）		呼吸频率（次/分）	白细胞计数（$\times 10^3/L$）
	心动过速	心动过缓		
≤1周龄	＞180	100	＞50	＞34
2周龄至1月龄	＞180	＜100	＞40	＞19.5或＜5.0
2～12月龄	＞180	＜90	＞34	＞17.5或＜5.0
2～6岁	＞140	NA	＞22	＞15.5或＜6.0
7～12岁	＞130	NA	＞18	＞13.5或＜4.5
13～18岁	＞110	NA	＞14	＞11.0或＜4.5

注：NA.不适用；低值取第5百分位，高值取第95百分位

②皮肤改变：面色苍白或苍灰，湿冷，大理石样花纹。如暖休克可表现为四肢温暖、皮肤干燥。

③毛细血管再充盈时间（CRT）：延长（＞3s）（需除外环境温度影响），暖休克时CRT可以正常。

④意识改变：早期烦躁不安或萎靡，表情淡漠。晚期意识模糊，甚至昏迷、惊厥。

⑤液体复苏后尿量仍＜0.5ml/（kg・h），持续至少2h。

⑥乳酸酸中毒（除外其他缺血缺氧及代谢因素等），动脉血乳酸＞2mmol/L。

2. 脓毒性休克分期

（1）代偿期：儿童脓毒性休克的诊断与成年人不同之处在于不一定具备低血压。当患儿感染后出现脓毒性休克诊断3项或以上组织低灌注表现，此时如果血压正常则诊断脓毒性休克代偿期。

（2）失代偿期：代偿期灌注不足表现加重伴血压下降，则进展为失代偿期。不同年龄低血压标准参考见表1-32。

3. 临床分型

（1）暖休克：为高动力性休克早期，可有意识改变、

尿量减少或代酸等，但面色潮红，四肢温暖，脉搏无明显减弱，毛细血管再充盈时间无明显延长。此期容易漏诊，且可很快转为冷休克。心率快，血压低，过度通气，CVP高，心排血量低多为失代偿表现。

表1-32 不同年龄段儿童低血压标准

年龄段	收缩压（mmHg）
≤1月龄	＜60
2～12月龄	＜70
1～9岁	＜［70＋（2×岁）］
≥10岁	＜90

注：取第5百分位；1 mmHg＝0.133 kPa

（2）冷休克：为低动力性休克，皮肤苍白、花纹，四肢凉，脉搏快、细弱，毛细血管再充盈时间延长。儿科以冷休克为多（表1-33）。

表1-33 在急诊室判断冷休克与暖休克的简单方法

特征	暖休克	冷休克
毛细血管再充盈时间（s）	≤2	＞2
外周脉搏搏动	有力	减弱
皮肤花斑	无	有

【治疗要点】

（一）液体复苏

充分液体复苏是逆转病情、降低病死率最关键的措施。需迅速建立2条静脉或骨髓输液通道。条件允许应放置中心静脉导管。

1. 第一小时快速输液　常用0.9%氯化钠，首剂20 ml/kg，5～10 min静脉注射。然后评估体循环及组织灌注情况（心率、血压、脉搏、毛细血管再充盈时间等）。若循环无明显改善，可再给予第二剂、第三剂，每剂均为10～20ml/kg。总量可多达40～60ml/kg。如仍无效或存在毛细血管渗漏或低蛋白血症可给予等量5%白蛋白。第一小时输液既要重视液量不足，又要注意心肺功能（如肺部啰音、奔马律、肝大、呼吸做功增加等）。条件允许应监测中心静脉压。第一小时液体复苏不用含糖液，血糖应控制在正常范围；若有低血糖，可用葡萄糖0.5～1g/kg纠正；当血糖大于2.0g/L时，用胰岛素0.05 U/（kg·h），称强化胰岛素治疗。

2.继续和维持输液 由于血液重新分配及毛细血管渗漏等，感染性休克的液体丢失和持续低血容量可能持续数日。继续输液可用1/2～2/3张液体，可根据血电解质测定结果进行调整，6～8h输液速度5～10ml/（kg·h）。维持输液用1/3张液体，24h内输液速度2～4ml/（kg·h），24h后根据情况进行调整。在保证通气的前提下，根据血气分析结果给予碳酸氢钠，使pH 7.25即可。可适当补充胶体液，如血浆等。一般不输血，若HCT＜30%，应酌情输红细胞悬液或鲜血，使Hb＞100g/L。

（二）血管活性药物

在液体复苏的基础上，休克难以纠正，血压仍低或仍有明显灌注不良表现，可考虑使用血管活性药物以提高血压、改善脏器灌注。

1.多巴胺 5～10μg/（kg·min）持续静脉泵注，根据血压监测调整剂量，最大不宜超过20μg/（kg·min）。液体复苏难以纠正的低血压患儿首选多巴胺。

2.肾上腺素 0.05～2μg/（kg·min）持续静脉泵注，冷休克有多巴胺抵抗时首选。

3.去甲肾上腺素 0.05～1μg/（kg·min）持续静脉泵注，暖休克有多巴胺抵抗时首选。对儿茶酚胺反应的个体差异很大，用药要注意个体化原则。若有α受体敏感性下调，出现对去甲肾上腺素抵抗，有条件可试用血管紧张素或精氨酸血管加压素，此类药物发挥作用不受α受体影响。

4.莨菪类药物 主要有阿托品、山莨菪碱（654-2）、东莨菪碱。

5.正性肌力药物 对于低心排量和高血管阻力的休克（液体复苏之后仍有肢端凉、毛细血管再充盈时间延长、尿量少）可给予多巴酚丁胺（推荐级别：2C）。常用多巴酚丁胺5～10μg/（kg·min）持续静脉泵注，根据血压调整剂量，最大不宜超过20μg/（kg·min）。多巴酚丁胺抵抗者，可用肾上腺素。若存在儿茶酚胺抵抗，可选用磷酸二酯酶抑制药氨力农、米力农。

6. 米力农　属磷酸二酯酶抑制药Ⅲ，具有增加心肌收缩力和扩血管作用，用于低排高阻型休克。可先予以负荷量25～50μg/kg（静脉注射，＞10min），然后维持量0.25～1.00μg/（kg·min）静脉滴注。

7. 硝普钠　心功能障碍严重且又存在高外周阻力的患儿，在液体复苏及应用正性肌力药物基础上，可使用半衰期短的血管扩张药，如硝普钠0.5～8μg/（kg·min），应从小剂量开始，避光使用。在治疗过程中进行动态评估，适时调整药物剂量及药物种类，使血流动力学指标达到治疗目标。切勿突然停药，应逐渐减少用药剂量，必要时小剂量可持续数天。

（三）积极控制感染和清除病灶

在明确严重脓毒症1h内予抗生素治疗（应在适当的培养标本获取以后给予，但不能因此延缓抗生素治疗），同时注意保护肾功能并及时清除病灶。

（四）肾上腺皮质激素

建议对于液体复苏无反应或儿茶酚胺抵抗的休克患儿，证实或高度怀疑肾上腺素绝对缺乏症时可以使用。目前主张小剂量、中疗程。氢化可的松3～5 mg/（kg·d）或甲泼尼龙1～2 mg/（kg·d），分2～3次给予。

肾上腺功能不全的高危患儿（包括重症脓毒性休克、紫癜、应用激素治疗的慢性疾病、垂体或肾上腺功能障碍者）应予以应激剂量的皮质激素治疗［氢化可的松50 mg/（m^2·d）］。儿科严重脓毒症伴肾上腺功能不全预后不良，肾上腺功能不全还无严格定义，但儿茶酚胺抵抗性脓毒性休克患儿中皮质醇水平低于496nmol/L（180μg/L）可认为存在绝对肾上腺功能不全。予以促肾上腺皮质激素（ACTH）刺激试验30～60min皮质醇上升＜248nmol /L

（90μg/L）定义为相对肾上腺皮质功能不全。对未达肾上腺功能不全诊断标准的患儿不主张使用激素。

（五）纠正凝血障碍

早期可给予小剂量肝素5～10U/kg，皮下注射或静脉滴注（注意肝素钠不能皮下注射），每6小时1次。若已明确有DIC，则应按DIC常规治疗。反对在儿科使用活化蛋白C（rhAPC）。

（六）深静脉血栓（DVT）的预防

推荐对青春期以后的严重脓毒症患儿要预防DVT形成。多数儿童的DVT与中心静脉导管有关。儿童多使用股静脉置管，与股静脉置管相关的DVT发生率约为25%。肝素化导管可能降低导管相关性DVT的危险性，严重感染的患儿可考虑使用。还无证据表明PICU病房预防性应用未分组肝素（unfractionated heparin，UFH）或低分子肝素（LMWH）能有效预防导管相关性DVT的发生。

（七）应激性溃疡的预防

儿童严重脓毒症并胃肠道出血的发生率与成年人相似。凝血功能紊乱和机械通气是儿科脓毒症发生消化道出血的重要危险因素。机械通气的患儿常用H_2受体阻滞药预防应激性溃疡，但疗效尚不明确。

（八）肾脏替代疗法

在下列情况行连续血液净化治疗（CBP）：①AKI Ⅱ期；②脓毒症至少合并一个器官功能不全时；③休克纠正后存在液体负荷过多经利尿药治疗无效，可予以CBP，防止总液量负荷超过体重的10%。

（九）镇静或镇痛

推荐对机械通气的脓毒症患儿建立镇静目标。适当的镇静/镇痛是机械通气患儿的标准治疗方法。

（十）血液制品

建议脓毒症患儿血红蛋白（Hb）治疗目标值与成年人相近（70～90g/L），在脓毒症患儿休克复苏过程中当$SvcO_2$：＜70%，输血治疗的目标值为Hb＝100g/L。休克和低氧血症被纠正后，一般情况稳定时维持Hb＞70g/L即可。血小板计数＜10×10^9/L（没有明显出血）或血小板计数＜20×10^9/L（伴明显出血），应预防性输血小板；当活动性出血、侵入性操作或手术时，需要维持较高血小板（＞50×10^9/L）。

（十一）静脉用免疫球蛋白

不建议对脓毒症及严重脓毒症患儿常规使用丙种球蛋白治疗。

（十二）体外膜肺（ECMO）

对常规机械通气不能维持的儿科难治性脓毒症休克和（或）呼吸衰竭患者可考虑用ECMO。

（十三）其他治疗

1.保证氧供及通气，充分发挥呼吸代偿作用。应用NCPAP，必要时小婴儿更需积极气管插管及机械通气以免呼吸肌疲劳。儿童肺保护策略与成年人相似。

2.注意各脏器功能支持，维持内环境稳定。

3.保证能量营养供给，注意监测血糖、血电解质。

（十四）治疗效果评价

治疗目标为：维持正常心肺功能，恢复正常灌注及血压。毛细血管再充盈时间＜2s；外周及中央动脉搏动均正常；四肢温暖；意识状态良好；血压正常；尿量＞1ml/（kg·h）（推荐级别：2C）。如果有条件进一步监测如下指标并达到：中心静脉压（CVP）8～12mmHg（1 mmHg＝0.133 kPa），中央静脉混合血氧饱和度（$ScvO_2$）≥70%，心脏指数（CI）3.3～6.0L/（$min\cdot m^2$），初始液体复苏时血乳酸增高者复查血乳酸至正常水平，血糖和离子钙浓度维持正常。

（赵　莹　王丽杰）

第十六节　血液净化疗法

血液净化是借一些特殊方法，从血液中直接、迅速清除内外源性有害物质，终止其对机体靶器官的毒性作用，维持内环境稳定，从而迅速缓解病情，提高救治成功率。

近20年来，血液净化技术及净化装置采用最新电子自控技术和最高分子化学材料，使净化装置小型化、高效化，安全性能方面达到了理想水平，应用领域逐渐拓宽。目前已愈来愈多地应用到危重症抢救当中，如同呼吸机的出现使大量呼吸衰竭的患者得到救治一样，血液净化疗法的广泛应用也大大提高了抢救成功率，为一些过去无法医治的重症抢救提供了新的手段。

一、腹膜透析

腹膜透析（peritoneal dialysis，PD）是利用人体腹膜作为半透膜，通过弥散和对流作用，清除体内过多水分、代谢产物和毒素，达到血液净化、替代肾脏功能的治疗技术。

腹膜透析是治疗急性肾损伤和慢性肾衰竭的有效肾脏替代治疗方法之一，与血液透析相比具备下列特点：①持续性溶质交换，血液渗透压变化平稳，心血管状态稳定，更适用于合并心血管疾病、特别是血流动力学不稳定的患者；②持续性超滤，患者血容量变化平稳，可以避免肾脏灌注不足和缺血，有利于患者残余肾功能的保护；③对中分子尿毒症毒素的清除效果好；④乙型病毒性肝炎、丙型病毒性肝炎等传染病的交叉感染危险性低。对儿童慢性肾衰竭，慢性腹膜透析（chronic peritoneal dialysis，CPD）是终末期肾衰竭（end stage renal disease，ESRD）儿童透析治疗的首选方式。由于CPD能够在家中进行，患儿可以有规律地上学及参加正常的社会活动；CPD较HD还能较好地控制血压和电解质，因此对食物和饮水的限制较少。

【适应证】

（一）慢性肾衰竭腹膜透析指征

1.美国国家肾脏病基金会肾脏疾病预后与生存质量指导（NKF-K/DOQI）中推荐当残余肾肌酐清除率降至9～14ml/（min·1.73m^2），或每周尿素清除指数（K_t/V）＜2.0时应开始透析。

2.当患儿出现持续的难以控制的营养不良、水潴留、高血压、高钾血症、高血磷、酸中毒和生长障碍或尿毒症所致的神经症状，应及早透析。

（二）急性肾衰竭或肾损伤腹膜透析指征

1.少尿或无尿的急性肾衰竭，需要清除足够的水分和电解质以利药物及营养供给。

2.过度水钠潴留导致充血性心力衰竭、肺水肿、脑水肿、严重高血压。

3.严重代谢紊乱，血钾≥6.5mmol/L，难治性的代谢性酸中毒、高磷血症。

4.肌酐清除率较正常下降超过50%，或高分解代谢，即每日尿素氮上升≥14.3mmol/L，肌酐上升≥17μmol/L。

5.有明显尿毒症症状，伴有精神神经症状或出血。

6.异型输血，游离血红蛋白≥800mg/L。

7.急性药物、毒物中毒。

【禁忌证】

（一）绝对禁忌证

脐疝、腹裂、膀胱外翻、膈疝、腹膜腔缺失或腹膜无功能。

（二）相对禁忌证

即将进行/最近进行的大型腹部手术，缺乏适合的看护者，患者依从性差，严重心肺功能不全，严重的腹部皮肤感染，严重的营养不良。

【操作方法】

（一）腹膜透析的模式

1.间歇性腹膜透析（intermittent peritoneal dialysis，IPD） 每次腹腔内灌入500～1100ml/m^{2}透析液，腹腔内停留30～45min，每个透析日透析8～10h。在透析间歇期，患儿腹腔内一般不留置腹膜透析液。IPD模式主要用于急性腹膜透析患儿；新入腹膜透析患儿，术后7～12d的过渡期须进行小剂量透析；一般不作为长期维持治疗模式。

2.持续非卧床腹膜透析（continuous ambulatory peritoneal dialysis，CAPD） 一般CAPD模式每日交换透析液3～5

次，每次灌入腹腔透析液1100ml/m^2，透析液白天在腹腔内留置4～6h，夜间留置10～12h。每日24h内，患儿腹腔内基本都留有透析液，持续进行溶质交换。对于急性肾衰竭患儿，最初3d每日6～8次，每次10～20ml/kg，逐渐加量至30～50ml/kg。对于慢性肾衰竭患儿，可以在2周左右开始透析。

3. 自动腹膜透析（automated peritoneal dialysis，APD）　APD是一项新型的腹膜透析技术，操作过程由一台全自动腹膜透析机完成。其优点是操作方便，可以由机器设定不同的腹腔灌入量，解决小年龄患儿需要低剂量灌入量的技术问题。同时，APD利用患儿夜间休息时间自动进行腹膜透析。白天，患儿及护理者可以自由安排日常生活及上学、工作，有利于改善生活质量。APD的操作模式可分为间歇性腹膜透析（IPD）、持续循环腹膜透析（CCPD）、夜间间歇性腹膜透析（NIPD）、潮式腹膜透析（TPD）等。

（二）腹膜透析导管种类

目前临床最常用的是Tenckhoff导管。根据袖套的数量分为单cuff 导管和双cuff导管。儿童型腹膜透析导管（简称腹透导管）通常比成人型腹透导管更短、更小。儿童和婴幼儿腹透导管应根据其年龄、身高、体重来选择。维持性腹膜透析应采用双cuff导管，急性腹膜透析可选用单cuff导管或双cuff导管。

1. 标准儿童腹透导管　双cuff导管，导管总长30cm，腹内段长12cm；单cuff导管，导管总长30cm，导管末端与cuff导管距离14.5cm。

2. 婴幼儿型腹透导管　双cuff导管，导管总长31cm，腹内段长6.5cm；单cuff导管，导管总长31cm，导管末端与cuff距离10.25cm。

3. 成人型标准腹透导管　双cuff导管，导管总长41cm，腹内段15.5cm，身高＞160cm，体重＞30kg或体形较大的儿童可选用。

（三）腹膜透析导管置管方法

婴幼儿由于体重身高的特殊性应根据体重选择腹膜

透析导管。当患儿体重＞30kg，可使用成人Tenckhoff腹透导管（腹腔段长15.5cm，内径0.25～0.3cm）；当体重＜30kg，使用小儿腹透导管（腹腔段长7.0～10.0cm，内径1.8mm）；当体重＜5kg时，应选用新生儿导管及单cuff导管。在局部麻醉、静脉或硬膜外麻醉下，在右侧经腹直肌切口或左下腹相对应部位切开，置入透析管于膀胱直肠窝处。通常采用腹膜荷包缝合，牢牢固定于透析管上，腹膜外再加固缝扎。儿童大网膜相对较长，为减少大网膜包裹或导管出液障碍，手术时可切除部分大网膜。再于腹壁脂肪层下分离一约5cm的遂道，从遂道上口拉出导管，再连接体外短管或“Y”形管道装置。

（四）体外连接装置

1.连接短管　腹膜透析导管通过连接9寸短管形成封闭的导管回路。进行腹膜透析时，连接短管与腹透液连接后，打开连接短管的旋钮开关即可进行透析液交换。连接短管须每6个月更换1次，发生腹膜炎时必须更换。

2.钛接头　钛接头是腹透导管与连接短管之间的连接插头，由特殊的钛合金制成，具有耐磨、抗腐蚀、与导管连接紧密的优点，可有效防止短管意外脱落。

3.碘伏帽　为封闭连接短管的自带含碘消毒液的碘液微型盖帽，一次性使用。

（五）腹膜透析操作流程

1.自动化腹膜透析（APD）　APD操作流程大致可分为：上机前准备、上机、开始治疗和治疗结束4部分。具体参照自动腹膜透析机说明书。

2.持续非卧床腹膜透析（CAPD）　双连袋可弃式“Y”形管路系统中的两个分支分别与新透析液袋和引流袋以无接头形式相连接，“Y”形管的主干以接头形式与外接短管上的接头相连接。

换液操作流程：①物品准备。②移出外接短管。③连接“Y”形管主干与外接短管。④引流腹腔内的液体入引流袋。⑤灌入前冲洗。⑥新透析液灌入腹腔。⑦分离“Y”形管与外接短管。⑧观察引流液并称重弃去。⑨适时选用腹膜透析液，根据腹膜透析液所含葡萄糖的浓度不同（4.25%、2.5%、1.5%），分为高渗液、等渗液及低渗液。当患儿出现严重水中毒、高血压、抽搐、充血性心力衰竭时，需用高渗液透析来提高超滤。但高渗液会降低腹膜吞噬功能，增加感染机会，提高腹膜通透性，增加蛋白质的丢失。葡萄糖浓度过高，被吸收后可引起高渗性非酮性昏迷，故高渗液不宜连续多用。

【监护措施】

腹膜透析相关并发症的诊断及处理。

（一）导管功能不良

最常见的原因是因便秘或尿潴留造成膀胱或结肠充盈压迫或堵塞腹膜透析管。导管移位也是常见造成导管功能不良的原因之一。导管移位可表现为单向性堵塞，即腹膜透析液进入顺利，引流困难。部分患者是由于导管扭曲或血块纤维蛋白阻塞，表现为双向堵塞，腹膜透析液进入、引流均困难。发生导管堵塞通常是由于纤维蛋白块阻塞，大网膜包裹或腹膜粘连形成局部腔室，结肠蠕动或大网膜牵拉所致。移位常在置入导管后1周内出现，X线检查确诊。对无网膜包裹者，患儿取卧位，放松腹肌，根据导管漂移位置设计复位路径，由轻到重，在腹壁上通过按、压、振、揉等手法使导管回位或给予灌肠通便。如果是腹膜炎引起的纤维蛋白凝块阻塞，则需用含肝素的透析液反复冲洗，或用尿激酶1万U溶于20ml生理盐水中注入透析管，30～60min后抽吸。而大网膜包裹引起的堵塞，则需要手术行网膜切除术。

（二）疝

常见部位包括脐疝，腹股沟疝及切口疝。疝发生的平均时间为术后1年。主要与局部腹壁薄弱及腹内压增加有关。常见的腹壁异常隆起，还可表现为外阴水肿、腹壁水肿，以及不明原因的体重增加、超滤失败等。影像学检查有助于诊断。如果疝不能回纳或有疼痛，考虑嵌顿疝，需急诊手术。一般术后即可开始腹膜透析，对于反复复发治疗无效者，改为血液透析。

（三）渗漏

发生在术后30d内的早期渗漏，严密的腹膜荷包缝合对预防早期渗漏至关重要。手术时荷包结扎紧密，可采用双重结扎，并注意避免损伤腹膜透析导管。采用腹正中切口早期渗漏的发生率高于采用经腹直肌切口者。晚期渗漏常见原因包括管周疝形成隐性隧道感染致使内cuff分离导管破损等。局部漏液者，可用血糖试纸测试漏液成分而确诊。困难者可采用腹膜腔造影或CT、核素等影像学手段。如果出现渗漏，应暂停腹透。置管手术后休息1～2周开始透析。可采用小剂量半卧位腹膜透析，并缩短留腹时间或转做血液透析1～2周。对于出口或切口漏液者，可能继发隧道感染或腹膜炎，应给予预防性抗感染治疗。对于难治性渗漏或晚期渗漏，常需要手术探查，必要时局部修补重置导管。

（四）胸腔、腹腔瘘

多为膈的先天或获得性缺陷或经淋巴管的胸腔、腹腔交通造成。胸腔积液生化检查表现为低蛋白、高糖成分，与腹膜透析液一致。影像学检查有助于诊断。也可经腹腔注入亚甲蓝，如胸腔积液中发现蓝染，亦可确诊。临床表现多样，从无症状到严重的胸闷、气短，均可发生。胸腔积液绝大多数出现在右侧。亚甲蓝试验阳性。穿刺引流的胸腔液体葡萄糖浓度远高于血糖浓度。避免长时间咳嗽、负重、屏气等增加腹部压力的动作，手术修补。

（五）蛋白质丢失和营养不良

体内毒素物质潴留影响食欲，使蛋白质摄入减少；腹透液中含有的大量葡萄糖被吸收，影响食欲：腹透液使患者有饱腹感；胃肠外营养，可通过周围静脉输给高渗葡萄糖、必需氨基酸、白蛋白或血浆或全血。

（六）导管出口处感染的诊断和治疗

出口处和隧道感染的常见病原菌包括金黄色葡萄球菌、表皮葡萄球菌、铜绿假单胞菌和肠道杆菌，也可见到真菌感染。急性感染时，出口处痛，皮肤红肿，常见有脓性分泌物渗出。慢性感染时，局部有或无脓性分泌物，可有肉芽组织形成，主要是隧道内水肿并有明显的触痛，隧道周围形成蜂窝织炎，按压后自外口可有血性和脓性分泌物溢出。隧道感染常导致腹膜炎的发生。

加强局部护理，每日更换敷料1～2次。置管前预防性使用抗生素。微生物培养方法应涵盖需氧菌和厌氧菌。经验性治疗选择金黄色葡萄球菌敏感的抗生素，持续抗生素治疗至完全缓解后1周。喹诺酮类抗生素用于年龄＞12岁的患儿。若感染持续3周仍不能控制，则应拔管。难治性出口处感染或隧道感染应在抗感染的同时重新置管。

（七）腹膜炎的诊断及治疗

诊断标准：①透析引流液浑浊和（或）腹痛和（或）发热；②透析引流液白细胞计数＞100×10^6/L，中性粒细胞比例＞50%，后者更有意义；③透析引流液细菌培养阳性。满足上述任意两项即可诊断。

怀疑腹膜炎时，常规留取引流液标本，行细胞计数及分类、革兰染色、细菌培养及药敏检查，立即抗感染治疗。若引流液明显浑浊，可在透析液中加入肝素（500U/L）以防止纤维蛋白凝块阻塞导管。经验性抗感染治疗的抗生素应覆盖革兰阳性菌和革兰阴性菌，革兰阳性菌可选用第一代头孢菌素或万古霉素，革兰阴性菌可选用第三代头孢菌素。金黄色葡萄球菌症状较重，腹痛剧烈，常伴有发热或寒战。若合并透析导管出口处或隧道感染，应立即拔管。致病菌为耐甲氧西林金黄色葡萄球菌（MRSA），必须用万古霉素治疗，一般需拔管并联合使用两种抗生素治疗。在停止PD接受血液透析治疗期间必须继续抗生素治疗2周。对于复发、再发和难治性铜绿假单胞菌隧道出口感染应重新置管，以避免发展为腹膜炎，一旦出现腹膜炎应立即拔管。

（吴玉斌）

二、血液透析

血液透析（hemodialysis，HD）是指利用溶质浓度梯度差、溶质弥散运动的原理，血液经体外循环进入血液透析器内通过透析膜与透析液间形成溶质浓度梯度差，产生血液内溶质透过半透膜弥散运动至透析液内，以达到清除血液内毒物及水分的目的。1943年，Kolff第一次将人工肾应用于临床。小儿血液透析始于1955年，通过多年来的经验，小儿透析装置和透析技术都有了很大改进，并发症日趋减少，透析效率及存活率不断提高，已成为目前儿科急救医学领域中重要的治疗技术。

【适应证】

（一）急性肾衰竭

同腹膜透析。

（二）药物中毒

用于可经肾脏排泄的可透析性药物或毒物中毒。一般药物或毒物中毒在3h内行血液透析疗法是最佳时机。此时血液中药物或毒物浓度达到最高峰。一般认为，在12h后再进行治疗则效果不佳。

1.严重的临床中毒症状伴异常生命体征，出现深度昏迷，同时伴有一种或多种生命体征异常，如低血压、低体温、低通气或呼吸暂停、低血氧等。

2.经积极对症处理或常规解毒措施无效，病情仍有进行性病态变化，且估计药物或毒物有可能被继续吸收。

3.药物或毒物损害了正常排泄途径，或存在主要代谢或排泄器官功能的基础疾病，如心、肝、肾功能障碍等。不可透性药物中毒一旦出现肾衰竭，亦是透析指征。

4.服用未知种类、数量、成分及体内分布情况的药物或毒物而出现深度昏迷者。

5.已知产生延迟性毒性的毒物中毒，尚未出现严重临床中毒症状、晚期才出现生命危险，若治疗延误，则可能失去抢救机会者，如毒菌中毒或霉变甘蔗中毒等。

【操作方法】

（一）透析装置

透析装置包括透析机、透析器。

1.透析机　在结构上分为两大部分：体外循环系统和透析液系统。①体外循环系统包括血泵、肝素泵、血流量表、动脉压表、静脉压表、空气探测器。在这个系统上的主要配件是透析器和动静脉血液管道。②透析液系统包括比例泵、透析液流量计、加温装置、漏血探测器、负压泵、电导度计等。现在应用的有瑞典Gambro AK-系列、美国Baxter550和上海TX25等。

2. 透析器 有管型Coil透析器、平板型透析器和空心纤维型透析器等。目前主要使用空心纤维型透析器。

（二）透析液的成分

浓缩透析液配制：目前临床应用的各型血液透析机多配有固有浓缩液配方。浓缩透析液经透析机比例泵自动调配稀释后，其成分和浓度基本与正常血浆水平相一致。

（三）血管通路的建立

1. 直接穿刺法 简单、快速，应用静脉穿刺留置针直接穿刺外周动静脉或位置相对表浅的中心静脉，可选用桡动脉、足背动脉、肱动脉、前臂正中静脉及股静脉。由于要求血管条件好，血流量不易满足，不推荐使用。

2. 中心静脉留置管 主要有单腔导管、双腔导管和三腔导管，目前双腔导管最常用。导管置入的部位常有颈内静脉、股静脉。

（四）抗凝

1. 普通肝素 肝素半衰期短，为1～1.5h，起效时间为3～5min，有拮抗药，常规实验室检查能监测其作用。血液透析一般首剂量30～70U/kg，追加剂量10～20U/（kg·h），间歇性静脉注射或持续性静脉滴注（常用）；血液透析结束前30～60min停止追加。应依据患者的凝血状态个体化调整剂量。

2. 低分子肝素 一方面抗Xa作用强，导致出血倾向的机会较少；另一方面与蛋白及细胞结合少，与普通肝素相比引起血小板减少症也少。首剂一般给予50～100U/kg静脉注射，给予5～10U/（kg·h）追加，治疗结束前30min停止追加。

3. 枸橼酸钠 枸橼酸浓度为4%～46.7%，临床应用局部枸橼酸抗凝时，需要考虑患者实际血流量，应依据游离钙离子的检测相应调整枸橼酸钠（或枸橼酸置换液）和钙剂的输入速度。血流量对抗凝效果影响较大（假设枸橼酸钠输入速度为25.8mmol/h，血流量为200ml/min时，体外循环血液中枸橼酸根的浓度可达2.15mmol/L；当血流量降至150ml/min时，枸橼酸根浓度可增至2.87mmol/L；当血流量降至100ml/min时，枸橼酸根浓度可增至4.3mmol/L）。Bunchman报道，儿童采用枸橼酸钠抗凝时输入速度应为0.005mmol/（kg · min）。补钙速度一般在2～3.1mmol/h，控制滤器后的游离钙离子浓度0.25～0.35mmol/L，体内游离钙离子浓度为1.0～1.35mmol /L。如果要加大抗凝效果，最好通过加大枸橼酸根的输入速度，而不是通过降低血流量、增加体外循环血液中的枸橼酸根浓度来实现。

4.阿加曲班 国外早期报道建议参照成年人给予2μg/（kg · min）持续性滤器前输注。近期研究提示0.75～1.0μg/（kg · min）持续性滤器前输注即可使APTT稳定延长1.5～3倍，并且出血风险最小。治疗结束前20～30min停止输注。应依据患者血浆部分活化凝血酶原时间的监测来调整剂量。

（五）体外循环容量

体外循环容量，即透析器预充血量加血路管道容量，应限制在8ml/kg以下（约为小儿总血容量的10%）。可选择适合于小儿专用的血路管道和净化装置，或可用全血预冲体外装置。体重超过20kg的患儿可酌情选用成人血路管道或净化器。血流量的调控通常每分钟3～5ml/kg。由于婴幼儿血容量小，极易发生低血压。婴幼儿每次透析超滤量在体重5%以下。治疗时间多为4～5h，根据病情可酌情延长或反复多次透析治疗。

【监护措施】

（一）透析中的监护

1.透析全过程对患儿进行连续重复的观察，每30分钟记录患儿的血压、呼吸、脉搏、体温1次。

2.应紧密观察透析液浓度、流量、负压、温度等，记录血液回路通畅情况，食物或液体的摄入，凝血时间，血流率。

3.透析前后测体重、尿素氮、肌酐、血气、电解质，必要时检查血常规及血小板。

（二）注意透析过程中可能出现的紧急情况

1.静脉压增高或减低　静脉压一般为2.67～9.33kPa或稍高，如＞13.3kPa时，不能进行透析。

2.血流量不足　血流量少于100ml/min，是血流量不足。静脉侧血管路内血色暗，血细胞与血浆分离，必要时可更换透析器，经过处理又不能解决时，应停止透析。

3.透析液气泡过多　主要因在透析液流程过程中有漏气之处，或因供液泵供液不足，负压过大等所致，要注意纠正。

4.漏血、凝血、溶血　漏血的主要原因是透析膜破裂，凝血主要是肝素用量不足，溶血症少发生，可能为透析液温度过高等，应针对不同情况作相应处理。

5.紧急血液透析的并发症

（1）血管通路及出、凝血并发症见相关内容。

（2）低血压：因体外循环致有效血容量相对不足或血液透析超滤脱水过多所致，可在治疗过程中输用全血、血浆、白蛋白等，必要时应用升压药辅助。

（3）失衡综合征：在透析过程中尿毒症患者体内小分子物质等快速被清除，血浆溶质水平迅速下降，血浆渗透压减低而呈低张状态，从而形成血液-脑脊液之间渗透压梯度差加大，导致急性脑水肿、脑压升高。轻者表现为恶心、呕吐、头痛，重者可出现反应迟钝、抽搐或昏迷。应立即降低血流量以减低溶质排除速率，辅以高渗葡萄糖或25%甘露醇溶液，提高血浆渗透压，减轻脑水肿，必要时可终止透析。

（吴玉斌）

三、血浆（全血）免疫吸附

血浆吸附是血液引出后首先进入血浆分离器将血液的有形成分（血细胞、血小板）和血浆分开，有形成分输回患者体内，血浆再进入吸附器进行吸附清除其中某些特定的物质，吸附后血浆回输至患者体内。血浆吸附根据吸附剂的特性主要分为两大类：一类是分子筛吸附，即利用分子筛原理通过吸附剂携带的电荷和孔隙，非特异性地吸附在电荷和分子大小与之相对应的物质，如活性炭、树脂、碳化树脂和阳离子型吸附剂等；另一类是免疫吸附，是通过体外循环将分离出的含致病因子的血浆以抗原-抗体形式，或某些具有特定物理化学亲和力的物质作为配基与载体结合而制成吸附柱，利用其特异吸附性能，选择性或特异性地清除血液中的致病物质，其不同于一般非特异的血液灌流。免疫吸附不需要任何置换液，无发生血源传播性疾病的危险。血浆吸附的优点是清除效率高，凝血风险降低；不足之处是需要血浆分离器，成本较高；体外循环血流量多，年龄大的儿童才可以应用此方法。

【适应证】

1.肾脏和风湿免疫系统疾病　系统性红斑狼疮和狼疮性肾炎、重症过敏性紫癜、抗肾小球基底膜病、Wegener肉芽肿、新月体肾炎、局灶节段性肾小球硬化、溶血性尿毒症综合征、免疫性肝病、脂蛋白肾病、冷球蛋白血症、严重的幼年特发性关节炎、单克隆丙种球蛋白血症、抗磷脂抗体综合征等。

2.神经系统疾病　重症肌无力、Guillain-Barrè综合征等。

3.血液系统疾病　特发性血小板减少性紫癜、血栓性血小板减少性紫癜、血友病等。

4.血脂代谢紊乱　严重的家族性高胆固醇血症、高三酰甘油血症等。

5.肝衰竭　重症肝炎、严重肝衰竭尤其是合并高胆红素血症患者等。

6.器官移植排斥　肾移植和肝移植排斥反应、群体反应抗体（PRA）升高、移植后超敏反应等。

7.重症药物或毒物的中毒　化学药物或毒物、生物毒素，对于高脂溶性而且易与蛋白结合的药物或毒物，可选择血浆灌注吸附，或与血液透析联合治疗效果更佳。

8. 其他疾病　扩张性心肌病、银屑病、甲状腺功能亢进等。

【禁忌证】

无绝对禁忌证，相对禁忌证如下。

1. 对吸附器的膜或管道有过敏史。

2. 严重活动性出血或DIC，药物难以纠正的全身循环衰竭。

3. 非稳定期的心、脑梗死，颅内出血或重度脑水肿伴有脑疝。

【操作方法】

以DNA免疫吸附治疗重症SLE的步骤为例，介绍全血吸附。

1. 综合评估　由有资质的儿童血液净化治疗专业的医师综合评估患者适应证和禁忌证，向家属和（或）患者交代病情，签署知情同意书。

2. 物品准备及核对　按医嘱准备吸附器、专用血液吸附管路并核对其型号；准备生理盐水、葡萄糖溶液、抗凝剂、配制含有抗凝剂的生理盐水；准备体外循环用的必需物品，如止血钳、注射器、手套等。常规准备地塞米松、肾上腺素等急救药品和器材。

3. 建立血管通路　参照血管通路节，多采用临时血管通路。

4. 免疫吸附柱预冲　先用生理盐水500ml冲洗，再用肝素生理盐水（含肝素20mg/L）2000ml。部分患者用生理盐水或同型血浆或全血预冲，预冲流量50～100ml/min，并轻拍排空空气。

5. 抗凝

（1）普通肝素：一般首剂量50～100U/kg，追加剂量20～40 U/（kg·h），间歇性静脉注射或持续性静脉滴注（常用）；预期结束前30min停止追加。实施前给予500U/dl的肝素生理盐水预冲、保留20min后，再给予生理盐水500ml冲洗，有助于增强抗凝效果。肝素剂量应依据患者的凝血状态个体化调整。

（2）低分子肝素：首剂一般给予50～100U/kg静脉注射，给予5～10 U/（kg·h）追加，治疗结束前30min停止追加。有条件的单位应监测血浆抗凝血因子Xa活性，根据测定结果调整剂量。

6.血液流量及吸附时间　治疗开始时血流量一般从3ml/（kg·min）至5ml/（kg·min），逐渐增加。吸附时间为2h。

7.回血　空气回血法回血。必要时用鱼精蛋白中和肝素。

【监护措施】

1.低血压　多由体外循环引起。儿童总的血容量少，婴儿循环血液容量90ml/kg、儿童循环血液容量80ml/kg，如体外循环血容量超过循环血液容量的10%时（相当于急性失血）。预充量为动脉管路、静脉管路及滤器的容积。目前使用的是成年人的吸附柱，容量70ml，体外循环血量约200ml，在治疗开始引血量短时间内血容量快速减少，常出现血压下降。

预防处理：①治疗开始缓慢引血，或将预冲液不放掉直接接上静脉回流端，以保证血容量平衡，必要时可适当补充血浆、白蛋白、生理盐水等，以维持血容量平衡；②严密观察血压，动态血压监测，血压下降时要及时处理，必要时用升压药；③血压下降明显，经各种方法治疗无改善者立即停止治疗，改用其他方法。

2.变态反应　治疗前各种滤器要充分预冲，并且预冲时注意检查吸附器。治疗过程中出现皮疹等症状时给予糖皮质激素和抗组胺类药物、吸氧等对症治疗，必要时终止血浆吸附治疗，严重者出现休克时按过敏性休克处理。

3.出血、凝血　出血多为抗凝剂过量所致。凝血包括血浆分离器凝血、血浆吸附器凝血、透析器内凝血和留置管凝血，多与术前肝素使用剂量不足，或患者处于高凝状态，或伴有高脂血症有关。术中密切观察跨膜压变化，调整肝素追加量。如跨膜压短时间内迅速升高，可临时追加肝素量。若出现滤器破膜，应立即更换。

（吴玉斌）

四、连续肾脏替代治疗

连续肾脏替代治疗（CRRT）包括连续静脉静脉血液滤过（CVVH）、连续静脉静脉血液滤过透析（CVVHF）、连续静脉静脉血液透析、缓慢超滤等。连续血液滤过是危重症抢救当中最常用的血液净化技术之一。血液滤过是模仿肾小球的滤过原理，通过对流来达到清除溶质的目的。将动脉血或静脉血引入具有良好通透性的半透膜滤过器中，血浆内的水分和溶于其中的中小分子量（5万Da以下）的溶质以对流的方式被清除。亦即靠半透膜两侧的压力梯度（跨膜压力）达到清除水分及溶质的目的，此为血液滤过的原理。血液滤过透析则是在血液滤过的基础上在滤器外膜增加透析液，靠膜两侧的溶质浓度差所产生的弥散作用，进一步增加溶质的清除，对纠正氮质血症及代谢性酸中毒有较好的效果。

【适应证】

（一）急性肾衰竭

常规的血液透析不适合血流动力学不稳定的危重患儿及婴幼儿。而连续血液滤过方法简便，可床边连续进行，安全、有效。对急性肾衰竭患儿在采取了内科保守疗法仍无效的情况下，应尽早行CVVH或CVVHF，纠正氮质血症、酸中毒及离子紊乱等，使机体的内环境尽快稳定，阻断疾病的恶性循环，提高存活率。一般采用CVVH的指征与血液透析基本一致。由于CVVH体外循环血量减少，血流速度相对较慢，可床边进行，所以特别适合于不能耐受血液透析的危重患儿及婴幼儿，采用CVVH后还可不必顾虑液体入量的限制，可以补充机体所需的各种营养成分，有利于恢复。

（二）高血容量性心力衰竭、肺水肿、脑水肿

CVVH可有效清除多余的水分，迅速减轻病情。

（三）高钾血症

各种原因所致高钾血症危及生命者。

（四）药物或毒物中毒

对药物及毒物中毒患儿病情较重者，尤其伴有肾衰竭、肝衰竭者更适合CVVH。但需注意必须是可经肾脏排泄的药物方可采用此方法清除，如乙醇、地西泮等，效果优于常规血透和腹膜透析。

（五）脓毒症

已证实炎症介质在SIRS→MODS发展当中起关键作用，持续存在高浓度促炎介质及抗炎介质与病死率相关。因此，有效清除炎症介质可能阻断该过程，提高治愈率，TNF-α主要通过吸附清除，其他介质可通过对流、吸附清除。近年有人将TNF单克隆抗体加到滤器中可特异性吸附TNF-α增加清除率，也有专门吸附内毒素的滤过器。动物实验改善预后明显，此外还可清除其他一些有毒物质，如心肌抑制因子等（免疫吸附）。但由于缺乏循证医学证据支持，目前仍限于脓毒症或脓毒性休克伴有肾衰竭或有水负荷过重的情况。

（六）其他

ARDS、挤压综合征、乳酸酸中毒、急性坏死性胰腺炎、肝性脑病、先天性代谢障碍等。

【操作方法】

（一）血滤装置

血滤装置主要包括血滤器、管路系统和血液净化机。血滤器外形为圆柱形，内含数量不等的空心纤维作为滤过膜，该膜具有良好的生物相容性，能抗高压，物理性质稳定。管路分动脉管路和静脉管路（出血端及回血端），有婴儿和儿童型号区别。血液净化机主要是提供体外循环动力系统，除肝素泵外，该机配有4个动力泵和4个压力监测器（较新的床旁血液净化机可有5个泵），分别控制和监测血滤器动静脉端、滤出液和置换液管路内的流速和压力，并配有血液加湿和气泡监测装置，可进行安全、快捷的血滤、换血、透析和血灌流等多种血液净化操作。对无血液净化机的单位可用简易系统，即用一个血泵来提供动力，进行体外循环血滤，只不过需密切监测流速、压力及液体出入平衡情况，比较费人力。无血泵则采取动静脉血液滤过，利用动静脉间压差来维持体外循环（目前已很少使用）。

（二）实施方法

1. *血管通道建立* 采用塞丁格技术进行动、静脉插管。若有血液净化机或血泵，根据患者年龄，目前多采用不同内径的双腔导管（5F、7F或11F）股静脉或锁骨下静脉、颈内静脉插管（1根导管即可）。小婴儿血管细可用单腔导管。若无血泵则要分别于股动、静脉插管或其他较粗大的动、静脉插管，新生儿可放置于脐静脉内。

2. *连接滤器和管道及预充* 根据不同患者年龄选择不同型号的滤器和管道，连接动脉端及静脉端于相应的通路上构成体外循环通路，一般年龄越小，滤过器滤过面积应越小，管路管径也相对较细，否则超滤量太大或体外循环血量过多，易导致患儿血流动力学不稳定。体外循环血量一般不超过患者血容量的10%。目前有的厂商可供应滤器和管路一体化的配套装置，安装方便易掌握（如Prisma）。连接到患者血管通路前，先用（2500U/500ml）肝素盐水冲洗或预冲，排出滤器和管道内的空气和微粒物质，目前的血液净化机一般都有自动预充程序。如果患儿血容量不足，在肝素预充后可用库血预充滤器。

3. *连接患者血管构成体外血环通路* 预充结束后将管路动脉段（出血端）、静脉端（回血端）分别连接于双腔管的近端和远端构成体外循环通路，预设好各项参数后开启机器即可进行连续血液净化。通常按体表面积计算超滤量：

$$体表面积（m^2）＝体重（kg）×0.0375＋0.1$$

（表1-34，表1-35），注意行CVVHDF时根据需要调整超滤液与透析液的比例。

4. *抗凝* 使用肝素抗凝，滤过前给予肝素20～50U/kg从静脉侧入，此后用肝素泵持续由动脉端注入肝素5～20U/（kg·h），维持肝素化，保持试管法凝血时间在30～45min或部分凝血活酶时间（APTT）比正常延长20～30s或活性凝血时间（ACT）在180～240s。对凝血机制差的患者（如肝衰竭）或有出血倾向者（如外伤患者）可行无肝素或体外肝素或枸橼酸抗凝。

表1-34 儿童CRRT处方推荐

血流速度	ml/min
新生儿	10～20
婴儿	20～40
儿童（体重＜20kg）	50～75
儿童（体重＞20kg）	75～100
超滤量（置换液速度CVVH）	ml/（min·m²）体表面积
急性肾衰竭	
新生儿	8～10
婴儿	8～10
儿童	10～15
多脏器功能衰竭	
新生儿	8～10
婴儿	8～10
儿童	10～15
透析液速度（CVVHD）	ml/（min·m²）体表面积
急性肾衰竭	
新生儿	15～20
婴儿	15～20
儿童	15～20
多脏器功能衰竭	
新生儿	15～20
婴儿	15～20
儿童	15～20
清除液体	1～2 ml/（kg·h）

表1-35 CVVHDF推荐处方

年龄段	Qb（ml/min）	Qf［ml/（min·m²）］	Qd［ml/（min·m²）］
新生儿	10～25	5	15～25
婴儿	25～50	5	15～25
儿童	50～100	5	15～25

注：Qb.血流速度；Qf.超滤速度；Qd.透析液流速

5. 置换液　滤过当中需根据滤出液的多少补充一定量的置换液（按配方无菌条件下配制），目前有市售的置换液。由动脉端输入置换液为前置换，由静脉端输入置换液称为后置换，也可同时行前后置换，各有利弊。置换液的量实际代表超滤量。

6. 连续血液滤过透析　使用1.5%乳酸腹膜透析液，通过滤器第2孔使其通过滤器半透膜的外侧并与血流方向相反。目前的血液净化机设定好透析液流速后可自动控制。没有透析液时也可用置换液替代。

【监护措施】

（一）术前护理

进行床旁CVVH前，清洁病室并消毒，有条件可用单间病房，给患儿测量生命体征及体重并记录，连接心电监护仪，固定体位，一般取仰卧位，保持患儿安静。

（二）术中及术后护理

1. 生命体征的监测　给予持续心率、呼吸、血压的监测，每小时记录1次，床旁CVVH的患儿血液在体外停留时间较长，易出现低体温，所以在护理过程中根据体温情况给予保暖或调节床温，滤过管道用40～50℃暖水袋或热毛巾包裹，以维持体温的正常，使用机械通气的患儿在滤过的过程中，保持患儿安静，及时清理呼吸道的分泌物。目前使用的净化机带有血液加温装置，可保证滤过期间的体温正常。

2. 保持管道通畅和防止管道脱出及确保血泵流速准确　由于患儿持续静脉输入，管道较多，检查各管道连接是否密闭，有无气泡、脱落、渗漏、阻塞、扭曲等，准确掌握抗凝剂的剂量及速度，持续输入的药物不能停药及更改速度，防止液体外渗，有计划的合理使用静脉。

3. 穿刺部位及创面的保护　保持穿刺部位及创面干燥、清洁，观察局部有无红肿、渗漏及渗血，定时更换穿刺部位的贴膜，固定体位，躁动患儿遵医嘱给予镇静，在取血标本时，注意严格执行无菌操作，防止并发症。

4. 保持液体出入量平衡　严格准确记录出入量，包括置换液量、透析液量和废液量，保持滤过液和补充液平衡。婴幼儿体重越低，出入量平衡越重要，否则会引起血容量过度损失。废液量包括滤出液和透析液量及需脱水的量，应定期观察测量并记录。

5.连续血液净化的常见问题

（1）血管通路血流不畅：可以出现低引血压报警，体外循环引血端管路抖动幅度增大，也可以出现高回血压报警、高跨膜压报警。

原因：低血压，管道扭曲，导管血流不畅，心排血量降低，形成蛋白膜，脱水。

处理：调整患者血流动力学状态，提高管路安装技术，保证患者体位。

（2）凝血：滤器颜色黑暗，高跨膜压报警，滤器出现条纹。

原因：管道梗阻，肝素量不足，输注促凝血物质，心排血量降低。

处理：增加前稀释；增加血流速；持续注入肝素，增加肝素用量；避免反复停血泵；减少血制品输注；更换滤器。

（3）电解质丢失

原因：输液不当，监测不严。

表现：心电失常（缺少K、Ca），抽搐（缺少Ca、P），酸中毒。

处理：每4～6小时测电解质1次，注意置换液各成分是否按配方要求输入。

（4）漏血

原因：空心纤维滤器破裂。

表现：血性超滤液。

处理：更换滤器。

（5）出血

原因：肝素过量。

表现：胃肠道等内脏出血，穿刺部位出血。

处理：调整肝素用量。

（6）感染

原因：无菌操作不严格。

表现：发热、白细胞增高。

处理：自静脉端取血作培养，应用抗生素治疗。

（刘春峰）

五、血浆置换

血浆置换（p1asma exchange，PE）是将患者血液引入血浆交换装置，分离血细胞与血浆，弃去血浆，补充与弃去血浆等量的正常新鲜血浆和人血白蛋白或血浆代用品、电解质等生理平衡液，从而清除存在于患者血浆与蛋白结合的毒性物质。血浆置换适用于清除与血浆蛋白结合率高（大于60%），又不易被血液透析或血液灌流所清除的药物、毒物中毒或其他疾病因子。目前在急救领域的应用愈来愈广。

【适应证】

（一）PE在肾脏疾病中的应用

主要是排出造成肾脏病变的循环致病性因子，这些免疫因子都是循环自身抗体、循环免疫复合物和肾脏原位免疫复合物。还包括血浆副蛋白、溶血性尿毒症综合征中损伤微血管的不明循环因子、炎症介质等。如肺出血肾炎综合征（goodpasture syndrom，GS）、急进性肾炎、狼疮性肾炎等过去认为是预后很差的疾病，用PE后取得了明显疗效。

（二）PE在神经系统疾病中的应用

重症肌无力、吉兰-巴雷综合征（GBS）、多发性硬化等，尤其GBS过去治疗方法比较被动，只能等到呼吸肌麻痹上呼吸机治疗，耗费大量人力物力，还容易合并肺炎，治疗困难。采用PE后可早期积极治疗，阻断疾病进展，明显缩短疗程。

（三）PE在血液病中的应用

如自身免疫性溶血性贫血、自身免疫性血小板减少性紫癜、新生儿溶血病等。

（四）多脏器功能障碍综合征

可有效清除体内炎症介质等内外源性有害物质，用于肝性脑病的治疗，取得了明显疗效。

（五）毒物中毒

血浆置换适用于清除与血浆蛋白结合率高（大于60%），又不易被血液透析或血液灌流所清除的药物、毒物中毒。

【操作方法】

（一）血浆置换的装置

1.可应用血液透析或血液滤过主机作为血浆置换装置 但目前有专用血浆置换机供应市场，包括单滤膜血浆滤过器、血路管道、动静脉导管等整套设备。目前多选用膜式血浆滤过器，可以将血液中的绝大部分细胞和血浆分离出来。

2.简易血浆置换装置 由血泵、肝素泵、输液泵、压力监护器、空气探测器、加温装置等组装而成。

（二）血浆置换的技术操作

1.依次将动脉段血路、血泵、单滤膜血浆滤过器、静脉段血路相连接。

2.先用1000ml生理盐水冲洗血路管道和血浆滤过器，再用2000ml肝素生理盐水（含肝素6000U）密闭式循环冲洗20min后待用。目前的血液净化装置可自动完成这个过程，一般预冲时间长于血液滤过。

3.若无带加温装置的血液透析或血浆滤过主机，则可应用37～38℃电热恒温水浴箱，加温血浆置换液。

4.穿刺置管建立血管通路后，将血路管道及血浆滤过器与患者动、静脉导管（或出血端、回血端）相连接，启动血泵，根据患者年龄大小，从小流量开始，以后可以逐渐增加至患者的耐受范围。血浆滤出速度控制在20～30ml/min，婴幼儿滤出速度宜慢，可通过控制血泵流速、血路管道或滤过器内压力及滤出废弃血浆收集袋垂直高度加以调节。目前的血液净化装置可以设定置换时间，机器根据时间自动调整血浆置换的速度，通常2～3h。

5.动态观察、记录滤出废弃血浆量，同时从静脉段血路（即血浆滤过器后）输入基本等量、等速的置换液，目前血液净化机可自动控制。

（三）血浆滤过量的估算

根据体重及血细胞比容可估算出全身固有血浆容量，一般一次治疗血浆置换量应为患者血浆量的1～1.5倍。

（四）如何补充血浆置换液

应用新鲜冷冻血浆、新鲜冻干血浆或人血白蛋白滴配，以电解质生理平衡液为补充。

（五）血浆置换抗凝问题

由于血浆置换时血流量相对较小，血液中部分肝素随血浆滤出液清除，故肝素用量可能要相对较多。用量以使活化全血凝固时间（ACT）增加2倍为准。但一般由于血浆置换时间相对较短，很少发生血凝。

【护理措施】

小儿血浆置换的术中配合及护理

（一）术前护理

1. 心理护理　术前向患儿家属说明操作程序及术中要求，同时对清醒患儿加强床边看护。尽量满足患儿心理及生理上的需要，语言交流时做到语言亲切、态度和蔼，消除患儿恐惧和焦虑心理，保持良好情绪，使患儿能愉快地配合治疗。

2. 了解病情　如血红蛋白、血细胞比容、心肺功能，能否耐受大量快速输入，以便做好血浆置换中的相应准备。

3. 熟悉静脉血管　主要选择四肢大静脉，以供血细胞分离机抽吸、回输和液体输入。

4. 血浆置换日术前的护理　测患儿体温、脉搏、呼吸、血压、体重，呼吸道分泌物多的患儿应吸净痰，保持呼吸道通畅。

（二）术中护理

由1名或2名临床经验丰富的护士担任血浆置换护理，她们应熟悉血浆置换规程、操作规程步骤、并发症，并掌握抢救措施，同时备好抢救物品和药品。

1. 术前30min　给患儿注射镇静药。取半卧位，床头抬高30°，有利回心血量的增加。

2.维持体液平衡和建立输液通道　采用8～9号头皮针穿刺，保持输液通畅，输液中据病情及操作程序及时适量补充血容量，随时调节输液速度。在采血阶段体外循环最大量时，需加快补液，以免血容量减少而发生低血压或休克，回输阶段应减慢补液速度，以防止血容量迅速增加，加重心肺负担，发生肺水肿、心力衰竭。

3.血浆置换中的监护及护理

（1）密切观察脉搏及血压，一般5～10min测量1次，注意神态、呼吸、面色等改变。

（2）血浆置换完毕在拔出血细胞分离机穿刺针头后，一定注意保护针眼，先涂碘酒，再用棉签按压5min或更长时间，避免出血，待患儿观察30min后，再送患儿回病房，做好交班。

（三）术中常见不良反应及处理

1.一般反应　见畏寒、口干、疲倦，由于大量血液成分反复抽出分离，回输身体后不适所致。可对症处理，术中开始血浆置换时回抽稍延迟，采血和输液速度减慢，使患儿逐步适应，注意患儿保暖，饮热饮料，症状很快减轻或控制。

2.心血管反应

（1）低血容量：脉搏增快，血压下降，出现休克症状应立即报告医师迅速加快回输及输液速度，或放慢回抽，使液体平衡，3～4min后脉搏、血压将逐渐恢复。

（2）高血容量：表现肺水肿、心力衰竭，应注意液体平衡。

3.枸橼酸反应　新鲜冷冻血浆或5%人血白蛋白因其含有枸橼酸盐，大量快速输入可引起枸橼酸中毒反应时（如低血钙、肢体抽搐），可输入适量10%葡萄糖酸钙处理。术前常规给葡萄糖酸钙口服。

4.变态反应　常与置换液中输入的血浆或人血白蛋白有关。可应用激素等措施预防变态反应的发生。如遇有严重反应而出现过敏性休克者，可考虑终止置换治疗。

（四）血浆置换术的并发症

1.出血症状　血浆置换过程中全身血液肝素化，血浆分离过程中大量血小板、凝血因子丢失，输入置换液中缺乏凝血因子，枸橼酸反应发生低血钙，故治疗过程中或治疗后易发生出血倾向。加上患儿血管病变，术中、术后有大出血的可能，护理过程中需密切观察有无出血倾向，尤其要预防大咯血造成窒息。

2.感染　患儿体质差或置换手术中无菌操作不严，极易造成感染，除应加强手术无菌操作外，术后更应强调消毒隔离，严格控制探视人员，保证休息，加强营养，提高抵抗力，观察体温变化，一旦出现感染征象，尽早使用抗生素。

（五）血浆置换术的术后护理

1.患儿休息30min后若无不适，返回病房，当日避免剧烈活动，注意保暖，预防感冒。

2.治疗当日观察穿刺部位有无渗血，淤血局部有无肿痛及时处理。

3.嘱患儿勿用手搔抓患处，保持皮肤清洁，避免感染。

（刘春峰）

六、血液灌流

血液灌流技术是将患者血液从体内引到体外循环系统内，通过灌流器中的吸附剂吸附毒物、药物、代谢产物，达到清除这些物质的一种血液净化治疗方法或手段。与其他血液净化方式结合可形成不同的杂合式血液净化疗法。

【适应证】

1.急性药物或毒物中毒。由于药物与活性炭的亲和力不同，以及各种药物在体内的特殊分布性，HP的效果亦有所差别。一般活性炭对中分子量以上毒物有较好的吸附效应，树脂吸附剂对脂溶性和较大分子量毒物有较强的吸附效应。对于小分子量毒物两种吸附剂作用都较差。急性药物或毒物中毒是HP的主要适应证，其疗效优于HD，可治疗催眠药、解热镇痛药、三环类抗抑郁药、洋地黄类、奎尼丁类、茶碱、抗癌药、抗结核药、毒蕈、有机磷和有机氯农药中毒等。凡中毒患者血药物浓度达到或超过致死量，出现低换气、低体温、血压降低、长时间昏迷，并伴有肺炎或严重的慢性肺部疾病或内科治疗无效者，均应及时采用HP治疗。

2.尿毒症，合并心包炎、周围神经病变、嗜睡及胃肠道症状者。

3.肝性脑病。

4.脓毒症或系统性炎症综合征。

5.其他，精神分裂症、牛皮癣、狼疮性肾炎、甲状腺危象、肺肾综合征等。

【禁忌证】

血液灌流无绝对禁忌证。相对禁忌证为血小板减少症、白细胞减少症及其他凝血障碍，对灌流器及相关材料过敏者。

【操作流程】

（一）治疗前准备

1.灌流器的准备　一次性应用的灌流器出厂前已经消毒，所以在使用前注意检查包装是否完整、是否在有效期内。目前使用树脂灌流器较多，根据患者年龄选用不同规格的灌流器。

2.血管通路的建立与选择　详见血液净化血管通路章节。

3.体外循环的动力模式

（1）非外源性动力模式：依靠患者良好的心功能与血压（靠动静脉压差），推动体外血路中血液的循环。仅限于医院无专用设备的急诊抢救，而且患者无循环衰竭时的治疗。

（2）外源性辅助动力模式：利用专业血液灌流机、血泵或常规血透机或CRRT设备，驱动并调控体外循环。

（二）操作程序及监测

1.灌流器与管路的冲洗

（1）预冲液准备：5%葡萄糖注射液500ml（选用），含肝素10～15mg/500ml的生理盐水2500ml，含肝素100mg的生理盐水500ml，不含肝素的生理盐水500ml。

（2）预冲：透析、滤过联合灌流进行治疗时，要将滤器和灌流器分别单独预冲。

①旋开灌流器两端的端帽，排出灌流器内的保存液，使血液回路的动脉管充满预冲液后，连接灌流器的动脉端。预冲液充满灌流器后，再把灌流器静脉端与血液回路的静脉管相连。将灌流器动脉端朝下、静脉端向上垂直固定于支架上。

②依次用5%葡萄糖注射液500ml（选用）、含肝素10～15mg/500ml的生理盐水2500ml自下而上预冲灌流器和管路，泵流速为100ml/min。预冲过程中轻拍灌流器及管路以排尽管路及灌流器内气体。

③透析、滤过联合灌流进行治疗时要用延长管将滤器（串联于灌流器后）用含肝素100mg的生理盐水500ml以不超过50ml/min的流速缓慢预冲，排尽管路、灌流器（如透析、滤过联合灌流，应包含所串联的滤器）中的空气，使灌流器达到充分肝素化（也可以使用含肝素100mg的生理盐水500ml充满灌流器和管路后，停泵，保留灌注20min）。

④最后使用无肝素的生理盐水500ml冲入管路、灌流器（如透析、滤过联合灌流，应包含所串联的滤器）中，排出其中含肝素的生理盐水，即可将灌流器动脉端朝下、静脉端朝上垂直固定于支架上准备引血上机。注意使动、静脉壶内液面稍高，多预留一些捕空气的余地。

2.如果患者处于休克或低血容量状态时　可于灌流治疗开始前进行体外预冲，预冲液可采用生理盐水、代血浆、新鲜血浆或5%人血白蛋白，从而降低体外循环对患者血压的影响。

3.体外循环体系的建立　冲洗结束后，将动脉端血路与已经建立的血管通路（出血端）正确牢固连接（如深静脉插管或动静脉内瘘），然后开动血泵，当血液经过灌流器即将达到静脉端血路的末端出口时，与已经建立的血液通路（回血端）正确牢固地连接。

4. 抗凝

（1）治疗前患者凝血状态评估和抗凝药物的选择：参照血液净化的抗凝治疗章节。

（2）抗凝方案

①普通肝素：一般首剂量0.5～1.0mg/kg，追加剂量10～20mg/h，间歇性静脉注射或持续性静脉滴注（常用）；预期结束前30min停止追加。实施前给予4mg/dl 的肝素生理盐水预冲、保留灌注20min后，再给予生理盐水500ml冲洗，有助于增强抗凝效果。肝素剂量应依据患者的凝血状态个体化调整。

②低分子肝素：一般选择60～80U/kg，推荐在治疗前20～30min静脉注射，无须追加剂量。同样肝素生理盐水预冲有助于增强抗凝效果（方法同普通肝素）。

（3）抗凝治疗的监测和并发症处理：参照血液净化的抗凝治疗章节。

5. 体外循环血流量的调整　一般以3～5ml/(kg·min）为宜。研究表明，体外循环中血液流速与治疗效果显著相关，速度过快所需治疗时间相对较长，而速度较慢则需要治疗的时间相对较短，但速度过慢易于出现凝血。泵速先慢后快，逐渐提高泵速。

6. 治疗的时间与次数　灌流器中吸附材料的吸附能力与饱和速度决定了每次灌流治疗的时间。常用活性炭吸附剂对大多数溶质的吸附在2～3h达到饱和。因此，如果临床需要，可每间隔2h更换一个灌流器，但一次灌流治疗的时间一般不超过6h。对于部分脂溶性较高的药物或毒物而言，在一次治疗结束后很可能会有脂肪组织中的相关物质释放入血的情况，可根据不同物质的特性间隔一定时间后再次进行灌流治疗。

7. 结束治疗与回血

（1）结束前30min关闭肝素泵。

（2）结束时先倒转血液灌流器，用等渗盐水200～300ml将血液缓慢驱回患者体内。

（3）按医嘱留取标本并送检。

（4）封闭或拔除临时性血管通路。

（5）关闭监护器，切断电源。

（6）拆除监护器上的灌流器及血液管道并弃去。

（7）急性药物中毒抢救结束后可采用空气回血。

【监测】

1.采用专用设备进行灌流治疗时要密切观察动脉压和静脉压的变化　动脉压端出现低压报警时，常见于留置导管出现血栓或贴壁现象；动脉压端出现高压报警则常见于灌流器内血液阻力增加，多见于高凝现象，应追加肝素剂量；静脉压端出现低压报警，多见于灌流器内凝血；静脉压端出现高压报警时多见于除泡器内凝血、滤网堵塞。

2.在依靠自身血压驱动的非外源动力灌流体系中没有完善的压力监测系统　应定期测定患者血压，一旦患者出现低血压休克，则有可能导致血液灌流不足而影响疗效；动脉或静脉端除泡器内出现纤维蛋白沉积时，提示抗凝药剂量不足，患者处于凝血倾向，追加肝素剂量；如果动脉端除泡器内血液平面逐渐升高，提示灌流器内阻力升高，多见于灌流器内凝血，此时静脉端除泡器血液平面会逐渐下降，必要时需要更换灌流器。

3.生命体征的监测　在患者进行灌流时应密切观察其生命体征的变化。如果患者出现血压下降，则要相应地减慢血泵速度，适当扩充血容量，必要时可加用升压药物；如果血压下降是由于药物中毒所致而非血容量减少所致，则应当一边静脉滴注升压药物一边进行灌注治疗，以免失去抢救治疗的时机。

4.反跳现象的监测

（1）部分脂溶性较高的药物（如催眠药或有机磷类）中毒经过灌流后，可以很快降低外周循环内的药物或毒物水平，患者临床症状与体征得到暂时性缓解，治疗结束后数小时或次日外周组织中的药物或毒物再次释放入血，导致患者二次症状或体征的加重。

（2）另一常见原因是没有进行彻底洗胃而在治疗结束

后药物再次经胃肠道吸收入血。

（3）密切观察上述药物或毒物灌流治疗结束后患者的状况，一旦出现反跳迹象要再次进行灌流治疗。

【影响疗效的因素】

1.毒物毒性的强弱。

2.2种或2种以上毒物同时中毒。

3.治疗时机：灌流治疗过早则药物尚未形成血药浓度高峰，过晚则药物过多地与外周组织结合。有下列情况者应尽早进行灌流治疗。

（1）毒物中毒剂量过大或已达致死剂量（浓度）者，经内科常规治疗病情仍恶化者。

（2）病情严重伴脑功能障碍或昏迷者，伴有肝肾功能障碍者，年老或药物有延迟毒性者。

4.一次灌流治疗时间不宜超过3h。

5.特异性解毒药物应与血液灌流同时使用，但要注意吸附剂对解毒药的吸附作用，必要时可加大相应剂量。

6.减少毒物吸收

（1）灌流结束回血时可应用空气回血法，因为生理盐水回血有可能增加毒物与吸附剂解离而再次进入血液的风险。

（2）最大限度地降低药物的后续吸收是十分重要的手段，如胃肠道中毒者应积极进行洗胃和（或）导泻，皮肤中毒者积极清洗皮肤等。

【并发症及处理】

（一）生物不相容性及其处理

吸附剂生物不相容的主要临床表现为灌流治疗开始后0.5～1.0h患者出现寒战、发热、胸闷、呼吸困难、白细胞或血小板一过性下降（可低至灌流前的30%～40%）。一般不需要中止灌流治疗，可适量静脉注射地塞米松、吸氧等处理；如果经过处理症状不缓解并严重影响生命体征而确系生物不相容导致者应及时中止灌流治疗。

（二）吸附颗粒栓塞

治疗开始后患者出现进行性呼吸困难、胸闷、血压下降等，应考虑是否存在吸附颗粒栓塞。在进行灌流治疗过程中一旦出现吸附颗粒栓塞现象，必须停止治疗，给予吸氧或高压氧治疗，同时配合相应的对症处理。

（三）出凝血功能紊乱

活性炭进行灌流吸附治疗时很可能会吸附较多的凝血因子，如纤维蛋白原等，特别是在进行肝性脑病灌流治疗时易导致血小板聚集而发生严重的凝血现象；而血小板大量聚集并活化后可以释放出大量的活性物质，进而诱发血压下降。治疗中注意观察与处理。血液灌流后常常导致血小板下降，需注意。

（四）贫血

通常每次灌流治疗均会导致少量血液丢失。因此，长期进行血液灌流的患者，特别是尿毒症患者，有可能诱发或加重贫血现象。

（五）体温下降

体温下降与灌流过程中体外循环没有加温设备、设备工作不正常或灌流过程中注入了过多的冷生理盐水有关。

（六）空气栓塞

空气栓塞主要源于灌流治疗前体外循环体系中气体未完全排除干净、治疗过程中血路连接处连接的不牢固或出现破损而导致气体进入到体内。患者可表现为突发呼吸困难、胸闷气短、咳嗽，严重者表现为发绀、血压下降甚至昏迷。一旦空气栓塞诊断成立，必须立即停止灌流治疗，吸入高浓度氧气，必要时可静脉应用地塞米松，严重者应及时进行高压氧治疗。

（刘春峰）

第十七节　小儿肠外营养

营养支持的目的是提供必需的营养底物以维护细胞、组织与器官的功能与代谢，以利于患者的康复。胃肠道外营养（parenteral nutrition）是指通过胃肠道以外的途径输入所需营养物质的一种治疗措施，可分为部分胃肠道外营养（partial parenteral nutrition，PPN）和全胃肠道外营养（total parenteral nutrition，TPN）或称静脉高营养。PPN指患儿所需的部分营养物质经过静脉途径给予，其余部分由胃肠道摄入，而TPN是通过静脉途径输入患儿所需全部营养成分。

营养支持治疗是利用营养物质达到治疗作用，而不仅仅是起营养作用。目前临床营养方式已向肠内营养方式转化，只要肠道有功能，就一定要肠内营养。因此，肠外营养没有绝对的适应证和禁忌证。

【适应证】

（一）部分胃肠道外营养

部分胃肠道外营养多应用于重症感染伴胃肠功能紊乱、呼吸窘迫综合征、重度营养不良、败血症、低体温及腹泻等患者，肠内营养不能满足其营养需求时。

（二）全胃肠道外营养

1.胃肠道摄入热量不能达到总热量的70%，或预计不能肠道喂养3d以上。多用于严重胃肠道畸形、坏死性小肠结肠炎（NEC）、顽固性腹泻病、肠瘘、大面积烧伤、短肠综合征、溃疡性结肠炎、急性胰腺炎、营养不良、肿瘤患者放疗化疗及胃肠道手术前后。

2.极低出生体重儿、早产儿、宫内发育迟缓儿等，胃肠道功能不成熟，特别是有呼吸衰竭等并发症，不能耐受胃肠道喂养，需从全胃肠道外营养开始。

【禁忌证】

1.严重休克、严重水电解质紊乱、酸碱平衡失调等。

2.血浆TG＞2.26mmol/L（200mg/dl）时禁用脂肪乳。

3.严重脓毒症、NEC等应在病情稳定后再用。

4.严重出血倾向者、出凝血指标异常者慎用脂肪乳。

5.循环衰竭、肝肾功能不全、尿素氮在12.9mmol/L（35mg/dl）以上者慎用。

6.严重缺氧、血胆红素在171～205μmol/L（10～12mg/dl）以上者，禁用中性脂肪。

7.氨基酸代谢异常的患者。

【方法】

全胃肠道外营养最初按每日所需维持生命最低量给予，热量40～60kcal/（kg·d），液体量60～80ml/（kg·d），蛋白质0.5～1.0g/（kg·d），逐日增加剂量，每日增加氨基酸0.5～1.0g/（kg·d）至足量2.5～3.3g/（kg·d）止。应注意所给三大营养素（糖、脂肪、氨基酸）中糖应占总热量的35%～50%，氨基酸中的含氮量与非氮热量之比为1∶（150～200），否则氨基酸被作为热量消耗而致负氮平衡，即每1g氮必须由糖和脂肪提供150～200cal热量。

（一）全胃肠道外营养成分的组成及剂量

1.液体　小儿每日液体需要量可按以下估计：早产儿，体重＜2kg，液体量为150ml/（kg·d）；第1个10kg（≤10kg），液体量为100ml/（kg·d）；第2个10kg，液体量为1000ml＋50ml/kg；第3个10kg，液体量1500ml＋20ml/kg。年长儿，可按1500～1700ml/（m^2·d）计算。

具体补液时需按不同病情增减。

（1）以下情况液体量需增加：①不显性失水增多，光疗增加10%～20%，暖箱增加20%，体温增加1℃，水分增加13%，以及周围温度、湿度都会影响液体量；②第三间隙液增多，胸腔积液、腹水等；③有明显失水的，如腹泻、呕吐等。

（2）以下情况液体量需减少：①脑水肿、先天性心脏病、心力衰竭、肾衰竭等；②不显性失水减少，气管内插管连接呼吸机减少20%，头罩吸氧、双闭式暖箱等。

2.热量　小儿每日所需热量按以下计算：＜1岁，100～120kcal/（kg·d）；1～3岁，90～100kcal/（kg·d）；3～6岁，80～90kcal/（kg·d）；6～10岁，60～80kcal/（kg·d）；10～14岁，40～60kcal/（kg·d）。若存在发热、抽搐等应激状态，能量消耗大时，需增加热量，体温每上升1℃，热量需求量增加12%，大手术后热量需要增加20%～30%，脓毒症热量需要增加40%～50%，烧伤热量需要增加100%。肠外营养可比经胃肠喂养的热量稍低，因经胃肠消耗一定热量，TPN 0.75kcal = EN 1kcal。危重患儿1周内热量达到需求的2/3即可。

3.氨基酸　氨基酸是维持生命的基本物质。可使机体保持正氮平衡。1g氨基酸提供4cal热量。婴儿建议用小儿氨基酸注射液，含有更多的支链氨基酸和精氨酸、胱氨酸等。

新生儿氨基酸的需要量可达2.0～3.0g/（kg·d），＜1岁婴儿2.5g/（kg·d），4～12岁1.5～2g/（kg·d）。应从0.5～1.0g/（kg·d）开始逐日增加。注意输注氨基酸时应同时给予足够的热量，否则氨基酸被作为热量消耗致负氮平衡。营养液中含氮量与非蛋白（糖、脂肪）热量量比以1∶（150～200）为宜，氨基酸含氮量计算公式：

氮（g）＝氨基酸（g）÷6.25

4.葡萄糖　是体内（如脑组织、红细胞等）所必需的能量底物，也是各类糖中最符合机体生理需要的糖类，是TPN热能的主要来源。急重症肠外营养时葡萄糖应提供35%～50%的热量，但经周围静脉滴注时为防止其高渗性对血管的刺激，浓度应≤12.5%，经中心静脉时浓度可达20%～30%，葡萄糖滴注速率5～8mg/（kg·min）。每日供应葡萄糖8～20g/（kg·d）。1g糖提供热量4kcal，葡萄糖提供的热量占总热量的50%～60%。糖过多时可致氧耗量、二氧化碳产生量增加，加重呼吸循环负担，也可造成脂肪肝。肠外营养时应严格控制输入的葡萄糖量、浓度、速度及停药方法，避免高血糖或低血糖发生。注意糖尿病患者应适当应用外源性胰岛素。

5.脂肪　脂肪乳能提供热能、促生物合成、提供必需脂肪乳、增加氨基酸的利用率。长链脂肪乳注射液LCT为机体提供了生物膜和生物活性物质代谢所需的多不饱和脂肪酸，但LCT存在一些代谢及免疫功能方面的缺陷。中/长链脂肪乳注射液MCT/LCT由于其理论上具有体内水解、氧化清除快，不依赖肉毒碱转运，以及对免疫系统影响少，不易在肝内及外周组织中浸润等优点，是较理想的能源物质。因此，选择中/长链脂肪乳剂比长链脂肪乳剂有更好的临床效果。为使两者能均匀地使用而产生了结构性脂肪乳，即在一个三酰甘油的分子结构上，既有MCT又有LCT。结构性脂肪乳被认为比物理混合的中/长链脂肪乳具有更小毒性、更有效的省氮效应，以及不影响机体网状内皮系统等优点。

1g脂肪乳提供热量9kcal。脂肪乳提供的热量不高于总热量的50%。脂肪乳应用的剂量为：早产儿1～2g/（kg·d）；足月新生儿2～3g/（kg·d）；儿童1～2g/（kg·d）。注意：①应从0.5g/（kg·d）开始，逐日增加，每日增加0.5～1.0g/（kg·d）至足量3g/（kg·d）止；②输注时全日量在16～24h完成，即速度为0.15g/（kg·h）；③最好采用全营养混合液输注方式；④定期监测血脂，避免高脂血症的发生；⑤在黄疸、出血倾向或凝血功能障碍、严重感染等情况时，脂肪乳剂减量或停用。

6. 其他营养素

（1）电解质：小儿TPN时每日电解质推荐剂量见表1-36。

表1-36 小儿TPN时推荐电解质量［mmol/（kg·d）］

电解质	＜10kg	10～30kg
钠	2～4	20～150
钾	2～4	20～240
氯	4～12	20～150
钙	0.25～1.5	2.5～10
镁	0.25～0.5	2～12
磷	1～3	6～50

（2）维生素：促三大营养物质的正常代谢及生化和生理功能的完成。TPN需补充13种维生素，包括4种脂溶性维生素（维生素A、维生素D、维生素E、维生素K）和9种水溶性维生素（维生素B_1、维生素B_2、维生素B_6、维生素B_{12}、维生素C、泛酸、烟酸、叶酸及生物素）。

目前国内有供静脉使用的多种维生素，如注射用水溶性维生素（水乐维他）、水溶性维生素（九维他）、脂溶性维生素（维他利匹特）等，剂量1ml/（kg·d），最大量不超过10ml/d。

（3）微量元素：人体内代谢的重要物质。多种微量元素注射液（Ⅱ）（安达美）：适用于15kg以上，用量不超过10ml/d；派达益尔，适用于＜15kg。

（二）TPN液的配制及输注方式、途径

1.*TPN液的配方*　①首先计算出每日所需液体总量，并根据不同疾病因素酌情增减液体量；②分别算出小儿每日所需脂肪乳、氨基酸、维生素及微量元素液体量；③按每100ml总液体量中给10%氯化钠2～3ml、10%氯化钾1～2ml算出每日所需10%氯化钠、10%氯化钾液体量，可根据每日血气分析及血电解质结果适当增减钠、钾、钙、氯等离子量及5%碳酸氢钠液量；④最后算出葡萄糖液体量，50%葡萄糖（ml）＝所有非糖液体（ml）÷4，余量由10%葡萄糖补足，这样使全营养液糖浓度恒定为10%。例如：30kg小儿，每日所需总液体量为1700ml，其中①项的10%脂肪乳剂为300ml［1g/（kg·d）］；②项的6.74%小儿氨基酸为670ml［1.5g/（kg·d）］；注射用水溶性维生素（水乐维他）10ml、脂溶性维生素（维他利匹特）10ml、多种微量元素注射液（Ⅱ）（安达美）10ml；③项的10%氯化钠（ml）＝1700ml×2/100＝34ml，10%氯化钾＝1700ml×1.5/100＝25.5ml；④项的50%葡萄糖＝（300＋670＋30＋34＋25.5）÷4＝265ml，余量375ml（1700－265×5）由10%葡萄糖补足。

2.*配制方法*　为了符合代谢支持的原则和适用于周围静脉滴注，TPN配制按如下顺序。

第1组：10%葡萄糖、50%葡萄糖、10%氯化钠、10%氯化钾、微量元素、注射用水溶性维生素（水乐维他），以上均先混合，须避光；

第2组：氨基酸；

第3组：脂肪乳剂、脂溶性维生素（维他利匹特）混合。

将第1、第3两组分别单独混合，再按第1组→第2组→第3组顺序将三组液体混合，根据每日总量选用营养配制袋1L、2L、3L袋装营养液，如总量＜500ml液体可选用500ml瓶配制。最好现配现用，如为PVC输液袋，应24h内输完，且应放于4℃的冰箱内保存。如为EVA口袋，可保存1周。

3.营养液输注方式　过去曾采用将第1组液＋第2组液及第3组液分别在静脉输液前经Y形管或三通管相混。目前已发展为“全合一”方式混合在1L/2L袋后在24h内缓慢输注。使用“全合一”营养液的优点在于各种营养素相互稀释减少了高血糖、高血脂等代谢性并发症的发生。氨基酸与非蛋白热量同时输入，利于蛋白质合成，增加节氮效果。且应用中长链脂肪乳，呼吸熵明显降低，对呼吸功能无影响。如采取水溶性液和脂溶性液分别输注的方式，则Y形管或三通管最好接近穿刺针附近，使两液同时静脉滴注，提高营养液的生物效能。

4.TPN液滴注途径

（1）周围静脉：适用于短期应用（＜15d）或开始应用TPN的患儿。优点是操作简单，便于护理，并发症仅为局部渗漏或轻度静脉炎，另换注射部位即可，但葡萄糖浓度不能超过12.5%。

（2）中心静脉：由颈内、颈外、锁骨下、股静脉等置管进入上腔或下腔静脉。优点是置管时间长，锁骨下静脉可保留3～6个月，股静脉保留2周以上，可输入高渗液体，葡萄糖浓度可达25%。缺点主要是导管易感染，并增加了气胸等并发症的发生率。导管需专人护理，不能经导管抽血或注射其他药，24～48h更换导管插入部位的敷料。

目前临床上更多采用了经周围静脉插入中心静脉导管（PICC）的技术，其特点是用高生物相容性的、很细的（外径0.8mm）导管由肘静脉插入中心静脉。PICC是一种实用，感染、栓塞等并发症相对少的置管方法，是实施肠外营养的安全途径。

5.TPN液临床注意事项

（1）TPN液配制需在无菌环境下专人操作。

（2）室温下配好的全营养混合液24h内不破坏脂肪颗

粒，如暂不使用需置4℃冰箱内保存，但不要超过3d（适于EVA袋）。

（3）所配用的电解质、水溶性维生素及微量元素均为高渗溶液，不能直接加入脂肪乳剂中。

（4）配TPN液不可没有氨基酸，因其对脂肪乳剂稳定性有保护作用。

（三）TPN监测指标

1. 每日观察患者的神志变化，注意有无脱水、发热、电解质紊乱及胃肠道反应。

2. 每日更换敷料时注意导管固定是否牢固，有无滑脱、扭曲或裂损，注意置管处有无红肿、渗出等炎症表现。

3. 每日监测呼吸、脉搏、体温。

4. 每日记录24h总出入量。

5. 定期监测钾、钠、氯、钙、磷、镁；第1周为每日1次，第2周为每周2～3次。

6. 定期监测尿素氮、肌酐；第1周为每日1次，第2周为每周2次。

7. 每日监测尿常规、尿糖、血糖。

8. 定期监测肝功能、血氨、血脂、总蛋白、运铁蛋白、总铁结合力、血常规；第1周为每日1～2次，第2周后为每周1次。

9. 每周1次血培养及出凝血检查。

10. 定期行肝脏、胆囊超声检查。

11. 长期TPN的患者应定期测骨密度。每周测一次体重。

（四）TPN并发症

1. 机械性并发症　主要发生在旋转中心静脉导管时，包括气胸、血胸、血管损伤、导管移位和断裂、空气栓塞、静脉炎等。应由具有熟练操作技术的专人插管，以预防此类情况发生，且选择优质材料的导管。中心静脉途径选股静脉可避免或减少并发症。

2. 代谢并发症　包括糖代谢异常、微量元素缺乏、脂代谢紊乱、维生素缺乏、代谢性骨病、肝功能受损及胆汁淤积等。TPN相关性胆汁淤积，短期应用静脉营养发生率低，应用2个月以上发生率可达80%。还可发生肠萎缩及肠屏障功能障碍。

3.感染并发症　包括导管相关血流感染或血栓性静脉炎。应用静脉营养的全封闭输液系统及规范的导管护理。

（五）TPN的终止

肠内营养提供的热量如能满足1/3的热量需求，可考虑逐渐停止静脉营养。终止的原则是使给予的葡萄糖浓度迅速降低，必要时需外周静脉滴注、注射10%葡萄糖，防止低血糖发生。

当原发病好转，考虑恢复经胃肠喂养时，可先经口、经胃管或经肠管给予等渗葡萄糖液，由每次1～2ml/kg开始，每日3次，逐渐增至8次/日。当患儿在24h内耐受量达20～30ml/kg时，可把喂养液改为2∶1稀释奶，若仍能耐受，继用1∶1稀释奶，逐渐过渡到全奶。增加胃肠内喂养量及喂养液性质时，逐渐减少胃肠外营养液量。当经肠喂养量＞50ml/（kg·d）时，即可停用胃肠外营养。

（王丽杰　赵　莹）

第2章

新生儿与新生儿疾病

第一节　新生儿分类

【根据胎龄分类】

1.胎龄计算　从最后一次正常月经第1日起至分娩时为止，通常以周表示。

（1）足月儿：胎龄满37～42周（259～293d）。

（2）早产儿：胎龄不足37周（259d）。

（3）过期产儿：胎龄大于42周（294d）。

2.依据胎龄更精细的分类

（1）超早早产儿（extremely preterm infant，EPI）：胎龄小于28周。

（2）极早早产儿（very preterm infant，VPI）：胎龄大于等于28周但小于32周。

（3）中期早产儿（moderate preterm infant，MPI）：胎龄大于等于32周但小于34周。

（4）晚期早产儿（late preterm infant，LPI）：胎龄大于等于34周但小于37周。

（5）早期足月儿（early term infant，ETI）：胎龄大于等于37周但小于38周。

（6）中期足月儿（moderate term infant，MTI）：胎龄大于等于38周但小于39周。

（7）晚期足月儿（late term infant，LTI）：胎龄大于等于39周但小于40周。

（8）足月儿（full-term infant，FTI）：胎龄大于等于40周但小于42周。

（9）过期儿（post-term infant，PTI）：胎龄大于42周。

【根据出生体重分类】

1. 低出生体重（LBW）儿　出生体重（birth weight，BW）＜2500g。其中出生体重＜1500g，称极低出生体重（VLBW）儿；出生体重＜1000g，称超低出生体重（ELBW）儿。

2. 正常出生体重（NBW）儿　BW≥2500g和≤4000g。

3. 巨大儿　BW＞4000g。

【根据出生体重与胎龄分类】

1. 小于胎龄儿　BW在同胎龄儿平均体重的第10百分位以下者。

2. 适于胎龄儿　BW在同胎龄儿平均体重的第10至第90百分位之间者。

3. 大于胎龄儿　BW在同胎龄儿平均体重的第90百分位以上者。

中国15个城市不同胎龄新生儿出生体重百分位数见图2-1。

【高危儿】

高危儿指已发生或可能发生危重疾病而需要监护的新生儿。

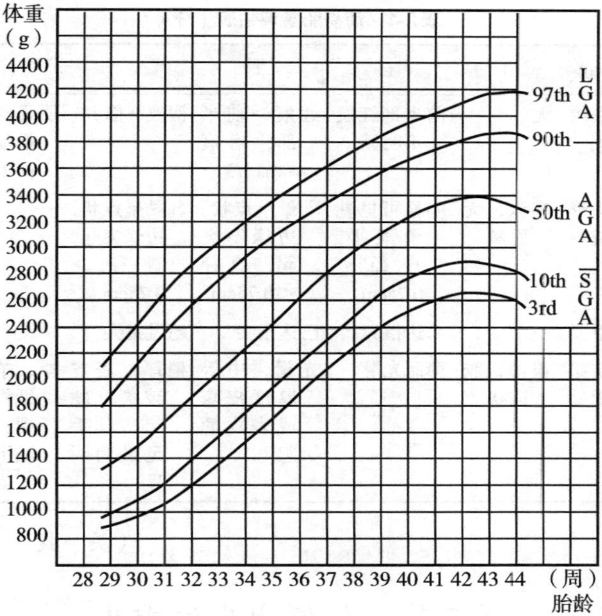

图2-1　中国15个城市不同胎龄新生儿出生体重百分数（修匀后）曲线

注：足月小样儿、胎龄满37～42周、出生体重＜2500g者

（吴　捷　毛　健）

第二节　简易胎龄评估法

出生体重＜2500g，出生后3d内住院者，均应评估胎龄。简易胎龄评估法：

胎龄周数＝27＋总分

由于超低出生体重儿胎龄不足28周，无法按照下述方法进行胎龄评估。表2-1列出胎龄评估项目及方法。

表2-1 简易胎龄评估表（分）

体征	0	1	2	3	4
足底纹理	无	前半部红痕不明显	红痕＞前半部，褶痕＜前1/3	褶痕＞前1/3	明显深的褶痕＞前2/3
乳头形成	难认，无乳晕	明显可见乳晕淡平，直径＜0.75cm	乳晕呈点状，边缘不突起，直径＜0.75cm	乳晕呈点状，边缘突起，直径＞0.75cm	—
指甲	—	未达指尖	已达指尖	超过指尖	—
皮肤组织	很薄，胶冻状	薄而光滑	光滑，中等厚度皮疹或表皮翘起	稍厚，表皮皱裂、翘起，以手足最为明显	厚，羊皮纸样皱裂，深浅不一

（吴　捷）

第三节　极低出生体重儿

出生体重＜1500g的婴儿称为极低出生体重儿。

【产房内处理】

1.延迟结扎脐带（出生后30 ~ 60s）　准备好开放式抢救台、T组合复苏器、空氧混合仪、无创或有创呼吸器。

2.保温　出生后立即用PVC无菌袋包裹好，避免快速体温下降。

3.观察自主呼吸　应用T组合复苏，氧浓度30%开始，自主呼吸稳定，胎龄30周以下的可以早起CPAP呼吸支持（压力6 ～ 8cmH_2O）。

4.呼吸功能不稳定和血流动力学不稳定　应按复苏指南处理，气管插管，一般不建议进行持续性肺复张，但若不除外RDS发生的可以早期PS治疗。

【监护】

1.体温、呼吸、血压及心率监护。

2.每日测定体重，并记录出入液量。

3.尽早建立动静脉通路（脐静脉或动脉置管）以监测动脉血气、血清离子及静脉输液。

【呼吸管理】

1.适宜体位，保持呼吸道通畅，常规呼吸、循环、血氧监测。

2.经皮血氧饱和度监护。如需吸氧，吸氧流量或浓度应以维持动脉血氧分压50～70mmHg或经皮血氧饱和度91%～95%为宜。

3.如诊断RDS，可经气管插管给予外源性表面活性物质，再视呼吸情况及血气结果决定是否继续机械通气并选择通气模式。

4.进行辅助通气患儿尤其是有创通气早期、PS应用前后密切监测通气变化，可以应用经皮氧合二氧化碳分压监测。

（毛　健　李　娟）

第四节　超低出生体重儿

出生体重＜1000g的婴儿称为超低出生体重儿（ELBWI）。产前应转运到当地围产救治中心治疗。

【产房内处理】

1.基本原则同极低出生体重儿管理，应更重视体温的管理。

2.对于胎龄＜28周，产前没有规范应用糖皮质激素者尽早应用PS。

【出生后管理】

1.测定体重。

2.复苏的同时提供表面活性物质。

3.建立动静脉通路，及早行脐动静脉插管并开始静脉输液。

4.保湿、保温，减少体液丢失。

5.减少刺激，避免高通气及高氧。

6.测定血糖、血常规及血培养。

7. 必要的抗生素治疗。

【出生后24 ~ 48h管理】

1. 监测血压，注意动脉导管开放，必要时做心电图。

2. 如需要，可给第2剂表面活性物质。避免高通气及高氧，尽量CPAP通气。通气的目的是以低参数维持氧合，防止肺萎陷并减少肺损伤。

3. 每日测定体重，监测血清电解质、血糖、血钙（间隔4 ～ 8h），减少蒸发。

4. 根据血常规结果，可输血；监测胆红素，必要时光疗。

5. 如血培养阴性，可停抗生素。

6. 早期开始肠外营养。

7. 减少刺激，有条件行头部超声检查。

由于ELBWI的特殊性，应动态监测头部超声，及早发现神经系统损伤并行MRI检查。出生后4 ～ 6周应行眼底检查，早期发现ROP，并定期复查；校正胎龄34周进行听力筛查。

【营养管理】

理想生长需要能量为90 ～ 100 kcal/（kg · d），但ELBWI出生后数日内很难开始肠道喂养，能量和蛋白质缺乏可导致晚期生长衰竭。为保证最大限度地提供能量，建议早期行肠外营养。每日需能量80 ～ 100kcal/kg，慢性疾病（如BPD）所需能量达到150kcal/（kg · d）。出生体重≤1500g者，每日液体量80 ～ 100ml/kg，渐增至150ml/（kg · d）；出生体重＞1500g，每日液体量65 ～ 80ml/kg，渐增至150ml/（kg · d）。

1. 出生后第1日静脉滴注5% ～ 10%葡萄糖60ml/(kg · d)，以输液泵均匀输入［4.5 ～ 6 mg/（kg · min）］，逐日增加输液速度，维持血糖6.7 ～ 8.3mmol/L（120 ～ 150mg/dl）。

2. 出生后第1日静脉提供氨基酸和脂肪乳，氨基酸1.5 g/（kg · d），2 ～ 4d增至3.5 ～ 4.0 g/（kg · d）；脂肪乳1.0 g/（kg · d），逐日增加，最大量2.0 ～ 3.0 g/（kg · d）。

3.电解质、微量元素及维生素

（1）电解质

①钾：出生后第2日给钾，每日需钾2～3mEq/kg，由于早产儿血浆醛固酮水平增加，或利尿药的应用，钾排出增加，应适当增加钾的摄入。

②钠：出生后第3日给钠，3～4mEq/（kg·d），由于ELBWI肾脏排出较多，需要相对多的钠。

③氯：2～4mEq/（kg·d）。

④钙、磷、镁：还应于静脉营养中加入钙（12.5～15mmol/L元素钙）、磷（12.5～15mmol/L）及镁3～7.2mg/（kg·d）；由于制剂的溶解问题，目前尚未广泛应用。

（2）肠外营养中的主要微量元素为锌［早产儿400μg/（kg·d）］，其他微量元素常于2周后提供。

（3）维生素：主要有脂溶性维生素和水溶性维生素两种，2ml/（kg·d）。

4.随着肠道喂养量增加，逐渐减少静脉营养。胃肠喂养量达每日需要量的90%［或≥100ml/（kg·d）］时，停静脉营养。

5.病情稳定的ELBWI，尽早开始微量肠道喂养［＜10ml/（kg·d）］，有条件者可以母乳喂养（推荐强化母乳），以缩短达全肠喂养的时间，降低NEC危险。

6.胃肠喂养时应观察是否有呕吐及粪便性状、腹胀及胃内残留（＞2ml/kg或＞50%喂养量）、肠音，呼吸、心率及血氧饱和度，注意发生NEC。

7.喂养方法有口胃管、鼻胃管、过幽门喂养等。

附：早产儿喂养原则

应根据早产儿特点进行个体化喂养，无固定模式。

1.只要早产儿病情稳定，应尽早开始喂养，提倡早产母乳或强化母乳喂养。

2.出生体重＜1250g，10～20ml/（kg·24h），间隔2h。出生体重≥1500g者，喂养间隔3h，前4d奶量分别为60、90、120、150 ml/（kg·24h）。

3.以吲哚美辛（消炎痛）治疗时，应停止喂养；以布洛芬治疗时，奶量不增加。

4.监测血电解质、酸碱状态、肝肾功能，每周测头围及身长。

（李 娟 毛 健）

第五节 新生儿体温调节及体温管理

维持合理的热平衡状态，是新生儿医疗、护理的重要任务之一。研究证实，新生儿低体温可致多发脏器功能损害，体温低于30℃的新生儿病死率高达61%，体温的平衡是通过调节产热和散热来维持的。新生儿的产、散热特点及适中环境温度是新生儿体温平衡的主要问题。

【新生儿产热特点及其影响因素】

1.产热特点 新生儿产热与成年人不同，不是依靠肌肉活动（运动和震颤的物理性产热）来维持热平衡，而是通过增加氧耗，提高新陈代谢率的化学性产热来完成。新生儿代偿产热的主要部位是棕色脂肪组织（BAT）。BAT细胞于胎龄26～30周时开始分化，继续增长至出生后2～3周，早产儿出生时BAT发育尚不完善，代偿产热能力低下，易发生低体温。

2.影响因素 BAT产热受许多临床因素影响。

（1）体温调节中枢的抑制：如颅内出血、缺氧缺血性脑病和某些抑制中枢神经的药物等均可影响新生儿产热，易发生低体温。

（2）甲状腺功能低下：可减低脂肪组织对去甲肾上腺素的反应，影响产热。

（3）患各种心肺疾病（如RDS、发绀型先天性心脏病等）：当PO_2＜7.33kPa（55mmHg）将影响新生儿产热反应。

（4）BAT与糖原储备均随胎龄发育而增加，早产儿寒冷窘迫时，易发生低血糖及低体温。

（5）血清Na^+、K^+离子平衡紊乱，钠泵衰竭可妨碍体温调节规律。

【新生儿散热特点】

1.体表面积相对较大，易向周围环境散热。

2.皮下脂肪层较薄。

3.新生儿姿势影响散热速度。同一体重的早产儿及小于胎龄儿，后者大于前者，其肌张力较同体重的早产儿高，肢体弯曲，散热相对少，而早产儿散热相对更多。

4.早产儿外周血流量比足月儿多，且寒冷环境下，其支配周围血管及血流分布的反射功能差，均使其易于散热。

【判定体温调节状态的综合指标】

用传统的直肠（肛）和腋下（腋）温度检测新生儿体温有许多待改进之处，因为单纯核心温度只能表示体温平衡的结果，不能完整的反映出机体对环境温度的调节状态（产热状态与散热状态），为此采用体温状态综合指标，包括以下3项。

1.肛温（直肠温度）　是表示体内产热和散热平衡状态的指标。

2.皮温-环境温度差　表示失散热程度的指标。皮温-环境温度差越大，失散热越多。

3.腋温-肛温差　为判定棕色脂肪组织代偿产热的指标。新生儿腋窝是BAT主要分布区之一，腋温除包括传导来的体核温度，还受局部BAT产热状态的直接影响，新生儿代偿产热加强，腋温增加，此时等于或超过肛温，计算腋-肛温差值可反映全身代偿产热状态。

【环境温度】

1.中性环境温度　指在这一温度下机体化学产热及耗氧量最少、代谢率最低、蒸发散热量减少并能维持体温在36～37℃的最佳环境温度，此时新生儿腹壁皮肤温度常为36～36.5℃。当环境温度低于中性温度，新生儿代偿产热增加，以保持体温平衡或正常偏低值，如环境温度过低，能量储备耗竭，出现低体温（＜35℃）。当环境温度高于中性温度，新生儿蒸发散热增加，皮肤血管扩张，体温正常或偏高，如环境温度增高显著或持续，体温增高（＞37℃）。

2. 中性温度的影响因素　新生儿中性环境温度要求因胎龄、日龄、出生体重不同而异（表2-2）。

表2-2　不同出生体重儿的中性温度参考值

出生体重（kg）	箱温（℃）			
	35	34	33	32
1.0	＜10d	10～21d	22～35d	＞5周
1.5	—	＜10d	10～28d	＞4周
2.0	—	＜2d	2～21d	＞3周
＞2.5	—	—	≤2d	＞2d

【体温管理】

足月胎儿在宫内的体温虽比母亲高约0.5℃（37.5～38℃），但刚出生时，离开母体来到比母体温度低的外界环境，分娩的瞬间及出生后的短时间（1～2h）将迅速丢失大量体热。

（一）分娩室的婴儿保暖

1. 拭干与包裹　新生儿刚出生时由于体表有羊水，皮肤湿润，经蒸发、辐射、对流等散热方式可迅速丢失大量体热。婴儿出生后立即用温暖的毛巾将羊水拭干，再用温暖的毯子（或布单）将新生儿包裹。包裹婴儿应松紧适度，不应过度捆绑婴儿，以免限制其自主运动，降低肌肉产热能力和增加呼吸困难的危险。

2. 保持适宜的房间温度　产房温度＜21℃时，足月儿出生后早期低体温的发生率明显增加。产房的温度应不低于25℃。

3. 保持适宜的环境湿度　产房保持适宜的环境湿度（50%～60%），以维持婴儿体温稳定。

4. 低出生体重儿及窒息复苏婴儿的保暖　出生体重＜1500g的极低出生体重儿或处于窒息复苏状态下的婴儿应在婴儿暖箱内或有辐射热的开放式抢救台上进行保暖。

（二）应用减少对流技术对早产儿出生后早期保暖

1.塑料罩 为放在身体之上的保护装置。此罩一般由1～3mm厚塑料制成。置于婴儿与辐射热床之间，可以阻挡辐射热对婴儿皮肤的传导。此塑料罩可形成温暖至42～44℃的热环境。

2.塑料袋（毯） 在辐射热保暖台上应用塑料袋或塑料毯包裹出生早期小早产儿，可预防其出生后早期的对流失热。此袋或毯很薄，甚而可全部透过辐射热，弯曲的塑料袋或毯壁可紧密包围早产婴儿身体，与体表面形成一种微环境，减少了婴儿的不显性失热，从而减少蒸发失热。

3.袋鼠式护理 袋鼠式护理是通过母亲（或父亲）皮肤对皮肤温暖出生早期婴儿的一种护理保暖方式。此时双亲拥抱裸体新生儿，尤其早产儿方式使其身体贴附在双亲的腹部、胸部（尤其乳腺或腋部），模仿袋鼠的袋布样护理婴儿。此方法最适合没有保温箱设备的早产儿。婴儿头面部应放在具有最大皮肤接触的乳房上，并被衣物覆盖以减少对流与蒸发失热。出生后最初的1h内应注意体温监护。袋鼠式护理常可延长至出生后4h，但也可根据婴儿的状况适当延长以及伴随母亲（或父亲、其他亲属）的活动，如睡眠、就餐或室内站立与行走等。

（三）新生儿常用的保温装置

1.暖箱 分为人工手控和伺服控制两种。伺服控制时置传感器于婴儿腹部，根据婴儿体表温度调节暖箱温度。使用前应现把温箱温度预调到合适的范围。

2.开放式辐射热保温床 主要应用于新生儿急救，又称抢救台。装有头顶式远红外元件，热聚焦集中在安置婴儿区域内，也分为人工手控和伺服控制两种。由于抢救台对流蒸发散热较多，耗氧增加，如病情稳定应及时将婴儿转入保温器内保温。

（魏克伦）

第六节　新生儿呼吸窘迫综合征

新生儿呼吸窘迫综合征（RDS）又称肺透明膜病（HMD），多见于早产儿，是由于缺乏肺表面活性物质导致新生儿出生后不久出现气促、发绀、呻吟，严重者出生后立即需要高浓度氧。该征如未经特殊治疗，24h内即可死亡。随着外源性表面活性物质的应用，其发病率及程度明显下降及减轻。

【诊断要点】

1.本病多见于早产儿。约60%的胎龄＜29周早产儿发生RDS，小于胎龄儿发病率明显增加，胎龄39周以上的足月新生儿发病率几乎为零。选择性剖宫产、妊娠期糖尿病可能增加其发病率。

2.出生后不久出现进行性加重的气促（＞60次/分）、发绀、吸气性三凹征及呼气性呻吟，呼吸音减弱，严重者心率减慢。胎龄较大者呼吸窘迫出现的可以晚，也可在24h后出现症状，但是不意味病情较轻。晚期早产儿和足月儿发生的RDS易并发PPHN。

3.严重低氧血症，疾病早期PCO_2可能正常，轻度代谢性酸中毒，血乳酸增高，疾病早期即需机械通气治疗。

4.部分患者可发生肺动脉高压。

5.胸部X线表现。按照病程，出现如下改变。

（1）疾病早期双肺透过度下降伴弥漫性细颗粒影，肺底部较明显；肺容积减少或有肺水肿改变。

（2）心影不清，支气管充气征。

（3）白肺。

上述改变与新生儿胎龄、疾病程度、表面活性物质治疗及呼吸支持有关，随着表面活性物质的应用，临床表现及X线改变已不典型，诊断会不明确。

【治疗要点】

1.复苏　分娩室内对高危新生儿进行正确复苏可降低本病的发生率及病死率。

2.肺扩张 出生体重＜1000g的早产儿出生后即以鼻塞CPAP通气，或于出生后15min内经气管插管提供外源性表面活性物质。

3.早期CPAP或选择NIPPV呼吸支持 尽早选择肺表面活性物质（PS）治疗（2h内），200mg/kg（猪肺）或70mg/kg（牛肺）。

4.伺服式体温监护 监测血压、血气、血糖、电解质及血钙等。

5.限制入液量 第1个48h内或尿量正常前，入液量为60～80ml/（kg·d），以5%～10%葡萄糖，血糖不高于7～8mmol/L，不要过早给予钠及钾，监测尿量；将早产儿置于湿化温箱内减少体感蒸发。

6.提供足够热量 早期给予静脉营养。

7.减少刺激 避免血氧下降，减少氧耗，最好经脐动静脉插管输液。

8.维持正常血压 如无低血容量表现，可给予多巴胺5μg/（kg·min）；由低血容量导致的低血压，可谨慎输入生理盐水10～20ml/kg。

9.关闭动脉导管 当心脏超声证实为动脉导管开放且短期内不能关闭时，出生体重＜1000g的早产儿应给予治疗。非选择性环氧化酶抑制剂布洛芬是常用药物。首剂为10mg/kg，24h及48h后各用1次，剂量为5mg/kg。使用布洛芬的经验较少，对胎龄＜27周的早产儿用药还需要更多研究。

10.氧疗及机械通气治疗 无创通气失败应转为有创通气，同时尽早应用PS治疗：ELBW理想的血氧饱和度分压是50～70mmHg，SaO_2为90%～94%。机械通气时PIP初调14～18cmH_2O，可以在PS治疗后选择容量保证（VG）或目标容量通气（TTV），潮气量设定5～6ml/kg，ELBWI的PIP不应超过20cmH_2O，PEEP 4～6cmH_2O，吸气时间（IT）0.3～0.4s。

11.其他

（1）纠正贫血及凝血异常：当血红蛋白＜13g/dl或Hct＜40%，输浓缩红细胞，使Hct维持在40%～45%；当发生

DIC或血小板减少时，给予相应治疗。

（2）呼吸困难新生儿，出生后均应根据病史做CRP及血培养，除外败血症，并应用抗生素及丙种球蛋白，直到除外感染。

（3）肺表面活性物质：诊断RDS或有RDS高危因素；未诊断RDS，出现RDS症状者；胎龄＜26周者，出生后15min内应预防性应用表面活性物质。只要新生儿稳定，应尽早拔管，改为CPAP（5cmH_2O）或NIPPV通气，缩短机械通气时间。对于进行性加重的RDS，需持续吸氧、机械通气或CPAP通气压力6cmH_2O，吸入氧浓度50%以上，可考虑第2次或第3次应用肺表面活性物质。首次剂量200mg/kg，第2、3次剂量均为100mg/kg，间隔12h。

（吴红敏　毛　健）

第七节　湿　　肺

湿肺又称暂时性呼吸困难，系由于肺液吸收延迟而使液体暂时滞留肺内，引起呼吸增快、发绀等临床表现。

【诊断要点】

1.多见于足月剖宫产儿或接近足月的早产儿，为自限性疾病。

2.临床症状：出生2～5h后出现呼吸急促，唇周发绀，呼吸每分钟60～80次或以上，但反应正常，哭声响。症状重者发绀明显，呻吟，反应较差。体征：有呼吸音降低或湿啰音。临床症状于出生后24～72h消失。

3.辅助检查

（1）血气分析：pH、$PaCO_2$、PaO_2和BE值一般都在正常范围，重症者可有低氧血症、呼吸性和代谢性酸中毒。

（2）X线表现：X线胸片显示肺气肿、肺门纹理增粗和斑点状云雾影，常见毛发线（叶间积液）。

【治疗要点】

1.保证足够的液体量及热量供给，同时给予抗生素预防感染。

2.轻症者可给吸入适当浓度的氧缓解症状，重症者予以机械通气。

3.呼吸性酸中毒和代谢性酸中毒者依据血气分析结果予以纠正。

（吴红敏）

第八节　胎粪吸入综合征

胎粪吸入综合征（MAS）是指胎儿在宫内或产时吸入混有胎粪的羊水，导致呼吸道和肺泡机械性阻塞和化学性炎症，出生后出现以呼吸窘迫为主，同时伴有其他脏器受损的一组综合征。

【诊断要点】

1.多见于足月儿或过期产儿，有宫内窘迫史和（或）出生窒息史，Apgar评分常＜6分。

2.羊水中混有胎粪是诊断MAS的先决条件，包括分娩时可见羊水混胎粪。患儿皮肤、脐窝和指（趾）甲床留有胎粪痕迹。口、鼻腔吸引物中含有胎粪。气管内吸引物中见胎粪可确诊。

3.出生后既有呼吸困难、发绀、前胸隆起，伴有三凹征等呼吸窘迫表现，症状的轻重与吸入羊水的物理形状（混悬液或块状胎粪等）有关，少数患儿也可出现呼气性呻吟。早期两肺有鼾音或粗湿啰音，以后出现中、细湿啰音。如呼吸窘迫突然加重和一侧呼吸音明显减弱，应怀疑发生气胸。

4.重症MAS患儿多伴有新生儿持续性肺动脉高压（PPHN），主要表现为持续而严重的发绀。

5.X线胸片可见明显肺气肿，散在斑片状影，重者呈大片状影，系由肺实变及肺不张所致，也有并发气胸者。

6.严重MAS可并发HIE、红细胞增多症、低血糖、低钙血症、多器官功能障碍及肺出血等。

【治疗要点】

1.促进气管内胎粪排出

（1）当羊水有胎粪污染时，头部一旦娩出，即用大吸引管（12F或14F）迅速吸净鼻和口咽部胎粪。

（2）根据新生儿有无活力来决定是否需要插管吸引，有活力者可先观察，无活力者需要插管。有活力是指哭声响亮或呼吸规则、肌张力好及心率＞100次/分。

（3）吸引时气管插管直接与胎粪吸引管连接，边退边吸，压力不大于100mmHg，时间不超过3s。不建议使用生理盐水灌洗。

2.轻症患儿出生后1～2d有发绀，呼吸困难，可用鼻导管吸氧，抗生素预防感染。

3.若一般吸氧，发绀、呼吸困难不见好转，血气有低氧血症，$PaCO_2$在6.67～8kPa（50～60mmHg），可用鼻塞做CPAP治疗，压力最大不超过0.490kPa（5cmH_2O），FiO_2 0.6～0.8。MAS的氧疗应该是积极的，一定避免反复的低氧血症的发生，将导致肺血管收缩，促使PPHN发生或加重。

4.CPAP后发绀不见减轻，或$PaCO_2$进行性升高，临床呼吸困难逐渐加重，血气PaO_2＜50mmHg，$PaCO_2$＞60mmHg应给予机械通气。注意，有明显气道梗阻证据（应有胸部X线检查和血气监测）不适宜CPAP治疗。

5.机械通气治疗，若X线胸片以肺实变、肺不张为主，表现大片状阴影，或血气以PaO_2降低为主，则吸气压可稍高，达2.158～2.65kPa（22～27cmH_2O），吸气时间可适当延长，一般情况下MAS患者气道阻力增加、时间常数延长，潮气量增加需要较高的吸气峰压、较长的吸气时间；PEEP应用依据每例患者情况；对严重MAS患者建议应用HFOV＋iNO（一般氧合指数15～25）。更严重的缺氧型呼吸衰竭，难以改善的PPHN建议ECMO治疗。

6.MAS的抗生素治疗通常是需要的，合并严重呼吸衰竭MAS外源性的PS治疗可能是有效的，能够改善氧合，降低ECMO的需要。

7.注意保温，注意镇静、避免胸部物理治疗以免加重PPHN；适当限制入水量，但应避免低血压，尤其伴有低氧血症时，监测血糖、血钙，若有异常及时纠正，合并神经症状者注意监测颅内压，防止颅内压增高及脑水肿。监测肾功能。

8.PPHN治疗，核心问题是纠正低氧血症，维持合理体循环压力和有效心脏搏出量，降低肺血管阻力可以应用一氧化氮吸入治疗，口服西地那非0.5～2mg/kg，每次间隔6h或8h，小剂量开始（可以参考常规与最新版《新生儿肺动脉高压诊治专家共识》）。

（毛　健　吴红敏）

附：合并持续性肺动脉高压诊疗常规

新生儿持续性肺动脉高压（persistent pulmonary hypertension of the newborn，PPHN）是指出生后肺血管阻力持续性增高，肺动脉压超过体循环动脉压，使由胎儿型循环过渡至正常“成人”型循环发生障碍，而引起的心房和（或）动脉导管水平血液的右向左分流，临床上出现严重低氧血症等症状。本病多见于足月儿或过期产儿。

一、与PPHN发生的相关因素

1.宫内慢性缺氧或围生期窒息。

2.肺实质性疾病，如呼吸窘迫综合征（RDS）、胎粪吸入综合征等。

3.肺发育不良，包括肺实质及肺血管发育不良。

4.心功能不全，病因包括围生期窒息、代谢紊乱、宫内动脉导管关闭等。

5.肺炎或败血症时由于细菌或病毒、内毒素等引起的心脏收缩功能抑制，肺微血管血栓，血液黏滞度增高，肺血管痉挛等。

二、诊断依据

在适当通气情况下，新生儿早期仍出现严重发绀、低氧血症、X线胸片病变与低氧程度不平行并除外气胸及发绀型先天性心脏病（简称先天性心脏病）者均应考虑PPHN的可能。

1.临床表现　多为足月儿或过期产儿，常有羊水被胎粪污染的病史。出生后除短期内有呼吸困难外，常表现为正常；然后，在出生后12 h内可发现有发绀、呼吸急促，而常无呼吸暂停、三凹征或呻吟。

2. 体检及辅助检查　可在左或右下胸骨缘闻及三尖瓣反流所致的心脏收缩期杂音，但体循环血压正常。动脉血气显示严重低氧，二氧化碳分压相对正常。约50%患儿胸部X线片示心脏增大。对于单纯特发性PPHN，肺野常清晰，血管影少；其他原因所致的PPHN则表现为相应的胸部X线特征，如胎粪吸入性肺炎等。心电图检查可见右心室占优势，也可出现心肌缺血表现。

3. 诊断试验

（1）高氧试验：头罩或面罩吸入100% 氧气5 ~ 10 min，如缺氧无改善或测定导管后动脉氧分压＜50mmHg时，提示存在PPHN或发绀型先天性心脏病所致的右向左血液分流。

（2）动脉导管开口前（常取右桡动脉）及动脉导管开口后的动脉（常为左桡动脉、脐动脉或下肢动脉）血氧分压差：当两者差值＞15mmHg或两处的经皮血氧合度差＞10%，又同时能排除先天性心脏病时，提示患儿有PPHN并存在动脉导管水平的右向左分流。

（3）高氧高通气试验：对高氧试验后仍发绀者在气管插管或面罩下行气囊通气，频率为100 ~ 150次/分，使二氧化碳分压下降至“临界点”（30 ~ 20mmHg）。PPHN血氧分压可＞100mmHg，而发绀型先天性心脏病患儿血氧分压增加不明显。如需较高的通气压力（＞40cmH_2O）才能使二氧化碳分压下降至临界点，则提示PPHN患儿预后不良。

4. 超声多普勒检查　用该方法能排除先天性心脏病的存在，并能评估肺动脉压力，建议选用。

（1）肺动脉高压的间接征象：①可用M超或多普勒方法测定右心室收缩前期与右心室收缩期时间的比值（PEP/RVET），正常一般为0.35左右，＞0.5时肺动脉高压概率极大。②多普勒方法测定肺动脉血流加速时间（AT）及加速时间/右心室射血时间比值（AT/RVET），其值变小，提示肺动脉高压。③用多普勒测定左或右肺动脉平均血流速度，流速降低提示肺血管阻力增加，肺动脉高压。①～③项指标的正常值变异较大，但系列动态观察对评估PPHN的治疗效果有一定的意义。

（2）肺动脉高压的直接征象：①以二维彩色多普勒超声在高位左胸骨旁切面显示开放的动脉导管，根据导管水平的血流方向可确定右向左分流、双向分流或左向右分流。也将可多普勒取样点置于动脉导管内，根据流速，参照体循环压，以简化柏努利（Bernoulli）方程（压力差＝4×速度^2）计算肺动脉压力。②利用肺动脉高压患儿的三尖瓣反流，以连续多普勒测定反流流速，以简化柏努利方程计算肺动脉压：肺动脉收缩压＝4×反流血流速度^2＋CVP（假设CVP为5mmHg）。当肺动脉收缩压≥75%体循环收缩压时，可诊断为肺动脉高压。③以彩色多普勒直接观察心房水平经卵圆孔的右向左分流，如不能显示，还可采用2～3 ml生理盐水经上肢或头皮静脉（中心静脉更佳）快速注射，如同时见“雪花状”影由右心房进入左心房，即可证实右向左分流。

三、治疗

PPHN治疗目的是降低肺血管阻力、维持体循环血压、纠正右向左分流和改善氧合。

1.人工呼吸机治疗

（1）采用高通气治疗，将PaO_2维持在80mmHg左右，$PaCO_2$ 30～35mmHg。当患儿经12～48 h趋于稳定后，可将氧饱和度维持在＞90%，为尽量减少肺气压伤，此时可允许$PaCO_2$稍升高。

（2）如患儿无明显肺实质性疾病，呼吸频率可设置于60～80次/分，吸气峰压25cmH_2O左右，呼气末正压2～4 cmH_2O，吸气时间0.2～0.4s，呼吸机流量20～30 L/min。

（3）当有肺实质性疾病，可用较低的呼吸机频率，较长的吸气时间，呼气末正压可设置为4～6 cmH_2O。如氧合改善不理想，可试用高频呼吸机治疗。

2.纠正酸中毒及碱化血液　可通过高通气、改善外周血液循环及使用碳酸氢钠的方法，使血pH增高，达7.40 ~ 7.55。

3.维持体循环压力

（1）维持正常血压：当有血容量丢失或因应用血管扩张药后血压降低时，可输注5%的清蛋白、血浆或全血。

（2）使用正性肌力药物：可用多巴胺2 ~ 10μg/（kg·min）和（或）多巴酚丁胺2 ~ 10μg/（kg·min）。

4.药物降低肺动脉压力　可试用下列药物，但应注意它们都不是选择性肺血管扩张药，应用时应注意有降低体循环压的副作用。

（1）硫酸镁：负荷量为200mg/kg，20min静脉滴入；维持量为20 ~ 150mg/（kg·h），持续静脉滴注，可连续应用1 ~ 3d，但需监测血钙和血压。有效血镁浓度为3.5 ~ 5.5mmol/L。

（2）前列腺素E_1：常用维持量为0.01 ~ 0.4 μg/（kg·min）。

（3）前列环素（prostacyclin，PGI_2）：开始剂量为0.02μg/（kg·min），在4 ~ 12 h逐渐增加到0.06μg/（kg·min），并维持，可用3 ~ 4 d。

（4）妥拉苏林：因有胃肠道出血、体循环低血压等副作用，已较少用于PPHN。

5.保持患儿镇静

（1）吗啡：每次0.1 ~ 0.3mg/kg或以0.1mg/（kg·h）维持。

（2）芬太尼：3 ~ 8μg/（kg·h）维持。

（3）必要时应用肌松剂：如潘可龙（pancuronium）每次0.1 mg/kg，维持量为0.04 ~ 0.1mg/kg，每1 ~ 4小时1次。

6.一氧化氮吸入（inhaled nitric oxide，iNO）

（1）常用治疗PPHN的iNO剂量开始用20×10^{-6}浓度，可在4h后降为（5 ~ 6）$\times10^{-6}$维持；一般持续24h，也可以用数日或更长时间。

（2）应持续监测吸入气NO和NO_2浓度，间歇测定血高铁血红蛋白的浓度（可每12小时测定1次），使其水平不超过7%。

（3）早产儿应用iNO后应密切观察，注意出血倾向。

四、PPHN的病情估计及疗效评价常用指标

1.肺泡-动脉氧分压差（$A\text{-}aDO_2$）

$$A\text{-}aDO_2 = (713\ mmHg \times FiO_2) - [(PaCO_2/0.8) + PaO_2]$$

2.氧合指数（oxygenation index，OI）

$$OI = FiO_2 \times 平均气道压(cmH_2O) \times 100/PaO_2$$

（整理：杜立中　魏克伦　孙眉月）

中华医学会儿科学分会新生儿学组

中华儿科杂志编委会新生儿学组

［中华医学会儿科学分会新生儿学组，《中华儿科杂志》编辑委员会.新生儿肺动脉高压诊治专家共识.2017，中华儿科杂志，55（3）：163-168.（执笔：杜立中、薛辛东、母得志、周文浩、冯星）］

第九节　新生儿感染性肺炎

新生儿肺炎是新生儿期最常见感染性疾病之一，也是最常见的死因之一。发生感染可在产前、分娩过程中或产后，由细菌、病毒、立克次体、原生动物或真菌的任一种类引起新生儿早期肺炎多在宫内被感染，称宫内肺炎，新生儿后期肺炎与婴儿肺炎大致相同。

【诊断要点】

（一）病因

1.宫内感染性肺炎　通过羊水或血性传播。主要的病原体为病毒，如风疹病毒、巨细胞病毒、单纯疱疹病毒等。

2.分娩过程中感染性肺炎　胎膜早破24h以上或孕母产道内病原体上行，污染羊水。胎儿分娩时吸入污染的羊水或母亲阴道的分泌物，发生感染。常见的病原菌为大肠埃希菌、肺炎链球菌、克雷伯杆菌、B族溶血性链球菌等。

3.出生后感染性肺炎　密切接触人员患有呼吸道感染性疾病，也可由于新生儿患中耳炎、败血症等血行传播至肺部，或来自医源性途径如抢救器械消毒不严格，护理操作不规范。

（二）临床症状

1.宫内感染发病时间较早，多在出生后24h内发病；产程中感染一般发生在出生后数日至数周发病，发病时间因不同的病原体而异；而出生后感染相对较晚，可发生在新生儿期任何时候。

2.可表现为呼吸急促、呼吸困难、出现发绀、口吐白沫、呛奶、反应差等。体温可正常、升高，也可不升。少数患儿有咳嗽、低热。早产儿肺炎症状不典型，常表现为呼吸暂停、不吃奶、不哭或哭声无力、体温不升等。

3.严重者可出现重症低氧性呼吸衰竭并发ARDS、PPHN、心力衰竭、DIC、休克或持续肺动脉高压。

（三）辅助检查

1.血常规、血小板、痰培养，有发绀者做血气分析，疑有合并败血症者做血培养（尤其是出生后早期，应常规做血培养）。

2.胸片：肺纹理增加及肺气肿，两肺下野点片状阴影，大片状阴影加肺不张。

（四）其他

早期呼吸音减弱或粗糙，以后可闻及湿啰音，早产儿呼吸浅表，仅于深吸气时听到。其他体征，如三凹征、不同程度的口唇发绀、鼻翼扇动等。

【治疗要点】

1.呼吸道管理　雾化吸入，体位引流，定时翻身、叩背，及时吸尽口鼻分泌物。痰多而黏稠者随时吸痰，并可做超声雾化，每日2次。

2.给氧　有低氧血症时可用鼻导管吸氧（氧流量通常为0.5L/min）、面罩、头罩或鼻塞CPAP给氧。呼吸衰竭时可行机械通气，使动脉血PaO_2维持在6.65～10.7kPa（50～80mmHg），对于宫内感染性肺炎血流动力学不稳定尽早呼吸支持，按新生儿早发败血症和感染性休克管理。

3.抗生素　对于宫内感染肺炎应按早发败血症管理抗生素选择建议氨苄西林联合第三代头孢菌素，监测临床与实验室结果指导药物更换；晚发型感染肺炎依据地区获得性感染还是院内感染的病原学流行病学与临床表现选择合理抗生素或抗病毒等药物治疗。

4.液体及热量供应　见液体疗法。

5.纠正严重代谢性酸中毒　根据血气分析结果加5%碳酸氢钠。

（1）1.5%碳酸氢钠每次3～5ml/kg。

（2）2.5%碳酸氢钠需要量（ml）＝−BE×体重（kg）×0.5。

6.支持疗法

（1）纠正贫血，新生儿早期血红蛋白最好维持在12.5g/dl，晚期在9～10g/dl。

（2）静脉注射免疫球蛋白500～800mg/（kg·d）目前缺乏有效证据，严重病毒性感染可能有一定被动免疫治疗效果。

（吴红敏　毛　健）

第十节　新生儿肺出血

新生儿肺出血又称出血性肺水肿。由严重肺水肿导致红细胞漏出，毛细血管渗出到肺内。主要见于出生体重＜1500g发生PDA的早产儿。常与窒息、感染、心力衰竭、低体温、出凝血异常有关，多伴有中枢神经系统损伤。应用肺表面活性物质使肺血流增加、肺功能改善也会导致肺出血。

【诊断要点】

1.病情突然恶化，反应差，苍白。

2.咽部或气管插管涌出鲜血。

3.发绀、呼吸增快，双肺捻发音。

4.心率增快、PDA体征，低血压。

5.低氧血症，高碳酸血症，代谢性酸中毒。

6.血红蛋白下降，小于10g/dl；DIC改变，离子紊乱。

7.胸部X线，无特异改变，常为白肺或某一肺叶实变。

【治疗要点】

1. 维持血压及心功能　纠正低氧血症及代谢性酸中毒。

2. 限液　尤其发生PDA时，60～80ml/kg。

3. 利尿　1～1.5mg/kg。

4. 纠正贫血　输浓缩红细胞或全血。

5. 机械通气　肺出血时通常使原有通气条件增高或改变通气策略，合理选择较高的PEEP是急性期治疗的关键，严重呼吸衰竭时选用HFOV可能更好。

6. 出血稳定后注意气道梗阻发生　出血稳定后，严重低氧血症需要较高通气条件时应用PS治疗可能会有帮助（$FiO_2>0.4\sim0.6$，$MAP>10\sim12cmH_2O$）。

7. 关闭动脉导管　见RDS。

8.DIC的治疗　输新鲜冷冻血浆。

9. 营养支持　见RDS。

10. 抗感染　感染导致肺出血，根据血培养结果给予相应抗生素治疗。

（吴红敏　毛　健）

第十一节　新生儿呼吸暂停

呼吸暂停是指呼吸停顿超过20s或不足20s而伴有发绀和心动过缓的异常呼吸现象。

【诊断要点】

（一）病因

原发性呼吸暂停多见于早产儿，也可见于患有低氧血症、低体温、低血糖、低血钙、贫血、颅内病变和镇静药过量等情况下。原发性中枢性呼吸暂停多见于胎龄小于34周早产儿，特别是32周以下的极早和超早早产儿。

（二）呼吸暂停分类

1. 中枢性呼吸暂停（原发性中枢性呼吸暂停和继发性中枢性呼吸暂停）。

2. 梗阻性呼吸暂停。

3. 混合型呼吸暂停。临床常用的监护仪诊断梗阻性呼吸暂停很困难，需要监测胸腹的阻抗变化判定气道梗阻。

（三）临床表现

1.通常以呼吸停顿≥20s。

2.呼吸停顿不足20s而伴有发绀，心率减慢≤100次/分。

3.与周期样呼吸鉴别，周期样呼吸指20s内有3个≥3s的规则间歇的呼吸停顿或者呼吸减慢5～10次/分，但不伴有心动过缓或发绀。

【治疗要点】

（一）心肺监护

患儿发生呼吸暂停应该使用呼吸、心电血氧饱和度同时监护仪。

（二）促使呼吸恢复

保持其呼吸道通畅和适宜体位，可先用物理刺激，促使呼吸恢复，如托背、轻弹足底或面罩加压呼吸，必要时可使用氧纠正低氧血症。

（三）药物治疗

反复原发中枢性呼吸暂停可以应用改善呼吸动力药物。

1.氨茶碱　首次剂量5～7mg/kg，静脉滴注。6～12h后维持量：2.5～3mg/kg，静脉缓慢注射，监测血糖和心电，疗程5～7d（必须监测血药浓度，有效浓度与中毒剂量范围较窄），已很少用于呼吸暂停治疗。

2.枸橼酸咖啡因　常首选用于早产儿原发性中枢性呼吸暂停，能够降低手术结扎性PDA和BPD发生，早期应用可能更好，首次剂量20mg/kg，维持量每日5mg/kg，早产儿多用至34周，5～7d不再发生呼吸暂停。

（四）持续气道正压通气（CPAP）

反复发作的呼吸暂停对药物治疗无效者可使用鼻塞CPAP治疗，压力5cmH_2O，也可选用NIPPV（可能更好）。

（五）机械通气

对CPAP和药物治疗均无效的患儿，需要气管插管行机械通气。

（六）积极治疗原发病

对呼吸暂停的患儿应检查体温、心率和血压，检测血气、血糖、血钙、血电解质和血细胞比容等，如有异常及时纠正；疑有败血症者应检查血常规、CRP和血培养，如有异常，针对致病菌，选择敏感抗生素治疗；伴有黄疸的患儿监测血清胆红素值；怀疑呼吸系统疾病应做血气分析和X线胸片，明确有无低氧血症、高碳酸血症及肺部病变的性质和程度，并对症处理；怀疑有先天性心脏病的患儿及时做PDE检查；怀疑有神经系统疾病的患者应做头CT、MRI、EEG等检查，必要时做脑脊液检查明确诊断，并对症治疗。胃食管反流导致的呼吸暂停，不建议使用氨茶碱。

（吴红敏　毛　健）

第十二节　新生儿气胸

气胸系指胸腔内有气体蓄积。往往发生在接受正压通气治疗的患儿，也可因吸入综合征、复苏不当、葡萄球菌肺炎及先天性膈疝等原因引起，也可以是自发性的。气胸也可能为一侧性或两侧性。新生儿发病率为1%～2%。

【诊断要点】

（一）临床表现

1.骤然发生呼吸困难、呼吸频率增快、三凹征、发绀。严重者出现呼吸暂停、休克症状。

2.一侧气胸者双胸廓不对称，患侧胸廓隆起，呼吸运动减弱，呼吸音减低或消失。机械通气患儿可见患侧胸廓不随呼吸器节律活动。

3.心脏向对侧移位，心音遥远，早期心率增快，严重者心率减慢。

（二）辅助检查

1.血液气体分析：PaO_2降低，$PaCO_2$升高。

2.不摄X线胸片也可做出气胸诊断，危重患儿不能搬动可用冷光源透视以确定气胸部位，但此法不能替代

X线胸片作为诊断依据，目前也有床旁超声诊断气胸的报道。

3.胸部X线摄片：侧位或前后位X线胸片可见受累的肺受压，出现肺局部或全侧肺不张、胸外缘之外有游离气体而无肺纹理。纵隔可有移位。

4.胸腔穿刺：当病情危重，无透光检查设备及床旁X线检查条件时，胸腔穿刺可作为诊断和治疗的手段。

【治疗要点】

（一）非手术治疗

1.适用于气胸范围小、临床症状轻且无持续气漏者。

2.镇静药防止烦躁和啼哭，吸氧严密监护生命体征。定期测定血气或用$tcPO_2$、$tcPCO_2$（或$SatO_2$）持续监护。必要时用X线摄片复查。

（二）胸腔穿刺排气

1.适用于患儿突然出现呼吸、循环窘迫，病情危急，临床拟诊气胸，经或未经透照检查和（或）X线证实者。

2.用14号穿刺针头以橡皮管连接注射器，一般在锁骨中线第2肋间或腋前线第4、5肋间进入胸腔，若有气胸可见有气体排出，直至无气体排出后拔针，如持续有气体排出或血流动力学不稳定（如张力性气胸），应立即准备做胸腔闭式引流。

（三）机械通气治疗

气胸患儿往往合并呼吸衰竭，或是在机械通气过程中并发气胸。故应在积极处理气胸的同时，保证患儿足够的通气和氧合。对需用机械通气者参数调节的原则是：用较高的氧浓度和频率、较短的吸气时间，较低的PIP和PEEP维持血气正常范围；在很好的引流下HFOV是很好的通气模式。

（四）选用适当抗生素

积极控制和预防感染。

（吴红敏　毛　健）

第十三节 支气管肺发育不良

支气管肺发育不良（BPD）也称慢性肺疾病（CLD），是指多种因素导致早产儿肺损伤后慢性发育的障碍性疾病，表现为多种肺功能异常：既表现有气道发育障碍，也表现有肺泡和肺血管发育不良，是超早产儿常见的损伤后慢性发育障碍性疾病之一。

【病因与主要危险因素】

1.肺发育不成熟　胎龄越小发病率越高，与其肺发育的基础密切相关，超早早产儿可达40%。

2.肺损伤　机械性肺损伤（容量伤、压力伤）、生物源性损伤。

3.高氧暴露　过度的氧化应激。

4.过度的液体负荷　肺水肿。

5.PDA　尽管预防性PDA治疗和早期结扎PDA并没有降低BPD发生，但是PDA长期不关闭或严重PDA导致呼吸机依赖是重度BPD和死亡的关键因素。

6.宫内感染　如解脲脲原体感染、CMV感染，宫内生长受限等与BPD发生密切相关。

【诊断要点】

（一）目前临床上仍多采用2001年NIH共识会议诊断标准

1.胎龄＜32周，累计用氧达到28d（而不是连续用氧），校正胎龄36周确定BPD诊断与分度如下。

（1）轻度BPD：不需要用氧或呼吸支持。

（2）中度BPD：氧浓度＜30%。

（3）重度BPD：氧浓度＞30%和（或）需要无创或有创呼吸支持。

2.胎龄＞32周确定BPD严重程度标准，累计用氧＞28d，确定时间在出生后56d。

3.生理学BPD诊断标准：累计用氧28d纠正胎龄36周（＜32周）或56d（＞32周）空气挑战试验（RAC及未吸

氧状态下的氧饱和度变化）脉搏氧饱和度 SpO_2 ＜ 90%。

（二）X线胸片

不同时期不同程度损伤和发育障碍性改变示两肺野呈磨玻璃状改变、渗出、实变、透过度降低、多灶充气过度，小囊状影或网格状影，限局性气肿与广泛性肺间质损伤性病变，也可以纹理增粗、紊乱，条状密度增高影和胸膜增厚等。病变多发生在两下肺，常呈对称性。

【治疗要点】

（一）呼吸支持

1.*氧疗*　维持足够的供氧可防治BPD患儿出现低氧性肺动脉高压，支气管痉挛、肺源性心脏病和生长障碍，但应注意给予最少的所需用氧浓度以减少氧中毒。SpO_2，一般胎龄＜32周90%～95%，32～36周92%～97%，＞36周94%～98%。

2.*正压通气*　只有在诊断指标明确时可以使用。原则是以尽可能低的参数，使 PaO_2 维持在6.67～9.33kPa，$PaCO_2$ 维持在5.33～7.33kPa，通气参数适宜慢频率、长吸气时间。

（二）限制液体量

液体量应限制在每日80～100ml/kg（早期），慢性期治疗应在合理呼吸支持下，应用高能量密度、适度体液入量管理方式。

（三）药物治疗

1.*利尿药*　常用药物呋塞米，每12小时给予1～2mg/kg，口服或静脉给药，常用于快速利尿。适用于：①出生后1周出现呼吸机依赖、有早期BPD表现。②病程中因输入液体过多致病情突然恶化。③肺水肿或心功能受损。④为增加热量而加大输液量。但是利尿药不能降低BPD发生，目前缺少证据常规应用利尿药。

2.*皮质类固醇激素*　常用药物地塞米松，开始应用的时间应在出生7d后，首次剂量尽可能小，＜0.20mg/（kg·d），持续时间尽可能短（0.2mg×3d，0.1mg×3d，0.05mg×2d）。适用于：①不推荐常规作为预防或治疗BPD药物。②仅在病情严重等特殊的临床情况下应用，如FiO_2＞0.5，平均气道压＞12cmH_2O；反复肺水肿而利尿药无效以及出现支气管高反应症状。③多数NICU用于机械通气1周后仍不能顺利撤机而有尽快离开呼吸机可能的患儿。

3.咖啡因　早期咖啡因应用，能够降低PDA治疗，降低BPD和死亡的发生风险，维持合理维生素A摄入（较难）。

4.BPD合并肺动脉高压治疗　参见“新生儿肺动脉高压诊治专家共识”。

（吴红敏　毛　健）

第十四节　新生儿呼吸衰竭

新生儿呼吸衰竭是由多种疾病导致的呼吸窘迫，由于严重低氧血症需要呼吸支持（CPAP或机械通气）24h以上。主要原因为RDS、暂时性呼吸增快（湿肺）、持续肺动脉高压、胎粪吸入综合征、肺炎及败血症等。部分患者由表面活性物质系统先天异常或肺泡及肺血管系统发育异常所致。

【诊断要点】

1.发绀　应除外发绀型先天性心脏病。

2.呼吸困难、减慢或呼吸暂停　呼吸频率可超过60次/分，伴呻吟及三凹征；由中枢性疾病所致者，可出现呼吸减慢、节律不整；早产儿常出现呼吸暂停。

3.循环改变　末梢凉，毛细血管再充盈时间延长，心率增快或减慢。

4.血气分析　pH＜7.2，低氧血症（PaO_2＜50mmHg或吸入FiO_2＞70%时，SaO_2＜85%），高碳酸血症（$PaCO_2$＞60mmHg），血中甲基黄嘌呤水平增高。

5.其他　胸部X线摄片或肺部超声学检查、心脏多普勒超声检查明确呼吸衰竭的病因与肺源性疾病的诊断。

【治疗要点】

1.无论是何种原因的呼吸衰竭选择合理的呼吸支持方

式，针对病因学治疗是最基本策略，呼吸支持方式可以选择无创呼吸支持（CPAP、NIPPV、NHFOV或经鼻高流量吸氧）和有创呼吸支持（气管插管机械通气）。值得注意的是，低流量吸氧和氧气罩吸氧不能改变呼吸做功，不属于呼吸支持范畴，不应作为呼吸衰竭的首选治疗，尤其是RDS的初始治疗。严重的缺氧性呼吸衰竭应尽早进行有创呼吸支持：无创呼吸支持失败，反复呼吸暂停、$FiO_2>0.4$，$pH<7.25$，$PaCO_2\geqslant60mmHg$，$PaO_2\leqslant50mmHg$。

2. 根据胎龄及疾病选择机械通气参数及通气策略，非侵袭性通气策略可减少肺损伤，对预防BPD有一定效果。

3.RDS导致呼吸衰竭无创呼吸支持失败尽早选择PS治疗（LIST或InSurE），有创通气。

4. 吸入NO（iNO）治疗，通过使血管平滑肌松弛达到选择性扩张肺血管的作用。用于足月及晚期早产儿缺氧性呼吸衰竭。有肺实质性疾病的PPHN，结合HFOV可改善氧合，减少对ECMO的需求。VLBWI需经超声证实有严重PPHN方可应用。严重MAS结合高频通气可改善氧合，用于重度呼吸衰竭的治疗。

5.ECMO救治难治性呼吸衰竭。指征：①氧合指数＞40超过4h［氧合指数＝平均气道压（cmH_2O）$\times FiO_2\times100$/动脉氧分压（mmHg）］；②氧合指数＞20超过24h，或呼吸困难持续恶化；③积极呼吸支持下病情迅速恶化，严重低氧血症$PaO_2<40mmHg$；④ 血$pH<7.15$，乳酸≥5mmol/L，尿量＜0.5ml/kg，持续12～24h；⑤肺动脉高压导致右心功能障碍，需要大量正性肌力药物。导致呼吸衰竭病因可逆。

6. 保温、保湿，保证足够入液量及热量。

附：肺表面活性物质的应用原则

1. 已发生或有RDS高危因素的早产儿临床表现有呼吸衰竭。

2. 预防性应用表面活性物质用于胎龄＜26周者（出生后15min内）及诊断RDS需气管插管者。

3. 已诊断RDS未治疗者；还应考虑母亲产前是否接受

过糖皮质激素治疗。

4.如病情稳定，可拔出气管插管改CPAP或鼻塞间歇正压通气（NIPPV）。

5.如RDS进展，需持续机械通气，通气条件进一步上升，FiO_2＞40%（胎龄＜28周为限），MAP≥10mmHg，可给第2剂或第3剂表面活性物质。

6.胎龄≥28周，CPAP下呼吸困难、FiO_2≥40%，需气管插管，机械通气者。

7.由RDS、MAS、肺炎、败血症及PPHN导致的足月儿缺氧性呼吸衰竭，OI持续＞15。

（李　娟　毛　健）

第十五节　早产儿机械通气原则

以适当呼吸支持方式最大程度降低呼吸功，维持通气与氧合在合理范围（$PaCO_2$ 45～55mmHg，PaO_2 50～70mmHg）是早产儿机械通气的基本原则。应根据胎龄选择相应的呼吸管理策略。

（一）胎龄＜28周

呼吸支持的目的是通过辅助通气使未成熟肺适当扩张，要保证气管插管位置正确。

1.有自主呼吸者，出生后尽早以CPAP或NIPPV通气。

2.如肺功能恶化，行气管插管，表面活性物质＋机械通气。

3.随着表面活性物质的应用，肺顺应性迅速改善，应根据临床改变及血气分析调整呼吸机参数。

4.当新生儿呼吸困难缓解、原发病处于恢复期、呼吸机参数降至很低（FiO_2＜30%，PIP＜18cmH_2O，RR＜25bpm，PEEP 5cmH_2O），应试拔出气管插管，改NIPPV、CPAP。

（二）胎龄28～30周

这些早产儿胸壁顺应性差、肺不能有效扩张，常发生呼吸暂停。

1.CPAP通气 PEEP 5～8cmH_2O，避免用镇静药，可

结合咖啡因刺激呼吸。

2. 当CPAP下FiO_2＞40%，行气管插管，SIMV通气，RDS患儿尽早应用表面活性物质。根据临床表现及血气分析结果降低PIP、FiO_2及RR，并改为CPAP通气。

3. 机械通气下FiO_2＞30%，给予表面活性物质。

（三）胎龄＞30周

如出生后逐渐出现呼吸窘迫，按下述步骤处理。

1.CPAP通气　当新生儿呼吸困难、FiO_2＞30%时。

2.CPAP下　压力6～8mmHg，FiO_2＞40%，给予SIMV及表面活性物质。

附：CPAP通气指征

1. 早产儿呼吸暂停，可维持气道扩张及适当肺容量。

2. 早期RDS、胸壁顺应性差或呼吸暂停、拔管后维持肺扩张。

3. 急性肺疾病，早产儿呼吸困难、FiO_2＞30%。

（李　娟　毛　健）

第十六节　极低及超低出生体重儿机械通气策略

尽管ELBWI的生存率明显提高，RDS及其并发症——支气管肺发育不良（BPD）仍是影响早产儿生存率及生存质量的主要疾病。机械通气用于呼吸衰竭的支持治疗，可有效提高生存率，目前尚无哪种通气模式优点更多的报道，应根据病情及个人经验选择。无论哪种通气模式，均应尽量缩短通气时间，尽早拔管以CPAP/NIPPV支持。

一、不必要复苏可能导致损伤

应根据呼吸情况决定是否需要复苏及其方式，而不需要出生后立即气管插管。

二、CPAP

CPAP是一种创伤性极小的呼吸支持模式，用于心率正常、功能残气量及自主呼吸建立缓慢、有自主呼吸的新生儿。参数设定应结合病情，一般PEEP 5 ～ 9cmH_2O，维持$PaCO_2$ 45 ～ 60mmHg，PaO_2 50 ～ 70mmHg。但如$PaCO_2$持续高于60mmHg，pH＜7.25，应为机械通气指征。

三、正压通气

常选择同步通气（AC/SIMV±VG，目前对于RDS患儿PS治疗后建议选择AC＋VG）模式。RDS早产儿，初调PIP为18 ～ 20cmH_2O，潮气量可达4 ～ 6ml/kg，PEEP应5 ～ 6cmH_2O。当有左向右分流，动脉压低，肺顺应性低，$PaCO_2$增高或出生体重低于1000g时，PEEP一般不应小于4cmH_2O。用于ELBWI的PIP不应超过20cmH_2O。吸气时间以0.3 ～ 0.4s为宜。

四、高频通气

高频通气常用高频振荡通气。用于传统通气模式下$PaCO_2$持续增高或严重呼吸衰竭，可改善氧合，有效降低$PaCO_2$。选择高频通气因技术熟练程度不同及习惯不同，在不同NICU应用条件指征有很大差异。通常高频振荡通气常用于难治性呼吸衰竭的挽救性治疗，如严重RDS、MAS合并PPHN、气漏及肺出血等。也有NICU应用于呼吸衰竭救治的全程。高频振荡通气也可以进行有效的肺复张。一般参数设定与疾病性质、发育成熟度有很大关系：通常RDS与早产儿需要较高振荡频率（12 ～ 15Hz，因为时间常数短），而肺间质疾病、气漏、MAS等需要较低振荡频率（8 ～ 10Hz），MAP主要是开肺作用，胎龄越小MAP越低，但是肺顺应性降低时需要更高MAP，逐步升高MAP同时检测SpO_2可以判断肺复张状态，确定合适的开肺压。振荡幅度调节是排除CO_2的主要参数。高频通气过程中应动态监测$tcPCO_2$胸部X线正位片，避免过度通气与过度膨胀。

五、血氧监测

RDS早期血氧饱和度应在90% ～ 94%，动脉血氧分压为50～80mmHg。而ELBW理想的血氧分压是50～70mmHg，$PaCO_2$ 40～55mmHg。而对于重度BPD患儿的目标SpO_2应有变化：胎龄32～36周可为92%～95%，大于36周可为94%～98%，避免严重反复低氧加重或诱发肺动脉高压。

（李　娟　毛　健）

第十七节　窒息及呼吸心搏骤停

新生儿窒息是指婴儿出生后无自主呼吸或呼吸抑制而导致低氧血症和混合性酸中毒。此时瞳孔尚未扩大，是患儿濒临死亡的紧急时刻，应分秒必争，正确、有效地抢救，若心搏停止则为呼吸心搏骤停，心脏停搏30s，瞳孔即扩大。

【病因】

1.严重的低氧血症（由各种肺部病变引起，尤其在有广泛肺水肿、肺不张时）。

2.呼吸道被分泌物堵塞，多见于小早产儿及危重婴儿无力咳嗽时。

3.呕吐时将奶汁误吸入呼吸道。

4.持续性抽搐，有时可使呼吸停止长达1min以上。

5.严重休克患儿，末梢血灌注极度不良。

6.低体温或高体温（＞41℃）时。

7.颅内病变，颅内高压。

8.由于宫内或产时缺氧引起的出生窒息。

9.肺出血。

【抢救措施】

1.清理呼吸道：立即用吸痰管吸净口、鼻、咽部分泌物，应先吸口腔，后吸鼻腔，吸引时间不应超过10s。如羊水混有较多胎粪，应于肩娩出前即吸净口腔和鼻腔存留分泌物；肩娩出后，第1次呼吸前，应气管插管吸净气道内的胎粪。

2.呼吸复苏器（抱球）：将呼吸复苏器接上氧气（流量5～10L/min），用面罩紧扣在患儿口鼻上做人工呼吸

（注意勿漏气），心音微弱、发绀严重者或面罩加压给氧2min后呼吸心搏仍未恢复，应立即气管内插管，捏球呼吸要求每分钟捏球40～60次，压力及潮气量根据婴儿大小而不同，以看到胸廓上下运动，听到双肺呼吸音为度，对新生儿复苏用拇指及示指（或中指）按压气囊便可，切忌慌乱中用力过猛，产生肺气伤。

3. 心率60次/分以下：可静脉注射0.1%肾上腺素0.1ml/kg，或气管内滴入，若无效可1～3min再次重复给药（目前不主张气管内给药，尤其在产时复苏时，因为肺循环没有很好建立）。

4. 在心搏已停止情况下应做体外心脏按摩：患儿仰卧在硬床上，术者用拇指按压在患儿胸骨下1/3处，按压的深度应为胸廓厚度的1/3～1/2，频率为120～140次/分，即每按压胸骨3～4次，捏球1次（人工呼吸），这种心搏呼吸复苏术应两人同时操作，互相配合（捏球时停止按压胸骨，按压胸骨时停止捏球），并用血压监护仪监护心脏按摩是否有效，若按摩有效，在血压监护仪上可显示血压及心率数字。

5. 在进行体外心脏按摩和人工呼吸的同时：若为高钾血症所致应静脉注射5%碳酸氢钠4～5ml/kg，若高钾导致严重心律失常，应首先应用钙剂同时监护ECG。ECG为心室纤颤表现，除必要的心外按压，应进行电除颤，开始能量1～2J/kg，同时应用利多卡因1mg/kg静脉注射，然后持续滴注。

6. 抢救过程中应注意保温：最好在新生儿抢救台上操作，保持体温在36℃以上，低体温将影响呼吸恢复，以上抢救至少持续20～30min，至瞳孔散大，心搏、呼吸仍未恢复，心电图波形消失，表明已临床死亡，停止抢救。

7. 捏球20min后，心搏已恢复，且较有力，在100次/分左右但呼吸仍未恢复，或只有喘息样呼吸，应立即插管上呼吸机做IPPV。抢救超过10min，即使呼吸规律，也应上呼吸机以防肺水肿发生，插管时注意吸净喉部及气管内分泌物或奶汁、胎粪等吸入物。

8. 在自主呼吸已经恢复或在上IPPV过程中：应及早检查血气，根据血气分析结果纠正酸中毒和调整吸入氧浓度，若当时不能测血气，可先给1次5%碳酸氢钠3～5ml/kg，静脉入壶。

9.呼吸恢复后暂停喂奶：给5%～10%葡萄糖静脉滴注以补充热量，防止低血糖。并酌情给其他对症药物。

10.呼吸恢复后应密切注意观察心率、呼吸、血压、皮肤颜色及神经系统症状：遇有异常情况及时纠正，若出现前囟饱满和抽搐等颅高压症状，可给脱水药，先用地塞米松0.5mg/kg及呋塞米1mg/kg，静脉滴注，无效改用甘露醇。

11.循环不良者可加用多巴胺或多巴酚丁胺：剂量为5～20μg/（kg·min），静脉滴注。多巴胺的作用与剂量大小有关，小剂量［＜5μg/（kg·min）］有扩张周围小血管，降低小血管阻力的作用，尤其对肾血管作用最明显。中剂量［5～10μg/（kg·min）］轻微影响血管肌肉的收缩，增加心搏出量。大剂量［10～20μg/（kg·min）］，使血管收缩，有升压作用。多巴酚丁胺是多巴胺的衍化物，能增强心脏收缩力，增加心排血量，但不增快心率，不影响周围血管的扩张和收缩。

12.IPPV的处理：见呼吸机使用常规，注意气管内有无血性分泌物，若有血性分泌物表明已合并有出血性肺水肿，应延长呼吸机治疗时间。

（俞志凌　毛　健）

第十八节　新生儿心力衰竭

新生儿心力衰竭又称心功能不全，是指由于窒息缺氧、先天性心脏病等多种因素引起心肌收缩力减弱，不能正常地排出静脉回流的血液，以致动脉系统血流供应不足，静脉系统发生内脏淤血而产生的一系列临床症状。

【诊断要点】

（一）病因

1.循环系统　先天性心脏病、心肌炎、心肌病、心律失常、肺动脉高压、高血压等。

2.呼吸系统　窒息、肺透明膜病、肺炎、胎粪吸入综合征、肺不张等。

3.中枢神经系统 颅内出血、缺氧缺血性脑病、脑水肿等。

4.其他 低血糖、低血钙、低血镁、严重贫血、红细胞增多症、输液过量等。

（二）临床表现

1.肺循环淤血症状 气促，呼吸浅表，不规则，发绀，呼吸困难；双肺有湿啰音，甚至有肺出血表现。

2.体循环淤血症状 肝大，尿少，水肿。

3.心功能减退症状 心动过速或过缓，心脏扩大（尤其是先天性心脏病者），心律失常（如期前收缩）等。

4.严重左侧心力衰竭 心排血量下降（低心排血量），体循环灌注不足、无尿、NEC甚至休克。

5.其他 烦躁、拒奶、出汗、面色苍白等。

新生儿心力衰竭的特点：存在心力衰竭易发因素；常表现为全心力衰竭；严重患者的呼吸、心率可不增快；肝大腋前线为主；起病急骤，易与其他疾病混淆。新生儿心力衰竭诊断较困难，主要是：①心率＞160次/分，严重者可＜120次/分；②呼吸＞60次/分；③腋前线肝大肋下2cm或短期内比原来大1.5～2cm；④双肺有湿啰音；⑤出现发绀或原发绀加重；⑥X线、心电图等显示心脏扩大。以①～②项为主，再结合③～⑥项中的2～3项即可诊断。应说明的是因病因不同心力衰竭表现会有很大差异，特别是急性左侧心力衰竭、心脏手术后的低心排血量、巨大动脉导管开放、左心发育不良等，不一定心率增快与心力衰竭程度相平行，应注意血压与组织灌注的监测。

（三）辅助检查

1.胸部X线见心影增大，肺水肿。

2.血气分析、血浆乳酸监测，血清血管紧张素Ⅱ（ATⅡ）、心钠素（ANF）、肿瘤坏死因子（TNF）、内皮素（ET）水平升高；降钙素相关基因肽（GCRP）下降，由于临床诊断指标影响因素多，有专家建议用ATⅡ及ANF的升高作心力衰竭定量诊断指标。

3. 多普勒超声心动图、单光子断层扫描（SPECT）等，测定心脏收缩及舒张时间间期、心排血量、心脏及大血管径线、心瓣膜流速。

4. 核素心室造影和听诊检查。

【治疗要点】

（一）病因治疗

依原发病而异，对先天性心脏病的治疗只是为介入性导管或手术治疗创造条件，不宜长期用药或追求心力衰竭彻底控制。

（二）一般治疗

1. 抬高上身10°～30°以减少回心血量。

2. 保温、供氧，对动脉导管依赖型先天性心脏病，供氧应谨慎，防止动脉导管关闭。

3. 急性期禁食。

4. 输液60～80ml/（kg·d），纠正电解质紊乱及酸中毒、低血糖及低血钙等。

5. 用咪达唑仑（咪唑安定）或苯巴比妥镇静。

6. 血细胞比容：＜0.3者，缓慢输血5ml/kg；＞0.7者，应放血10ml/kg并做部分换血。

（三）心力衰竭治疗

1. 洋地黄类正性肌力药　对轻、中度心力衰竭疗效好。首选地高辛，静脉注射全效量为：早产儿0.01～0.02mg/kg，足月儿0.03mg/kg，首剂用全效量的1/2，余量分2次，每隔8h给予1次，用全效量12h后可予维持量，＜1.5kg者用0.002mg/kg，≥1.5kg者用0.004mg/kg，每12小时给予1次。口服量比静脉注射量多20%。治疗过程中不宜静脉注射钙剂，尤其血钾＜4mmol/L时，如血钾、血钙均低，应先纠正低血钾。

2. 儿茶酚胺类正性肌力药　新生儿心肌储备力不足，洋地黄作用不大，可选用此类药。

（1）多巴胺：2～10μg/（kg·min）。

（2）多巴酚丁胺：2.5～15μg/（kg·min），多用于无低血压的心源性心力衰竭。多巴胺2～3μg/（kg·min）与多巴酚丁胺3～7 μg/（kg·min）合用疗效较好。

（3）异丙肾上腺素：0.01～0.1μg/（kg·min），仅用于心率＜120次/分的心力衰竭。

3.血管紧张素转化酶抑制药　对轻重型心力衰竭疗效良好。

（1）卡托普利（巯甲丙脯酸）：0.1～1mg/kg，口服，每日2～3次，从小剂量开始，逐渐加量，本药可与地高辛同用。

（2）依那普利（苯脂丙脯酸）：0.05～0.1mg/kg，口服，每日2次；0.01～0.04mg/kg，静脉注射，每日2次，从小剂量开始，逐渐加量。

4.血管扩张药物治疗　可扩张静脉或动脉以减轻心脏前或后负荷，改善心功能，但应在积极应用洋地黄及利尿药的基础上应用，并宜从小剂量开始，逐渐加量，病情稳定后减量至停药。

（1）硝普钠：可同时扩张小动静脉，为首选扩血管药，0.5～5μg/（kg·min），避光持续使用2d以上时，监测血中硫氰酸盐浓度。

（2）酚妥拉明：可扩张小动脉，0.5～5μg/（kg·min）静脉滴注。

（四）利尿药

须与强心药同用，常用呋塞米1mg/kg，每隔8～12h静脉注射1次。

（五）对于心力衰竭难以纠正、血流动力学不稳定、肺水肿

应尽早呼吸支持，机械通气治疗。

（俞志凌　毛　健）

第十九节　新生儿心律失常

新生儿心律失常是指心肌自律性、兴奋性和传导性发生变化引起的心率过快、过慢或节律失常。新生儿心律失常与围生期缺氧、先天性心脏病及感染有关，有三大特点：①传导系统紊乱发生率高；②功能性、暂时性居多；③常可自行消失。

【诊断要点】

（一）临床表现

临床表现与病因、失常类型及程度有关，既可毫无症状，亦可表现为哭声弱、烦躁、拒乳、呕吐、出汗、体温不升、面色苍白、发绀、气促，听诊心率快、慢或节律不整，心音低钝或强弱不一。三度房室传导阻滞及室性心动过速还可导致心源性脑缺血综合征而致抽搐与昏迷。

心脏听诊对诊断有一定指导意义：①心率快而整，为各类型心动过速，心房扑动伴规则房室传导阻滞；②心率快而不整，为心房纤颤，心房扑动伴不规则房室传导阻滞；③心率慢而整，为窦性心动过缓，有规律的二度房室传导阻滞，三度房室传导阻滞；④心率慢而不整，为窦性心动过缓伴不整或伴期前收缩，二度房室传导阻滞；⑤心率正常而不整，为窦性心律不整，期前收缩，二度房室传导阻滞。

（二）辅助检查

可通过体表心电图，24 h动态心电图及新生儿经食管心房调搏电生理学检查等确诊。

【治疗要点】

新生儿心律失常多无临床症状，尤其一过性者，常于出生后1周至3个月内自然消失，不必治疗。电解质紊乱所致之暂时性心律失常可作病因治疗。需用抗心律失常药者，其严重程度一般是室性心动过速＞三度房室传导阻滞＞心房纤颤，心房扑动＞室上性心动过速＞频发性期前收缩。

（一）病因治疗

针对诱发因素进行处理。

（二）潜水反射法治疗

对室上性心动过速患儿，可用5～15℃冰袋或0～4℃冰水毛巾置于面部10～15s，常可迅速纠正，若一次无效，隔3～5min再试。

（三）药物治疗

1. 快速异位心律失常

（1）利多卡因：0.5～1mg/kg静脉注射，15～20min

1次，有效后用20～25μg/（kg·min）静脉滴注，总量<5mg/（kg·d）。

（2）普罗帕酮（心律平）：1mg/kg加入10%葡萄糖溶液10ml中，5min以上缓慢静脉注射，必要时10～15min重复1次，连续用药应少于3次。

（3）普萘洛尔：0.01～0.2mg/kg，10min以上缓慢静脉注射，10min后可重复1次，必要时以每6～18小时1次维持。

（4）乙胺碘呋酮：2～3mg/kg，10min以上缓慢静脉注射，有效后以3～5mg/（kg·d）维持。

（5）维拉帕米（异搏定）：0.05～0.1mg/kg，5min以上缓慢静脉注射。

（6）洋地黄：用法见心力衰竭章节，禁用于有预激综合征及QRS波增宽者。

（7）ATP：0.5mg/kg快速静脉注射，必要时每2分钟1次，每次增加0.5mg/kg，最大量为2.5mg/kg。

2.慢速心律失常

（1）异丙肾上腺素：0.05～0.5μg/（kg·min），静脉滴注，最大量<2μg/（kg·min）。

（2）阿托品：0.01～0.03mg/kg，缓慢静脉注射。

（四）心脏手术

用于治疗室性心动过速，或为三度房室传导阻滞者安放心室起搏器。

（俞志凌　毛　健）

第二十节　新生儿休克

新生儿休克是由于多种病因导致的急性循环功能障碍，特征性表现为组织氧与营养物质运输障碍进而发生细胞代谢功能异常、乳酸性酸中毒，不能纠正将发生细胞死亡。休克目前仍是新生儿死亡的重要原因。新生儿休克不同于年长儿，尤其是感染性休克，早期往往没有血压的下降，组织灌注异常时常表现为心率增快，当持续性血压降低时已不是休克早期。

【诊断要点】

（一）病因

1.心源性休克　①窒息或重度肺炎等致缺氧性心肌损害；低血糖、低血钙等致代谢性心肌损害；宫内或出生后病毒感染致心肌炎症。②各类型严重心律失常。③先天性心脏病。④气胸、膈疝等致机械性回流障碍。⑤低体温与硬肿症。

2.低血容量性休克

（1）产时失血：胎儿-母亲、胎儿-胎儿、胎儿-胎盘间输血综合征，胎盘破裂，前置胎盘，脐带撕裂。

（2）新生儿期出血：头颅内、胃肠道、肺脏、肾上腺、腹腔内及肝脾破裂等的出血。

（3）细胞外液丢失：呕吐，腹泻，光疗时不显性失水过多，坏死性小肠结肠炎或腹膜炎。

3.分布性休克　血管调节功能异常、神经系统损伤、感染性休克（炎性反应导致血管扩张）及过敏性休克。

4.梗阻性休克　静脉回流或动脉流出异常导致心排血量降低发生的组织急性灌注异常，肺静脉引流异常、三尖瓣闭锁、肺动脉或主动脉狭窄或闭锁、血管内气体栓塞或血栓性梗死等。

（二）临床表现

1.心排血量减少症状　早期血压正常或略升，以后血压下降，收缩压足月儿＜6.67kPa（50mmHg），早产儿＜5.53kPa（40mmHg），脉压降低（＜4.0kPa），股动脉搏动弱或未能触及，心率＞160次/分或＜120次/分。出生后早期血压监测一般平均动脉压应大于等于同期胎龄相当的数值。

2.微循环障碍症状　四肢冷，甚或明显发绀。皮肤苍白或发花，皮肤毛细血管再充盈时间延长。

3.脏器灌注不良症状　心音钝弱，尿量减少［＜1ml/（kg·h）］，气促，早期烦躁，转而反应低下，嗜睡，低体温，皮肤硬肿，肠动力差，甚至肠鸣音消失、腹胀，易并发NEC。

（三）辅助检查

1.血气分析　代谢性酸中毒是最先、最敏感的变化，乳酸增高＞4mmol/L，持续乳酸增高与休克严重程度变化一致，预示结局不良，pH＜7.0为严重休克，pH＜6.8则预后不良。

2.体液因子与细胞因子检查 血浆肾上腺素、去甲肾上腺素、皮质醇、内皮素，血管紧张素Ⅱ、血栓前列腺素、β-内啡肽浓度增高。

3.中心静脉压（CVP） 正常0.4～0.7kPa，心源性与感染性休克时升高，低血容量性休克时下降。

4.其他 X线胸片、心电图、头颅与心脏B超，超生心动图、血培养、血电解质、肾功能及有关弥散性血管内凝血的检查，有助病因或病情的诊断。

新生儿休克评分见表2-3。

表2-3 新生儿休克评分

评分（分）	四肢温度	股动脉搏动	血压（收缩压）（kPa）	皮肤色泽	前臂内侧毛细血管再充盈时间（s）
0	正常	正常	＞8.0	正常	≤2
1	凉至膝、肘以下	弱	6.1～8.0	苍白	3～4
2	凉至膝、肘以上	未触及	≤6.0	发绀、花纹	＞4

注：3分为轻度休克，4～6分中度休克，≥7分为重度休克

【治疗要点】

（一）病因治疗

针对休克病因，积极治疗原发病，疑似感染性休克尽早经验性抗生素治疗。

（二）呼吸支持治疗

改善通气，及早供氧，当出现下述情况时，应做机械通气。①呼吸困难，呼吸浅慢或呼吸暂停；②血气$PaCO_2$＞8.0kPa，吸氧浓度0.5时，PaO_2＜5.33 kPa；③有肺出血征兆时，均应做机械通气。强调早期呼吸支持，尤其早产儿感染性休克维持气血平衡，降低组织耗氧。

（三）液体复苏

1. 根据血气分析结果计算5%碳酸氢钠（SB）毫升数=（ABE−3）×体重（kg）×0.5，先给予1/2～2/3量，1h后复查血气，pH＞7.25则不必再补碱。

2. 等张钠盐溶液10ml/（kg·h），30～60min静脉滴注，若循环功能无改善可再次给10ml/kg，一般总量不超过30ml/kg，必要时做CVP监测，CVP＜0.4kPa时应补充血容量，＞0.8kPa时则要小心。

3. 一般不建议用血浆或白蛋白液体复苏，失血性休克可以考虑输注全血或浓缩红细胞悬液，但是对于心源性休克应首先调整心脏负荷，改善心肌收缩力。

（四）血管活性药的应用

在纠正酸中毒，补充血容量后应用血管活性药，尤其在感染性休克时。

1. 多巴胺5～10μg/（kg·min），至休克纠正后24h，是治疗各种轻、中度休克的首选药。心源性休克可用多巴酚丁胺2～10μg/（kg·min）。持续性低血压调整多巴胺浓度后仍不能维持血压正常，可以应用去甲基肾上腺素0.05～0.5μg/（kg·min）；也有建议应用氢化可的松静脉滴注，每次2.5～5mg/kg。

2. 如心率＜120次/分，可并用多巴胺及异丙肾上腺素0.1～1.0μg/（kg·min），维持心率约160次/分。若上述治疗疗效不佳，发绀加重，要警惕持续肺动脉高压。

3. 心源性休克，亦可并用多巴胺及硝普钠0.5～5μg/（kg·min），休克纠正后如有心力衰竭，改用地高辛。

4. 米力农对部分感染性休克、心肌收缩力减低可能有一定帮助，对心脏手术后的低心排和肺动脉高压可能有益。对于梗阻性休克切记慎用增加心肌收缩力药物。

（五）液体疗法

休克初步纠正后，用1/5张钠盐溶液3～4ml/（kg·h）（心源性）或4～6ml/（kg·h）（感染性、低血容量性）持续静脉滴注。休克纠正4h后，如无尿或尿少，用呋塞米1mg/kg静脉注射，每隔30min 1次，以增加尿量，并注意肾功能不全或输液量不足。早期不易供给高能量液体，直到代谢稳定后再逐步增加能量及营养素摄入。

（六）免疫学治疗

用于感染性休克。

1.皮质激素　可在病初4h内用大剂量地塞米松1～2mg/kg，每隔4～6h静脉注射，连用3～4次，防止多脏器损害（目前有争议）。

2.换血　换血指征包括：①中、重度硬肿症；②抗休克治疗48h无效；③合并DIC；④血小板或白细胞显著减少。但目前、持续血流动力学不稳定、少尿、多脏器功能障碍早期可应用CCRT（连续性肾替代治疗），严重休克合并呼吸循环衰竭不能用常规方法纠正可以考虑ECMO救治。

3.其他　还可应用抗毒素、抗肿瘤坏死因子、白细胞介素I拮抗药、纤维连接蛋白等。

（七）监测凝血功能

对于休克应常规监测凝血功能，在积极去除病因基础上，注意防止脏器血栓形成及严重DIC发生。中、重度休克，血小板80×10^{12}/L左右，应早期应用肝素1U/（kg·h）静脉滴注或6U/kg静脉注射每6小时1次。但是无尿时肝素半衰期延长，应在凝血功能监测下应用。

（俞志凌　毛　健）

第二十一节　新生儿缺氧缺血性脑病

新生儿缺氧缺血性脑病（HIE）指各种围生期窒息引起的部分或完全缺氧、脑灌注降低而导致的胎儿或新生儿脑损伤。HIE是足月新生儿最常见的神经系统疾病，严重HIE易导致新生儿严重运动障碍、认知异常、神经行为异常及癫痫等不良预后发生。

【诊断要点】

（一）临床表现

1.围生期窒息史：胎心监护异常（晚期减速、反复发作减速、胎心减慢＜100次/分持续时间超过2min）；胎儿头皮或脐带血pH＜7.0；羊水胎粪污染；低Apgar评分特别是1min＜3分，5min＜5分；有明确复苏史。

2. 出生后72h内该病急性期，常见以下异常神经症状：意识障碍，如过度兴奋、嗜睡、反应迟钝、昏迷；肌张力改变，如增强、减弱甚至松软；原始反射减弱或消失。

3. 病情较重者常在出生后12～24h表现有惊厥，中枢性呼吸衰竭、颅压增高、脑干损伤症状及多器官功能衰竭。

4. 下列情况预后不良：①重度窒息经抢救20min以上，才出现自主呼吸；②临床分度为重度；③临床表现有脑干症状；④频繁惊厥发作；⑤积极治疗1周后神经症状体征未消失；⑥治疗2周脑电图仍有中度以上异常改变；⑦血清酶活性明显增高，出生后72h内的CPK＞2000U/L，LDH＞600U/L，GOT＞150U/L，出生后1d内CK-BB＞60U/L；⑧脑影像学检查有严重的基底节丘脑脑干受累，广泛性皮质及皮质下白质损伤；⑨合并多脏器功能受累。

临床分度见表2-4。

表2-4　新生儿缺氧缺血性脑病分度

项目	轻度	中度	重度
意识	过度兴奋	嗜睡、迟钝	昏迷
肌张力	正常	减低	松软
原始反射			
拥抱反射	稍活跃	减弱	消失
吸吮反射	正常	减弱	消失
惊厥	无	通常伴有	多见或持续
中枢性呼吸衰竭	无	无或轻度	常有
瞳孔改变	无	缩小	不对称，扩大或光反应消失
前囟张力	正常	正常或稍饱满	饱满、紧张
病程及预后	症状持续24h左右，预后好	大多数1周后症状消失；不消失存活者可能有后遗症	病死率高，多数3周内死亡，存活者症状可持续数周，多有后遗症

（二）辅助检查

1. 生化检查　血清及脑脊液中CK-BB在24～72h异常增高，NSE、S100蛋白增高与预后有一定关系。

2. 脑电图　中重度患儿常表现有惊厥发作、不同程度背景异常，低电压、暴发抑制，甚至等电位，对判断预后有帮助。

3.CT脑扫描　在出生后2～5d，主要表现为脑水肿及坏死，灰白质界线不清，广泛或限局性低密度灶，重则常伴有蛛网膜下腔出血、脑室及脑实质出血；婴儿期可见脑萎缩及多房性软化。

4. 脑超声学检查　探头频率最好为5～10MHz，急性期可见弥漫性回声增强、脑室受压变窄或消失、沟回混沌不清。限局性高回声区可能为该部位出血或梗阻。晚期可见脑软化之多房性空洞或局部脑软化等表现。对于颅内脑室出血，其敏感度同CT，对于早产儿发生的脑室周围白质软化，生发基质的出血有较高的诊断率。脑血流速度早期表现为下降，伴高阻力指数，24～72h中重度者血流速度增加，低阻力指数。

5.MRI/MRS（磁共振波谱）　早期应用MRI-DWI应在出生后的24～96h，若常规序列可在出生后的2～8d完成。病变主要表现为白质损伤（包括内囊后肢、胼胝体），基底节、丘脑损伤，脑干、脑梗死或矢状窦旁损伤，多灶性缺血性损伤，严重者可有脑干、小脑受累。MRS表现为NAA浓度明显降低、乳酸明显增高，对预后判定有重要意义。

【治疗要点】

（一）基本治疗

1. 保证血气、血压、血糖在正常范围。

2. 监测血气、血压、血糖指标同时监测电解质，连续脑电监测、NIRS监测。

3. 限制液体入量：入液量40～60ml/（kg·d），防止低钠血症发生，在出生后48h内常见。

4. 控制脑水肿：应用呋塞米1mg/kg，地塞米松0.5～

1mg/kg静脉注射，4 ～ 6h可重复1次。24h后可应用20%甘露醇0.25 ～ 0.5g/kg静脉注射，间隔4 ～ 6h，力争在出生后72h内使颅压下降（目前这些方法缺少循证医学证据，已不再作为常规治疗）。

5.控制惊厥：首选苯巴比妥，负荷量20mg/kg，最大可用至40mg/kg，维持量5mg/kg。入院时即开始应用，可选静脉注射10mg/kg，30min后此量再重复1次，第2天可给维持量。此药仍不能控制惊厥可选用苯妥英钠，剂量与方法同苯巴比妥。也可以应用咪达唑仑持续静脉滴注开始剂量0.06mg/（kg・h）。在治疗中应常规连续监测脑电，指导抗惊厥治疗及HIE严重程度的判定。

（二）维持脑适宜灌注

1.出生后24h内彻底纠正代谢性酸中毒及防止呼吸性碱中毒发生。

2.积极治疗缺氧缺血性心肌损伤，增加心肌收缩力可应用多巴胺2 ～ 10μg/（kg・min），多巴酚丁胺2.5 ～ 8μg/（kg・min）；改善心肌代谢应用1，6-FDP 0.5 ～ 1g/kg，分2次静脉滴注。

3.脑水肿表现明显时，脑呈多灌注状态，颅内血管麻痹，尽量减少液体输入，如应用过多的高渗液易导致颅内出血。

（三）亚低温治疗

1.指征　①重度产时窒息：产时高级心肺复苏史（正压通气、气管插管、心外按压、肾上腺素）、脐动脉血气pH＜7.0，BE＞14mmol/L，出生后不久即出现脑病表现，EEG监测明显背景异常。②禁忌证：非缺氧缺血性脑病、先天脑发育畸形、21-三体综合征、严重凝血功能异常（PLT＜50×10^9）、休克未纠正。亚低温治疗最合理的时间窗应在出生后6h内，开始越早结局越好；但是，对于宫内已发生的脑损伤或严重感染相关窒息导致HIE效果有限。低温治疗有头部局部低温和全身低温治疗两种方法（设定温度34℃），持续低温治疗一般72h，然后慢速复温。有报道，复温后惊厥发生频度增加，应注意脑电监测。既往低温治疗主要用于中重度HIE，但是目前研究认为低温治疗能够降低轻度HIE患儿远期不良神经预后发生。

2.GM1、氧自由基清除剂、兴奋性氨基酸受体阻滞药、EPO及NGF等目前缺少严格的循证医学证据。

（俞志凌　毛　健）

第二十二节　新生儿颅内出血

新生儿颅内出血是围生期新生儿常见的脑损伤。其主要病因与围生期缺氧、缺血及产伤密切相关。新生儿尤其是早产儿凝血功能不完善，血管壁脆弱，缺少弹性纤维及脑组织发育不成熟，脑血管自主调节功能差，使其更易发生颅内出血，近年由于产伤而致硬脑膜下出血的发病率已渐下降，但由窒息所致脑室周围-脑室内出血、蛛网膜下腔出血等的发病率较高，成为主要病理类型。

【诊断要点】

（一）病因

1.早产　尤其是胎龄32周以下。

2.围生窒息史　如宫内窘迫、反复呼吸暂停。

3.产伤　胎头过大、头盆不称、急产、臀位产、胎头吸引或产钳助产。

4.其他　新生儿肝功能不成熟，凝血因子不足，或患其他出血性疾病，不适当输入高渗溶液，机械通气不当。

（二）临床表现

重度窒息及产伤者生后即可出现。多数在出生后2～3d出现。

1.神经系统兴奋症状　如易激惹、烦躁不安、肢体过多抖动、脑性尖叫、呻吟、呼吸增快、心动过速、腱反射亢进、颈强直、惊厥及角弓反张。

2.神经系统抑制症状　如反应低下、嗜睡、昏迷、吸吮能力减弱，肌张力减弱或消失。呼吸减慢、不规则或暂停，各种反射减弱或消失。

3.眼症状　凝视、斜视、眼球震颤及转动困难，瞳孔对光反应迟钝或消失、瞳孔大小不等或散大。

4.常伴随症状　前囟张力增高、体温不稳、贫血、黄疸。

5.早产儿脑出血症状　多不明显，常表现吸吮困难，肢体自发活动少或过多、呼吸暂停、皮肤发灰或苍白、血压体温不稳，心率常可表现为异常增快或持续减慢，全身肌张力消失。

（三）辅助检查

1.脑脊液　急性期常为均匀血性，红细胞呈皱缩状，糖定量降低且与血糖的比值＜0.6；1周后脑脊液常表现为黄色，一般可持续4周左右。

2.B超　主要诊断早产儿脑室及脑室周围出血较敏感，对蛛网膜下腔出血、伴有脑室出血或扩张的诊断有帮助。

3.CT　对各种脑出血均有较高诊断率。在5～7d做为好。

4.MRI　对各种出血均有较高诊断率，但是扫描时间长，价格较贵。

B超和CT诊断脑室-脑室周围出血可分四级：Ⅰ级，单纯室管膜下出血。Ⅱ级，脑室内出血，但无脑室扩张。Ⅲ级，脑室内出血伴脑室扩张。Ⅳ级，脑室内出血伴脑实质出血。

【治疗要点】

（一）基本治疗

基本治疗同HIE。

（二）纠正脑异常灌注状态

1.积极治疗和纠正循环衰竭。

2.维持血压在稳定范围，特别是早产儿应防止血压有较大波动。

3.补充凝血因子、纠正贫血

（1）可给输新鲜血、血浆、血小板。血浆量每次10ml/kg。

（2）维生素K_1 5mg静脉注射，每日1次，连用3～5d。

（三）恢复脑功能

药物治疗与HIE相同。

（四）硬膜下穿刺

硬脑膜下出血者可行此术。每次抽出液量不超过15ml。必要时手术治疗。

（五）腰椎穿刺放血治疗

蛛网膜下腔出血病情稳定后，参照CT检查，若出血量较多，宜多次腰椎穿刺放血，防止造成脑积水后遗症。

（六）出血后脑积水治疗

如有颅高压药物治疗无效，头围增大超过2cm，B超显示脑积水征象者先腰椎穿刺，放出脑脊液。若无效可行脑室引流。一般持续时间较短，可用于短期治疗（脑室内冲洗），若头围继续增大，做脑积水分流术。

（俞志凌　毛　健）

第二十三节　新生儿红细胞增多症

红细胞增多症（polycythemia-hyperviscosity syndrome）是常见于出生1周内的新生儿问题，红细胞增多症可导致高黏滞血症。该病的主要原因为宫内缺氧、糖尿病母亲婴儿、甲状腺功能亢进及减退、先天性肾上腺皮质增生症、染色体异常、巨内脏、红细胞变形能力降低、母胎及胎胎输血亦可致该病，尚有部分患者无明显原因。正常足月新生儿，脐带结扎延迟使胎盘向胎儿输血是该病的最常见原因；胎盘功能不全及慢性宫内缺氧是SGA新生儿宫内促红素增多的主要原因。由于早产儿血细胞比容相对低，该病主要见于足月儿。

【诊断要点】

1. 多无症状，于常规化验时发现。

2. 早期症状为发绀、嗜睡、吸吮无力、喂养困难、肢体抖动。

3. 严重并发症包括呼吸困难、尖叫、惊厥、末梢坏疽、NEC、肾衰竭。

4. 代谢异常，低血糖及低血钙。

5. 高胆红素血症。

6.血红蛋白＞220g/L，血细胞比容（Hct）＞65%。

【治疗要点】

1.症状治疗　维持血糖稳定，光疗，呼吸窘迫者吸氧。

2.部分换血治疗　该方法可降低红细胞数量，不影响血容量。静脉血Hct＞65%或＞60%、有中枢神经系统异常及心力衰竭等症状时，以生理盐水或5%白蛋白生理盐水行部分换血治疗，通常预期血细胞比容为55%。换血量计算公式：

换血量＝（实际Hct－预期Hct）×体重（kg）×80ml/（kg）/实际Hct

（李　娟）

第二十四节　新生儿黄疸

黄疸是新生儿最常见的症状，50%以上的足月儿及大多数的早产儿发生高胆红素血症，足月儿和晚期早产儿胆红素水平达高峰的时间为出生后3～5d。高胆红素血症的危险因素为血清胆红素水平、年龄、胎龄、相关疾病。严重高间接胆红素血症可引起急性胆红素脑病，导致神经系统后遗症。影响胆红素对神经系统毒性的因素尚不完全清楚，导致脑损伤的胆红素阈值取决于种族及地域。

【诊断要点】

（一）病理性黄疸诊断根据

1.出生后24h内出现黄疸。

2.血清总胆红素：足月儿＞221μmol/L（12.9mg/dl），早产儿＞257μmol/L（15mg/dl），或每日上升超过85μmol/L（5mg/dl）。直接胆红素＞34μmol/L（2mg/dl）。

3.黄疸持续时间：足月儿＞2周，早产儿＞4周。

4.黄疸退而复现或进行性加重。

（二）新生儿黄疸常见原因

1.出生后1周内出现的黄疸

（1）同族免疫性溶血，可伴贫血，胆红素水平与贫血程度无明显相关性。还见于红细胞形态异常（球形、椭圆形）、葡萄糖-6-磷酸脱氢酶（G-6-PD）及红细胞增多症等。

（2）健康足月儿及晚期早产儿生理性或母乳相关性黄疸。常由于胆红素产生增加，很少发生胆红素脑病。

（3）脓毒症、代谢异常、甲状腺功能减退等。

（4）闭合性出血：头颅血肿、颅内出血等。

2.1周后出现的黄疸

（1）感染性疾病：细菌或病毒感染。

（2）遗传代谢病：半乳糖血症、甲状腺功能减退、α_1-抗胰蛋白酶缺乏。

（3）胃肠道功能异常导致的胎便排出延迟及肠肝循环增加。

（4）先天性胆红素代谢异常性疾病。

（5）母乳性黄疸。

3.胆汁淤积性黄疸

（1）肠外营养。

（2）新生儿肝炎，肝内外胆道疾病，各种感染，胆道闭锁。

（3）遗传代谢疾病。

（三）诊断步骤

1.24h内出现的黄疸，在测定静脉血清总胆红素的同时，均应立即测定毛细血管血微量血清总胆红素或经皮胆红素，避免因测定静脉血影响早期治疗。

2.母婴血型（ABO、Rh系统）测定、直接Coombs’试验或溶血三项试验。

3.有胎膜早破，急产或母亲分娩前有感染性疾病，应同时做血培养。

4.光疗无效或有家族史及特殊地域者，测定葡萄糖-6-磷酸脱氢酶（G-6-PD）水平。

5.直接胆红素增高者，测定肝功能及细菌、病毒或相应抗体。

6.疑为遗传代谢性疾病，应进行血氨基酸及尿有机酸分析。

7.测定甲状腺功能。

【治疗要点】

（一）评估

出生24h内出现的黄疸多为病理性黄疸，应进一步评估。无论何种治疗，提倡早期喂养以增加胃肠动力、促进粪便排出，减少肠肝循环。

（二）光照疗法

任何原因引起的间接胆红素升高，达以下水平时可行光疗（表2-5）。尽管如此，由于胎龄及原发病不同，胆红素低于这些水平者仍可影响神经发育，应结合个体差异给予相应治疗。

表2-5　不同体重患儿血清总胆红素光疗指标

体重（g）	血清总胆红素［μmol/L（mg/dl）］
＜1000	85.5～119.7（5～7）
1001～1500	120～170.1（7～10）
1501～2000	170.1～205.2（10～12）
2001～2500	205.2～256.5（12～15）
＞2500	256.5～301.8（15～18）

光疗时可出现发热、腹泻、皮疹及紫外线辐射，对视网膜的影响还不确切。足月儿血清总胆红素低于239.4μmol/L（14mg/dl）时，可停止光疗。

（三）换血疗法

换血疗法主要用于免疫性溶血病（ABO、Rh溶血病），也用于败血症、DIC等，偶用于早产儿其他原因的高胆红素血症。如光疗4～6h胆红素下降1～2mg/dl，可不需再进行换血治疗。

1.换血指征

（1）产前诊断明确，新生儿出生时脐血Hb＜120g/L，总胆红素＞68μmol/L（4mg/dl），伴水肿、肝大、脾大和充血性心力衰竭。

（2）出生后12h内胆红素每小时上升＞12μmol/L（0.7mg/dl）。

（3）总胆红素达342μmol/L（20mg/dl）。

（4）有胆红素脑病早期表现者，无论血清胆红素水平如何。

（5）早产、合并缺氧和酸中毒或前一胎溶血严重者，适当放宽指征。

2.换血方法

（1）血源选择：Rh溶血病选择Rh血型同母亲、ABO血型同孩子；ABO溶血病选择O型红细胞、AB型血浆的重组全血（血细胞比容＞40%）。

（2）换血量：患者血量的2倍。足月儿血容量80ml/kg，早产儿血容量可能达90ml/kg。

（3）操作方法：换血途径有经脐静脉换血法、脐动静脉及周围血管同步换血法。目前多用外周动静脉同步换血法。该方法穿刺技术容易掌握，抽注同时进行，同步、等量、等时，可在监护室床旁随时进行，操作方便。

简述：将患儿置开放式远红外辐射台上，仰卧位，心电、经皮血氧饱和度和血压监护。选择较粗外周血管套管针穿刺留置，其中动脉连接三通管备用。动脉输血，静脉抽血。每次抽血20ml/4min，精确计算输注1ml全血的滴数，相同速度匀速输入，以保证等量和等时出入，早产儿应降低换血速度。每换血100ml测血糖1次，如为枸橼酸钠抗凝血，还应同时静脉缓慢注射10%葡萄糖1～2ml（有人认为这种方法无效）。换血过程中15～30min记录1次生命体征。换血后监测血常规和胆红素。

（四）其他治疗

1.免疫球蛋白　0.5～1g/kg，静脉输入2h以上，用于光疗时血清总胆红素仍增加的免疫性溶血病。

2.白蛋白　1g/kg，以增加其与未结合胆红素的联结。

3.酶诱导剂　苯巴比妥2.5mg/（kg·d）。由于光照疗法可迅速降低胆红素，并且该药使用后3～7d才起效，目前它主要用于晚期血清胆红素增高，或先天性胆红素代谢异常性疾病。

4.中药制剂　因其有酶诱导作用，可促进血浆清除及结合胆红素。

5.抗生素　疑有细菌感染者，根据血培养结果用抗生素治疗。

6.光疗　如为母乳性黄疸，可暂停母乳喂养48h并进行光疗。

附：美国儿科学会提出的胎龄≥35周新生儿光疗及换血指征［Management of Hyperbilirubinemia in the Newborn Infant 35 or More Weeks of Gestation.2004，Pediatrics，114（1）：297-316］。

1.光疗指征　见图2-2。

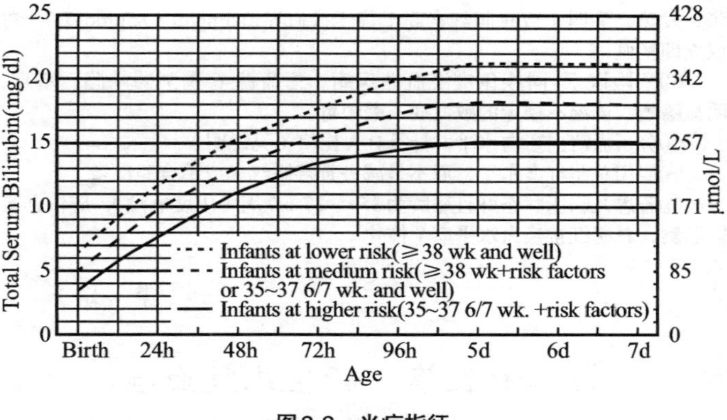

图2-2　光疗指征

①应用总胆红素水平，而不是减去直接胆红素或结合胆红素

②危险因素＝同族免疫溶血性疾病、葡萄糖-6-磷酸酶缺陷、窒息、明显嗜睡、体温不稳定的败血症、酸中毒，或白蛋白＜3.0g/dl

③对于所有胎龄为35～37 6/7周的患儿，总胆红素水平在中度危险界限周围都应该调整干预。接近35周者应降低干预界值水平，接近37 6/7周者选较高的界值

④当总胆红素水平低于这些干预界值2～3mg/dl（35～50μmol/L）可以在医院或家中光疗，但是有危险因素患儿除外

2.换血指征　见图2-3。

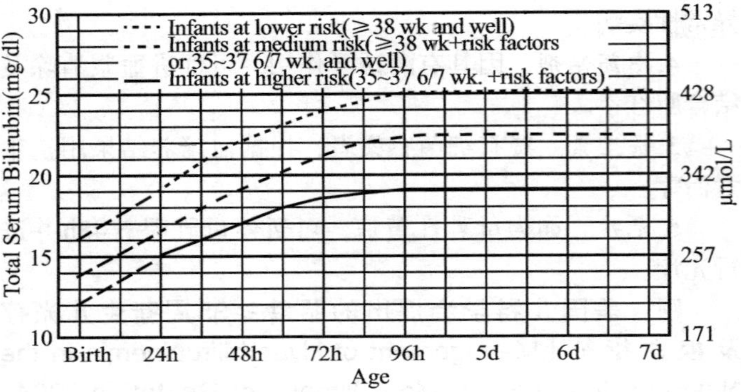

图2-3 换血指征

①出生后24h内由于临床病情变化较大和对光疗反应差异，换血界值具有不确定性

②若有急性胆红素脑病表现（肌张力增高、伸肌张力增高、角弓反张、发热、尖叫）或总胆红素高于等于换血界值5mg/dl（85μmol/L），建议立即换血

③危险因素-同族免疫溶血性疾病、葡萄糖-6-磷酸酶缺陷、窒息、明显嗜睡、体温不稳定的败血症、酸中毒

④分析血清白蛋白水平并计算B/A比值（见说明）

⑤应用总胆红素水平，而不是减去直接胆红素或结合胆红素

⑥若患儿临床状态好且胎龄为35～37 6/7周（中度危险），应依据实际胎龄，总胆红素换血水平应个体化

（李 娟）

第二十五节 新生儿败血症及细菌性脑膜炎

新生儿败血症指出生后1个月内发生的伴有菌血症的全身性疾病，如有脑膜或中枢神经系统感染，则为脑膜炎。早产儿败血症的中枢神经系统感染发生率及病死率明显高于足月儿。按照发病时间，出生72h内的细菌性败血症为早发败血症，它是导致早产儿发病及死亡的主要原因。由于极低和超低出生体重儿住院时间久，真菌性败血症及中枢神经系统真菌感染逐渐增多，应引起重视。

【诊断要点】

（一）病史

1.母亲分娩前发热（＞38℃）、胎膜早破＞18h，或产科医师考虑疑似绒毛膜羊膜炎或周身细菌感染。

2.脐带、皮肤不洁或损伤史。

（二）临床表现

1.早发败血症无特异性临床表现，症状出现时间有助于判定感染发生时间。常于出生12h内出现拒乳、体温不稳定、呼吸暂停、发绀、黄疸、呼吸困难及心血管功能异常、肝大、脾大、腹胀。

2.皮肤出血点、化脓性病灶、病理性黄疸。

3.嗜睡、尖叫、呕吐、抽搐等，或头颅血肿局部张力进行性增高及皮温增加。

（三）实验室检查

1.血培养　血培养是诊断新生儿败血症的金标准。由于受细菌数量、采血量、抗生素应用及培养技术的影响，血培养阳性率会相应降低。用抗生素前抽取血培养。

2.血常规　中性粒细胞减少是新生儿败血症有意义的诊断指标。由于中性粒细胞与胎龄有关，学者报道白细胞总数＜5.0×10^9/L或中性粒细胞计数＜1.75×10^9/L有临床意义，约25%的败血症新生儿血小板减少，主要在感染晚期。

3.尿培养　早发型败血症尿培养阳性率低于晚发型败血症，该检查主要用于晚发型败血症。

4.C反应蛋白　是细菌感染的诊断指标，正常上限为10 mg/dl。在感染6～8h即上升，24h达高峰，可于第1次测定后6～12h连续测定。

5.脑脊液（CSF）检查　疑似败血症、诊断败血症或血培养阳性但抗生素治疗无效者，可行腰椎穿刺检查。脑脊液白细胞正常值10×10^6/L，革兰阴性细菌感染者白细胞高于革兰阳性菌感染者；正常足月新生儿CSF蛋白＜0.1g/dl，早产儿蛋白浓度与胎龄成反比；正常新生儿CSF葡萄糖浓度为血糖的70%～80%，葡萄糖降低是细菌性脑膜炎的特异性诊断指标。

6.细菌培养 皮肤、脐部分泌物、胃液、气管分泌物等细菌培养，阳性仅证实有细菌定植但不能确定败血症诊断。

7.血气分析和血浆电解质测定 有助于判定器官损伤程度。

【治疗要点】

1.抗生素疗法用药原则。

（1）早用药：疑似败血症、脑膜炎者，不必等待血培养结果即应使用抗生素。

（2）静脉、联合给药：病原菌未明确前可结合流行病学特点选择两种抗生素；病原菌明确后根据药敏试验选择用药。

（3）疗程：无明确病灶的菌血症，治疗7～10d；早发败血症由于孕期妇女接受相应治疗，血培养会呈假阴性，治疗时间可相应缩短；革兰阴性细菌脑膜炎，CSF培养阴性后3周，革兰阳性菌脑膜炎，CSF培养阴性后2周。

（4）用药次数：根据胎龄及日龄决定用药次数。

2.疑为导管相关性感染，应立即拔除导管。

3.间断输红细胞或血浆，每次5～10ml/kg；静脉注射丙种球蛋白，300～500mg/kg。

4.其他：限制液体量［60～80ml/（kg·d）］，保证足够热量（50～60kcal/kg），维持血糖和血电解质正常及有效循环血量，控制惊厥。

5.真菌性败血症的治疗：根据血培养结果选用相应的抗真菌药物。发现病原体后应立即拔出中心静脉导管，如无弥漫性真菌感染，治疗时间为血培养阴性后10～14d。文献报道，两性霉素B结合氟胞嘧啶治疗新生儿中枢神经系统真菌感染，治疗时间应延长。

6.化脓性脑膜炎并发症的治疗：可参考婴幼儿的治疗原则。

新生儿期抗生素应用见表2-6。

表2-6　新生儿期抗生素的应用

抗生素	每次剂量（mg/kg）	每日次数 <7d	每日次数 ≥7d	主要病原
青霉素	5万～10万U	2	3	肺炎链球菌，链球菌，对青霉素敏感的葡萄球菌，革兰阴性杆菌
氨苄西林	50	2	3	嗜血流感杆菌，革兰阴性杆菌，革兰阳性球菌
苯唑西林	25～50	2	3～4	耐青霉素葡萄球菌
羧苄西林	100	2	3～4	铜绿假单胞菌，变形杆菌，多数大肠埃希菌，沙门菌
哌拉西林	50	2	3	铜绿假单胞菌，变形杆菌，大肠埃希菌，肺炎链球菌
头孢拉定	50～100	2	3	金葡菌，链球菌，大肠埃希菌
头孢呋辛（西力欣）	50	2	3	革兰阴性杆菌，革兰阳性球菌
头孢噻肟（凯福隆）	50	2	3	革兰阴性菌，革兰阳性菌，需氧菌，厌氧菌
头孢三嗪（菌必治）	50～100	1	1	革兰阴性菌，耐青霉素葡萄球菌
头孢他啶（复达欣）	50	2	3	铜绿假单胞菌，脑膜炎球菌，革兰阴性杆菌，革兰阳性厌氧球菌
红霉素	10～15	2	3	革兰阳性菌，衣原体，支原体，螺旋体，立克次体
万古霉素（稳可信）	10～15	2	3	金葡菌，链球菌
亚胺培南/西司他丁（泰能）	20～30	2	2	对绝大多数革兰阴性、革兰阳性需氧和厌氧菌有强大杀菌作用
甲硝唑（灭滴灵）	7.5	2	2	厌氧菌

引自：常立文.新生儿感染性疾病.2003，儿科学.第6版.北京：人民卫生出版社，143

（李　娟　吴　捷）

第二十六节　新生儿常见病毒感染

一、巨细胞病毒感染

巨细胞病毒（CMV）属疱疹病毒，CMV感染是由人类巨细胞病毒（HCMV）引起的人类感染性疾病。根据感染发生的时间分为先天感染、围生期感染及出生后感染，约90%先天感染出生时无症状，围生期及出生后感染少见，多为无症状性感染。

【诊断要点】

1. 典型先天性CMV感染主要临床表现及实验室检查

（1）早产。

（2）进行性加重的黄疸，肝大、脾大、质硬。

（3）采血部位出血不止、发热、皮肤出血点、苍白、呼吸困难。

（4）神经系统发育异常，多为出生后逐渐出现。主要表现为颅内钙化、脑室扩张、小头畸形、无法解释的异常、听力降低、脉络膜视网膜炎、惊厥等。

（5）尿病毒分离阳性。

（6）新生儿出生3周内血CMV-IgM阳性。早产儿免疫力差，阴性结果不能除外诊断。

（7）贫血、中性粒细胞减少、血小板减少（≤75×10^9/L）。

（8）直接胆红素≥3mm/dl。转氨酶增高。

（9）PCR方法检测组织或CSF中CMV DNA。

（10）神经系统影像学检查可见相应异常改变。

2. 围生期CMV感染　指由CMV感染的母亲所生育的子女，于出生后第3～12周证实有CMV感染，是婴儿于出生过程或吸吮母乳感染。多数无症状，新生儿期主要表现为肝炎和间质性肺炎，足月儿常呈自限性经过，预后良好。

【治疗要点】

1. 无症状感染或轻度疾病无须抗病毒治疗。

2.抗病毒治疗：药物治疗只能抑制病毒复制，不能清除病毒。更昔洛韦（丙氧鸟苷）有一定疗效。诱导治疗5mg/（kg・d），每12小时1次，静脉注射，2～3周；维持治疗5mg/（kg・d），每日1次，静脉滴注，2～3周。副作用主要有白细胞和血小板减少、肝功能损害等。

3.免疫治疗效果有待证实。

（李　娟）

二、柯萨奇病毒B组感染

柯萨奇病毒B组（CVB）感染主要侵犯免疫力低下的新生儿，并可引起严重暴发流行，病死率高达26%～69.4%。临床以心肌、脑等众多脏器炎症损害为特点。

【诊断要点】

（一）临床诊断

临床诊断从本病患儿的临床特点和流行病学资料两方面分析提出。

1.婴儿的临床特点　围生新生儿发病急剧，有不明原因的发热，上呼吸道感染或败血症样表现合并心肌损害，病情进展迅速，病情危重。

2.流行病学资料　新生儿集中发病，夏秋季节；母亲或婴儿室医护人员近期有发热等感染病史；同婴儿室有类似上呼吸道感染、发热患儿，同期或相继起病者。

（二）实验室诊断

实验室检查是本病早期和确定诊断的主要依据，主要包括病毒分离，血清学特异性抗体的检测等。

1.病毒分离　早期进行CVB分离培养，以提高病原的检出率。可选择患儿的分泌物（咽拭子、直肠拭子、便等）、血液、脑脊液及组织细胞等，通过HeLa细胞和人胚肺纤维母细胞传代培养，直至细胞出现（＋＋）～（＋＋＋）的病变为阳性。强调：①必须从患儿体液（血液、脑脊液、心包液等）中或尸检脏器组织中分离出病毒；②或临床出现某些典型综合征（如脑膜炎、心肌炎等），从咽拭子、便重复分离出相同血清型病毒才有诊断价值。

2. 血清学检查　CVB血清学检查主要应用的方法中中和试验和间接免疫荧光技术。中和试验是病毒在活体或细胞培养中被特异抗体中和失去感染性的一种检测方法，用来检查患儿血清中抗体增长情况或检查人群中隐性感染后抗体水平。中和抗体特异性较高，维持时间较长，适合于流行病学调查。临床较长应用间接免疫荧光试验。免疫荧光技术既可以直接检测病毒抗原，也可利用其间接免疫荧光试验测定CBV抗体，即特异性IgM，后者是目前本病临床上有效而快速的血清学诊断手段。以此检测手段测定1993年中国医科大学第二附属医院儿科收治的38例新生儿CVB感染患儿出现CVB特异度IgM抗体阳性24例，阳性率63.2%。

3.PCR检测及斑点杂交试验　自1980年始，国外学者将分子病毒学技术应用于病毒病原学诊断，用核酸杂交的方法检测血清及心肌标本中的肠道病毒DNA及RNA，此方法敏感度强、特异度高且具有快速的特点，适宜临床应用。北京医科大学第三临床学院儿科对18例临床诊断病毒性心肌炎患儿血清应用聚合酶链反应技术（PCR）检测肠道病毒RNA，9例阳性，阳性率50%。对其中临床和病理怀疑为CVB_3感染死亡患儿，经用CVB_3引物进行PCR和斑点杂交，均检出CVB_3RNA。

【治疗要点】

本病尚无特殊治疗方法，主要治疗原则是加强隔离、护理的基础上，积极对症治疗，保护心功能，维护水、电解质平衡，纠正酸碱紊乱，提高免疫功能，防治继发感染。

1. 加强隔离、护理　对疑诊或确诊新生儿CVB患儿，均应给予有效隔离，奶具、医疗用品、生活用品均应用过氧乙酸进行无菌处理。患儿应给予充足热量和液体，保持中性环境温度，加强口腔、呼吸道及皮肤护理。危重患儿应给予生命体征，血气、血糖、血中电解质、尿素氮、肌酐等监测。

2. 对症处理　脑膜炎型有惊厥时应给予苯巴比妥（鲁米那）、水合氯醛或地西泮（安定）；脑水肿，颅压增高时给予甘露醇、呋塞米（速尿）等脱水药；有休克、酸中毒应在扩容、纠酸基础上，加用血管活性药物如多巴胺、酚妥拉明等；DIC可给肝素（早期、高凝阶段）。有严重出血，可采用输血、换血等疗法。本病病程中常并发细菌感染，应给予抗生素。

3.治疗心肌炎和保护心功能　有心肌损害者可加用自由基清除剂，包括维生素C、维生素E等，也可加用能量合剂ATP、辅酶A、细胞色素C等。肾上腺皮质激素在新生儿 CVB感染引起的心肌损害不主张应用，以防止激素对病毒感染的扩散，目前只在抢救或其他药物治疗无效时应用。二磷酸果糖，肌内注射辅酶Q10、肌酐等对恢复心肌也有帮助。丹参可用于急性期和恢复期，2～4周后改为口服，直至临床痊愈。有心力衰竭可加用地高辛。心肌炎时，心肌对Difoxin敏感度增强，易出现洋地黄毒性反应，围生期新生儿饱和量可给半量，即20～30μg/kg计算。如有恶心、呕吐、心率缓慢或心律失常时，立即停用。

4.加强免疫功能　干扰素是一类在同种细胞上具有广谱抗病毒活性的蛋白质，已陆续报道在CVB感染中有明显疗效。新生儿内源性干扰素产生少，病毒在体内繁殖迅速，引起严重病情，而其他多种抗病毒化学药物对CVB感染无效。因此，早期应用干扰素治疗本病是值得提倡的。人血丙种球蛋白又含部分抗CVB抗体，可用于治疗本病。笔者所在医院应用干扰素20万U/d及人血丙种球蛋白1mg/（kg·d），连用5～7d，对发病早期病例取得了较好疗效。

（吴　捷）

第二十七节　新生儿的其他感染

一、新生儿结膜炎

新生儿结膜炎是胎儿通过产道时病原菌侵入眼结膜或

出生后病原菌通过不洁的手巾或医护人员的手接触眼部而引起的，可在婴儿室内流行。

【诊断要点】

（一）病因

1.致病菌　金黄色葡萄球菌、肺炎链球菌、大肠埃希菌、铜绿假单胞菌和淋球菌等。

2.感染途径　直接由阴道分泌物感染，亦可通过护理人员的手或用具感染。

（二）临床表现

1.潜伏期　细菌感染潜伏期2～3d，衣原体感染潜伏期为5～13d。

2.症状　眼结膜充血、水肿，有黏液或黏液脓性分泌物，眼难睁开，多数双眼同时受累。

（三）辅助检查

眼分泌物涂片或培养以判别病原菌。

【治疗要点】

1.局部用生理盐水清洗后，用抗生素眼药水滴眼，常用0.25%氯霉素眼药水，铜绿假单胞菌感染时用庆大霉素眼药水，淋球菌感染选用青霉素眼药水，衣原体眼炎用红霉素眼药膏。亦可用0.5%金霉素眼药水滴眼，2h 1次。

2.对患儿要进行隔离，患儿接触过的毛巾、手帕应进行消毒，对出生1～2d的新生儿可使用0.25%氯霉素眼药水点眼预防。

3.医护人员处理患儿前应洗手。

二、新生儿鹅口疮

本症系白念珠菌感染引起的口腔黏膜炎症。

【诊断要点】

（一）病因

1.病原菌　白念珠菌。

2.感染途径　新生儿可经产道、奶具或不洁物品揩洗口腔而感染。长期应用广谱抗生素或肾上腺皮质激素。

（二）临床表现

1.口腔黏膜有白色点片状凝乳块样物，略高出黏膜表面，不易擦去，重者病变弥漫，口腔黏膜充血明显。

2.有些患儿可引起吃奶减少或呕吐，早产儿因免疫功能低下，口腔黏膜念珠菌可向咽喉部、食管蔓延或侵入血流引起真菌性肠炎或败血症。

（三）辅助检查

取口腔点片状物少许置玻片上，加10%氢氧化钠1滴镜检，见到白念珠菌菌丝或孢子体。

【治疗要点】

1.用1%～2%碳酸氢钠溶液冲洗口腔后涂以1∶10万制霉菌素甘油或1%甲紫，每日2～3次。

2.避免长期应用抗生素。

三、新生儿脐炎

由脐部处理不当，继发细菌感染所致，严重时可导致败血症、脐周脓肿及腹膜炎。

【诊断要点】

（一）病因

1.病原菌　多为金黄色葡萄球菌、大肠埃希菌、溶血性链球菌、表皮葡萄球菌、铜绿假单胞菌和变形杆菌等。

2.其他　有脐部污染或脐带晚脱史。

（二）临床表现

轻者仅有脐轮发红，脐凹有浆液或脓性分泌物，伴臭味。重者以脐凹为中心形成脓肿。若向内扩散可致腹膜炎及脓毒败血症。

（三）辅助检查

1.脐凹分泌物涂片镜检或培养，可得致病菌。

2.合并败血症者血白细胞及中性粒细胞增高伴核左移，胞质中可见中毒颗粒及血培养阳性。

【治疗要点】

1.轻症，脐局部可用3%过氧化氢冲洗后，再用2%碘酒和75%乙醇消毒，最后涂以1%孔雀绿药水每日2～3

次，保持局部干燥即可。

2.重症则辅以抗生素，若有波动感应及时切开。

3.慢性肉芽肿可予电灼或1%硝酸银烧灼。

四、新生儿脓疱疮

新生儿脓疱疮是由细菌感染所致，通过自家接种或相互传染，多发生于夏秋季节。

【诊断要点】

1.病因　病原菌多数为金黄色葡萄球菌或乙型溶血性链球菌。

2.临床表现

（1）好发于面、颈、四肢等暴露部位。

（2）全身症状轻微，重症者可伴发热或局部淋巴结炎。

（3）皮损初起为红斑、水疱，迅速扩大成脓疱，疱壁薄而松弛，疱液浑浊，脓汁沉积疱底部，呈半月形积脓现象，疱破裂后，露出红色糜烂面，内含大量病原菌。

（4）脓液干涸，在糜烂面上结成黄绿色厚痂。

（5）皮损表浅，痂落后不留瘢痕，可有暂时性色素沉着。

3.辅助检查　做脓液涂片检菌及培养。

【治疗要点】

1.对集体机构患儿应隔离治疗，并加强预防。

2.保护创面，避免搔抓或摩擦而扩散。

3.局部可用消毒针刺破脓疱，吸干脓液或以镊子去除厚痂，然后搽以0.5%新霉素软膏、1%卡那霉素软膏或1%孔雀绿药水等。

4.患儿的衣、被、用具应蒸沸消毒。

五、新生儿皮下坏疽

新生儿皮下坏疽是新生儿期一种严重的皮下组织急性化脓性感染性疾病。

【诊断要点】

（一）病因

1.本病冬季多见。

2.致病菌多为金黄色葡萄球菌，其他为表皮葡萄球菌、产气杆菌、大肠埃希菌、铜绿假单胞菌等。

（二）临床表现

1.起病急，发展快。患儿常因哭闹不安、发热、拒乳就诊。

2.病变好发于身体受压部，如背部、臀、腰、骶部，亦可见于枕部、颈部及会阴等处。初起病变皮肤发红略硬，微隆起，边缘不清楚，数小时后迅速蔓延，中央转为暗红色，甚至呈黑紫色。

3.脓多时触诊柔软有漂浮感，穿刺可得脓液。切开后可见含脓汁的脓腔，脓少时切开处仅有少量黄色或黄褐色的血性分泌物，亦可为蜂窝织炎。

（三）辅助检查

1.血白细胞总数及中性粒细胞增多伴核左移，胞质中可出现中毒颗粒。

2.合并败血症时血培养可呈阳性。

【治疗要点】

1.抗生素疗法　早期联合应用两种抗生素，根据脓液培养及药物敏感试验更换抗生素。

2.切开引流　当皮肤呈暗红色及出现漂浮感时应立即切开引流，切口易小，多方向切开，每个切口长约1.5cm，间距2～3cm，切口内置油纱条引流，引流要通畅，每日换药2～3次。

3.支持疗法　多次少量输新鲜血浆或全血，提供热量，亦可酌情给予人血白蛋白等以促进伤口愈合。

六、新生儿破伤风

新生儿破伤风系由不洁断脐引起的严重疾病，病死率较高，新中国成立以来由于新法接生广泛推广，其发病率已大大下降，边远山区、农村仍可见。

【诊断要点】

1.有不洁断脐史，或不洁挑马牙，擦口腔史。

2.出生后5～10d发病。

3.表现张口困难，苦笑面容，抽搐（刺激时加重）甚至角弓反张。

【治疗要点】

1.青霉素钠盐5万～10万U/(kg·d)分2次静脉滴注。

2.破伤风抗毒素血清2万U/d，静脉滴注，用1～2次。

3.脐部清洁消毒处理后，破伤风抗毒素血清1500U，脐周封闭。

4.止抽，地西泮每次1mg/kg；复方氯丙嗪每次1mg，6h 1次侧管滴入，如无好转；地西泮可增至2mg/kg或中间加用10%水合氯醛每次0.5～1.0ml/kg，鼻饲或肛注。

5.频繁抽搐时，暂禁食1～2d，静脉输液维持热量167.4～209.2kJ（40～50kcal）/d，液体量100～140ml/（kg·d）。

6.抽搐减轻后可鼻饲喂奶，从每次10ml开始，逐渐增至每次50ml，3h 1次。

7.若患儿仅遇刺激时抽搐，表示镇静药的剂量合适，病情稳定1d后可逐渐减量，由6h 1次→8h 1次→12h 1次，每次剂量不变。

8.避光、安静，注意保持呼吸道通畅，及时清理呼吸道分泌物，防止奶汁反流误吸。

9.若合并败血症、肺炎，酌情加抗生素及支持治疗。

10.有以下（1）～（3）项情况之一者，需用呼吸器治疗。

（1）频繁抽搐，严重缺氧，反复呼吸暂停。

（2）合并肺炎、呼吸道分泌物多，血气分析有呼吸衰竭改变者。

（3）各种原因导致的窒息或心搏呼吸骤停。

（吴　捷）

第二十八节　新生儿低钙血症

血清总钙＜1.75mmol/L或游离钙＜0.9mmol/L为低钙血症。

【诊断要点】

（一）详细询问病史查找病因

（1）早期低钙血症（出生后0～3d）：母亲患糖尿病、妊高征、缺钙，维生素D缺乏或甲状旁腺功能亢进；患儿早产，低出生体重儿及低氧血症。

（2）中期低钙血症（出生后3～7d）：吃高磷饮食（牛奶），低镁血症及暂时性甲状旁腺低功。

（3）晚期低钙血症（出生后3周后）：维生素D缺乏症及先天性甲状旁腺功能减退症。

（4）其他换血时用枸橼酸钠作为抗凝或注射碱性药物。了解孕母健康情况，着重问有无低钙史，Apgar评分，是否足月，喂养史（牛乳喂养）。

（二）临床症状

不安、易激惹，发作性呼吸暂停或惊厥。

（三）辅助检查

血钙低，血磷早期可正常，晚期升高，合并低镁血症者血清镁＜1mEq/L，EKG：Q-T间期延长，传导阻滞，T波倒置或心动过速。

附：甲状旁腺功能减退

【诊断要点】

（一）诊断标准

①血钙低；②血磷高或正常；③慢性惊厥；④除外其他癫痫疾病（脑脊液正常，血糖正常，硬膜下穿刺无异常，头颅X线正常，对维生素B_6静脉注射后缺乏反应）；⑤常伴有低镁血症；⑥除外佝偻病，肾功能不全、吸收障碍及碱中毒；⑦脑电图正常或局限性快波等改变。

（二）实验室检查

①血Ca^{2+}、P^{3+}、Mg^{2+}、AKP；②EKG；③EEG；④

尿钙低（正常100 ~ 300mg/24h尿）；⑤尿磷低［正常（82.5±4.73）mg/24h］；⑥X线摄片，必要时做脑及胸腺部位的CT检查、颅骨侧位片（检查基底节钙化）、长骨正侧位片（检查软组织钙化，骨密度增加）、胸片（检查胸腺大小）；⑦眼底检查；⑧肾小管对磷的重吸收，甲状旁腺素升高（正常84% ~ 96%）；⑨PTH负荷试验，给PTH（200U/m^2）后检查尿磷和cAMP，特发性甲状旁腺功能减退cAMP排泄增加，假性甲状旁腺功能减退cAMP排泄不增加。

【治疗要点】

（一）补充钙

1.静脉注射钙

（1）凡确诊为低钙血症者，立即将10%葡萄糖酸钙每次1 ～ 2ml/min，加等量5% ～ 10%葡萄糖稀释后缓慢静脉注射（1ml/min），静脉侧入，每日1次，重者每日2 ～ 4次。注意：①不能漏到血管外；②不能与碳酸氢钠配伍用；③不能与洋地黄配伍用；④不能与血浆同时用。

（2）第二种方法按元素钙计算75mg/（kg · d）（10%葡萄糖酸钙1ml = 9mg元素钙），第1日可给1d全量，第2日可酌情减半，第3日为第1日的1/4，主要根据血钙及临床症状调节钙剂量，需每日检测血钙，以防血钙过高。

（3）将以上计算量的1/2于24h内持续静脉滴注，余1/2量分为6h1次给入。

2.口服钙　对持续性低钙血症静脉注射钙的同时，口服钙剂葡萄糖酸钙水剂，每日1 ～ 3g，症状缓解后改为葡萄糖酸钙片及乳酸钙片，服药时间根据病情而定。

（二）维生素D

1.维生素D_3 15万U，肌内注射隔日1次，连注2 ～ 3次。

2.维生素D_2 10 000 ～ 25 000U/d，口服。

3.1周后发病或甲状旁腺功能减退者除服钙外同时服维生素D。

（三）硫酸镁

25%硫酸镁0.2 ～ 0.4ml/kg，深部肌内注射，连用

2～3d，血镁低时或血钙低不易纠正时应用。

（四）其他

1. 氢氧化铝　血磷高时每次给3～6ml，1d数次口服。

2. 限制磷　血磷高时，喂母乳，不喝牛奶。

3. 对症处理　止痉、降颅内压等。

（魏克伦）

第二十九节　新生儿低血糖症

凡新生儿血糖低于2.2mmol/L（40mg/dl），称为低血糖。目前国际上多采用血浆葡萄糖低于2.5mmol/L为低血糖监测和干预的标准，因为一旦发生持续性严重低血糖极易导致永久性神经发育障碍（低血糖性脑损伤）。

【诊断要点】

（一）病因

1. 来源不足　多见于早产儿、小于胎龄儿及多胎儿。

2. 消耗过多　患严重疾病，如窒息、呼吸窘迫综合征、败血症、体温过低、硬肿症、颅内出血。

3. 高胰岛素血症

（1）新生儿一过性高胰岛素血症，见于糖尿病母亲所生的患儿。

（2）新生儿溶血症：因红细胞破坏，谷胱甘肽游离破坏胰岛素而使胰岛细胞增生。

（3）功能性胰岛B细胞腺瘤。

（4）胰岛B细胞增生和成胰岛细胞增多症。

（5）Beckwith-Wiekemann综合征（脐疝-巨舌-巨人症）。

（6）亮氨酸过敏症：进食亮氨酸（人奶、牛奶）饮食后出现低血糖。

（7）突然停止高张葡萄糖静脉补液，胰岛分泌亢进状态未消除。

（8）遗传性高胰岛素血症（胰岛素分泌调控基因或糖代谢过程中基因调节异常导致高胰岛素血症）。

4.遗传代谢缺陷病

（1）半乳糖血症：由于酶先天性缺陷而致的糖代谢紊乱，血中半乳糖高，葡萄糖低，常于喂奶后不久发病。

（2）遗传性果糖不耐受症：由于酶缺乏，果糖在血中，抑制肝释放葡萄糖致血糖降低，进食果糖后即发生症状。

（3）糖原代谢病：因糖原分解减少，使血糖减低。

（4）α_1抗胰蛋白酶缺乏症，表现肝脏受累，常伴低血糖。

（二）临床症状

1.症状多发生在出生后数小时至1周内，表现为嗜睡、拒乳、震颤、呼吸暂停、阵发性发绀、昏迷、眼球异常转动、有时多汗、苍白和体温不升。

2.也有表现激惹、兴奋和惊厥，以微小型和局限型惊厥发作为多见。

3.另有一大部分为无症状低血糖，尤其多见于早产儿。

（三）实验室检查

1.空腹血糖，可空腹4～6h。

2.尿酮体。

3.胰岛素：正常空腹血浆胰岛素一般不高于10μU/ml，应同时做血浆葡萄糖分析，通常I∶G＜0.35。

4.糖耐量实验：25%葡萄糖溶液2ml/kg（0.5g/kg）静脉注射约1.5min注射完。注射前采取空腹动脉血，作为0min标准，注射后5、15、30、60min分别采动脉血测血糖。

5.血酸碱度、乳酸、酮体、生长激素、皮质醇或肾上腺素等。

6.胰高血糖素耐量试验：肌内注射胰高血糖素30g/kg（最大量1mg）于0、10、30、45、60、90、120min测血糖。结果正常时15～45min血糖升高1.38～2.77mmol/L（25～50mg/dl），糖原代谢病G-6-PD缺乏时，空腹及餐后无血糖升高。

7.持续性高胰岛素血症性低血糖应完善胰腺影像学检查，必要时可以做^{18}F-DOPA-PET-CT明确胰腺是否局部占位还是弥漫性增生性病变。

8.难治性低血糖应考虑内分泌激素、遗传代谢筛查，高胰岛素血症分子诊断。

【治疗要点】

（一）补充葡萄糖

对低血糖患儿，立即用25%葡萄糖溶液2～4ml/kg，小早产儿用10%葡萄糖溶液2ml/kg，按1ml/min的速度静脉注射，随即继续滴入10%葡萄糖溶液速度为3～5ml/（kg·h），要求葡萄糖溶液滴入浓度为5～8mg/（kg·min），如不能维持正常血糖水平则改为15%葡萄糖溶液，速度同10%葡萄糖溶液，如血糖＞2.22mmol/L（40mg·dl）。已有1～2d，则改为5%葡萄糖溶液静脉滴注，以后逐渐停止，在血糖值稳定以前，每日至少测血糖1次。高浓度葡萄糖溶液输注时若大于12.5%，应选择中心静脉置管；持续输注＞6h，应注意补充电解质防止水中毒发生，快速输注还应注意监测心脏功能。

（二）激素治疗

如用上述补充葡萄糖溶液方法仍不能维持正常血糖水平，可给泼尼松1mg/（kg·d），或氢化可的松5mg/（kg·d），至症状消失24～48h后停止，一般用数日至1周。

（三）高血糖素

0.02～0.1mg/kg肌内注射，必要时6h后重复使用。

（四）高胰岛素血症

可选择二氮嗪和生长素抑制胰岛素分泌，但是前者长期应用有水钠潴留、毛发增多、高血压等副作用，后者应注意腹胀、呕吐，甚至肠缺血、NEC发生，应从小剂量开始。

（五）饮食治疗

1.对出生后有发生低血糖可能者，即使第1次化验血糖不低，也应口服或鼻饲10%～20%葡萄糖溶液，出生后2～3h喂奶，如追踪化验血糖降低时，则改为静脉滴注10%葡萄糖溶液。

2.半乳糖血症患儿完全停止乳类食品，代以不含乳糖食品。

3.亮氨酸过敏患儿：应限制蛋白质摄入。

4.糖原积累应昼夜喂奶。

5.先天性果糖不耐受小儿，应限制蔗糖及果汁。

（魏克伦　毛　健）

第三十节　新生儿硬肿症

新生儿硬肿症系指新生儿时期由多种原因引起的皮肤和皮下脂肪变硬及水肿，常伴有低体温及多器官功能低下，由受寒引起的称为新生儿寒冷损伤综合征（新生儿冷伤）。

【诊断要点】

（一）病史

有发病处于寒冷季节、环境温度过低或保温不当史；严重感染史；早产儿或足月儿；窒息、产伤等所致的摄入不足或能量供给低下。

（二）临床表现

早期哺乳差，哭声低，反应低下。病情加重后，体温＜35℃，严重者＜30℃，腋温-肛温差由正值变为负值，感染或夏季发病者不出现低体温。硬肿为对称性，依次为双下肢、臀、面颊、两上肢、背、腹、胸部等，严重时肢体僵硬，不能活动。多器官功能损害：早期心率减慢，微循环障碍，严重时休克、心力衰竭、DIC、肺出血、肾衰竭等。

（三）实验室检查

根据需要检测动脉血气、血糖、钠、钾、钙、磷、尿素氮或肌酐、心电图、胸部X线摄片。

（四）其他

分度及评分：本症分轻、中和重度，评分标准见表2-7。

表2-7　新生儿硬肿症诊断分度评分标准

评分（分）	体温（℃）		硬肿范围（%）	器官功能改变
	肛温	腋-肛温差		
0	≥35		＜20	无明显改变
1	＜35	0或正值	20～50	明显功能低下
4	＜35或＜30	负值	＞50	功能衰竭

注：①体温、硬肿范围和器官功能改变分别评分，总分为0分者属轻度，1～3分为中度，4分以上为重度。②体温检测：肛温在直肠内距肛门约30cm，持续4min以上；腋温将上臂紧贴胸部测8～10min。③硬肿范围计算，头颈部20%，双上肢18%，前胸及腹部14%，背部及腰骶部14%，臀部8%，双下肢26%。④器官功能低下，包括不吃、不哭、反应低下、心率慢或心电图及血生化异常；器官功能衰竭指休克、心力衰竭、DIC肺出血、肾衰竭等。⑤无条件测肛温时，腋温＜35℃为1分，＜30℃为4分

【治疗要点】

（一）复温

1.复温时的监护　①生命体征包括血压、心率、呼吸等。②体温调节状态综合判定指标，检测肛温、腋温、腹壁皮肤温度及环境温度（室温或暖箱温度），以肛温为体温平衡指标，腋-肛温差为棕色脂肪代偿产热指标。③摄入或输入热量、液量及尿量监护。

2.复温方法　①轻、中度（＞30℃）产热良好（腋-肛温差为正值），用暖箱复温，患儿置入预热至30℃的暖箱内，通过暖箱的自控调温装置或人工调节箱温于30～34℃，使患儿6～12h恢复正常体温。乡村、基层医疗单位可用热水袋、热炕、电热毯包裹或母亲怀里取暖等方法，如无效立即转上级医院。②重度体温＜30℃或产热衰竭（腋-肛温差为负值）。先以高于患儿体温1～2℃的暖箱温度（不超过34℃）开始复温，每小时提高箱温1℃，与12～24h恢复正常体温。必要时辅以恒温水疗法（水温39～40℃，脐部置消毒小纱布，用橡皮膏固定，头露水外，每次15min，每日1～2次），浴后立即擦干放入30～32℃暖箱内保温；或用远红外线抢救台（开放式暖

箱）快速复温，床面温度从30℃开始，每15～30分钟升高体温1℃，随体温升高逐渐提高远红外线箱的温度（最高33℃），恢复正常体温后置于预热至适中环境温度的暖箱中，抢救台环境温度易受对流影响，可以塑料薄膜覆盖患儿上方（表2-8）。

表2-8 不同体重早产儿暖箱温度、湿度参考数（在裸体情况下）

出生体重（g）	暖箱温度（℃）		相对湿度（%）
	初生者	日久者	
＜1000	36	34	55%～56%
1000～1500	34	32	
1501～2000	32	30	
＞2000	30	—	

（二）热量和液体供给

热量开始每日209 200J/kg（50kcal/kg），并迅速增至418 400～502 080J/kg（100～120kcal/kg），早产儿或伴产热衰竭患儿适当增加热量。给予经口、部分或完全静脉营养，静脉滴注葡萄糖溶液每分钟6mg/kg。液量按1mg/kcal给予，重症伴有尿少、无尿或明显心肾功能损害者，应严格限制输液速度和液量。

（三）纠正器官功能紊乱

1.循环障碍 有微循环障碍或休克体征及时扩容、纠正酸中毒等。

（1）扩容：先用2∶1液15～20ml/kg，明显酸中毒者用1.4%碳酸氢钠等量代替，在1h内静脉滴入，继用1/3或1/4张液，低于生理需要量每日70～90ml/kg。

（2）纠正酸中毒：给5%碳酸氢钠，每次3～5ml/kg或以血气分析值计算：

补充碳酸氢钠的mmol数＝−BE×体重（kg）×0.5或

（22－实测HCO_3^-mmol）×体重（kg）×0.5

先给1/2量，以2.5倍注射用水稀释成等渗液，快速静脉滴注（5%碳酸氢钠1.7ml = 1mmol），余量4 ~ 6h给予。

（3）血管活性药：早期伴心率低者首选多巴胺每分钟5 ~ 10μg/kg静脉滴入和（或）酚妥拉明每次0.3 ~ 0.5mg/kg，每4小时1次；或山莨菪碱每次0.5 ~ 1mg/kg，15 ~ 20min1次。

2.DIC　经化验确定为DIC及高凝状态，立即用肝素，首剂1ml/kg，6h后按0.5 ~ 1mg/kg给予。若病情好转，改为每8小时1次。逐渐停用，2剂肝素后应给予新鲜全血或血浆，每次20 ~ 25ml。

3.急性肾衰竭　尿少或无尿可给呋塞米，每次1 ~ 2mg/kg，并严格限制液量。无效加用多巴胺或氨茶碱静脉滴注，并发高钾血症应限制钾的摄入，严重时给予胰岛素加葡萄糖溶液静脉滴注（每2 ~ 4g葡萄糖加1U胰岛素）或静脉注射适量葡萄糖酸钙溶液以抵消钾对心脏的毒性作用。

4.肺出血　一经确立，早期给予气管内插管，进行正压呼吸治疗（CPAP或IPPV），平均气道压（MAP）1.05 ~ 1.28kPa（10.75 ~ 12.75cmH_2O）。2 ~ 3d后病情好转降低呼吸机参数或撤离。同时积极治疗引起肺出血的病因，如DIC、肺水肿、急性心力衰竭、肾衰竭等。

（四）控制感染

控制感染可根据感染性质选用青霉素、氨苄西林、先锋霉素等但对新生儿肾脏有毒副作用的药物应慎用。

（魏克伦）

第三十一节　新生儿急性肾衰竭

新生儿急性肾衰竭是指肾功能突然受到严重损害，表现为少尿或无尿，水和电解质失衡，酸碱失调，以及血浆中经肾排除的代谢产物浓度升高。

【诊断要点】

（一）病因

1.肾前性

（1）低血容量：围生期出血、脱水、腹泻，手术并发症。

（2）心力衰竭。

（3）低血压：败血症、凝血缺陷、出血、体温过低。

（4）低氧血症：窒息、呼吸窘迫综合征、肺炎。

（1）～（4）项原因均可使肾血循环障碍，以至肾血流量减少，肾小球有效滤过压降低，肾小球滤过率减少，从而导致急性肾衰竭。

2. 肾性

（1）先天性：肾畸形，肾发育不全，肾病综合征，肾炎。

（2）获得性：肾静脉或肾动脉血栓形成，肾皮质坏死，肾毒素，DIC，创伤，未经治疗的肾前性原因。

3. 肾后性　梗阻性泌尿系统疾病包括尿道狭窄、输尿管狭窄、肾肿瘤等。

（二）临床表现

1. 非特异性症状　拒食、呕吐、苍白、脉搏细弱。

2. 主要症状　少尿或无尿，补液过多时（出现水肿，体重增加）可导致高血压、心力衰竭、肺水肿、脑水肿和惊厥。

3. 特征　应查肾脏、腹水、水肿等。

（三）实验室检查

1. 尿液检查，包括尿常规，渗透压、尿比重、尿钠、尿肌酐。急性肾衰竭时尿量少而比重低，尿中可有较多蛋白质和管型。

2. 血清钾、肌酐、尿素氮增高，血清钠、氯及CO_2降低，血清钙也常降低。

3. EKG可有高钾表现：P波低平，QRS增宽，ST段下移、T波高尖。

4. 必要时可做腹部B超、CT、肾扫描等检查以明确肾畸形等脏质性改变。

（四）确诊指标

1. 出生后48h无排尿或出生后少尿［＜1ml/（kg · h）］、无尿［＜0.5ml/（kg · h）］。

2. 氮质血症，血清肌酐（SCr）88～142μmol/L，

BUN7.5 ～ 11mmol/L或SCr每日增加＞44μmol/L，BUN每日增加＞3.57mmol/L。肾前性、肾性肾衰竭的实验室鉴别参数见表2-9。

表2-9 新生儿肾前性和肾性肾衰竭实验室鉴别

项目	肾前性	肾性
尿常规	正常	异常
尿渗透压（mmol/L）	＞350	＜300
尿/血渗透压	＜1.2	1.0左右
尿素氮/血肌酐（mg/mg）	＞10	同步升高
尿/血肌酐（mg/mg）	＞20	＜10
尿/血尿素氮（mg/mg）	＞20	＜10
尿钠（mmol/L）	＜20	＞25
FENa（%）	＜2.5	＞3.0

注：$\text{FENa（\%）}=\dfrac{\text{尿素钠}}{\text{尿肌酐}}\times\dfrac{\text{血浆尿肌酐}}{\text{血浆钠}}$

【治疗要点】

（一）早期防治

1.纠正低血容量和（或）低血压等肾前因素。

2.如血压正常，继之可给呋塞米1mg/kg，静脉注射或同时加多巴胺5 ～ 10μg/（kg · min）静脉滴注。

3.准确记录出入水量，每日测体重1 ～ 2次。

4.经1 ～ 3项治疗，如果无尿并排除梗阻性尿道病，即开始第2阶段的治疗。

（二）少尿或无尿期的治疗

1.严格限制液体入量　24h入量＝前一日尿量+不显性失水量+异常损失量－内生水量。不显性失水20 ～ 30ml/（kg · d），内生水量10 ～ 20ml/（kg · d），以5%葡萄糖溶液为主，不含钾、钠。治疗期间应保持体重不增或每日降低10 ～ 20g，血钠应维持在130mEq/L左右，体重增加或血钠下降均是水过多的标志。

2.保持电解质平衡

（1）控制钠的摄入量：完全无尿，不必补钾；如为稀释性低钠，应限制液体入量；如为缺钠性低钠血症，则可用高渗盐水（3%氯化钠溶液，按12ml/kg计算）或碳酸氢钠补充。

（2）处理高血钾：当血钾＞6.5mEq/L，EKG有高钾表现，即刻如下治疗。

①10%葡萄糖酸钙0.5～1ml/kg，稀释后静脉入壶；

②5%碳酸氢钠3～5ml/kg，静脉入壶；

③25%葡萄糖2ml/kg，3g糖加1U胰岛素，静脉入壶。

（3）纠正酸中毒：5%碳酸氢钠5ml/kg（3mEq/kg），静脉入壶或以血气-BE值计算。

3.供给热量及营养

（1）热量不应少于167.6kJ（40kcal）/（kg·d）。

（2）主要用葡萄糖，浓度15%～25%。

（3）可给促进蛋白合成的药物，如苯丙酸诺龙12.5mg，肌内注射，每周1～2次。

4.治疗高血压　出现高血压，主要是水潴留所致，应限制水和钠的摄入并给利尿药和降压药。

5.维持钙磷平衡　血磷＞2.24mmol/L应限制磷的摄入，血钙＜1.87mmol/L给10%葡萄糖酸钙1～2ml/kg，静脉入壶。

6.控制感染　选用对细菌敏感而对肾脏无毒的药物。

7.对症处理　抗惊厥，抗心力衰竭，治疗DIC等。

8.腹膜透析　适用于急性肾衰竭。

（1）持续性高血钾，经1～7项措施无效者。

（2）严重的代谢性酸中毒，用$NaHCO_3$不能控制者。

（3）重度水钠潴留及少尿，伴心力衰竭或肺水肿者。

（4）持续氮质血症及少尿＞2d，BUN＞22.42mmol/L，或每日上升11.21mmol/L。

9.持续性血液滤过

（1）应用于：严重的急性肾衰竭。心肺功能不稳定；严重的凝血性疾病；由于外科手术或外伤而不能行腹膜透析者。

（2）目前应用的有：①持续性动-静脉血液滤过（CAVH）；②持续性静脉-静脉血液滤过（CVVH）；③血液透滤。

（三）利尿期的治疗

治疗原则是掌握好水和电解质的补充（主要是钾、钠、钙），避免感染，注意供给热量。

（四）恢期的治疗

贫血可少量输血，给予各种维生素。

（魏克伦）

第三十二节　新生儿液体疗法

【新生儿体液特点】

新生儿由于体表面积大，不显性失水多，肾功能不成熟，心血管、胃肠道和中枢神经系统功能不完善，体液调节功能低下，体液不稳定。新生儿总体液量相对比成年人多，受胎龄、日龄的影响变化较大。出生时细胞外液的比重大（45%），至1周后降至39%左右。不显性失水较多，且易受多种因素影响（表2-10～表2-12）。

表2-10　新生儿不同胎龄的体液分布

胎龄（周）	总体液（%）	细胞外液（%）	细胞内液（%）
28	84	57	27
30	83	55	28
32	82	53	29
34	81	51	30
36	80	49	31
≥37	78	45	33

表2-11 不同体重新生儿不显性失水量

出生体重（g）	不显性失水量［ml/（kg·d）］
750～1000	82
1001～1250	56
1251～1500	46
＞1501	26

表2-12 影响不显性失水的有关因素

有关因素	不显性失水量［ml/（kg·d）］
成熟度（体重）	
＜2500g	30～60
2500g	15～35
＞2500g	15～30
环境温度＞35℃	增加3～4倍
体温增加1℃	增加10%
光疗或辐射保暖床	增加50%～80%
肌肉活动、哭叫	增加30%
呼吸窘迫	呼吸频率加快、失水增加
环境湿度＞40%	减少失水量约30%

【新生儿水和电解质维持量】

出生后24h内液体可不含电解质，3d内红细胞破坏多，液体内可不含钾，如有低钾血症者可用10%氯化钾溶液，按每100ml液体中加1.5ml静脉滴注，每日剂量控制在2～3ml/kg。不同日龄的水维持量见表2-13、表2-14。

表2-13 足月儿和早产儿热能、水和电解质维持量

新生儿	热量［kJ/（kg·d）］［kcal/（kg·d）］	水［ml/（kg·d）］	钠$^+$［mmol/（kg·d）］	钾$^+$［mmol/（kg·d）］
早产儿	502.1（120）	120～180	2～5	1～2
足月儿	502.1（120）	100～160	1～2	1～2

表2-14　新生儿和早产儿不同日龄的水维持量
[ml/(kg·d)，kg为治疗时体重]

出生时体重	＜1000g	1000～1500g	1500～2500g	＞2500g
出生后第1天	70～100	70～100	60～80	60～80
出生后第2天	100～120	100～120	80～100	80～100
出生后第3～7天	120～180	120～180	110～140	100～140
出生后第2～4周	140～180	140～180	120～160	120～160

【新生儿腹泻及窒息时的液体治疗方案】

新生儿腹泻及窒息时的液体治疗方案见表2-15、表2-16。

表2-15　新生儿腹泻时静脉补液方案

失水程度	轻度		中度		重度	
出生体重（g）	＜2500	≥2500	＜2500	≥2500	＜2500	≥2500
液体总量[ml/(kg·d)]	150～120	120～150	200～500	150～200	250～300	200～250
Na^+[mmol/(kg·d)]	5～10	4～10	10～15	10～15	15～20	15～20
K^+[mmol/(kg·d)]	1～5	1～5	2～6	2～6	2～6	2～6
Cl^-[mmol/(kg·d)]	5～10	5～10	10～15	10～15	15～20	15～20

表2-16　新生儿窒息后液体治疗方案

日龄	总液量[mmol/(kg·d)]	Na^+（平均）[ml/(kg·d)]	K^+（平均）[mmol/(kg·d)]	Cl^-（平均）[mmol/(kg·d)]
第1天	60～80	1.5～5（3.8）	0	0～2（0.3）
第2天	80～100	1.5～5（2.5）	0.5～2（1.0）	0.5～3（1.4）
第3～7天	100～150	1.5～5（2.3）	0.5～3（2.0）	0.5～4（2.3）

（魏克伦）

第3章

营养及营养性疾病

第一节　儿童各种营养素及能量的需要特点

儿童处在不断的生长发育过程中，新陈代谢旺盛，对营养素及能量的需求均与成年人不同，而且不同年龄阶段的儿童营养素及能量的需要量也不相同。对儿童营养素供给量的基本要求应是既满足生长需要，又避免营养素过剩，了解这些特点有助于临床医师合理指导喂养、预防和治疗营养性疾病。营养素参考摄入量（dietary reference intakes，DRIs）包括4项内容（中国营养学会，2000年）：①平均需要量（estimated average requirement，EAR）：是指某一特定性别、年龄及生理状况的群体对某种营养素需要量的平均值，摄入量达到EAR水平时可以满足群体中50%的个体对该营养素的需要。②推荐摄入量（recommended nutrient intake，RNI）：当营养素摄入量为EAR＋2SD时，可以满足某一特定群体中绝大多数（97%～98%）个体的营养素需要量，达到维持健康、组织有适当的储备状况。③适宜摄入量（adequate intake，AI）：通过观察或实验室获得的健康人群某种营养素的平均摄入量，不如RNI精确，在不能确定RNI时使用。④可耐受最高摄入量（tolerable upper intake level，UL）：平均每日可摄入营养素的最高限量。

一、能量代谢特点

儿童的基础代谢率较成年人高10% ～ 15%，所需能量约占总能量的50%，随着年龄的增长、体表面积的增加而减少。婴儿期为230 kJ（55kcal）/（kg · d），7岁为184kJ（44kcal）/（kg · d），12岁为126kJ（30kcal）/（kg · d），与成年人相仿。生长发育所需能量是儿童所特有的，与生长速度成正比。婴儿期生长和运动所需能量占总能量的30% ～ 35%。因食物在体内的吸收和利用而增加机体能量的消耗称为食物的热力作用。蛋白质的食物热力作用最大。婴儿以乳类为主，食物中蛋白质含量相对较多，因此这方面消耗的能量也较多，占总能量的7% ～ 8%，年长儿约为5%。由排泄物中丢失的能量占总能量的10%。所需能量的总和即是小儿能量需要的总量。6月龄小儿能量平均需要量为90kcal（376.56kJ）/（kg · d）。7 ～ 12月龄为80kcal（334.72kJ）/（kg · d）。

二、宏量营养素

1.蛋白质　婴幼儿生长发育迅速，所需蛋白质相对较多，蛋白质的需要量是1.5 ～ 3g/（kg · d），其中优质蛋白应占50%以上。除成年期的8种必需氨基酸外，胱氨酸、酪氨酸、精氨酸、牛磺酸对于早产儿属于条件必需氨基酸，组氨酸对于儿童也是必需氨基酸。食物的合理搭配能使氨基酸互补，增加蛋白质的利用率，提高食物的营养价值。在婴幼儿期由蛋白质所提供的能量比例是9% ～ 15%。蛋白质摄入过多可增加机体的食物热力作用。

2.脂肪　脂肪是脂溶性维生素的载体，促进其吸收和利用，并为机体提供必需脂肪酸，如亚油酸（在体内可转化成亚麻酸和花生四烯酸）和亚麻酸（可转化为二十碳五烯酸EPA和二十二碳六烯酸DHA）。EPA和DHA是构成脑和视网膜脂质的主要成分，有利于婴儿认知和视力的发育。另外，脂肪是机体重要的能量来源，婴儿期35% ～ 50%的能量由脂肪提供，年长儿为25% ～ 30%。

3.糖类　糖类是机体能量的主要来源，婴幼儿期由糖类提供的能量占总能量的50%～60%，所占比例＞80%或＜40%均不利于健康。糖类摄入过多会导致肥胖，摄入不足时则机体消耗脂肪和蛋白质供能。为保证儿童生长发育，应首先保证能量供应，其次是蛋白质。

三、矿物质及维生素

儿童矿物质及维生素的需要量见表3-1。

表3-1　儿童几种常量和微量元素及维生素的RNIs或AIs

矿物质及维生素	年龄（岁）0～0.4	0.5～0.9	1～3	4～6	7～10	11～13 男（女）	14～17 男（女）	18以上 男（女）
钙（AI）（mg）	300	400	600	800	800	1000	1000	800
碘（RNI）（μg）	50	50	50	90	90	120	150	150
铁（AI）（mg）	0.3	10	12	12	12	16（18）	20（25）	15（20）
锌（RNI）（mg）	1.5	8.0	9.0	12.0	13.5	18.0（15.0）	19.0（15.5）	15.0（11.5）
维生素A（RNI或AI）（μg RE）	400（AI）	400（AI）	500（RNI）	600（RNI）	700（RNI）	700（RNI）	800（700）（RNI）	800（700）（RNI）
维生素D（RNI）（μg）	10	10	10	10	10	5	5	5
维生素E（AI）（mgα-TE）	3	3	4	5	7	10	14	14

续表

矿物质及维生素	年龄（岁）							
	0～0.4	0.5～0.9	1～3	4～6	7～10	11～13 男（女）	14～17 男（女）	18以上 男（女）
维生素B_1（RNI或AI）（mg）	0.2（AI）	0.3（AI）	0.6（RNI）	0.7（RNI）	0.9（RNI）	1.2（RNI）	1.5（1.2）（RNI）	1.4（1.3）（RNI）
维生素B_2（RNI或AI）（mg）	0.4（AI）	0.5（AI）	0.6（RNI）	0.7（RNI）	1.0（RNI）	1.2（RNI）	1.5（1.2）（RNI）	1.4（1.2）（RNI）
维生素B_{12}（AI）（μg）	0.4	0.5	0.9	1.2	1.2	1.8	2.4	2.4
维生素C（RNI）（mg）	40	50	60	70	80	90	100	100
叶酸（RNI或AI）（μgDFE）	65（AI）	80（AI）	150（RNI）	200（RNI）	200（RNI）	300（RNI）	400（RNI）	400（RNI）
烟酸（RNI或AI）（mgNE）	2（AI）	3（AI）	6（RNI）	7（RNI）	9（RNI）	12（RNI）	15（12）（RNI）	14（13）（RNI）

注：摘自.中国营养学会，2000.中国居民膳食营养素参考摄入量.北京：中国轻工业出版社

RNI.推荐摄入量；AI.适宜摄入量

四、其他

1.水　儿童身体的含水量相对比成年人多，新生儿的水分约占体重的78%，1岁时为65%，而成年人为60%～65%。婴幼儿新陈代谢旺盛，水的需要量较多，为150ml/（kg·d），以后每增长3岁减少25ml/（kg·d）。

2.膳食纤维 主要来自植物细胞壁，是不能被消化的非淀粉多糖，具有吸收结肠水分，软化粪便，促进肠蠕动等作用。出生6个月后应逐渐添加食物纤维素。目前尚无婴幼儿纤维素推荐值，按照美国标准，2岁以上小儿每日膳食纤维摄入量为0.5g/（kg·d）。

第二节 蛋白质-能量营养不良

蛋白质-能量营养不良是因各种原因所导致的蛋白质和（或）能量缺乏的营养缺乏症，常伴有其他营养素的缺乏，多发生于3岁以下的婴幼儿。

【诊断要点】

（一）病史

1.摄入不足 多由于婴幼儿长期喂养不当所致，如婴儿母乳不足又未及时补充其他乳类；人工喂养奶粉稀释过度；添加辅食过晚；长期以淀粉类食品为主；幼儿长期偏食或厌食等。

2.营养素吸收障碍 消化系统解剖或功能异常，如唇裂、腭裂、迁延性腹泻、过敏性肠炎、肠吸收不良综合征等。

3.对营养素的需要量增加 快速生长时期、先天不足出生后追赶生长（双胎、早产），以及急、慢性消耗性疾病（传染病、糖尿病、肿瘤等）。

（二）临床表现

最先表现为体重不增，继之体重下降，皮下脂肪逐渐减少甚至消失（皮下脂肪消减顺序为腹部、躯干、臀部、四肢、面颊部）。多有活动减少、易疲乏、食欲缺乏等，严重者精神萎靡、反应淡漠，体温偏低，心率慢，出现饥饿性腹泻。如有低蛋白血症，则可有全身凹陷性水肿。病程较久者身长（身高）不增或低于正常，常合并营养性贫血和免疫功能低下，故易患各种感染性疾病。

（三）分度与分型

分别以体重/年龄、身长（身高）/年龄和体重/身长

（身高）为评估指标，按表3-2进行评估和分类。

表3-2　蛋白质-能量营养不良的分型与分度

分型	轻度	中度	重度
低体重（体重低于同年龄、同性别儿童体重均值）	＜−2SD	−2～−3SD	＜−3SD
生长迟缓［身高（长）低于同年龄、同性别儿童身高均值］	＜−2SD	−2～−3SD	＜−3SD
消瘦［体重低于同性别、同身高（长）儿童体重均值］	＜−2SD	−2～−3SD	＜−3SD

注：3项指标可以同时存在，也可以仅符合其中1项

【治疗要点】

（一）治疗原发病

针对导致营养不良的原因，积极治疗原发病，如迁延性腹泻、反复感染、消化道畸形等。

（二）补充营养

1.热量的补充：根据营养不良的程度逐渐增加热量的供给，轻度患儿可通过调节饮食补充能量和蛋白质。中、重度患儿应遵循由少渐多的原则，不宜过快，以免引起消化不良。能量供应自每日167～250kJ（40～60kcal）/kg开始，根据患儿食欲及消化情况逐渐增加至每日500～720kJ（120～150kal）/kg，待体重接近正常后再恢复到推荐量水平。

2.蛋白质的供给：蛋白质摄入量从每日1.5～2.0g/kg开始，逐步增加至每日3.0～4.5g/kg。

3.同时补充各种维生素和矿物质。

4.如不能耐受肠道喂养或病情严重需禁食者，可考虑肠外营养的方式。

（三）其他药物

1.消化酶　口服胃蛋白酶或胰酶，可促进食物消化。

2.可适量口服锌制剂　提高味觉敏感度，增加食欲，剂量为每日补充元素锌0.5～1mg/kg。

第三节　儿童超重与肥胖

儿童超重是指体重超过同年龄、同性别儿童正常范围的状态。而肥胖是由于机体的能量摄入长期超过消耗，导致体内脂肪积聚过多，使体重超过一定程度的营养性疾病。可发生于任何年龄，最常见于婴儿期、5～6岁学龄前期和青春期。

【诊断要点】

（一）病史

1.能量摄入过多　过度进食或过多食入高脂肪、高热量食物。

2.活动过少　缺乏适当的体力活动或体育锻炼，使营养消耗减少。

3.遗传因素　肥胖有高度遗传性，双亲均肥胖者，后代肥胖率高达70%～80%；双亲之一肥胖者，后代肥胖率为40%～50%；双亲体重均正常者，后代肥胖率为10%。

（二）临床表现

患儿周身皮下脂肪丰满，分布均匀，腹部膨隆，因皮下脂肪过多使腹部、臀部及大腿皮肤出现白色或紫色条纹。女孩胸部脂肪堆积似乳房发育。男孩因大腿内侧和会阴处脂肪过多，阴茎隐匿在脂肪中而易被误诊为阴茎发育不良。可有膝外翻。患儿身材相对偏高，但骨龄一般超前。

（三）实验室检查

血三酰甘油、胆固醇含量可升高，血空腹胰岛素水平升高，肝脏超声检查常有脂肪肝。

（四）诊断标准

根据体重指数（body mass index，BMI），BMI是指体重与身高的平方之比［体重（kg）/身高（m^2）］，又称体质指数。儿童BMI随年龄和性别而不同，可查阅图表。2岁以内小儿用百分位数法，若体重/身高在$P85^{th}$～$P97^{th}$为超重，＞97^{th}为肥胖。2岁以上儿童首选BMI为评价指标，BMI值在相应年龄的$P85^{th}$～$P95^{th}$为超重危险，超过$P95^{th}$为肥胖。

【治疗要点】

以使体重逐步下降且不影响儿童生长发育为原则，因此健康饮食、改变不良的生活方式、饮食习惯和膳食结构、增加活动量是儿童单纯性肥胖症的主要治疗方法，一般不宜采用药物减肥。

（一）控制饮食和减少能量的摄入

提供低热量饮食，在控制体重增长过快的同时又要兼顾儿童的生长所需。食物特点为低脂肪、低糖，而蛋白质、维生素及矿物质仍正常供给，严格控制零食。

（二）增加活动量和促进能量的消耗

运动疗法包括综合有氧运动、日常活动的增加，鼓励小儿参加各种有效且易于坚持的活动，如跑步、步行、游泳、球类等，每周至少3次，每次达50min，运动量以活动后轻松、不感疲劳为宜，并长期坚持。

第四节 维生素D缺乏性佝偻病

因儿童体内维生素D不足，使钙、磷代谢失常而引起的一种以骨骼病变为特征的慢性营养性疾病，多见于2岁以下的婴幼儿。

【诊断要点】

应根据维生素D缺乏史、临床症状和体征，结合化验及X线改变进行综合判断。

（一）维生素D缺乏史

1. 日光照射不足 人体皮肤中的7-脱氢胆骨化醇经紫外线照射形成胆骨化醇，是维生素D的主要来源，日光照射不足使内源性维生素D产生不足。

2. 生长发育快 婴幼儿、早产儿或双胎儿，生长速度快，所需维生素D增多。

3. 维生素D摄入不足 食物中维生素D含量少，如在冬季未及时补充维生素D则易发生维生素D缺乏。

4. 肝胆、肠道或肾脏疾病 影响维生素D的吸收及转化。

5.药物　长期服用抗癫痫药物，如苯妥英钠、苯巴比妥等，可加速维生素D的分解。糖皮质激素可对抗维生素D对钙的吸收。

（二）临床表现

1.初期

（1）症状：多见于6月龄以内婴儿，以非特异性神经兴奋性增高症状为主，如睡眠不实、多汗、易激惹、烦闹等。

（2）体征：骨骼改变不明显。

（3）X线：左腕部X线片可以正常，或仅有长骨干骺端临时钙化带稍模糊。

（4）化验：血钙正常或稍低，血磷略下降，血碱性磷酸酶（AKP）水平正常或稍高，血清25（OH）D水平低于正常。血清25（OH）D水平＜20ng/ml为维生素D缺乏，＜30ng/ml为维生素D不足。

2.激期

（1）症状：如初期未及时治疗，则病情进一步发展，可出现骨骼改变。

（2）体征：头部，颅骨软化（3～4月龄），方颅（8～9月龄），前囟闭合延迟，出牙延迟。

（3）胸部：可有肋骨串珠或哈氏沟，严重者可有鸡胸或漏斗胸。

（4）四肢：手腕、足踝部可出现钝圆形环状隆起，称为手、足镯征（6月龄后），膝内翻（“O”形腿）或膝外翻（“X”形腿）（见于1岁后，会站或会走双下肢负重以后）。

（5）X线：长骨干骺端临时钙化带模糊甚至消失，呈杯口或毛刷样改变；骨密度减低，骨皮质变薄。

（6）化验：血AKP水平明显升高，血钙可低于正常，血清25（OH）D水平下降。

3.恢复期　临床症状减轻或消失，体征有所减轻。

（1）X线：治疗2～3周后长骨钙化带重新出现，逐渐致密，骨密度增强。

（2）化验：血钙、磷恢复正常，血AKP水平在4～6

周降至正常。

4.后遗症期　临床没有症状，仅遗留有不同程度的骨骼畸形，见于2岁以后。X线及化验结果均正常。

【治疗要点】

目的在于控制病情发展，防止骨骼畸形。

（一）维生素D治疗

治疗应以口服为重，一般不主张大剂量维生素D治疗。

1.口服法　维生素D 50～100μg/d（2000～4000U/d），连服1个月后改为预防量（400U/d）。

2.突击疗法　主要适用于重症或不适合口服（如腹泻）的患儿，维生素D_3 7500μg（20万～30万U）肌内注射1次，3个月后改为预防量口服。

（二）钙剂治疗

在维生素D治疗的同时应适当补充钙剂；3月龄内小婴儿在采用突击疗法前宜先服用钙剂3d，再肌内注射维生素D。

（三）其他

已出现下肢骨骼畸形的患儿，活动期应尽量减少站立或行走，以减轻畸形的发展。

【预防】

足月新生儿出生后2周起给予预防量维生素D 400U/d口服，双胎或早产儿在出生后即可给予维生素D 800U/d口服，3月龄后改为400U/d，夏季户外活动较多时可暂停服用。一般补充至2岁。

第五节　维生素D缺乏性手足搐搦症

维生素D缺乏性手足搐搦症又名佝偻病性低钙惊厥，是因维生素D缺乏而甲状旁腺功能代偿不足，使血钙降低，导致神经肌肉兴奋性增高所致。

【诊断要点】

（一）临床表现

春末夏初阳光充足、感染、发热、小婴儿采用维生素

D突击疗法未及时补充钙剂等可诱发该症的发生。

1.惊厥　是最常见的发作形式，主要见于6月龄以内的婴儿，为突发无热性惊厥，表现为面肌抽搐、双眼上翻、四肢抽动，发作时间可短至数秒或长达数分钟，发作次数可每日1次或数次，甚至数十次，抽搐间歇期患儿精神状态如常。

2.手足搐搦　多见于年长儿，表现为手、足痉挛或腿部肌肉的抽搐。

3.喉痉挛　相对少见，主要见于婴儿，可造成呼吸困难甚至窒息，是低钙惊厥最为严重的表现。

4.活动期表现　患儿多伴有不同程度的佝偻病活动期表现。

5.体征

（1）面神经征（Chvostek sign）阳性：以指尖轻叩患儿颧弓与口角间的面颊部，出现眼睑和口角抽动，但新生儿期此征阳性无意义。

（2）腓反射（Peroneal sign）阳性：用叩诊锤叩击膝下外侧腓骨小头的腓神经处，出现足向外展。

（3）低钙束臂征（Trousseau sign）阳性：血压计袖带包裹上臂，充气使血压维持在收缩压和舒张压之间，5min内出现同侧手部痉挛。

（二）化验

总血钙低于1.88mmol/L或离子钙低于1.0mmol/L，血APK水平升高。

【治疗要点】

首先应控制惊厥或喉痉挛，同时补充钙剂，使血钙迅速上升，在此基础上给予维生素D治疗。

（一）紧急处理

迅速控制惊厥或喉痉挛。

1.吸氧　惊厥期应立即吸氧；喉痉挛者应立即将舌拉出口外，以保持呼吸道通畅，必要时行气管插管。

2.止惊厥　10%水合氯醛每次40～50mg/kg保留灌肠。

（二）补充钙剂

10%葡萄糖酸钙5～10ml加10%～25%葡萄糖溶液10～20ml稀释后缓慢静脉注射（10min以上）或静脉滴注，静脉注射时应监听心率，以防血钙骤升，导致心搏骤停。不可皮下或肌内注射钙剂，以免造成局部坏死。惊厥反复发作者6h后可重复使用，惊厥控制后改为钙剂口服。

（三）维生素D治疗

急诊情况控制后，在应用钙剂的基础上可给予维生素D治疗，每日125μg（2000～4000U）口服，最初几日剂量不宜过大，以防血钙下降；重症可肌内注射维生素D_3 20万～30万U一次，同时继续口服钙剂治疗。

第六节 维生素D中毒

维生素D中毒是因体内维生素D过量导致持续性高血钙，从而引起相应器官组织受损的一系列表现。

【诊断要点】

（一）维生素D过量史

1. 长期服用较大剂量维生素D。
2. 一次误服大剂量维生素D。
3. 短期内多次肌内注射大剂量维生素D。
4. 个体对维生素D过于敏感。

中毒剂量个体差异很大，与剂量、用药时间和用药途径有关，小儿每日服用500～1250μg（2万～5万U），或50μg/（kg·d）［2000U/（kg·d）］连续数周或数月即可出现中毒症状。

（二）临床特征

症状缺乏特异性，早期表现为厌食、恶心、倦怠、低热，继而发生呕吐、顽固性便秘、体重减轻，年长儿可诉头痛，重者可出现烦渴、尿频、烦躁等。

（三）实验室检查

1. 血钙升高＞3mmol/L，血磷正常，血AKP多降低。
2. 尿钙增多，尿钙强阳性（Sulkowitch反应）。

3.血清25（OH）D显著升高，＞150ng/ml。

4.尿常规：尿蛋白阳性，严重者可见红细胞、白细胞和管型。

5.X线：长骨干骺端钙化带增宽、致密，骨皮质增厚，骨质疏松或硬化，扁骨及圆形骨边缘增厚，呈环形高密度带。

【治疗要点】

1.立即停用维生素D和钙剂，避免日光照射，限制高钙饮食和钙盐的摄入。

2.处理高钙血症

（1）促进钙的排泄：可口服氢氧化铝或依地酸二钠。

（2）抑制钙的吸收：采用糖皮质激素抑制肠道钙的吸收，泼尼松每日2mg/kg口服，连服1～2周。

（3）重症可试用降钙素或血液透析。

第七节　维生素A缺乏症

维生素A缺乏症是因维生素A缺乏而引起的以眼部和皮肤病变为主要表现的营养缺乏性疾病。

【诊断要点】

（一）维生素A缺乏史

1.高危因素　早产儿、双胎儿及极低体重儿体内维生素A储备不足。

2.摄入不足　维生素A主要存在于动物肝脏和乳类中，维生素A前体胡萝卜素主要存在于黄、红、绿深色蔬菜中，如胡萝卜、南瓜、菠菜等，如长期以谷物或脱脂乳喂养婴儿或儿童长期偏食则易发生维生素A缺乏。

3.吸收障碍　维生素A为脂溶性维生素，其消化吸收需要胆盐和脂肪的参与，因此各种慢性消化道疾病、胆道和肝脏疾病因影响维生素A的吸收而致维生素A缺乏。

（二）临床特点

1.临床型维生素A缺乏

（1）眼：早期为暗适应时间长，继而出现夜盲，眼干燥、泪少、畏光，严重者角膜浑浊、软化、形成溃疡，并易合并感染，愈后可留有白斑而影响视力。

（2）皮肤：皮肤干燥、易脱屑，上皮角化增生，角化物充塞致毛囊突出，以上、下肢伸侧皮肤为著；指（趾）甲多纹而无光泽，毛发干燥易断。

（3）生长障碍：长期严重维生素A缺乏可致生长障碍，身高落后于同龄人。

（4）维生素A能促进肝脏储存铁释放入血后的转运，有利于铁被红细胞吸收，因此维生素A缺乏会出现贫血。

2.亚临床维生素A缺乏　无上述典型临床症状，主要为免疫功能低下，如反复发生呼吸道、消化道或泌尿道感染。

（三）实验室检查

血清生素A（血清视黄醇）测定：正常为1.05～1.75μmol/L（300～500μg/L），＜0.7μmol/L（200μg/L）为维生素A缺乏；0.7～1.05μmol/L（200～300μg/L）为亚临床维生素A缺乏。

【治疗要点】

（一）维生素A治疗

1.采用维生素A制剂治疗，口服维生素A 7500～15 000μg/d（2.5万～5万U/d），分2～3次口服，2d后减量为1500μg/d（4500U/d）。

2.有角膜病变或有慢性腹泻、肠道吸收障碍者可采用维生素AD注射剂0.5～1ml（含维生素A 7500μg和维生素D 62.5μg）深部肌内注射，每日1次，3d后改为口服。眼部症状消失后改为预防量口服。

（二）眼部处理

采用抗生素眼药水或眼膏滴眼以防止感染，并可减轻眼部干燥不适。当出现角膜软化时可用消毒鱼肝油与抗生素眼药水交替滴眼，每日数次。治疗动作应轻柔，切忌压迫眼球以免角膜穿孔。

（三）一般治疗

治疗原发病，并给予含维生素A丰富的饮食，同时治疗并存的营养缺乏症。

第八节 维生素A中毒

维生素A中毒因维生素A摄入过量所致，分急性中毒和慢性中毒。

【诊断要点】

（一）维生素A过量摄入史

维生素A的中毒剂量有一定的个体差异，急性中毒多为一次性大量服用或误服维生素A所致；慢性中毒系长期服用浓缩鱼肝油或维生素A所致，每日摄入5万～10万U，超过6个月即可中毒。但也有小婴儿每日服2.5万U，连服3个月即出现中毒症状。早产儿服更少剂量，如每日5700U，7d即可中毒。

（二）临床特征

1.急性中毒　多见于婴幼儿，一次摄入量超过30万U可在12h内出现症状，以颅内压增高症状为主，表现为头痛、呕吐、烦躁或嗜睡、前囟饱满等。皮肤症状（红肿、脱皮）在12～24h后出现，以手掌、足底皮肤明显。

2.慢性中毒　症状出现缓慢，早期不易引起注意，可有食欲缺乏、烦躁，皮肤和骨骼变化，如皮肤瘙痒、脱屑、口角皲裂易出血，毛发干枯、脱发，四肢疼痛伴软组织肿胀（前臂、小腿多见）。体检可见肝大、脾大。

（三）实验室检查

血清维生素A水平明显升高，＞5.1μmol/L（1500μg/L）。

【治疗要点】

立即停服维生素A和富含维生素A的食物，并针对颅内高压予以对症治疗。

急性中毒症状多在1～2周缓解，皮肤症状常在1个月内好转，骨骼改变和肝大、脾大一般在6个月左右恢复正常。

第九节 锌缺乏症

锌为人体必需微量元素，缺乏时可影响体内多种酶的活性，影响机体的生理功能。

【诊断要点】

根据缺锌史、相应的临床表现及血锌检测低于正常值可以诊断；可疑时可试用补锌治疗，如治疗后症状改善或消失有助于诊断。

（一）锌缺乏史

1. 锌摄入不足　人体所需要的锌由食物提供，生长发育期的儿童如长期偏食、挑食或厌食可导致锌缺乏。

2. 锌吸收障碍　各种原因引起的慢性腹泻、肠吸收不良综合征等可影响锌的吸收。

3. 丢失过多　烧伤、感染。

4. 遗传性疾病　肠病性肢端性皮炎，为常染色体隐性遗传，因小肠黏膜细胞对锌的吸收障碍，导致机体锌缺乏。

5. 药物影响　因疾病治疗需使用利尿药、类固醇药物、金属螯合剂（如青霉胺），或反复透析等。

（二）临床表现

1. 消化功能异常　味觉减退、食欲缺乏、厌食或异食癖等。

2. 生长发育落后　长期缺锌可使生长发育缓慢，导致身材矮小，青春期时缺锌可有性发育延迟。

3. 免疫功能低下　易反复发生感染。

4. 其他　可有复发性口腔溃疡，地图舌，伤口愈合慢，视觉暗适应力下降、脱发。

（三）实验室检查

空腹血清锌浓度低于11.47μmol/L（75μg/dl）；不同部位的头发或不同的洗涤方法可影响发锌含量，而且严重缺锌时头发生长缓慢，头发锌值反而升高，因此不能反映近期体内的锌营养状况。

【治疗要点】

1.补充锌剂　补充元素锌0.5～1mg/（kg·d），口服，疗程1～2个月。

2.合理饮食　鼓励平衡膳食，多进食含锌丰富的动物性食物，如肝、鱼、瘦肉、蛋等。

（郗春艳）

第4章

呼吸系统疾病

第一节　急性上呼吸道感染

急性上呼吸道感染（acute upper respiratory infection，AURI），简称上感，俗称“感冒”，是指鼻、咽部黏膜的急性炎症，是小儿时期最常见的多发病，占5岁以下小儿所有疾病的50%以上。如果炎症在上呼吸道的某个局部范围表现明显，则可按该部位的炎症命名，如急性鼻炎、急性鼻窦炎、急性咽炎、急性扁桃体炎、急性喉炎等。90%以上的上感为各型病毒所致，但近年来肺炎支原体的感染有增加趋势，尤其对年长儿。细菌亦可引起急性上呼吸道感染，但大都为继发性。

【诊断要点】

（一）一般类型上呼吸道感染

因年龄大小、体质强弱及病原体的不同，临床表现差异较大。婴幼儿呼吸道卡他症状轻，全身症状重，常突发高热、食欲缺乏、呕吐、腹泻，甚至惊厥。年长儿呼吸道卡他症状明显，常有鼻塞、流涕、打喷嚏、咽部不适、咽痛、不同程度发热等，但一般状况较好，部分患儿可出现阵发性脐周腹痛。体检可发现咽部充血、滤泡增生，扁桃体大。扁桃体有化脓时，表面可见脓性分泌物，咽部红肿明显，提示有细菌感染。部分患儿有下颌下淋巴结大，伴有压痛。肺部听诊一般无异常。

上感自然病程一般3～5 d，呈自限性。若发热持续不退或病情加重，应注意炎症波及其他部位，引起并发症，如中耳炎、咽后壁脓肿、颈淋巴结炎、支气管炎、支气管肺炎等。小婴儿及免疫力低下患儿还可能并发全身性感染，如败血症、脑膜炎等。

（二）两种特殊类型的上感

1.疱疹性咽峡炎　由柯萨奇A组病毒所致，常见于夏秋季节。表现为突发高热，咽痛明显，可导致吞咽困难，小儿拒食、流涎。查体可见咽部充血，在咽腭弓、软腭及悬雍垂的黏膜上可见直径1～3 mm的灰白色小疱疹，周围有红晕，1～2 d后疱疹破溃形成溃疡。病程1周左右。

2.咽-结合膜热　由腺病毒3、7型所致，常见于春夏季节。表现为特征性的发热、咽炎与滤泡性眼结合膜炎三联征。可有颈部、耳后淋巴结大。病程1～2周。

（三）实验室检查

病毒感染时外周血白细胞数正常或偏低，细菌感染者白细胞增高，以中性粒细胞增高为主。鼻咽拭子或气管内分泌物行病毒抗原检测（免疫荧光法、ELISA和金标法）或核酸检测（PCR或RT-PCR），有助于确定病原。

（四）鉴别诊断

根据临床表现及体征，本病相对较易诊断。但应注意，某些急性传染病、流行性感冒、病毒性脑炎、急性阑尾炎等早期也常伴有普通上呼吸道感染的表现，如不注意鉴别极易误诊。因此，在诊断上感时必须要详细询问有无流行病学史及接触史、有无其他疾病的伴随病史及伴随症状，全面询问病史并详细检查各系统症状及体征对其他疾病的早期发现至关重要。许多下呼吸道疾病是由上呼吸道感染所引发，如急性支气管炎、急性支气管肺炎等，故上呼吸道感染患儿如病情加重，出现高热不退、剧烈咳嗽、咳痰时，要想到炎症有蔓延至下呼吸道的可能；如果发生持续时间较长的惊厥，惊厥后精神萎靡，或有颈强体征时，应注意病毒性脑炎的发生；上感后伴有右下腹痛，应及时行腹部超声检查，以鉴别腹痛是由腹腔淋巴结炎引起或是急性阑尾炎所致。另外，上感也要注意与过敏性鼻炎相鉴别，虽然过敏性鼻炎也常有鼻塞、流涕、打喷嚏等症状，但全身症状轻微，而鼻黏膜明显苍白、水肿，病程长，呈季节性或全年性发病，且多伴有其他过敏性疾病（如过敏性皮炎、支气管哮喘）或有其家族史。

【治疗要点】

1. 一般治疗　注意休息，多饮水，进食易消化的食物，保持室内空气清新，注意隔离，避免交叉感染。

2. 病因治疗　上呼吸道感染大多由病毒引起，属于自限性疾病，且目前尚无专门针对普通感冒的特异性抗病毒药物。而奥司他韦仅对甲、乙型流感病毒感染所致的流行性感冒有效。本病一般不需要抗生素治疗，若病情重、有继发细菌感染征象或并发症时，可加用抗生素，常用青霉素类或头孢菌素类；若考虑合并支原体感染，常用大环内酯类抗生素；疗程3～5 d。

3. 对症治疗　体温轻度增高，对机体有一定的保护作用，不必急于解热。当体温超过38.5℃时，可给予解热药口服（布洛芬、对乙酰氨基酚），也可物理降温（如头部冷敷等）。高热引起惊厥者，给解热药同时应给予镇静药。

4. 中医治疗　中医治疗感冒强调辨证论治，分清寒热虚实，并非简单选用抗病毒中药。冬季及初春多为风寒感冒，应选用药性偏温、发汗力强的辛温解表药，如感冒清热颗粒、正柴胡饮颗粒等。春季及初夏多为风热感冒，应选用药性偏寒凉、善透表解热的辛凉解表药，如银翘解毒丸、双黄连口服液等。盛夏季节及梅雨季节多为暑湿感冒，应选用药性偏温，既能发热散寒，又能化湿和中解暑的祛湿解表药，如暑热感冒颗粒、藿香正气软胶囊。秋季多兼燥邪，此类感冒应选用兼有宣肺或润燥之功效的药物，如桑菊感冒片、川贝枇杷露等。

（冯　雍　尚云晓）

第二节　急性喉炎

急性喉炎（acute laryngitis）是喉部黏膜的急性弥漫性炎症。多见于6月龄至3岁小儿，以冬、春季节多发。常见的呼吸道病毒皆可引起，病毒感染后可继发细菌感染。特定的食物、气体或药物可引起特应性体质患儿喉部黏膜水肿，亦可造成急性喉炎。

【诊断要点】

（一）临床特点

感染所致急性喉炎，起病前1～2d有上感症状，多伴有发热。常在夜间出现“空空”样干咳，有者呈“犬吠”样咳嗽，伴有声嘶，严重者可失声。较大儿童常诉说伴有不同程度的喉痛、喉部发痒或异物感等。如声门因炎症加重狭窄及喉痉挛时，可出现吸气困难，闻及吸气性喉喘鸣。严重梗阻可出现烦躁不安或口周出现发绀、三凹征、面色苍白、心率增快，若不及时治疗，可因吸气性呼吸困难而窒息死亡。根据吸气性呼吸困难的程度等，可将后梗阻分为四度（表4-1）。未合并气管及支气管感染时，肺部查体无阳性体征。小婴儿的喉部喘鸣常可传导至肺部，听诊时应注意与肺部啰音相鉴别。

表4-1 喉梗阻分度

分度	Ⅰ度	Ⅱ度	Ⅲ度	Ⅳ度
一般状态	正常	尚可	烦躁不安	渐显衰竭、呈昏睡状或进入昏迷
吸气性喉喘鸣和呼吸困难	活动后	安静时	安静时	安静时 呼吸微弱
三凹征	无	较轻	显著	不明显
缺氧	无	无	进行性加重 口唇及指（趾）发绀	严重 面色苍白或灰白
呼吸音	正常	喉传导音或管状呼吸音	明显减低	几乎消失
心率	正常	稍快	显著增快、心音低钝	心音钝弱、心律失常

（二）辅助检查

1.间接喉镜检查是确诊的可靠证据　镜下可见喉黏膜弥漫性对称性充血、肿胀，尤以声门下区黏膜红肿明显；声带呈红或鲜红色，有时可见声带有黏膜下出血。喉黏膜表面有时可见黏性分泌物附着。

2.实验室检查无特异性　早期病毒感染时，外周血白细胞多正常或轻度增高；合并细菌感染时白细胞增高明显。

（三）鉴别诊断

本病根据典型的临床特点，结合辅助检查，诊断并不困难，但应与白喉、喉痉挛、急性喉气管支气管炎、呼吸道异物、先天性喉喘鸣、支气管内膜结核等疾病相鉴别。

【治疗要点】

1.一般治疗　保持安静，避免不必要的处置和检查以免加重病情。烦躁时可给予镇静药，首选异丙嗪，或用水合氯醛，但不宜使用氯丙嗪，因其可松弛喉肌、加重呼吸困难。吸氧有助于减轻呼吸困难。及时吸痰，保持气道通畅、无分泌物阻塞。

2.控制感染　静脉输入抗生素以青霉素为首选，可与抗病毒药物联合应用（见上感治疗）。对病情进展迅速者，应及早选用头孢类广谱抗生素。

3.减轻喉头水肿　病情不重者可口服泼尼松1～2 mg/（kg·d）；病情严重者需静脉注射地塞米松（每次0.3～0.5 mg/kg）或泼尼松龙（每次1～2 mg/kg），一般2～3d，至症状缓解，如仍需维持用药，可予以泼尼松口服。雾化吸入性糖皮质激素亦具有良好疗效，如布地奈德混悬液，首次2 mg每次，以后每次1mg，12h 1次，疗程3～5d。

4.气管切开术　对Ⅳ度喉梗阻患儿，应立即行气管切开术抢救；对治疗无效的Ⅲ度喉梗阻患儿也应考虑气管切开术治疗。

（冯　雍　尚云晓）

第三节　急性支气管炎

急性支气管炎（acute bronchitis）是儿童时期常见的呼吸系统疾病，多继发于上呼吸道感染，咳嗽是其主要特征。本病为支气管黏膜发生炎症所致，由于气管常同时受累，故又称为急性气管支气管炎（acute tracheobronchitis）。病原体多为各种病毒或细菌，后者常在病毒感染基础上继发。近年来，肺炎支原体或衣原体也较常见。

【诊断要点】

1.发病急缓不一，早期有上感症状。逐渐出现咳嗽，病初多为断续性干咳，2～3d后有痰咳出，初为白痰，以后可出现黄色黏痰。年幼儿症状相对重，常有发热，咽下痰液后可发生呕吐；年长儿病情较轻，一般状况较好，无发热或低热（亦有高热持续者），剧烈咳嗽后可出现胸骨后不适或胸痛。本病一般为自限性，咳嗽一般持续1周左右，或更长，当痰液由黏稠变稀薄时，咳嗽逐渐消失。

2.体格检查一般状态较好，无呼吸困难，无发绀。肺部听诊呼吸音粗糙，有时可闻及干啰音或粗中湿啰音，啰音不固定，随体位改变、拍背或咳嗽后可消失，有别于支气管肺炎。

3.外周血白细胞正常或稍高。胸部X线检查可正常或见肺纹理增粗，肺门影增浓偶见。

4.急性支气管炎应与急性上呼吸道感染、急性支气管肺炎及呼吸道异物相鉴别。慢性或反复支气管炎，应仔细查找原因，注意与咳嗽变异性哮喘、肺内结核、呼吸道先天畸形、支气管扩张、支气管异物等疾病相鉴别。

【治疗要点】

1.*一般治疗*　同上呼吸道感染，经常变换体位、多饮水、适当的气道湿化，使痰液易于排出。

2.*控制感染*　病毒感染者予以抗病毒药物治疗（同上感）。对白细胞增高者、体弱儿、婴幼儿或有发热、痰液黏稠者，可适当选用青霉素或头孢类抗生素。疑有支原体感染者，可给予大环内酯类抗生素治疗。

3. *对症治疗* 咳嗽对排痰有益，一般不用镇咳药。痰黏稠者可给予盐酸氨溴索、*N*-乙酰半胱氨酸、中药类祛痰药等药物以稀释痰液，利于痰液的排出和吸收；静脉或雾化吸入均可，雾化吸入时需选用雾化专用剂型的药物，静脉剂型不推荐用于雾化。婴幼儿急性支气管炎有者可伴有喘息，此时需雾化吸入β_2受体激动药及糖皮质激素（同哮喘治疗）；无吸入条件时，可口服丙卡特罗或使用妥洛特罗贴剂治疗。

（冯 雍 尚云晓）

第四节 毛细支气管炎

毛细支气管炎（bronchiolitis）是由多种致病原感染引起的急性毛细支气管（主要在直径为75～300μm的气道）炎症，是婴幼儿期引起喘憋的常见疾病。我国南方多见于夏秋季，北方则多发生在冬春季，多为散发，有时亦呈流行性。本病多由病毒感染所致，其中呼吸道合胞病毒（RSV）为最常见。此外，副流感病毒、腺病毒、鼻病毒、肺炎支原体等也可引起，也可出现混合感染。病理改变为细支气管的黏膜肿胀，黏膜下炎性细胞浸润，黏膜上皮损伤脱落，黏液分泌增多；由于细支气管内腔狭窄，管壁又无软骨支撑，加之毛细支气管的不同程度痉挛，常引起喘憋性呼吸困难；细支气管的管壁薄、炎症易扩展累及周围的肺间质和肺泡，形成细支气管周围炎。

【诊断要点】

（一）临床表现

1. 多见于6月龄以内小儿，最大不超过2岁。

2. 体温多正常或略高，无继发感染者少见高热。

3. 病前2～3d常有上呼吸道感染前驱症状，随后可出现剧烈咳嗽、呼气性呼吸困难及阵发性喘憋。喉部可闻及“咝咝”声。

4. 呼吸困难常呈阵发性。夜间及晨起好发作；剧烈活动、哭闹或吃奶后喘鸣加重，休息及改善通气后有时可自行缓解。

5.严重病例可合并急性呼吸衰竭、心力衰竭及中毒性脑病等；＜3月龄的小婴儿可骤然出现呼吸暂停及窒息。

（二）体格检查

1.呼吸及心率加快，常表现为呼吸浅表，脉快而细。轻者烦躁不安，重者面色苍白及口周发绀，呈喘憋状。可见明显的鼻翼扇动及三凹征。

2.胸部叩诊呈过清音，肺肝界下移。听诊双肺呼气相延长，可闻及典型的呼气性喘鸣音或高调哮鸣音；喘憋时常听不到湿啰音，缓解时可闻及弥漫性细湿啰音或中湿啰音。喘憋严重时喘鸣音有时反而减弱，不要误认为病情缓解。

3.腹部查体肝大多见，但往往并非充血性心力衰竭所致，经常为肺气肿引起的肺肝界下移。

（三）病情严重程度分级

病情严重程度分级见表4-2。

表4-2 病情严重程度分级

项目	轻度	中度	重度
喂养量	正常	下降至正常一半	下降至正常一半以上或拒食
呼吸频率	正常或稍增快	＞60次/分	＞70次/分
胸壁吸气性三凹征	轻度（无）	中度（肋间隙凹陷较明显）	重度（肋间隙凹陷极明显）
鼻翼扇动或呻吟	无	无	有
血氧饱和度	＞92%	88%～92%	＜88%
精神状况	正常	轻微或间断烦躁、易激惹	极度烦躁不安、嗜睡、昏迷

注：中-重度毛细支气管炎判断标准为存在其中任何1项即可判定

（四）辅助检查

1.外周血白细胞多正常。

2.血气检查，病初时PaO_2及$PaCO_2$减低，疾病严重时$PaCO_2$增高。

3.胸部X线检查双肺多有不同程度肺气肿或肺纹理增强改变；有者可见支气管周围炎性阴影或节段性肺不张；肺泡受累时，可出现间质性肺炎及肺浸润病变。胸部X线片的特异性不强，轻者不推荐常规行胸部X线片检查，重者或治疗反应欠佳时，需进一步评估病情严重程度或怀疑其他诊断时，则应行影像学检查。

4.鼻咽拭子或气管内分泌物行病毒抗原检测或核酸检测，有助于确定病原。

（五）鉴别诊断

本病应与该年龄段引起喘憋或呼吸困难的相关疾病相鉴别，包括支气管哮喘的首次发作、急性喉气管支气管炎、喉/气管/支气管软化症、呼吸道合胞病毒性肺炎、粟粒性肺结核、先天性气道发育异常、血管环、先天性肺疾病、胃食管反流、气管食管瘘、百日咳、心内膜弹性纤维增生症、充血性心力衰竭、异物吸入、囊性纤维化等相鉴别。

（六）注意与早发哮喘相鉴别

毛细支气管炎与婴幼儿哮喘首次发作的临床表现极其相似，就诊当时难以鉴别时，需要日后定期随访观察。如反复发作超过3次，支气管扩张药治疗有效且除外其他肺部疾病，则应考虑支气管哮喘的诊断；个人过敏体质、有哮喘或过敏体质家族史、长期被动吸烟等是毛细支气管炎患儿将来发展为哮喘的高危因素。

哮喘的早发型或是病毒感染诱发的喘息很可能和毛细支气管炎的诊断重叠。由于毛细支气管炎与早发哮喘容易混淆，导致了一系列针对哮喘的试验性治疗，包括支气管扩张药或是激素。但是，这两类药对于毛细支气管炎的患者均不能提供临床上的重要作用，并且增加了药物副作用的风险及费用。

【治疗要点】

基本处理原则包括监测病情变化、供氧、维护水电解质内环境稳定、改善通气、防治并发症及合并症。根据对毛细支气管患儿进行病情严重程度分级（表4-2），轻度者呈自限过程，有条件时可以在家护理，关注饮食及液体摄入、呼吸及体温情况。中、重度患儿，需要住院治疗，密切监测病情变化，及时处理病情的加重和恶化。对于给予浓度50%的氧吸入仍不能纠正严重呼吸困难或窒息的患儿，需要转入ICU，必要时可行气道持续正压通气或气管插管机械通气。

（一）一般治疗

1.吸氧　既往体健的患儿若睡眠时血氧饱和度（SpO_2）持续低于88%或清醒时持续低于90%，则为氧疗指征；对于有明显血流动力学异常的心肺疾病史或早产史的患儿，需要积极用氧，且停用氧疗时应给予密切监测。

2.保持呼吸道通畅　有痰随时吸出；痰液黏稠者可予以盐酸氨溴索治疗以稀释痰液，给药途径可静脉滴注或雾化吸入。雾化吸入时，应使用吸入型盐酸氨溴索，静脉剂型慎用。应注意，由于本病患儿可能存在气道高反应性，因此如果病情需要以吸入途径给药时，应使用以压缩空气（或气流量＞6 L/min氧气）为动力的雾化器装置通过面罩吸入，忌用对气道有较大刺激作用的超声雾化吸入装置。

3.镇静　极度烦躁时应用。可用5%水合氯醛，每次1 ml/kg，口服或灌肠；或复方氯丙嗪肌内注射（异丙嗪和氯丙嗪每次各1 mg/kg）。应用镇静药时要密切注意呼吸节律的变化。

（二）药物治疗

1.支气管舒张药　支气管舒张剂在毛细支气管炎治疗中的疗效尚不确切。对于有哮喘高危因素（哮喘家族史或个人史）或有早产儿肺部疾病史的毛细支气管炎患儿，或重症患儿，可以试用支气管舒张药，然后观察临床效果，如果用药后无改善，则考虑停用。

（1）β_2受体激动药：可以试验性雾化吸入β_2受体激动药或联合应用M受体阻滞药，尤其是当有过敏性疾病，如哮喘、过敏性鼻炎等疾病家族史时。推荐剂量：硫酸沙丁胺醇溶液雾化吸入，＜6岁，每次2.5 mg，用药间隔视病情轻重而定；特布他林雾化液，体重＜20 kg，每次2.5 mg。视病情轻重给药每日3～4次。

（2）抗胆碱能药物：异丙托溴铵联合沙丁胺醇及布地奈德雾化吸入治疗小儿毛细支气管炎提高治愈率、缩短疗程。推荐剂量为＜12岁，每次250 μg。

（3）肾上腺素雾化吸入：收缩气管黏膜小动脉、减轻黏膜水肿、降低支气管黏膜厚度，从而增大气道直径而改善通气。用法：肾上腺素（1∶1000）：＜2岁，每次1.5ml，8～12h1次。应用肾上腺素雾化吸入时，应密切观察心率及血压变化。如果治疗无效不再增加剂量应用。

2.吸入性糖皮质激素（ICS）　可抑制气道局部炎症，有利于改善通气及缓解喘息症状，治疗时应遵循足剂量、足疗程和规范用药的原则。

（1）急性期治疗：可采用布地奈德混悬液（1 mg每次）和支气管舒张药联合雾化吸入，对于特应性体质患儿效果可能更好。对于轻度喘息患儿，一般每日2～3次，可有效缓解喘息症状。对于中-重度喘息患儿，如病情需要，联合雾化吸入可30min1次，连续3次，以有效减轻喘息症状。随病情缓解，雾化吸入药物与剂量不变，但雾化吸入的间隔时间可逐渐延长，可按需4～8 h再重复。喘息进一步缓解可每日2次，建议门诊治疗继续维持3～5 d，住院治疗可以继续维持5～7 d。

（2）缓解期治疗：毛细支气管炎临床症状明显缓解可进一步减量治疗，尤其是对于过敏体质及具有家族过敏性疾病的患儿。布地奈德混悬液每次0.5 mg，每日2次。以后视病情逐渐减量，整个雾化吸入治疗时间建议不少于3周。

3.3%高渗盐水雾化吸入　高渗盐水雾化吸入治疗毛细支气管炎的疗效尚有争议。住院患儿在严密监测下可试用3%高渗盐水雾化吸入，使用前可雾化吸入支气管舒张药；如果使用3%高渗盐水48～72 h，患儿临床症状不缓解、加重或有刺激性呛咳，需立即停用，并注意吸痰、保持气道通畅。

4.重组人干扰素（IFN）α　具有广谱抗病毒作用，病程早期（72 h内）使用，尤其是对RSV感染者，具有良好效果。用法：雾化吸入，每次2～4 μg/kg重组人IFNα1b或20万～40万U/kg重组人IFNα2b，每日2次，疗程5～7d。由于尚缺乏利巴韦林静脉注射或雾化吸入对毛细支气管炎治疗的确切循证依据，故不推荐常规应用。

5. 白三烯受体拮抗药（LTRA） 对有过敏体质或有家族遗传倾向的患儿，日后有发展成哮喘的可能，恢复期可根据病情需要口服孟鲁司特治疗4 ～ 12周。

6. 抗生素 不作为常规使用。但明确或疑似肺炎支原体感染可予以大环内酯类抗生素治疗。有继发细菌感染时需酌情加用青霉素类或头孢类抗生素。

7. 抗RSV单克隆抗体（Palivizumab®） 对高危婴儿（早产儿、支气管肺发育不良、先天性心脏病、免疫缺陷病）和毛细支气管炎后反复喘息发作者有确切的预防作用；RSV单克隆抗体上市后研究也显示，预防治疗可显著降低住院率。但值得注意的是，该药不能治疗RSV感染。

（三）其他治疗

及时纠正酸碱失衡及离子紊乱；有心力衰竭时积极强心、利尿、减轻心脏负荷；出现脑水肿时及时降颅压及保护脑细胞；有呼吸衰竭时需要气管插管、机械通气治疗。

（冯 雍 尚云晓）

第五节 支气管哮喘

支气管哮喘（简称哮喘）（asthma）是儿童时期最为常见的慢性肺部疾病，近年来发病率在世界范围内逐年增加。本病极易误诊或漏诊，早期确诊及规范化治疗对预后至关重要。

2016年，全国儿科呼吸学组对儿童哮喘的定义、诊断标准及治疗等做了新的修订。

定义：支气管哮喘是一种以慢性气道炎症和气道高反应性为特征的异质性疾病，以反复发作的喘息、咳嗽、气促、胸闷为主要临床表现，常在夜间和（或）凌晨发作或加剧。呼吸道症状的具体表现形式和严重程度具有随时间而变化的特点，并常伴有可变的呼气气流受限。

【诊断要点】

（一）诊断标准

1. 儿童哮喘

（1）反复喘息、咳嗽、气促、胸闷，多与接触变应原、冷空气、物理、化学性刺激、呼吸道感染、运动及过度通气（如大笑和哭闹）等有关，常在夜间和（或）凌晨发作或加剧。

（2）发作时双肺可闻及散在或弥漫性，以呼气相为主的哮鸣音，呼气相延长。

（3）症状和体征经抗哮喘治疗有效或自行缓解。

（4）除外其他疾病所引起的喘息、咳嗽、气促和胸闷。

（5）临床表现不典型者（如无明显喘息或哮鸣音），应至少具备以下1项。

①证实存在可逆性气流受限：支气管舒张试验阳性，吸入速效β_2受体激动药（如沙丁胺醇压力定量气雾剂200～400 μg）后15 min第1秒用力呼气量（FEV_1）增加≥12%。抗炎治疗后肺通气功能改善，给予吸入糖皮质激素和（或）抗白三烯药物治疗4～8周，FEV_1增加≥12%。

②支气管激发试验阳性。

③最大呼气峰流量（PEF）日间变异率（连续监测2周）≥13%。

符合（1）～（4）项或（4）（5）项，可诊断为哮喘。

2.咳嗽变异性哮喘

（1）咳嗽持续＞4周，常在运动、夜间和（或）凌晨发作或加重，以干咳为主，不伴有喘息。

（2）临床上无感染征象或经较长时间抗生素治疗无效。

（3）抗哮喘药物诊断性治疗有效。

（4）排除其他原因引起的慢性咳嗽。

（5）支气管激发试验阳性和（或）PEF日间变异率（连续监测2周）≥13%。

（6）个人或一、二级亲属过敏性疾病史或变应原检测阳性。

以上（1）～（4）项为诊断基本条件。

（二）分期与分级

1.分期　根据临床表现，哮喘可分为急性发作期、慢性持续期及临床缓解期。急性发作期是指突然发生喘息、咳嗽、气促、胸闷等症状，或原有症状急剧加重；慢性持续期是指近3个月内不同频度和（或）不同程度地出现过喘息、咳嗽、气促、胸闷等症状；临床缓解期是指经过治疗或未经治疗症状、体征消失，肺功能恢复到急性发作前水平，并维持3个月以上。

2. 分级　哮喘的分级包括哮喘控制水平分级、病情严重程度分级和急性发作严重程度分级。

（1）控制水平的分级：包括对目前哮喘症状控制水平的评估（表4-3、表4-4）和未来危险因素评估。哮喘预后不良的未来危险因素评估包括未来发生急性发作、不可逆肺功能损害和药物相关不良反应风险的评估。

表4-3　≥6岁儿童哮喘症状控制水平分级

评估项目[a]	良好控制	部分控制	未控制
1. 日间症状出现＞2次/周 2. 夜间因哮喘憋醒 3. 应急缓解药物使用＞2次/周 4. 因哮喘而出现活动受限	无	存在1～2项	存在3～4项

a. 用于评估近4周的哮喘症状

表4-4　＜6岁儿童哮喘症状控制水平分级

评估项目[a]	良好控制	部分控制	未控制
1. 持续至少数分的日渐症状＞1次/周 2. 夜间因哮喘憋醒或咳嗽 3. 应急缓解药物使用＞1次/周 4. 因哮喘而出现活动受限（较其他儿童跑步/玩耍减少，步行/玩耍时容易疲劳）	无	存在1～2项	存在3～4项

a. 用于评估近4周的哮喘症状

（2）病情严重程度分级：依据达到哮喘控制所需的治疗级别进行回顾性评估分级，因此通常在控制药物规范治疗数月后进行评估。

①轻度持续哮喘：第1级或第2级阶梯治疗方案治疗

能达到良好控制的哮喘。

②中度持续哮喘：使用第3级阶梯治疗方案治疗能达到良好控制的哮喘。

③重度持续哮喘：需要第4级或第5级阶梯治疗方案治疗的哮喘。哮喘的严重度并不是固定不变的，会随着治疗时间而变化。

（3）急性发作严重程度分级：根据哮喘急性发作时的症状、体征、肺功能及血氧饱和度等情况，进行严重度分级（表4-5、表4-6）。

表4-5 ≥6岁儿童哮喘急性发作严重程度分级

临床特点	轻度	中度	重度	危重度
气短	走路时	说话时	休息时	呼吸不整
体位	可平卧	喜坐位	前弓位	不定
讲话方式	能成句	成短句	说单字	难以说话
精神意识	可有焦虑、烦躁	常焦虑、烦躁	常焦虑、烦躁	嗜睡、意识模糊
辅助呼吸肌活动及三凹征	常无	可有	通常有	胸腹反常运动
哮鸣音	散在，呼气末期	响亮、弥漫	响亮、弥漫、双相	减弱乃至消失
脉率	略增加	增加	明显增加	减慢或不规则
PEF占正常预计值或本人最佳值的百分数（%）	SABA治疗后：＞80	SABA治疗前：＞50～80 SABA治疗后：＞60～80	SABA治疗前：≤50 SABA治疗后：≤60	无法完成检查
血氧饱和度（吸空气）	0.90～0.94	0.90～0.94	0.90	＜0.90

注：判断急性发作严重程度时，只要存在某项严重程度的指标（不必全部指标存在），就可归入该严重程度等级；小龄儿较年长儿和成年人更易发生高碳酸血症（低通气）；PEF.最大呼气峰流量；SABA.速效β_2受体激动药

表4-6 ＜6岁儿童哮喘急性发作严重程度分级

症状	轻度	重度[c]
精神意识改变	无	焦虑、烦躁、嗜睡或意识不清
血氧饱和度（治疗前）[a]	≥0.92	＜0.92
讲话方式[b]	能成句	说单字
脉率（次/分）	＜100	＞200（0～3岁），＞180（4～5岁）
发绀	无	可能存在
哮鸣音	变化的	减弱，甚至消失

注：a.血氧饱和度是指在吸氧和支气管扩张药治疗前的测得值；b.需要考虑儿童的正常语言发育过程；c.判断重度发作时，只要存在一项就可归入该等级

（三）诊断时应注意的问题

1.详细询问病史　病史对小儿哮喘的诊断尤为重要，有些病例完全可通过病史即能初步诊断。对疑似病例，应详细注意以下有关病史。

（1）易发年龄及季节：小儿哮喘的高发年龄为1～6岁，初次起病年龄多在3岁以下，学龄期后逐渐下降。发病季节以冬季高发，其次为换季时节及秋季。

（2）发病诱因具有多样性：小儿哮喘尤其是婴幼儿哮喘的发病诱因主要是呼吸道感染，故容易误诊为各型呼吸道感染性疾病；各种剧烈运动、烟雾及异味刺激、过甜或过咸饮食、暴露于灰尘（螨、蟑螂）环境等也是较常见的诱因；对花粉、鱼、虾过敏者，也可诱发哮喘发作。

（3）症状具有发作性及可逆性：咳嗽、呼气性呼吸困难、喉部闻及“咝咝”的喘鸣声（比喻为“拉风箱”声）是其典型的临床表现，早期可伴有流泪及打喷嚏。上述症状可突然出现及迅速停止（又称突发突止）是本病区别于肺内其他炎症的重要特点。发作时如减少诱因刺激、保持安静及离开原有环境予以良好通风，常可使轻度哮喘症状自发性减轻或缓解，反之则可使症状突然加重。

（4）既往及家族史：异位性皮炎（婴儿湿疹）、变应性鼻炎等其他过敏性疾病病史，或哮喘等过敏性疾病家族

史，增加哮喘诊断的可能性。

2.仔细体格检查　下列体征可在急性或严重哮喘时出现：面红（严重时发绀），黏膜干燥，烦躁不安，恐惧，倦睡或昏迷；窘迫性咳嗽，呼吸困难，呼气时相延长，三凹征；双肺哮鸣音，叩诊肺过清音，肺肝界下移。需要特别强调的是，肺部哮鸣音的强弱并非与哮喘病情完全一致，在严重哮喘时，由于气道阻塞明显，此时哮鸣音反而减弱甚至消失。该体征应特别注意。

3.参考辅助性检查　肺通气功能检查是诊断哮喘的重要手段，也是评估哮喘病情严重程度和控制水平的重要依据。对于临床症状和体征提示哮喘，包括临床特征较典型的病例，均强调尽可能进行肺通气功能检查，以获取可变呼气气流受限的客观诊断依据，避免诊断不足和诊断过度。哮喘患儿主要表现为阻塞性通气功能障碍，且为可逆性。多数患儿，尤其在哮喘发作期间或有临床症状或体征时，常出现FEV_1和FEV_1/FVC等参数的降低。变应原皮肤点刺试验或血清变应原特异性IgE测定，了解患儿的过敏状态对诊断及预防性治疗有重要帮助。诱导痰嗜酸性粒细胞分类计数和呼出气一氧化氮（FeNO）水平等可评估嗜酸性粒细胞性气道炎症水平，可协助哮喘诊断，连续监测有助于评估哮喘的控制水平和指导优化哮喘治疗方案的制订。哮喘诊断评估时，不建议进行常规胸部影像学检查，但当怀疑哮喘以外的其他疾病时，依据临床线索所提示的疾病选择进行胸部X线平片或CT检查。哮喘患儿胸部X线片可表现为双肺通气过度，肺纹理紊乱，可出现斑片样肺不张（常被误诊为局限性肺炎）。急性发作时，血气分析$PaCO_2$表现为减低，如正常或升高预示疾病严重。

4.对长期咳嗽大于4周的小儿应注意有无咳嗽变异性哮喘

（1）反复追问其咳嗽的性质及特点，特别要注意有无夜间和（或）晨起咳嗽，是否是剧烈的刺激性干咳。

（2）该咳嗽在有诱因时（如剧烈运动、冷空气、甜或咸饮食、特殊气味、感冒等）是否加重，诱因清除后是否减轻，该特点很重要。

（3）如有（1）～（2）项特点，应追问有无湿疹或过敏性鼻炎等，家族中有无哮喘史或过敏史，如有应特殊注意。

（4）如胸部X线片检查能除外其他引起慢性咳嗽的疾病（如肺炎、结核等），更支持本病。

（5）如高度怀疑，有条件下可做支气管激发试验，如阳性（提示气道高反应性），结合病史可确诊；如不具备也可用抗哮喘药物进行试验性治疗，根据其有效性及病史进行诊断。

（四）鉴别诊断

咳嗽变异性哮喘需与百日咳、慢性咽炎、呼吸道感染、慢性支气管炎、支气管异物、肺结核、习惯性咳嗽等相鉴别。喘鸣应与急性喉炎、慢性喉炎、毛细支气管炎、急性支气管肺炎等感染性疾病相鉴别；各种原因所致的气管或支气管受压也可产生喘鸣的症状；其他少见疾病（如肺囊性纤维化、纤毛不动综合征）也可出现喘鸣；早期起病者，需要与先天性结构异常（如先天性气道狭窄、食管-气管瘘）相鉴别。反复喘息或咳嗽儿童，经规范哮喘治疗无效，怀疑其他疾病，或哮喘合并其他疾病，应考虑予以相关检查，如气道可逆性检查、支气管镜检查等，以进一步明确诊断。

【治疗要点】

儿童哮喘的治疗目标：①达到并维持症状的控制；②维持正常活动水平，包括运动能力；③维持肺功能水平尽量接近正常；④预防哮喘急性发作；⑤避免因哮喘药物治疗导致的不良反应；⑥预防哮喘导致的死亡。哮喘的控制治疗应尽早开始，要坚持长期、持续、规范、个体化的治疗原则。急性发作期应快速缓解症状，给予平喘、抗炎治疗；慢性持续期和临床缓解期应防止症状加重和预防复发，如避免触发因素、抗炎、降低气道高反应、防止气道重塑，并做好自我管理。药物选择、吸入方法、减量及停药等，必须在专科医师的指导下进行。

（一）去除发病诱因

儿童哮喘的常见发病诱因：上呼吸道感染，天气变化（受凉），运动，劳累，食物（鱼、虾、鸡蛋、牛奶等），刺激性气体（被动吸烟、油漆、油烟等）及药物等（阿司匹林、乙醇等）。此外，所有温血动物的皮毛、室内尘螨、霉菌、蟑螂、花草（花粉）等也可诱发哮喘。

（二）控制哮喘急性发作

儿童哮喘急性发作期的治疗需根据患儿年龄、发作的严重程度，以及诊疗条件选择合适的初始治疗方案，并不断评估对治疗的反应，在原基础上进行个体化治疗。哮喘急性发作需在第一时间内予以及时恰当的治疗，缓解气道平滑肌痉挛、减轻气道黏膜水肿、减少黏液分泌及减低气道炎症，以迅速缓解气道阻塞症状。应正确指导哮喘患儿和（或）家长在出现哮喘发作征象时及时使用吸入性速效β_2受体激动药，建议使用压力定量气雾剂经储雾罐（单剂给药，连用3剂）或雾化吸入方法给药。如治疗后喘息症状未能有效缓解或症状缓解维持时间短于4 h，应即刻前往医院就诊。

1. *氧疗*　有低氧血症者，采用鼻导管或面罩吸氧，以维持血氧饱和度＞0.94。

2. *吸入速效β_2受体激动药*　是治疗儿童哮喘急性发作的一线药物。如具备雾化给药条件，雾化吸入应为首选。可使用氧驱动（氧气流量6～8 L/min）或空气压缩泵雾化吸入。药物及剂量：雾化吸入沙丁胺醇（≤5岁，每次2.5 mg；＞5岁，每次5 mg）或特布他林（体重≤20 kg，每次2.5mg；体重＞20 kg，每次5 mg），第1小时，可每20分钟1次，以后根据治疗反应逐渐延长给药间隔，根据病情每1～4小时重复吸入治疗。如不具备雾化吸入条件时，可使用压力型定量气雾剂（pMDI）经储雾罐吸药，每次单剂喷药，连用4～10喷（＜6岁3～6喷），用药间隔与雾化吸入方法相同。快速起效的LABA（如福莫特罗）也可在≥6岁哮喘儿童作为缓解药物使用，但需要与ICS联合使用。

经吸入速效β_2受体激动药及其他治疗无效的哮喘重度发作患儿，可静脉应用β_2受体激动药。药物剂量：沙丁胺醇15 μg/kg缓慢静脉注射，持续10 min以上；病情严重需静脉维持滴注时剂量为1～2 μg/（kg · min）[≤5 μg/（kg · min）]。静脉应用β_2受体激动药时容易出现心律失常和低钾血症等严重不良反应，使用时要严格掌握指征及剂量，并做必要的心电图、血气及电解质等监护。

3.糖皮质激素　在应用β_2受体激动药的基础上联合使用糖皮质激素，除发挥其抗炎的作用外，还能增加气道平滑肌对β_2受体激动药的效应，起到药物协同作用，从而更有利于缓解气道的痉挛。全身应用糖皮质激素是治疗儿童哮喘重度发作的一线药物，早期使用可以减轻疾病的严重度，给药后3～4h即可显示明显的疗效。可根据病情选择口服或静脉途径给药。

（1）口服：泼尼松或泼尼松龙1～2 mg/（kg·d），疗程3～5 d。口服给药效果良好，副作用较小，但对于依从性差、不能口服给药或危重患儿，可采用静脉途径给药。

（2）静脉：注射甲泼尼龙每次1～2 mg/kg或琥珀酸氢化可的松每次5～10 mg/kg，根据病情可间隔4～8h重复使用。若疗程不超过10d，可无须减量直接停药。

（3）吸入：早期应用大剂量ICS有助于哮喘急性发作的控制，可选用雾化吸入布地奈德混悬液每次1 mg，或丙酸倍氯米松混悬液每次0.8 mg，或丙酸氟替卡松混悬液每次0.5 mg，每6～8小时1次。但病情严重时不能以吸入治疗替代全身糖皮质激素治疗，以免延误病情。

4.抗胆碱能药物　主要通过阻断节后迷走神经传出支，通过降低迷走神经张力而舒张支气管。短效抗胆碱能药物（SAMA）是儿童哮喘中-重度发作联合治疗的组成部分，可以增加支气管舒张效应，尤其是对β_2受体激动药治疗反应不佳的重症者应尽早联合使用。药物剂量：体重≤20 kg，异丙托溴铵每次250 μg；体重＞20 kg，异丙托溴铵每次500 μg，加入β_2受体激动药溶液做雾化吸入，间隔时间同吸入β_2受体激动药。如果无雾化条件，也可给予SAMA气雾剂吸入治疗。

5.硫酸镁　主要通过干扰支气管平滑肌细胞钙内流而起到松弛气道平滑肌的作用，有助于危重哮喘症状的缓解，安全性良好。药物及剂量：静脉应用，硫酸镁25～40 mg/（kg·d）（≤2 g/d），分1～2次，加入10%葡萄糖溶液20

ml缓慢静脉滴注（20 min以上），酌情使用1～3d。不良反应包括一过性面色潮红、恶心等，通常在药物输注时发生。如过量可静脉注射10%葡萄糖酸钙拮抗。

6.茶碱　由于氨茶碱平喘效应弱于SABA，而且治疗窗窄，从有效性和安全性考虑，在哮喘急性发作的治疗中，一般不推荐静脉使用茶碱。如哮喘发作经1～5项治疗后仍不能有效控制时，可酌情考虑使用，但治疗时需密切观察，并监测心电图、血药浓度。药物及剂量：负荷量4～6 mg/kg（≤250 mg），缓慢静脉滴注20～30 min，继之根据年龄持续滴注维持剂量0.7～1 mg/（kg·h），如已口服氨茶碱者，直接使用维持剂量持续静脉滴注。亦可采用间歇给药方法，每6～8小时缓慢静脉滴注4～6 mg/kg。

7.其他对症治疗　哮喘发作的不缓解与脱水、酸中毒及低钾血症的存在关系密切；低氧血症、酸中毒可明显减低β_2受体激动药的疗效；故应高度重视并及时纠正。出现心力衰竭时积极予以抗心力衰竭治疗。有细菌感染指征，可给予抗生素。需注意脱水及给予糖皮质激素治疗后，外周血白细胞可明显增高，应与感染相鉴别；胸部X线片上，斑点状肺不张可与肺炎相混淆。勿大量、长期使用抗生素，否则青霉素族类药物可增加气道的敏感性。红霉素类药物对气道的反应性影响不大、较为安全，但可减慢氨茶碱的代谢。经合理联合治疗，但症状持续加重，出现呼吸衰竭征象时，应及时给予辅助机械通气治疗。在应用辅助机械通气治疗前禁用镇静药。

（三）哮喘的长期治疗

根据年龄分为≥6岁儿童哮喘的长期治疗方案（图4-1）和＜6岁儿童哮喘的长期治疗方案（图4-2），分别分为5级和4级，从第2级开始的治疗方案中都有不同的哮喘控制药物可供选择，其中吸入性糖皮质激素（ICS）是哮喘长期控制的首选药物，可有效控制哮喘症状、改善生命质量、改善肺功能、减轻气道炎症和气道高反应性、减少哮喘发作、降低哮喘病死率。对以往未经规范治疗的初诊哮喘患儿，根据哮喘控制水平选择第2级、第3级或第4级治疗方案。在各级治疗中，每1～3个月审核1次治疗方

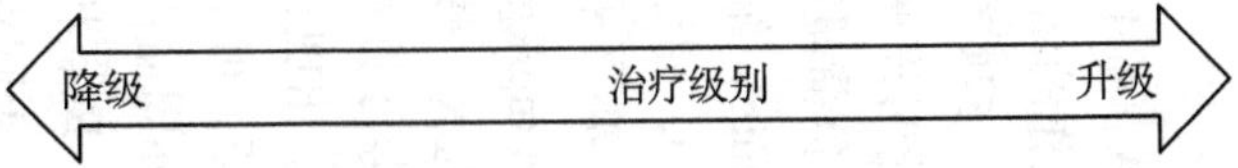

干预措施		第1级	第2级	第3级	第4级	第5级
非药物干预		哮喘防治教育、环境控制				
缓解药物		按需使用速效β_2受体激动药				
控制药物	优选方案	一般不需要	低剂量ICS	低剂量ICS/LABA	中高剂量ICS/LABA	中高剂量ICS/LABA＋LTRA或缓释茶碱＋口服最低剂量糖皮质激素
	其他方案		• LTRA • 间歇（高）剂量ICS	• 低剂量ICS＋LTRA • 中高剂量ICS • 低剂量ICS＋缓释茶碱	• 中高剂量ICS＋LTRA • 中高剂量ICS＋缓释茶碱 • 中高剂量ICS/LABA＋LTRA或缓释茶碱	• 中高剂量ICS/LABA＋LTRA或缓释茶碱＋抗IgE治疗*

图4-1　≥6岁儿童哮喘的长期治疗方案

注：ICS.吸入性糖皮质激素；LTRA.白三烯受体拮抗药；LABA.长效β_2受体激动药；ICS/LABA.吸入性糖皮质激素与长效β_2受体激动药联合制剂；*.抗IgE治疗适用于≥6岁儿童

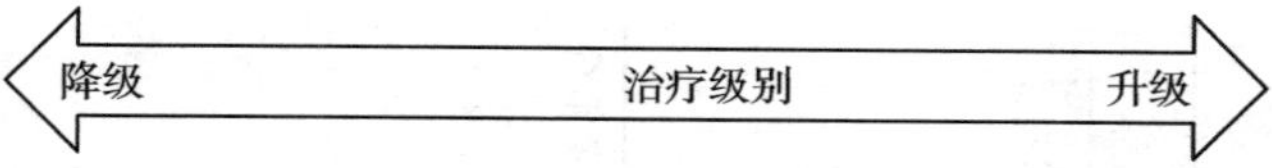

干预措施		第1级	第2级	第3级	第4级
非药物干预		哮喘防治教育、环境控制			
缓解药物		按需使用速效β_2受体激动药			
控制药物	优选方案	一般不需要	低剂量ICS	中剂量ICS	中高剂量ICS＋LTRA
	其他方案		• LTRA • 间歇（高）剂量ICS	• 低剂量ICS＋LTRA	• 中高剂量ICS/LABA • 中高剂量ICS＋缓释茶碱 中高剂量ICS＋LTRA（或LABA）与口服最低剂量糖皮质激素

图4-2　＜6岁儿童哮喘的长期治疗方案

注：ICS.吸入性糖皮质激素；LTRA.白三烯受体拮抗药；LABA.长效β_2受体激动药；ICS/LABA.吸入性糖皮质激素与长效β_2受体激动药联合制剂

案，根据病情控制情况适当调整治疗方案。如哮喘控制并维持至少3个月，治疗方案可考虑降级，直至确定维持哮喘控制的最低剂量。如部分控制，可考虑升级或强化升级治疗，直至达到控制。但升级治疗之前首先要检查患儿吸药技术、遵循用药方案的情况、变应原回避和其他触发因素等情况。还应该考虑是否诊断有误，是否存在鼻窦炎、变应性鼻炎、阻塞性睡眠呼吸障碍、胃食管反流和肥胖等导致哮喘控制不佳的共存疾病。

总疗程有一定的个体差异，一般需要1～2年或更长，如使用二级治疗方案患儿的哮喘能得到持续控制，并且6～12个月无症状反复，可考虑停药。有相当比例的＜6岁哮喘患儿的症状会自然缓解，因此对此年龄儿童的控制治疗方案，每年至少要进行2次评估以决定是否需要继续治疗，经过3～6个月的控制治疗后病情稳定，可以考虑停药观察，但是要重视停药后的管理和随访。

1.常用吸入性糖皮质激素的每日用量与互换关系　见表4-7、表4-8。

表 4-7 ≥6岁儿童常用吸入性糖皮质激素的每日剂量换算（μg）

药物种类	低剂量		中剂量		高剂量	
	＜12岁	≥12岁	＜12岁	≥12岁	＜12岁	≥12岁
二丙酸倍氯米松（CFC）	100～200	200～500	200～400	500～1000	＞400	＞1000
二丙酸倍氯米松（HFA）	50～100	100～200	100～200	200～400	＞200	＞400
布地奈德（DPI）	100～200	200～400	200～400	400～800	＞400	＞800
布地奈德雾化悬液	250～250	无资料	250～1000	无资料	＞1000	无资料
丙酸氟替卡松（HFA）	100～200	100～200	200～500	200～500	＞500	＞500

注：此剂量非各药物间的等效剂量，但具有一定的临床可比性。绝大多数患儿对低剂量ICS治疗有效；CFC. 氟利昂；HFA. 氢氟烷；DPI. 干粉吸入剂

表 4-8 ＜6岁儿童吸入性糖皮质激素每日低剂量（μg）

药物种类	低剂量
二丙酸倍氯米松（HFA）	100
布地奈德（pMDI）＋储雾罐	200
布地奈德雾化悬液	500
丙酸氟替卡松（HFA）	100

注：此剂量为相对安全剂量；HFA. 氢氟烷；pMDI. 压力定量气雾剂

2.吸入装置的选择 各种吸入装置都有一定的吸入技术要求，医护人员应熟悉各种吸入装置的特点，根据患儿的年龄选择不同的吸入装置，训练指导患儿正确掌握吸入技术，以确保临床疗效。吸入装置的具体使用要点见表4-9。

表4-9 吸入装置的选择和使用要点

吸入装置	适用年龄段	吸入方法	注意点
压力定量气雾剂（pMDI）	＞6岁	再按压气雾剂前或同时缓慢地深吸气（30L/min），随后屏气4～10s	吸ICS后必须漱口
pMDI加储雾罐	各年龄段	缓慢地深吸气或缓慢潮气量呼吸	吸ICS后必须漱口，尽量选用抗静电的储雾罐，＜4岁者加面罩
干粉吸入剂（DPI）	＞5岁	快速深吸气（理想流速为60L/min）	吸ICS后必须漱口
压缩气体雾化器	各年龄段	缓慢潮气量呼吸伴间隙深吸气	选用输出直径3～5μm有效雾化颗粒的雾化器；选用合适的口器（面罩）；普通超声雾化器不适用于哮喘治疗

3.治疗中应注意的问题

（1）在考虑升级治疗前，必须审核其吸入方法是否正确、用药是否规范、诱发因素是否避免等。

（2）ICS剂量的调整必须遵循原则，勿操之过急。不到疗程随意减量或停药将使病情反复，有时不得不增加剂量才能奏效，得不偿失。

（3）吸入治疗较为安全，勿过分担心激素的副作用。按常规量及要求吸入，对HPA轴无抑制作用，一般不会影响儿童生长发育。与严重哮喘带来的风险相比，激素对身高影响的作用较小。另外，哮喘控制不良对儿童身高也有不良影响。吸入后要及时漱口，可有效避免鹅口疮的发生。

4.控制和预防与哮喘相关的疾病　有些疾病可诱发和加重小儿哮喘的病情，或减低吸入激素及β_2激动药的疗效，使哮喘反复发作，不能按期有效控制，如反复上、下呼吸道感染，慢性过敏性鼻炎，胃食管反流等；在治疗哮喘的同时必须积极治疗和预防该类疾病。对机体免疫力低下的哮喘患儿，可适当应用免疫增强药或中药治疗；对过敏体质较重或对特定过敏原极为敏感且难以避免者，可酌情采用脱敏治疗。

5.哮喘的管理与教育　哮喘的管理与教育对哮喘的预防、用药的依从性及能否达到满意疗效至关重要。医师应让家属了解什么是哮喘；为什么哮喘需长期治疗；为什么要吸入激素治疗；长期吸入激素为什么不用担心副作用；为什么激素不能随意减量或停药；吸入的正确的方法；峰流速仪的使用和哮喘日志的记录；常见的诱发因素有哪些，帮助回忆和寻找该患儿的特异性诱发因素，制订预防措施；定期复诊的重要性。鼓励患儿坚持每日定时测量PEF、监测病情变化、记录哮喘日记。

（冯　雍　尚云晓）

第六节　肺　　炎

肺炎（pneumonia）是指不同病原体或其他因素等所致的肺部炎症。肺炎为小儿时期的常见病和多发病，是我国小儿死亡的首位原因，故加强对本病的防治十分重要。肺炎可分别根据病理解剖、病因、病程、病情、临床表现和感染地点进行分类，详细分类见表4-10。病情严重程度评估，见表4-11。临床上若病原明确，则按病因分类，以利于指导治疗，否则按病理分类。儿童最常见的肺炎类型是支气管肺炎，以下重点介绍。

表4-10　肺炎分类

依据	分类
病理	大叶肺炎、支气管肺炎（小叶肺炎）、间质性肺炎等
病因	感染性肺炎：病毒性肺炎、细菌性肺炎、肺炎支原体肺炎、真菌性肺炎、寄生虫性肺炎、其他感染性肺炎 非感染病因引起的肺炎：吸入性肺炎、坠积性肺炎、嗜酸细胞性肺炎、过敏性肺炎等
病程	急性（＜1个月）、迁延性（1～3个月）、慢性（＞3个月）
病情	轻症肺炎和重症肺炎
临床表现	典型肺炎：肺炎链球菌、流感嗜血杆菌、金黄色葡萄球菌、革兰阴性杆菌及厌氧菌引起 非典型肺炎：肺炎支原体、衣原体、军团菌等引起
感染地点	社区获得性肺炎（CAP）：是指无明显免疫抑制的患儿在医院外或住院48 h内发生的肺炎 院内获得性肺炎（HAP）：是指住院48 h后发生的肺炎

表4-11　儿童肺炎病情严重程度评估

临床特征	轻度CAP	重度CAP
一般情况	好	差
拒食或脱水征	无	有
意识障碍	无	有
呼吸频率	正常或略增快	明显增快
呼吸困难（呻吟、鼻翼扇动、三凹征）	无	有
肺浸润范围	≤1/3的肺	多肺叶受累或≥2/3的肺
胸腔积液	无	有
脉搏血氧饱和度	＞0.96	≤0.92
肺外并发症	无	有

注：判断标准：轻度CAP，出现临床特征所有表现；重度CAP，存在临床特征任何1项；

呼吸明显增快：婴幼儿呼吸频率＞70次/分，年长儿呼吸频率＞50次/分

一、支气管肺炎

支气管肺炎（bronchopneumonia）又称小叶肺炎，是小儿时期最为常见的肺炎类型，尤好发于婴幼儿。一年四季均可发病，但以冬春季节或气候突变时多发，可呈散发或流行。小儿因其呼吸道生理、解剖及免疫等特点，本病的发病率较高，占儿科住院患者的24.5%～65.2%，是我国5岁以下儿童的第一位死因，严重威胁我国儿童的健康。细菌、病毒、支原体感染均可引起，亦可为混合感染；年幼儿以病毒和细菌感染多见，而年长儿则以肺炎支原体、衣原体为主；近年来肺炎支原体、衣原体感染有增加趋势。

【诊断要点】

（一）临床表现

1. 症状　起病多数较急，病前常有上呼吸道感染症状。发热、咳嗽、呼吸困难是本病的主要临床表现。反应差、口吐沫是新生儿及小婴儿肺炎时的早期表现。同时患儿有精神不振、烦躁不安、食欲缺乏，轻度腹泻或呕吐等全身症状。不同病原引起的肺炎症状各有其特点。

2. 体征　呼吸增快，轻者可出现鼻翼扇动，重者出现点头样呼吸和三凹征；呼吸困难严重者可出现口周和指（趾）端发绀。肺部体征：早期可有呼吸音粗糙，以后可闻及较固定的中、细湿啰音，于深吸气末更为明显；肺部叩诊多正常，病灶融合时呈浊音。

3. 重症肺炎的表现　由于严重的缺氧及毒血症，除呼吸系统表现更明显外，可发生循环、神经和消化等系统功能障碍。

4. 并发症　早期合理治疗者并发症少见。延误诊断或病原体致病力强者可引起并发症，最多见的并发症为不同程度的肺气肿或肺不张，可随肺炎的治愈而逐渐消失；细菌性肺炎应注意脓胸、脓气胸、肺脓肿等；有些肺炎还可并发中毒性脑病；少数重症肺炎患儿还可并发弥漫性血管内凝血、胃肠出血或黄疸、噬血细胞综合征等；有些肺炎患儿迅速发展成呼吸衰竭而危及生命。

（二）辅助检查

1. 血常规及CRP　细菌性肺炎外周血白细胞升高，以中性粒细胞为主，并有核左移现象，胞质可有中毒颗粒；CRP增高。病毒性肺炎的外周血白细胞计数及CRP大多正常。肺炎支原体感染时外周血白细胞正常或轻度增高；CRP正常或增高。

2. 病原学检查　血细菌培养分离可明确病原菌，血清特异性IgM抗体检测可明确病毒或支原体等病原；也可应用PCR技术进行病原微生物的核酸检测。

3. 血气分析　是判断缺氧程度、有无呼吸衰竭及电解质和酸碱失衡的可靠依据。

4. 影像学检查　是判断肺部炎症部位、范围、性质及程度的重要手段。肺炎的病因及严重程度不同，其影像学表现亦有所不同。不同疾病时期，胸部X线表现亦有变化。早期可仅有两肺纹理增粗、肺野透过度减低、肺门阴影增浓等，以后可出现大小不等的小点片状阴影，多见于两肺中下野。小点片状阴影可融合成大片状浸润影。肺不张、肺气肿、脓胸、脓气胸、肺大疱等发生时，在X线上可有其特征性改变。

（三）诊断中需要注意的问题

1. 咳嗽、发热、咳痰或痰鸣、气促或呼吸困难是小儿支气管肺炎的四大主症；肺部听诊闻及吸气末、相对固定的细小水泡音，或管状呼吸音等是重要的典型临床体征；胸部影像学检查是确诊及病理分型的关键；病原体鉴定是感染性肺炎的确切证据。

2. 病因诊断对指导治疗及估计预后尤为重要，因此临床上应尽可能病因诊断。

3. 要特别注意某些肺炎患儿的不典型表现：有的仅有咳嗽而无明显发热，易误诊为支气管炎；有的仅有发热而早期无咳，易误诊为上感；有的X线胸片已有明显改变，但听诊却无典型体征；有的X线胸片无明显炎症，但肺部CT显示炎症已很明显。

4. 不同病原体所致肺炎各有其临床及体征特点，要注意区分。

5.本病需要注意与急性支气管炎、肺结核、支气管异物相鉴别。

【治疗要点】

采取综合治疗措施，治疗原则是保持气道通畅、纠正低氧及二氧化碳潴留、积极控制感染、加强支持疗法、及时对症治疗、防止和治疗并发症。

1.一般治疗　经常通风换气，保持室内空气流通。室温保持在20℃左右，湿度55%～60%为宜。给予热量丰富、富含维生素并易于消化吸收的食物，保证营养及水分摄入。烦躁不安可加重缺氧，必要时需予以镇静。防止交叉感染，注意隔离。

2.抗生素治疗

（1）抗生素的使用指征：细菌性肺炎、非典型微生物肺炎（如肺炎支原体肺炎、衣原体肺炎等）及继发细菌感染的病毒性肺炎。

（2）抗生素的使用原则：①根据病原菌培养及其药敏试验的结果选用最敏感的药物；②选用渗透下呼吸道浓度高的药物；③根据药代学和药效学合理使用药物，如给药剂量、间隔、疗程等；④重症宜静脉用药及联合用药。

（3）病原明确时的抗生素选择：对病原菌明确者，根据其药敏试验结果，选用无临床禁忌证的最敏感抗生素最为科学。对青霉素敏感的肺炎链球菌首选青霉素或阿莫西林，不敏感者首选头孢曲松、头孢噻肟，备选万古霉素；流感嗜血杆菌、卡他莫拉菌首选阿莫西林/克拉维酸、氨苄西林/舒巴坦，备选头孢呋辛、头孢曲松、头孢噻肟；甲氧西林敏感的金黄色葡萄球菌首选苯唑西林、氯唑西林，耐药者首选万古霉素、利奈唑胺；铜绿假单胞菌首选亚胺培南、美罗培南；大肠埃希菌肺炎宜选用第三代头孢菌素，必要时可联合氨基糖苷类抗生素等（需注意，氨基糖苷类抗生素在6岁以下儿童禁用，6岁以上者慎用，必须使用者应做血药浓度和听力的监测）。

（4）病原未明确时的抗生素选择：对病原菌尚未明

确，属于临床经验性用药阶段，应根据感染的场所（CAP或HAP）、患儿的年龄、临床特点、辅助检查等，初步判断可能的病原。

临床疑为社区获得性细菌性肺炎时，应首选青霉素或阿莫西林；治疗3d不见效者需选用头孢菌素类抗生素。对一些轻型肺炎，亦可选用广谱的口服青霉素类或第二代头孢菌素类。对青霉素过敏者可选用大环内酯类抗生素。疑为肺炎支原体或衣原体感染者，选用大环内酯类抗生素，以阿奇霉素为首选，婴儿宜选用红霉素。对怀疑细菌和肺炎支原体等不典型微生物混合感染者，需青霉素族/头孢菌素类抗生素和大环内酯类抗生素联合应用。

目前，抗生素，尤其头孢菌素类药物发展很快，应根据病原、病情、年龄、免疫功能、有无基础疾病、细菌敏感情况、患者的经济状况等合理选用。滥用抗生素不仅易导致细菌耐药、治疗困难，而且易继发真菌感染及其他并发症。

（5）用药疗程：普通肺炎应用药至体温正常1周，临床症状基本消失后3d。肺炎支原体肺炎用药至少2周，如临床症状未消失还需继续用药。金黄色葡萄球菌肺炎疗程宜长，体温平稳后应继续用药2周，总疗程4～6周。

3.抗病毒治疗　目前有肯定疗效的抗病毒药物相对较少。干扰素α具有广谱抗病毒作用，雾化吸入或肌内注射可用于儿童病毒性肺炎的治疗，且雾化吸入疗效更好。奥司他韦、扎那米韦和帕那米韦是神经氨酶抑制药，对甲型和乙型流感病毒均有效，尤其是发病48h内应用效果最佳。金刚烷胺和金刚乙胺是M2离子通道阻滞药，仅对甲型流感病毒有效，但有中枢神经系统不良反应，不建议单独用于甲型流感病毒感染的治疗。更昔洛韦即丙氧鸟苷，是儿童巨细胞病毒肺炎的一线抗病毒药物，但要注意该药可导致粒细胞、血小板减少，使用过程中注意监测。利巴韦林虽为广谱抗病毒药物，但对RSV仅有体外活性，吸入利巴韦林治疗RSV肺炎的有效性存在争议，目前不推荐使用。

4.对症治疗

（1）吸氧：有缺氧症状或$SaO_2 \leq 92\%$时需吸氧。轻者鼻导管低流量吸氧，0.5～1 L/min；重者需面罩给氧，2～4L/min，吸入氧浓度不要过高，以50%～60%为宜；常规给氧方法仍难以纠正的低氧血症可使用无创正压通气给氧。

（2）解热与镇静：高热时予以药物或物理降温，以防惊厥发生并能减慢心率及呼吸频率；烦躁时予以镇静，以减少氧耗及心脏负担。降温及镇静的处理同急性上呼吸道感染。

（3）祛痰平喘：保持呼吸道通畅，口腔分泌物或痰液应随时吸出，尤其是小婴儿；痰液黏稠者可予以盐酸氨溴索、*N*-乙酰半胱氨酸等祛痰药物治疗，静脉或雾化吸入均可，雾化吸入时需要使用雾化剂型的药物，静脉剂型不推荐用于雾化吸入。定时更换体位，以减轻肺淤血，促进肺部炎症吸收。对有喘憋或有明显支气管痉挛者，治疗上同支气管哮喘急性发作的处理（详见本章第五节“支气管哮喘”）。

（4）纠正水、电解质及酸碱平衡紊乱，控制入液量，注意补液速度。

（5）积极治疗呼吸衰竭、心力衰竭、中毒性脑病、休克、DIC等。

5.糖皮质激素的应用　肺炎患儿无常规使用糖皮质激素的指征，更不能将糖皮质激素作为“解热药”。出现以下临床表现时可考虑短疗程（3～5d）使用全身性糖皮质激素：①喘憋明显伴呼吸道分泌物增多；②中毒症状明显的重症肺炎，例如合并缺氧中毒性脑病、休克、脓毒症，有急性呼吸窘迫综合征；③胸腔短期有大量渗出；④肺炎高热持续不退伴过强炎性反应。有细菌感染必须在有效抗生素使用的前提下加用糖皮质激素。

鉴于全身性糖皮质激素在小儿重症肺炎应用的有效性目前尚缺乏大样本的循证医学依据，以及全身性糖皮质激素可能对患儿带来的风险。因此，要严格把握适应证，不能应用扩大化。剂量及疗程由患儿的基础情况及病情进展而定，通常甲泼尼龙1～2mg/（kg·d）或琥珀酸氢化可的松5～10mg/(kg·d）或地塞米松0.2～0.4mg/(kg·d)，静脉滴注，疗程3～5d。

6.*并发症治疗*　胸腔积液明显者，需予以胸腔穿刺排液，既有利于减轻呼吸困难，更有助于明确积液性质，以便正确指导治疗。脓胸与脓气胸的治疗见本章相关章节。对支气管内痰液黏稠、自行咳痰困难，或已经形成阻塞性肺不张儿童，可经纤维支气管镜在可视下进行冲洗吸痰和局部给药治疗。

7.*支持疗法*　免疫力弱、营养不良及病情较重的患儿，可酌情给予人丙种球蛋白注射治疗，亦可输血浆；贫血患儿可据病情少量输血。给予热量丰富，富含维生素并易于消化吸收的食物；进食差者补充维生素B、维生素C等多种维生素；有佝偻病或营养性贫血者及时补充维生素D_3及铁剂。

8.*物理疗法*　病情迁延，肺部啰音不易吸收者，可辅以超短波、红外线等肺部理疗。肺部理疗可使胸背皮肤受到刺激后充血，从而消减肺部淤血，并能促进肺部渗出物的吸收和啰音的消失。

二、细菌性肺炎

细菌性肺炎多累及肺泡，出现肺泡水肿、渗出、灶性炎症，偶可累及肺间质和胸膜。发展中国家儿童CAP以细菌为主要致病菌，包括肺炎链球菌、流感嗜血杆菌、金黄色葡萄球菌、卡他莫拉菌等，其中以肺炎链球菌最为常见。

【诊断要点】

（一）临床表现

不同细菌感染引起的肺炎临床表现差别较大，取决于病原体及宿主免疫状态。

1.*肺炎链球菌肺炎*　在婴幼儿主要引起支气管肺炎，在学龄前儿童可致节段性肺炎，年长儿则多引起大叶性肺炎。起病多急骤，除细菌性肺炎的典型症状外，典型病例可有铁锈色痰，近年来由于抗生素的广泛应用，临床上以症状轻或不典型病例较为常见。肺实变时，触诊语颤增强，叩诊呈浊音，听诊可闻及支气管呼吸音，消散期可闻及湿啰音。

2.金黄色葡萄球菌肺炎　社区获得性金黄色葡萄球菌肺炎常见于1岁以下婴儿，新生儿和婴幼儿多由呼吸道传播，2岁以上小儿多由血行感染；院内获得性金黄色葡萄球菌肺炎与气管插管或呼吸机辅助呼吸相关。社区获得性者，临床上往往有先期感染征象，如上呼吸道感染，或皮肤等其他感染灶。迅速出现寒战、发热、咳嗽，呈弛张型高热，咳嗽频繁、剧烈，咳黏稠黄色脓痰或脓血痰，全身中毒症状重，可伴有各型中毒性皮疹。肺部体征出现早，听诊呼吸音减低，有散在湿啰音，症状与体征平行。在发展过程中可迅速出现散在性肺部小脓肿，可并发脓胸或脓气胸，是本病的特点，此时常有呼吸困难加重，听诊呼吸音减弱或消失，叩诊呈浊音。

3.流感嗜血杆菌肺炎　病程呈亚急性，病情较重，除细菌性肺炎的典型临床表现外，有时有痉挛性咳嗽，全身中毒症状重，小婴幼儿易并发脓胸、脑膜炎甚至脓毒症等。外周血白细胞显著增高，可达（20～70）$\times 10^9$/L。

4.其他革兰阴性杆菌所致肺炎　常见的有大肠埃希菌、铜绿假单胞菌、肺炎克雷伯杆菌，多见于新生儿及小婴儿，为院内获得性肺炎的主要病原体。大肠埃希菌肺炎多为双侧支气管肺炎，全身症状极重，常并发脓毒症及休克，体温与脉率不成比例，常有脓胸，但肺脓肿少见；铜绿假单胞菌肺炎是一种坏死性支气管肺炎，可有大量脓性绿色痰，可有咯血，外周血白细胞可增高，1/3患儿白细胞可减少，病情发展迅速，病死率高；肺炎克雷伯杆菌肺炎，可有砖红色痰，肺部体征不明显，病情严重、发展迅速，患儿常呈休克状态。

（二）实验室检查

外周血白细胞大多增高，一般可达（15～30）$\times 10^9$/L，中性粒细胞可达60%～90%，重症金黄色葡萄球菌或革兰阴性杆菌肺炎时，白细胞可不高甚至降低。CRP多显著增高，降钙素原（PCT）往往增高。血气分析有助于了解是否有缺氧、呼吸衰竭等。肺泡灌洗液、血和胸腔积液细菌涂片染色及培养分离到病原体具有确诊价值，有痰患儿的痰细菌涂片染色和培养分离也具有一定诊断价值。

（三）影像学表现

细菌性肺炎主要发生于肺实质，可分为大叶性肺炎、支气管肺炎。大叶性肺炎影像表现为大片状高密度影，呈大叶性，其内可见充气支气管影；支气管肺炎表现为沿支气管走行的多发模糊斑片影。

1.肺炎链球菌肺炎 早期表现为病变区肺纹理增粗、模糊，随着病情进展，肺实变为一个肺段或全肺，呈均匀一致的高密度影，支气管肺炎则表现为沿支气管走行的模糊斑片影，消散期炎性浸润逐渐吸收，X线表现为散在斑片影。未经治疗者可发生肺脓肿。多数病例发病后3～4周才完全消散。

2.金黄色葡萄球菌肺炎 支气管源性的金黄色葡萄球菌肺炎，早期表现为模糊斑片影，随病情进展逐渐融合成大片状，呈一叶或多叶，与支气管相通后，可出现厚壁空洞病变或气-液平面。早期出现胸膜病变是金葡菌肺炎的特征，表现为患侧肺野透过度均匀一致性减低，迅速形成包裹性脓气胸。支气管末梢堵塞可形成肺大疱，严重者可出现纵隔气肿、皮下气肿等。血源性金葡菌肺炎X线胸片多表现为多发性肺部浸润灶，常伴空洞形成，吸入性或血行性金葡菌肺炎多可发生脓胸。

3.其他细菌性肺炎

（1）铜绿假单胞菌肺炎：胸部X线及CT表现为一侧或双侧肺出现结节状浸润阴影及多发小脓肿，后者可融合成大脓肿，多表现为双肺病变，可伴有双侧胸腔积液或脓胸。

（2）克雷伯杆菌肺炎：胸部X线及CT表现为大叶性实变、小叶性浸润及脓肿形成，大叶性实变多分布于右肺上叶。

（四）鉴别诊断

不同细菌所致的肺炎之间的鉴别相对困难，主要依赖于病原学检查。细菌性肺炎尚需与肺炎支原体或肺炎衣原体肺炎、真菌性肺炎、肺结核、支气管异物等相鉴别。

【治疗要点】

根据病原菌培养及其药敏试验的结果选用最敏感的抗生素，但临床上细菌培养的阳性率不高，病原菌尚未明确时，不可盲目等待，应根据感染的场所（CAP或HAP）、患儿的年龄、临床特点、辅助检查等，初步判断可能的病原，进行经验性的治疗。关于抗生素的具体选择及一般治疗和对症治疗等，见本节“支气管肺炎”的治疗。

三、病毒性肺炎

病毒性肺炎是指各种病毒感染引起的肺部炎症，通常累及肺间质。病毒是婴幼儿CAP的常见病原，随年龄增长而病毒性肺炎的发病率逐渐下降。呼吸道合胞病毒是引起CAP的首位病毒病原，其次是副流感病毒和流感病毒，腺病毒、巨细胞病毒、鼻病毒、人类偏肺病毒、EB病毒等亦可引起病毒性肺炎。

【诊断要点】

（一）临床表现

多见于婴幼儿，初期可有上呼吸道感染样症状，其后出现咳嗽、喘息、呼吸急促，可有发热，但一般为中度发热，腋温一般＜38.5℃，可无或仅有轻度全身中毒症状。轻者仅有呼吸频率增快，重者可有鼻翼扇动、三凹征、口唇发绀等呼吸困难表现，肺部听诊可闻及湿啰音，部分可有哮鸣音。

1. 呼吸道合胞病毒肺炎　是最常见的小儿病毒性肺炎，可引起间质性肺炎及毛细支气管炎，典型病理所见是单核细胞的间质浸润。本病多见于婴幼儿，尤多见于1岁以内小儿。临床表现发热多不明显，少数可有高热。喘憋是本病的典型特征，可突然发生；喘憋以呼气困难为主，轻者烦躁不安，严重者有较明显的呼吸困难、喘憋、口唇发绀、鼻翼扇动及三凹征。肺部听诊可闻及广泛的哮鸣音，喘憋时常听不到湿啰音，趋于缓解时则可有弥漫性中小水泡音、捻发音。重症病例可出现低氧血症、代谢性酸中毒或呼吸性酸中毒，易并发呼吸衰竭、心力衰竭。较大年龄儿患RSV肺炎时，喘息少见，其临床表现与其他病毒性肺炎相似。

2. 腺病毒肺炎 主要由3、7型腺病毒引起，冬春两季多发。病理改变重，范围广，病变处支气管壁各层均有破坏，肺泡亦有炎性细胞浸润。临床上多见于6～24月龄小儿，起病急，稽留高热。咳嗽出现早，特点为剧烈的频咳或阵咳，以干咳为主。病情严重者会出现喘憋、呼吸困难及发绀。肺部体征出现晚，多在发病3～5d后方出现湿啰音。全身中毒症状重，除呼吸系统外，可伴有其他多器官系统受累，如神经系统，表现为嗜睡、萎靡、惊厥甚至昏迷等；循环系统，表现为面色苍白甚至发灰，出现急性心力衰竭甚至休克；消化系统，表现为腹泻、呕吐、甚至腹胀；单核-吞噬细胞系统反应强烈，出现肝大、脾大及肝功能损伤。

3. 流感病毒肺炎 是一种严重的间质性肺炎，多见于6～24月龄婴幼儿。乙型流感肺炎一般较甲型流感肺炎病情轻，主要表现为发热、咳嗽、流涕，肺部听诊有湿啰音。甲型流感肺炎可急性起病，表现为持续高热，伴有明显喘息，可并发胸腔积液，部分患儿可有多器官功能损害，如神经系统并发症、心肌炎、心源性休克等。

4. 巨细胞病毒肺炎 先天性者主要是从受感染的母亲，经胎盘传播给胎儿，新生儿期即发病，出生后不久出现黄疸、肝大、脾大和中枢神经系统损害，因有多脏器受累，肺炎常被忽视，可表现为持续性呼吸窘迫。围生期及出生后感染或获得性感染者主要通过呼吸道、受感染的尿及输血等途径传播，多于出生后6个月内发病，主要表现为咳嗽、气促、喘息，重者可有呼吸困难表现，高热不常见，肺部听诊多无异常，可合并肝大、脾大。近年来由于广泛应用激素及免疫抑制药，大年龄儿童的巨细胞病毒肺炎有增多趋势，临床上呈亚急性和非特异性，表现为干咳、呼吸增快和发热，肺部体征不明显。

（二）实验室检查

外周血白细胞正常或减低，分数多正常，CRP多正常，部分腺病毒或人类偏肺病毒感染者可有白细胞及CRP增高。呼吸道标本病毒抗原或特异性核酸检测具有早期诊断价值；血清病毒特异性抗体检测有助于病毒感染的诊断，尤其是急性期和恢复期双份血清特异性IgG抗体比较有4倍以上的升高；病毒分离培养是诊断病毒感染的金标准，但技术要求较高、耗时较长，不适宜临床早期诊断。

（三）影像学表现

1.呼吸道合胞病毒肺炎　多数有小点片状阴影，大片状阴影少见；部分患儿有不同程度肺气肿。

2.腺病毒肺炎　轻症仅表现为支气管周围炎。一般病例以大病灶改变为主，右侧多于左侧；小病灶改变分布于两肺的内中带及两侧下部。随着病情发展，病灶密度增高，病变也增多，分布较广，有的互相融合成大病灶状。部分病例在病的极期可有胸膜反应或胸腔积液，量不多。轻症病例肺部阴影在1～2周吸收，重者病变大都在2周后开始消退，3～6周后才完全吸收。

3.流感病毒肺炎　主要表现为肺门旁肺野有不整齐或小片状影，并不广泛；少数病例可发生大块阴影。

4.巨细胞病毒肺炎　可见广泛的索条状纹理增粗和小叶性炎症浸润灶，呈网点状阴影，实变少见。

【治疗原则】

1.抗病毒治疗：早期及时抗病毒治疗，可以抑制病毒复制，抑制炎性反应系统的激活，减少组织免疫性损伤，改善预后。目前有肯定疗效的抗病毒药物相对较少。

（1）干扰素α具有广谱抗病毒作用，雾化吸入或肌内注射可用于儿童病毒性肺炎的治疗，且雾化吸入疗效更好，安全性高。雾化吸入IFNα1b注射剂：每次1～2 μg/kg（轻型肺炎），每次2～4 μg/kg（重症肺炎）；雾化吸入IFNα2b注射剂：每次10万～20万U/kg（轻症肺炎），每次20万～40万U/kg（重症肺炎），每日2次，疗程5～7 d。

（2）奥司他韦、扎那米韦和帕拉米韦是神经氨酶抑制药，对甲型和乙型流感病毒均有效，尤其是发病48h内应用效果最佳。其中奥司他韦口服是首选方案，扎那米韦吸入或帕拉米韦口服可作为替代方案。一般根据体重计算奥司他韦口服剂量，作为治疗用药时，一般每日2次，连用5d，而作为预防用药时，则每日1次，连用7d。

（3）更昔洛韦即丙氧鸟苷，是儿童巨细胞病毒肺炎的一线抗病毒药物。诱导治疗：剂量5 mg/kg，每12小时1次，持续2～3周；维持治疗：剂量5 mg/kg，每日1次，持续5～7d。但要注意该药可导致粒细胞减少、血小板减少、肝肾损害，使用过程中注意监测。

（4）利巴韦林虽为广谱抗病毒药物，但对RSV仅有体外活性，吸入利巴韦林治疗RSV肺炎对人的有效性存在争议，目前不推荐使用。

2.病毒性肺炎原则上无须抗生素治疗，但病毒感染容易继发细菌感染，若考虑合并细菌感染，则根据细菌感染的治疗原则选用适宜的抗生素；若疑似合并肺炎支原体或肺炎衣原体感染，可加用大环内酯类抗生素。

3.丙种球蛋白：重症病毒性肺炎可考虑使用丙种球蛋白，可起到支持作用，400mg/（kg·d），连用3～5d。

4.病毒性肺炎患儿容易出现喘息，需要适时给予止咳平喘治疗。部分病毒性肺炎亦需要激素治疗，激素治疗的适应证及病毒性肺炎的一般治疗、并发症治疗等，同本节“支气管肺炎”的治疗。

四、肺炎支原体肺炎

肺炎支原体肺炎（mycoplasma pneumoniae pneumonia，MPP）由肺炎支原体（mycoplasma pneumonia，MP）感染所致的肺部炎症，占住院儿童CAP的10%～40%。本病可在世界范围内发生，全年发病，不同地区的流行季节有差异，我国北方地区秋冬季多见，南方地区则是夏秋季节高发，从密切接触的亲属及社区开始流行，容易在幼儿园、学校等人员密集的环境中发生。儿童及青少年是MP的易感人群，学龄期儿童发病率最高，但近年来呈现出越来越低龄化的趋势。由于MPP在治疗上的特殊性，延误治疗时机有可能造成多系统（器官）的受累，使病情迁延，严重者危及生命。

【诊断要点】

（一）临床表现

一般起病缓慢，潜伏期为2～3周，亦可见急性起病者。首发症状多为发热和咳嗽，较大儿童常伴有头痛、咽痛、肌痛、倦怠、食欲缺乏、全身不适等。热型不定，多数患儿起病时体温＞38℃，常持续1～3周；病后未得到正确治疗、有肺外并发症存在、合并混合感染时，发热持续时间明显延长。病初大多呈阵发性刺激性干咳，少数有黏痰，偶有痰中带血丝，咳嗽会逐渐加剧，个别患儿可出现百日咳样痉咳。

MP所致的肺外并发症日益引起重视，多个系统被涉及。如：皮肤受累（各型皮疹）；心、血管受累（心肌炎、心包炎等）；血液系统受累（血管内凝血、溶血性贫血、血小板减少性紫癜等）；神经系统受累（脑炎、脑膜炎、脑神经损害、瑞氏综合征、脑栓塞、Gullai-Barre综合征等）；肌肉关节损害（肌肉痛、关节炎等）；泌尿系统受累（一过性血尿、蛋白尿、尿少、水肿等）；胃肠系统受累（恶心、腹痛、呕吐等）。肺外表现常发生在起病后2d至数周，也有一些患者肺外并发症较明显而呼吸道症状却较轻微。肺外表现主要是由于获得性免疫反应的紊乱引起的。MPP可合并混合感染，如腺病毒、细菌、真菌、结核等，此时将病情加重，病程延长，严重者可危及生命。

（二）实验室检查

1.外周白细胞计数多为正常或偏高，以中性粒细胞为主；极个别者也有减少或呈类白血病反应。重症病例中可出现淋巴细胞减少。

2.CRP增高，ESR明显增块，PCT多正常。C反应蛋白可能与检查时肺损伤的严重程度相关。

3.血气分析与临床表现及X线胸片改变不平行，即使有大片实变，血气分析可正常。

4.MP特异性检查

（1）MP-IgM检测：是目前临床最常用的特异诊断方法，一般认为MP-IgM＞1∶160有较高的诊断价值。但是，MP感染早期、6月龄以下的婴儿、重复感染、抗生素早期应用及体液免疫缺陷或受抑制可影响IgM的检测阳性率。

（2）MP-IgG检测：需要检测急性期和恢复期双份血清，如有4倍以上的升高或下降到原来的1/4可作为MP感染的确诊依据。但是，检测MP-IgG无早期诊断价值，可供回顾性诊断，是病原学追踪的较好手段。

（3）MP-PCR检测：PCR的快速检测技术已经在临床开展，为早期诊断提供了新的手段。采用PCR技术可对鼻咽标本、痰、肺泡灌洗液、胸腔积液中的MP进行检测，敏感性和特异性均佳，尤其是荧光定量实时PCR，可对MP感染做出早期诊断。不过，由于MP可在健康携带者中存在，样本采集的部位和检测条件、技术等都会对PCR结果有一定的影响，因此该方法也有一定的局限性。PCR及MP-IgM检测同时阳性时，诊断最为可靠。

（三）影像学表现

MP肺炎的早期肺部体征往往和肺部X线征象不相平行，常表现为肺部听不到啰音而胸部X线片改变已很明显。因此，临床上如怀疑MP肺炎，应及早行胸部X线检查。MP肺炎的影像学改变呈多样性。可表现为常见的支气管肺炎改变、与病毒性肺炎类似的间质性改变及与细菌性肺炎相似的节段性或大叶性肺炎类型。支气管肺炎改变：常见于右肺中、下野；间质性肺炎改变：两肺呈弥漫性网状结节样阴影；大叶性肺炎改变：呈大片密度增高影，以右下肺多见；合并胸膜炎时可见胸腔积液改变。此外，还有单纯的肺门淋巴结肿大型；少数还可见支气管壁增厚和马赛克征改变。近年来，坏死性肺炎也可在少部分MP肺炎患儿发生，肺CT可见坏死空洞形成。胸部X线异常持续的时间与病变性质有关，肺叶实变较间质病变吸收慢，合并混合感染时吸收慢。

（四）支气管镜检查

病变支气管黏膜充血、肿胀，严重者可见糜烂甚至坏死；有者可见大量黏液分泌物阻塞气道甚至形成塑型性支气管炎；少数病变时间长者可出现支气管炎性狭窄，甚至肉芽增生。

（五）诊断中要注意的问题

1. *好发年龄及症状* 学龄期儿童发病率最高，首发症状多为发热和咳嗽；早期为刺激性干咳，有时呈百日咳样咳嗽。一般无明显中毒症状，呼吸困难少见。

2. *注意“临床症状和体征的不平衡”*

（1）“症状重，体征轻”：表现为高热持续不退、咳嗽剧烈、精神萎靡等，但胸部X线片示肺内炎变不重，听诊亦啰音不明显。

（2）“症状轻，体征重”：表现为高热消退较快，咳嗽不剧烈或仅轻咳，精神状况良好，无呼吸困难，但胸部X线片示肺内炎变重，可见大片实变影，听诊可闻及管状呼吸音或明显啰音。该特点可与细菌性肺炎相鉴别，细菌性肺炎的症状与体征通常是平行的。

3. *胸腔积液特点* MPP合并胸腔积液者较多见，一般右侧明显多于左侧，积液外观淡黄，非脓性；胸腔积液“气体分析”显示，pH、PaO_2、$PaCO_2$、HCO_3^-基本正常；而细菌感染则呈脓性外观，“气体分析”呈明显的“代谢性酸中毒”改变，pH、PaO_2、HCO_3^-均明显降低，$PaCO_2$明显升高。

（六）难治性肺炎支原体肺炎

难治性肺炎支原体肺炎（refractory mycoplasma pneumoniae pneumonia，RMPP）尚无明确的定义，目前普遍接受的是指MPP经大环内酯类抗菌药物正规治疗7 d及以上，临床征象加重、仍持续发热、肺部影像学加重者，可考虑为RMPP。RMPP年长儿多见，病情较重，发热时间及住院时间长，常表现为持续发热、剧烈咳嗽、呼吸困难等，胸部影像学进行性加重，表现为肺部病灶范围扩大、密度增高、胸腔积液甚至有坏死性肺炎和肺脓肿。RMPP容易累及其他系统，甚至引起多器官功能障碍。

【治疗要点】

1.抗生素治疗　MP对大环内酯类、四环素类及喹诺酮类抗生素高度敏感。由于应用四环素类药物可引起四环素牙，喹诺酮类药物可损伤软骨生长等，因此在MP感染的儿童中只推荐应用大环内酯类药物。抗生素包括：第一代红霉素；第二代阿奇霉素、克拉霉素、罗红霉素等。以阿奇霉素静脉注射为首选，10 mg/（kg·d），轻症3 d为1个疗程；重症可连用5～7 d，4 d后可重复第2个疗程。但对婴儿，静脉应用阿奇霉素要慎重，宜选用红霉素，20～30 mg/（kg·d），疗程10～14 d，重者可适当延长。若怀疑混合细菌感染，需联合应用青霉素族或头孢菌素类抗生素。停药依据临床症状、影像学表现及炎性指标决定，不宜以肺部实变完全吸收和抗体阴性或MP-DNA转阴作为停药指征。

2.肾上腺糖皮质激素　普通MPP无须常规使用糖皮质激素。然而MP感染引起的重症肺炎及肺外临床表现的致病机制均为免疫介导的，应用激素治疗有免疫调节和抗炎的药物作用，因此对于某些MP感染的患者应用免疫抑制药进行治疗可能会有一定的疗效。不少研究显示，激素治疗儿童重症MP肺炎可以迅速改善其临床症状及肺部损伤，治疗反应良好。故对急性起病、发展迅速且病情严重的MPP，尤其是RMPP可考虑使用全身糖皮质激素。

目前多采用常规剂量与短疗程，甲泼尼龙1～2 mg/（kg·d），静脉注射，疗程3～5 d。也有研究采用冲击疗法取得良好的效果。有学者认为持续高热＞7 d、CRP＞110 mg/L、白细胞分类中性粒细胞≥78%、血清LDH≥478 U/L、血清铁蛋白≥328 g/L及肺CT提示整叶致密影，可能预示常规剂量糖皮质激素治疗效果不佳。对MPP急性期患儿，如有明显咳嗽、喘息，胸部X线片显示肺部有明显炎性反应及肺不张，可应用吸入性糖皮质激素，疗程1～3周。

3.丙种球蛋白　不常规推荐用于普通MPP的治疗，但如果合并中枢神经系统病变、免疫性溶血性贫血、免疫性血小板减少性紫癜等自身免疫性疾病时，可考虑应用丙种球蛋白，一般采用1 g/（kg·d），1～2 d。

4. 支气管镜　及时解除呼吸道阻塞对减轻高热等症状、促进肺复张、减少后遗症的发生有重要意义。通过局部灌洗通畅呼吸道，结合异物钳或活检钳、细胞毛刷等，清除下呼吸道分泌物与痰栓。术前应仔细评估，权衡利弊，操作技术娴熟，术中术后严密观察，及时处理。

5. 其他　一般治疗、对症治疗、并发症的治疗等亦尤为重要，同本节“支气管肺炎”的治疗。

（冯　雍　尚云晓）

第七节　肺　脓　肿

肺脓肿系肺实质感染后的化脓和坏死性疾病，肺实质受损后形成洞腔并含有脓液。病原菌以金黄色葡萄球菌、肺炎链球菌、厌氧菌为多见，其次为化脓性链球菌、流感嗜血杆菌等。单发性肺脓肿多见于异物吸入感染、金黄色葡萄球菌肺炎及肺囊肿并发感染等；多发性肺脓肿常见于金黄色葡萄球菌败血症和肺炎等。近年来肺脓肿的发病率较前明显下降。

【诊断要点】

（一）临床表现

1. 高热：热型不定，可稽留热、弛张热或间歇热，有时伴有寒战。

2. 咳嗽：咳嗽明显，初期为阵发性或持续性干咳，如脓肿与支气管贯通则可咳出脓臭痰，甚至出现大咯血。

3. 年长儿可诉胸痛或腹痛；婴幼儿多伴有呕吐及腹泻。

4. 呼吸急促，心率加快，乏力，盗汗；病情迁延可出现消瘦，体重下降，可出现槌状指（趾）。

5. 肺部查体多无阳性体征。如脓肿接近胸膜可有胸膜炎体征；如脓肿破溃穿破胸膜可出现脓胸或脓气胸体征。

（二）辅助检查

1. X线检查：早期呈大片模糊浸润阴影，边缘不清；脓肿形成后可见脓腔，如与支气管相通则有液气平面。慢性肺脓肿时示脓腔壁增厚，周围炎症消散不完全伴纤维组织增生。

2.外周血白细胞急性期显著增高，慢性期接近正常并可见贫血。

3.痰液培养可明确病原菌。

（三）鉴别诊断

本病需与支气管扩张合并感染、先天性肺囊肿、肺大疱及肺结核等相鉴别。

【治疗要点】

（一）一般治疗

1.加强营养，体弱或重症者可输血浆、丙种球蛋白或人血白蛋白等。

2.咳痰黏稠者予以祛痰药（如氨溴索等）。体位引流有助于痰液排出。

（二）抗生素治疗

1.根据支气管分泌物的细菌培养及药敏试验结果选择对病原敏感的抗生素。

2.疾病早期或病原不明确者可经验性选用对常见细菌（如金黄色葡萄球菌、肺炎链球菌等）敏感的抗生素。疗程依据病变好转情况而定，一般4～8周。

（三）手术治疗

多无须手术。病程3个月以上，经内科合理治疗2个月以上仍不见效者，可考虑外科手术治疗。

（冯　雍　尚云晓）

第八节　脓胸与脓气胸

脓胸与脓气胸多继发于细菌性肺炎和败血症。以新生儿和婴幼儿较为多见（也可见于年长儿），是婴儿金黄色葡萄球菌肺炎和肺炎链球菌的常见并发症。

【诊断要点】

（一）临床表现

1.在肺炎病程中病情恶化，全身中毒症状加重，面色苍白，精神萎靡。

2.高热不退，或体温下降后再次上升。

3.频咳或咳嗽突然加重，呼吸困难，发绀。年长儿可述胸痛。

4.脓气胸时呼吸表浅，发绀加重，甚至可出现休克。

（二）体格检查

1.胸部体征因积脓（气）多少而异，轻度可无明显体征。

2.积脓稍增多时，患侧语颤减弱，叩诊发浊，呼吸音减低。大量积脓时患侧肋间隙饱满，呼吸运动减弱，膈肌下降，心脏及气管移向对侧，叩诊呈实音。

3.脓气胸时，叩诊于液面以下呈浊音，液面以上呈鼓音；如无粘连，改变体位时浊音区可移动。

（三）辅助检查

1.外周血血白细胞及中性粒细胞增高。

2.胸腔穿刺有脓液抽出，脓液涂片或培养可找到致病菌。

3.早期胸腔积液可稀薄，不易与肺炎支原体或结核感染所至胸腔积液鉴别时，可做胸腔积液气体分析；脓胸的特点是胸腔积液pH、氧分压及HCO_3^-均明显降低，二氧化碳分压显著增高。

4.胸部B超检查有助于判断积液量及部位。

5.立位胸部X线可见胸腔积液表现；脓气胸时可见液气、平面。积液有包裹时，可见圆形或卵圆形阴影，不随体位改变。大量积液时心脏及纵隔向健侧移位。

（四）鉴别诊断

本病需与肺炎支原体或结核性胸膜炎、大范围肺萎陷或肺炎、巨大肺大疱或肺脓肿、膈疝、巨大膈下脓肿及心包积液等疾病相鉴别。

【治疗要点】

（一）一般治疗

1.加强营养，体弱或重症者可输血浆、丙种球蛋白或人血白蛋白等；保持体内电解质及酸、碱平衡，补充维生素。

2.呼吸困难及发绀时予以吸氧。

（二）抗生素治疗

1.根据药敏试验结果选择对病原敏感的抗生素。

2.抗生素的应用原则是早期、足量、广谱、足疗程、静脉给药。系统给药应持续3～4周，为防复发在体温正常后应再给药2～3周。

（三）穿刺疗法

一经确诊应立即进行胸腔穿刺排脓。3d内可每日穿刺1次，尽量抽尽脓液；脓液量不多时可隔日1次。

（四）引流疗法

对脓汁量多、增长快或黏稠的患儿，应采用胸腔闭式引流方法治疗。

（冯　雍　尚云晓）

第5章 消化系统疾病

第一节　小 儿 胃 炎

胃黏膜炎症是由于物理性、化学性及生物性有害因子作用于人体，引起胃黏膜发生的炎性病变。占小儿胃病80%左右，年龄不同症状表现不同，一般结合病史及胃镜检查确诊，个别依据病理检查确诊。可分为急性和慢性两种。

一、急性胃炎

【诊断要点】

（一）病因

多为反应性胃黏膜炎症，常见于急性重症感染和创伤的应激反应，特别是缺氧缺血性疾病；服用非甾体消炎药物，如吲哚美辛、阿司匹林或肾上腺皮质激素；胆汁反流；误服腐蚀剂；微生物或细菌直接感染及物理因素，如进食过冷、过热食物等。

（二）临床表现

起病较急，症状以腹痛及呕吐多见，食欲缺乏，恶心；重者可有水、电解质紊乱及酸碱失衡等。糜烂性胃炎及腐蚀性胃炎可出现呕血、黑粪，腹痛症状明显，严重者可休克。

（三）胃镜检查

胃黏膜充血、水肿、糜烂、出血。急性腐蚀性胃炎，可见唇、口咽、食管黏膜损伤，不同腐蚀剂可见不同颜色的灼痂，硫酸可致黑色痂，盐酸可致灰棕色痂，硝酸可致深黄色痂，醋酸可致白色痂。强碱可致透明性水肿。

（四）病理组织学改变

上皮细胞变性、坏死，固有膜中性粒细胞浸润，无或极少淋巴细胞、浆细胞，腺体细胞变性坏死。

【治疗要点】

（一）一般治疗

去除病因，治疗原发病，避免刺激性药物和食物，纠正水、电解质紊乱及酸碱失衡。

（二）药物治疗

1.蒙脱石散（思密达）[或磷酸铝凝胶（或洁唯乐）]可保护胃黏膜并有止血作用。

蒙脱石散（思密达）用量：<1岁，1袋/日；12～23月龄，1～2袋/日；2～3岁，2～3袋/日；>3岁，3袋/日；均分为3次，于每次饭前1h口服，重者首剂加倍。

2.出血重者可口服凝血酶，静脉滴注抑酸药，如H_2受体拮抗药［如法莫替丁（高舒达），0.8～1mg/kg］或质子泵抑制药（如奥美拉唑0.8～1mg/kg）；出现贫血者可予以止血药，如凝血酶及输血治疗。

3.细菌感染者用抗生素。

（三）腐蚀性胃炎

必须及早抢救，立即饮蛋清或牛乳，强酸在牛乳稀释后可用制酸药。强碱不用酸中和，因酸碱反应所产生的热能加剧损伤。如损伤不重或来诊很及时，可试用细软的硅胶管洗胃、抽出腐蚀剂，但应慎用，防止穿孔，根据病情可留置胃管。同时给输液、镇静、镇痛，维持呼吸道通畅，密切观察病情变化。有胃穿孔者及时外科治疗。

二、慢性胃炎

【诊断要点】

（一）病因

幽门螺杆菌（Hp）感染；鼻窦及口腔感染病灶，引起细菌和毒素吞入；刺激性食物或药物，如浓茶、咖啡，以及饮食无规律等；十二指肠液反流；精神紧张情绪波动；慢性系统性疾病等。

（二）临床表现

症状无特异性，持续或间断慢性腹痛，上腹或脐周痛多见，多与进食有关，进食和饭后痛多见，食欲缺乏、恶心、嗳气、反酸、上腹部不适、消瘦、黑粪等。

（三）胃镜检查

①黏膜斑；②充血；③水肿；④微小结节，又称胃窦小结节或淋巴细胞样小结节增生；⑤糜烂；⑥花斑；⑦出血斑点。以上①～②项中符合1项即可诊断；⑥～⑦2项应结合病理诊断。此外，如发现幽门口收缩不良、反流增多、胆汁反流，常提示胃炎存在。

（四）病理组织学改变

上皮细胞变性，小凹上皮细胞增生，固有膜炎症细胞浸润、腺体萎缩。炎症细胞主要是淋巴细胞、浆细胞。

1.根据有无腺体萎缩诊断为慢性浅表性胃炎或慢性萎缩性胃炎。

2.根据炎症程度，慢性浅表性胃炎分为轻、中、重三级。

（1）轻度：炎症细胞浸润较多，多限于黏膜的浅表1/3，其他改变均不明显。

（2）中度：病变程度介于轻、重度之间，炎症细胞累及黏膜全层的浅表1/3 ～ 2/3。

（3）重度：黏膜上皮变性明显，且有坏死、胃小凹扩张、变长变深、可伴肠腺化生，炎症细胞浸润较重，超过黏膜2/3以上，可见固有膜内淋巴滤泡形成。

3.如固有膜炎症细胞浸润，应注明“活动性”。

4.胃窦及十二指肠球后多点取材计数每高倍视野下嗜酸细胞数，如＞20个/高倍视野，同时排除其他引起嗜酸细胞增多的因素，则可诊断为嗜酸细胞性胃肠炎。

（五）幽门螺杆菌（Hp）感染

应常规检测有无Hp感染。①细菌培养、快速尿素酶试验、组织切片染色，任一项阳性；②尿素呼气试验：^{13}C或者^{14}C阳性；③HpSA检测（单克隆法）阳性；④血清Hp抗体检测阳性提示曾经感染（Hp根除后，抗体滴度在

5～6个月后降至正常），从未治疗者可视为现症感染。

【治疗要点】

（一）一般治疗

合理饮食，按时、适量进餐，避免过凉、过硬、辛辣的饮食，不宜多饮牛奶，尽量少用或不用损害胃黏膜的药物。

（二）药物治疗

1.H_2受体拮抗药或质子泵抑制药：用于腹痛明显及有上消化道出血者，治疗2周。

2.胃肠动力药：年龄≥12岁且体重≥35kg的患儿，胃运动机能异常有呕吐或胆汁反流者，多潘立酮（吗丁啉）每次10mg，每日3次，餐前30min服用。

3.嗜酸细胞胃肠炎：回避过敏原，口服孟鲁司特钠（顺尔宁）和（或）糖皮质激素。

4.胃黏膜保护药：磷酸铝凝胶（洁唯乐）、L-谷氨酰胺呱仑酸钠（麦滋林-S）（marzulene-S）、蒙脱石散（思密达）（用法同急性胃炎）等。

5.合并Hp感染，应进行抗Hp治疗。

6.中药：胃康胶囊（或枫蓼肠胃康、胃肠安等中药）：有保护胃黏膜，制酸止血，镇痛，促进组织细胞再生功能。

1～6项中药物用法如未加说明，请参阅消化性溃疡。

（滕　旭）

第二节　消化性溃疡

消化性溃疡主要指发生于胃和十二指肠的慢性溃疡。年长儿好发。年龄越小症状表现越不典型。胃十二指肠纤维内镜检查为最可靠的检查方法，具诊断价值。按病因分为原发性和继发性溃疡，原发性为慢性溃疡，确切病因尚未明确，可能与Hp感染、遗传、精神压力、个人习惯有关。继发性多有重症感染、外伤等应激因素及应用损伤胃黏膜药物史，呈急性发作。

【诊断要点】

（一）临床表现

儿童溃疡病的症状不像成年人那么典型，腹痛多无规律，呕吐、便血较成年人多见，这可能与小儿胃肠黏膜组织血管丰富等有关。

1.分型　儿童时期消化性溃疡的发生率低于成年人，可分为4种不同的类型。

（1）婴儿型：发生于新生儿和2岁以下的婴儿，多为急性溃疡。

新生儿期多继发于新生儿窒息、败血症、重症呼吸系统、神经系统及创伤等疾病：笔者所在医院胃镜检查见新生儿多患胃体部溃疡，甚至多发溃疡，广泛糜烂出血。这种溃疡或是迅速愈合，或是发生穿孔或出血而迅速致死，易被误诊。

婴儿期溃疡的表现和新生儿者无大差别，主要表现为出血、梗阻或穿孔。多数患儿发病无规律，以呕血或便血为首发症状就诊，起病急，出血量多，容易出现失血性休克。少数患儿平素出现与饮食有关的反复呕吐、食欲缺乏，进食时常因腹痛而哭闹，有的伴生长缓慢。

（2）继发型：此型溃疡的发生与一些严重的全身性疾病，如脓毒症、中枢神经系统疾病、严重烧伤和皮质类固醇的应用有关。还可发生于术后，此型溃疡在胃和十二指肠的发生频率相等，可见于任何年龄和性别的儿童。

（3）慢性型：主要发生于学龄儿童。随着年龄的增长，溃疡的表现与成年人相近。但在幼儿，疼痛比较弥散，多在脐周，笔者所在医院统计此年龄组脐周痛占70%～80%，腹痛为隐痛，表现为慢性、反复发作，部分患儿能够忍受，只有少数影响学习和睡眠。腹痛常发生于晨起、进食前后和进食时、夜间、吃凉硬等刺激性食物或吃多时疼痛。有的无原因的进食后呕吐、呕血、便血。有的无原因贫血伴便隐血阳性。至青少年才呈现典型的局限于上腹部的节律性疼痛。多以上腹痛及剑下隐痛为多见。十二指肠溃疡较胃溃疡多，男孩较女孩多。此型溃疡的发病与成年人溃疡病的基本原因相同。

（4）并发于内分泌腺瘤的溃疡：此型溃疡发生于胃泌素瘤和多发性内分泌腺瘤病Ⅰ型，即Wermer综合征。

2.体征　腹部压痛部位在小婴儿不可靠，年长儿上腹正中部位压痛较多见，有的脐左或右上方、脐部压痛。

（二）实验室检查

出血期外周血白细胞可稍升高，失血性贫血、溃疡活动期可出现粪隐血阳性。

（三）辅助检查

1.纤维胃镜检查　对诊断及鉴别诊断有重要价值，可明确溃疡部位、数目、大小、深浅及形态性质，有无出血，同时可直视下黏膜活检和细菌学检查，可进行局部止血治疗，也可进行治疗效果的追踪观察。儿童消化性溃疡以十二指肠球溃疡为多见，发生部位多见于球部前壁，单个发生多见，其次多发性多部位，后壁最少。其中＜3岁患者黏膜急性溃疡出血、前壁单个为主，球腔无变形，慢性溃疡其次。

根据部位分型：①胃溃疡；②十二指肠球部溃疡；③复合性溃疡：胃溃疡和十二指肠球部溃疡并存。分活动期（A）、愈合期（H）和瘢痕期（S）。

2.X线钡剂检查　直接征象，胃和十二指肠龛影可确诊；有的只见钡剂通过缓慢，十二指肠球部痉挛、充盈欠佳、变形有参考价值。有的只见钡剂通过缓慢。小儿溃疡多浅表，处于急性期时，钡剂不易沉积，常呈假阴性。特别是后壁球后部溃疡，无论钡剂或胃镜检查均不易查见。

3.黏膜活检　送病理检查，行Hp培养等。

合并Hp感染的诊断标准请参阅慢性胃炎一节。

（四）并发症

上消化道出血、溃疡穿孔、幽门梗阻，小儿以上消化道出血多见。

【治疗要点】

（一）治疗目的

消除病因，解除症状，促进溃疡愈合，预防复发，防止并发症。所有无严重并发症的患儿均应首先进行内科治疗，只有内科治疗无效的顽固性溃疡或大出血、穿孔、器质性幽门梗阻时，才考虑手术治疗。内科治疗包括药物治疗，消除有害的因素［如避免应用激素、非甾体抗炎药（NSAID）等］，减少精神刺激和适当休息。

（二）一般治疗

1.休息　有消化道出血等并发症或严重病例应卧床休息，生活规律、避免精神紧张。小婴儿特别是新生儿溃疡病多为继发性溃疡，应积极治疗原发病。

2.饮食　营养丰富、食物宜软易消化，避免过冷、过硬、过酸、粗糙、辛辣的食物和酒类及含咖啡因的饮料，改变睡前进食的习惯。病变严重者，可暂时进行流食或半流食，少食多餐以减轻对胃的刺激。慎用对胃黏膜有损害的解热镇痛药及抗生素。

（三）药物治疗

分为三大类：根除Hp，抑制胃酸分泌，保护胃黏膜。

1.抗Hp治疗

（1）PPI：常用奥美拉唑，每日0.8～1.0 mg/kg。

（2）阿莫西林（羟氨苄青霉素），每日30～50mg/kg。

（3）克拉霉素，每日15～20mg/kg。

（4）甲硝唑，每日15～20mg/kg；或替硝唑，每日15～20mg/kg。

（5）呋喃唑酮，每日4～8 mg/kg。

（6）次枸橼酸铋钾（CBS），每日6～8mg/kg。

以下（1）～（3）方案供参考。

（1）PPI＋2种抗生素；7～14 d。

（2）胶体次枸橼酸铋＋PPI＋2种抗生素，即四联疗法疗程，7～14 d。

（3）序贯疗法，如先采用PPI＋阿莫西林（或克拉霉素）用药5 d，之后换用PPI＋克拉霉素（或阿莫西林）＋替硝唑（或呋喃唑酮），继续治疗5 d。

（1）～（3）方案用药均为每日2次，PPI于早、晚餐前服用，抗生素于餐后服用。

Hp根除的标准：在根除治疗方案结束至少4 周后进行下述检查，符合^{13}C-UBT 阴性，HpSA 检测（单克隆法）阴性，胃窦、胃体两个部位取材的组织快速尿素酶试验（RUT）均为阴性三项之一者可认为Hp 已根除。复查时应首选非侵入性方法。

2.抑制胃酸治疗　是消除侵袭因素的主要途径，最常用的是H_2受体拮抗药。

（1）H_2受体拮抗药（H_2RI）

①雷尼替丁（ranitidine），每日3～5mg/kg，每12小时1次或睡前1次服用，疗程4～8周。

②西咪替丁（cimitidine），又称甲氰咪胍，每日10～15mg/kg，每12小时1次或睡前1次服用，疗程4～8周。

③法莫替丁（famotidine），每日0.8～1mg/kg，睡前1次服用，疗程2～4周。

（2）质子泵抑制药（PPI）：质子泵抑制药对阳离子泵（H^+-K^+-ATP酶）活性具抑制作用，可明显减少任何刺激激发的胃酸分泌，并对Hp有一定抑制作用。奥美拉唑镁（omeprazole，洛赛克，losec），每日0.6～0.8mg/kg，清晨顿服，疗程2～4周。

（3）中和胃酸的药物：起缓解症状和促进溃疡愈合的作用。抗酸药比较常用的是氢氧化铝凝胶、复方氢氧化铝片（胃舒平）、铝碳酸镁（胃达喜）、复方碳酸钙等，饭后1h服用。

（4）胃泌素G受体阻止药：丙谷胺，主要用于溃疡病后期，作为其他制酸药（尤其是质子泵抑制药）停药后维持治疗，以抑制胃酸反跳，增进溃疡愈合质量，防止复发。

3.强化黏膜防御能力

（1）硫糖铝，每日10～25mg/kg，分4次服用，疗程4～8周。其作用机制尚不完全清楚，可能在溃疡表面形成保护膜防止酸侵入，与胃蛋白酶结合降低酶活性，从而抑制其分解蛋白质的作用，也可刺激局部前列腺素E_2分泌和表皮生长因子释放聚集。

（2）铋剂类：胶态次枸橼酸铋钾（CBS）、果胶酸铋钾、复方铝酸铋。前者剂量每日6～8mg/kg，分3次服用，疗程4～6周。作用机制可能为：隔离溃疡作用，保护黏膜；促进胃上皮细胞分泌黏液，抑制人体胃蛋白酶对黏液层的降解，促进前列腺素分泌，与表皮生长因子形成复合物，使生长因子聚集于溃疡部位，从而促进再上皮化和溃疡愈合，且具抗Hp作用。铋剂可导致神经系统不可逆转损害，急性肾衰竭。尤其长期、大剂量应用时，小儿尤应谨慎，严格掌握剂量和疗程，最好有血铋监测。

（3）柱状细胞稳定剂：L-谷氨酰胺呱仑酸钠（麦滋林-S，marzulene-S）、替普瑞酮（teprenone）、吉法酯（gefarnate）等主要为溃疡病的辅助用药。

4.治疗实施

（1）初期治疗：H_2受体拮抗药或奥美拉唑作为首选药物，硫糖铝也可作为一线治疗药物。Hp阳性患儿应同时进行抗Hp治疗。

（2）维持治疗：抗酸药物停用后，可用柱状细胞稳定药或丙谷胺维持治疗2周。对多次复发、症状持久不缓解，伴有并发症，合并危险因素（如胃酸高分泌），持续服NSAID或Hp感染等可给予H_2受体拮抗药或奥美拉唑长期维持治疗。

（四）手术指征

经内科治疗无效的顽固性溃疡、消化性溃疡并发大出血、穿孔或器质性幽门梗阻、溃疡癌变者。

（滕　旭）

第三节　消化道出血

消化道出血可由胃肠道局部病变和（或）全身疾病引起。慢性、小量出血仅表现为粪隐血阳性，久之可导致贫血和营养不良；急性大量出血则可危及生命。

【诊断要点】

一般通过详细问病史，全面体格检查和血、尿、粪常规检查即可诊断，必要时通过特殊辅助检查加以明确。

（一）定出血部位

1. 应除外食物（动物血）、铁剂、口腔内出血吞咽而致的黑粪或粪隐血阳性。

2. 区别呕血和咯血，见表5-1。

表5-1 呕血和咯血的鉴别

呕血	咯血
呕出	咳出
无泡沫，暗红色或棕红色	泡沫状，呈鲜红色
常混食物及胃液	常混有痰液
多呈酸性反应	呈碱性反应
呕前常有上腹部不适感	呕前常有喉部瘙痒感
痰中无血	痰中有血
有柏油样或棕色粪便	无吞吐血液时粪便无改变

3. 分辨出血部位

（1）概念

①上消化道出血：Treitz韧带以上的消化道出血，血便混合较均匀。

②下消化道出血：Treitz韧带以下的消化道出血，尤其在直肠与肛门出血时，血常附在成形便之外或排便后滴鲜血。

（2）便色

①鲜红血便：直肠、远端结肠、肛门附近，常为排便后滴鲜血，或便条附着血液。

②暗红血便：近端结肠或小肠病变。

③柏油样便：若伴呕血，是十二指肠以上消化道较大量出血，十二指肠以下消化道出血（尤其小肠），可见柏油样便但不伴或极少呕血。

④果酱样便：阿米巴病、肠套叠。

粪便颜色除与出血部位有关，还与血液在肠道内停留的时间和出血量的多少有关，如出血量多，肠道运送快，从直肠排出的鲜红血便也可来自上消化道。

（二）判断失血缓急

1.急性出血特点　贫血短时间内发生，为正细胞正色素性贫血，血细胞比容正常，血小板和白细胞可能增高，呕吐物或粪便中有大量鲜血，出血量一次超过全血量的1/5，可迅速发生休克。

2.慢性出血特点　为小细胞低色素性贫血，血细胞比容下降，低蛋白血症，出血量超过全血容量的1/3可致循环衰竭。

（三）估计失血量

1.失血量少　精神状态及面色良好，脉搏、血压正常，少量鲜红血便或便色正常，仅隐血试验（＋），RBC＞3×10^{12}/L，Hb＞70g/L。

2.失血量多　精神萎靡，面色苍白，脉快，血压下降，有大量血便或呕血及黑粪，RBC＜2×10^{12}/L，Hb＜60g/L。急性出血的早期，RBC和Hb可能无变化。

3.出血量的估计

（1）1000ml胃液中混有1ml血可有呕吐咖啡样物。

（2）消化道出血达5ml可出现粪隐血阳性。

（3）下消化道出血40～60ml可出现柏油样便。

（4）出血量一次超过全血量的1/5可出现休克或明显贫血（血液量为72～100ml/kg）。

（四）注意便血的并发症状与体征

1.便血有剧烈腹痛　肠套叠、肠旋转不良、出血性坏死性小肠炎、肠系膜栓塞、消化道溃疡、过敏性紫癜等。

2.无痛性血便　肠道息肉、回肠远端憩室病等，但应警惕少数“无痛性”急腹症出血（十二指肠溃疡、肠套叠）。

3.便血伴腹部包块　肠套叠、肠重复畸形、消化道肿瘤等。

4.便血伴皮肤其他处出血点或紫癜　常见于过敏性紫癜。

5.便血伴发热、中毒症状 败血症、DIC等。

6.便血、呕血伴肝大、脾大、腹壁静脉曲张 常见于肝硬化。

（五）注意既往史

1.消化道溃疡史。

2.脐炎，肝炎或从脐静脉插管换、输血史，大量呕血史：食管或胃静脉曲张。

（六）实验室检查

1.粪常规，隐血试验，便钙卫蛋白。

2.血常规：WBC、RBC、Hb、PLT、RC。

3.凝血功能检查。

（七）特殊辅助检查

1.紧急内镜检查 上消化道大量出血后24～48h紧急行内镜检查。

目的：①迅速明确出血部位、性质；②可行止血治疗；③查出浅表微细的黏膜病变；④决定急诊手术适应证。

2.X线检查 出血停止1～2周后进行。

（1）钡剂透视（常规钡剂有下列缺点）：①阳性率低（仅30%左右），特别是对黏膜病变和贲门的黏膜撕裂症不能诊断；②活动性出血时，胃内积血和血块使钡剂检查困难；③发现病变也不能肯定它是出血灶；④有诱发再出血的危险；⑤钡剂检查48h内不能进行胃镜检查。

（2）钡灌肠：钡灌肠或空气双重造影对直肠、乙状结肠息肉、溃疡性结肠炎、肿瘤、肠套叠等可做出诊断，并能观察结肠位置，协助诊断肠旋转不良。

（3）选择性腹主动脉血管造影：出血期进行该项检查，可找到出血灶。

适应证：对活动性出血，经内镜检查阴性时，应行选择性腹主动脉血管造影，出血量＞0.5ml/min时，血管造影可见外渗现象。在钡剂检查后24～48h，不能做血管造影。

造影对出血部位和病变性质可做出迅速正确诊断，并可动脉灌注垂体后叶素治疗出血。对肝、胰、脾及血管病变的诊断也有一定的应用价值。出血停止期假阴性率高，不宜行造影检查。

3.放射性核素检查　只能明确出血部位不能确定病变性质。应用^{99m}Tc标记红细胞，进行扫描，小量渗血时^{99m}Tc标记的红细胞在出血部位堆积。

$^{99m}TcO_4$腹部扫描特别适用于胃黏膜异位先天性病变（Meckel憩室、肠重复畸形）的诊断。Meckel憩室通常为回肠黏膜，有一部分含胃黏膜，^{99m}Tc易被胃黏膜吸收并聚集，此类Meckel憩室可于静脉注射^{99m}Tc后显影。如肠区呈索条状影则考虑肠重复畸形。

4.纤维结肠镜　能确定结肠以下的病变部位、性质和出血情况。

5.小肠镜检查　适用于病变推测在小肠者。双气囊推进式小肠镜和胶囊内镜的应用可提高小肠出血的诊断准确性。

【治疗要点】

（一）一般治疗

1.卧床休息，安静平卧，下肢抬高。

2.保持呼吸道通畅，避免误吸，必要时吸氧。

3.严密观察生命体征和出血情况：心电监护、呼吸、血压、血红蛋白等。

（二）饮食管理

休克、胃胀满时禁食。非大量出血或剧烈呕吐时一般不必禁食，以免因饥饿增加胃肠蠕动而加重出血或引起疼痛，可给少量流食，同时给抗酸药、解痉药。如食管静脉曲张出血，应在停止出血至少24h后试进少量流食；食管、胃底静脉曲张破裂应禁食2～3d，溃疡病呕血停止后进温凉流食，逐渐改为半流食或软食。

（三）输血

大量出血可先用2∶1液20～30ml/kg静脉注射维持有效循环血量，同时积极准备输血。输血指征：Hb＜70g/L、BP下降、脉快。在输血中注意心功能。

（四）药物止血

1.止血药　复方五倍子液，口服每次1ml/kg，可连服分3次。

2. 去甲肾上腺素　4～8mg加入100ml生理盐水内，分次口服或胃管滴入。

3. 抑制胃酸分泌的药物　临床常用质子泵抑制药（PPI）和H_2受体阻滞药（H_2RA）。如：奥美拉唑0.6～0.9mg/（kg·d）；法莫替丁0.5～0.9mg/（kg·d），静脉注射，每日2次。

4. 生长抑素及其类似物　具有减少内脏血流量，降低门脉压力，抑制许多胃肠激素的作用，但不伴全身血流动力学改变，临床常用如下两种：

（1）生长抑素类似物（Octreotide）：例如，醋酸奥曲肽（善得定，善宁）：8肽，成年人每支100μg，6～8h（儿童酌减），皮下注射，可连用3～7d。

（2）生长抑素（somatostatin）：如，注射用生长抑素（思他宁），14肽，首剂250mg，加入生理盐水或5%葡萄糖溶液10ml在3～5min缓慢静脉注射，之后3.5 μg/（kg·h）维持静脉滴注，可连续5～7d或至病情缓解。

5. 垂体加压素　每次10～20U，加5%葡萄糖液150～250ml，于20min内缓慢静滴，但每日不超过3次。

6. 凝血酶　250U加水10～20ml口服或胃内注入，也可内镜直视创面喷洒，本品只有直接与创面接触才能起到止血作用。

7. 巴曲酶（立止血）　1kU静脉或肌内注射，重症6h后可再肌内注射1kU，后每日1kU，共2～3d。

（五）内镜下止血

1. 内镜直视局部喷洒止血药物：如孟氏液、凝血酶、巴曲酶、去甲肾上腺素和云南白药等。

2. 内镜下直、结肠息肉高频电凝切除术。

3. 组织黏合剂止血治疗。

4. 硬化剂治疗。

5. 食管静脉曲张套扎术。

6. 金属夹止血治疗。

7. 其他：电凝止血、微波止血、激光光凝。

（六）选择性动脉内滴注加压素

通过插管滴注垂体加压素，一般用量：每分每毫升0.1～0.2U对静脉曲张破裂出血有效。对胃黏膜损害、溃疡、食管贲门黏膜撕裂等引起的出血有止血作用。

（七）三腔气囊管压迫止血

食管、胃底静脉曲张破裂出血时，防止血液反流入气道而致窒息。止血24h后放出囊内空气，继续观察24h，如不再出血可拔管。儿童应用发生呼吸道梗阻和食管压迫坏死穿孔的危险性较成年人大，应慎重使用。

（八）手术治疗

手术指征如下。

1.出血后迅速出现休克或反复呕血者。

2.经6～8h输血观察，血压仍不稳定或止血后再次出血。

3.既往有反复大出血，特别是近期又反复出血者。

4.胃、十二指肠有较大动脉出血不易止血者。

（滕　旭）

第四节　小儿腹泻

小儿腹泻病是一组由多病原、多因素引起的以排便次数增多和粪便性状改变为特点的儿科常见病，以6～24月龄婴幼儿发病率高。临床主要表现为排便次数增多且粪便性状改变，呈稀便、水样便、黏液便或脓血便，可伴有发热、呕吐、腹痛，重者可出现水、电解质、酸碱平衡紊乱和全身中毒症状。

【诊断要点】

（一）轻型腹泻

多数由于饮食不当或肠道外感染引起，少数可因致病性大肠埃希菌或肠道病毒感染所致。

1.常由饮食因素及肠道外感染引起，起病可急可缓。

2.主要是胃肠道症状：食欲缺乏，偶有溢乳或呕吐，排便次数增多，但每次粪便量不多，稀薄或带水，呈黄色或黄绿色，带奶瓣和（或）泡沫。

3. 无明显全身症状，无脱水症状，多可在数日内痊愈。

（二）重型腹泻

多由感染引起。除有较重的胃肠道症状外，还有较明显的脱水和电解质紊乱及全身感染中毒症状（发热或体温不升、精神萎靡、嗜睡、面色苍白、昏迷、休克）。

1. 胃肠道症状　食欲缺乏、呕吐、腹泻频繁每日10余次至数十次，呈蛋花汤或水样，少量黏液，部分患儿也可有少量血便。

2. 水、电解质及酸碱平衡紊乱

（1）脱水：由于呕吐腹泻丢失体液及摄入量不足，使体液总量尤其是细胞外液量减少。脱水的性质分为等渗、低渗、高渗性脱水，临床上以等渗、低渗性脱水多见，主要表现为眼窝、囟门凹陷，尿少，泪少，皮肤黏膜干燥、弹性下降，以及血容量不足引起的末梢循环障碍。

（2）代谢性酸中毒：患儿此时可出现精神萎靡、唇红、呼吸深大、呼出气凉而有丙酮味等症状，小婴儿症状可不典型。

（3）低钾血症：在腹泻脱水合并代谢性酸中毒时，钾离子由细胞内向细胞外转移，血清钾多数正常。但随着脱水、酸中毒被纠正、排尿后钾排出增加、粪便继续失钾及输入葡萄糖合成糖原时使钾离子从细胞外进入细胞内等，血钾会迅速下降，出现不同程度的缺钾症状。此时可表现为精神萎靡、无力、腹胀、心律失常、碱中毒等。

（4）低钙血症和低镁血症：脱水、酸中毒时由于血液浓缩、离子钙增多等原因，不出现低钙的症状，待脱水、酸中毒纠正后则出现低钙症状（手足搐搦和惊厥）。用钙治疗无效时应考虑有低镁血症的可能。

（5）低磷：进食减少、吸收不良及腹泻失磷，患儿多有磷缺乏，但一般缺磷不重，在进食改善后不需要额外补充即可恢复。

按脱水程度分为轻、中、重度，见表5-2。

表5-2　脱水程度及表现

表现	轻度脱水 5%（＜50ml /kg）	中度脱水 5%～10% （50～100ml/kg）	重度脱水 ＞10% （101～120ml /kg）
神态	精神稍差，略有烦躁不安	精神萎靡，烦躁不安	昏睡，昏迷
眼眶、前囟	稍凹陷	明显凹陷	深陷
皮肤	皮肤略干，弹性稍差	干燥，苍白，弹性较差	皮肤发灰、发花，干燥，弹性极差
口唇黏膜	略干燥	干燥	极干燥
眼泪	有	少	无
尿量	稍少	明显减少	极少或无
末梢循环	正常	四肢稍凉	四肢厥冷、脉弱、休克

（三）各型腹泻临床特点

1.轮状病毒性肠炎

（1）多发生于秋冬季节，6～24月龄小儿多见。

（2）病初常伴发热等呼吸道症状，多出现等渗性脱水。

（3）粪便呈蛋花汤样，无腥臭味，有少量黏液，镜检有少量白细胞。

（4）病程3～8d，抗生素治疗无效。

2.致病性大肠埃希菌性肠炎

（1）多发生在5～8月。

（2）起病较缓，轻者无全身症状，重者有发热、脱水及电解质紊乱。

（3）粪便呈蛋花汤样，有腥臭味，伴黏液。

（4）镜检有少量白细胞。

3.侵袭性大肠埃希菌性肠炎

（1）多发生在5～8月，潜伏期1～2d。

（2）起病急，腹泻频繁，常伴呕吐、高热、腹痛和里急后重。严重者出现中毒症状或休克。

（3）便呈胶冻状，有脓血。

4.金黄色葡萄球菌性肠炎

（1）起病急，中毒状重，多发生于大量应用广谱抗生素后。

（2）有脱水和电解质紊乱，易并发循环衰竭。

（3）粪便呈墨绿色，似海水样，每日10～20次。

（4）镜检见大量脓细胞和革兰阳性菌。

5.真菌性肠炎

（1）多见于营养不良或长期应用广谱抗生素后。

（2）常伴鹅口疮。

（3）粪便黄色，泡沫多，豆腐渣样。

（4）镜检见真菌孢子及菌丝。

（四）腹泻病程分类

1.急性腹泻　病程在2周之内。

2.迁延性腹泻　持续腹泻病程在2周至2个月。

3.慢性腹泻　持续病程在2个月以上。

【治疗要点】

治疗原则：调整饮食，预防和纠正脱水，合理用药，加强护理，预防并发症。

（一）饮食疗法

1.轻型腹泻　可继续进平日饮食，鼓励患儿进食、饮水，吐泻严重者禁食（6～8h）。待脱水基本纠正，吐、泻好转时逐渐恢复饮食。疑有双糖酶缺乏，给予去乳糖喂养。

2.过敏性腹泻　应用去乳糖喂养腹泻不改善时，应考虑蛋白质（如牛奶或大豆蛋白等）过敏的可能性，应进一步检查以确诊，如对牛奶蛋白过敏，可给予水解氨基酸配方或深度水解蛋白配方营养粉喂养。

（二）控制感染

根据中华医学会消化学组，2016年中国儿童急性感染性腹泻病临床实践指南推荐，对感染性腹泻各病原菌的抗生素推荐意见如表5-3所示。

表5-3 针对儿童急性感染性腹泻各病原菌的抗生素推荐意见

病原菌	抗生素	用法和剂量	推荐意见
大肠埃希菌	磷霉素	口服：50～100mg/(kg·d)，分3～4次 静脉：100～300 mg/（kg·d），分2～4次	选择
	头孢噻肟	50～100mg/（kg·d），分2～4次静脉滴注	推荐
	头孢唑肟	40～150mg/（kg·d），分2～3次静脉滴注	推荐
	头孢曲松	20～100mg/（kg·d），单次或分2次静脉滴注	推荐
	头孢他啶	30～100mg/（kg·d），分2～3次静脉滴注	推荐
	头孢克肟	5～10 mg/（kg·d），分2次口服	推荐
	头孢哌酮	50～200mg/（kg·d），分2～3次静脉滴注	推荐
	阿米卡星	首剂10mg/kg，继以每12小时7.5 mg/kg，或每24小时15 mg/kg，肌内注射或静脉滴注	推荐
	亚胺培南※	30～60mg/（kg·d），重症可增至100 mg/（kg·d），每日总量不超过2g，分3～4次静脉滴注（每6～8小时）	推荐
空肠弯曲菌	红霉素	40～50mg/（kg·d），分3～4次口服，总疗程5～7d，重症感染者疗程延至3～4周	选择
	阿奇霉素	10mg/(kg·d)，口服或静脉滴注（＞6月龄患儿，体重＜45kg）；1次/日，每周3d为1个疗程；或采用5d疗法：首日10mg/（kg·d），后4d减半使用。一般1个疗程即可，严重者需要治疗2～3个疗程	推荐
鼠伤寒沙门菌	头孢噻肟	50～100mg/（kg·d），分2～4次静脉滴注	选择
	头孢曲松	20～100mg/（kg·d），单次或分2次静脉滴注	选择

续表

病原菌	抗生素	用法和剂量	推荐意见
	头孢他啶	30～100mg/（kg·d），分2～3次静脉滴注	选择
	头孢哌酮	50～200mg/（kg·d），分2～3次静脉滴注	选择
	哌拉西林-他唑巴坦	剂量为60～150mg/（kg·d），分3～4次静脉滴注	选择
	亚胺培南※	30～60mg/（kg·d），重症可增至100 mg/（kg·d），每日总量不超过2g，分3～4次静脉滴注（每6～8小时）	强烈推荐
肺炎克雷伯菌	头孢哌酮-舒巴坦	80～160mg/（kg·d），分2～3次静脉滴注	选择
	亚胺培南	30～60mg/（kg·d），重症可增至100 mg/（kg·d），每日总量不超过2g，分3～4次静脉滴注（每6～8小时）	强烈推荐
金黄色葡萄球菌（停用原来抗生素）	万古霉素	20～40mg/（kg·d），静脉滴注，每12小时或8小时分次使用	推荐
	利奈唑胺	每次10mg/kg，每8小时分次使用	选择
艰难梭菌（停用原来抗生素）	甲硝唑	每次30mg/kg，分4次	推荐
	万古霉素	20～40mg/（kg·d），口服，分4次	推荐
白念珠菌	制霉菌素	5万～10万U/（kg·d），分3次口服	选择
	氟康唑	3mg/（kg·d），单次口服	选择
	克霉唑	25～50mg/kg，分2～3次口服	选择
	酮康唑	3～5mg/kg，单次或分2次口服	选择

注：※不作为儿科临床抗生素首选药物，针对产超广谱β-内酰胺酶的大肠埃希菌及多重耐药鼠伤寒沙门菌；病毒性肠炎和非侵袭性细菌所致的腹泻，以饮食和支持疗法为主，不宜长期滥用抗生素，以免发生菌群失调

（三）对症治疗

1.肠黏膜保护药　能吸附病原体和毒素，维持肠细胞的吸收和分泌功能，与肠道黏液糖蛋白相互作用，可增强其屏障功能，阻止病原微生物的攻击，如蒙脱石制剂每次1～3g，每日3次。

2.抗分泌治疗　脑啡肽酶抑制药消旋卡多曲可以通过加强内源性脑啡肽来抑制肠道水、电解质的分泌，可以用于治疗分泌性腹泻。

3.避免用止泻药　如洛哌丁醇，因为它抑制胃肠动力的作用，增加细菌繁殖和毒素的吸收，对于感染性腹泻有时是很危险的。

4.补锌治疗　对于急性腹泻患儿，应每日给予元素锌20mg（＞6月龄），6月龄以下婴儿每日10mg，疗程10～14d。

（四）微生态制剂

近年来大多被应用，补充肠道正常菌群以恢复微生态平衡，提高肠道抗病原微生物的能力，有利于腹泻的恢复。常用鼠李糖乳杆菌（LGG）、酵母菌、罗伊乳杆菌DsM 17938、嗜酸乳杆菌等。

（五）液体疗法

1.口服补液　ORS Ⅲ的成分为每1000ml含无水葡萄糖13.5g，氯化钠2.6g，氯化钾1.5g，枸橼酸钠2.9g。

适用于腹泻时预防脱水及轻、中度脱水。补给累计损失量：轻度脱水50～80 ml/kg，中度脱水80～100ml/kg，频频喂给（＜2岁患儿每1～2分喂1小勺，＞2岁患儿每次10～20ml，每5～10分1次），所需液量要求在8～12h服完。

2.静脉补液　适用于中度以上脱水、吐泻重或腹胀的患儿。

（1）第1天补液量＝累计损失量＋生理需要量＋继续损失量

①累计损失量：轻度脱水50ml/kg，中度脱水50～100ml/kg，重度脱水100～120ml/kg。

液体种类：等渗性脱水用1/3～1/2张含钠液，低渗性脱水用等张～2/3张含钠液，高渗性脱水用1/5～1/3张含钠液。

②继续损失量：选用1/5～1/3张含钠液。

③生理需要量：60～80ml/kg，补1/3张维持液。

（2）补液速度

①扩容阶段：适用于各种性质的脱水患儿伴有周围循环障碍者。2∶1等张含钠液20ml/kg，30～60min静脉注射或快速滴注。

②纠正脱水：补足累计损失量，如无明显周围循环障碍可不必扩容，直接从本阶段开始补液，8～10ml/（kg·h）。8～12h滴完。

③维持补液：补继续损失和生理需要量，5ml/（kg·h），12～16h滴完，1/3～1/2张含钠液体。

（3）纠正离子紊乱

①补钾原则：见尿补钾；不能静脉直推；浓度＜0.3%；补钾速度不能过快，每日补钾总量静脉滴注时间不少于6～8h；静脉补钾需维持4～6d。

②轻度低钾血症：氯化钾200～300mg/（kg·d），口服。

③重度低钾血症：氯化钾300～400mg/（kg·d），静脉滴注。

（4）纠正酸中毒：提高CO_2CP 10Vol/dl，需5%碳酸氢钠5ml/kg。临床常用5%碳酸氢钠＝－ABE×kg/2，先补1/2量，复查血气后再补。

（5）补钙：在脱水纠正后易发生低钙抽搐。10%葡萄糖酸钙1～2ml/kg，一次用量＜10ml，监测心率，防外渗。

（6）补镁：补钙抽搐不见缓解，需补镁。

（7）第2天补液：补充生理需要量和继续损失量，继续补钾。生理需要量60～80ml/（kg·d），异常损失量：丢多少补多少，用1/3～1/2张含钠液。两部分于12～24h输入。

3.其他　营养不良患儿腹泻，需补维生素A、维生素

B、维生素C、维生素D，少量输血。注意纠正离子紊乱和酸碱平衡。

（王　洋）

第五节　胃食管反流

胃食管反流（gastroesophageal reflux，GER）是指胃内容物反流入食管，分为生理性和病理性。小儿GER大多为生理性，通常在婴幼儿8周前出现，5%患儿每日出现≥6次，90%患儿1岁前会缓解。如反流频繁发作或持续发生需考虑病理性。如引起反流性食管炎、吸入综合征、成长障碍或神经精神症状时，称为胃食管反流病（GERD）。

【诊断要点】

（一）临床特点

小儿胃食管反流的临床表现轻重不一，主要与反流的强度、持续的时间、有无并发症以及小儿的年龄有关。

1.食管症状

（1）呕吐：新生儿和婴幼儿以呕吐为主要表现。年长儿以反胃、反酸、嗳气等症状多见。

（2）反流性食管炎

①胸骨后烧灼感：常见于年长儿。位于胸骨下端，服用抗酸药可减轻症状。

②咽下困难：婴幼儿表现为喂食困难、烦躁或拒食，年长儿可有咽下疼痛，如食管狭窄可有严重呕吐和吞咽困难。

③呕血或便血：当食管炎症严重，发生糜烂或溃疡时，可出现呕血或黑粪。

（3）Barriet食管：是食管下端的鳞状上皮被增生的柱状上皮所代替，其主要并发症是食管溃疡、狭窄和腺癌。

2.食管外症状

（1）生长发育迟缓：最常见，主要表现为体重不增和生长发育落后。伴有反流性食管炎时可致蛋白丢失性肠病而引起低蛋白血症和慢性贫血。

（2）吸入综合征：婴幼儿表现为阻塞性呼吸暂停、喘鸣及有原发病，如喉软化、支气管肺发育不良时的下呼吸道疾病甚至婴儿猝死综合征等。

3. 精神神经症状　小儿可有不安、易激惹、夜惊、婴儿鬼脸（infantile arching）及神经系统疾病，在神经功能障碍特别是脑瘫患儿中出现牙蚀症。Sandifer综合征，是指病理性GER患儿呈现类似斜颈样的一种特殊“公鸡头样”的姿势，同时伴有槌状指、蛋白丢失性肠病及贫血。

（二）辅助检查

1. 食管钡剂造影　能观察食管形态、运动和食管与胃连接部的组织结构。一般认为5min内出现3次以上反流为诊断标准，简便易行，但易致假阳性或假阴性。

2. 食管pH动态监测　24h食管动态pH监测，是诊断GER的金标准。

3. 食管内镜检查及黏膜活检　可确定是否存在食管炎病变及Barriet食管。

4. 食管动力功能检查　胃肠道压力测定是测定动力紊乱的重要方法。可以了解食管运动情况及下食管括约肌功能。

5. 胃-食管核素闪烁扫描　口服或胃管内注入含有^{99m}Tc标记的液体，应用γ照相机测定食管反流量，可了解食管运动功能，明确呼吸道症状与GER的关系。

【治疗要点】

1. 体位治疗　将新生儿和小婴儿上身抬高30°可减少呕吐，保持前倾俯卧位有助于胃排空，但增加婴儿猝死风险，因此目前主张仰卧位睡眠。儿童清醒时最佳体位为直立位和坐位，睡眠时左侧卧位，床头抬高20～30cm。

2. 饮食疗法　如果婴幼儿体重超重，则减少喂养总奶量；少食多餐喂养，直至喂养得足够少量而频繁；喂养稠厚食物；必要时更换水解蛋白或氨基酸奶粉。

3. 药物治疗　包括胃肠动力药、抗酸或抑酸药、黏膜保护药三类。

（1）促胃肠动力药：①多巴胺受体拮抗药，多潘立酮（吗丁啉），常用剂量为每次0.2～0.3mg/kg，每日3次，饭前及睡前30min口服，但由于多潘立酮的副作用较大，目前已不作为儿童改善胃肠动力的一线药物；②通过乙酰胆碱起作用的药物，西沙必利，常用剂量为每次0.1～0.2mg/kg，每日3次。

（2）抗酸和抑酸药：①抑酸药，H_2受体拮抗药，常用西咪替丁、雷尼替丁；质子泵抑制药，奥美拉唑。②中和胃酸药，如氢氧化铝凝胶。

4. 外科治疗　手术适应证：①内科治疗6～8周无效，有严重并发症（消化道出血、营养不良、生长发育迟缓）；②严重食管炎伴溃疡、狭窄或发现有食管裂孔疝者；③有严重的呼吸道并发症，如呼吸道梗阻、反复发作吸入性肺炎或窒息、伴支气管肺发育不良者；④合并严重神经系统疾病。

（宋诗蓉　吴　捷）

第六节　嗜酸细胞食管炎

【诊断要点】

1. 发病机制　免疫或食物抗原共同介导的嗜酸细胞浸润为特点的炎性疾病。

2. 发病年龄　所有年龄均可发病，多见于年长儿。

3. 临床表现　婴幼儿更易出现喂养困难，表现出拒食、呕吐和发育迟缓，年长儿可表现为恶心、呕吐、食欲缺乏、反流、上腹痛、胃烧灼感、吞咽困难和体重下降。

4. 内镜检查　与嗜酸细胞食管炎（eosinophilic esophagitis，EoE）相关的食管结构改变有很多，内镜下可见食管线状裂隙和白斑、黏膜水肿和白色渗出，其中固定的食管环是EoE典型改变，食管狭窄多见于年长儿和成年人。组织学特征：典型病理表现为食管上皮嗜酸粒细胞浸润，其他病理表现为炎性细胞浸润、固有层纤维化、食管黏膜细胞膨胀或海绵层水肿，嗜酸微脓肿和基底层钉突状增生。

5.诊断

（1）食管功能异常相关症状。

（2）食管黏膜多点活检标本嗜酸细胞≥15个/高倍视野。

（3）嗜酸粒细胞增多局限于食管。

（4）排除食管嗜酸细胞增多的其他原因。

【治疗要点】

治疗主要包括药物，饮食和食管扩张术。药物和饮食改变可改善与EoE发病机制相关的炎症，而扩张术可治疗食管重塑和纤维化。

1.饮食　回避可疑过敏食物，不仅能改善患儿临床症状及食管组织嗜酸细胞浸润，还可以预防食管纤维化及狭窄，再次添加可能过敏食物时应逐渐添加，从低敏性到高敏性，每种食物添加至少间隔1周。

2.药物治疗

（1）糖皮质激素：分局部激素治疗和全身激素治疗。

①局部激素治疗：因其生物利用度低、全身吸收少、快速被肝脏代谢，全身不良反应少而作为治疗 EoE 的一线药物。目前常用吞咽吸入型激素，主要包括丙酸倍氯米松、丙酸氟替卡松及布地奈德制剂。目前报道应用最多的是氟替卡松，常用剂量：儿童88～440μg/d，青少年和成年人440～880μg/d，分2～4次应用，疗程6～8周；布地奈德的常用剂量：儿童1mg/d，青少年2 mg/d。

②全身激素治疗：全身型糖皮质激素（如泼尼松、甲泼尼松）是最早应用治疗嗜酸细胞性食管炎的药物，可迅速消除食管嗜酸细胞浸润并改善症状，但停药后易复发，且长期应用的不良反应大，仅适用于出现严重吞咽困难（伴或不伴有食管狭窄）或其他饮食困难、体重不增、脱水等需要住院治疗的患者，常用醋酸泼尼松1mg/（kg·d），最大量不超过60mg，静脉用甲泼尼龙琥珀酸钠1～2mg/（kg·d）。

（2）其他药物治疗

①质子泵抑制药：缓解患者反酸症状，常用剂量奥美拉唑1mg/（kg·d），最大剂量20mg/d，一般疗程8周。

②生物治疗：白细胞介素-5的单克隆抗体-美泊利单抗。

③白三烯受体拮抗药：以孟鲁司特为主要代表，常用剂量为4～5mg/d，每日1次。

3.内镜下扩张治疗　内镜下食管扩张治疗对有药物和饮食治疗后食管狭窄症状持续存在的患者是有效的，扩张可明显改善患者吞咽困难症状，但对嗜酸细胞组织浸润及病理进程无改变。

（叶晓琳）

第七节　嗜酸细胞胃肠炎

【诊断要点】

1.发病机制　免疫或食物抗原共同介导的胃肠道嗜酸细胞浸润为特点的炎性疾病。

2.发病年龄　以年长儿多见。

3.临床表现　根据嗜酸细胞胃肠炎（Eosinophilic gastroenteritis，EG）浸润深度，临床分为3型。

（1）黏膜病变型：较为多见，患者主要表现为蛋白丢失性肠病、出血和吸收不良，常伴有腹痛、腹泻、贫血和营养不良。

（2）肌层病变型：较为少见，患者可表现为肠壁增厚和肠梗阻表现，常表现为腹胀、腹痛、腹泻和呕吐，部分患者可并发肠套叠。

（3）浆膜病变型：较为罕见，患者可表现为嗜酸细胞性胸腔积液、腹水，积液中可见大量嗜酸粒细胞。

4.辅助检查

（1）实验室检查：外周血、骨髓和腹水中嗜酸粒细胞可升高。血清蛋白多因胃肠道病变而丢失、降低。血清IgE多会增高。

（2）内镜和组织病理学检查：胃部的病理改变主要是

胃窦部位，皱襞增大，并有鹅卵石样结节或息肉。胃窦和幽门壁僵硬、狭窄，偶有溃疡。小肠的病理改变主要在空肠部位，肠壁增厚，肠管扭曲。黏膜组织活检至少需采集6个活检标本以上才能提高确诊率，病理显示每高倍视野嗜酸细胞数＞20个，有助于确诊。

（3）钡剂检查：表现为食管、胃窦或小肠狭窄，黏膜皱襞增宽、蠕动消失，幽门梗阻、肠壁增厚、结节样充盈缺损等。

（4）腹部B 超或CT：可提示胃肠壁增厚、腹腔内淋巴结大及腹水等。

5.诊断　目前多采用Talley等提出的标准。

（1）有典型的腹痛、腹泻、呕吐和腹胀等胃肠道症状和体征。

（2）胃肠道黏膜组织活检应在病变部位多点活检标本至少6块，每高倍视野嗜酸细胞计数＞20个有助于诊断。

（3）需排除寄生虫感染和消化道以外的嗜酸粒细胞增多性疾病。

【治疗要点】

1.饮食疗法　回避可疑过敏食物，过敏原较少时，采取特定饮食回避疗法；过敏原较多时，采用要素饮食，如氨基酸配方；无明确过敏原时，采取经验性饮食剔除疗法，如回避牛奶、大豆、小麦、鸡蛋、花生、坚果和鱼或贝类等容易引起过敏的食物。

2.营养支持　给予高热量营养支持，纠正水和电解质失衡。

3.药物治疗　常用泼尼松0.5～1mg/（kg·d）口服，通常服药2～14d后症状明显缓解，服用2～4周后见效逐渐减量，一般疗程为6～8周，如病情严重出现肠梗阻等并发症时，可静脉用甲泼尼龙琥珀酸钠1～2mg/（kg·d）。孟鲁司特钠可以与激素合用，常用剂量为4～5mg/d，每日1次；长期应用激素疗效不明显的患者可加用酮替芬，每日0.5～1.0 mg口服，每日1～2次；其他治疗包括质子泵抑制药：可改善十二指肠嗜酸细胞浸润程度，免疫抑制药如口服硫唑嘌呤［2～2.5mg/（kg·d）］。

4.手术　胃肠道狭窄时，可行内镜引导下扩张治疗。外科手术适用于症状重、内科治疗不能缓解、肠穿孔、肠套叠、肠梗阻等情况。手术不能完全切除受浸润的部位，容易复发，术后仍需内科治疗。

（宋诗蓉　吴　捷）

第八节　食物蛋白诱导胃肠疾病

食物蛋白诱导的胃肠道疾病是指由食物过敏引起的消化道黏膜损伤，以消化道症状为主要表现的一类疾病的总称，临床表现包括呕吐、腹泻、腹胀、便秘、厌食、贫血、消化道出血、低蛋白血症及生长发育迟缓等，常见疾病包括口腔过敏综合征（oral allergy syndrome，OAS）、食物蛋白诱导的小肠结肠炎综合征（food protein-induced enterocolitis syndrome，FPIES）、食物蛋白诱导的肠病（food protein-induced enteropathy，FPIE）、食物蛋白诱导的直肠结肠炎（food protein-induced proctocolitis，FPIP）、乳糜泻（celiac disease，CD）、嗜酸细胞性食管炎（eosinophilic esophagitis，EoE）、嗜酸细胞性胃肠炎（eosinophilic gastroenteritis，EG）等。

一、口腔过敏综合征

【诊断要点】

1.发病机制　由IgE介导的变态反应。

2.发病年龄　年长儿多见。

3.食物诱因　常见致敏食物为蔬菜、水果、贝类和坚果。

4.临床表现　多发生在豚草、蒿属、桦树花粉症患者或提示以后可能发生花粉症者，与花粉、水果、蔬菜间交叉反应有关。症状局限于口唇及咽喉，典型症状为唇部、口腔和咽喉部瘙痒和肿胀，通常发生在接触致敏食物数分钟或数小时后，症状可表现为游走性，通常在24 h内消失，也可持续数日，严重过敏者可出现喉头水肿、呼吸困难甚至过敏性休克。

5. 实验室检查

（1）血清特异性IgE检测：判断IgE介导的食物过敏情况，由于其结果受年龄、过敏原检测方法影响，阴性结果的临床意义大于阳性。

（2）皮肤点刺试验：用于检测IgE介导的变态反应，根据变应原及阳性对照液所致风团面积而评定其反应级别，以排除对特定食物的致敏作用和可能共存的IgE介导的疾病。

（3）食物激发试验：包括双盲安慰剂对照食物激发试验、单盲食物激发试验、开放性食物激发试验等。其中双盲安慰剂对照食物激发试验（double blind placebo control food challenge，DBPCFC）：是目前诊断食物变态反应疾病的“金标准”。但由于盲法试验的食品需要加工，且操作时间长、步骤烦琐等限制，因此临床更多应用开放性食物激发试验。开始实验前需停用一切可影响激发试验结果的药物（如组胺、激素等）1～2周，并回避可疑致敏食物2～4周，待临床症状缓解后，逐步添加可疑致敏食物以激发症状出现。

（4）斑贴试验：对于非IgE介导的食物过敏有一定诊断价值。将小剂量接触性变应原直接接触皮肤48h后移除，观察皮肤的变化及是否有其他临床表现，红斑的面积大小与过敏强度相关。

6. 诊断　详细询问病史，尤其对可疑过敏食物与疾病发病关系的询问非常重要，其他针对性实验室检查包括清血清特异性IgE 检测、皮肤点刺试验、斑贴试验可辅助诊断，食物激发实验为本病诊断的金标准。

【治疗要点】

本病的治疗要点主要为回避致敏食物和针对意外摄入所致急性过敏发生的紧急治疗。

1. 回避致敏食物　如果明确致敏食物，可有针对性进行回避；如果未明确致敏食物，可经验性地回避常见过敏食物；将蔬菜或水果煮熟或者削皮再吃，可减少此类变态反应发生。

2. 抗组胺药物　①左旋西替利嗪，儿童1.25～2.5mg，每日1次；②地氯雷他定，儿童1.25～2.5mg，每日1次；③非索非那定，儿童15～30mg，每日2～3次。

3. 肾上腺素　对于严重变态反应，肾上腺素为首选一线治疗，一般儿童肌内注射1：1000肾上腺素，每次0.01 mg/kg（1 mg/ml），最大量不超过0.5 mg，5～10min后可重复使用，观察血压、心率情况；如果极危重患儿，可以静脉注射肾上腺素，儿童推荐剂量0.01 mg/kg，最大剂量0.3 mg，但要稀释成1：10 000溶液，5～10 min缓慢静脉注射，同时观察心律和心率。如果在5 min内没有改善，重复注射同等剂量的肾上腺素。

二、食物蛋白诱导的小肠结肠炎综合征

【诊断要点】

1. 发病机制　由非IgE介导的变态反应。

2. 发病年龄　通常发生于婴幼儿。

3. 食物诱因　最常见的致敏食物是牛奶和大豆，其次为燕麦、大麦、鸡肉、蛋清、鱼、花生、牛肉等。

4. 临床表现

（1）急性FPIES：典型的临床表现为在摄入致敏食物后的1～4h出现，表现为严重的喷射性呕吐，伴有腹泻、嗜睡、皮肤苍白和脱水，严重者可发展为过敏性休克，不同于IgE介导的变态反应，其皮肤或呼吸道症状少见。

（2）慢性FPIES：主要的临床表现为间断呕吐、腹泻、腹胀、贫血、低蛋白血症及生长发育迟缓，部分患儿也可有便秘表现，重新接触致敏食物后可再次出现急性症状，是此病的特异性临床表现，并据此可以与蛋白诱导性肠病、直肠结肠炎、嗜酸细胞胃肠炎等疾病相鉴别。

5. 实验室检查　可显示低白蛋白血症、贫血、白细胞计数增加伴核左移和嗜酸粒细胞增多，内镜下表现为黏膜损伤，直肠溃疡和出血。病理检查显示不同程度的绒毛萎缩、组织水肿、隐窝脓肿，以及炎症细胞浸润（淋巴细胞、嗜酸粒细胞和肥大细胞增多）。

6.诊断　主要依赖于典型的临床表现，以及回避可疑的食物蛋白后病情得到缓解，有时则需进行口服食物激发试验以确诊或确定食物过敏的来源。

（1）急性 FPIES 诊断：FPIES 的诊断需要患者符合主要标准及 3 条以上次要标准。如果仅有一次发作，则需进行食物激发试验以明确诊断。

①主要标准：在进食可疑食物后 1 ～ 4h 出现呕吐，不伴有经典的 IgE 介导变态反应的皮肤症状或呼吸道症状。

②次要标准：再次进食同样的食物后，出现第 2 次或反复多次同样的呕吐症状；在进食另外一种食物后，1 ～ 4 h 也出现反复呕吐；发病时有重度嗜睡，发病时伴有明显皮肤苍白，发病时需要去急诊就诊，发病时需要静脉补液支持，进食后 24 h 内出现腹泻（通常为 5 ～ 10 h），低血压，低体温。

（2）慢性 FPIES 诊断：主要依赖于典型的临床表现，以及回避可疑的食物蛋白后病情得到缓解，而当再次进食过敏食物时，引起急性症状再发，即 1 ～ 4 h 呕吐，24 h 内腹泻（通常为 5 ～ 10 h），确诊需行食物激发试验，否则慢性 FPIES 的诊断仍然是推断性的。

【治疗要点】

本病的治疗要点主要为回避致敏食物和针对意外摄入所致急性过敏发生的紧急治疗。

1.回避致敏食物　对于母乳喂养婴儿，母亲饮食中应完全回避致敏食物；牛奶蛋白过敏给予完全氨基酸配方粉或深度水解配方粉进行治疗。

2.营养支持　补充各种维生素和必要矿物质；纠正水、电解质紊乱，纠正低蛋白血症和贫血。

3.药物治疗　轻中度急性 FPIES 在家中口服补液即可缓解，严重 FPIES 治疗需要进行积极的液体复苏（如 10 ～ 20 ml/kg 生理盐水）维持血流动力学稳定，静脉滴注甲泼尼龙琥珀酸钠（甲强龙），1 mg/kg，最大剂量每次 60 ～ 80 mg 可有效减轻炎性反应，加用血管活性药物治疗低血压，碳酸氢钠纠正酸中毒及用亚甲蓝治疗高铁血红蛋白血症，通常不推荐肾上腺素常规用于FPIES急救，若患者并发IgE介导的变态反应并且有发生食物诱发严重变态反应的风险，可酌情应用。

三、食物蛋白诱导的肠病

【诊断要点】

1.发病机制　由非IgE介导的变态反应。

2.发病年龄　多见于婴幼儿，尤以1岁以内婴儿多见。

3.食物诱因　常见的过敏原是牛奶和大豆，还有鸡蛋、鱼、鸡和米等。

4.临床表现　主要表现为摄入致敏食物数小时或数天内出现慢性腹泻、呕吐，伴有腹胀、脂肪泻和乳糖不耐受，病程长者可导致生长发育迟缓、贫血，并可有蛋白丢失性肠病表现，如低蛋白血症、水肿等。

5.实验室检查　部分患者血常规可有嗜酸粒细胞轻度增加，内镜下可见小肠绒毛萎缩、肠壁水肿等非特异性表现，组织学显示绒毛萎缩、隐窝增生、上皮内淋巴细胞增多，固有层$CD4^+$细胞和上皮间$CD8^+$细胞增多。

6.诊断　口服激发试验是食物过敏诊断的金标准。

【治疗要点】

主要为回避致敏食物和针对并发症的及时支持治疗。

四、食物蛋白诱导的直肠结肠炎

【诊断要点】

1.发病机制　大多数是由非IgE介导的变态反应。

2.发病年龄　多发生在6月龄以内，出生后2～8周最常见，可在出生后第1周甚至生后几小时内发病。

3.食物诱因　常见致敏食物有牛奶、豆类、鱼、鸡蛋、小麦。

4.临床表现　主要表现为腹泻，粪便带血和（或）黏液血便，甚至血便，患儿一般状况良好，多不影响饮食，无贫血及生长发育迟缓等表现，常伴有湿疹。

5.实验室检查　多数患儿血常规及血液生化检查均正

常，便常规可见红白细胞，粪隐血阳性，便细菌培养阴性，少数患儿可有贫血及低蛋白血症。内镜下表现呈非特异性，可有黏膜水肿、糜烂、溃疡，多发性小结节和血管减少，结肠活检可有少量嗜酸细胞浸润，很少形成隐窝脓肿。

6.诊断　口服激发试验是食物过敏诊断的金标准，注意排除坏死性小肠结肠炎、胃肠炎、败血症、肠套叠等疾病引起的相似症状。

【治疗要点】

主要为回避致敏食物和针对并发症的及时支持治疗。

五、乳糜泻

【诊断要点】

1.发病机制　是由遗传和环境因素共同作用而引发的自身免疫性肠病。其中最重要的遗传因素是HLA Ⅱ型基因，约90%的患者表达HLA-DQ2.5基因，其余的患者表达HLA-DQ2.2或者HLA-DQ8基因。环境因素（如择期剖宫产、围生期和儿童时期感染、使用抗生素和质子泵抑制药、肠道菌群的改变）都可能在CD的发病中发挥作用。

2.发病年龄　可发生于任何年龄，多数幼年时期发病。

3.致敏食物　麦麸。

4.临床表现　CD临床表现形式多样，临床医师需要掌握其潜在临床表现。典型临床表现包括腹泻、腹痛和腹胀等消化道症状，非典型临床表现包括肠外表现和无症状性乳糜泻。

（1）胃肠道表现：在6月龄到2岁的婴幼儿中以胃肠道症状为主，主要表现为慢性腹泻、腹痛、腹胀和体重下降，部分患儿也可有便秘表现。在年长儿和成年人中，乳糜泻的表现更加多样，可能被误诊为肠易激惹综合征，部分患者缺乏典型的胃肠道表现，仅表现为营养不良或肠外症状。

（2）肠外表现：CD有多种肠外表现，包括青春期延迟、身材矮小，乏力、缺铁性贫血、疱疹性皮炎、骨质疏松、反复的口腔溃疡和牙釉质发育不全等。少数患者并发乳糜性肝炎，主要表现为不明原因的转氨酶升高，而在给予无麸质饮食治疗后6～12个月肝功能恢复正常。此外，儿童CD患者周围神经病变、癫痫、共济失调和认知功能障碍的发病率远高于成年人。

（3）无症状乳糜泻：患者仅存在肠绒毛萎缩，但并无明显临床症状。

5. 实验室检查

（1）基因检测：已证实几乎所有的CD患者均携带HLA-DQ2或HLA-DQ8基因，HLA基因检测对疾病诊断的阴性预测高达99%以上，目前主要用于排除CD的诊断。

（2）血清学检查：血清IgA抗肌内膜抗体（EMA）、IgA抗组织转谷氨酰胺酶抗体（Anti-tTG）由于其高敏感性和特异性已成为CD的首选筛查手段。

（3）肠道活检：CD最具特征性的肠道病理改变为绒毛变钝或萎缩，隐窝增生，上皮内淋巴细胞的数量增加，固有层中单核细胞浸润。

6. 诊断　目前世界胃肠病学组织推荐的CD诊断的金标准是：小肠活检阳性，同时血清学检测阳性才能确诊，欧洲儿科胃肠、肝脏与营养协会（ESPGHAN）建议对于有临床症状、血清 anti-tTG 抗体效价升高10倍以上，并携带 HLA-DQ2 或 DQ8 基因型的儿童患者，可不行肠道活检诊断。

【治疗要点】

迄今为止，CD唯一有效的治疗方法就是终身坚持无麸质饮食（gluten-free diet，GFD）治疗，所有小麦、黑麦及大麦产品必须严格避免。

六、嗜酸细胞食管炎

详见本章第六节。

七、嗜酸细胞胃肠炎

详见本章第七节。

（叶晓琳）

第九节 腹型过敏性紫癜

过敏性紫癜是一种以小血管炎为主要病理改变的全身性血管炎综合征。以皮肤紫癜、关节肿痛、腹痛、便血及血尿、蛋白尿等综合表现为本病的重要特征。如伴腹部症状时，脐周和腹部出现绞痛，亦可伴恶心、呕吐、便血等，甚者腹痛剧烈，反复发生，可伴发肠套叠或肠穿孔。

【诊断要点】

（一）病因

病因不明确，可能与微生物（β溶血性链球菌、病毒、肺炎支原体、寄生虫等）、疫苗、食物、药物等有关。各种刺激因子，包括感染原和过敏原作用于具有遗传背景的个体，激发B细胞克隆扩增，导致IgA介导的系统性血管炎。

（二）临床表现

1.在起病前1～3周常有上呼吸道感染史，多见于7～14岁儿童（国内），急性起病，始发症状以皮肤紫癜为主，少数病例以腹痛、肾脏症状首先出现，各种症状可有不同组合。

2.皮疹特点：多见于下肢及臀部，对称分布，伸侧较多，分批出现；初呈紫红色斑丘疹、高出皮面、压之不褪色，数日转为暗红色，后呈棕褐色而消退；少数融合成大疱伴出血性坏死；部分伴有荨麻疹和血管神经性水肿；皮肤紫癜4～6周后消失，可反复出现。

3.腹型过敏性紫癜表现

（1）约2/3患儿出现消化道症状，一般出现在紫癜发生1周内，14%～36%胃肠道症状发生在皮疹出现之前（易误诊）。

（2）腹痛多无明显诱因，反复出现阵发性剧烈的腹部绞痛，夜间明显，持续腹痛少见。

（3）腹痛部位常不固定，多位于脐周。

（4）多伴有消化道出血（便血和呕血），可伴恶心、呕吐、腹泻。

（5）腹部体征（腹肌紧张及强直等）轻微，不如症状（腹痛、血便、腹泻等）明显，症状体征分离是腹型过敏性紫癜的重要特点。

（6）一般解痉药不能缓解。

（7）可并发肠套叠、肠梗阻、肠穿孔及出血性小肠炎。

4.外科并发症

（1）主要为肠套叠、肠坏死及肠穿孔、阑尾炎。

（2）对有明确外科并发症者宜早期采取积极手术治疗，对有严重肠管病变者行肠造瘘术，延期行肠吻合术，可提高治愈率，降低病死率。

5.内镜表现：对以消化道症状为首发，尤其表现为腹部绞痛伴有便血但腹部体征轻微，常规解痉治疗不能缓解的患儿，早期胃镜检查可有助于腹型过敏性紫癜的确诊，减少误诊及漏诊，避免不必要的外科手术及并发症的出现。

（三）辅助检查

1.实验室检查

（1）外周血检测白细胞、血小板计数正常或升高，红细胞沉降率增快；出血和凝血时间正常；血免疫球蛋白A（IgA）可升高。

（2）腹型HSP患儿肾脏受累时尿蛋白、隐血阳性（尿常规监测每周1～2次），尿微量蛋白可高于正常值，粪隐血多为阳性。

（3）其他检查：^{13}C尿素酶呼气实验；食物不耐受及食物+呼吸过敏原；尿淀粉酶和血淀粉酶、血脂肪酶；必要时查抗核抗体系列。

2.影像学检查

（1）内镜检查消化道内镜能直接展现HSP患儿的胃肠道改变：①上消化道病变主要分布于十二指肠降段，其次是十二指肠球部、胃窦、胃体，罕有累及食管。②下消化道病变以回肠末端、回盲部和升结肠为重，横结肠、乙状结肠轻。③黏膜病理改变特点：黏膜下大小不一的斑片状略高于黏膜表面的出血点，部分融合成片，重者形成瘀斑及黏膜下血肿，并见黏膜充血水肿、糜烂、大小深浅不等的溃疡，病变间黏膜基本正常。④胃镜病变与腹部症状严重程度无一致性。

（2）超声检查：HSP患儿病变主要侵及小肠，超声检查在皮疹出现前可显示受累的肠管节段性扩张；肠壁增厚、黏膜粗糙、肠腔狭窄，也可显示腹腔淋巴结大，部分融合，此外可伴腹水。

（3）X射线、CT检查腹部X线平片的价值有限，对并发胃肠穿孔、肠梗阻、肠套叠时有提示意义。CT平扫可见消化道多发节段性侵害，受累肠壁水肿、增厚，密度降低，肠管狭窄，受侵肠管周围常有少量积液渗出。

【治疗要点】

1.基础治疗。急性期患儿需卧床休息，避免服用可疑药物及食物，严重者需禁食，并给予肠外营养；伴呕吐、腹泻时需要注意补充血容量及保持水、电解质平衡，伴感染患儿需给予抗感染治疗。

2.口服维生素C、芦丁、维生素E、双嘧达莫（潘生丁）等，口服氯雷他定（开瑞坦）：体重＞30kg，氯雷他定10mg，每日1次口服；体重＜30kg，氯雷他定5mg，每日1次口服。

3.如有腹痛，可加用奥美拉唑或兰索拉唑每日1次或分2次静脉滴注。

4.微生态制剂与抗Hp 治疗腹型HSP 与胃肠道菌群失调关系密切。患儿出现肠道菌群失调后可给予微生态制剂（如益生菌），通过抑制肠道致病菌生长，促进正常菌群繁殖，从而改善微生态环境，保护胃肠道。

5.糖皮质激素。单纯抑酸护胃、解痉镇痛疗效欠佳时可选用糖皮质激素治疗。甲泼尼龙5～10mg/（kg·d），每日1次或2次静脉滴注。应用激素治疗注意监测血压并补充维生素D和钙剂。

6.对于严重的病例，可用大剂量丙种球蛋白冲击治疗。免疫球蛋白可调节免疫，降低血管通透性，减轻平滑肌痉挛，清除潜在感染。丙种球蛋白的使用剂量为400 mg/

（kg·d），持续冲击3～5 d。

7.血液净化技术可消除患儿机体中的抗原-抗体复合物，能明显稳定病情，改善远期预后。

（王　洋）

第十节　儿童急性胰腺炎

儿童急性胰腺炎（acute pancreatitis，AP）发病率逐年增加，致病因素复杂，与成人胰腺炎的病因明显不同，需要儿科特定的管理方案。

【诊断要点】

AP的诊断需要至少符合以下标准中的2项及以上：①与AP相符合的腹痛症状；②血清淀粉酶和（或）脂肪酶高于3倍正常值上限；③腹部影像学检查符合AP的影像学特征。

（一）病因

解剖因素，阻塞性因素（包括胆源性的）、感染、创伤、中毒、代谢、全身性疾病、先天性代谢异常，遗传倾向和特发性都是儿童急性胰腺炎、急性复发性胰腺炎和慢性胰腺炎的可能病因。特发性或其他占24%，创伤占17%，全身性疾病占15%，结构异常占14%，药物占10%，感染占8%。

（二）临床表现

1.轻型　恶心、呕吐、上腹部疼痛为主要症状，腹痛多为持续性剧痛，常放射至背部、左背部，可有腹胀。

2.重型　起病急、病情重、腹痛剧烈、高热、恶心呕吐、腹胀、周身中毒状重。有的发生肠麻痹，有的有局限性或全腹膜炎。腹水为血性或脓性。如漏出在腹部皮肤，于脐周可见到紫斑（Cullen征），两侧腹部皮肤可见到紫斑（Grey Turner征）。有的发生中毒性休克，脱水，电解质紊乱，低钙血症，肺水肿、肺不张、胸腔积液。此时测血、尿淀粉酶可不高，但测腹水、胸腔积液淀粉酶可明显升高，对诊断急性重型胰腺炎有重要价值。当胰头充血，水肿严重时可压迫胆道引起阻塞性黄疸，但在儿童较少发生。

3.*其他*　监测呼吸状态可警示临床医师注意患者由轻度到中度或重度进展。

（三）血清标志物

1.血白细胞增高：白细胞总数及中性粒细胞升高。

2.血清脂肪酶或淀粉酶超出3倍正常值上限是胰腺炎的标准之一，脂肪酶和淀粉酶在病程早期常常都升高，但是它们与疾病严重程度的相关性却很差，脂肪酶是一个更敏感和特异的指标。

3.血清电解质、血尿素氮、肌酐和全血细胞计数对监测体液/水化状态和肾功能非常重要。

4.肝酶检查可用于鉴别胆源性或胆石症病因，并用于评估器官受累情况。

5.钙和三酰甘油水平是基本的检测指标。

（四）影像学检查

影像学用于确诊胰腺坏死、胰腺炎并发症，包括积液和病因，如胆结石/胆道疾病或解剖异常。

1.*胰腺超声*　最初的影像学检查通过经腹超声成像完成。

2.*胰腺增强CT（CECT）*　胰腺炎的影像诊断标准仍是增强CT。早期的影像学表现可能会低估病变的程度，随后出现的AP并发症不会在早期影像学中表现出来，因而CECT最好在起病后96 h进行检测。

3.MRI　通常不作为初期AP患者首选的影像学检查，但它有助于评估后期并发症。MRI在评估坏死组织上比CECT更敏感。磁共振胰胆管造影在AP中多用于检测胆总管远端胆结石或诊断AP的胆道病因。

【治疗要点】

首先要确立是轻型胰腺炎还是重型胰腺炎。一般轻型胰腺炎内科非手术治疗多能治愈。而重型胰腺炎要认真断定病情轻重及病情的转化，对AP患者的监测可警示并发症的发生，包括全身炎性反应综合征和器官功能不全或衰竭，其起病后前48 h要严密监测心脏、呼吸和肾脏功能情况，因为大部分并发症都会发生在这一时间段。尿量是液体复苏是否充分的重要指标。

（一）内科治疗

1.AP的液体治疗　儿童AP初始液体复苏应用晶体液，根据脱水情况或血流动力学的评估结果决定输液速度，如果血容量不足，推荐快速静脉滴注10～20 ml /kg 的液量，24～48 h给予生理需要量的1.5～2倍静脉维持输液量，并监测尿量。

2.AP的疼痛管理　对有剧烈疼痛的病例，咨询急性疼痛相关专家，静脉注射吗啡或其他阿片类药物用于对乙酰氨基酚或非甾体抗炎药无效的AP。

3.AP的肠内营养（enteral nutrition，EN）和肠外营养（parenteral nutrition，PN）　除了存在胃肠喂养的直接禁忌证，轻度AP 患儿早期（起病 48～72h）口服EN可获益，降低LOS和器官功能障碍的风险。在长时间（超过7 d）不能EN的情况下，如肠梗阻、复杂瘘、腹腔间隔室综合征，为了减少机体分解代谢，需要考虑PN。在病情许可的情况下，EN 应尽快开始，EN和PN联合优于单一PN。

4.抑制胰液分泌　H_2受体抑制药或质子泵抑制药通过胃酸的抑制间接抑制胰酶的分泌。生长抑素及其类似物（奥曲肽）可以通过直接抑制胰腺外分泌而发挥作用。

5.抗生素　根据成年人资料，AP治疗不应该经验性或预防性使用抗生素，除了明确有感染性坏死胰腺炎或住院患者未经抗生素治疗临床无改善的坏死性胰腺炎。感染性坏死胰腺炎的治疗应使用能穿透坏死组织的抗生素，如碳青霉烯类、喹诺酮类和甲硝唑，因为它可减少需要手术干预的情况，降低病死率。

（二）外科治疗

AP紧急手术干预治疗的指征包括病情不稳的腹部创伤和（或）探查腹部创伤时累及其他相关器官损伤。胆源性胰腺炎时，胆囊切除术不仅是安全的，而且可以预防复发。有胰腺坏死的，早期手术干预可增加病死率。最好延迟至起病后4周，并且最好采用内镜下或经皮方式进行。

在处理急性坏死性积液时，手术干预应该避免和延迟，即使是感染性坏死，因为延期处理（>4周）的结局更优；当必须进行引流或坏死组织清除术时，非手术方法包括内镜（EUS及辅助性ERCP）或经皮的方法优于开腹坏死组织清除术或开放性假性囊肿引流术。

（许玲芬）

第十一节　炎性肠病

炎性肠病（inflammatory bowel disease，IBD）是指原因不明的一组非特异性慢性胃肠道炎性疾病，包括溃疡性结肠炎（ulcerative colitis，UC）、克罗恩病（Crohn’s disease）和未分类IBD（IBD-U）。近年来，儿童IBD发病率有上升趋势，严重影响患儿的生长发育和生活质量。儿童IBD患者临床表现多以初发型为主，发病年龄越小，症状越严重。

【诊断要点】

腹痛、腹泻、便血和体重减轻等症状持续4周以上或6个月内类似症状反复发作2次以上，临床上应高度怀疑IBD。IBD常合并：①发热；②生长迟缓、营养不良、青春期发育延迟、继发性闭经、贫血等全身表现；③关节炎、虹膜睫状体炎、肝大、脾大、皮肤红斑、坏疽性脓皮病等胃肠道外表现；④肛周疾病，如皮赘、肛裂、肛瘘、肛周脓肿。

1.UC诊断标准　慢性非特异性结肠炎症，临床主要表现腹泻、黏液血便、腹痛。

（1）临床表现：持续4周以上或反复发作的腹泻，为血便或黏液脓血便，伴明显体重减轻。其他临床表现包括腹痛、里急后重和发热、贫血等不同程度的全身症状，可有关节、皮肤、眼、口及肝胆等肠外表现。

（2）结肠镜检查：连续性、弥漫性黏膜炎症，血管网纹消失、黏膜易脆（接触性出血）、伴颗粒状外观、多发性糜烂或溃疡、结肠袋囊变浅、变钝或消失（铅管状），假息肉及桥形黏膜、肠腔狭窄、肠管变短等。

（3）钡灌肠检查：肠壁多发性小充盈缺损，肠腔狭窄，袋囊消失呈铅管样，肠管短缩。

（4）病理学检查：活检组织标本或手术标本病理学检查符合UC改变。

确诊UC应符合（1）+［（2）或（3）］+（4）；拟诊UC应符合（1）+（2）或（3）。

2.CD诊断标准　慢性肉芽肿炎症，病变呈穿壁性炎症，多为节段性、非对称分布，可累及胃肠道各部位，以末段回肠和附近结肠为主，临床主要表现腹痛、腹泻、瘘管和肛门病变。

（1）临床表现：慢性起病、反复发作的右下腹或脐周腹痛伴明显体重下降、发育迟缓，可有腹泻、腹部肿块、肠瘘、肛门病变以及发热、贫血等。

（2）影像学检查：胃肠道钡剂造影、钡灌肠造影、CT或磁共振检查见多发性节段性的肠管僵硬、狭窄，肠梗阻、瘘管。

（3）内镜检查：病变呈节段性、非对称性、跳跃性分布，阿弗他样溃疡、裂隙状溃疡、铺路石样外观，肠腔狭窄、肠壁僵硬，狭窄处常呈病变呈跳跃式分布。

（4）手术标本外观：肠管局限性病变、跳跃式损害、铺路石样外观、肠腔狭窄、肠壁僵硬。

（5）活检组织标本或手术标本病理学检查：裂隙状溃疡、非干酪性肉芽肿、固有膜中大量炎性细胞浸润及黏膜下层增宽呈穿壁性炎症。

具备（1）（2）（3）者为拟诊，再加上（4）（5）项中任何1项可确诊。具有第（4）项者，只要加上（1）（2）（3）3项中任何2项亦可确诊。

排除肠结核、其他慢性肠道感染性疾病、肠道恶性淋巴瘤。

3.未分类IBD（IBD-U）　既不能确定为CD又不能确定为UC的结肠病变，病变主要位于近段结肠，远段结肠一般不受累，即使远段结肠受累，病变也很轻。

4.其他　初发病例、临床与影像或内镜及活检改变难以确诊时，应随访3～6个月；与肠结核混淆不清者应按肠结核做诊断性治疗，以观后效。

【治疗要点】

目标：诱导并维持临床缓解及黏膜愈合，防治并发症，改善患儿生存质量，并尽可能减少对患儿生长发育的不良影响。

1.营养支持治疗　IBD患儿的发病高峰年龄是儿童生长发育的关键时期，营养治疗是IBD治疗的关键措施之一。在轻中度儿童CD的诱导缓解中，尤其强调营养治疗的重要性。有研究显示全肠内营养甚至可以取代激素治疗用于CD的诱导缓解。

2.药物治疗

（1）氨基水杨酸类药物：5-氨基水杨酸（5-ASA）是临床治疗IBD并预防其复发的最常用的药物之一。5-ASA口服和（或）直肠给药是目前轻中度UC患者诱导缓解及维持治疗的一线药物，用于CD患儿的诱导缓解及维持治疗尚存争议。

儿童5-ASA类药物常用剂量：美沙拉秦缓释颗粒剂（艾迪莎），每日20～30mg/kg，分2～3次服用；颇得斯安，每日30～50mg/kg，分2～3次服用；安萨科，每日30～50mg/kg，分2～3次服用。

（2）糖皮质激素：适用于IBD急性发作期且足量5-ASA治疗无效时，通常不用于维持缓解治疗。

儿童泼尼松口服40～60mg/d开始，症状改善后逐渐减量停药；还可用氢化可的松10mg/（kg·d）或甲泼尼松龙1～1.5mg/（kg·d）静脉给药。

IBD患儿不宜长期接受糖皮质激素治疗，部分患儿对激素有依赖性，减量时症状会复发，尤其是发病年龄早的患儿。

（3）免疫调节剂：临床常用硫代嘌呤包括6-巯基嘌呤（6-MP），硫唑嘌呤（AZA），甲氨蝶呤，钙依赖磷酸酶抑制药（环孢素用于UC，他克莫司用于CD）等。硫代嘌呤能减少CD患者术后临床和内镜检查复发，但起效较慢，不作为急性治疗用药，初次给药3个月左右见效。

AZA剂量1.5～2.0mg/（kg·d），6-MP剂量0.75～1.5mg/（kg·d）。常见不良反应为骨髓抑制，肝功能损害和胰腺炎等。初次用药从1/3或半量开始，4周左右逐渐增加到足剂量，需监测血常规和肝功能。

（4）生物制剂：英夫利昔单抗（IFX）（肿瘤坏死因子单克隆抗体）已应用于临床，被认为是目前诱导和维持缓解CD最有效的药物。IFX适用于：①常规糖皮质激素或免疫抑制药物治疗无效的中重度活动性CD或UC。②传统治疗，如抗生素治疗、外科引流和（或）免疫抑制药物治疗无效的瘘管型CD患者。

初始剂量：5 mg/kg，在第0、2、6周给予作为诱导缓解；随后每隔8周给予相同剂量作长程维持治疗，3剂无效不再使用本品。IFX的不良反应为可增加感染、肿瘤和免疫反应的发生率。

（5）抗生素：甲硝唑和环丙沙星是CD治疗中最常用的抗生素。有严重感染者（并发腹腔、盆腔脓肿）应给予广谱抗生素积极抗感染治疗。

甲硝唑：15mg/（kg·d），每日2次；环丙沙星：20mg/（kg·d），每日2次，最大剂量400mg/d。

（6）其他：益生菌、沙利度胺等。

3.手术治疗

（1）急诊手术：当IBD患儿出现危及生命的并发症，如肠穿孔、顽固性出血、中毒性巨结肠，而药物治疗无效时应及时手术。

（2）择期手术：内科治疗后症状顽固不缓解、长期药物治疗不能耐受者或出现难治性瘘管和窦道等情况时。

4.心理辅导　IBD患儿常伴有情绪低落、抑郁、自我评价降低等心理问题，进而影响其社会功能。长期疾病的困扰、激素治疗的副作用、生长发育迟缓和青春期延迟对青少年心理产生较大的影响。因此，在积极治疗原发病的同时，应尽量减轻患儿的心理负担，必要时寻求心理医师的帮助。

儿童IBD的治疗需要一个专业的治疗团队协同完成，包括儿科、儿外科、营养科、心理科、专业护理队伍（如瘘管的特殊护理），以及成人消化科（后继治疗）医师等。在这个专业团队的共同努力下，才能确保IBD患儿的最佳预后。

（许玲芬）

第十二节　高胆红素血症

高胆红素血症是指胆红素产生过多或胆红素运输、摄取、结合和排泄障碍致血清胆红素浓度增高。血清未结合胆红素增高称为高未结合胆红素血症，血清结合胆红素超过34μmol/L或直接胆红素超过总胆红素20%，称为高结合胆红素血症，同时合并胆汁酸浓度增加称为胆汁淤积性黄疸。临床上常见的引起高间接胆红素血症的疾病有母乳性黄疸、溶血性黄疸、感染（如泌尿系感染所致的高间接胆红素血症、先天性甲状腺功能减退症、上消化道梗阻等），一些遗传性疾病（如Crigler-Najjar综合征及Gilbert综合征）较少见。常见的引起高结合胆红素血症的疾病有感染性因素（如巨细胞病毒、肝炎病毒、梅毒螺旋体、单纯疱疹病毒、风疹病毒、弓形虫、细菌、结核杆菌、肺炎支原体等）引起的高结合胆红素血症，先天性胆道闭锁，静脉营养相关性胆汁淤积症，遗传代谢性疾病（如Citrin蛋白缺乏导致的NICCD、Alagille综合征、Rotor综合征、Dubin-Johnson综合征等）。

【诊断要点】

（一）临床表现

1. 高未结合胆红素血症

（1）肉眼表现为“阳黄”，查体肝脾可不大。

（2）母乳喂养患儿精神状态良好，多数由母乳性黄疸引起，停止母乳喂养3～5d，黄疸可在24～72h明显下降

（血清胆红素下降≥50%）或消退可诊断。

（3）精神状态差，皮肤黏膜干燥、弹性差，腹胀、便秘，吃奶少，哭声弱的患儿需注意有无先天性甲状腺功能低下。

（4）同时合并呕吐患儿需要注意有无上消化道梗阻，如幽门肥厚。

（5）高间接胆红素血症严重时可引起核黄疸，所以需要注意有无神经系统表现，如拒食、嗜睡、肌张力改变、惊厥等。

（6）部分患儿由隐匿感染引起。

2.高结合胆红素血症

（1）黄疸为最突出表现，表现为黄疸持续不退或退后再发，黄疸肉眼表现为“阴黄”。

（2）肝大、脾大。

（3）肝功能障碍，影响凝血因子Ⅱ、Ⅶ、Ⅸ、Ⅹ的合成，因此患儿常有出血倾向。

（4）肝疾病影响维生素D和钙磷吸收和利用，常有佝偻病和维生素D缺乏性手足搐搦症。

（5）伴发脐疝、腹股沟疝、先天性心脏病等先天疾病时需要注意有无CMV感染，有无遗传代谢性疾病。

（6）病史中部分患儿有白便史，尿黄染尿布史，此时要和胆道闭锁相鉴别。出生后可有脐炎、臀炎、挑马牙、挤乳头等感染史。

（7）母亲妊娠早期有感染史或服药史。

（二）辅助检查

1.血常规＋网织红细胞比值：细菌感染时白细胞可增高，CMV感染时单核细胞增多，可同时伴有贫血及血小板下降。考虑溶血时同时完善患儿及母亲血型鉴定及Coombs实验等。

2.尿常规、尿培养检查。

3.肝功能检查：转氨酶升高、胆红素升高。空腹血糖检测。

4.血清病毒抗体检测：巨细胞病毒、单纯疱疹病毒、风疹病毒、弓形虫等。尿CMV-PCR检测。明确CMV感染的患儿需完善头MRI和脑干听觉诱发电位检测。

5.凝血功能检测。

6.血培养及药物敏感试验。

7.血氨及血乳酸检测。

8.血尿遗传代谢筛查，必要时行相关基因检测。

9.甲功三项检测。

10.疑有胆道畸形做肝胆彩超＋胆囊收缩试验，肝脏MRCP或胆管造影等检查。

11.高间接胆红素血症患儿，总胆红素超过222μmol/L，建议完善脑干听觉诱发电位及头MRI检查。

【治疗要点】

（一）高未结合胆红素血症

1.停母乳，多饮水，必要时退黄：口服退黄汤，每次10ml，每日3次。

2.碱化血液，5%碳酸氢钠3～5ml/(kg·d)，每日1次。

3.输白蛋白，0.5～1g/（kg·d)，每日1次。

4.益生菌。

（二）高结合胆红素血症

1.退黄：口服退黄汤，每次10ml，每日3次。

2.保肝治疗，可给大剂量维生素C等。

3.利胆：鲁米那，5mg/（kg·d)，每日2次口服。思美泰利胆。

4.对症治疗：有出血倾向，给维生素K；补充各种维生素；输血或血浆提高免疫力，纠正贫血。

5.合并感染患儿，可应用敏感抗生素。

6.若为CMV感染，可给更昔洛韦（丙氧鸟苷）。诱导疗法：5mg/kg，间隔12h1次静脉滴注，每次液体量不少于50ml，输注时间不少于1h，治疗2周，维持治疗1周。

须注意更昔洛韦副作用：中性粒细胞、血红蛋白、血小板下降；恶心、呕吐、厌食、腹泻等消化道症状；转氨酶升高等。

7.合并胆汁淤积时建议高MCT配方奶粉喂养，Citrin缺陷病时建议去乳糖奶粉喂养。

（郭　静）

第十三节　周期性呕吐综合征

周期性呕吐综合征是一种以剧烈恶心、反复呕吐、刻板发作为主要特征的功能性疾病，每次发作可持续数小时到数天，两次发作间有长达数周至数月的完全无症状间歇期，不存在代谢、神经、消化等各系统的异常。

【诊断要点】

（一）流行病学

任何人群均可患病，儿童多见，多在学龄前期和学龄儿童发病，青春期后多自然停止，个别患儿遗留偏头痛。

（二）诊断标准

罗马Ⅳ标准：①6个月内发生2个或多个周期的突发性剧烈恶心和不间断呕吐或干呕（持续数小时至数日）；②每例患者自身发作形式一致；③发作间期恢复到正常健康状态，持续数周至数月。

（三）典型临床表现

突发、突止的“开-关”发作，顽固恶心、频繁呕吐及其他自主神经功能紊乱。发作期不愿进食，不与他人交流，畏光。持续1～5d，偶可延及1周，其后自然痊愈。1年内可发作数次，发作间期无不适。

（四）并发症

呕吐严重常可引起脱水、代谢性酸中毒、低钾血症等。

（五）实验室检查

血气及离子分析，肝功能，血糖，尿常规，幽门螺杆菌测定，食物过敏原特异性IgE。

（六）辅助检查

排除其他系统疾病引起的呕吐。

1.消化系统　经口全消化道或上消化道造影，腹部彩超或腹部CT，内镜检查。

2.神经系统　头CT或MRI，脑电图，必要时脑脊液检查。

3.泌尿系统　泌尿系彩超。

4.代谢/内分泌系统　必要时血或尿遗传代谢病筛查。

【治疗要点】

（一）急性发作期治疗

1.保持环境黑暗、安静。

2.根据血气和离子分析结果适当补液，纠正离子紊乱及酸碱失衡。

3.应用H_2受体阻滞药高舒达或质子泵抑制药奥美拉唑保护胃黏膜。

4.呕吐剧烈，可应用5-羟色胺3受体拮抗药，如昂丹司琼或格拉司琼镇吐，可口服、静脉、肌内给药。儿童常用剂量为每次0.15～0.4mg/kg，需要时6～8h 1次。

5.可适当应用镇静药。

（二）发作间期治疗

缓解期预防治疗：此期治疗的目标是减少呕吐发作的频率，对于发作超过1个月，且每次发作持续3～7d，应进行预防用药。

1.防止呕吐诱因：上呼吸道感染，饥饿、便秘，过度疲劳，剧烈活动，焦虑和情绪波动等。

2.发作频率每个月≥1次，推荐长期预防性治疗；发作频率每个月＜1次，分阶段治疗。

3.常用预防药物：赛庚啶[0.25～0.4mg/（kg·d），分2～3次口服，最大剂量0.5mg/（kg·d）]；丙戊酸钠[10～15mg/（kg·d），分2～3次]；阿米替林0.25～0.4mg/（kg·d），睡前服用。剂量可以每周增加10mg到最大剂量1.5mg/（kg·d）。

4.其他：β受体阻滞药：普萘洛尔（心得安）0.5～1mg/kg，每日2次；促动力剂，红霉素3～5mg/kg，每日3次；L-肉碱，50mg/kg，每日2次；辅酶Q10：5mg/kg，每日2次。

（许玲芬）

第6章

循环系统疾病

第一节　先天性心脏病

心脏发育是在胚胎的第2～8周完成的，在此期间某种因素导致心脏或大血管的发育异常称为先天性心脏病。

本病病因不明确，与心血管畸形相关性较强的因素：①早期宫内病毒感染，如风疹、流感、腮腺炎、巨细胞、柯萨奇等病毒。②药物，母亲在妊娠早期有服用药物史，如抗癫痫药、抗癌药等。③放射性接触，母亲在妊娠早期有大剂量的放射线接触史。④母亲有代谢性疾病，如糖尿病、高钙血症等。⑤遗传因素，家族中有同类病史，染色体异常的患儿常患有先天性心脏病。在胎儿心脏发育阶段，若有某种因素影响了心脏的胚胎发育，使心脏或大血管的发育停顿或异常，即可造成先天性畸形。先天性心脏病分为3型：①左向右分流型（潜伏发绀型），如室间隔缺损、房间隔缺损和动脉导管未闭。②右向左分流型（发绀型），常见的包括法洛四联症和大动脉错位。③无分流型（无发绀型），如肺动脉瓣狭窄和主动脉缩窄。

一、室间隔缺损

室间隔缺损是先天性心脏病最常见的类型，占先天性心脏病的25%～50%。根据缺损的部位不同，可分为4种类型：①位于室上嵴上方，肺动脉瓣或主动脉瓣下，又称干下型；②位于室上嵴下方；③位于三尖瓣的后方；④位于室间隔肌部，可以同时存在几个缺损。②和③两型又称室间隔膜部缺损。由于左心室的压力高于右心室，室间隔缺损的分流方向是左向右，临床无发绀表现。

【诊断要点】

1.症状　小型缺损可无症状，活动后稍感疲乏，生长发育一般不受影响。大型缺损在婴儿期即表现喂养困难，吃奶间歇，易呛奶，哭闹时口周发绀，呼吸急促，多汗，反复的呼吸道感染，如扩大的左心房或肺动脉压迫喉返神经，则出现声嘶的症状，随年龄增长表现乏力，活动受限，生长发育落后于同龄儿童。

2.体征　心前区隆起、心尖冲动弥散、胸骨左缘第3～4肋间可触及收缩期细震颤，心界扩大，胸骨左缘第3～4肋间可闻及Ⅲ～Ⅳ/Ⅵ级、粗糙的全收缩期杂音，向心前区、腋下及背部广泛传导，伴有明显的肺动脉高压者，肺动脉第二音亢进，当肺动脉压力增高、右心室压力亦显著增高时，出现右向左分流，患儿出现发绀，心脏杂音减弱或消失。

3.X线检查　小型缺损心肺X线检查无改变，大型缺损X线显示左心室增大，肺动脉段突出，肺纹理增多、紊乱，严重的肺动脉高压者右心室亦增大。

4.心电图检查　小型缺损心电图可显示正常或左心室增大的征象，肺动脉高压时左、右心室均增大。

5.超声心动图检查　左心房和左心室内径增宽，肺动脉高压显著者右心室内径亦增宽，室间隔回声连续中断，结合多普勒心动图在右心室可发现湍流信号。

6.心导管检查　右心导管检查发现右心室血氧含量高于右心房0.009vol，右心室和肺动脉压力增高，小型缺损改变不明显。选择性的左心室造影有助于室间隔缺损的诊断。

【治疗要点】

1.内科治疗　大、中型缺损、分流量大者，易发生肺部感染、心力衰竭和感染性心内膜炎，应预防和积极控制感染；婴儿有心力衰竭者，口服地高辛维持量0.01mg/(kg·d)，连续1周可达饱和。危重病例用毛花苷C（西地兰）快速饱和法：总量0.02～0.03mg/kg（2岁以上）或0.03～0.04 mg/kg（2岁以下），用5%葡萄糖溶液20ml稀释后静脉分次缓注，先给总量的1/2，余量分2次，每6小时1次，12h达饱和，饱和后12h开始给地高辛维持量口服，每日1次，同时给予利尿和扩血管治疗，保证患儿安全到达手术年龄。部分小型缺损可自愈。

2.介入治疗　近年来利用Amplatzer装置封堵室间隔膜部和肌部缺损的方法已成功应用于临床。

（1）适应证：膜周部VSD，年龄通常≥3岁；体重＞10 kg；有血流动力学异常的单纯性VSD，直径＞3mm，＜14mm；VSD上缘距主动脉右冠瓣2 mm，无主动脉右冠瓣脱入VSD及主动脉瓣反流。肌部VSD＞3 mm。

（2）禁忌证：感染性心内膜炎；巨大VSD、缺损解剖位置不良，封堵器放置后影响主动脉瓣或房室瓣功能者；合并严重的肺动脉高压有右向左分流者；合并其他需手术治疗的心脏畸形者；合并出血性疾病和血小板减少；合并明显的肝肾功能异常；心功能不全，不能耐受操作。

（3）并发症：心律失常，如二度或三度房室传导阻滞、完全性左束支传导阻滞等；封堵器移位或脱落，腱索断裂，右心房室瓣关闭不全，主动脉瓣反流，残余分流，局部血栓形成及周围血管栓塞。

3.手术治疗　不适于做介入治疗者可选择体外循环下直视关闭术，手术年龄多在3～5岁，反复呼吸道感染、发生心力衰竭或合并肺动脉高压者应尽早手术治疗。

二、房间隔缺损

房间隔缺损占先天性心脏病发病总数的20%～30%。女性多见。根据解剖病变的不同分为3型：①继发孔缺损，是房间隔缺损中最常见的类型，约占70%；②原发孔缺损，约占20%；③静脉窦型，较罕见。由于左心房的压力高于右心房，房间隔缺损的分流方向是左向右，临床无发绀表现。

【诊断要点】

1.症状　随缺损的大小表现程度不同，轻者可以全无症状，重者表现与室间隔缺损相似。

2.体征 轻者仅在体检时偶然发现心脏杂音。分流量大者心前区隆起，心尖冲动弥散，心前区无细震颤，心界扩大，胸骨左缘第2～3肋间可闻及Ⅱ～Ⅲ/Ⅵ级、较柔和的收缩期杂音，一般无传导，肺动脉第二音稍亢进，伴固定性宽分裂（分裂不受呼吸影响）。当肺动脉压力增高、右心房、右心室压力亦显著增高时，出现右向左分流，患儿出现发绀。

3.X线检查 小型缺损心肺X线检查无改变，大型缺损X线显示右心房、右心室增大，肺动脉段突出，肺纹理增多、紊乱。

4.心电图检查 小型缺损心电图可显示正常，分流量大者电轴右偏，不完全性或完全性右心室束支传导阻滞，右心室增大。

5.超声心动图检查 右心房和右心室内径增宽，室间隔与左心室后壁呈矛盾运动，房间隔回声连续中断，通过多普勒在右心房可发现湍流信号。

6.右心导管检查 右心房血氧含量高于上、下腔静脉平均血氧含量0.019vol，导管可通过缺损自右心房进入左心房。

【治疗要点】

1.内科治疗 分流量大者易发生肺部感染，需注意预防。并发感染性心内膜炎者较少，但拔牙或扁桃体摘除术前后要给予抗生素，预防心内膜炎发生。缺损大、分流量大的患儿，心率增快、肝大、发生心力衰竭时，应给予洋地黄强心治疗，直至根治手术。动态观察房间隔缺损的变化，个别小缺损也有自然闭合的可能，3岁以上幼儿自然闭合者极少。

2.介入治疗 可应用Amplatzer双盘型封堵器关闭缺损。

（1）适应证：年龄≥3岁；继发孔型ASD直径≥5 mm，≤36 mm的左向右分流ASD，伴右心容量负荷增加；缺损边缘至冠状静脉窦，上、下腔静脉及肺静脉的距离≥5 mm，至房室瓣≥7mm；房间隔的直径大于所选用封堵伞左心房侧的直径；不合并必须外科手术的其他心脏畸形。

（2）禁忌证：原发孔型ASD及静脉窦型ASD；感染性心内膜炎及出血性疾病；封堵器安置处有血栓存在，导管插入处有静脉血栓形成；严重肺动脉高压导致右向左分流；伴有与ASD无关的严重心肌疾病或瓣膜疾病；近1个月内患感染性疾病或感染性疾病未能控制者；患有出血性疾病；左心房或左心耳血栓，部分或全部肺静脉异位引流，左心房内隔膜，左心房或左心室发育不良。

（3）并发症：最常见为残余分流，局部血栓形成及周围血管栓塞，心律失常，如室上性心动过速、房室传导阻滞、房性或者室性期前收缩等，其他并发症还包括封堵器移位或脱落，心包积液或心脏压塞，主动脉-左/右心房瘘等。

3. 手术治疗　无条件介入治疗的患儿可选择手术治疗，手术年龄1～5岁，缺损较大者，症状较明显、多次患肺炎或有心力衰竭者应尽早介入或手术治疗。

三、动脉导管未闭

动脉导管未闭亦为小儿先天性心脏病常见的类型之一，占先天性心脏病发病总数的15%～20%。女性多见。根据未闭动脉导管的形态不同分为3型：①管型；②漏斗型；③窗型。由于主动脉的压力高于肺动脉，故无论在收缩期还是舒张期，分流方向都是自主动脉向肺动脉，临床无发绀表现。当肺动脉压力超过主动脉、产生右向左分流时，临床出现下半身发绀，称差异性发绀。由于主动脉血液持续流入肺动脉，故周围动脉舒张压下降而致脉压增宽。

【诊断要点】

1. 症状　导管内径粗细不同表现程度不同，较细者可以无症状，粗大者的表现与室间隔缺损相似。

2. 体征　分流量大者心前区隆起，心尖冲动弥散，胸骨左缘第2肋间可触及细震颤，以收缩期为主，心界扩大，胸骨左缘第2肋间可闻及Ⅲ～Ⅳ/Ⅵ级、粗糙的、连续性机器样杂音，占据整个收缩期和舒张期，向锁骨下、颈部及背部传导，肺动脉第二音亢进，但多被杂音淹没。由于脉压增宽，出现周围血管征：毛细血管搏动征、水冲脉、股动脉枪击音。当肺动脉压力增高、右心室压力亦显著增高时，出现右向左分流，患儿出现下半身发绀。

3.X线检查 导管较细者X线检查无改变，粗大者X线显示左心室、左心房增大，肺动脉段突出，肺纹理增多、紊乱。

4.心电图检查 导管较细者心电图可显示正常，粗大者左心室增大，肺动脉高压时左、右心室均增大。

5.超声心动图检查 左心房和左心室内径增宽，主动脉内径增宽，二维超声心动图可显示导管的位置和内径，通过多普勒在肺动脉内可发现连续性湍流信号。

6.右心导管检查 肺动脉血氧含量高于右心室血氧含量0.005vol，心导管可通过未闭的动脉导管自肺动脉进入降主动脉。

【治疗要点】

1.内科治疗 细小的导管有自然闭合的可能。分流量大者极易发生肺部感染和充血性心力衰竭，易并发感染性心内膜炎，应有效地对症治疗和预防。早产儿动脉导管未闭，出生后1周内口服抑制前列腺素合成药物（如吲哚美辛、布洛芬），促进导管关闭，但完全性大血管转位、严重的肺动脉狭窄或肺动脉闭锁、三尖瓣闭锁等病例，动脉导管依赖者，应给予前列腺素E_2保持动脉导管开放，维持生命直至进一步手术治疗。

2.介入治疗 临床根据PDA的形态和大小，可分别选择弹簧圈、血管栓、PDA封堵器或肌部室缺封堵器等进行治疗。

（1）适应证：年龄≥3月龄，体重≥3kg，不合并必须外科手术的其他心脏畸形。

（2）禁忌证：有感染性心内膜炎及出血性疾病；严重肺动脉高压导致右向左分流，肺总阻力＞8mmHg/（L·min）；合并必须外科手术的其他心脏畸形。

（3）并发症：封堵器脱落，术后残余分流过大或封堵器过多突入主动脉腔内引起溶血，降主动脉狭窄、左肺动脉狭窄、血管损伤及感染性心内膜炎等。

3.手术治疗　无条件介入治疗的患儿可选择手术治疗，手术年龄1～5岁，导管粗大者，症状较明显，多次患肺炎或有心力衰竭者应尽早介入或手术治疗。

四、肺动脉狭窄

肺动脉狭窄的发病率占先天性心脏病总数的10%～20%。根据狭窄的部位不同可分为肺动脉瓣狭窄、肺动脉瓣下狭窄（漏斗部狭窄）和肺动脉分支狭窄。其中以肺动脉瓣狭窄最常见。

【诊断要点】

1.症状　狭窄的程度不同表现轻重亦不同，狭窄轻者可以无症状，狭窄程度重者表现劳累后心悸、气短、乏力，个别发生水肿、晕厥。

2.体征　心前区隆起，胸骨左缘下方搏动较强，胸骨左缘第2肋间可触及收缩期细震颤，心界扩大，胸骨左缘第2肋间可闻及Ⅲ～Ⅳ/Ⅵ级、喷射性收缩期杂音，向颈部传导，肺动脉第二音减弱或消失。如右心功能代偿失调可有颈静脉怒张、肝大、下肢水肿等心力衰竭的表现。

3.X线检查　狭窄轻者X线检查无改变，重者X线显示右心室、右心房增大，肺动脉段可有窄后扩张，肺纹理减少，肺野清晰。

4.心电图检查　轻者心电图可显示正常，重者电轴右偏，右心室、右心房肥大，也可有不完全性右束支传导阻滞。

5.超声心动图检查　右心房和右心室内径增宽，右心室前壁及室间隔增厚，二维超声可显示狭窄的部位及程度，通过多普勒在肺动脉内可发现收缩期湍流信号，并估测跨瓣压差。

6.心导管检查　右心室收缩压增高，肺动脉收缩压降低，将导管自肺动脉缓慢撤回右心室，同时连续测压，可记录到肺动脉与右心室之间的压力阶差，一般超过2kPa（15mmHg）。右心室造影可显示狭窄的部位和程度。

【治疗要点】

1. 内科治疗　轻度肺动脉狭窄患儿，临床上无症状、生长发育正常不需要手术治疗，中、重度肺动脉狭窄患儿，随着年龄的增长会导致右心衰竭，应尽早治疗。对未手术治疗的患儿，应密切注意预防感染性心内膜炎和心力衰竭的发生。

2. 介入治疗　单纯肺动脉瓣狭窄型可采用经皮球囊瓣膜成形术治疗，其他类型的狭窄或合并其他心脏畸形者，行体外循环手术治疗。

3. 手术治疗　无条件介入治疗的患儿可选择手术治疗，主要施行手术切开瓣膜或切除漏斗部的肥厚部分。在瓣膜切开术后可能发生关闭不全，但一般不严重。

五、法洛四联症

法洛四联症是存活婴儿中最常见的发绀型先天性心脏病，发病率占先天性心脏病总数的10%～15%。法洛四联症包括4个畸形：①肺动脉狭窄，以漏斗部狭窄为多见；②主动脉骑跨，主动脉骑跨于室间隔之上；③室间隔缺损，多为膜部缺损；④右心室肥厚，为肺动脉狭窄后右心室负荷增加的结果。

【诊断要点】

1. 症状　主要表现为皮肤、黏膜发绀，口唇、指（趾）甲床等部位明显，哭闹时加重。婴儿有时在哭闹、吃奶或排便时突然发绀加重，甚至抽搐、晕厥。年长儿多有蹲踞现象，即行走时常主动下蹲，并有头痛、头晕的症状。由于血液黏度高易引起脑血栓，若为细菌性栓子，则易形成脑脓肿。

2. 体征　心前区可稍隆起，胸骨左缘第2～4肋间可触及细震颤，心界可扩大，胸骨左缘第2～4肋间可闻及Ⅱ～Ⅲ/Ⅵ级、喷射性收缩期杂音，肺动脉第二音减弱或消失。有长期乏氧引起的槌状指（趾）。

3. 血液检查　血常规红细胞计数、血细胞比容和血红蛋白明显增高，红细胞一般在（5.0～8.0）$\times 10^{12}$/L，血细胞比容53%～80%，血红蛋白170～200g/L，血液黏度增高。

4.X线检查　X线显示心脏大小正常或稍增大，心尖圆钝上翘，肺动脉段凹陷，心影呈“靴形”改变。肺纹理减少，肺野清晰。

5.心电图检查　电轴右偏，右心室肥大，V_1导联呈Rs或R型，V_3导联呈Rs型，严重者右心房肥大，P波高尖。

6.超声心动图检查　二维超声可见主动脉内径增宽，骑跨于室间隔之上，主动脉前壁与室间隔连续中断，同时可判断主动脉骑跨的程度。右心室、右心房内径增大，右心室流出道狭窄及肺动脉发育不良。彩色多普勒显像可见骑跨的主动脉同时接受从左、右心室注入的血流。

7.右心导管检查　右心室收缩压增高，肺动脉收缩压降低，将导管自肺动脉缓慢撤回右心室，同时连续测压，可记录到肺动脉与右心室之间的压力阶差。导管易从右心室进入主动脉和左心室，不易从右心室进入肺动脉。股动脉血氧饱和度低于正常。右心室造影时主动脉和肺动脉同时显影。

【治疗要点】

1.内科治疗

（1）注意防止并发症：如预防感染，防止感染性心内膜炎或脑脓肿发生；平时多饮水，尤其气温高、多汗或腹泻、脱水的情况下，更应该及时补充液体，防止脑血栓形成。

（2）缺氧发作的处理：缺氧发作发生时，应立即吸氧，将患儿双膝尽量与胸部靠近，即胸膝卧位，静脉给予普萘洛尔（心得安）0.1mg/kg或去氧肾上腺素（新福林）0.05mg/kg静脉注射，解除漏斗部痉挛，必要时吗啡0.1～0.2mg/kg皮下注射，镇静镇痛。由于缺氧可能发生代谢性酸中毒，应给予5%碳酸氢钠1～5ml/kg，稀释成1.4%浓度静脉注射，以纠正酸中毒。反复缺氧发作者，可给予普萘洛尔每日1～3mg/kg，分3次口服。药物不能控制者，应考虑及早手术治疗。平日应注意纠正贫血、防治感染、保持患儿安静，避免诱发缺氧发作。

2.手术治疗　大多数患儿可通过手术治疗。轻症患者于1岁后行根治术，一次性根治全部畸形是理想的手术方法。小婴儿病情重的病例可先行姑息分流手术。常用的姑息手术包括左锁骨下动脉与同侧肺动脉段侧吻合术（Blalock-Taussig）和上腔静脉-右肺动脉吻合术（Glenn）等，先抢救生命，待年龄增长、肺血管发育好转、病情改善后，再行根治术。

第二节　病毒性心肌炎

病毒性心肌炎是病毒侵犯心肌所导致的心肌炎性病变，部分可伴有心包炎和心内膜炎，预后大多良好，少数发生严重的心律失常、心源性休克和心力衰竭，甚至猝死。引起心肌炎常见的病毒有柯萨奇病毒（B组和A组）、艾柯病毒、脊髓灰质炎病毒、腺病毒、传染性肝炎病毒、流感和副流感病毒、麻疹病毒、单纯疱疹病毒及流行性腮腺炎病毒等。

【诊断要点】

1.症状　轻者无自觉症状，心肌受累明显者可有心前区疼痛、胸闷、气短、头晕、乏力等症状，严重者可有晕厥、心源性休克或心力衰竭的表现，病死率高。

2.体征　可有心脏扩大，心动过速或过缓、心律失常、奔马律、心音低钝、心内膜炎引起的心脏杂音，伴有心包炎者可有心包摩擦音、颈静脉怒张、肝颈静脉回流征等。

3.心电图　可见各种心律失常：窦性心动过速或心动过缓，室性、房性或结性期前收缩，室上性或室性心动过速，心房纤颤或心室纤颤，窦房、房室或室内传导阻滞。T波低平、倒置，ST段的偏移，大片心肌坏死时有宽大的Q波，类似心肌梗死图形。可有低电压，Q-T间期延长。

4.实验室检查　血清肌酸激酶（CK）及其同工酶（CK-MB）、血清乳酸脱氢酶（LDH）及其同工酶（α-HBDH）、血清心肌肌钙蛋白（cTnT和cTnI）增高。从咽拭子、血液、粪便分离到病毒、病程早期血中特异性IgM抗体滴度在1：128以上、恢复期血清病毒抗体滴度比急性期有4倍以上增高。

5.X线检查 轻者心影大小、形态正常，重者心影增大。

6.超声心动图 轻者无改变，重者可显示心房、心室扩大，二尖瓣关闭不全，室间隔与左心室后壁收缩幅度减弱，射血分数下降，可能有多少不等的心包积液的改变。

7.核素心肌扫描 轻症病例可无明显改变，重症可有左心室壁和室间隔局部放射性分布稀疏、缺损，呈花斑样改变。

附：中国儿童心肌炎诊断建议（2018修订）

中华医学会儿科学分会心血管学组及其心肌炎协作组、《中华儿科杂志》编辑委员会及中国医师协会心血管医师分会儿童心血管专业委员会

一、心肌炎临床诊断

（一）心肌炎主要临床诊断依据

1.心功能不全，心源性休克或心脑综合征。

2.心脏扩大。

3.血清心肌肌钙蛋白（cTnI或cTnT）或血清CK-MB升高，伴动态变化。

4.显著心电图改变（心电图或24h动态心电图）（注1）。

5.心脏磁共振呈现典型心肌炎症表现（注2）。

注1：显著心电图改变，以R波为主的2个或2个以上主要导联（Ⅰ、Ⅱ、aVF、V_5）的ST-T改变持续4d以上伴动态变化，新近发现的窦房、房室传导阻滞，完全右或左束支传导阻滞，窦性停搏，成联律、成对、多形性或多源性期前收缩，非房室结及房室折返引起的异位性心动过速，心房扑动、心房纤颤，心室扑动、心室纤颤，QRS低电压（新生儿除外），异常Q波等。

注2：心脏磁共振呈现典型心肌炎症表现。具备以下3项中的至少2项：①提示心肌水肿，T_2加权显示局限性

或弥漫性高信号；②提示心肌充血及毛细血管渗漏，T_1加权像显示早期钆增强；③提示心肌坏死和纤维化，T_1加权像显示至少1处非缺血区域分布的局限性晚期延迟钆增强。

（二）心肌炎次要临床诊断依据

1. 前驱感染史，如发病前1 ~ 3周有上呼吸道或胃肠道病毒感染史。

2. 胸闷、胸痛、心悸、乏力、头晕、面色苍白、面色发灰、腹痛等症状（至少两项），小婴儿可有拒乳、发绀、四肢凉等。

3. 血清LDH、α-HBDH或AST升高（注3）。

4. 心电图轻度异常（注4）。

5. 抗心肌抗体阳性。

注3：若在血清LDH、α-HBDH或AST升高的同时，亦有cTnI、cTnT或CK-MB升高，则只计为主要指标，该项次要指标不重复计算。

注4：心电图轻度异常，未达到心肌炎主要临床诊断依据中“显著心电图改变”标准的ST-T改变。

（三）心肌炎临床诊断标准

1. 心肌炎主要临床诊断依据≥3项，或主要临床诊断依据2项加次要临床诊断依据≥3项，并除外其他疾病（注5），可以临床诊断心肌炎。

2. 心肌炎主要临床诊断依据2项，或主要临床诊断依据1项加次要临床诊断依据2项，或次要临床诊断依据≥3项，并除外其他疾病（注5），可以临床诊断疑似心肌炎。

凡未达到诊断标准者，应给予必要的治疗或随诊，根据病情变化，确诊或除外心肌炎。

注5：在诊断中，应除外冠状动脉疾病、心功能不全、风湿性心肌炎、中毒性心肌炎、先天性心脏病、高原性心脏病、自身免疫性疾病和代谢性疾病（如甲状腺功能亢进症及其他遗传代谢病等）引起的心肌损害、心肌病、心内膜弹力纤维增生症、先天性房室传导阻滞、先天性完全性右束支传导阻滞、离子通道病、直立不耐受、β受体功能

亢进及药物引起的心电图改变等。

二、病毒性心肌炎诊断

（一）病毒性心肌炎病原学诊断依据

1.确诊指标　自心内膜、心肌、心包（活检、病理）或心包穿刺液检查发现以下之一者可确诊：①分离到病毒；②用病毒核酸探针查到病毒核酸。

2.参考指标　有以下之一者结合临床表现可考虑心肌炎由病毒引起：①自粪便、咽拭子或血液中分离到病毒，且恢复期血清同型抗体滴度较第一份血清升高或降低4倍以上；②病程早期血中特异性IgM抗体阳性；③用病毒核酸探针自患儿血中查到病毒核酸。

（二）病毒性心肌炎诊断标准

在符合心肌炎诊断的基础上：①具备病原学确诊指标之一，可确诊为病毒性心肌炎；②具备病原学参考指标之一，可临床诊断为病毒性心肌炎。

三、心肌炎病理学诊断标准

心肌炎病理诊断主要依据心肌活检结果：活检标本取样位置至少3处，病理及免疫组织化学结果≥14个白细胞/mm^2，包含4个单核细胞/mm^2并CD3阳性T淋巴细胞≥7个/mm^2。

四、心肌炎分期

1.急性期　新发病，症状、体征和辅助检查异常、多变，病程多在6个月以内。

2.迁延期　症状反复出现、迁延不愈，辅助检查未恢复正常，病程多在6个月以上。

3.慢性期　病情反复或加重，心脏进行性扩大或反复心功能不全，病程多在1年以上。

【治疗要点】

1.一般治疗　急性期需卧床休息，减轻心脏负荷，控制心力衰竭。心脏扩大者，休息至心脏大小、功能恢复正常。注意每日入液总量应尽量减少，输液速度应用输液泵控制，减少心脏负荷。

2.改善心肌代谢 可选用磷酸肌酸钠，常用剂量为0.5～1.0g/d，静脉滴注，疗程1～4周；1，6-二磷酸果糖，常用剂量为100～250mg/kg，静脉滴注，疗程1～2周。同时可选用左卡尼丁、大剂量维生素C和辅酶Q_{10}等静脉滴注，病情缓解后改为口服。

3.丙种球蛋白 重型病例可以选用，通过调节免疫反应减少心肌细胞损害，改善心功能，常用剂量为2g/kg，为避免短时间大量液体输入，增加心脏负荷，可在2～3d静脉缓慢滴注。

4.糖皮质激素 目前尚有争议。轻型病例不主张使用，重型患者合并急性心力衰竭、心源性休克、严重心律失常（完全性房室传导阻滞、室性心动过速）者，应尽早应用，可改善心功能，降低病死率。通常选用甲泼尼龙10mg/kg，静脉滴注，连续3d，以后逐渐减量，病情稳定后可改为口服，逐渐停用。

5.抗心律失常 心律失常治疗参见本章第五节。

6.控制心力衰竭 正性肌力药可选用多巴胺和多巴酚丁胺静脉持续滴注，并同时给予利尿药和转化酶抑制药扩张血管，减轻心脏负荷；洋地黄的应用须慎重，应使用正常量的1/3～1/2，防止中毒；完全性房室传导阻滞引起晕厥，应尽快安置临时心脏起搏器治疗。

7.心源性休克的治疗 心源性休克时往往无明显的血容量减少，全日入液量不应超过50ml/（kg·d）；多巴胺2～5μg/（kg·min）静脉滴注维持血压；糖皮质激素按前量静脉滴注，症状减轻后改为泼尼松口服，逐渐减量停用，疗程4～8周。

第三节 心内膜弹性纤维增生症

内膜弹性纤维增生症是婴幼儿原发性心肌病中最常见的一种，可能与宫内缺氧、病毒感染有关，主要病理改变为心内膜的弹性纤维及胶原纤维弥漫性增生，心内膜变厚使心脏正常的收缩受到限制，心室的血液不能充分排空，导致各心腔扩张、心力衰竭。临床表现以心力衰竭为特征。

【诊断要点】

1.症状　感染常是本病的发病诱因，表现特点为：多在1岁内出现症状，6月龄发病最多见，起病急骤，表现为面色苍白、烦躁不安、呼吸急促、口唇发绀、水肿、尿少等心力衰竭症状。

2.体征　心界扩大，心尖冲动减弱，心率增快，可有奔马律，心音低钝、减弱，多数无心脏杂音，合并二尖瓣关闭不全的心尖部可闻及收缩期杂音，肝大。

3.心电图检查　左心室增大占多数，部分表现右心室或双室增大，ST段下移，T波低平或倒置，少数可出现室性期前收缩或房室传导阻滞。

4.X线检查　显示左心室增大或心影呈球形增大，心搏减弱，肺纹理增多、增粗。

5.超声心动图检查　可见左心室内径增大，左心室后壁活动幅度减弱，心内膜增厚、回声增强，部分病例可见二尖瓣、主动脉瓣反流。左心室射血分数下降。

【治疗要点】

1.控制心力衰竭　急性心力衰竭需静脉注射毛花苷C（西地兰）快速达到饱和量后，应长期服用地高辛维持量，直至症状消失、心脏大小恢复正常后1～2年方可停药。一般需用药2～3年甚至更长的时间。利尿药和血管紧张素转化酶抑制药口服减轻心脏负荷，改善心脏功能。

2.糖皮质激素和丙种球蛋白　该病的发病机制可能与免疫功能异常有关，近年来应用糖皮质激素和丙种球蛋白治疗得到很好的疗效，有可能改善心功能，但作用机制有待进一步研究。一般选用泼尼松1～1.5mg/（kg·d），服用8周后逐渐减量，每隔2周减1.25～2.5mg，至2.5～5mg/d作为维持量，服至心脏大小接近正常，逐渐停药，疗程1～1.5年。丙种球蛋白200～400mg/（kg·d），静脉滴注，总量2g/kg，第1年每3个月应用1次。

3. *外科治疗*　对药物难以控制的心力衰竭，心脏重度扩大，射血分数严重降低者，及时行心脏移植术。

第四节　川　崎　病

川崎病，又称皮肤黏膜淋巴结综合征，是一种病因未明的、以全身血管炎为主要病理改变的急性发热、出疹性疾病，可累及冠状动脉，引起缺血性心脏病，甚至猝死。

【诊断要点】

（一）主要表现

不明原因发热持续5d以上，抗生素无效，伴有1～5项主要表现中4项者，除外其他疾病后可诊断为川崎病。

1. 躯干、四肢多形性皮疹，无水疱，不结痂。

2. 急性期手足硬性水肿，掌跖红斑，恢复期指（趾）甲与皮肤移行处膜状脱皮。

3. 双眼球结膜弥漫性充血，无脓性分泌物。

4. 口唇潮红、干裂，口腔黏膜弥漫性充血，杨梅舌。

5. 颈部淋巴结非化脓性肿大。

如1～5项临床表现中不足4项，伴有冠状动脉改变，也可确诊为川崎病。患儿具有发热持续5d以上，但在其他1～5项主要表现中仅具备2项或3项，且除外猩红热、药物过敏综合征、Stevens-Johnson综合征、中毒性休克综合征、腺病毒感染、EB病毒感染等发热性疾病，可诊断为不完全型川崎病。

（二）其他表现

1. *心血管系统*　冠状动脉扩张、狭窄、血栓形成，心肌炎，心包炎，心律失常，心血管衰竭，川崎病休克综合征（KDSS）。

2. *泌尿系统*　蛋白尿、尿沉渣白细胞增多。

3. *消化系统*　呕吐、腹泻、腹痛，黄疸、肝功能异常，胆囊壁水肿。

4. *血液系统*　白细胞总数、中性粒细胞、血小板增加，贫血。

5.呼吸系统 咳嗽，胸部X线片示纹理增强。

6.神经系统 嗜睡、兴奋、抽搐、无菌性脑膜炎，脑脊液白细胞增加。

7.其他 关节肿痛、活动障碍，红细胞沉降率增快，C反应蛋白增加，脑钠肽增高，α_2球蛋白增高，肛周红、脱屑、卡介苗（BBG）接种处红晕是特异性极高的体征，有很重要的价值。

【治疗要点】

减轻血管炎、防止血小板凝集、对症治疗。

1.阿司匹林 首选，每日30～50mg/kg，分3次口服，热退48～72h减量至每日3～5mg/kg，可分为1～2次服用。冠状动脉正常者服用2～3个月，冠状动脉有损伤者用至冠状动脉恢复正常。

2.丙种球蛋白 静脉注射，用药最佳时间为发病后5～10d，剂量为2g/kg，于8～12h缓慢静脉滴注。约20%的患儿应用丙种球蛋白后体温仍然在38℃以上，持续36～48h，或给药后2～7d甚至2周内再次发热，至少伴有1项川崎病症状，称为丙球不敏感川崎病，需要追加丙种球蛋白2g/kg。

3.糖皮质激素 丙球不敏感川崎病可考虑应用。常选用泼尼松每日1～2mg/kg，病情严重者可选用甲泼尼松每日15～20mg/kg，热退后逐渐减量，2周内逐渐减停。

4.双嘧达莫 剂量为每日3～5mg/kg，分3次口服，用药6～8周。

5.抗凝药物 应用于下列3项表现之1者：有巨大冠状动脉瘤形成［内径＞8mm，或年长儿（≥5岁）冠状动脉扩张内径大于正常4倍］，有急性心肌梗死发作病史或有血栓样回声并发冠状动脉急剧扩张患者。巨大冠状动脉瘤者建议小剂量阿司匹林联合华法林治疗，华法林每日0.05～0.12mg/kg，每日1次，从低剂量开始，每周监测凝血酶原标准化比值（INR），逐渐增量，调整INR至1.5～2.5，稳定后每1～2个月测1次。儿童的个体差异很大，药物剂量调节需考虑是否有出血倾向可能。

6.溶栓药物 适应证为冠状动脉内血栓导致闭塞者或即将闭塞者，最常用的是组织型纤溶酶原激活剂（tPA），建议在心肌梗死发生12h内应用。

第五节 心律失常

正常心脏的激动由窦房结开始，依次传遍心房、心室，引起心脏规律性的搏动，称为正常心律。激动的起源或传导不正常，使心脏搏动过快、过慢或节律不规则，称为心律失常。

一、期前收缩

期前收缩是提前出现的、由异位起搏点发放的搏动。根据异位起搏点的位置，可分为房性期前收缩、交界性期前收缩和室性期前收缩，以室性期前收缩最多见，其次是房性期前收缩，交界性期前收缩最少见。

【诊断要点】

（一）症状

大多数无自觉症状。年长儿可能感到心悸、心前区不适，甚至有恐惧感。

（二）体征

心脏听诊可听到节律不规整，突然出现一次提前到来的搏动，随后有一个间歇。期前收缩的心音强度与正常的心音相比可能稍有变化。由于期前收缩，心室的充盈不足，搏血量减少，可导致脉搏减弱或缺失。

（三）心电图特征

1.房性期前收缩 ①提早出现P波，形态与正常窦性P波稍有不同；②P-R间期在正常范围；③P波后的QRS波群及T波形态正常；④期前收缩后的代偿间歇多数是不完全性的。

2.交界性期前收缩 ①QRS波群提前出现，形态正常；②有或无逆行P波，逆行P波可以出现在QRS波群之前，也可在QRS波群之后；③期前收缩后的代偿间歇多为完全性的。

3. 室性期前收缩 ①QRS波群提前出现，之前没有P波；②QRS波群增宽、变形，T波与主波方向相反；③期前收缩后的代偿间歇是完全性的。

【治疗要点】

大多数无须特殊治疗，可自行消失，有病因的针对病因治疗。期前收缩频繁、有自觉症状，影响心脏功能的情况下，可选用抗心律失常药物，如普罗帕酮（心律平），每次5～8 mg/kg，每8小时1次口服；胺碘酮每日5～10mg/kg，分3次口服，应注意复查甲状腺功能。房性期前收缩也可以选择洋地黄类药物。

二、阵发性室上性心动过速

房性或交界性期前收缩连续出现3次以上称为阵发性房性或交界性心动过速。因临床上区分有困难，故统称为阵发性室上性心动过速。病因不明，部分由于预激综合征、先天性心脏病（如三尖瓣下移、纠正性大血管转位、心肌炎、心内膜弹力纤维增生症、洋地黄中毒、电解质紊乱、甲状腺功能亢进、心导管检查、心脏外科手术后等）引起，多数患儿无器质性心脏疾病。发作诱因为上呼吸道感染、支气管炎、肺炎、疲劳和情绪激动。

【诊断要点】

（一）症状

可呈阵发性、反复性发作，是婴儿及年长儿较常见的心律失常。突然发作，骤然停止，发作持续时间长短不一，短则仅数秒，也可长达数小时，一般不超过3d。发作频率因人而异，可一生只发作1次，也可1d发作数次。婴儿多表现为烦躁不安、手足乱动、呼吸急促、拒乳、面色苍白或突然意识模糊而被发现，年长儿可出现心悸、胸闷、胸痛、腹痛、气促、面色苍白、口唇发绀、皮肤湿冷。发作持续时间超过24h者，可引起心源性休克及心力衰竭。

（二）体征

心率可高达160～300次/分，心律绝对规则，心音强度一致，刺激迷走神经可使发作突然终止。

（三）心电图特征

P波与前一心动周期的T波融合；QRS波一般形态正常；ST段压低，T波倒置。ST-T的改变可持续至心动过速终止后数天。

【治疗要点】

（一）兴奋刺激迷走神经终止发作

无器质性心脏疾病患者可采用兴奋刺激迷走神经。年长儿可选用屏气法、压舌板刺激咽部的方法，婴幼儿冰水毛巾敷面法效果较好。已发生心力衰竭的患儿，不宜采用，以免加重心力衰竭。

（二）药物治疗

1.洋地黄类药物　发作持续24h以上，伴心力衰竭者常静脉使用洋地黄类药物，一般选用毛花苷C（西地兰）或地高辛快速饱和法。伴房室传导阻滞者慎用。

2.普罗帕酮（心律平）　1～2mg/kg，加入5%或10%葡萄糖溶液10～20ml中，静脉缓慢注射，不少于10min，如效果不佳，间隔15～20min后可重复使用，一般不超过3次，在静脉注射药物过程中应监测心电图，心动过速终止即停止操作。转为窦性心律后可按5～10μg/（kg·min）静脉滴注维持。有心力衰竭、传导阻滞者慎用。

3.三磷腺苷（ATP）　首次剂量0.2～0.4mg/kg，2～5s快速静脉注射。首剂无效，5min后加大剂量重复应用，最大剂量不超过12mg。有哮喘、传导阻滞或窦房结功能不全者慎用。预激综合征合并房性心动过速者禁用。

4.胺碘酮　用于顽固性室上性心动过速或心功能异常者。先给负荷量5.0mg/kg，加入5%葡萄糖溶液100～250ml中，于30～120min静脉缓慢滴注，复律后按10～15mg/（kg·d）静脉滴注维持。副作用大，新生儿及小婴儿不宜选用。

5.其他药物　β受体阻滞药、维拉帕米（异搏定）也可选用。

（三）直流电同步电击转律

对药物疗效不佳、心电图示宽大QRS波不能与室性心动过速相区别、并发心力衰竭或心源性休克的病例可采用直流电同步电击转律（1～2J/kg），或食管调搏的方法终止发作。

（四）射频消融

适应证：①心动过速呈持续性或反复性发作，影响正常生活；②发作时有严重血流动力学障碍；③药物治疗无效或不能耐受。

（五）预防

发作终止后可口服地高辛维持量1个月，反复发作2次以上的病例，为预防复发，口服地高辛维持量6～12个月。原发病为预激综合征的病例，口服普萘洛尔每日1mg/kg，分3次；倍他乐克每日2～3mg/kg，分2次口服，持续6～12个月。

三、室性心动过速

室性期前收缩连续发生3次或3次以上称为室性心动过速，是一种严重的快速心律失常，可导致心脏猝死。在小儿较为少见，临床上常见于爆发性心肌炎、扩张性心肌病、先天性心脏病等器质性心脏病，也可见于感染、缺氧、电解质紊乱、洋地黄中毒、长Q-T综合征、心导管检查、心脏外科手术及临终前。发生于无器质性心脏病者，原因不明，称为特发性室性心动过速。

【诊断要点】

（一）症状

发作时患儿自觉疲乏无力、面色苍白、呼吸急促、心悸、心前区不适或疼痛、四肢厥冷，部分患儿无症状。严重者可引起心脑综合征、心力衰竭及心源性休克，血压下降、晕厥、抽搐或猝死。无器质性心脏病、频率慢的阵发性室性心动过速，预后良好。

（二）体征

心率增快，常在150次/分以上，节律规则，心音低钝且强弱不等。

（三）心电图特征

QRS波宽大、畸形，T波方向与主波方向相反；心室率150～250次/分；P波与QRS波之间无固定关系；心房率较心室率缓慢，发作中出现心室夺获或室性融合波。

【治疗要点】

（一）药物治疗

1.利多卡因　1.0mg/kg，加入5%或10%葡萄糖溶液10～20ml中，静脉缓慢注射，如效果不佳，10～20min后可重复使用，总量不可超过5mg/kg。转为窦性心律后可改为20～50μg/（kg·min）静脉滴注维持。

2.普罗帕酮（心律平）　1～2mg/kg，加入5%或10%葡萄糖溶液10～20ml中，静脉缓慢注射，不少于10min，如效果不佳，间隔15～20min后可重复使用，一般不超过3次，在静脉注射药物过程中应监测心电图，心动过速终止即停止操作。转为窦性心律后可按5～10μg/（kg·min）静脉滴注维持。有心力衰竭、传导阻滞者慎用。

3.胺碘酮　先给负荷量5.0mg/kg，加入5%葡萄糖溶液100～250ml中，于30～120min缓慢滴注，复律后按10～15mg/（kg·d）静脉滴注维持。副作用大，新生儿及小婴儿不宜选用。

（二）直流电同步电击转律

药物治疗无效者或病情危重尤其合并心力衰竭或心源性休克者，可应用直流电同步电击复律，能量为1～2J/kg，无效时，间隔2～3min可重复操作，一般不超过3次，转律后用利多卡因维持。洋地黄中毒者禁用。

（三）射频消融

特发性室性心动过速、频繁发作的顽固病例，可采用射频消融的方法治疗。

四、完全性房室传导阻滞

当心脏的传导阻滞发生于窦房结与房室结之间时，称为房室传导阻滞。阻滞可以是部分的（一度或二度），也可能为完全性的（三度）。完全性房室传导阻滞较少见，可见于心肌炎、先天性心脏病术后，少数为先天性的传导系统缺如或纤维变性。

【诊断要点】

（一）症状

临床表现不一，部分患儿无主诉，病情重者有乏力、气短、眩晕，最严重的有阿-斯综合征发作，甚至死亡。

（二）体征

心率缓慢而规则，婴儿低于80次/分，儿童低于60次/分，运动后仅有轻度增加。第一心音强弱不等，强的心音又称"大炮音"，有时可闻及第三心音或第四心音。

（三）心电图特征

P-P 间隔与R-R间隔各有其固定规律，P-R间期无固定关系；心房率较心室率快；QRS波形态，心室异位起搏点在房室束分支以上，QRS波与正常窦性相同，起搏点在分支以下，QRS波宽大畸形。

【治疗要点】

（一）病因治疗

心肌炎所致者，甲泼尼龙每日1～2mg/kg，或地塞米松0.25～0.5mg/kg静脉滴注，病情稳定后改为泼尼松口服。

（二）药物治疗

心室率不太慢、无症状者不必治疗，随访观察。心率慢者，如心室率在50 次/分 以下，患儿又有明显症状时，可选用阿托品每次0.01～0.03mg/kg，每日3～4次口服；如患儿夜间心率明显减慢，可在睡前服药。重症可静脉注射阿托品0.01～0.03mg/kg，每日4～6次；或异丙基肾上腺素0.1～0.25μg/（kg·min）静脉滴注；以后根据心率变化调整滴速。

（三）安装心脏起搏器

反复发生阿-斯综合征，药物治疗效果不佳或伴有心功能不全，应及时安置心脏临时起搏器，经治疗病情不见缓解，应安装永久性起搏器。

第六节　急性心包炎

急性心包炎是指各种原因引起的心包脏层和壁层的急性炎症，可单独存在或为全身疾病的一部分表现，大多为继发性的，可由多种病因引起，病毒、支原体、细菌、结核杆菌、真菌、寄生虫、立克次体等可引起感染性心包炎；结缔组织病（如风湿热、儿童类风湿病、系统性红斑狼疮伴有心包炎的）也很多；其他（如胰腺炎、过敏性肺炎、尿毒症、糖尿病、恶性肿瘤、白血病、创伤、放射线、药物等）也可引起。

【诊断要点】

（一）症状

急性心包炎主要表现为心前区疼痛，部位多在胸骨后或整个心前区，左肩、颈部、背部或上腹部有放射性疼痛，深呼吸、咳嗽、仰卧位时疼痛加重，左侧卧位时疼痛尤其明显，坐位、前倾位时减轻，可为钝痛或针刺样痛，程度不一，也可疼痛很轻微或无疼痛，婴儿多表现为烦躁不安。大量心包液渗出时，可出现呼吸困难、发绀、刺激性干咳、吞咽困难、声嘶等心脏、气管、食管及喉返神经受压的症状。同时，患儿伴有发热、发冷、精神萎靡、心悸、乏力、食欲缺乏、多汗、体重下降等炎症引起的全身反应。

（二）体征

心前区听到心包摩擦音，是心包炎的特征，在胸骨左缘第3～4肋间、胸骨下部和剑突处最明显，于坐位、前倾、深呼吸时摩擦音增强，像砂纸来回摩擦样的声音，常遮盖心音，持续时间长短不一、短者仅持续数小时，长者可连续数日、数周，也可在病程中消失后再次出现。心包内渗出量增多时，心尖冲动减弱，心界扩大，心率增快，心音低钝且遥远，大量积液使心脏向后移位，压迫左肺下叶导致肺不张，左肩胛下语颤增强，叩浊，并可闻及支气管呼吸音（Ewart征）。心包内渗液积聚迅速时，引起急性心脏压塞，可导致心源性休克。渗液积聚缓慢时，引起慢性心脏压塞，表现为肝大、颈静脉怒张、肝颈静脉回流征、奇脉、腹水、水肿等体征。

（三）X线检查

少量心包积液时胸部放射线改变不明显，小儿心包积液超过150ml时可以显示心影增大，大量积液时心影向左右两侧扩大，心影随体位改变而变化，立位时心缘各弓消失，心影似烧瓶状，卧位时心底部增宽，透视显示心缘搏动减弱或消失，肺纹理无改变。

（四）心电图

初期ST段弓背向下抬高，几天后ST段回到等电线，继之出现T波低平、双向或倒置，随心包炎症状的消失，T波渐恢复正常。可出现各种心律失常，窦性心动过速最多见，部分有房性期前收缩、房性心动过速、心房扑动、心房纤颤。大量心包积液时常出现低电压。

（五）超声心动图检查

在左心室后壁心外膜和心包之间显示液性暗区，大量积液时右心室前壁与胸壁之间、心尖部也显示液性暗区。

【治疗要点】

（一）病因治疗

针对病原选择有效的抗生素，早期、足量、足疗程应用。可适量加用肾上腺皮质激素以减少浆液渗出，防止心包粘连。

（二）解除心脏压塞

大量心包积液引起心脏压塞时应即刻进行心包穿刺抽液，心包积液黏稠反复穿刺疗效不佳、引流不畅者应行心包切开引流术或心包切除术。

（三）对症处理

卧床休息、吸氧、补液、利尿、镇静、镇痛，保证足够的蛋白质与维生素。

第七节　感染性心内膜炎

感染性心内膜炎是由病原微生物引起的心内膜感染性

疾病，最常累及心脏瓣膜，也可累及心内置入物表面。病原体以草绿色链球菌和金黄色葡萄球菌最多见，其他（如肠球菌、肺炎双球菌、大肠埃希菌、铜绿假单胞菌、真菌及病毒）也可见到。在儿童，绝大多数患儿有原发性心脏病变，其中以先天性心脏病最为多见，室间隔缺损、动脉导管未闭、法洛四联症、主动脉瓣狭窄、肺动脉瓣狭窄；后天性心脏病中，风湿性心脏病、二尖瓣脱垂综合征也可并发感染性心内膜炎。也有部分患儿无心脏病变的基础，大多由毒力较强的金黄色葡萄球菌、肺炎球菌或真菌引起。心导管检查、心脏介入治疗、心内手术，常是感染性心内膜炎的诱发因素。

【诊断要点】

（一）症状

发病前可有呼吸道、消化道、中耳、皮肤感染的病史，或近期做过牙科手术、扁桃体摘除术、心导管检查、心脏手术，免疫力低下或长期使用抗生素、免疫抑制药者。

1.全身感染症状：发热、寒战、面色苍白、疲乏无力、食欲缺乏、体重减轻、肌肉、关节疼痛等。

2.先天性心脏病患儿常有心功能不全的表现。

3.赘生物破碎脱落，发生肺栓塞时，咯血、胸痛；脑栓塞可表现为头痛、呕吐、偏瘫、失语、抽搐及昏迷；肠系膜栓塞导致腹痛、血便；免疫复合物性肾小球肾炎表现血尿等。毒力强的病原菌，如金黄色葡萄球菌引起的感染性心内膜炎起病急、中毒症状重，病情险恶。

（二）体征

心脏原有的杂音有所改变或出现新的杂音，免疫反应引起的表现，如指甲下线状出血，指（趾）端腹侧面略有触痛的小结节（Osler结节）及眼底椭圆形出血斑（Roth斑）。脾动脉栓塞表现脾大，肺栓塞时，局部叩诊浊音，呼吸音减弱。

（三）实验室检查

末梢血中红细胞、血红蛋白进行性减少，白细胞、中性粒细胞升高，尿中有红细胞、红细胞沉降率增快、C反应蛋白增高。血培养结果是确诊的关键，应用抗生素前血培养阳性率高，应在24h内分别抽血做2～3次培养。由于菌血症是持续性的，没有必要等待患儿高热时抽血培养。

（四）超声心动图

可发现附着于心内膜或心内置入物表面上的赘生物、瓣膜周围脓肿、瓣膜穿孔，在诊断上有重要意义。

附：儿童感染性心内膜炎诊断标准（2010年）

中华医学会儿科学分会心血管学组　中华儿科杂志编辑委员会

一、病理学指标

1.赘生物（包括已形成栓塞的）或心脏感染组织经培养或镜检发现微生物。

2.赘生物或心脏感染组织经病理检查证实伴活动性心内膜炎。

二、临床指标

（一）主要指标

1.血培养阳性　分别2次血培养有相同的感染性心内膜炎常见的微生物（草绿色链球菌、金黄色葡萄球菌、凝固酶阴性葡萄球菌、肠球菌等）。

2.心内膜受累证据（超声心动图征象）

（1）附着于瓣膜、瓣膜装置、心脏或大血管内膜、人工材料上的赘生物。

（2）腱索断裂、瓣膜穿孔、人工瓣膜或缺损补片有新的部分裂开。

（3）心内脓肿。

（二）次要指标

1.易感染条件　基础心脏疾病、心脏手术、心导管术、经导管介入治疗、中心静脉内置管等。

2.发热　较长时间的发热（≥38℃），伴贫血。

3.心脏杂音　原有的心脏杂音加重，出现新的心脏杂音或心功能不全。

4.血管征象　重要动脉栓塞、感染性动脉瘤、瘀斑、脾大、颅内出血、结膜出血、Janeway斑。

5.免疫学征象　肾小球肾炎、Osler结、Roth斑、类风湿因子阳性。

6.微生物学证据　血培养阳性，但未符合主要指标中要求。

（三）诊断依据

1.具备下列①～⑤项任何之一者可诊断为感染性心内膜炎　①临床主要指标2项；②临床主要指标1项和次要指标3项；③心内膜受累证据和临床次要指标2项；④临床次要指标5项；⑤病理学指标1项。

2.有以下情况时可以排除感染性心内膜炎诊断　有明确的其他诊断解释心内膜炎表现；经抗生素治疗≤4d，临床表现消除；抗生素治疗≤4d手术或尸检无感染性心内膜炎的病理证据。

3.其他　临床考虑感染性心内膜炎，但不具备确诊依据时仍应进行治疗，根据临床观察及进一步的检查结果确诊或排除感染性心内膜炎。

【治疗要点】

（一）抗生素治疗

早期、足量静脉使用抗生素，根据血培养结果选用敏感的、杀菌力强的抗生素，可2种抗生素联合应用，一般疗程为4～6周，有时需要更长时间。

1.链球菌性心内膜炎选用青霉素或头孢曲松静脉滴注；对青霉素或头孢曲松不耐受者，可选用万古霉素。

2.金黄色葡萄球菌性心内膜炎选用苯唑西林或头孢唑林加庆大霉素。对β内酰胺类抗生素耐药者选用万古霉素加庆大霉素3～5d或利福平口服（注意副作用）。

3.表皮葡萄球菌对青霉素耐药，选用万古霉素、加庆大霉素或利福平联合应用。

4.肠球菌性心内膜炎首选氨苄西林和庆大霉素联合应用4周。β内酰胺类抗生素过敏者，选用万古霉素和庆大霉素联合应用，治疗6周。

5. 革兰阴性杆菌性心内膜炎一般选用第三代头孢，如头孢曲松，加用庆大霉素联合应用，病程至少6周。

6. 真菌性心内膜炎选用两性霉素B静脉注射，疗程6～8周，氟康唑口服2～4年。

7. 血培养阴性心内膜炎选用苯唑西林或头孢唑林，或万古霉素加庆大霉素联合治疗，疗程6周。停用抗生素后8周内复查血培养，避免复发。

（二）手术治疗

必要时手术切除赘生物并纠正心脏畸形。手术指征如下。

1. 二尖瓣或主动脉瓣损坏，重度反流导致心力衰竭。

2. 经过合适的抗生素治疗1周以上仍然持续发热，血培养阳性或心内赘生物增大。

3. 心脏瓣膜穿孔、破损、瓣周脓肿或瘘管形成，呈现局部破坏性感染或感染扩散。

4. 大型或有脱落风险的赘生物，特别是位于左心瓣膜上的赘生物。

5. 真菌或抗生素耐药病原体引起的心内膜炎等。

（三）支持治疗

抗生素治疗同时输注全血、血浆、丙种球蛋白等。

（于宪一）

第7章

泌尿系统疾病

第一节　急性肾小球肾炎

急性肾小球肾炎（AGN）简称急性肾炎，是指一种病因不一，临床急性起病，多有前驱感染，以血尿为主，伴有不同程度蛋白尿，可有水肿、少尿、高血压或肾功能不全，病程多在1年内。

急性肾小球肾炎可分为急性链球菌感染后肾小球肾炎（APSGN，有链球菌感染的血清学证据，起病6～8周有血补体低下）和非链球菌感染后肾小球肾炎。本节主要讲APSGN。

大多数病例属A组β溶血性链球菌急性感染后引起免疫复合物性肾小球肾炎，包括循环免疫复合物和原位免疫复合物，某些链球菌株可通过神经氨酸苷酶的作用或其产物，如某些菌株产生的唾液酸酶，与机体的免疫球蛋白结合，改变其免疫原性，产生自身抗体和免疫复合物而致病，发病机制见图7-1。

【诊断要点】

（一）临床表现

1.典型表现

（1）多见于儿童和青少年：以5～14岁多见，小于2岁少见，男女之比为2∶1。

（2）前驱感染：90%的病例有链球菌的前驱感染，后经1～3周的无症状的间歇期而急性起病。

（3）水肿：见于70%～85%的病例，初期多表现为眼

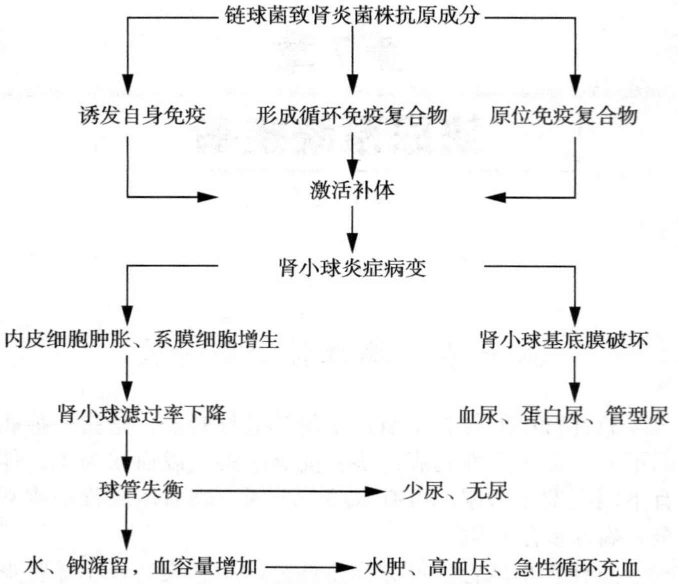

图7-1 急性肾小球肾炎发病机制

睑及颜面水肿，渐波及躯干、四肢，一般呈均匀结实的非凹陷性水肿。

（4）血尿或蛋白尿：血尿，表现为镜下血尿（几乎每例可见）或肉眼血尿（见于50%～70%的患儿，持续1～2周即转为显微镜下血尿）；蛋白尿，程度不等，有20%患者可达肾病水平。

（5）高血压：30%～80%的病例可出现（学龄前儿童＞120/80mmHg，学龄儿童＞130/90mmHg），多在病程1～2周后降至正常

（6）少尿或无尿：病程早期均有尿色深，尿量减少。少尿：婴幼儿＜200ml，学龄前儿童＜300ml，学龄儿童＜400ml，或每日尿量＜250ml/m^2；无尿：＜50ml。

2.严重表现

（1）严重循环充血：常在起病1周内，由于水、钠潴留，血浆容量增加所致。严重者可出现呼吸困难、端坐呼

吸、颈静脉怒张、咳粉红色泡沫痰、两肺满布湿啰音、心脏扩大甚至出现奔马律、肝大而硬、水肿加剧可出现胸腔积液及腹水征。

（2）高血压脑病：常在疾病早期，血压往往在150～160mmHg/100～110mmHg以上，表现为头痛、恶心、呕吐、烦躁、意识模糊、复视或一过性失明，严重者可突发惊厥、昏迷。目前认为主要与水、钠潴留，血容量增加有关；脑血管痉挛，导致缺血、缺氧、血管渗透性增高而发生脑水肿所致。

（3）急性肾功能不全：常在疾病初期，出现尿少、尿闭等症状，引起暂时性氮质血症、电解质紊乱和代谢性酸中毒，一般持续3～5d，不超过10d。

（二）实验室检查

1.尿常规　显微镜检查均示红细胞明显增多，可见到颗粒管型、红细胞管型及少量白细胞，有不同程度的蛋白尿；尿浓缩能力仍保持良好，比重常在1.020～1.032。

2.血液检查

（1）血常规：白细胞正常或增高，红细胞及血红蛋白常因血液稀释而轻度降低。

（2）ESR：增快，一般2～3个月恢复正常。

（3）ASO：增高，皮肤感染者可不高；90%患者血清总补体、C_3在发病2～4周降低，至第8周时94%的病例恢复正常。

（4）肾功能：轻重不等的GFR下降，内生肌酐清除率降低，但一般病例SCr、BUN等保持正常或在少尿期暂时性轻度升高。

【治疗要点】

（一）一般治疗

1.休息　严重病例需绝对卧床休息2周，待肉眼血尿消失、水肿消退，血压正常及循环充血症状消失后可下床轻微活动。红细胞沉降率正常可上学，但应避免重体力活动。尿沉渣细胞绝对计数正常后方可恢复体力活动。

2.饮食　对有水肿、高血压者应限制水、盐的摄入。食盐以60mg/（kg·d）为宜。水分一般以不显性失水加尿量计算。有氮质血者应限蛋白，可给优质动物蛋白0.5g/（kg·d），供给易消化的高糖饮食，以满足热量需要。

3.清除感染灶 存在感染灶时应给予青霉素或其他敏感抗生素10～14d的治疗。

（二）对症治疗

1.利尿 经控制水、盐摄入后仍有水肿、少尿者可用氢氯噻嗪1～2mg/（kg·d），分2～3次口服。无效时需用呋塞米，1～2mg/kg，每日1～2次。一般忌用保钾利尿药及渗透性利尿药。

2.高血压及高血压脑病 凡经休息，控制水、盐摄入，利尿而血压仍高者均应给予降压药。

（1）硝苯地平：开始剂量为0.25mg/kg，每8小时舌下口服，最大剂量1mg/（kg·d）。

（2）卡托普利：剂量为0.3～0.5mg/kg，每12小时或每8小时口服，与硝苯地平交替使用降压效果更佳。

高血压脑病：硝普钠，开始以1μg/（kg·min）浓度静脉滴注，每分不宜超过8μg/kg，以防发生低血压，用药时严密监测血压随时调节药液滴速。静脉滴注时输液瓶、输液管等须用不透光的纸覆盖，以免药物遇光分解。药理作用可直接作用于血管子滑肌使血管扩张，血压在1～2min迅速下降，同时能扩张冠状大动脉及肾血管，增加肾血流量。如血压迅速升高且有脑病征象时应给子镇静药，如地西泮、苯巴比妥等。

3.严重循环充血 卧床休息，严格限制水、钠的摄入及降压，尽快利尿。烦躁不安者给予镇静药，明显水肿者给予血管扩张药，如硝普钠（用法见高血压脑病）、酚妥拉明（0.1～0.2mg/kg）。上述无效者可采用腹膜透析或血液滤过治疗。

4.急性肾功能不全 见急性肾功能不全章节。

（杜 悦）

第二节　肾病综合征

肾病综合征是以肾小球基底膜对血浆蛋白通透性增高而导致的一组症候群。临床特征为肾病范围内的蛋白尿、低蛋白血症，明显水肿及高脂血症，其中前2项为诊断的必备条件。根据病因和发病年龄可分为3类：先天性肾病综合征，原发性肾病综合征，继发性肾病综合征。

一、先天性肾病综合征

【诊断要点】

（一）临床表现

先天性肾病综合征是指出生后不久（3～6月龄）起病，具有肾病综合征四大特点。

1.原发性　包括芬兰型先天性肾病综合征和肾小球弥漫性系膜硬化、微小病变、局灶节段性硬化。

2.继发性　可继发于感染（先天梅毒、先天巨细胞包涵体病毒、风疹、肝炎、疟疾、艾滋病等）。

（1）芬兰型肾病综合征：①家族史；②宫内已有蛋白尿，于临床出现症状时，血中白蛋白多已＜10g/L，当纠正血中白蛋白至15g/L时，尿中蛋白可＞20g/L；③胎盘大（＞出生体重的25%）；④水肿、少尿等；⑤除外其他已知病因；⑥肾活检。

（2）肾小球弥漫性系膜硬化或法国型肾病综合征：可能系常染色体隐性遗传。病理上呈弥漫性系膜硬化。发病早，呈进行性肾功能减退，1～2岁多死于肾衰竭。

（3）继发于全身疾病的婴儿肾病综合征：先天性梅毒伴肾病综合征，发生在出生后1～2月龄，青霉素治疗对先天性梅毒及肾病均有效，重症可加用激素治疗。

（二）实验室检查

尿检查除大量蛋白尿外常有镜下血尿，另可见轻度氨基酸尿和糖尿。血浆转铁蛋白、维生素D结合蛋白和甲状腺素结合蛋白降低，血25-羟维生素D_3降低。因甲状腺从尿中大量选择，血清T_4降低，促甲状腺素（TSH）增高。母血和羊水中甲胎蛋白浓度增高。

【治疗要点】

本征无特殊治疗。类固醇和细胞毒药物治疗无效。控制水肿，预防和治疗感染，防止血栓形成。

二、原发性肾病综合征

【诊断要点】

（一）临床表现

1.单纯性肾病

（1）起病多较缓慢，面色苍白，精神萎靡，食欲缺乏。

（2）高度水肿，呈凹陷性，与体位有关，可伴有胸腔积液、腹水、阴部水肿。

（3）常见并发症

①感染：有呼吸道、皮肤、泌尿道和腹部等部位，其中上呼吸道感染占50%以上。结核杆菌感染亦应引起重视。医院感染以条件致病菌为主。腹水感染可引起原发性腹膜炎，因无典型腹膜刺激征致早期易漏诊。

②电解质紊乱和低血容量：常见的电解质紊乱有低钠、低钾、低钙血症。表现为厌食、乏力、懒言、嗜睡、血压下降甚至出现低血容量性休克。低钙血症甚至出现低钙性惊厥。

③高凝状态和血栓形成：以肾静脉血栓形成常见，表现为突发腰痛、出现血尿或血尿加重，少尿甚至发生肾衰竭。还可有下肢深静脉血栓，两侧肢体水肿程度差别固定，不随体位改变而变化；皮肤突发紫斑并迅速扩大；阴囊水肿呈紫色；顽固性腹水；下肢疼痛伴足背动脉搏动消失等；不明原因的咳嗽，咯血或呼吸困难而无肺部阳性体征时要警惕肺栓塞；突发的偏瘫、面瘫、失语或神志改变等神经系统症状在排除颅内感染性疾病时要考虑脑栓塞。

④肾功能不全：大部分与肝肾功能损伤有关。详细处理见急性肾损伤。

2.肾炎性肾病　除具备单纯性肾病表现外，还具备以下4项中之一项或多项表现者：①尿红细胞＞10个/HP，2周内3次离心尿检查；②反复出现或持续高血压，学龄儿童＞17.3/12.0kPa（130/90mmHg），学龄前儿童＞16.0/10.7kPa（120/80mmHg），并排除因用皮质类固醇所致者；③氮质血症，尿素氮＞10.7mmol/L（30mg/dl），并排除血容量不足所致；④血总补体活性或C_3反复降低。

（二）实验室检查

1.尿蛋白定性3＋～4＋，24h尿蛋白定量≥0.05g/kg。

2.血生化改变：①血清总蛋白及白蛋白降低，白蛋白可＜25g/L，蛋白电泳白蛋白降低，α_2蛋白增高，γ球蛋白降低；②血浆胆固醇增高＞5.7mmol/L；③ESR增快；④IgG降低；⑤肌酐清除率及BUN一般正常；⑥C_3、C_4正常。

3.对新诊断病例应进行病原学的检查，如乙肝病毒感染等。

4.对新诊断的肾病患儿需检测抗核抗体（ANA），抗-dsDNA抗体等。对具有血尿、补体减少的患儿尤其重要。

5.高凝状态和血栓形成的检查：大多数原发性肾病患儿都存在不同程度的高凝状态，血小板增多，血小板聚集率增加，血浆纤维蛋白原增加，尿纤维蛋白裂解产物（FDP）增高。对疑及血栓形成者可行彩色多普勒B型超声检查以明确诊断，有条件者可行数字减影血管造影（DSA）。

6.经皮肾穿刺组织病理检查：肾活检指征包括对糖皮质激素治疗无反应，高度提示局灶性节段性肾小球硬化或另外一些肾小球肾炎所致的肾病；临床或实验室证据支持肾炎性肾病或慢性肾小球肾炎的患儿；对频繁复发和对糖皮质激素依赖者在细胞毒药物治疗前应进行肾活检。

【治疗要点】

（一）一般治疗

1.一般不限制盐、水，高度水肿患儿例外。本病不宜高蛋白饮食。

2.积极预防和控制感染。

3.利尿：轻度水肿采用HCT或呋塞米口服；水肿严重

者可用利尿合药：右旋糖酐-40 10ml/（kg·d）+多巴胺1～2μg/kg+酚妥拉明（多巴胺用量的50%），滴注结束后给予呋塞米1～2mg/kg。右旋糖酐-40应做过敏试验。重度水肿者可输血浆每次5～10ml/kg或人血白蛋白。

（二）糖皮质激素治疗

中华医学会儿科学分会肾脏学组2017年对儿童激素敏感、复发/依赖肾病综合征诊治循证指南进行了修订，在中华儿科杂志［2017，55（10）：729-734］发表。

1.*初发NS的治疗* 激素治疗可分以下两个阶段。

（1）诱导缓解阶段：足量泼尼松2 mg/（kg·d）（按身高的标准体重计算）或60 mg/(m^2·d)，最大剂量60 mg/d，先分次口服，尿蛋白转阴后改为晨顿服，共4～6周。

（2）巩固维持阶段：泼尼松2 mg/kg（按身高的标准体重计算），最大剂量60 mg/d，隔日晨顿服，维持4～6周，然后逐渐减量，总疗程9～12个月。

激素治疗注意事项：

（1）初发NS的激素治疗须足量和足够疗程，可降低1～2年复发率。

（2）目前国外随机对照临床试验研究建议激素用短疗程法，但实际应用后复发率较高，重复应用激素的累计剂量也较大。因此，基于我国临床应用实际情况及专家共识，仍建议采用中长程激素疗法。

2.*非频复发NS的治疗* 积极寻找复发诱因，积极控制感染，部分患儿控制感染后可自发缓解。激素治疗如下。

（1）重新诱导缓解：泼尼松2mg/（kg·d）（按身高的标准体重计算）或60mg/m^2，最大剂量60mg/d，分次或晨顿服，直至尿蛋白连续转阴3 d后改为1.5mg/kg或40mg/m^2，隔日晨顿服4周，然后用4周以上的时间逐渐减量。

（2）感染时增加激素维持量：患儿在巩固维持阶段患上呼吸道或胃肠道感染时改隔日口服激素治疗为同剂量每日口服，连用7 d，可降低复发率。

3.*FRNS/SDNS的治疗* 激素的使用。

（1）拖尾疗法：同非频复发重新诱导缓解后泼尼松

每4周减量0.25mg/kg，给予能维持缓解的最小有效激素量（0.5～0.25mg/kg），隔日口服，连用9～18个月。

（2）若隔日激素治疗出现反复，可用能维持缓解的最小有效激素量（0.5～0.25mg/kg），每日口服。

（3）在感染时增加激素维持量：患儿在巩固维持阶段患上呼吸道或胃肠道感染时改隔日口服激素治疗为同剂量每日口服，连用7d，可降低复发率。若未及时改隔日口服为每日口服，出现尿蛋白阳性，仍可改隔日激素为同剂量每日顿服，直到尿蛋白转阴2周再减量。如尿蛋白不转阴，重新开始诱导缓解或加用其他药物治疗。

（4）纠正肾上腺皮质功能不全：肾上腺皮质功能减退患儿复发率明显增高，对这部分患儿可静脉滴注促肾上腺皮质激素（ACTH）来预防复发。对SDNS患儿可给予ACTH 0.4U/(kg·d)（总量不超过25 U）静脉滴注3～5d，然后激素减量，同时再用1次ACTH以防复发。每次激素减量均按上述处理，直至停激素。近年国内报道的ACTH用法为：1U/（kg·d)（最大剂量控制在50U以下），静脉滴注3～5d，每个月为1个疗程。用2个疗程后，激素每个月减量1.25～5mg。一般ACTH用6个疗程或激素减停后继续用ACTH治疗2个疗程。

（三）免疫抑制药治疗

1.环磷酰胺

（1）口服疗法：2～3mg/（kg·d)，分2～3次，疗程8周。

（2）静脉冲击疗法：8～12mg/(kg·d)，每2周连用2d，总剂量≤168 mg/kg或500 mg/m²，逐渐延长时间，共8次。

应用环磷酰胺时需注意以下几方面。

（1）口服治疗8周，与单独应用激素比较，可明显减少6～12个月复发率。但无证据表明进一步延长疗程至12周能减少12～24个月时的复发。

（2）口服环磷酰胺3mg/（kg·d）联合泼尼松治疗的效果较口服2mg/（kg·d）联合泼尼松治疗的效果好。如患儿能耐受，建议口服剂量为3mg/（kg·d)。

（3）静脉每个月1次冲击治疗，与口服治疗相比，两者的有效率无差异，而白细胞减少、脱发、感染等不良反应较口服法轻。

（4）环磷酰胺治疗FRNS患儿的疗效优于SDNS，FRNS的2年和5年缓解率分别为72%和36%，而SDNS的2年和5年缓解率分别为40%和24%。

（5）随年龄的增长，环磷酰胺治疗的缓解率增加。有文献显示，＜3.8岁患儿2年缓解率为17.2%，3.8～7.5岁患儿缓解率为30%，＞7.5岁患儿缓解率可达45%。避免青春期前和青春期用药。

2.环孢素A　4～6mg/（kg·d），每12小时口服1次，维持血药谷浓度80～120ng/ml，疗程12～24个月。

应用环孢素A时需注意以下几方面。

（1）建议餐前1 h或餐后2 h服药。

（2）初次服药后1周查血药浓度，根据血药浓度调整剂量。用药期间需监测血药浓度。

（3）维持期口服较小剂量[1.5～2.0mg/（kg·d）]时，单次服用可增加药物的峰浓度，对谷浓度无影响，既能达到同样的疗效，又可减少不良反应，增加患儿的依从性。

（4）环孢素A肾毒性（CsAN）发生的独立危险因素为：环孢素A治疗时间＞36个月、患儿接受环孢素A治疗时年龄＜5岁、大量蛋白尿的持续时间长（＞30 d）。有CsAN患儿的复发风险明显高于无CsAN的患儿。临床上应对长期使用环孢素A的患儿进行监测，当患儿血肌酐水平较基础值增高30%，应减少环孢素A的用量。对使用2年以上的患儿应肾活检观察有无肾毒性的组织学证据。

3.他克莫司　0.05～0.15mg/（kg·d），每间隔12h1次，维持血药谷浓度5～10μg/L，疗程12～24个月。

应用他克莫司时需注意以下几方面。

（1）建议餐前1h或餐后2h服药。

（2）初次服药后1周查血药谷浓度，根据血药浓度调整剂量。用药期间需监测血药浓度。

（3）他克莫司生物学效应是环孢素A的10～100倍，

肾毒性较环孢素A小。

（4）对严重的SDNS或FRNS治疗的效果与环孢素A相似。

（5）对于有糖尿病家族史、糖耐量降低或肥胖的患儿应慎用。

（6）患儿及其家人不能接受环孢素A对容貌的影响（如多毛、牙龈增生等）时，建议使用他克莫司代替环孢素A治疗。

4. 霉酚酸酯（mycophenolate mofetil） 20 ～ 30 mg/（kg · d），每隔12h口服1次，每次最大剂量不超过1 g，疗程12 ～ 24个月。

应用霉酚酸酯时需注意以下几方面。

（1）长疗程（＞12个月）霉酚酸酯治疗可减少激素用量、降低复发率，无明显的胃肠道反应和血液系统不良反应。

（2）对环孢素A抵抗、依赖或环孢素A治疗后频复发患儿，霉酚酸酯能有效减少激素用量和环孢素A的用量，可替代环孢素A作为激素的替代剂。

5. 利妥昔布（rituximab） 每次375 mg/m^2，每周1次，用1 ～ 4次。

对上述治疗无反应、不良反应严重的SDNS患儿，可使用利妥昔布，其能有效地诱导缓解，减少复发次数，不良反应不多。

6. 长春新碱 1mg/m^2，每周1次，连用4周，然后1.5 mg/m^2，每个月1次，连用4个月。

能诱导80%的SDNS缓解，对部分使用环磷酰胺后仍频复发的患儿可减少复发次数。

7. 其他免疫抑制药

（1）咪唑立宾（mizoribine）：5mg/（kg · d），分2次口服，疗程12 ～ 24个月。近年研究表明，咪唑立宾能减少SDNS或FRNS患儿的尿蛋白，减少激素用量，提高缓解率。

（2）硫唑嘌呤（azathioprine）：与单纯激素治疗和安慰剂治疗相比，其治疗在6个月时的复发率无差别，现已不建议临床应用。

8.免疫调节药　左旋咪唑（levamisole）：2.5 mg/kg，隔日口服，疗程12～24个月。

应用左旋咪唑时需注意以下几方面。

（1）一般作为激素辅助治疗，适用于常伴感染的FRNS和SDNS。

（2）与单纯激素治疗相比，加用左旋咪唑可降低SDNS和FRNS复发风险。

（3）左旋咪唑治疗6个月以上，其降复发效果与口服环磷酰胺治疗相似，可降低6、12、24个月复发风险。

（4）左旋咪唑在治疗期间和治疗后均可降低复发率，减少激素的用量，在某些患儿可诱导长期的缓解。

（杜　悦）

第三节　泌尿系感染

泌尿系感染（UTI）是细菌直接侵犯尿路黏膜或组织而引起的损伤。根据病原体侵袭的部位不同，一般分为肾盂肾炎、膀胱炎、尿道炎，肾盂肾炎又称上尿路感染，膀胱炎和尿道炎合称下尿路感染。由于小儿时期感染局限在尿路某一部位者较少，且临床上又难以准确定位，故常不加区别统称为泌尿系感染。

【诊断要点】

（一）临床表现

1.急性泌尿系感染　指病程在6个月以内者。

（1）新生儿期：多由血行感染所致。以全身症状为主，如发热、吃奶差、苍白、呕吐、腹泻、腹胀等非特异性表现。多数小儿可有生长发育停滞、体重增长缓慢。部分患儿可有惊厥、嗜睡，有时可见黄疸。局部尿路刺激症状多不明显，对原因不明的发热应及早做尿常规检查，以及尿、血培养以明确诊断。

（2）婴幼儿期：仍以全身症状为主，如发热、轻咳、反复腹泻等。尿频、尿急、尿痛等排尿症状随年龄增长逐渐明显。排尿时哭闹，尿频或有顽固性尿布疹应想到本病。

（3）儿童期：下尿路感染时多仅表现为尿频、尿急、尿痛等尿路刺激症状，有时可有终末血尿。上尿路感染时表现为发热、寒战、全身不适、可伴有排尿刺激症状。部分患者可有血尿，但蛋白尿及水肿多不明显。一般不影响肾功能。

2.慢性泌尿系感染　指病程6个月以上。反复发作表现为间歇性发热、腰酸、乏力、消瘦、进行性贫血等。脓尿及细菌尿可有或不明显。患儿多合并先天性尿路结构异常，超声检查、静脉肾盂造影及排泄性膀胱尿路造影可明确是否有泌尿系统畸形及尿液膀胱输尿管反流。对于反复感染者应做核素肾动态显像，明确分肾功能，如能早期矫治可减少肾损害。

3.出血性膀胱炎　有严重的血尿和膀胱刺激征。此病可视为泌尿系感染的特殊类型，儿童多由细菌，支原体，腺病毒11、21型所致。急性起病，以严重肉眼血尿（可伴血块）和尿痛、尿频、尿急、排尿困难为特征；膀胱区常有压痛。尿检查有大量红细胞、少量白细胞；有时尿细菌培养阴性。

（二）实验室检查

1.尿常规　新鲜中段离心尿WBC＞10个/HP，未离心尿＞5个/HP，可有管型及微量蛋白。部分患者尿中可有不同程度RBC。

2.晨清洁中段尿培养及菌落计数　菌落＞10万/ml有诊断意义；如菌落在1万～10万/ml为可疑，应重新做培养。若菌落＜1万/ml多是污染。

3.清洁中段尿直接涂片找菌　显微镜下有细菌表示有感染。油镜下每视野1个以上的细菌，即说明尿液每毫升细菌数在10万个以上。

4.其他　注意免疫功能的检测和局部泌尿系彩超。

【治疗要点】

1.一般疗法　多饮水，对尿路刺激症状明显者，可用碳酸氢钠碱化尿液。

2.抗生素治疗　对肾盂肾炎应选择血浓度高的药物，对膀胱炎应选择尿浓度高的药物。最好选用强效杀菌剂，使细菌不易产生耐药菌株。且对肾功能损害要小的药物。一般抗生素疗程为10～14d，停药1周后再做尿培养1次。治疗开始后应连续3次尿细菌培养，若24h后尿培养阴转，表示所用药物有效，否则按尿培养药敏试验结果调整用药。

3.由尿路畸形所致的复杂性泌尿系感染　急性发作期治疗同1～2项。缓解期应给予每日抗生素总量的1/3，1次口服，长期维持预防感染，必要时小儿泌尿外科手术治疗。

（杜　悦）

第四节　溶血尿毒综合征

溶血尿毒综合征（HUS）属于血栓性微血管病（thrombotic microangiopathy，TMA），是一组临床综合病征。TMA主要特征为微血管性溶血性贫血、消耗性血小板减少及微循环血栓导致的器官受损，包括血栓性血小板减少性紫癜（TTP）、产志贺毒素大肠埃希菌（STEC）感染引起的STEC-HUS、非腹泻相关的HUS为非典型HUS（aHUS），肺炎链球菌感染引起的HUS，代谢病及药物等继发性TMA。

TTP系由于先天性或获得性的血管性血友病因子（vWF）裂解蛋白酶ADAMTS13的活性缺乏，血浆中vWF多聚体增多，血小板黏附聚集形成血栓导致的TMA。

STEC-HUS亦称为腹泻后HUS（D＋HUS），为典型HUS，以腹泻、血便为临床表现。

2016年以来，根据新的国际分类和定义，aHUS特指由补体旁路途径调控异常导致的血栓性微血管病，分为先天性补体调控缺陷型和获得性补体调控缺陷型。前者存在补体调控因子或补体基因突变，突变基因包括H因子基因、I因子基因、H因子相关蛋白（CFHR）基因、膜辅助蛋白（MCP）基因等。后者抗H因子抗体阳性，该抗体阻断了H因子C端识别结构区，从而抑制H因子对补体替代途径的调控而致病。

病理改变主要在肾脏。表现为毛细血管腔栓塞，内皮细胞肿胀，广泛的纤维蛋白沉积，形成纤维素性血栓，偶有新月体形成。严重者小动脉血栓形成及纤维素样坏死、肾皮质坏死。晚期可见肾小球硬化、玻璃样变、肾小管萎缩及间质纤维化。

【诊断要点】

1.临床表现

（1）溶血性贫血：突然发作的苍白、无力、血红蛋白尿、黄疸，血红蛋白可在数小时内下降到30～50g/L。

（2）出血：皮肤黏膜出血、呕血、便血，皮肤出血点及瘀斑少见。

（3）急性肾功能不全：急性肾衰竭与溶血同时发生，发展迅速。少尿期平均2周左右，50%的患者无尿期超过4d，氮质血症、代谢性酸中毒、高钾血症、循环充血、心力衰竭、肺水肿等。

（4）神经系统症状：嗜睡、抽搐、昏迷等。神经系统症状可能与血管栓塞、高血压、循环充血、肾衰竭、贫血等多种因素有关。

（5）心血管系统：心脏扩大、心动过速、心律失常、水肿、肝大、肺水肿等。

（6）慢性期：主要是肾脏损害。轻型在数周或数月内肾功能有显著好转，重型则发展为慢性肾功能不全。

2.不同类型TMA的特征性改变

（1）STEC-HUS 患儿年龄一般＞6月龄，发病前有血便、腹泻症状，为最常见的TMA，儿童可达90%，肾损伤重，临床恢复较快，预后良好。血清可检测到大肠埃希菌O157抗体，粪常规可测到大肠埃希菌，由于部分腹泻在出现HUS症状后已经停止，或已应用过抗生素，细菌的检测可能出现阴性。

（2）发病前可有呼吸道感染症状，部分也可有腹泻症状，但无血便和大肠埃希菌感染依据。各年龄段（包括6月龄以下）患儿均可发病。除急性溶血性贫血、血小板减少和肾损伤症状外，亦可有神经系统症状、心力衰竭、呼吸紊乱、高血压、小肠结肠炎等多器官系统损伤表现。

（3）TTP 多见于大年龄患儿，三联征以外常伴有发热和神经系统症状，且血小板显著下降，出血倾向明显，而肾损伤相对较轻。血浆 ADAMST13 活性显著降低，多在10%以下。

（4）甲基丙二酸血症相关TMA是常见的继发性TMA，先天性有机酸代谢障碍所致，血和尿有机酸测定显示，甲基丙二酸升高，同时伴高同型半胱氨酸血症，血甲硫氨酸降低，肾损伤表现异质性较大，针对原发病的治疗可使部分患儿TMA症状得到缓解。

（5）肺炎链球菌感染相关 TMA 好发于婴幼儿，多表现为坏死性肺炎合并脓胸，常需要呼吸支持，部分患儿表现为化脓性脑膜炎及硬膜下积液，微血管病性溶血显著，肾损伤同时存在，Coomb's试验阳性。

（6）移植相关TMA 可发生于肝脏、肾脏等器官移植及造血干细胞移植术后的患儿。预后往往较差，应用常规的血浆置换治疗通常效果不佳。

3. 实验室检查

（1）血液系统：Hb下降，中重度贫血；RBC形态异常可见三角形，菱形，靶形，芒刺及碎片；RC增高至2.6%～20%；血小板减少可低至10×10^9/L，需做溶血象，一般Coomb's试验阴性（肺炎链球菌引起的HUS Coombs可以阳性）。怀疑DIC时进行筛查。

（2）尿常规：肉眼血尿或镜下血尿，蛋白尿，可见白细胞及管型。

（3）生化改变：血清总胆红素增高，以间接胆红素升高为主，血LDH升高，少尿期血BUN、SCr增高，血钾增高等电解质紊乱及代谢性酸中毒，血、尿FDP增高。

（4）病原学检查：粪便细菌培养和分离$E.O_{157}$：H_7阳性率可达51%～68%。

（5）血浆补体C_3下降而C_4正常水平。进行抗H因子抗体和补体调控蛋白编码基因测定有助于aHUS的分型。在获得性补体调控缺陷aHUS患儿中，抗H因子抗体滴度升高；在先天性补体调控缺陷患儿中，可呈现相关基因突变。进行血浆ADAMST13活性、相关基因，以及抗体的检查有助于和TTP的鉴别，在aHUS患儿，血浆ADAMST13活性多＞10%，而TTP患儿血浆AD-AMST13活性多＜10%。

（6）肾组织活检：是确诊的依据并可评估预后，在急性期过后病情缓解时进行，因为急性期血小板减少、出血倾向和高血压，应避免有创操作。

【治疗要点】

1.一般治疗　包括纠正水电解质紊乱、补充营养、利尿降压、输血纠正贫血等治疗。由于血小板减少为聚集消耗所致，输注血小板会加重微血栓形成，故一般情况下不建议血小板输注。在进行性少尿、无尿，尿素氮迅速升高，血钾顽固升高，伴有严重水肿、心力衰竭和顽固性高血压时，应联合血液透析或腹膜透析治疗。

2.aHUS治疗　国际指南推荐为Ⅰ类PE指征，目前PE是治疗aHUS的一线疗法。一旦诊断aHUS，应尽早在24h内进行PE。每次PE置换液剂量为1.5倍血浆容量，即40～60ml/kg。建议每日置换1次，连续5 d。具体操作见血浆置换章节。

依库珠单抗（Eculizumab）是针对C5的单克隆抗体，作用于补体活化的终端，可阻断C5的裂解，从而阻断膜攻击复合物MAC的形成，有效地改善补体调控异常。对遗传性和获得性aHUS患儿均有效，特别适用于PE无效或PE依赖的预后较差的aHUS患儿。糖皮质激素和免疫抑制药可用于序贯治疗。

3.纠正贫血　一般主张尽可能少输血，如血红蛋白＜60g/L或血细胞比容＜15%，可输洗涤红细胞每次2.5～5ml/kg，于2～4h缓慢输入。无洗涤红细胞时也可以输新鲜红细胞悬液。由于肾衰竭、高血压及高血容量同时存在，必须慎重。当血钾＞6mmol/L时，必须在透析开始后方可输血。

4.抗凝治疗

（1）抗凝药和血小板解聚药：双嘧达莫（潘生丁）5～10mg/（kg·d）；肝素、尿激酶、阿司匹林等，应用时注意出血倾向。

（2）维生素E：维生素E可清除自由基，抑制脂质过氧化反应，对抗活性氧化代谢产物的损伤，抑制血小板聚集，1000mg/（kg·d），一般2～6个月。

5.提高前列腺素水平

（1）输注PGI_2：于HUS早期输注PGI_2，起始剂量为2～3ng/(kg·min)，逐渐增加剂量至5～10 ng/(kg·min)；目前临床较常用凯时（PGE_1），每次5～10μg/d加生理盐水20 ml静脉入壶，该类药物具有强力扩血管作用，应注意出现低血压及心搏过速。

（2）输注新鲜冷冻血浆：需要注意的是短期内输注大量血浆会加重容量负荷，导致肺水肿甚至呼吸衰竭，建议每次按10 ml/kg输注，单次婴儿＜100 ml，幼儿＜200 ml，年长儿每次＜10～20ml/kg，直到血小板数升致正常或＞150×10^9/L，溶血停止。

6.ACEI类制剂　可降低尿蛋白。

7.丙种球蛋白　部分患儿静脉用丙种球蛋白有一定程度的疗效。

（吴玉斌）

第五节　肾小管间质性肾炎

肾小管间质性肾炎（TIN）亦称间质性肾炎，病变主要侵犯肾小管和肾间质，肾小球和血管大多数正常或轻度病变。临床表现常为非特异性，极易漏诊。当小儿出现不明原因的肾功能不全时，应想到本症。

1.根据发病的急慢和病理改变的不同分类　以肾间质水肿、炎性细胞浸润为主的急性肾小管间质性肾炎（acute tubulointerstitial nephritis，ATIN）；以肾间质纤维化、肾小管萎缩为主的慢性肾小管间质性肾炎（chronic tubulointerstitial nephritis，CTN）。

2.根据病因可分类

（1）药物性：抗生素（甲氧苯青霉素、氨苄西林等半合成青霉素，头孢菌素、β内酰胺类衍生物、磺胺类）、非甾体抗炎药（NSAID）、质子泵抑制药、抗肿瘤药物（异环磷酰胺、多柔比星、贝伐单抗等）、利尿药（乙酰唑胺、氢氯噻嗪、呋塞米等）、中草药（马兜铃、关木通、防己等）及其他药物。

（2）感染：细菌（A组溶血链球菌、布氏杆菌），支原体、病毒（Hanta病毒、EB病毒、肝炎病毒、HIV、流感病毒A等）、寄生虫（蛔虫、利什曼原虫及弓形虫属）等。

（3）代谢性疾病：钙、重金属（如汞）、尿酸盐、草酸盐。

（4）自身免疫疾病：SLE、干燥综合征、ANCA相关血管炎、结节病、自身免疫性胰腺炎、炎性肠病。

（5）肿瘤：白血病、淋巴瘤、多发性骨髓瘤。

（6）特发性：抗肾小管抗体、IgG4相关疾病、TINU综合征、移植后排斥反应、蚊虫叮咬、蛇咬伤。

对于儿童，以药物性和感染性为主。

【诊断要点】

（一）临床表现

本病为一类特异质性疾病，临床表现与病因及肾间质受损程度和受损部位有关。

1.急性患者可表现为急性肾衰竭（30%为非少尿型）及肾小管功能障碍，偶见肾病综合征。起病时乏力、厌食、体重下降、腹痛、头痛、苍白及呕吐等。

2.感染性ATIN，可由病原体直接侵袭间质（肾盂肾炎）或间接（亦称反应性）机制引起。由感染引起者发生于感染病初几日，很少在10～12d后（此与感染性肾小球肾炎者不同）。起病急骤。突然高热、寒战、恶心、呕吐、头痛等败血症的中毒症状。如为急性肾盂肾炎所致者，除了全身性表现外，尚有腰痛和尿路刺激征等特征性表现，肾区叩痛。

3.药物性ATIN是一种迟发型变态反应。大部分药物性ATIN于接触致敏药物后数日至数月后发病，平均10d。临床上三联征包括低热（35%～70%），皮疹（25%～40%），嗜酸细胞血症（35%～60%），三联征同时出现者很少见。这些症状可能只是轻微的或一过性的，因此需要临床医师警惕。30%患者会有腰痛或腰部胀满。5%～15%的药物性ATIN病例可出现大量血尿。超过25%患者会有关节痛。

4.特发性急性间质性肾炎，发病前无感染、无系统性疾病及用药史。部分患者发病前非特异性前驱症状，如乏力、不适、食欲缺乏、恶心、体重减轻等。可出现发热、皮疹、肌炎，而少见嗜酸粒细胞增多。常有轻度贫血。TINU综合征患者出现葡萄膜炎（可与肾脏病变同时出现，但多于肾脏疾病发病数周至数月后）。部分病例有中至重度肾功能损害，出现急性非少尿型肾衰竭。

5.慢性者起病隐匿，直至病程后期也常无明显临床症状。患者可有多饮多尿、夜尿、体重下降、乏力。高血压常为后期表现，一般无水肿。疾病后期表现为慢性肾衰竭，伴显著高血压。此时常难于区别原发病为肾小球疾病或间质炎症改变。

（二）实验室检查

1.尿常规　多数病例表现为蛋白尿、血尿、脓尿。蛋白尿多为轻中度，一些NSAID引起的患者可出现肾病水平蛋白尿。70%～90%存在镜下血尿，部分患者可出现肉眼血尿，红细胞管型少见。脓尿见于多数病例，是非特异性的。除肾盂肾炎外，脓尿为无菌性。嗜酸细胞尿症对诊断有帮助，但不是诊断的充分或必要条件。嗜酸细胞尿症定义为：尿沉渣瑞氏染色，嗜酸细胞数超过白细胞总数的5%。

2.肾小管损伤指标及肾小管功能检查　肾小管功能异常发生先于滤过率下降、血肌酐上升，因此肾小管功能的检测是ATIN早期诊断的关键。

患者尿N-乙酰-β-氨基葡萄糖苷酶（NAG）、γ-谷氨酰转移酶（γ-GT）及亮氨酸氨基肽酶（LAP）增多，提示肾小管上皮细胞损伤。尿β_2-微球蛋白、α_1-微球蛋白、视黄醇结合蛋白及溶菌酶常增多，提示近端肾小管重吸收功能障碍；尿比重和尿渗透压减低，提示远端肾小管浓缩功能减退。尿钠排泄分数多＞2分；患者还可能出现肾性尿糖，甚至出现范科尼综合征（Fanconi syndrome，呈现肾性尿糖、氨基酸尿及磷酸盐尿等），以及肾小管酸中毒。

3.血液检查　一般无贫血，偶尔出现轻度贫血。30%～60%的药物诱导的ATIN患者，外周血嗜酸粒细胞增多。可出现IgE升高。特发性患者可检测出抗肾小管基底膜抗体。

4.肾小球功能　出现肾衰竭时，可出现血肌酐、尿素氮升高。

5.影像学表现　B超等影像学检查示肾脏大小正常，而发生急性肾衰竭时常提示肾脏体积增大。

6.病理表现　病理检查是诊断ATIN的金标准。

（1）光学显微镜检查：ATIN的病理特点主要是肾间质炎症细胞浸润伴水肿。药物性ATIN、感染性ATIN及特发性ATIN患者，肾间质中的浸润细胞均以单核细胞、淋巴细胞和浆细胞为主，并可伴不同程度的嗜酸粒细胞（药物性ATIN最明显）。恶性血液肿瘤肾脏浸润时肾间质见大量形态单一的肿瘤细胞。此外，在部分药物性ATIN、特发性ATIN及结节病患者，肾间质中还可见上皮样细胞肉芽肿。肾小管亦可有不同程度的退行性变，可见刷状缘脱落，细胞扁平，甚至出现上皮细胞坏死，基底膜断裂。肾小球及肾血管正常。

（2）电子显微镜检查：肾小管基底膜不连续，部分增厚，基底膜分层。非甾体抗炎药引起的ATIN，可伴随出现肾小球微小病变，此时可见肾小球脏层上皮细胞足突广泛融合。

（3）免疫荧光检查：多呈阴性。但由某些药物引起者（如甲氧西林等），有时可见IgG、C_3沿肾小管基底膜呈线样沉积。

【治疗要点】

大多数ATIN患者预后较好。但病理损害重，或治疗不及时，出现少尿、氮质血症、需要透析的严重病例，可遗留肾功能不全。因此，治疗的根本是早期诊断。

1. 去除病因　控制感染、停用致敏药物、治疗相关的系统性疾病，是ATIN治疗的第一步。许多患者，在感染控制或停用致敏药物后，病情可自行好转。

2. 支持治疗　纠正水、电解质及酸碱平衡紊乱，控制高血压，纠正贫血等。

3. 糖皮质激素　目前尚有争议。有一项多中心非随机对照研究显示，使用糖皮质激素可以改善肾功能，及早停止透析。并且，越早使用激素（发病后1～14d），预后越好。

出现下列①～③项情况，可考虑应用激素：①肾功能不全迅速进展；②肾活检提示肾间质弥漫炎症细胞浸润，而纤维化不明显；③控制原发病及停用致敏药物后，肾功能未恢复者。

初始剂量为泼尼松0.5～1mg/（kg · d）口服。激素治疗后短期内，应有明确的反应。如果使用激素4周后病情仍无改善，需要逐渐减量至停用。如果病情改善，需维持应用到肾功能恢复正常后，并逐渐减量，一般在4～6周减量至停用。对于肾功能不全迅速进展的病例，需要在维持量之前，应用冲击治疗。对于感染性ATIN，需在感染控制后，方可开始使用激素。

对于TINU患者，视觉损害和肾功能均可在短期应用激素后得到改善，但容易复发。葡萄膜炎可以是无症状的，因此对于特发性ATIN患者，需要眼科检查。儿童和青少年患者，远期预后很好，肾功能大多恢复正常，且无视觉损害。

4. 血液净化　当出现氮质血症或少尿，有血液净化治疗指征者，需要行血液净化治疗，可选择持续性肾脏替代、血液透析、腹膜透析等。

（杜　悦）

第六节　紫癜性肾炎

紫癜性肾炎是儿科常见的继发性肾小球疾病之一。中华医学会儿科学分会肾脏学组在《中华儿科杂志》[2017，55（9）：647-651]发表了紫癜性肾炎诊治循证指南，旨在帮助临床医师为紫癜性肾炎患儿选择当前相对较好的诊治方法，在临床应用过程中，还应该结合患者具体病情进行个体化处理。

【诊断标准】

在过敏性紫癜病程6个月内，出现血尿和（或）蛋白尿。其中血尿和蛋白尿的诊断标准分别如下。

1.血尿　肉眼血尿或1周内3次镜下血尿红细胞/＞3个/高倍视野（HP）。

2.蛋白尿　满足以下①～③项任一项者：①1周内3次尿常规定性示尿蛋白阳性；②24h尿蛋白定量＞150mg或尿蛋白/尿肌酐（mg/mg）＞0.2；③1周内3次尿微量白蛋白高于正常值。

【临床分型】

孤立性血尿型，孤立性蛋白尿型，血尿和蛋白尿型，急性肾炎型，肾病综合征型，急进性肾炎型，慢性肾炎型。

【病理分级】

1.肾小球病理分级

Ⅰ级：肾小球轻微异常。

Ⅱ级：单纯系膜增生，分为局灶节段；弥漫性。

Ⅲ级：系膜增生，伴有＜50%肾小球新月体形成和（或）节段性病变（硬化、粘连、血栓、坏死）；其系膜增生可为局灶节段；弥漫性。

Ⅳ级：病变同Ⅲ级，50%～75%的肾小球伴有上述病变，分为局灶节段；弥漫性。

Ⅴ级：病变同Ⅲ级，＞75%的肾小球伴有上述病变，分为局灶节段；弥漫性。

Ⅵ级：膜增生性肾小球肾炎。

2. 肾小管间质病理分级

（－）级：间质基本正常。

（＋）级：轻度小管变形扩张。

（＋＋）级：间质纤维化、小管萎缩＜20%，散在炎性细胞浸润。

（＋＋＋）级：间纤维化、小管萎缩占20%～50%，散在和（或）弥漫性炎性细胞浸润。

（＋＋＋＋）级：间质纤维化、小管萎缩＞50%，散在和（或）弥漫性炎性细胞浸润。

【治疗要点】

紫癜性肾炎患儿的临床表现与肾病理损伤程度并不完全一致，后者能更准确地反映病变程度及远期预后。没有条件获得病理诊断时，可根据其临床分型选择相应的治疗方案。对紫癜性肾炎的肾活检指征仍没有统一标准，认为以蛋白尿为首发或主要表现的患儿，仍应早期行肾活检，以根据病理分级选择合适的治疗方案。暂未开展肾活检时，可依据临床表现选择相应治疗。

激素及其他免疫抑制药治疗

1. 孤立性血尿或病理Ⅰ级　仅对过敏性紫癜进行相应治疗，镜下血尿应密切监测患儿病情变化，加强随访。

2. 孤立性微量蛋白尿或合并镜下血尿或病理Ⅱa级　KDIGO指南建议对于持续蛋白尿＞1g/（d·1.73 m^2）的紫癜性肾炎患儿，应使用血管紧张素转化酶抑制药（ACEI）或血管紧张素受体拮抗药（ARB）治疗。由于ACEI和ARB类药物有降蛋白尿的作用，建议可常规使用。

3. 非肾病水平蛋白尿或病理Ⅱb、Ⅲa级　KDIGO指南建议对于持续蛋白尿＞1g/（d·1.73m^2）、已应用ACEI或ARB治疗、GFR＞50ml/（min·1.73 m^2）的患儿，给予糖皮质激素治疗6个月。目前国内外均有少数病例报道使用激素或联合免疫抑制药治疗。

4. 肾病水平蛋白尿、肾病综合征、急性肾炎综合征或病理Ⅲb、Ⅳ级　KDIGO指南建议对于表现为肾病综合征和（或）肾功能持续恶化的新月体性紫癜性肾炎的患儿应用激素联合环磷酰胺治疗。该组患儿临床症状及病理损伤均较重，均常规使用糖皮质激素治疗，且多倾向于激素联合免疫抑制药治疗，其中疗效相对肯定的是糖皮质激素联合环磷酰胺治疗。若临床症状较重、肾病理呈弥漫性病变或伴有＞50%新月体形成者，可加用甲泼尼龙冲击治疗，15～30mg/（kg·d），每日最大量不超过1.0 g，每日或隔日冲击，3次为1个疗程。激素联合其他免疫抑制药，如环孢素A、霉酚酸酯等。

5.急进性肾炎或病理Ⅴ级、Ⅵ级　这类患儿临床症状严重、病情进展较快，治疗方案和Ⅳ级类似，现多采用3～4联疗法。常用方案为：甲泼尼龙冲击治疗1～2个疗程后口服泼尼松＋环磷酰胺（或其他免疫抑制药）＋肝素＋双嘧达莫，亦有甲泼尼龙联合尿激酶冲击治疗＋口服泼尼松＋环磷酰胺＋肝素＋双嘧达莫治疗的文献报道。

血浆置换能够有效地清除免疫复合物、细胞因子等炎症递质，迅速缓解症状，减少蛋白尿 、减轻肾损伤。具体适应证见血浆置换部分。

近5年的Meta分析和大规模多中心RCT研究均提示，激素不能有效预防过敏性紫癜肾损害的发生，故不建议常规使用激素预防过敏性紫癜肾损害发生。对于临床表现为肾病水平蛋白尿或肾组织病理损伤严重的患儿应随访至成年期。

（吴玉斌）

第七节　血　　尿

血尿是儿科泌尿系统疾病最常见的症状，分为肉眼及镜下血尿。前者指肉眼能见到尿液呈血样或洗肉水样或浓茶水色；后者则为离心尿沉淀后RBC＞3个/HP。出血量超过1ml/L尿液，则可见肉眼血尿。

【诊断要点】

（一）诊断血尿的思维方式

1.鉴别真假血尿　对血尿首先应判明是真性血尿或是

假性血尿，然后进行病因或原发疾病的诊断。假性血尿如下。

（1）非泌尿道出血：阴道或下消化道出血混入，青春期女孩应首先排除月经血污染。

（2）红色尿：机体某些代谢产物及药物可使尿呈红色，如卟啉尿；酚红、刚果红、氨基比林、正定霉素等均可使尿呈红色；新生儿尿中排出较多尿酸盐时也可使尿布红染；红色尿也见于血红蛋白尿及肌红蛋白尿；某些食物、蔬菜中的色素也使尿呈红色。

2. *肾小球性血尿* 指血尿来源于肾小球。当肾小球发生病变时，如抗原-抗体复合物沉积在基底膜而产生免疫损伤，使基底膜产生裂隙，当红细胞通过基底膜狭小的裂隙时承受很大的压力，再加上基底膜的收缩力，当红细胞从裂隙处挤出时可能变形，进入原尿后又受到肾小管渗透压的作用进一步变形。

3. *非肾小球性血尿* 血尿来源于肾小球以下泌尿系统。凡泌尿道黏膜的解剖完整性受到破坏都可能使血管内的红细胞进入尿流，如结石导致尿道黏膜的创伤；肿瘤致使上皮细胞的退化、变性；泌尿道感染、先天性肾及血管畸形（多囊肾、膀胱憩室、动静脉瘘、血管瘤等）造成的血管破裂；全身性疾病引起的出血；特发性高钙尿症及胡桃夹现象等。

（二）实验室检查

1. *尿液检查*

（1）肉眼观察：暗红色或洗肉水样血尿多来源于肾实质，鲜红色或带有血凝块多来自下尿道，血块或混合黏膜样物质多来自膀胱或肾脏肿瘤，终末滴血多来自膀胱三角。

（2）尿三杯试验：在患者持续排尿过程中，用3只白色透明容器收集前、中、后段尿液（初及中段尿液不得少于20ml）。初段血尿显示病变在尿道；终末血尿显示病变在膀胱颈部和三角区、后尿道及前列腺等处；全程血尿则提示肾、输尿管或膀胱，尿一般呈暗红色，大量出血则呈烟灰水样。当尿pH为酸性较暗红，放置久也呈暗红色。肾小球肾炎一般无血凝块，结石出血量较大时可有血凝块。肿瘤除血尿外，有时可见有黏膜组织样物质排出。

（3）尿自动分析仪检查：目前尿分析仪已在全国较普遍使用，由于仪器来源不一，提供结果的标准也较多，有的检查尿隐血，有的以每微升含细胞数报告。总之，尿分析仪检查血尿只是一个初筛，结果较为粗略，且假阳性较多。

（4）常规光学显微镜检查：目前国内公认的标准方法是取10ml新鲜尿液，离心5min（1500r/min），弃去上清液，留下沉淀物0.3ml，摇匀后涂片，用高倍镜观察10个视野。正常值为0～2个/HP，＞3个/HP则为病理性血尿。经常出现1～3个/HP，应当密切追踪观察。如有管型存在说明血尿是肾小球疾病引起，如找到红细胞管型，则可确诊为肾小球性血尿。

（5）尿红细胞形态检查：这是目前鉴别肾小球性与非肾小球性血尿的最常用的方法。若尿红细胞数＞8×10^6/L，其中畸形红细胞超过红细胞总数的60%（联苯胺染色法）即可视为肾小球性血尿，但需注意尿中红胞＜8000个/ml及低比重（＜1.016）时不可靠。

（6）尿中红细胞平均体积（MCV）：采用自动血细胞计数仪测定尿中红细胞MCV和分布曲线也是判定血尿来源的一种较好方法，若MCV＜72fmol，可高度拟为肾小球血尿，本法不受尿比重、pH及主观影响，有一定临床应用价值。

（7）尿蛋白及管型：如血尿中发现管型，特别是红细胞管型，表示出血来源于肾实质。若镜下血尿时，尿蛋白定量＞500mg/24h，则多提示肾小球血尿。如果肉眼血尿患者尿蛋白＞lg/24h，可明确有肾实质病变。

（8）尿生化检查：①尿蛋白圆盘电泳提示为中分子蛋白尿或高分子蛋白尿，则主要见于急、慢性肾小球肾炎及肾病综合征；②若尿FDP＜1.25μg/ml，则微小病变肾病可能性大，如尿FDP增高且持续不停，又有不同程度血尿，则多为增生型、膜增生型或急进性新月体肾炎。

（9）尿钙测定：当尿Ca/Cr＞0.21时，则进一步测定24h尿钙定量，当尿Ca＞4mg/（kg·d）时则应疑为高钙尿症，应查2～3次才能确定。

（10）尿培养：若血尿患儿2次中段尿培养，检出的是同种细菌，细菌数在10^5/ml以上，即可确定为肾盂肾炎或膀胱炎。

（11）尿抗酸杆菌检查：肾结核伴血尿患者，3次以上晨尿做结核杆菌培养，阳性率可达80%～90%，24h尿沉渣查抗酸杆菌，阳性率达70%。尿培养检出结核杆菌，对肾结核的诊断具有重要确诊价值。

2.血液相关辅助检查

（1）血常规及相应的血液系统检查：贫血程度、网织红细胞计数、血小板计数、出凝血时间、凝血酶原时间、纤维蛋白原水平、血浆抗凝血酶-Ⅲ（AT-Ⅲ）及血小板因子等对于以血尿表现的各类原发及继发性肾炎、肾衰竭、合并血栓或全身血液疾病所致血尿有鉴别意义。

（2）血生化检查：①ASO升高首先考虑链球菌感染后肾炎。②肉眼血尿，又出现HBsAg（＋），肾组织中证实乙肝病毒抗原沉积则可诊断乙肝病毒相关肾炎。③血清免疫球蛋白检测，IgA增高，提示IgA肾病可能性大；IgG、IgM、IgA等增高，多见于狼疮性肾炎；若IgG降低，则考虑肾病综合征，慢性肾小球肾炎。④血清补体，血尿患儿若血清补体（CH_{50}、C_3、C_4，备解素，B因子）持续降低，则链球菌感染后肾炎，膜性增殖性肾炎可能性大。⑤抗体检测，ANA、抗DNA抗体，抗核蛋白抗体阳性，则狼疮性肾炎可能性大。

3.影像学检查　疑为结石应做腹部X线平片，B型超声可观察肾脏大小、结构、肾静脉扩张、结石、畸形及肿物；若疑病变部位在上尿路，应考虑做肾盂静脉造影。若在下尿路可行膀胱逆行造影或膀胱镜检查；数字减影血管造影可明确有无动静脉瘘、血管病变及血栓等；肾CT、MRI检查可除外占位性病变及髓质内小囊肿等。

4.肾活检　可明确肾小球血尿的病因，对指导治疗及判断预后有一定帮助，以下指征可考虑做肾活检：镜下血尿持续6个月以上，且有肉眼血尿发作史；尿蛋白定量＞1g/24h，或伴高血压及氮质血症者；伴持续补体C_3下降者；有肾炎家族史者。

（三）相关病史及体征

1.*年龄*　新生儿期的血尿应考虑肾静脉栓塞、败血症、新生儿出血症等。婴儿期血尿以泌尿系统畸形为多见。年长儿最常见为急性肾炎，IgA肾病也不少见，其次是紫癜性肾炎、狼疮性肾炎。

2.*感染史*　急性肾炎常有较明显的前驱感染病史；病毒感染如腮腺炎或EB病毒感染可出现一过性血尿；儿童期发作性肉眼血尿且和上呼吸道关系密切，则应考虑IgA肾病；细菌性心内膜炎可伴肾梗死出现血尿；流行性出血热有出血、发热和肾衰竭；HUS常有肠道感染史；肾结核不仅有血尿更多伴脓尿；最常见的泌尿系感染可由细菌、病毒、衣原体、支原体等引起，表现血尿伴尿路刺激症状，但小婴儿可仅表现为发热、拒食、哭闹及体重不增等。

3.*血尿伴相关症状和体征*　血尿伴蛋白尿、水肿和高血压：最常见为急性肾炎综合征，当血清补体C_3下降且在8周内恢复正常，则可确诊为急性链球菌感染后肾小球肾炎；当血尿伴有进行性少尿、肾功能急骤恶化者考虑急进性肾炎；持续低补体伴血尿及中度以上蛋白尿多见于膜增殖性肾炎；生长发育障碍、中度以上贫血、持续高血压及肾功能不全首先想到慢性肾炎；血尿伴大量蛋白尿则为肾炎性肾病，病理可见多种形态改变，特别应注意微小病变也有13%可出现镜下血尿。血尿伴不明原因的发热、消瘦、贫血及咯血史应疑为肺出血肾炎综合征；发热伴面、颈、上胸部潮红、退热后出现低血压、休克、少尿，继而出现血尿应考虑流行性出血热；HUS除血尿、少尿外还有皮肤黏膜出血及黄疸；家族性良性血尿常有明确家族史，当同时伴耳聋、眼疾、肾功能进行性恶化者，尤其是男孩，最多见为Alport综合征。血尿伴贫血、皮疹、关节痛、血清补体C_3下降，抗核杭体阳性应考虑狼疮，但不典型病例可以急性肾衰竭或溶血性贫血、神经系统改变为首发症状。血尿伴出血性皮疹可考虑紫癜肾炎。

4.特殊类型血尿　包括剧烈运动后一过性血尿，特发性高钙尿症及胡桃夹现象。后者需通过尿红细胞形态、尿Ca/Cr比值、24h尿钙定量及肾静脉彩超相鉴别。

（四）病因诊断

1.泌尿系统疾病　肾实质的疾病是血尿的主要原因，占血尿的50%以上。

（1）原发性肾小球疾病：如急性、慢性肾小球肾炎，急进性肾炎，IgA肾病，遗传性肾炎（Alport综合征、薄基底膜肾病等）。

（2）继发性肾小球疾病：如系统性红斑狼疮肾炎（LN），紫癜性肾炎，乙型肝炎相关性肾炎，HUS，肺出血肾炎综合征等。

（3）尿路感染：约10%尿路感染患者出现血尿，但典型者尿中白细胞亦增多，做尿培养及涂片检菌可鉴别。出血性膀胱炎是由病毒感染所致，除血尿外，尿道刺激症状明显，常伴有发热。泌尿系统结核可引起较为突出的血尿，常伴随全身结核感染的其他症状。

（4）泌尿系统结石：男孩多见。膀胱结石多伴有排尿时剧烈疼痛，尿流中断，可有尿潴留，常见排尿终末出现数滴血尿；输尿管结石有绞痛发作，沿输尿管向同侧下腹大腿内侧及外阴部放射。输尿管结石及肾盂结石均可致肾盂积水。

（5）泌尿系统先天畸形：多囊肾、海绵肾、异位肾、马蹄肾、双肾双输尿管、肾下垂等均可出现血尿。临床上常可触知腹部包块。通过肾超声、肾扫描、肾盂造影等可确诊。

（6）药物性血尿：氨基糖苷类抗生素、磺胺类药物、镇痛药（非那西汀、水杨酸）、抗癌药物（环磷酰胺、氮芥、喜树碱）、抗凝药（肝素、双香豆素）等有时可引起血尿。

（7）泌尿系统的各类损伤：肾、膀胱或尿道外伤、尿道异物、放射性肾炎。此类疾病均可询问到有关的特殊病史。

（8）泌尿系统肿瘤：偶见肾胚胎瘤、肾癌或神经母细胞瘤。

2. 全身性疾病

（1）血液病：血小板减少性紫癜、镰状细胞贫血、再生障碍性贫血、白血病、血友病，以及维生素C、维生素K缺乏症。

（2）急性传染病：流行性出血热、钩端螺旋体病可有严重血尿，普通传染病，如麻疹、猩红热等极期有时也可有镜下血尿。

（3）血管疾病：肾静脉栓塞在各年龄段小儿均有报道。新生儿或小婴儿在严重缺氧、脱水，再加以感染可导致肾静脉血栓形成，发生肉眼血尿、少尿。年长儿肾病综合征时可合并肾静脉栓塞。其他，如左肾静脉受压综合征、泌尿道血管瘤、充血性心力衰竭等也可引起血尿。

（4）代谢性疾病：肾淀粉样变、糖尿病性肾病。

（5）其他：剧烈运动、高热、高代谢状态、高原反应等。

【治疗要点】

病因治疗，对症处理。监测尿常规和肾功能。

（侯　玲）

第八节　Alport综合征

Alport综合征最早的描述始于20世纪初期，在1927年首次报道了该病和神经性耳聋相关。在20世纪五六十年代发表了大量关于遗传性肾炎的家系报道，证实该病是Ⅳ型胶原遗传性异常所致。Ⅳ型胶原是构成肾小球基底膜（GBM）的一种主要的蛋白质，当其发生基因突变时，会导致Alport综合征、薄基底膜肾病或HANAC综合征。Ⅳ型胶原蛋白家族包括6条α链，分别由*COL4A1*～*COL4A6*基因编码，其中*COL4A1*和*COL4A2*位于1号染色体，

*COL4A3*和*COL4A4*位于2号染色体，*COL4A5*和*COL4A6*位于X染色体。Alport综合征有3种基因型：①X连锁Alport综合征（XLAS）是由*COL4A5*基因突变所致，占80%左右，受累男性为半合子，女性为杂合子；②常染色体隐性遗传性Alport综合征（ARAS），是*COL4A3*或*COL4A4*等位基因都发生突变所致，占15%左右，突变形式为纯合突变或复合杂合突变；③约5%是常染色体显性遗传性Alport综合征（ADAS），由*COL4A3*或*COL4A4*杂合突变所致。大部分*COL4A3*或*COL4A4*杂合突变的患者是无症状的或者仅表现为非进展性血尿（即薄基底膜肾病），但是却有一小部分患者出现疾病进展，甚至进展至终末期肾功能不全（ESRD），因此这部分患者考虑为ADAS，虽然是同样的基因型但这些患者疾病进展的发生机制目前并不清楚。

【诊断要点】

（一）临床表现

性别和基因型是Alport综合征肾脏、耳部及眼睛病变轻重程度的主要影响因素。ARAS患者和XLAS的男性患者最终会进展至ESRD，并且大部分人会出现感音神经性耳聋。大部分XLAS的女性患者临床表现轻微，很少进展至ESRD和严重的耳聋。ADAS患者相对的肾脏及耳聋进展缓慢，很少有眼部异常表现。

1.肾脏表现　持续镜下血尿（肾小球性血尿）是Alport综合征最基本的临床表现，100%的XLAS男性患者、95%的女性患者及所有的ARAS患者均有该症状。ARAS患者和XLAS男性患者在婴儿期即可出现血尿。在儿童期，发作性肉眼血尿不常见，有些儿童表现为持续的肉眼血尿。

ARAS患者和XLAS男性患者在儿童后期或青春期出现明显的蛋白尿，有些迅速进展为肾病综合征范围蛋白尿，75%的XLAS女性患者会出现不同程度的蛋白尿。

XLAS男性患者在25岁进展至ESRD的约占50%，40岁时约80%，60岁时约100%；XLAS女性患者进展至ESRD的概率为45岁时12%，60岁时30%，80岁时40%。

ARAS进展至ESRD的概率预计和男性XLAS患者基本一致，而ADAS约有50%的患者在50岁时进展至ESRD。

2.耳部表现 出生时和儿童早期听力正常，在儿童后期由听力计测定可以发现高频区听力下降，渐及全音域。XLAS男性患者在15岁时约有50%出现听力缺失，25岁时约75%，40岁时约90%。XLAS女性患者发生听力缺失的概率为40岁时约10%，60岁时约20%。

3.眼部表现 ARAS患者和XLAS男性患者在青春期和成人早期通常会出现晶体、视网膜和角膜的异常，15%的XLAS男性患者出现前圆锥形晶状体。

4.其他表现 在某些XLAS家系中发现平滑肌瘤表现，这些患者常伴有显著的平滑肌肥大，食管、气管和女性生殖道（如阴蒂、大阴唇及子宫等）为常见受累部位，并出现相应症状，如吞咽困难、呼吸困难等。

（二）肾脏病理表现

1.光镜 病理改变不具特征性，5岁之前光镜改变异常几乎不存在，5～10岁大多表现为轻微病变，可见系膜及毛细血管壁损伤，包括节段或弥漫性系膜细胞增生、系膜基质增多，毛细血管壁增厚。10岁以后可见肾小球局灶节段硬化，以及小管扩张、萎缩，间质纤维化等损害，并常见泡沫细胞。此外，肾小球还可出现节段性、偶有弥漫性新月体，约33.3%的肾活检标本显示球囊粘连。

2.免疫荧光 无特异性免疫物质沉积，应用特异性的抗Ⅳ型胶原不同a链的抗体进行免疫荧光检测，可以帮助明确诊断。

3.电镜 可观察到Alport综合征特征性的病理改变，GBM广泛增厚或变薄及致密层分裂为其典型病变。GBM致密层不规则的外观是超微结构最突出的异常，其范围既可累及所有的毛细血管袢或毛细血管袢内所有的区域，也可仅累及部分毛细血管袢或毛细血管袢内的部分区域。GBM致密层可增厚至1200nm，并有不规则的内、外轮廓线；由于GBM致密层断裂，电镜下还可见到GBM中有一些“电子致密颗粒”（直径为20～90nm），其性质不够明确。GBM弥漫性变薄（可薄至100nm以下）多见于年幼患儿、女性患者或疾病早期，偶见于成年男性患者。

（三）基因诊断

随着分子诊断技术的发展，目前可以对血尿患者进行家系基因测序分析，进一步明确Ⅳ型胶原*COL4A1*～*COL4A6*基因是否存在突变，突变的类型等，协助诊断，指导判断预后，以及进行生育指导。

【治疗要点】

（一）药物治疗

血管紧张素转化酶抑制药或血管紧张素受体拮抗药可以用来减少Alport综合征患者的蛋白尿，但对血尿患者无效，也不能延缓蛋白尿的出现时间。环孢素的作用目前存在争议，有研究认为其可减少蛋白尿、稳定肾功能；但也有研究认为其可加速肾脏纤维化。

（二）肾脏替代治疗

进展至ESRD的Alport综合征患者需要肾脏替代治疗，包括透析（血液透析或腹膜透析）和肾移植。总体来说，Alport综合征患者肾移植效果较好。

附：薄基底膜肾病

薄基底膜肾病（TBMN）又称家族性再发性血尿、家族性良性血尿、家族性血尿综合征、家族性复发性血尿综合征等，以反复血尿、肾功能正常和阳性家族史为临床特点，病理特点为肾小球基底膜变薄。如前所述（见Alport综合征节）TBMN由Ⅳ型胶原COL4A3或COL4A4杂合突变所致。

【诊断要点】

（一）临床表现

持续镜下血尿（肾小球源性血尿）、血压正常、肾功能正常、尿蛋白正常范围是TBMN的临床表现，患者大多有阳性的家族史。

（二）病理表现

光镜下没有明确的具有诊断意义的病理改变，大多病例肾小球、肾小管间质正常。免疫荧光通常为阴性，抗

Ⅳ型胶原不同a链的抗体检测均为阳性。电镜检查最重要的发现是GBM弥漫性变薄。因为测定方法不同，正常GBM厚度的报道均不同，而且GBM的厚度和年龄与性别均相关，综合以上目前通常采用的GBM厚度儿童阈值是200～250nm，成年人阈值是250～330nm。

（三）基因诊断

可以对患者家系进行Ⅳ型胶原COL4A1～COL4A6基因是否存在突变，突变的类型等进行检测，结果发现COL4 A3或COL4 A4杂合突变支持诊断。

【治疗要点】

该病临床表现为良性经过，无须特殊治疗。

（侯　玲）

第九节　左肾静脉受压综合征（胡桃夹现象）

左肾静脉受压综合征也称为胡桃夹现象，是指左肾静脉在腹主动脉和肠系膜上动脉间受机械性挤压后肾静脉血流回流受阻引起的左肾静脉高压现象，临床表现主要为血尿或体位性蛋白尿。该病首次于1950年由El-Sadr和Mina首次描述，在1972年由比利时医师De Schepper通过膀胱镜分侧留取尿液证实左肾静脉受压可引起左肾出血。

【诊断要点】

（一）临床表现

本病好发于体型瘦高的青少年，男性多见。常表现为发作性肉眼血尿，为非肾小球源性血尿，血尿多在剧烈运动后或傍晚出现，可伴有左侧腰腹痛。患者也可以表现为体位性蛋白尿，男性伴发左侧精索静脉曲张。

（二）实验室及影像检查

尿常规检查提示红细胞为非肾小球源性，无白细胞及管型尿。当存在体位性蛋白尿时，以尿蛋白为主，无红细胞。肾静脉超声检查提示左肾静脉受压，左肾静脉直径在主动脉左侧方比在正前方宽50%以上。

【治疗要点】

对于本病的治疗，普遍认为大多数患者随年龄增长，腹主动脉和肠系膜上动脉夹角处脂肪及结缔组织的增加或侧支循环的建立，可使肾脏淤血状态得以改善而症状缓解，故对于确诊为单纯左肾静脉压迫综合征的患者，表现为无症状血尿或体位性蛋白尿者可随访观察而暂不特殊治疗。

（侯　玲）

第十节　IgA肾病

IgA肾病（IgAN）是一免疫病理学诊断，其特征是肾小球系膜区有弥漫性的IgA沉着。临床上常以发作性短暂肉眼血尿和镜下血尿为特点。

【诊断要点】

（一）临床表现

IgA肾病的临床表现多样，可从无症状的尿异常到肾功能不全。典型病例有发作性肉眼血尿，70%的患儿以此起病。

1.前驱感染症状　发病前1～3d可有呼吸道或胃肠道病毒感染。亦可隐匿起病。

2.血尿　发作性肉眼血尿或镜下血尿为主要临床特征。急起病者常在上呼吸道感染1～3d突然出现肉眼血尿，3～7d后肉眼血尿消失，留有镜下血尿，也可完全正常。隐匿起病者镜下血尿可持续不退，或消退后又因剧烈运动、发热或外伤而诱发。

3.其他表现　少数患儿可有一时性排尿困难或尿频症状；部分患儿可伴有水肿和高血压，双侧腰酸痛较常见。反复发作的晚期患儿可出现肾功能不全。新月体性IgA肾病患儿表现为急进性过程。

（二）实验室检查

1.尿检查　镜下红细胞数个或满视野，常见红细胞管型。尿蛋白少量或肾病范围内的蛋白尿均有可能。尿红细胞形态为肾小球源性。

2.血生化检查　红细胞沉降率、补体C_3、血尿素氮、肌酐一般正常，偶有C_3降低。肾病综合征表现者白蛋白降低。少数患者血清IgA水平升高。所以血清IgA增高对IgA肾病诊断意义不大。

（三）诊断

上呼吸道或肠道等感染期出现发作性肉眼血尿或镜下血尿；排除其他原因所致的血尿；肾活检在毛细血管壁见到以IgA为主的免疫球蛋白沉积。

因为弥漫性系膜IgA沉着可见于其他各种类型的疾病，所以只有通过排除其他疾病，包括继发性IgA肾病改变的过敏性紫癜性肾炎，系统性红斑狼疮和慢性肝病等才能诊断IgA肾病。

【治疗要点】

目前对IgA肾病尚无特效药物治疗。

1.以肾病综合征表现的IgA肾病选用糖皮质激素治疗方案或应用免疫抑制药治疗，能使部分患儿蛋白尿和血尿减少或消失，但仍可能再次复发。

2.对有广泛新月体形成，表现为急进性肾衰竭的IgA肾病，治疗同急进性肾炎。

3.ACEI和（或）ARB长时间口服可减轻尿蛋白，维持肾功能。

4.可应用成年人肾内科的IgA肾病治疗指南。需要终身监测尿常规和肾功能。

（杜　悦）

第十一节　儿童夜遗尿

儿童夜遗尿又称遗尿症，是指年龄≥5岁儿童平均每周至少2次夜间不自主排尿，并持续3个月以上。

儿童夜遗尿发病机制十分复杂，涉及中枢神经系统（若干神经递质和受体）、生理节律（睡眠和排尿）、膀胱功能紊乱及遗传等多种因素。目前认为，中枢睡眠觉醒功能与膀胱联系的障碍是单症状性夜遗尿的基础病因，而夜间抗利尿激素分泌不足导致的夜间尿量增多和膀胱功能性容量减小是促发夜遗尿的重要病因。

儿童夜遗尿虽不会对患儿造成急性伤害，但长期夜间遗尿常给患儿家庭带来较大的疾病负担和心理压力，对其生活质量身心成长造成严重不利影响。

【诊断要点】

（一）诊断要点

（1）患儿年龄≥5岁（5岁作为判断儿童夜遗尿的年龄标准虽带有一定主观性但其却反映了儿童排尿控制能力的发育程度）。

（2）患儿睡眠中不自主排尿，每周≥2次，并持续3个月以上（疲劳或临睡前饮水过多而偶发遗尿的儿童不作病态）。

（3）对于大年龄儿童诊断标准可适当放宽夜遗尿的次数。

遗尿疾病相关术语定义，见表7-1。

表7-1 遗尿疾病相关术语定义

术语	定义
夜遗尿	≥5岁儿童平均每周至少2次夜间不自主排尿，并持续3个月以上
单症状性夜遗尿	患儿仅有夜间遗尿，不伴有日间下尿路症状
非单症状性夜遗尿	患儿不仅有夜间遗尿，还伴有日间下尿路症状（如尿急、尿失禁、排尿延迟等）
原发性遗尿症	自幼遗尿，没有6个月以上的不尿床期，并除外器质性疾病
继发性遗尿症	之前已经有长达6个月或更长不尿床期后又再次出现尿床
夜间多尿	夜间尿量超过同年龄段儿童预期膀胱容量130%
膀胱过度活动症	一种以尿急症状为特征的症候群，可伴有或不伴有急迫性尿失禁
预期膀胱容量	计算公式为30＋（年龄×30），单位ml
最大排尿量	24 h内出现的单次最大排尿量（早晨第1次排尿除外），该排尿量需在膀胱日记中保持记录超过4 d
漏尿	多指日间不知不觉将尿液排出体外

（二）体格检查

详细的体格检查（表7-2）以排除潜在解剖学或神经学异常疾病。

表7-2　儿童夜遗尿的体格检查

项目	有无血压过高或过低	结果
血压	有无血压过高或过低	
体质量和身高	有无生长发育迟缓	
外生殖器检查（包括内裤检查）	有无尿道下裂、包茎、小阴唇粘连、便失禁迹象	
腰骶椎检查	有无皮肤凹陷、脂肪瘤、多毛症或骶骨发育不全	
简单神经系统检查	嘱患儿脱鞋，观察双足外形有无异常并观察步态，了解双下肢肌力和肌张力	

（三）辅助检查

（1）尿液检查：尿糖、白细胞尿、血尿和蛋白尿、尿比重。

（2）泌尿系统超声：必要时，项目包括双肾、输尿管、膀胱、最大储尿量及残余尿量。

（3）尿流率：必要时。

（4）尿流动力学：必要时。

（5）腰骶部磁共振成像：必要时。

（四）排尿日记

排尿日记是评估儿童膀胱容量和是否存在夜间多尿的主要依据，同时也是单症状性夜遗尿具体治疗策略选择的基础。排尿日记应在做到睡前2h限水、睡前排空膀胱之后进行评价，需详细记录至少3～4个日间（儿童上学期间可于周末记录）和连续7个夜晚儿童饮水、遗尿、尿量等情况（表7-3）。

表7-3 不同年龄段预计膀胱容量、最大排尿量及夜间总尿量正常参考值

年龄（岁）	预计膀胱容量（EBC，ml）	日间最大排尿量MVV（ml）［低于所示数值（即EBC的65%）提示膀胱容量偏小］	夜间总尿量TVV（ml）［高于所示数值（即EBC的130%）提示夜间多尿］
5	180	117	234
6	210	137	273
7	240	156	312
8	270	176	351
9	300	195	390
10	330	215	429
11	360	234	468
12～18	390	254	507

注：MVV的测量（早晨第1次排尿除外）至少需进行4 d；周末或假日是理想的时间。日间发生的任何漏尿和液体摄入量均应被记录。液体摄入量与治疗/建议的相关性尚未得到证实，但应记录以确保日记的最大可用性；TVV的测量须将早晨第1次排尿量与夜间排尿量（包括尿布增重）相加以计算夜间产生的尿量

【治疗要点】

（一）基础治疗

加强对夜遗尿患儿家长的教育，夜遗尿并不是儿童的过错，家长不应就此对其进行责罚。同时，积极的生活方式指导是儿童夜遗尿治疗的基础，对于小年龄儿、遗尿对生活影响小的儿童可首先进行基础治疗，且基础治疗贯穿夜遗尿治疗的全过程。

（1）调整作息习惯：帮助家庭规律作息时间，鼓励患儿日间正常饮水，保证每日饮水量。避免食用含茶碱、咖啡因的食物或饮料。晚餐宜早，宜清淡，少盐少油，饭后不宜剧烈活动或过度兴奋。尽早睡眠，睡前2～3 h应不再进食，睡前2 h禁止饮水及食用包括粥、汤、牛奶、水果、果汁等含水分较多的食品。

（2）奖励机制：家长应在医师的帮助下树立家庭战胜

遗尿的信心，不断强化正性行为和治疗动机。家长不应责备患儿，应该多一些鼓励，减轻孩子对疾病的心理负担，让孩子自己积极的参与到治疗过程中。

（3）养成良好的排尿、排便习惯：养成日间规律排尿（每日4～7次）、睡前排尿的好习惯，部分家长尝试闹钟唤醒同时建议多食用纤维素丰富的食物，每日定时排便，对伴有便秘的患儿应同时积极治疗便秘。

（4）记录排尿日记：指导家长认真记录“排尿日记”，以帮助评估儿童夜遗尿的个体化病情并指导治疗。

（二）一线治疗

去氨加压素和遗尿报警器是目前多个国际儿童夜遗尿指南中的一线治疗方法，可有效治愈大部分的儿童单症状性夜遗尿。

去氨加压素和遗尿报警器的选用原则：①夜间尿量增多但膀胱容量正常的患儿宜使用去氨加压素治疗；②膀胱容量偏小的患儿可能出现去氨加压素抵抗，宜使用遗尿报警器治疗；③夜间尿量增多且膀胱容量偏小的患儿，宜联合去氨加压素和遗尿报警器治疗；④夜间尿量正常且膀胱容量正常的患儿可给予遗尿警报器或去氨加压素治疗。若患儿及其家长对选择遗尿报警器有抵触，无论患儿为哪一亚型单症状性夜遗尿，均可首先考虑使用去氨加压素治疗。

（1）去氨加压素：推荐剂量为0.2 mg/d，从小剂量起开始使用，并根据患儿情况及疗效调整剂量，最大剂量0.6 mg/d。建议初始治疗时每2周评价1次药物的治疗效果，无改善者应重新评估，包括记录排尿日记等。如果仍有夜间多尿，可以增加去氨加压素剂量。若治疗6～8周后对疗程不满意，可联合遗尿报警器治疗或转诊至遗尿专科诊治。去氨加压素疗程一般为3个月，治疗3个月后评估疗效，以治疗第3个月与开始治疗前1个月尿床夜数进行比较，疗效包括完全应答（尿床夜数减少≥90%）、部分应答（尿床夜数减少50%～90%）及无应答（尿床夜数减少＜50%）（图7-2）。

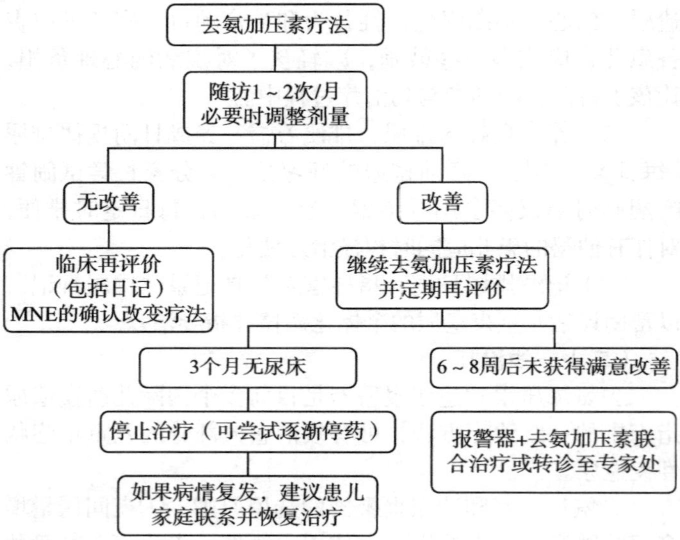

图7-2 去氨加压素疗法

去氨加压素治疗注意事项：①夜间睡前1 h服药，予以少量水送服；②服药前1 h和服药后8 h限制饮水，以达到治疗效果并避免药物不良反应；③若患儿出现发热需要大量补充液体，应暂停使用去氨加压素以免引起水中毒，如果已经服用，仍需限制饮水；④必要时监测血压及血钠。

（2）遗尿报警器：遗尿报警器是利用尿湿感应器装置，当患儿尿湿时，警铃报警唤醒患儿起床排尽余尿并清洁床单，通过反复训练建立膀胱胀满-觉醒之间的条件反射，使患儿最终能感受到尿意而自觉醒来排尿。遗尿报警器治疗有效率高达65%～70%，且复发率较低。

（3）联合治疗：夜间尿量增多且膀胱容量偏小的患儿可考虑去氨加压素和遗尿报警器的联合治疗。

（三）其他治疗

（1）抗胆碱药物：奥昔布宁起始推荐剂量为2～5 mg，年龄较大者可增至10 mg，睡前服用。主要不良反应包括口干、皮肤潮红、便秘、视物模糊、瞌睡等。抗胆碱药物可以有效抑制膀胱逼尿肌过度活动症状，有效减少患儿夜间遗尿频率。

（2）三环类抗抑郁药物：阿米替林、去甲替林、丙米嗪等。因其抗胆碱作用可增加功能性膀胱容量、减少膀胱无抑制性收缩，故对尿流动力学紊乱的夜遗尿有效但此类药物可能具有心脏毒性等副作用，现临床已不推荐常规使用。

（3）膀胱功能训练：有利于加强排尿控制和增大膀胱容量。可督促患儿日间尽量多饮水，并尽量延长2次排尿的间隔时间使膀胱扩张。

（4）心理治疗：对于伴有明显心理问题的患儿除上述治疗外，建议同时心理专科治疗。

（5）其他：中医药疗法。

（四）5岁以下遗尿儿童的治疗

鉴于＜5岁儿童排尿中枢可能尚未发育完全，目前临床建议可首先对其进行生活方式和生活习惯的调整以及排尿习惯的引导，其次可采用较安全的治疗方法，如中药、推拿等。有强烈治疗意愿的遗尿儿童也可使用遗尿报警器等治疗。

（吴玉斌）

第8章

血液系统疾病

人体血液主要由红细胞、白细胞、血小板等有形成分和血浆等无形成分所组成。

造血系统疾病主要包括：①各种原因导致的贫血；②白细胞疾病；③出血、凝血性疾病；④血液相关性肿瘤；⑤血液相关性遗传性代谢性疾病；⑥先天性血液细胞性免疫缺陷症；⑦其他的分类不明的疾病。

单位体积内红细胞和（或）血红蛋白低于正常水平称为贫血。贫血是临床最常见的表现之一，然而它不是一种独立疾病，可能是一种基础的或有时是较复杂疾病的重要临床表现，一旦发现贫血，必须查明其发生的原因。

新生红细胞寿命，成年人约为120d，新生儿约为90d，未成熟儿约为70d，正常情况下每日约有1%的红细胞衰老破坏，同时生成相应数量的新生红细胞，保持动态平衡，使外周血红细胞和血红蛋白相对稳定。任何原因使红细胞生成减少、破坏增多或失血超过红细胞生成的最大代偿能力（6～8倍）时，均可出现贫血。

按年龄组贫血标准：Hb新生儿，＜145g/L；1～4月龄，＜90 g/L；5～6月龄，＜100 g/L；7月龄至6岁，＜110 g/L；＞6岁，＜120 g/L。

第一节　营养性贫血

一、营养性缺铁性贫血

营养性缺铁性贫血（nutritional iron deficiency anemia，NIDA）是小儿最常见的非均衡营养性疾病，主要发生在6月龄至3岁的婴幼儿。病因：①由于生长发育快，铁需要量增加；②体内储存铁不足；③因非均衡饮食，摄入铁不足；④铁的丢失和消耗过多等。具有小细胞低色素性、血清铁和运铁蛋白饱和度降低、铁剂治疗效果良好等特点。

近几年来，各种营养缺乏症已明显减少，但缺铁性贫血仍是常见的威胁小儿健康的营养缺乏症。

【诊断要点】

（一）诊断标准

根据1998年全国儿科血液专业组会议制定。

1.贫血为小细胞低色素性。多见于6～24月龄婴幼儿。

（1）细胞形态有明显小细胞低色素的表现，MCV＜80fl，MCH＜27pg或MCHC＜0.31。

（2）贫血诊断标准：出生后10d内新生儿血红蛋白＜145g/L；出生后10d至3月龄因生理性贫血因素影响，故标准难定，暂定＜100g/L；3月龄至5岁＜110g/L；6～14岁＜120g/L。

2.有明确缺铁病因：如供铁不足、需要量增加、吸收障碍、储存铁不足或慢性失血等。

3.血清铁蛋白＜16μg/L。

4.总铁结合力＞62.7μmol/L（350μg/dl）。运铁蛋白饱和度＜0.10。

5.血清铁＜10.7μmol/L（60μg/dl）。

6.FEP＞0.65μmol/L。

7.骨髓细胞外铁明显减少或消失，铁粒幼细胞＜0.15。

8.铁剂治疗有效，足量治疗6周后，Hb上升10g/L以上。

符合1项和2～8项中至少2项者可诊断缺铁性贫血。

ID期的诊断应有缺铁病因，SF及骨髓铁有上述改变。IDE期的诊断指标除ID期指标外，FEP、FEP/Hb或SI，TIBC，TS或RBC形态三者之一应有上述改变。如遇感染时，如SF＜50μg/L时，仍可考虑有铁缺乏。

（二）实验室检查

1. 血象 ①血红蛋白降低超过红细胞的降低，呈不平行性贫血；②体积（MCV↓）小，重量轻（MCH↓），分布宽（RDW↑）；③红细胞大小不等，以小为主，中空淡染；④网织红细胞百分数正常或略降低，但其绝对值低于正常；⑤白细胞计数正常或轻度减低，血小板多数在正常范围内，严重病例可稍降低。

2. 骨髓象 ①呈增生现象，增生部分在红细胞系统，粒红比例降低；②幼红细胞比例增多，体积比一般的幼红细胞略小，边缘不整齐，胞质少，染色偏蓝，核固缩，表明胞质发育落后于胞核，即“老核幼质”现象；③各阶段红细胞大小不等，以小为主，中空淡染；④铁染色，用普鲁士蓝染色可见骨髓含铁血黄素阴性（正常为＋～＋＋），铁粒幼细胞减少或阴性（正常为0.20～0.90）；⑤粒系细胞和巨核细胞的数量和形态均正常。

3. 血清铁蛋白（SF） 铁蛋白是体内储存铁的一种形式，血清铁蛋白也可以起到运铁的作用，通常1μg/L代表体内有储存铁8mg，故血清铁蛋白的测定是估计骨髓铁储存状态的一种敏感的方法，缺铁性贫血时小于16μg/L。

4. 血清铁（SI） 血清铁常低于10.7μmol/L，总铁结合力（TIBC）增高，高于62.7μmol/L。

5. 红细胞游离原卟啉（FEP） 增高。其他血红素合成障碍的疾病，如铅中毒和铁粒幼细胞性贫血时，FEP亦增加，故FEP可作为初筛试验。

6. 铁动力学检查 血浆放射性铁半衰期（PID）＜170min，血浆铁交换量（PIT）减少。红细胞铁利用率（RCB）＞0.80。

7. 免疫指标 T细胞亚群紊乱，淋巴细胞转化率、中性粒细胞杀菌力及四唑氮蓝试验常降低，皮肤变态反应亦降低。

8.其他检查 若有慢性肠道失血，粪隐血试验阳性。病情严重、病程长的，颅骨X线片可见如血红蛋白病的辐射样条纹改变。

【治疗要点】

（一）铁剂治疗

1.剂量 元素铁4～6mg/(kg·d)，每日1～3次口服。常用的有硫酸亚铁（含铁20%），富马酸铁（含铁30%），葡萄糖酸亚铁（含铁11%），多糖铁复合物（力蜚能，含铁46%）。

2.注意事项 ①服药最好在两餐之间，既减少对胃黏膜的刺激，又利于吸收。②避免与大量牛奶同时服用，因牛奶含磷较高，可影响铁的吸收。③血红素铁的吸收率高。④还原剂维生素C、维生素E可使Fe^{3+}还原成Fe^{2+}，使其易于吸收。⑤铁剂治疗一般须继续应用至红细胞和血红蛋白达到正常水平后至少6～8周；治疗目的不应只纠正缺铁性贫血，并应储藏足够的铁，以备生长发育之用。⑥及时供给其他元素，如锌（Zn）、铜（Cu）等。⑦过量补铁有害。

3.治疗反应 网织红细胞于用药48～72h后开始上升，4～11d达高峰。一般于治疗3～4周后贫血被纠正。用药1～3个月，储存铁达到正常值。

（二）去因治疗

多数发病的原因是饮食不当，故必须改善饮食，合理喂养。

（三）输血

由于发病缓慢，机体代偿能力强，一般不需要输血。Hb≤60g/L伴营养不良或感染可酌情应用。

（四）患者教育及预防

首先应做好婴儿喂养指导，及时添加辅食，并注意膳食合理搭配或营养配餐。母乳中铁虽不够，但其吸收率高。若不能母乳喂养时，应选用强化铁配方奶喂养。对早产儿或多胎儿补充铁剂宜提前进行。有慢性疾病者，应及时治疗。

二、营养性巨幼红细胞性贫血

营养性巨幼红细胞性贫血（nutritional megaloblastic anemia，NMA）又称大细胞性贫血。主要是机体缺少维生素B_{12}或叶酸所引起的贫血，维生素B_{12}和叶酸在体内自身不能合成，摄入量不足，吸收不良，需要量增加或药物影响等原因均可造成缺乏。

【诊断要点】

（一）临床表现

多见于6～24月龄婴幼儿。叶酸缺乏者4～7月龄发病、而维生素B_{12}缺乏者则在6月龄以后发病。其中单纯用母乳喂养又不加辅食者占绝大多数。

1. *一般表现*　起病缓慢，多呈虚胖体型或轻度水肿，毛发稀疏、发黄，偶见皮肤出血点。

2. *贫血表现*　轻度或中度贫血占大多数，面色腊黄、疲乏无力。因贫血而引起骨髓外造血反应，常伴有肝大、脾大、淋巴结大。

3. *精神神经症状*　典型的表现为足与手指感觉异常，麻刺感、麻木、伴有大体感觉障碍，最早的体征是第2趾位置感丧失，音叉震动感消失。进一步发展为痉挛性共济失调，因脊髓侧索和后索退行性变性改变所引起，称为亚急性联合变性。站立和步态不稳、腱反射尤其膝腱及跟腱反射减弱、消失或亢进、Babinski征和其他锥体束体征阳性。除周围神经和脊髓外，维生素B_{12}缺乏也影响大脑。表情呆滞、嗜睡、对外界反应迟钝、少哭或不哭、智力发育和动作发育落后甚至倒退，此外尚有不协调和不自主的动作，肢体、头、舌甚至全身震颤、肌张力增强，腱反射亢进，踝阵挛阳性，浅反射消失甚至抽搐。

4. *消化系统症状*　厌食、呕吐、消化不良；食后腹胀、腹泻、便秘；舌炎、舌痛、舌乳头萎缩、舌面光滑（镜面舌）、舌质绛红如瘦牛肉样（牛肉舌）、舌下溃疡等。

（二）实验室检查

1.血象　①红细胞降低超过血红蛋白的降低，呈不平行性贫血。②体积大（MCV↑），重量重（MCH↑），分布宽（RDW↑）。③红细胞大小不等，以大为主，异形明显，以椭圆形的大红细胞较多。红细胞中可见到Cabot环及Howell-Jolly小体。④网织红细胞百分数正常或略降低，但其绝对值低于正常。⑤白细胞和血小板计数大多轻度减少，其形态较大。中性粒细胞分叶过多，5叶以上＞5%。偶见巨幼红细胞及幼粒细胞，说明可能在肝、脾存在髓外造血。

2.骨髓象　①呈增生现象，增生部分在红细胞系统，粒、红比例倒置；②红系细胞呈明显的巨幼细胞特点，即细胞体积增大，核染色质呈细颗粒状，疏松分散，形成一种特殊的间隙，胞质的发育比胞核成熟，形成“核幼浆老”的现象；③各阶段红细胞大小不等，以大为主，各期幼红细胞巨幼变总数可达30%～50%；④粒细胞系统和巨核细胞亦可见巨幼变，这种现象可于特效药物治疗后24～96h完全消失；⑤骨髓铁增多，但适当治疗后可减少。

3.生化检查　血清间接胆红素常偏高，尿胆原增高。血清乳酸脱氢酶、血清铁和血清铁蛋白增高。血清结合珠蛋白、尿酸和碱性磷酸酶均减低。

4.其他　血清叶酸低于6.81nmol/L（3ng/ml），血清维生素B_{12}低于74pmol/L（100pg/ml）。

（三）试验治疗

在缺乏特异检查的条件时，可以进行试验治疗，以判断是叶酸缺乏还是维生素B_{12}缺乏。服用叶酸0.2mg/d或维生素B_{12}＜30μg/d肌内注射，治疗10d。观察治疗反应，如网织红细胞计数和血红蛋白量增加，巨幼红细胞消失，则为阳性反应，提示为叶酸或维生素B_{12}缺乏。因为生理剂量的叶酸只对叶酸缺乏者有效，对维生素B_{12}缺乏者则无作用。同样，生理剂量的维生素B_{12}亦只对维生素B_{12}缺乏者有作用。

巨幼细胞性贫血的诊断成立后必须进一步明确是叶酸

缺乏还是维生素B_{12}缺乏，根据病史，体征、某些实验室检查及试验治疗的结果加以综合分析（表8-1）。

表 8-1 维生素B_{12}和叶酸缺乏症的鉴别

项目	维生素B_{12}缺乏症	叶酸缺乏症
病史	胃肠道手术后、胃肠道疾病	营养不良、偏食、溶血性贫血等
神经系统症状体征	较多见、脊髓联合变性	少见、末梢神经炎
实验室检查		
血清叶酸值	正常	＜6.81nmol/L（3ng/ml）
血清维生素B_{12}值	＜74pmol/L（100pg/ml）	正常
维生素B_{12}吸收试验	尿内排出量减少	正常
治疗性试验		
叶酸	无效	有效
维生素B_{12}	有效	无效

【治疗要点】

（一）补充维生素B_{12}和叶酸

1.剂量　叶酸每次5～10mg,3次/日,2～3周后减量；维生素B_{12}每次50～100μg，分次口服或肌内注射，使血清叶酸和维生素B_{12}正常。

2.注意事项　①目前主张维生素B_{12}和叶酸联合应用，再加服维生素C、维生素B_6，可提高疗效；②单纯维生素B_{12}缺乏，不宜加用叶酸治疗，以免加剧精神神经症状；③治疗后期及时供给其他元素，如铁、锌、铜等，以备生长发育之用。

3.治疗反应　应用维生素B_{12}和（或）叶酸合治疗3～4d后，一般精神神经症状好转，网织红细胞开始增加，6～7d达高峰，2周后降至正常，2～6周红细胞和血红蛋白恢复正常，骨髓巨幼红细胞可于维生素B_{12}治疗3～72h后，叶酸治疗24～48d后，转为正常。

（二）去除或纠正致病原因

如系母乳喂养儿，应改善乳母的膳食营养，婴儿还须添加辅食，按时断奶，纠正偏食习惯。积极预防和治疗呼吸道及消化道疾病。

在严重巨幼贫患儿开始治疗阶段，血钾会有下降，要及时给予补充。

（三）输血

一般不需要输血。Hb≤60g/L伴营养不良或感染可酌情应用。

（四）预防

加强营养知识教育及改善营养状况，鼓励食用富含维生素B_{12}及叶酸的食物，避免偏食，改进烹调习惯。

第二节　感染性贫血

感染性贫血在婴幼儿时期较为常见，是继发于全身急性或慢性感染过程中所引起的贫血。多见于急性重症感染及慢性化脓性感染、传染病、结缔组织疾病、胃肠疾病等。病原体有各种细菌、支原体、立克次体、寄生虫，还有少数病毒或真菌。贫血的程度与感染的轻重程度及感染持续时间有明显关系。

【诊断要点】

（一）临床表现

1.有原发性感染（或炎症）性疾病史，有时感染隐匿，绵延不愈。一般为慢性感染，包括细菌、真菌、结核、病毒（CMV、B_{19}、EBV、HIV）、寄生虫（疟原虫、利什曼原虫、钩虫、丝虫、血吸虫）。

2.原发病控制后，贫血改善至消失。

（二）实验室检查

1.血象　贫血多为轻或中度，血红蛋白常在60～110g/L，红细胞（2.00～3.00）$\times10^{12}$/L。一般为正细胞正色素性贫血。贫血严重者可呈小细胞低色素性贫血。网织红细胞正常或降低，血小板正常。白细胞多增高。个别呈“类白血病样反应”。

2.骨髓象 ①增生活跃，粒、红比值增大，无红系代偿增生现象；②粒细胞出现中毒颗粒、空泡等改变，呈“核左移”；③细胞外铁常增加，含铁血黄素增多，但铁粒幼细胞减少。

3.生化学检查 红细胞游离原卟啉轻度增高，血清铁明显降低至3.6～5.4μmol/L，总铁结合力降低，转铁蛋白饱和度降低，血清铁蛋白增高，这区别于营养性缺铁性贫血。

4.病原学 相应的病原抗体或分离。

【治疗要点】

去除病因，治疗原发病为主。也可以输血支持及应用红细胞生成素（EPO）。

第三节 溶血性贫血

【诊断步骤】

（一）诊断

1.可分成两步 ①首先明确有无溶血，应寻找红细胞破坏增多的证据；②查明溶血的原因，则须经过病史、症状、体征及实验室等资料的综合分析来做判断（图8-1）。

2.特别应注意几点 ①家族史；②发病年龄；③发病季节和药物史；④贫血发生的速度和程度；⑤红细胞酶缺陷的溶血性贫血常伴有其他系统缺陷，如神经系统缺陷，代谢障碍等；⑥对具有溶血证据的患者，仔细观察外周血涂片对查明溶血病因非常重要。

（二）实验室检查

溶血性贫血的实验室诊断方法见图8-2。

1.确定是否为溶血性贫血 可根据红细胞破坏增多和骨髓代偿功能增强而确定。

（1）红细胞破坏增多的证据

①红细胞和血红蛋白明显降低：一般呈正细胞正色素性贫血。成熟红细胞形态改变，出现球形、三角形、新月

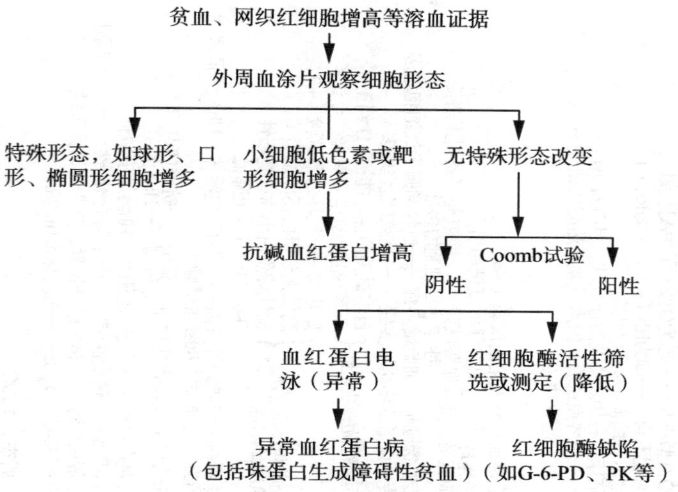

图8-1　溶血性贫血的检查步骤

形、皱缩形、棘形和破裂状红细胞增多，红细胞脆性可能增加或降低。

②血清间接胆红素增多：血清胆红素浓度不仅取决于溶血的程度，还取决于肝脏清除间接胆红素的能力，偶尔以直接胆红素增加为主，这是由于毛细胆管被浓缩胆汁阻塞或肝脏损害所致。

③尿内尿胆原的排泄量增多。

④血清铁、血清铁蛋白、骨髓细胞外铁和铁粒幼细胞均可增加。

⑤血浆结合珠蛋白明显减少或消失。

⑥血浆游离血红蛋白浓度增高。

⑦尿内出现血红蛋白（急性溶血）或含铁血黄素（慢性溶血）。

⑧红细胞生存时间缩短：放射性铬（^{51}Cr）测定红细胞的生存时间因溶血的轻重不同可有不同程度的缩短。

（2）骨髓代偿性增生的证据

①网织红细胞增多：增多至5%～20%，急性溶血者可高达50%～70%，但在发生再障危象时，网织红细胞数

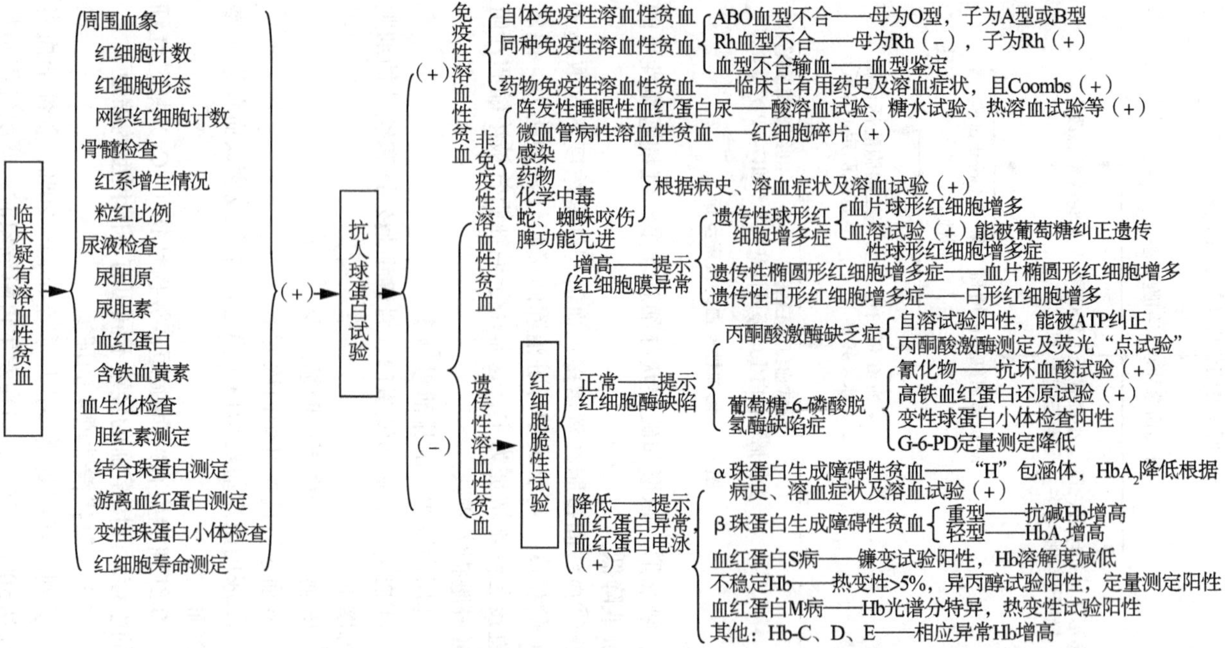

图8-2 溶血性贫血的实验室诊断方法（丁训杰，1992）

可减低或消失。

②血象：红细胞大小不等和异形较明显，成熟红细胞体积较大，呈多染性，出现有核红细胞、嗜碱点彩红细胞、豪-周（Howell-Jolly）小体等。可见到球形、靶形、镰状、盔形或破碎红细胞。急性大量溶血可引起类白血病反应。

③骨髓象：红细胞增生明显增多，粒红比例下降或倒置。少数病例，如有叶酸缺乏，可出现类巨幼细胞，经用叶酸治疗后即消失；个别病例，如正值"再生障碍危象时"，红系细胞显著减少。

④骨骼改变：慢性溶血X线片显示骨骼改变，骨质疏松，骨皮质变薄。因扁平骨增生呈头大、额突、双颧高、鼻梁平和两眼间距增宽的特殊面容。

2.确定属于哪一种溶血性贫血 可根据需要选做下列特殊试验。

（1）红细胞形态观察：成熟红细胞形态改变可为溶血性贫血诊断提供重要的线索。如球形红细胞增多，见于遗传性球形红细胞增多症及免疫性溶血性贫血；靶形细胞提示珠蛋白生成障碍性贫血、血红蛋白E病、血红蛋白C病等；盔形细胞、破碎细胞，表示机械性溶血性贫血；镰状细胞，表示镰状细胞性贫血，数量往往不多。

（2）红细胞脆性试验：是反映红细胞表面面积与体积比例关系的一种检验方法。如红细胞表面面积/体积比例缩小，则脆性增加，比例增大则脆性减低，脆性增高见于遗传性球形细胞增多症，红细胞脆性减低见于小细胞性贫血和靶形红细胞症。

（3）抗人球蛋白试验（Coomb试验）：测定体内有无不完全的抗体。直接抗人球蛋白试验是测定患者红细胞上有无附着不完全抗体，间接抗人球蛋白试验是测定患者血清中有无不完全抗体，Coomb试验阳性，表示自体免疫性溶血性贫血。可进一步做：①血清学检查以明确抗体的性质；②查明原发病的性质，如系统性红斑狼疮、淋巴瘤等。

（4）酸化血清溶血试验（Ham试验）：阳性表示阵发

性睡眠性血红蛋白尿。糖水溶血试验也作为诊断阵发性睡眠性血红蛋白尿之过筛试验。

（5）高铁血红蛋白还原试验：G-6-PD缺乏时还原率降低。荧光点试验、抗坏血酸-氰化物试验及变性珠蛋白小体生成试验阳性结果也表示G-6-PD缺乏。G-6-PD缺乏决定性的试验需要酶定量。

（6）自溶血试验：溶血能被ATP纠正而不被葡萄糖纠正提示丙酮酸激酶缺乏。

（7）异丙醇试验和（或）热变性试验：阳性结果表示不稳定血红蛋白。

（8）血红蛋白电泳和抗碱血红蛋白试验；用于诊断珠蛋白生成障碍性贫血和其他血红蛋白病。

（9）依据溶血发生的部位，分析溶血的性质（表8-2）。

表8-2　血管内溶血与血管外溶血的特征与鉴别

特征	血管内溶血	血管外溶血
病因	多因红细胞外在异常，多为获得性	多因红细胞内在缺陷多为遗传性
临床经过	一般为急性，也可慢性	一般慢性，可有急性溶血
贫血	较重	较轻，溶血危象时加重
黄疸	常明显	可轻可重
肝大、脾大	不明显，触诊有压痛	多显著，触诊不痛
红细胞形态异常	可见	常见
血浆游离Hb增高	明显	无或仅有轻度
Hb尿	常见	无
含铁血黄素尿（Rous试验）	慢性者常有	无
结合珠蛋白	明显减少	轻度减少或正常
高铁血红素白蛋白	可出现	无
单核-巨噬细胞中含铁血黄素沉着	可有可无	常见
脾切除	无效	可能有效

一、自身免疫性溶血性贫血

自身免疫性溶血性贫血（autoimmune hemolytic anemia，AIHA），是多种因素使机体免疫反应异常，而产生抗自体红细胞的抗体，吸附于红细胞表面的抗原上或游离于血清中，使红细胞加速破坏引起的一种溶血性贫血。本病是小儿常见的血液系统疾病。在各种溶血性贫血疾病中，AIHA为最多见，以1～5岁的发病率较高。急性型以婴幼儿和学龄前儿童多见，用肾上腺皮质激素治疗效果好，很少死亡；慢性型多为10岁以上儿童，用肾上腺皮质激素效果不肯定，病死率约为10%。合并血小板减少的（Evan综合征）预后大多严重。

根据发病原因可分为原发性和继发性两类，前者原因不明，后者多继发于感染、药物、结缔组织病、单核巨噬系统疾病、淋巴瘤、肾脏及胸腺肿瘤等。

【诊断要点】

（一）临床表现

1.温抗体型　表现多样化，轻重不一，急性发病者多见，常有感染或药物诱因。起病急骤，寒战、高热、腰背痛、呕吐、腹泻。溶血严重时可有休克、肾衰竭及神经系统表现，如头痛、烦躁以至昏迷。年长儿一般起病缓慢，数月后才发现贫血，表现为全身虚弱及头晕。也可间歇急性发作。

50%以上有脾大，一般为轻至中度肿大，质较硬，不痛，似较遗传性球形红细胞增多症所见为轻。

2.冷抗体型　溶血症状轻，雷诺现象，可有肢端坏死、溃疡。急性型多伴有支原体感染及传染性单核细胞增多症。呈一过性，预后良好。慢性型夏天缓解，冬天恶化，持续反复。

3.并发症

（1）合并免疫性血小板症：称为Evan综合征，多数是系统性红斑狼疮的先兆疾病。

（2）胆石症：由于反复溶血，病程较长，黄疸长期不易消退，超过肝脏处理胆红素的能力，常在肝胆内形成结石。

（3）易栓症：比较多见的有下肢血栓性静脉炎、肺梗死、心肌梗死和脑血栓等。

（二）实验室检查

1.血象　①呈正细胞正色素性贫血；小球形红细胞增多，可见幼红细胞。②网织红细胞增高，常占10%以上，发生溶血危象时极度增高。③白细胞正常或增高，个别呈“类白血病样反应”。④血小板正常，减少者为Evan综合征。

2.骨髓象　①呈增生现象，增生部分在红细胞系统，粒红比例降低或倒置；②以幼红细胞增生明显，易见嗜碱点彩红细胞、豪-周小体、Cabot环等；③网织红细胞增高；④铁染色，含铁血黄素增多。

3.生化检查　血清间接胆红素增高，血清结合珠蛋白减少或消失，血浆游离血红蛋白增高。

4.尿含铁血黄素试验（Rous test）　阳性。

5.Coomb试验　直接试验阳性，间接试验阳性或阴性。抗IgG型阳性多较重、抗C3型较轻。

6.冷凝集素试验阳性（冷凝集素综合征）　冷溶血试验阳性。

【治疗要点】

处理原则为：“一止二输三护四维”。

（一）终止溶血发作

1.病因治疗　积极寻找病因，查病原。治疗原发病最为重要。

2.肾上腺皮质激素（简称激素）　为治疗温抗体型AIHA的主要药物。首选甲泼尼龙，5～10mg/（kg·d），最大可用到20mg/（kg·d）；也可选用氢化可的松5～10mg/（kg·d）或地塞米松0.75～1.5mg/（kg·d）；病情平稳后改为泼尼松1～2mg/(kg·d)，分3～4次口服。

（1）足量：开始剂量要用足，症状先好转，约1周后RBC迅即上升。如治疗3周无效，需及时更换剂型或其他疗法。

（2）缓慢减量：待溶血停止，RBC数恢复正常后再逐渐缓慢减少剂量，一般需要持续应用1～3个月或更长，最好Coomb试验转阴后停药，并结合具体的临床表现来确定。

（3）监测激素的副作用：高血压、Cushing综合征、感染、诱发或加重溃疡等。

3.丙种球蛋白　输注量按每次0.2～0.4g/kg，连续3d。起减慢溶血作用，若不能终止溶血发作，可加大剂量到每次1g/kg。对于SLE等自身免疫性疾病发生的溶血危象，IVIG效果明显。

4.免疫抑制药　适应证为糖皮质激素及脾切除治疗不能达缓解；有脾切除禁忌证；每日需较大剂量泼尼松维持血液学改善者。

（1）硫唑嘌呤：2～2.5mg/(kg·d)，分2～3次口服。

（2）环磷酰胺：3～10mg/（kg·d），分2～3次口服或静脉注射。

（3）环孢素：2～5mg/（kg·d），分2次口服。

（4）霉酚酯：20～30mg/（kg·d），分2～3次口服。

（5）长春新碱：0.03～0.07mg/（kg·d），每周1次，静脉注射。用药期间注意观察骨髓抑制等副作用。

新型的免疫抑制药：西罗莫司（雷帕霉素）、他克莫司等对于一些顽固难治性病例，提供了新的选择途径。

5.抗过氧化剂

（1）维生素C、维生素E：能稳定RBC膜，减轻溶血，是高效的还原剂。

（2）还原型谷胱甘肽（GSH）：通过巯基与体内的自由基结合，可以转化成容易代谢的酸类物质，从而加速自由基的排泄。通过转甲基及转丙氨基反应，还能保护肝脏的合成、解毒、灭活激素等功能，并促进胆酸代谢，有利于消化道吸收脂肪和脂溶性维生素（维生素A、维生素D、维生素E、维生素K）。特别适用于G-6-PD缺陷症。剂量为0.6～1.8g/d。

（3）其他：多种维生素类及ATP、辅酶A、肌苷等稳定RBC的细胞膜，减轻溶血发作。

6.脾切除　药物治疗无效；需反复输血维持；药物依赖。也可采用脾动脉栓塞术或脾区放疗术。

7.单克隆抗体　CD20＋者应用利妥昔单抗（Rituximab，美罗华）。

8.其他　血浆置换或血液净化。

（二）输血支持

1.输血目的

（1）迅速恢复血容量，以防止休克、心力衰竭等并发症。

（2）补充RBC以恢复或保持受血者机体血液循环的平衡和生理功能。

2.输血原则　输血支持时，应考虑贫血的程度、急缓、性质，以及红细胞的选择。

（1）贫血的程度：贫血重者应少输、慢输，每次5ml/kg，必要时24h后可重复输入，一般患者每次10～15ml/kg，以0.5～1.5ml/min的速度输入。

（2）贫血的急缓：溶血危象时，由于属急重症，威胁生命，必须紧急输血，在输血过程和输血后患儿烦躁不安、谵妄症状迅速改善，心动过速、心音低钝和呼吸急促、面色苍白逐渐好转。而缓慢溶血者可暂观察。

（3）贫血的性质：AIHA由于体内存在大量的抗RBC抗体，输血应慎重，可输可不输时尽量不输。

（4）红细胞的选择：如果病情允许，必须应用洗涤RBC并细致做配血试验。如果危及生命，急性严重的贫血需要立即输注红细胞，但是需要和家长细致沟通。尽量选择比较弱抗体的血液，或者孵育条件下配血。

儿童在一般情况下，全血6ml/kg、浓缩RBC 4ml/kg，使Hb增高10g/L。

Hb≥70g/L，血红蛋白尿已减轻，可暂不输血，观察48h。Hb≥90g/L，血红蛋白尿依旧存在，暂不输血，观察到血红蛋白尿消失。Hb 70～90g/L，血红蛋白尿存在；Hb＜70g/L，虽无血红蛋白尿，应立即输血。

输血量=（100g/L －患者Hb量）×体重（kg）×0.3

（三）保护脏器功能

1.肾功能

（1）改善肾血管痉挛：多巴胺3～5 μg/（kg · min）扩张肾血管，增加肾血流；20%甘露醇每次2～5ml/kg；右旋糖酐-40每次10ml/kg，1～2次每日静脉滴注，改善微循环。

（2）充分地水化、碱化：碳酸氢钠输入过多也可引起高钠血症，故碱性液体宜均匀适量输入，使尿液的pH维持在7～8为宜。

（3）密切观察尿量：若少于100ml/d，应警惕急性肾衰竭的可能。此时要严格控制补液量及速度，每日20～30ml/kg，以防发生肺水肿及心力衰竭。同时可用利尿药。

2.肝功能

（1）人血白蛋白：人血白蛋白，每次10g，静脉滴注，促使胆红素排泻，减轻黄疸。

（2）中药退黄汤：清热利胆，降低总胆红素，保护肝脏。

（3）甘利欣：每次5mg/kg，可快速降酶。

3.心功能　输血支持是防止心力衰竭的最佳方法，在没有纠正贫血前，禁用强心药，因为心率增快是一种有效的代偿反应。

（四）维持水、电解质平衡

1.高钾血症　溶血时由于RBC释放出细胞内的钾离子，而使血清钾浓度升高，严重者可产生心搏骤停及低钙血症。

2.低钙血症　①高钾血症的影响；②碱化时，离子钙向细胞内流；③婴幼儿时期为维生素D缺乏性佝偻病的高发年龄。

一旦出现离子紊乱，应迅速及时地予以纠正。

（五）一般治疗

休息、营养、预防感染。应补充叶酸，以改善贫血状态。

二、遗传性球形红细胞增多症

遗传性球形红细胞增多症（hereditary spherocytosis，HS），是常染色体显性遗传性疾病，其分子病变是红细胞膜骨架蛋白的成分和结构异常，具有球形红细胞增多，对低渗盐水脆性增加的特点。表现为溶血性贫血、黄疸及脾大。约80%多有家族史，但也有10%～20%家族中未发现球形红细胞和红细胞脆性增高的现象，极少数为常染色体隐性遗传，本病在我国并不少见。红细胞脆性试验是诊断的最简单方法。

【诊断要点】

（一）临床表现

分为4型。

1. *无症状携带者* 无异常临床表现，有球型红细胞及渗透脆性增加，多为患儿的父母。

2. *轻型* 无贫血，血中胆红素轻度增多，红细胞有轻度球形变，渗透脆性轻度增加，遇感染则溶血加重，系常染色体显性遗传。

3. *典型* 幼年发病，有典型症状，系常染色体显性遗传。

4. *重型* 重危表现，系常染色体隐性遗传。

由于本病表现轻重不一，应注意详细观察其典型表现：①贫血，依溶血程度和骨髓红系造血代偿功能而异。②黄疸，依溶血程度的轻重和是否合并胆结石或肝病而轻重不一。③明显脾大。④骨改变，呈增生样改变，红髓代偿性扩张。⑤胆结石，为胆色素性胆结石。⑥下肢慢性溃疡。

在病程中，常因劳累、受凉或感染等因素诱发“溶血危象”，使贫血和黄疸突然加重，并伴有发热、寒战、呕吐、肝脾疼痛等症状。与微小病毒（parvovirus）感染有关的“再生障碍危象”是本症在儿童期的严重并发症之一，表现为骨髓造血功能暂时性抑制，以红系造血抑制为主，出现严重贫血；可有不同程度的白细胞和血小板减少；持续数日或1～2周自然缓解。

（二）实验室检查

1. 血象　①平行性贫血。②红细胞形态："体积小（MCV↓）、重量重（MCH↑）、分布宽（RDW↑），球形化"。③红细胞大小不等，以小球形为主，深染。④网织红细胞增高。常占10%～20%，发生溶血危象时极度升高，可达70%左右。

2. 骨髓象　①呈增生现象，增生部分在红细胞系统，粒、红比例降低或倒置；②球形红细胞增多，易见嗜碱点彩红细胞、豪-周小体等；③网织红细胞增高；④铁染色，含铁血黄素增多。

3. 渗透脆性试验　增高，孵育渗透脆性可更高。由于溶血发作而住院，球形红细胞大量破坏，所以脆性试验可能没有增高，这时候需要等待一段时间，骨髓造血出现新的球形红细胞而再次化验，脆性就会增高。

不典型病例，需要做EMA流式细胞术，这是目前最灵敏的化验，其敏感性和特异性可达90%以上，而且敏感性不依赖分子缺陷的类型、数量及临床表现。

4. 自身溶血试验　阳性，15%～45%（正常小于5%），加入葡萄糖和ATP可纠正。

5. 酸化甘油溶血试验　显著缩短。

6.Coomb试验　阴性。

7. 其他　红细胞寿命缩短，且主要在脾脏破坏。

【治疗要点】

1.脾切除

（1）手术年龄：①以5～10岁为宜，过早切脾可能影响机体免疫功能，易患严重感染；过晚则胆石形成。②如果贫血严重，以致影响患儿的生长发育，或常发生"再生障碍危象"者，则可较早或紧急手术。

（2）注意事项：①术后有感染可能时，应及时用抗生素治疗；②术后应用长效青霉素，每次120万U，肌内注射，连用6～12个月，以避免肺炎链球菌感染；③若有胆石，术中应尽量保留胆囊取石；④术后黄疸和网织红细胞增多可迅速消失，但球形红细胞和渗透脆性增高更明显。

2. 脾动脉栓塞术或脾区放疗术：效果不肯定。

3. 积极控制感染。

4. 输血：Hb≤60g/L或溶血危象和再生障碍危象时可输血。

5. 补充叶酸。

6. 新生儿发病者，应防止发生胆红素脑病，若达到换血指征，应当积极进行。

三、葡萄糖-6-磷酸脱氢酶缺乏症

【诊断要点】

（一）临床表现

根据溶血发生时诱因的不同而分为以下5种临床类型。

1. 伯氨喹啉型药物性溶血性贫血　由于服用某些具有氧化特性的药物（表8-3）而引起的急性溶血。常于服药后1～3d出现急性血管内溶血。有头晕、厌食、恶心、呕吐、疲乏等症状，继而出现黄疸、血红蛋白尿，溶血严重者可出现少尿、无尿、酸中毒和急性肾衰竭。溶血过程呈自限性是本病的重要特点，轻症的溶血持续1～2d或1周左右，临床症状逐渐改善而自愈。

表8-3　G-6-PD缺乏者应禁用或慎用的药和化学制剂及食物

抗疟药：	伯氨喹啉，扑疟喹啉，氯喹
磺胺药：	磺胺嘧啶，乙酰苯胺，磺胺吡啶，TMP-SMZ等
砜类药：	氨苯砜，普洛明
镇痛药：	阿司匹林，非那西丁
杀虫药：	β萘酚，锑波芬，来锐达唑（nitridazole）
抗生素：	硝基呋喃类，氯霉素，对氨基水杨酸
其　他：	蚕豆，丙磺舒，BAL，大剂量维生素K等

2. 蚕豆病　通常于进食蚕豆或其制品后24～48h发病，表现为急性血管内溶血。

3. 新生儿黄疸　多于出生后2～4d时出现，亦有于出生24h内或1周后才发生，病情逐渐加重，2～4d达高峰，

50%的患儿可有肝大、脾大。重者可导致胆红素脑病。

4.感染诱发的溶血 细菌、病毒感染，如沙门菌感染、细菌性肺炎、病毒性肝炎和传染性单核细胞增多症等可诱发G-6-PD缺陷者发生溶血，一般于感染后几日之内突然发生溶血，溶血程度大多较轻，黄疸多不显著。

5.先天性非球型细胞性溶血性贫血 可分为两型：磷酸已糖旁路过程中酶的缺陷所致者称为Ⅰ型，以由G-6-PD缺陷所致者较为常见。由糖无氧酵解通路中酶缺乏所致者称为Ⅱ型，其中以丙酮酸激酶缺陷较为常见。Ⅰ型患者自幼儿年起出现慢性溶血性贫血，表现为贫血、黄疸、脾大。可因感染或服药而诱发急性溶血。

（二）实验室检查

1.血象 ①呈正细胞正色素性贫血；②网织红细胞增高；③红细胞中可见Heinz小体；见咬痕红细胞和水疱细胞，可见幼红细胞；④白细胞、血小板数多增高。

2.骨髓象 ①呈增生现象，增生部分在红细胞系统，粒红比例降低或倒置；②中、晚幼红细胞增多，易见嗜碱点彩红细胞、豪-周小体等；③网织红细胞增高。

3.生化检查 血间接胆红素增高，血清结合珠蛋白减少或消失，血浆游离血红蛋白增高。

4.高铁血红蛋白还原试验 还原率＜0.75；0.30以下为显著缺陷；0.30～0.74为中间值杂合子。

5.荧光斑点试验 出现荧光时间＞10min。

6.红细胞变性珠蛋白小体生成试验 常呈阳性（＞0.05）。

7.尿含铁血黄素（Rous）试验 阳性。

8.G-6-PD活性定量 降低。

【治疗要点】

1.对急性溶血者，应去除诱因。

2.在溶血期应供给足够水分，注意纠正电解质失衡，口服碳酸氢钠，使尿液保持碱性，以防止血红蛋白在肾小管内沉积。

3.输血：贫血较轻者不需要输血，去除诱因后溶血多于1周内自行停止；贫血较重时，可输给无G-6-PD缺陷的红细胞。献血员应做G-6-PD过筛试验，特别是在南方G-6-PD高发区。

4.应密切注意肾功能，如出现急性肾衰竭，应及时采取有效措施。

四、珠蛋白生成障碍性贫血

【诊断要点】

1.临床表现

（1）α珠蛋白生成障碍性贫血

①标准型α珠蛋白生成障碍性贫血：新生儿期Hb Bart可达5%～15%，几个月后消失。一般患者无贫血或任何症状，可有轻度红细胞形态变化。红细胞渗透脆性轻度减低。经煌焦油蓝温育后，少数红细胞内有H包涵体。血红蛋白电泳无异常发现。

②血红蛋白H病：多数贫血较轻或有中度贫血。感染或服用氧化剂药物后，贫血加重并出现黄疸。红细胞低色素性明显，靶形细胞可见，多少不一。红细胞渗透脆性降低。网织红细胞在5%左右。煌焦油蓝温育后可见大量H包涵体。HbH在pH8.6或pH8.8电泳时，向阳极方向移动，泳速快于HbA；在pH6.5电泳时，仍向阳极方向移动。

③ 血红蛋白Bart胎儿水肿综合征：为α珠蛋白生成障碍性贫血中最严重类型。Hb Bart对氧亲和力高，致使组织严重缺氧。胎儿多在妊娠30～40周死亡。患者明显苍白，全身水肿伴腹水，肝脾显著大；血红蛋白多在60g/L左右，外周血靶细胞、幼红细胞及网织细胞明显增多。血红蛋白电泳分析；Hb Bart占80%～100%，可有少量HbH。HbA、A_2及F均缺如。

（2）β珠蛋白生成障碍性贫血

①轻型：亦称β珠蛋白生成障碍性贫血特征。临床可无症状，或仅轻度贫血，偶有轻度脾大。血片中可见少量靶形细胞，红细胞呈小细胞低色素型。特征表现为HbA_2升高（大多在4%～8%）。

② 中间型：贫血中度，Hb维持在60～70g/L。少数有轻度骨骼改变，性发育延迟，常可生存至成年或老年。除红细胞形态外，电泳检查HbA_1A_2缺如，HbF可达10%。

③重型（Cooley贫血）：患儿产时正常，出生后6个月逐渐苍白。贫血重度，有黄疸及肝大、脾大。生长发育迟缓，骨质疏松，甚至发生病理性骨折。颅骨增厚。额部隆起、鼻梁凹陷，两眼距宽，呈特殊面容。X线检查见颅骨板障增厚，皮质变薄，骨小梁条纹清淅，似短发直立状。Hb＜60g/L，呈低色素、小细胞型。血中靶形细胞在10%～35%，网织红细胞2%～15%。骨髓涂片红系细胞极度增生，髓外铁及细胞内铁增多。Hb分析显示HbF 30%～90%。HbA多＜40%或甚至0。红细胞渗透性脆性明显减低。根据父母双方都有β珠蛋白生成障碍性贫血，结合典型病史、重度低色素、小红胞性贫血及HbF升高等，诊断不难确立。

2.实验室检查

（1）血象：贫血呈明显小细胞低色素性；外周血靶形红细胞占10%以上有诊断意义，轻型者常在0～10%。但在异常血红蛋白C、D、E、S病和严重缺铁性贫血、黄疸、恶性贫血、肝脏疾病、脾切除术后和血浆呈高渗状态时靶形红细胞亦可增多，应做相应检查进行鉴别。

（2）红细胞渗透脆性：降低，在0.2%甚至0.1%氯化纳溶液才完全溶血（正常0.5%左右开始溶血，0.3%左右完全溶血）。尚应注意与血红蛋白C、D、E、S病进行鉴别，因为这些血红蛋白病患者的红细胞渗透脆性也可降低。

（3）抗碱血红蛋白：增加，HbF和Bart都具有抗碱性。正常新生儿的HbF常＞70%，6月龄后则＜2%（接近正常成年人的水平）。

（4）血红蛋白电泳：有确诊意义，可分离出多种Hb，且可测定各种Hb的量。

（5）红细胞包涵体试验：血红蛋白H病的红细胞用煌焦油蓝染色可查见绝大多数红细胞中有包涵体。

（6）其他：基因诊断，肽链分析，家系调查。

【诊断要点】

轻型珠蛋白生成障碍性贫血无须特殊治疗。中型和重型应采取下列1种或数种方法给予治疗。

1.输血

（1）定期高量输血：是治疗重型β珠蛋白生成障碍性贫血的重要方法之一。少量输血使患儿血红蛋白浓度维持在60～90g/L，虽可延长患者生命和减少铁超负荷，但不能改善患儿生长发育障碍。故宜从早期开始给予高量输血（hypertransfusion），以使患儿生长发育接近正常和防止骨髓病变。方法：先反复输给浓缩红细胞，使患儿血红蛋白含量达120～150g/L；然后每隔3～4周输注浓缩红细胞10～15ml/kg，使血红蛋白含量维持在100g/L以上。但本法容易导继发性含铁血黄素沉着症，故应同时给予铁螯合剂治疗。

（2）铁螯合剂

①去铁胺（deferoxamine）和二乙烯三胺五乙酸（DTPA），可以增加铁从尿液和粪便排出，但不能阻止胃肠道对铁的吸收，于发病早期开始长期应用可防止铁超负荷。通常在规律输注红细胞1年后即应进行铁负荷评估，如有铁超负荷（SI＞35.8mmol/L或SF＞500μg/L），则应开始应用铁螯合剂。去铁胺的剂量为每日25～50mg/kg，每晚1次，连续皮下注射8～12h；或将每日剂量分为2次皮下注射，每周5～7d，长期应用。亦可按每日20～40mg/kg加入等渗葡萄糖液中静脉滴注8～12h；或加入红细胞悬液中缓慢静脉滴注。去铁胺副作用不大，但偶见变态反应，长期使用偶可致白内障和长骨发育障碍，剂量过大可引起视力和听觉减退。维生素C与螯合剂联合应用可加强去铁胺从尿中排铁的作用，剂量为每日200mg。

②地拉罗司（恩瑞格，Exjade）：20mg/（kg·d），每日1次，进食前30min空腹服用。依据铁蛋白水平来调整剂量。低于500μg/L，暂时停止。

此外，应给予叶酸以供给造血需要，剂量为每日5～10mg。维生素E及谷胱甘肽具有帮助红细胞膜抗氧化作用，可适当补充。

2.脾切除　脾切除可改善贫血症状或减少输血，对血红蛋白H病的疗效较重型β珠蛋白生成障碍性贫血为优。但脾切除可致免疫功能减弱，应在5～6岁以后施行并严格掌握适应证：①输血需要量增加，每年需输注浓缩红细胞超过220mg/kg；②脾功能亢进；③巨脾引起压迫症状。

3.骨髓移植　目前用异基因造血干细胞移植治疗重型β珠蛋白生成障碍性贫血的成活率可达70%以上，这是可能根治本病的方法。如有HLA相配的造血干细胞，应作为治疗重型β珠蛋白生成障碍性贫血的首选方法。

4.基因活化治疗　应用化学药物可改善β珠蛋白生成障碍性贫血的症状，如羟基脲（hydroxyurea）、5-氮杂胞苷（5-AZC）、阿糖胞苷、长春新碱、白消安、异烟肼等目前正在探索之中。

5.其他　遗传咨询。

第四节　失血性贫血

【诊断要点】

（一）临床表现

1.急性失血性贫血　急性失血性贫血的症状与出血量的多少、速度、范围和部位有关。大量而迅速的出血由于循环血量突然下降，代偿失衡可以引发休克甚至死亡。如失血量达10%，稍事活动后会有轻微的心血管症状。个别人可能出现血管迷走神经反应，表现为头晕、乏力、出汗、恶心、心率缓慢及血压下降或短暂的晕厥。失血量达20%～30%时，出现口渴、恶心、气促、头晕明显甚至短暂的意识丧失，测血压、中心静脉压及心排血量均会降低，尿量减少。可以产生休克甚至死亡。胃肠道出血时由于血液被消化吸收引起氮质血症，在休克后肾功能障碍也可发生氮质血症，如果血液流入体腔或组织间隙，红细胞破坏后可出现黄疸，也可出现体温升高。如有慢性疾病、感染、营养不良或本来就有贫血，失血量较上述为少时，也可导致休克或死亡。

2.慢性失血性贫血　反复少量的失血，早期能通过骨髓的造血功能代偿而不出现贫血，或轻度贫血、临床症状轻微。若频繁的失血，超过骨髓造血的代偿能力，则出现逐渐加重的贫血。由于体内储存铁耗尽，表现为典型的缺铁性贫血，患者面色苍白、心悸、气短、疲乏及活动后眩晕等症状。

（二）实验室检查

1.血象　①急性失血呈正细胞正色素性贫血，平行性贫血。慢性失血血红蛋白的下降比红细胞下降明显，病程长者呈明显的小细胞低色素，中心淡染区扩大。②网织红细胞在出血后24～48h升高，增加的程度与出血量往往成正比。可于出血后4～7d达0.05～0.15。③出血1h内血小板增加，同时凝血时间变短；白细胞增加并有粒细胞增加及核左移。可出现“类白血病样反应”。增多的白细胞和血小板一般于3～5d恢复到正常。

2.骨髓象　多为增生明显活跃，粒红比例减小，有核红细胞形态改变，成熟红细胞中心淡染区扩大。

【治疗要点】

1.迅速止血　针对出血的基本原因采取相应的措施尽快使出血停止。

2.紧急输血　恢复血容量和治疗休克。输血量每次10～15ml/kg，注意全身保暖，头低卧位以增进脑血循环。

3.促进造血　供给高蛋白、高维生素（维生素C、B族维生素及维生素P）和高糖饮食，并给予铁剂等造血原料，促进贫血早日恢复。

第五节　再生障碍性贫血

再生障碍性贫血（aplastic anemia，AA；再障）系多种病因引起的造血障碍，导致红骨髓总容量减少，代以脂肪髓，造血功能衰竭，以全血细胞减少为主要表现的一组综合征。分先天性和获得性两大类，以获得性居绝大多数。先天性再障少见，其主要类型为Fanconi贫血。获得性再障可分原发性和继发性两型，前者系原因不明者，约占获得性再障的50%。

【诊断要点】

（一）临床表现

再障分为急性和慢性两型；国外按严重度划分出严重型再障，后者划分标准需血象具备以下3项中的2项：①中性粒细胞绝对值（ANC）＜0.5×10^9/L；②血小板数＜20×10^9/L；③网织红细胞（血细胞比容纠正值）＜1%。骨髓细胞增生程度低于正常的25%，如＜50%，则造血细胞＜30%；其中＜0.2×10^9/L，称极重型再障。

1987年第四届全国再障学术会议上将急性型再障称重型再障Ⅰ型，慢性型再障后期发生急变者称重型再障Ⅱ型。

1.急性型再障　起病急，进展迅速，常以出血和感染发热为首起及主要表现。病初贫血常不明显，但随着病程发展，呈进行性进展。几乎均有出血倾向，60%以上有内脏出血，主要表现为消化道出血、血尿、眼底出血（常伴有视力障碍）和颅内出血。皮肤、黏膜出血广泛而严重，且不易控制。病程中几乎均有发热，系感染所致，常在口咽部和肛门周围发生坏死性溃疡，从而导致败血症。肺炎也很常见。感染和出血互为因果，使病情日益恶化，如仅采用一般性治疗多数在1年内死亡。

2.慢性型再障　起病缓慢，以出血为首起和主要表现；出血多限于皮肤黏膜，且不严重；可并发感染，但常以呼吸道为主，容易控制。若治疗得当，坚持不懈，不少患者可获得长期缓解以至痊愈，但也有部分患者迁延多年不愈，甚至病程长达数十年，少数到后期出现急性再障的临床表现，称为慢性再障急变型。

（二）实验室检查

1.血象　全血细胞减少为最主要的特点，但红细胞、粒细胞和血小板的减少程度不等，且不一定同时出现。贫血：①属正细胞正色性；②体积大（MCV↑）、重量重（MCH↑）、分布宽（RDW↑）；③网织红细胞百分数大多低于正常，慢性病例有时可以轻度增高，但计算其绝对数则明显减低。白细胞计数大多减少，中性粒细胞减少，其颗粒可以减少，但其碱性磷酸酶的阳性率和积分均增高。淋巴细胞的百分数增高，但绝对数在重病例也是减少的，单核细胞也减少。血小板计数减少，故有出血时间延长、血块退缩不良，束臂试验阳性。

2. 骨髓象　急性型再障呈多部位增生减低或重度减低，三系造血细胞明显减少，尤其是巨核细胞和幼红细胞，呈“一片荒凉”；非造血细胞增多，尤为淋巴细胞增多。慢性型再障不同部位穿刺所得骨髓象很不一致，可从增生不良到增生象，但至少要有一个部位增生不良；如增生良好，晚幼红细胞（炭核）比例常增多，其核不规则分叶状，呈现脱核障碍，但巨核细胞消失或明显减少。骨髓涂片肉眼观察油滴增多，骨髓小粒镜检非造血细胞和脂肪细胞增多，一般在60%以上。

3. 骨髓活组织检查　病理切片上造血组织显著减少，代替以脂肪组织，其间有淋巴细胞、浆细胞和组织细胞分布在疏松的间质中。由于骨髓涂片易受周围血液稀释的影响，有时1、2次涂片检查是难以正确反映造血情况，而骨髓活组织检查对估计增生情况优于涂片，可提高诊断正确性。病理改变：主要是造血组织减少，红骨髓总容量减少，代以脂肪组织。急性再障骨髓病变发展迅速而广泛；慢性再障则呈渐进性“向心性萎缩”，先累及髂骨，然后是脊突与胸骨。慢性再障尚存在代偿性增生灶，后者主要是幼红细胞增生伴成熟障碍。

4. 放射性核素骨髓扫描　硫化锝99m或氯化铟111全身骨髓γ照相可反映全身功能性骨髓的分布，再障时在正常骨髓部位的放射性摄取低下甚至消失，因此可以间接反映造血组织减少的程度和部位。

5. 造血祖细胞培养　CFU-E、CFU-GM减低，不仅有助于诊断，而且有助于检出有无抑制性淋巴细胞或血清中有无抑制因子。

6. 染色体检查　除Fanconi贫血染色体畸变较多外，一般再障属正常，如有核型异常须除外骨髓增生异常综合征。

7.其他检查　成熟中性粒细胞碱性磷酸酶（NAP）活力增高，血清溶菌酶活力减低。EPO、FEP增高，抗碱血红蛋白（HbF）量增多。

（三）诊断标准

1.再障诊断标准

（1）全血细胞减少，网织红细胞绝对值减少。若2系减少，必须有血小板减少。

（2）一般无脾大。

（3）骨髓检查显示至少一部位增生减低或重度减低。如增生活跃，巨核细胞应明显减少，骨髓小粒成分中应见非造血细胞增多。有条件者应做骨髓活检等检查。

（4）能除外其他引起全血细胞减少的疾病，如系统性红斑狼疮、骨髓增生异常综合征中的难治性贫血、急性造血功能停滞、脾功能亢进症、石骨症、营养性巨幼细胞性贫血、骨髓纤维化、低增生性急性白血病、恶性组织细胞病、阵发性睡眠性血红蛋白尿等。

（5）一般抗贫血药物治疗无效。

2.诊断时应注意

（1）小儿再障的发病率比急性白血病少，诊断时应慎重，血象应是全血细胞减少症，如果网织红细胞不低，再查绝对计数。

（2）感染是小儿再障的诱因和表现，可以造成骨髓一过性灶性受抑，必要时应动态观察，不要过早下结论，必要的随诊可以观察病情的演变。

（3）如果确定诊断困难，骨髓活检病理检查很必要。

（4）由于小儿有骨髓外造血，所以血象可有一定的代偿，骨髓衰竭的过程可以比较缓慢且隐袭。

（5）必须排除遗传性骨髓衰竭综合征，包括范科尼贫血（Fanconi anemia，FA）、先天性角化不良综合征（DC）、Schwachman-Diamond综合征（SDS）、严重的先天性中性粒细胞缺乏症（SCN）、先天性单纯红细胞性再生障碍性贫血（Diamond-Blackfan anemia，DBA）、伴随桡骨缺乏的血小板减少症（TAR）、先天性无巨核细胞性血小板减少症（AmTP）等。

（6）有时候骨髓衰竭是儿童肿瘤性疾病的前驱表现，例如，白血病-再生障碍综合征、神经母细胞瘤等。

（7）对于PNH-AA综合征，需要检测PNH克隆，目前采用FLEAR代替传统的CD55，可以提高检测的灵敏度。

【治疗要点】

（一）治疗原则

1.早期、分型、联合治疗。

2.细心：禁用一切损害骨髓的药物，去除病因。

3.信心：每一种疗法应坚持3～6个月，方见反应。

4.耐心：疗程要足，一般需6～12个月或更长。

5.应特别注意感染、出血等并发症。

（二）一般疗法

1.病因治疗。查出病因应及时去除，特别是一些病原，如CMV、B_{19}、支原体、肝炎、水痘等。停止接触或口服有害药物、化学毒品或放射性物质。

2.加强护理，注意全环境保护，保证营养供给。“五口”（口、眼、鼻、尿、肛）护理防止出血及感染，一旦感染加重，选择有效抗生素治疗。

3.输血支持

（1）原则：①尽量少输，特别是移植前尽量避免输血，以免增加排斥反应。②最好输注照射后的成分血。若Hb＜60g/L，依据情况输注RBC；若PLT＜30×10^9/L，特别是有出血倾向时，输注血小板。③若有内脏出血时，应紧急输注单采血小板。

（2）剂量：红细胞每次0.05～0.1U/kg，血小板每次0.2～0.3U/kg。由于G-CSF的出现，目前已很少输注粒细胞。

（三）急性再生障碍性贫血的治疗

1.骨髓移植　应用HLA相合的供者骨髓做同种异体骨髓移植。

2.免疫抑制疗法

（1）抗胸腺细胞球蛋白（ATG）或抗淋巴细胞球蛋白（ALG）：选用马ATG，剂量为5～15mg/（kg·d）；猪ATG，剂量为20～30mg/（kg·d）；兔ATG，剂量

2～3mg/（kg·d）；连续静脉滴注5d。

注意事项：①用前需做过敏试验；与足量皮质激素合用可减轻变态反应和血清病等副作用。②注意感染，最好在层流室进行。③系多价抗体，使血小板减少引起出血，必要时反复输注血小板悬液或新鲜血。

（2）大剂量甲基泼尼龙（HDMP）：剂量10～20mg/（kg·d），连续静脉滴注3d后，一般每3～5日减量50%，直至1mg/（kg·d）后停药。注意事项：①高血压；②注意感染，特别是真菌。

（3）环孢素A（cyclosporin A，CSA）：剂量5～8mg/（kg·d），2周后使血清药浓度达100～300ng/ml，逐渐减量到1～5mg/（kg·d）。注意事项：①副作用，肝肾毒性，高血压，多毛，牙龈增生，震颤；②维持3～12个月；③缓慢减量，小儿处于生长发育中，不增加剂量就是在减量。

（4）大剂量丙种球蛋白静脉滴注：剂量按1g/kg，每4周1次，6个月可缓解。

（5）抗CD3单克隆抗体：每次10mg，连用5～10次。

3.大剂量环磷酰胺 45mg/（kg·d），连用4d，静脉滴注。但是应慎用，以免加重病情。

4.胚胎肝输注 用胚胎肝单个核细胞悬液，可以连续数次输注，可改善症状。

5.造血生长因子

（1）G-CSF：5～10μg/（kg·d），皮下注射。

（2）IL-11：20～40μg/（kg·d），皮下注射。应用需持续较长时间方能见效。

（3）艾曲波帕（Eltrombopag，瑞扶兰）：12.5mg/d—25mg/d—50mg/d，每日1次口服。

6.其他 脐带血输注。

（四）慢性再障的治疗

1.雄性激素 为常用药，使血清中红细胞生成素（EPO）增多，使骨髓中红系祖细胞（CFU-E，BFU-E）及粒单系祖细胞生成增加，促进定向干细胞进入增殖周期。常用者见表8-4。

表8-4 常用雄性激素制剂及用法

名称	用法
去氢甲睾酮（大力补，美雄酮）	0.5～1.5mg/（kg·d），分3次，口服
司坦唑醇（康力龙）	0.1～0.2mg/（kg·d），分3次，口服
丙酸睾酮	1～2mg/（kg·d），每日1次，肌内注射
甲基睾酮	1～2mg/（kg·d），分3次，口服
苯丙酸诺龙	每次1～1.5mg，每日1次，肌内注射

注意事项：①雄性激素药物应用至少2～3个月，网织红细胞先上升，然后Hb逐渐上升，继之WBC回升，血小板回升最慢，6个月后才回升。②副作用，男性化、骨成熟加速、水钠潴留、肝功能损害。③若6个月无效，可停用。

2.肾上腺皮质激素　可减轻雄性激素的副作用，防止长骨骨化核早期融合，可减少出血倾向。一般常用泼尼松0.5～1mg/（kg·d），分次口服。但是，长期应用可引起骨髓脂肪化，不利于恢复。

3.改善造血微环境药物　包括神经刺激剂或血管扩张药，可通过兴奋骨髓神经，扩张骨髓血管，改善循环，改善骨髓造血微环境，从而刺激和滋养造血祖细胞增殖。

（1）硝酸士的宁

①5d疗法：分别以1、1、2、2、3mg连续肌内注射5d。

②10d疗法：连续肌内注射10d，1mg，2d；2mg，5d；3mg，3d；间隔4d，重复应用，直到缓解。

③20d疗法：2～6mg/d，连续肌内注射20d，间隔5d，重复应用。疗程3～6个月。

（2）一叶秋碱（securinine）：8mg/(kg·d)，肌内注射，每日1次，一般用药1.5～2个月见效，疗程不少于4个月。与司坦唑醇（康力龙）并用可提高疗效。

4.其他

（1）氯化钴、碳酸锂、莨菪类、左旋咪唑、胸腺肽、多抗甲素、α-胸腺素（日达仙）等应用。

（2）中医中药。

再生障碍性贫血的治疗选择见表8-5。

表8-5　再生障碍性贫血的治疗选择

方法	急性再生障碍性贫血（AAA，SAA-Ⅰ）	慢性再生障碍性贫血（CAA，SAA-Ⅱ）
1.大剂量丙种球蛋白（HDIVIG）	剂量每次1g/kg，每3～4周1次，静脉滴注；2～6个月可缓解	
2.环孢素A（CysA）	剂量5～8mg/（kg·d），2周后使血清药浓度达100～200ng/ml，病情稳定后逐渐减量到1～5mg/（kg·d） 注意事项：①副作用包括高血压，多毛，牙龈增生，震颤，肝肾毒性；②维持6～12个月	
3.免疫抑制疗法 （1）抗胸腺细胞球蛋白（ATG）或抗淋巴细胞球蛋白（ALG） （2）他克莫司	兔抗ATG，剂量为3～5mg/（kg·d），连续静脉滴注5d 注意事项：①用前需做过敏试验。与足量皮质激素合用可减轻变态反应和血清病等副作用。②注意感染，最好在层流室进行。③系多价抗体，使血小板减少引起出血，必要时反复输注血小板悬液或新鲜血	
（3）标准剂量甲泼尼龙（SDMP）	剂量10～20mg/（kg·d），连续静脉滴注3d后，一般每3～5日减量50%，直至1～2mg/（kg·d）后停药 注意事项：①高血压；②感染，特别是真菌	
（4）大剂量环磷酰胺	30mg/（kg·d），连用4d，静脉滴注。但是应慎用，以免加重病情	
（5）抗CD3单克隆抗体	每次10mg，连用5～10次	
4.雄性激素	司坦唑醇、安特尔	
5.细胞因子	艾曲波帕、G-CSF、IL-11	
6.辅助药物	氨肽素、利血生、鲨肝醇、氯化钴、碳酸锂、胸腺肽、多抗甲素、α-胸腺素（日达仙）、中医中药等	
7.骨髓移植	宜及早应用HLA相合的供者骨髓做异基因骨髓移植（Allo-BMT）	

（五）疗效标准

1.基本治愈　贫血和出血消失：血红蛋白，<6岁，110g/L；6～14岁，>120g/L。白细胞>4.0×10^9/L，血小板>80×10^9/L，随访1年以上无复发。

2.缓解　贫血和出血消失：血红蛋白，<6岁，110g/L；6～14岁；>120g/L。白细胞>3.5×10^9/L左右，血小板有一定程度增加，随访3个月以上病情稳定或继续进步。

3.进步　贫血和出血明显好转，不输血；血红蛋白较治疗前增加30g/L以上，并能维持3个月以上。

4.无效　经正规治疗无明显缓解。

第六节　骨髓增生异常综合征

骨髓增生异常综合征（myelodysplastic syndrome，MDS）是造血干细胞类肿瘤性克隆逐渐扩增导致的造血功能衰竭。主要表现为外周血1系或多系细胞减少，骨髓细胞病态增生，细胞分化异常，具有高风险转化为髓系白血病。

【诊断要点】

（一）临床表现

1.男多于女　男∶女约为1.5∶1。近1/3的患儿伴发先天性或遗传性异常。

2.症状　初发缺乏特异性，常与贫血及白细胞或血小板减少有关。肝大、脾大较多见。

（二）实验室检查

1.血象　全血细胞减少，或任意1、2系细胞减少。可见巨大红细胞、有核红细胞、巨大血小板等病态表现。其程度依不同分型而异。如难治性贫血（RA）以贫血为主，难治性贫血伴有原始细胞增多（RAEB）则常有明显的全血细胞减少。血小板体积大，颗粒少。

2.骨髓象　大多数患者骨髓增生明显或极度活跃，少数增生正常或减低。细胞形态异常反映了MDS的病态造血。

（1）红系：巨幼样变，核浆成熟失衡，红细胞体积大或呈卵圆形，核出芽、碎裂、间桥，多核红细胞，RAS能检出环形铁粒幼细胞。

（2）粒系：在RAEB可见原始细胞比例高于正常。胞浆颗粒粗大或减少乃至无颗粒，核分叶过多或过少，出现Pelger-Huët畸形。部分胞质内出现Auer小体。

（3）巨核系：多数巨核细胞增多，核分叶减少，多核及小巨核细胞。

3. 骨髓活检　不仅提供诊断依据，还有助于预测预后。骨髓病理切片中各系病态造血更加明显，特别是粒系。若发现3个以上原粒与早粒聚集成簇，位于小梁间区或小梁旁区，即所谓"幼稚前体细胞异常定位"，是MDS骨髓组织的病理学特征。凡其阳性者，其向急性白血病转化可能性大，早期病死率高。反之，则预后较好。骨髓组织化学染色：有核红细胞糖原染色呈弥漫阳性；病态巨核细胞糖原染色呈块状阳性。

4. 细胞遗传学　MDS是一种多能造血干细胞水平上突变的获得性克隆性疾病。过去，采用标准的染色体技术，31%～49%原发性MDS患者中发现有某种染色体缺陷。核型异常多为非平衡性改变：大片段缺失、多位点破坏及数量异常。核型分析和FISH是疑似MDS者的必须检查项目。常见的染色体改变有-7/7q-、-5/5q-、＋8、20q-、-Y、-13/13q-、11q-、12p-/t（12p）等非平衡性改变；-7/7q-和-5/5q-在治疗相关性MDS更为多见。非特异性染色体改变，如环形染色体、双着丝点染色体及染色体断裂等。染色体的检查对预测预后具有一定价值，骨髓中有细胞遗传学异常克隆的患者，其转化为急性白血病的可能性大。

5. 体外骨髓培养　MDS患者体外细胞培养中已发现的异常结果有：混合集落（CFU-GEMM）多不生长；原始细胞祖细胞（BCP）部分病例生长，部分不生长；粒细胞一单核细胞集落（CFU-GM）生成率减少；CFU-GM集落比例增加；液体与软琼脂培养中成熟障碍；幼稚红系祖细胞的爆式集落形成单位（BFU-E）和成熟红系祖细胞的集落形成单位（CFU-E）生成率降低或不生长。上述变化随着疾病进展，常可在体外骨髓培养中看到，如CFU-GM生成率进行性减少及丛落/集落比例逐渐增加的趋势。体外培养的异常程度与向白血病转化的可能性关系密切。

6.FISH试验　检测CEP8、EGR1/D5S721（5q31；5p15.2）、D7S486/CEP7（7q31；7p11.1—7q11.1）、D20S108（20q12）、PDGFR（5q32—q33）有助于诊断。

7.二代测序　检测MDS突变基因，包括TET2、SF3B1、ASXL1、SRSF2、DNMT3A、RUNX1等。

8.其他　约20%血清或尿溶菌酶升高。血清铁蛋白有不同程度增加。约80%患者抗碱血红蛋白（HbF）轻、中度增加。获得性HbH病可能是MDS的重要表现之一，HbH阳性者亦有较强的急性白血病转化倾向。

（三）诊断标准

1.临床表现　以贫血症状为主，可兼有发热、出血和感染；部分患者可有肝大、脾大、淋巴结大。

2.外周血　持续6个月以上1系、2系或全血细胞减少，偶可白细胞增高，可见有核红细胞或巨大红细胞或其他病态造血现象。

3.骨髓　1系或多系病态造血达10%或环状铁粒幼细胞＞15%，原始细胞5%～19%。有核红PAS染色阳性，中性粒细胞NAP积分减低。出现Auer小体。

4.染色体　核型异常。

5.其他　除外其他引起病态造血的疾病，如再生障碍性贫血、红白血病、M2b型急性髓细胞性白血病、骨髓纤维化、慢性髓细胞性白血病、免疫性血小板减少性症、巨幼红细胞性贫血等。

（四）临床分型

MDS的分型见表8-6。

小儿MDS的特点：①小儿MDS的病态造血有时有如成年人典型，发病年龄可早至2月龄；②除可转至急性髓细胞性白血病外，少数病例可先表现为急性淋巴细胞白血病前期（Pre-ALL），即外周血红细胞和白细胞减少，骨髓增生低下或红系增生；③染色体异常多为断裂及亚二倍体，临床可有自发缓解，经数周或数月后发展为急性淋巴细胞白血病；④某些先天性疾病，如Fanconi贫血、Down综合征、Bloom综合征、共济失调性毛细血管扩张症和先天性纯红细胞再生障碍性贫血等均有发展为白血病的机会。

表8-6　MDS的分型

亚型	血象（原粒＋早幼粒细胞）	骨髓象（原粒＋早幼粒细胞）
难治性贫血（RA）	＜1%	＜5%，仅有红系病态
RA伴环形铁粒幼细胞增多（RARS）	＜1%	＜5%，仅有红系病态，有核细胞中环形铁粒幼细胞≥15%
RA伴原始细胞增多（RAEB）	＜5%	5%～20%
难治性血细胞减少症（RP）		有多系病态造血
$5q^-$综合征（$5q^-Syn$）		
MDS，无法归类的		

（五）预后评估

MDS的国际预后积分和国际危险分度预后评分见表8-7、表8-8。

表8-7　MDS的国际预后积分系统

危险因素	积分值（分）			
	0	0.5～1.0	1.5～2.0	≥2.5
原始细胞%	＜5	6～10	11～20	21～30
细胞遗传学	正常	好	中间	差
细胞减少	0	1	2	3

注：好.正常核型或-Y，仅有$5q^-$或$20q^-$；中间.复杂核型（≥3种核型异常）；差.所有的其他异常；细胞减少.Hb＜10g/L、ANC＜1.5×10^9/L、PLT＜100×10^9/L

表8-8　MDS的国际危险分度预后评估

危险分度	积分值（分）	中位生存期（年）	AML转化（年）
LR	0	5.7	9.4
MR-1	0.5～1.5	3.5	3.3
MR-2	1.5～2.0	1.2	1.1
HR	≥2.5	0.4	0.2

【治疗要点】

（一）治疗原则

1.应基于患者年龄、危险评分，以及有无HLA相合供者等做个体安排。年龄较轻且有适当供体者，不论骨髓中有无原始细胞增多，都宜尽早行异体造血干细胞移植；无供体者可行化疗或强化治疗。

2.RA和RAS的主要问题是贫血，多采用以调节和刺激造血的药物、抗凋亡为主，类似于再生障碍性贫血的治疗。

3.RAEB可选用诱导分化、联合化疗或造血干细胞移植来治疗。

（二）目前方案

1.刺激造血

（1）康力龙：0.05mg/(kg·d)，每日3次，疗程3～12个月。

（2）大剂量甲泼尼龙：10～20mg/（kg·d），用3d。

（3）细胞因子：G-CSF 5～10μg/（kg·d），用7d，休息3d，再用1个疗程，可使ANC提高；也可G-CSF与红细胞生成素（EPO每周200～1600μg/kg，静脉注射）合用。

（4）重组白细胞介素3（rhIL-3）：250～500μg/（m^2·d），用15d。

（5）重组白细胞介素11（rhIL-11）：1500～3000μg/（m^2·d），用15d。

2.诱导分化

（1）顺式或全反式维A酸：2～4mg/（kg·d）或20～40mg/（m^2·d），口服，疗程6周以上。

（2）亚砷酸：0.1 ～ 0.15mg/（kg · d），静脉滴注5 ～ 6h，疗程4周以上。

（3）α干扰素：300万U/（m^2 · d），每周5d，疗程5周以上。

（4）靛玉红：50 ～ 100mg/（m^2 · d），分3次，疗程3个月以上。

（5）高三尖杉酯碱：1.5 ～ 3mg/（m^2 · d），静脉滴注，每日或隔日1次，10 ～ 15次1个疗程。

（6）活性维生素D_3：2.5 ～ 15mg/d，疗程8周以上。

（7）联合用药

① 维A酸：60mg/（m^2 · d）＋6TG（6-硫鸟嘌呤），12.5 ～ 25mg/（m^2 · d），用2 ～ 8周。

②维A酸＋长春新碱（VCR）：每周1 ～ 2mg/m^2，用2 ～ 8周，（1次最大剂量≤2mg）。

③高三尖杉酯碱：1.5mg/(m^2 · d）＋左旋咪唑100mg/d，分3次口服＋α干扰素250万U/（m^2 · d）＋泼尼松20mg/（m^2 · d），14d为1个疗程，休息10 ～ 14d，再开始第2个疗程。

3.化疗　主要治疗RAEB。

（1）小剂量阿糖胞苷（Ara-C）：10mg/（m^2 · d），每日2次，皮下注射6周，可使约1/3的病例改善症状。

（2）4-去甲氧柔红霉素（Idarubicin）：25 ～ 50mg/（m^2 · d），分4次口服，第1、14日或第21日服用，2 ～ 4周为1个疗程，共用2 ～ 4疗程。

（3）依托泊苷（Eto，VP16）：100mg/（m^2 · d），用5d，后改为50mg/（m^2 · d），每周2次。

（4）小剂量高三尖杉酯碱：0.3 ～ 0.6mg/（m^2 · d），每日或隔日1次，10 ～ 15次为1个疗程，休息10 ～ 15d，再接下一疗程。

（5）联合化疗：采用DA（柔红霉素＋阿糖胞苷）、DAT（DA＋6-TG）、HA（高三尖杉酯碱＋阿糖胞苷）、HOAP（高三尖杉酯碱、长春新碱、阿糖胞苷、泼尼松）、DOAP（柔红霉素＋长春新碱＋阿糖胞苷＋泼尼松）、DHA

或MA（米托蒽醌+阿糖胞苷）方案治疗RAEB。

4. 去甲基化治疗　地西他滨、阿扎胞苷。

5. 造血干细胞移植　异基因造血干细胞移植为治疗MDS的最有效途径，对小儿的治疗价值尤重，故有条件者应选择此法。

第七节　免疫性血小板减少症

免疫性血小板减少症（immune thrombocytopenia，ITP）是小儿时期最常见的出血性疾病，既往称作原发性/特发性（primary/idiopathic）。发病率较高，占出血性疾病住院患儿的第1位。其特点是自发性出血，血小板减少，出血时间延长，血液中出现抗血小板的抗体。

ITP病因分类：①原发性ITP。一种自身免疫性疾病，以没有原因的单纯性血小板减少（血小板数<100×10^9/L）为特征，诊断方式为排除性诊断。②继发性ITP。是指原因明确的各种免疫介导的血小板减少症。在诊断时，应在括号内说明原因，比如：继发性ITP（药物诱导的）、继发性ITP（狼疮相关性）、继发性ITP（HIV相关性）。对于药物诱导的ITP，如相关的药物明确，须注明，比如：继发性ITP（奎宁诱导的）。

HIT、胎儿和新生儿同种免疫性血小板减少性紫癜、输血后紫癜等保留原命名。如要诊断继发性ITP（幽门螺杆菌相关性），必须要证明清除细菌后ITP缓解方能诊断。如无SLE或APS的其他证据，仅ANA和（或）aPL阳性，仍归属原发性ITP，而不诊断为继发性ITP。

【诊断要点】

（一）临床表现

免疫性血小板减少症急性型与慢性型的鉴别见表8-9。

（二）实验室检查

1. 血象　急性型血小板明显减少，多在20×10^9/L以下。出血严重时可伴贫血，白细胞可增高。偶有嗜酸粒细胞增多。慢性者，血小板多在（30～80）$\times10^9$/L，常见巨大畸形的血小板。

表8-9　免疫性血小板减少症（ITP）急性型与慢性型的鉴别

项目	急性型	慢性型
构成比	70%～90%	10%～30%
主要发病年龄	2～6岁	20～40岁
性别差异	无	男：女为1：3
发病前感染史	1～3周前常有	不常有
起病	急	缓慢
口腔、舌黏膜血疱	严重时有	一般无
出血	急骤	隐袭
脾大	少，10%～20%	略多
血小板计数	常＜20×10^9/L	（30～80）$\times10^9$/L
嗜酸粒细胞增多	常见	少见
骨髓中巨核细胞	正常或增多幼稚型	正常或明显增多产血小板巨核细胞减少或缺如
病程	2～6周，最长6个月	数月至数年
自发缓解	80%	少见、常反复发作
治疗选择	肾上腺皮质激素丙种球蛋白	免疫抑制药，切脾术，造血干细胞移植术

2.骨髓象

（1）急性型：巨核细胞数正常或增多，多为幼稚型，细胞边缘光滑，无突起、胞质少、颗粒大。

（2）慢性型：巨核细胞一般明显增多，颗粒型巨核细胞增多，但胞质中颗粒较少，嗜碱性较强。

3.血小板自身抗体免疫学检查　PAIgG、PAIgM和PA-C_3阳性。其增高程度与血小板计数负相关。巨核细胞表面亦可查出抗血小板自身抗体。

4.其他　出血时间延长，束臂试验阳性，血块收缩不佳，血小板黏附、聚集功能减弱，^{51}Cr或^{111}In标记血小板测定，其寿命缩短。

5.病原学　病毒（表8-10）、支原体、细菌［幽门螺杆菌（Hp）］等。

表8-10　与ITP有关的病毒

DNA-virus	RNA-virus
人类疱疹病毒（HHV）	风疹病毒（rubella）
单纯疱疹病毒（HSV）（HHV-1，HHV-2）	腮腺炎病毒（mumpus）
水痘-带状疱疹病毒（VZV）（HHV-3）	麻疹病毒（measle）
Epstein-Barr病毒（EBV）（HHV-4）	甲肝病毒（HAV）
人类巨细胞病毒（hCMV）	丙肝病毒（HCV）
人类疱疹病毒6，7，8型（HHV-6，7，8）	柯萨奇B病毒（Coxsackie virus B）
细小病毒B_{19}（parovirus，B_{19}）	呼吸道合胞病毒（RSV）
腺病毒（ADV）	RNA反转录病毒（如HIV）
乙型肝炎病毒（HBV）	HCV

（三）诊断标准

1998年6月，山东荣成会议标准如下。

1.至少2次化验血小板计数减少＜100×10^9/L，血细胞形态无异常。

2.有皮肤出血点、瘀斑和（或）黏膜出血、紫癜等临床表现。

3.无脾大。

4.骨髓：巨核细胞增多或正常，有成熟障碍。成熟障碍表现为幼稚型和（或）成熟型无血小板释放的巨核细胞比例增加，巨核细胞颗粒缺乏，胞质少。

5.具有以下6项中任何1项

（1）肾上腺皮质激素治疗有效。

（2）脾切除有效。

（3）血小板寿命缩短。

（4）PAIgG、C_3或特异性抗体阳性，其诊断价值有限。

（5）血小板膜抗原特异性自身抗体检测：MAIPA

（monoclonal antibody immobilization of platelet antigen assay）法检测抗原特异性自身抗体的特异性高，可以鉴别免疫性与非免疫性血小板减少，有助于ITP的诊断。但实验方法尚待标准化。

（6）血小板生成素（TPO）：可以鉴别血小板生成减少（TPO水平升高）和血小板破坏增加（TPO正常），从而有助于鉴别ITP与不典型再障或低增生性MDS。

6. 排除其他可引起血小板减少的疾病，如再碍、白血病、MDS、其他免疫性疾病及药物性因素等。婴幼儿应当排除先天性和非特异性遗传性血小板减少症。

（四）骨髓穿刺的注意事项

1.BM穿刺的目的：只是排除性，而非诊断性。

2. 选择的部位：依据可疑的诊断而定，胸骨、髂骨、胫骨等部位表现不一。

3. 保证穿刺安全：穿刺前，必须检查凝血功能，牢记禁忌证。

4. 有时等待是必要的。

5. 恰当地复查是必要的。

（五）分型

1. 新诊断的ITP　指确诊后≤3个月的ITP。

2. 持续性ITP　指确诊后3～12个月血小板持续减少的ITP患者。包括没有自发缓解的患者或停止治疗后不能维持完全缓解的患者。

3. 慢性ITP　指血小板减少持续≥12个月。

其中一些患者会发生重症ITP和难治性ITP。

1. 重症ITP　指血小板＜10×10^9/L，且就诊时存在需要治疗的出血症状或常规治疗中发生了新的出血症状，且需要用其他升高血小板药物治疗或增加现有治疗的药物剂量。

暴发型：①严重而且全身广泛性出血。②存在并发症，重度失血性贫血、休克；贫血性心脏病；缺血性脑病等。③发生DIC。

2. 难治性ITP　指满足以下所有3项条件的患者：①脾

切除后无效或者复发；②仍需要治疗以降低出血的危险；③除外其他引起血小板减少症的原因，确诊为ITP。

（六）特别注意

假性血小板减少症（EDTA抗凝导致），巨大型血小板症，肝素诱导的血小板减少症（HIT），胎儿和新生儿的同种免疫性血小板减少症，输血后紫癜，先天性血小板减少症（染色体、基因），甲状腺的自身抗体相关性血小板减少症，慢性感染（HIV、HCV）的血小板减少症，Hp相关性血小板减少症。

【治疗要点】

儿童急性ITP预后良好，80%～90%的病例在6个月内血小板计数恢复正常，10%～20%发展为慢性ITP，约30%的慢性ITP患儿仍可在确诊后数月或数年自行恢复。

（一）治疗时机及目的

1.治疗时机　①患者血小板≥30×10^9/L，无出血表现，且不存在增加患者出血危险的活动，发生出血的危险性比较小，可不给予治疗，在此期间只给予观察和随访。观察血小板计数的变化；做必要的检查；如有感染予以控制。②若患者有出血症状，无论此时血小板减少程度如何都应该积极治疗。

2.治疗目的　维持最低的有效的止血水平即可，而不必奢求完全正常。要避免过度治疗。

不为所谓的血小板正常值而奋斗，要为没有威胁生命的出血危险而努力。

儿童ITP的一线治疗是：单一剂量的丙种球蛋白，或者短促疗程的肾上腺皮质激素。

近年来，由于治疗手段的提高及血小板输注的应用，ITP的相关病死率近乎为零。

（二）紧急治疗

1.一般治疗　①限制活动，避免外伤。②疑有感染，酌情抗炎，抗病毒；应特别注意B_{19}，婴幼儿注意CMV。③禁用影响血小板功能药物，如阿司匹林、双嘧达莫。

2.评估出血的风险因素　年龄和患病时间，随着患者年龄增长和患病时间延长，出血风险加大；血小板功能缺陷；凝血因子缺乏；未被控制的高血压；外科手术或外伤；感染；必须服用阿司匹林、非甾体抗炎药、华法林等抗凝药物。

3.血液支持　一般不必输血小板，因为ITP体内PAIgG水平较高，同种异体血小板可致抗体产生，输注的血小板寿命很短。盲目地滥输血小板不仅无益、不经济，而且有害。须知，应用肾上腺皮质激素或丙种球蛋白后，ITP的安全性已经足够。

（1）指征：①血小板明显减少，特别是在＜10×10^9/L；②有内出血（尿、便），特别是疑诊颅内出血；③需施行手术、活检或严重外伤（表8-11）。

表8-11　手术治疗的血小板参考值

（欧洲ITP诊疗指南和国内2011专家共识）

口腔科检查 20×10^9/L	拔牙/补牙 30×10^9/L
小手术 50×10^9/L	自然分娩 50×10^9/L
大手术 80×10^9/L	剖宫产 80×10^9/L

（2）输血小板剂量：每次0.2～0.3U/kg。由于正常血小板寿命为7～10d，而ITP者血小板寿命明显缩短，故必要时动态监测其数值，每1～3日1次以巩固疗效。若有失血性贫血，可输注浓缩红细胞。

（三）注意事项

1.重症ITP患者（血小板计数＜10×10^9/L），伴胃肠道、泌尿生殖道、中枢神经系统或其他部位的活动性出血或需要急诊手术时，应迅速提高患者血小板计数至安全水平（血小板数≥30×10^9/L）。

2.对于病情十分危急，须立即提升血小板的患者应给予随机供者的血小板输注。还可选用IVIG［1.0g/kg×（2～3）d］和（或）甲泼尼龙3d。

3.其他治疗措施包括停用抑制血小板功能的药物、控制高血压、局部加压止血、口服避孕药控制月经过多，以及应用纤溶抑制药（如止血环酸、6-氨基己酸）等。如上述治疗仍不能控制出血，可以考虑使用重组人活化因子Ⅶ（rhF Ⅶa）。

4.没有证据支持长期应用肾上腺皮质激素比短促脉冲治疗更加有利于儿童。

5.若注射丙种球蛋白有更加迅速之增长，应当予以代替肾上腺皮质激素。

6.如果病情允许，脾切除、其他具有潜在毒副作用的药物应当推迟到＞12个月病程。

（四）激素

1.肾上腺糖皮质激素　是首选药物。常用地塞米松0.3mg/kg—0.5mg/kg—1mg/kg/次，每日1次，一般在应用后72h左右血小板上升到正常，也有在7～14d正常者。多采用静脉注射，也有口服。氢化可的松和泼尼松效果略逊。个别患儿对甲泼尼松龙有效，5～10mg/（kg·d）比较安全有效，也有应用大剂量者（大剂量不是一线应用），10～20mg/(kg·d)，连用3d后改为地塞米松。疗程4～6周。治疗4周，仍无反应，说明激素治疗无效，应迅速减量至停用。应用时，注意监测血压、血糖的变化，防治感染，保护胃肠黏膜。

2.激素依赖型　激素应用≥2个月，以维持血小板≥30×10^9/L，来防止严重的出血者。

（五）静脉注射丙种球蛋白（IVIG）

1.用法　①每次200～400mg/kg，连用3～5次；②每次1g/kg，必要时次日可再用，每3～4周1次。

一般在应用2～3d后，血小板计数正常，如果不与激素联合应用，多数为暂时效应，特别是对于C.ITP。由于价格昂贵，应用受到限制。副作用较少，偶有变态反应、发热等。

2.IVIG的适应证　①并发严重出血的ITP，特别是暴发型；②拟行切脾术者术前升高血小板，可提高切脾疗效；③合并细菌感染（败血症）。对于一些危及生命的出血，IVIG可长期应用，不必拘泥于疗程。

对一线治疗无效的病例，首先需对诊断再评估，重复髂骨骨髓检查和活检，详细地鉴别诊断，以进一步除外其他疾病。再次确定是ITP后，进行以下二线治疗。

（六）免疫抑制药

多在激素应用足程后无效，激素依赖，慢性型的病例应用。

1.长春新碱（VCR）　每次1.5mg/m^{2}或每次0.05mg/kg，每周1次，稀释后静脉滴注，连用4～6次，有效者多在3～4次见效。长春地辛（VDS）：每次2～4mg/m^2，长春新碱。

2.硫唑嘌呤　1.5～3mg/（kg·d），分次口服，多在1～3周出现疗效。

考虑到环磷酰胺的生殖毒性，不推荐对儿童应用化疗方案。

3.他克莫司　0.1～0.2mg/（kg·d），分2次口服，多在2周显现疗效。

（七）生物制剂

1.抗CD20单克隆抗体（利妥昔单抗，美罗华，Rituximab）　375mg/m^2，静脉滴注，每周1次，共4次。一般在首次注射4～8周起效。

2.TPO和TPO受体激动药

（1）血小板生成素拟肽（雷米司汀，romiplostim，Nplate，AMG531）：首次应用1μg/kg，每周1次，皮下注射。若血小板计数≤50×10^9/L则每周增加1μg/kg，最大剂量10μg/kg。若持续2周血小板计数≥200×10^9/L，开始每周减量1μg/kg。血小板计数≥400×10^9/L时停药。若最大剂量应用4周，血小板计数不升，视为无效，停药。

（2）艾曲波帕（瑞扶兰，eltrombopag）：12.5mg/d—25mg/d—50mg/d，每日1次口服，具体持续时间依据治疗反应而定，大多数需要4～8周，血小板计数开始上升。

（3）重组血小板生成素（特比奥，rh-TPO）：国内应用重组TPO治疗难治性ITP患者，剂量300U/（kg·d），连续14d或者更长，副作用轻微，患者可耐受。

（八）脾切除

常规治疗无效者，切脾可能是最后（最好）的手段，因为脾是产生抗体和破坏血小板的器官。

1.原则　依据儿童生理和疾病特点，尽量地推迟脾切除时间。脾切除前全面地评估，保证安全、避免相关性死亡；术前控制感染、注意激素副作用、术后积极防止感染。

2.指征　①经以上正规治疗，仍有危及生命的出血或急需外科手术者；②病程＞1年，年龄＞5岁，且有反复严重出血，药物治疗无效或依赖激素，激素化后；③排除先天性血小板减少症。

3.影响切脾疗效的因素　①PAIgG水平很高者，疗效差；②骨髓巨核细胞增多者，效果好些；③病程长比病程短者疗效差；④副脾或残余脾组织存在影响效果。

4.术前准备　①血小板＞30×10^9/L，停止应用激素；②血小板＜（10～30）×10^9/L者，应用IVIG，激素或输注血小板，以使血小板达到安全数值；③B超探查副脾存在否。

5.术后处理　①防治感染，特别是＜5岁者，需定期注射长效青霉素、免疫球蛋白等；②血小板上升＞800×10^9/L者，给予阿司匹林、双嘧达莫，以防止血栓形成。

（九）难治型ITP的治疗

以上方法应用后，一些ITP仍无效，可试用以下方法。

1.环孢素A（Cys A）　5～10mg/（kg·d），分2次口服。监测血药浓度。

2.α-干扰素　5万～6万U/kg，每周3次，连用4周；或10万U/kg，每周2次，连用12周，皮下注射，副作用为发热，流感样症状，局部疼痛等。

3.大剂量维生素C　2～3g/d，静脉滴注，7～14d；2～3g/d，口服，2～3个月。

4.达那唑（danazol）　15～20mg/（kg·d），分3次口服，一般2～4个月开始见效。

5.抗D（Rh）球蛋白　25～50mg/（kg·d），静脉注射，连用5d。副作用是Coombs试验阳性和轻微溶血性输血反应。

6.IL-2　50～100μg/（kg·d），每日1次，皮下注射。

7.造血干细胞移植术　对一些常规方法无效者，可做异基因造血干细胞移植术。

【疗效判断】

1.完全反应（CR）　治疗后血小板数≥100×10^9/L且没有出血。

2.有效（R）　治疗后血小板数≥30×10^9/L并且至少比基础血小板数增加2倍，且没有出血。

3.无效（NR）　治疗后血小板数＜30×10^9/L或血小板数增加不到基础值的2倍或者有出血。

注：在定义CR或R时，应至少检测2次，其间至少间隔7d。

第八节　血　友　病

血友病是一组先天性凝血因子缺乏，以致凝血活酶生成障碍的出血性疾病。其中包括血友病甲（因子Ⅷ即AHG缺乏），血友病乙（因子Ⅸ即PTC缺乏）。中国儿童血友病甲多见，约为血友病乙的7倍。大多数甲型血友病属于严重类型。

【诊断要点】

（一）临床表现

血友病甲（乙）临床分型及主要试验见表8-12。

1.遗传方式　血友病甲、乙为典型的性联隐性遗传，由女性传递，男性发病。

2.出血特点

（1）皮肤黏膜出血：最常见，可自发出血，多发生于轻伤之后，出现顽固的持续的渗血，可长达数日或数周之久，如鼻出血及拔牙后出血。

（2）肌肉出血：可形成血肿，多于外伤后数日始形成。时间久者血肿周围可形成伪包膜，称血友病性血囊肿假瘤，压迫和破坏周围组织。

表8-12 血友病甲（乙）临床分型及主要试验

型别		重型	中型	轻型	亚临床型
Ⅷ：C或Ⅸ：C（%）		0～1	2～5	6～25	26～50
临床		经常而严重自发出血（皮肤、关节、内脏） 常在婴儿期起病	轻微损伤后严重出血，关节出血不常见 儿童期发病居多	损伤或外科手术引起意料之外的严重出血 易漏诊	通常无出血，大手术或严重损伤后中度出血 经常漏诊
实验室	CT	延长	延长或正常	正常	正常
	PCT	异常	异常或正常	可能正常	正常
	APTT	延长	延长	延长或正常	正常
	STGT	异常	异常	异常	可能异常
	Ⅷ：C或Ⅸ：C	确诊及分型依据			

（3）关节出血：为血友病的特有症状，发生率为70%～80%，轻型患者少见。主要发生于血友病甲，各关节均可累及，依次为膝、踝、髋、肘、腕、肩及指小关节，先有疼痛和压痛，继之肿胀。轻者无后遗症，重者关节强直及畸形，相应部位肌肉萎缩。

（4）内脏出血：血尿、消化道出血较常见，但较（1）～（3）项为少。颅内出血发生率较低，病死率高，一般在硬膜外出血或蛛网膜下腔出血。

（二）实验室检查

1.常规检查　出血时间、血小板计数、凝血酶原时间均正常。凝血时间（CT，试管法）在重型血友病延长（Ⅷ：C浓度低于2%时延长，＞4%可正常）。

2.初筛试验　①凝血酶原消耗试验（PCT），正常＞25s，＜20s为异常。②白陶土部分凝血活酶时间（APTT），是敏感的过筛试验。一般以35～45s为正常范围，超过正常对照10s以上有意义。Ⅶ、Ⅴ、Ⅹ、凝血酶原和纤维蛋白原减少时也可延长，须加以鉴别。③简易凝血活酶生成试验

（STGT），正常值为10～14s，＞15s为异常。

3.确诊试验　①凝血活酶生成试验（TGT），生成不良。②凝血因子活性测定。

【治疗要点】

（一）替代治疗

1.治疗目标　①保证远期的生命质量；②不出现肢体或者器官功能障碍；③尽可能减轻抑制物的产生；④绝对防止发生威胁生命的内脏出血，特别是颅内出血。

2.因子Ⅷ制剂

（1）剂量：所需剂量＝体重（kg）×所需提高因子Ⅷ活性（%）×0.5。一般0.5U/kg可提高因子Ⅷ活性1%。不同出血状况的预期补充量：轻度皮下血肿或关节出血15%～20%，皮下伴肌肉血肿20%～25%，中重度关节积血或内脏出血25%～40%，中大型手术50%～80%。

（2）方法：由于因子Ⅷ半衰期为8～12h，故依据出血程度及部位不同，可6～12h 1次，静脉滴注。

（3）制剂类型：①血液源性FⅧ、FⅨ；②基因重组源性FⅧ、FⅨ。

（4）因子Ⅷ抑制物（抗体）产生后的治疗：①加大因子Ⅷ的输注剂量；②更换因子Ⅷ的制剂类型；③加用凝血酶原复合物；④加用因子Ⅶ；⑤肾小腺皮质激素；⑥免疫抑制药。

（5）副作用：①血源性疾病；②各类免疫反应，如溶血、过敏性休克及荨麻疹；③发热；④肌肉不适感等。

3.冷沉淀物　所含因子Ⅷ较新鲜血浆高5～10倍。为10～20U/ml。须冷冻干燥存于−20℃以下，室温下放1h活性即丧失50%，故应于1h之内输完。不是首先选择。

4.新鲜血浆　15～20ml/kg可使因子Ⅷ:C活性提高15%～20%。新鲜血浆和新鲜冷冻血浆含有所有的凝血因子。因子Ⅷ:C不稳定，生物半衰期为8～12h。因子Ⅸ较稳定，可输2d以内的库存血。这是不得已的选择。

5.新鲜全血　10ml/kg可提高Ⅷ:C活性10%。只是特殊的情况下，不得不选择。

（二）药物治疗

也可用去氨基-D-精氨酸血管加压素及肾上腺皮质激素、抗纤溶药物、H_2受体阻滞药、花生衣制剂等。

（三）局部止血治疗

一旦出血执行“RICE”：同时执行休息（rest）、冷敷（ice）、压迫（compression）和抬高（elevation）4项基本措施。

1.关节损害处理

（1）关节急性出血，立即停止活动，功能位固定，局部冷敷。若出血停止，局部热敷，以促进吸收。

（2）慢性关节出血，如血液不被吸收，在输注AHG后，无菌操作下，抽出关节腔内积血，术后紧缠弹性绷带。

（3）关节畸形，已经严重影响功能，酌情与骨科研究手术问题。

2.创面及鼻口腔出血　压迫止血，局部冷敷。可用鲜血浆或AHG浓缩剂贴敷，也可用凝血酶，纤维蛋白原局部贴敷，帮助凝血，止血效果较好。若损伤的伤口较大或较深，可先给予因子Ⅷ补充，再给予缝合。

（四）急救处理

1.急性创伤后大出血　按失血程度补充血容量，最好输注6h内采的新鲜血，抢救失血性休克。

2.输新鲜全血　可按每次10ml/kg输注，酌情加量。

3.颅内出血处理　输入大剂量Ⅷ因子浓缩制剂或新鲜血浆及全血，视病情及条件请脑外科手术治疗。

（五）基因治疗

处于实验阶段。

（六）预防出血

避免外伤及肌内注射。禁服阿司匹林类药物。建立血友病防治中心并定期指导。

（七）预防治疗

通过定期预防性输注凝血因子制品，使患者体内凝血因子（FⅧ：C/FⅨ：C）水平长期维持在10U/L（1%）以上，以防止或减少出血的发生，使重型患者尽可能保持相对健康状态。

1.预防治疗方式

（1）临时预防（单剂预防）法：在血友病患者进行较剧烈活动前，一次性注射凝血因子制品，以防止活动引起的出血。

（2）短期预防法：指在一段时期（4～8周），持续每周注射凝血因子制品2～3次，以防止患者出血加重或延缓关节并发症的发生。

（3）长期预防（持续预防）法：自确诊日起，坚持长期使用凝血因子制品作为预防，以保证患者处于接近正常人的健康水平。

2.预防治疗时机

（1）初级预防：指婴幼儿在确诊后第1～2次出血时，即开始实施预防治疗。

（2）次级预防：指患者有明显的关节出血/关节损害后，才开始预防治疗。

3.预防治疗方案　对于血友病患者的预防治疗方案，目前尚无公认的意见。而血友病患者的预防治疗多适用于发达国家，在发展中国家难以实施。

（1）血友病A：欧洲方案，FⅧ制品每次25～40 U/kg，至少3次/周。加拿大方案，每次50 U/kg，1次/周；或每次30 U/kg，2次/周；或每次25 U/kg，3次/周。中剂量方案每次15～25 U/kg，2～3次/周。低剂量方案每次10～20 U/kg，2～3次/周。

（2）血友病B：FⅧ制品每次25～40 U/kg，1～2次/周。

4.预防治疗的利弊

（1）利益：可减轻患者的痛苦，减少其出血频率，减缓关节畸形。

（2）弊端：增加了患者抑制物产生概率，血浆源性制品有增加输血传染病危险，且增加了经费负担。

第九节　血管性假性血友病

【诊断要点】

（一）临床表现

1.发病　小儿＜11岁发病为主，＜4岁多见，约50%有家族史。

2.出血　程度不一，各阶段出血轻重也不同。以鼻出血最常见（60%），其次为牙龈出血（35%），月经量过多，皮肤外伤青肿，黏膜出血。皮肤紫癜约占1/4，拔牙或手术中出血不易止。而胃肠道出血、颅内出血、血尿均不多见。外伤出血经压迫或结扎后较血友病易于控制，罕见关节出血、深部血肿，仅在Ⅷ：C＜1%时可能发生。

3.临床分型

（1）Ⅰ型为vWF量的减少，占75%～80%；

（2）Ⅱ型为vWF质的异常，vWF的量可以正常或减少，占15%～20%；

（3）Ⅲ型为vWF量的极度减少或缺乏，最少，仅为1%～5%。

Ⅰ型、Ⅱ型多为常染色体显性遗传，Ⅲ型为隐性遗传。

也有学者将本病分为Ⅰ～Ⅳ型，各型中又有多个亚型，差异的不同反映了不同家系间的遗传异质性。不同分型主要依据临床表现，不同部位，vWF的质量缺陷，对加压素的反应等。实际上过细的分型对临床指导意义并不大。

所以，文献将所有Ⅷ因子复合物异常伴有血小板功能缺陷的疾病统称为血管性假性血友病综合征。

（二）实验室检查

1.出血时间　延长，严重者呈持久性，轻型变化多端，需做阿司匹林（Aspirin）耐量试验。凝血时间（试管法）正常或延长，KPTT延长。

2.血小板功能试验　黏附率下降或正常，为非特异性的辅助试验。瑞斯托霉素聚集试验血小板不聚集，但可被正常人血浆纠正。

3. Ⅷ　C因子　59%～87.5%减少，而持久减低者＜50%，余为间歇性减低。

4. ⅧR　Ag减低，而变异型（Ⅱ型）不减低。

5. ⅧvWF因子定量　最具特异性，是确诊依据。但是血小板内在缺陷也呈下降。

6. 多重PCR检测微卫星DNA-vWF基因　发现核苷酸1890～1990（A位点）和nt 2215～2380（B位点）的amp-FLD是较好的遗传标记，可用于连锁分析与遗传咨询。当然也可以对12号染色体进行扩增分析。

【治疗要点】

1. 替代疗法　首选冷沉淀物，剂量为每次1～1.5U/kg，每24～48小时输注1次，因为Ⅷ: vWF的半衰期为24～36h。用冷沉淀物后提高了Ⅷ: vWF因子，纠正了出血；刺激了Ⅷ因子进一步合成，迅速止血。也可输新鲜血浆或冷冻血浆，每次10～15ml/kg。但AHG的作用较小。

2. 加压素（DDAVP）　每次0.2～0.4μg/kg，应用2～5d。

3. 禁用的药物　如阿司匹林、双嘧达莫、保泰松、吲哚美辛、右旋醣酐-40、前列腺素E，以防促发出血。

4. 预后　随年龄增长，出血程度逐渐减轻，一般寿命如常。但应注意出血并发症，如失血性贫血、局部青肿致功能障碍等。

第十节　晚发性维生素K缺乏性出血症

【诊断要点】

（一）临床表现

1. 出生后1～12月龄发病，多见于出生后1～2月龄，病前大多健康。50%患儿发病前有抗生素应用史。

2. 多为母乳喂养儿，肝炎综合征患者。

3. 突然发生急性、亚急性颅内压增高征及意识障碍，以硬脑膜下、蛛网膜下腔及脑实质常见，其次为脑室内。多于夜间突然发作，以颅内高压症及血肿压迫脑组织所致神经定位症状为主经眼底、颅脑CT/MRI或硬膜下穿刺证实为颅内出血。排除产伤，外伤等所致颅内出血。

4. 可有其他部位的出血，皮肤黏膜出血、鼻出血、便血、注射或穿刺部位出血不止等。

5. 失血性贫血。

6. 维生素K_1，新鲜冷冻血浆或PPSB治疗1～2d迅速止血，PT恢复正常。

（二）实验室检查

1. 血象　呈中、重度贫血。

2. 生化学　间接胆红素轻度增高，约40%患儿ALT呈一过性升高。

3. 凝血功能试验　BT及TT正常，CT多数延长，PT、KPTT显著延长，FIB正常。

4. 维生素K依赖因子的定量　半定量试验。

（1）活性因子Ⅱ/因子Ⅱ总量值测定法：是一种测定抗原的方法，正常值≥1，当比率＜1，表示存在无活性凝血酶原，维生素K缺乏。

（2）PIVKA Ⅱ法：采用免疫学方法或电泳法直接测定无活性凝血酶原，阳性即表示维生素K缺乏。

（3）维生素K测定：使用高效液相层析法直接测定血中维生素K含量。

5. 其他　颅内出血者，做眼底检查证实视盘水肿、出血，硬膜下穿刺呈血性；颅脑B超、CT、MRI可确定出血部位、范围。

【治疗要点】

1. 即刻处理　维生素K_1每次5～10mg，肌内注射，连用3～5d。若出血不止，可输凝血酶原复合物。

2. 紧急输血　输新鲜血或血浆10～15ml/kg，使Hb维持在正常值。

3. 对症处理

（1）颅高压：止血后用20%甘露醇每次2～5ml/kg，但不易过早应用，以免加重颅内出血。若无效，加用地塞米松每次0.3～0.5mg/kg，或呋塞米每次1mg/kg，使前囟门保持平软。

（2）抗惊厥：5%水合氯醛每次1～2ml/kg，或地西泮每次0.3～0.5mg/kg。若控制不住，可用麻醉环。

4. 外科处理　常规治疗无效，有压迫症状并有反复抽搐并有神经定位者，经CT扫描或超声波检查后，应由脑外科清除血肿，或硬膜下穿刺引流。

5. 预防　新生儿、经常腹泻者、肝炎综合征应预防性肌内注射维生素K_1。应鼓励母乳喂养者及时添加辅食。

第十一节　血小板无力症

【诊断要点】

（一）临床表现

1. 遗传史　10%～50%的患儿父母有血缘关系。为常染色体隐性遗传。

2. 出血　缓急不同，但均有幼年出血倾向，可早在新生儿期出血。以皮肤出血为最易见，表现为轻重不一的出血症状，如鼻出血、牙龈出血、青春期女孩月经过多过久和外伤或手术后出血不止。一些患者随年龄增长出血减轻，可从事基本正常的生活或学习。

3. 体格检查　除出血倾向以外基本正常。

（二）实验室检查

1. 筛选试验　血小板计数正常或略增多，呈单个分布是其特征（正常呈簇状分布）。血块收缩不良或不收缩，BT延长，凝血酶原消耗减低，凝血活酶生成不佳，但凝血时间、凝血酶原时间、凝血酶时间及白陶土部分凝血活酶时间则为正常。

2. 血小板功能检测

（1）黏附功能：对玻璃的黏附力降低，对胶原的黏附力正常。

（2）聚集功能：对瑞斯托霉素反应正常，对ADP、肾上腺素、5-HT等均无反应。

（3）释放功能：血小板第3因子有效性减低。

3.确诊试验　血小板膜表面GP Ⅱ b/ Ⅲ a含量测定减少或无。

4.基因缺陷检测　分子水平定诊，常用PCR-SSCP-DNA序列分析，可快速检测出患儿的基因缺陷，包括错义突变，无义突变，剪接点突变，小片状DNA丢失，GP Ⅱ b精氨酸584终止信号突变。

【治疗要点】

由于是一种先天性遗传病，造血干细胞移植可重建巨核系统，修正异常的遗传特质。目前的常规性治疗主要是止血和支持、对症处理。

1.浓缩血小板输注　是最主要的止血方法。每次1U/m^2，可提高20×10^9/L个血小板，一般输注每次0.2～0.3U/kg可完成止血过程。

但是反复性输血小板可引起抗体的产生而致输注耐受或无效。拮抗方法：①1次性血浆置换法去除同种抗体；②加大输注剂量；③可加用免疫抑制药或IVIG。

2.加压素（DDAVP）　每次0.3μg/kg，静脉注射，个别有效应。

3.局部止血　可用凝血酶、明胶海绵、五倍子、云南白药等。青春期女孩月经过多，可用激素干扰并推迟来潮。

4.预后　一般良好，病死者少见。外伤后颅内出血、反复出血因家庭困难放弃是主要的致死原因。慢性失血，应注意补充铁剂。

第十二节　感染性单核细胞增多症

感染性单核细胞增多症（IM）是EB（Epstein-Barr）病毒所致的一种急性或恶急性淋巴细胞良性增生性传染病。

【诊断要点】

（一）临床表现

1.潜伏期　1～4周，起病可急可缓。前驱期症状隐匿，似上呼吸道感染症状，如畏寒、出汗、厌食、不适、头痛、关节痛、肌肉痛等或无症状。病初皮肤有红色斑疹或丘疹、眼睑水肿。

2.发热　热型不规则，一般持续1～4周，骤退或渐退。80%的病例有咽痛、扁桃体大、充血和厚霜样渗出物，25%～65%有腭部瘀点。

3.腺肿期　主要表现为淋巴结大，以颈淋巴结大最常见、不对称、无粘连、无压痛、大小不等，严重者肿大的淋巴结可压迫邻近器官。肿大的淋巴结常在热退后数周消退，偶可持续数月甚至数年。肝大及脾大，发生黄疸甚少，少数可有巨脾。

4.系统损害　肝炎、肺炎、肾炎、心肌炎、神经系统损害、血小板减少、自身免疫性溶血性贫血、再生障碍性贫血、溶血尿毒综合征及免疫紊乱。少数发生脾破裂、噬血细胞综合征、DIC等。

附：感染性单核细胞增多综合征（IMS）

支原体感染、巨细胞病毒感染、风疹病毒、流感病毒感染、后天弓形虫属感染、甲型肝炎病毒感染、大量输血后等可引起淋巴结大，外周血中淋巴细胞及单核细胞增多、异形淋巴细胞增多。这种病态与传染性单核细胞增多症的表现相似（表8-13），但前者嗜异性凝集反应阴性、血清EB病毒抗体阴性。

表8-13　感染性单核细胞增多症与感染性单核细胞增多综合征的鉴别

项目	IM	IMS
病因	EB病毒	随疾病而异
年龄	多＜13岁	不定
潜伏期	5～15d	3～6周
咽峡炎	有	有/无
淋巴结大	有	有/无
肝脾大	有/无	有/无
淋巴细胞	增多	增多/不增多
单核细胞	增多	增加/不增多
异形淋巴细胞	常＞0.20	常＜0.20
嗜异性抗体（豚鼠肾吸附后）	阳性	无

（二）实验室检查

1. 血象　①典型周围血象为白细胞总数增加，少数正常或偏低；淋巴细胞及单核细胞百分率和绝对数明显增加，异形淋巴细胞占10%以上，有的病例高达90%以上。②血小板可以增多或减少。

2. 骨髓象　缺乏诊断意义，但可除外其他血液病。异形淋巴细胞比率常较外周血低，中性粒细胞核左移，网状细胞可能增生。

3. 嗜异性凝集反应　本病阳性，滴度在1∶56以上。多数患儿于发病第2周开始出现阳性，3～4周达高峰，3～6个月后逐渐消失。在2岁以下患儿阳性率较低。

4. 抗EBV抗体检查　抗病毒壳抗原IgM抗体出现早，阳性率高，持续4～8周后消失，是急性期重要的诊断指标。IgG抗体在疾病恢复期继续存在，并持续终身（表8-14）。

表8-14　各种EB病毒抗体的出现时间及其评价

项目		出现时间	阳性率	持续时间	评价
膜壳抗体	IgM型	出现临床症状时	100%	4～8周	灵敏性与特异性高，但操作困难
	IgG型	出现临床症状时	100%	终身	滴度较高可终身存在，宜用于流行病学调查
早期抗体	抗-D	发病后3～4周达高峰	70%	3～6个月	与病情严重有关，在鼻咽癌患者中可测到
	抗-R	发病后2周至数月	低	2个月或＞3年	见于Burkitt淋巴瘤
病毒相关核抗体			100%	终身	较迟出现，有助于嗜异性抗体阴性病例的诊断
补体结合抗体			100%	终身	较迟出现，有助于嗜异性抗体阴性病例的诊断
中和抗体			100%	终身	技术上难度高

5.病毒DNA定量或单克隆抗体　可快速诊断本病。

6.病理　淋巴网状组织的良性增生。肝脏有各种单核细胞浸润，库普弗细胞增生及局灶性坏死。脾大，脾窦及脾髓内充满异形淋巴细胞。质脆、易出血，甚至破裂。淋巴结大，不形成脓肿，以副皮质区（T淋巴细胞）增生显著。全身其他脏器，如心肌、肾、肾上腺、肺、皮肤及中枢神经系统等均可有充血、水肿和淋巴细胞浸润。

（三）临床病情评估

IM的评估程序见图8-3。

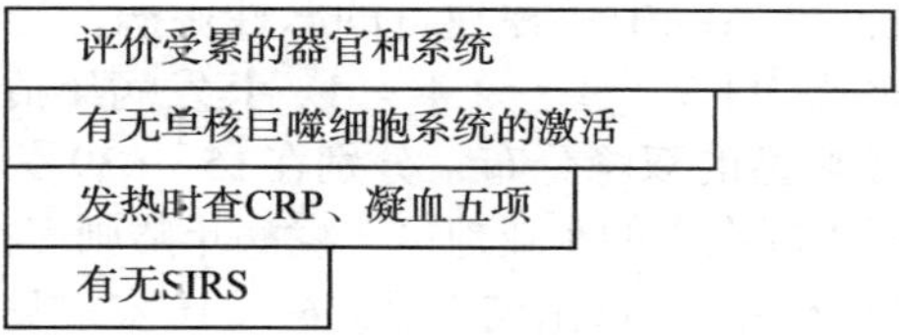

图8-3　IM的评估程序

【治疗要点】

1.抗病毒治疗

（1）更昔洛韦：每次3～5mg/kg，每12小时1次，连用7～14d。

（2）阿昔洛韦：每日20～30mg/kg，分3～4次静脉滴注或口服，连用7～14d。

（3）干扰素（α-2b）：每次5万～10万U/kg，皮下注射，对淋巴结大效果较好。

（4）丙种球蛋白：每日200～400mg/kg，静脉注射，连用3～5d，可结合潜在的病原。

2.肾上腺皮质激素　适应证：①重症病倒；②合并咽喉水肿有呼吸道梗阻；③ITP；④自身免疫性溶血性贫血；⑤心肌炎。

3.合并细菌感染者　给抗生素治疗，但避免使用易产生皮疹的（羟）氨苄西林。

4.其他　对症处理。

第十三节 淋巴瘤

恶性淋巴瘤是淋巴结和结外部位淋巴组织的免疫细胞肿瘤，来源于淋巴细胞或网状细胞的恶变。病理学上分成霍奇金淋巴瘤（Hodgkin lymphoma，HL）和非霍奇金淋巴瘤（Non-Hodgkin lymphoma，NHL）两大类，根据瘤细胞大小、形态和分布方式可进一步分成不同类型。

一、霍奇金淋巴瘤

HL是淋巴系统中一种独特的恶性疾病，男性多于女性，男女之比为1.3 ∶ 1 ～ 1.4 ∶ 1。其发病年龄在欧美发达国家呈较典型的双峰分布，分别在15 ～ 39岁和50岁以后；而包括中国在内的东亚地区，发病年龄则多在30 ～ 40岁，呈单峰分布。儿童比较少见。6 ～ 10岁多见，男比女多2 ～ 4倍。

【诊断要点】

（一）临床表现

1.淋巴结大　浅表淋巴结无痛性进行性肿大，60% ～ 80%为颈部淋巴结，6% ～ 20%为腋下，6% ～ 12%为腹股沟，25%为腹膜后，约50%有纵隔淋巴结大，产生上腔静脉、气管、肺、喉返神经等的压迫症状。约2/3的HL侵犯邻近的淋巴区，淋巴结外受侵较少。

2.结外器官受侵　肝、脾、消化道、肺、神经系统。白血病化者少见。

3.全身症状　发热，有些呈周期性发热（Pel-Ebstein热型）、盗汗、恶心、呕吐、疲乏或体重减轻等。皮肤瘙痒较多见，通常用抗组胺药物治疗无效。偶而发生饮酒后受累区域疼痛。

（二）实验室检查

1.血象　可有贫血，嗜酸粒细胞及单核细胞增多，如果转移到骨髓，可出现肉瘤白血化表现。

2.骨髓象　正常或晚期转移到骨髓，可见到特异的

Reed-Sternberg（R-S）病理细胞。

3. 生化学检查　红细胞沉降率增快，高血钙、血铜症，高尿酸血症，血清和中性粒细胞碱性磷酸酶活性增高，细胞免疫功能异常。

（三）影像学

主要任务不是肿瘤定性，而是在病理学确诊之后正确估价肿瘤的进展范围，即肿瘤分期的判断。

常用的影像学检查方法为CT、磁共振成像（nuclear magnetic resonance imaging，MRI）、正电子发射计算机断层显像（positron emission tomography-computed tomography，PET-CT）、超声和内镜等。

1.X线检查　包括X线胸片、腹部平片、体层和造影检查，是发现、观察胸部、骨骼和腹部淋巴瘤的基本方法。胃肠钡剂造影是检查胃肠道淋巴瘤的主要方法。

2.CT扫描　CT扫描是胸部、腹部、盆腔淋巴瘤的常用检查方法，其重复性好，空间分辨率较优，目前仍作为淋巴瘤分期、再分期、疗效评价和随诊的最常用影像学检查方法，对于无碘对比剂禁忌证的患者，应尽可能采用增强CT。

3.B超扫描　能检出肝、脾、腹膜后淋巴结及消化道壁浸润增厚等病变，可灵活地做任何切面的扫描，但其准确性易受操作者的技术及责任心影响，不利于对比。一般不用于淋巴瘤的分期。

对于浅表淋巴结和浅表器官（如睾丸、乳腺）病变的诊断和治疗后随诊具有优势，可以常规使用；对于腹部、盆腔淋巴结可以选择性使用；对于肝、脾、肾、子宫等腹盆腔实质性器官的评估，可以作为CT 和MRI 的补充，尤其是不能行增强CT 时。超声可用于引导穿刺活检、胸腔积液、腹水抽液和引流。

4.MRI检查　常规MRI检查分为两类：一类为检查血管结构的方法，用以区别腹盆部淋巴结肿抑或血管结构；另一类为检查其他软件组织器官及结构的方法，以显示淋巴结肿，T_1WI易于显示解剖结构，T_2WI宜显示多种病变及定性诊断。同时，MRI可选择冠、矢状面成像，有利于观察肿瘤与血管、脏器之间的关系。

对于中枢神经系统、骨髓和肌肉部位的病变应首选MRI 检查；对于肝、脾、肾脏、子宫等实质器官病变可以选择或者首选MRI 检查，尤其对于不宜行CT 增强者，或者作为CT 发现可疑病变后的进一步检查。

5.PET-CT　除惰性淋巴瘤外，PET-CT 推荐用于有条件者的肿瘤分期与再分期、疗效监测、肿瘤残存及复发时的检查；PET-CT 对于疗效和预后预测好于其他方法，可以选择性使用。

（四）淋巴结病理

任何孤立性巨大淋巴结，或全身性淋巴结大，首先做骨髓检查，因为淋巴结是造血系统的一部分。如果骨髓未见异常细胞，方可进入淋巴结活检的程序，而不是相反。

1.病理诊断　是确诊的唯一方式。主要依靠在多形性炎症浸润背景上找到特征性R-S细胞。

病理诊断的组织样本应首选切除病变组织或切取部分病变组织。如病变位于浅表淋巴结，应尽量选择颈部、锁骨上和腋窝淋巴结。

粗针穿刺仅用于无法有效、安全地获得切除或切取病变组织的患者。

初次诊断时，最好是切除或切取病变组织。

对于复发患者，可以通过粗针或细针穿刺获取的病变组织来诊断。

淋巴瘤的病理诊断需综合应用形态学、免疫组化、遗传学及分子生物学等技术，尚无一种技术可以单独定义为金标准。

（1）形态学：非常重要，不同类型的淋巴瘤具有特征性、诊断性的形态学特点。

（2）免疫组化：可用于鉴别淋巴瘤细胞的免疫表型，如B或T/NK细胞、肿瘤细胞的分化及成熟程度等。通过组合相关的免疫组化标记物，进行不同病理亚型的鉴别诊断。

（3）荧光原位杂交（fluorescence *in situ* hybridization，

FISH）：可以发现特异的染色体断裂、易位、扩增等异常，辅助诊断与特异性染色体异常相关的淋巴瘤，如Burkitt淋巴瘤相关的t（8；14）易位、滤泡性淋巴瘤相关的t（14；18）易位及套细胞淋巴瘤相关的t（11；14）易位等。

（4）淋巴细胞抗原受体基因重排检测技术：淋巴细胞受体基因单克隆性重排是淋巴瘤细胞的主要特征，可用于协助鉴别淋巴细胞增殖的单克隆性与多克隆性，以及无法通过免疫组化方法来鉴别的淋巴瘤，是对形态学检查和免疫组化方法的重要补充。

（5）原位杂交：如EB病毒编码小RNA（EB virus encoded small RNA，EBER）检测等。

2.淋巴结病理解读　2008年WHO关于淋巴造血组织肿瘤的分类，确定分为二型：①结节性淋巴细胞为主型；②经典型HL。

结节性淋巴细胞为主型少见，约占HL的5%；经典型HL可分为4种组织学亚型：①富于淋巴细胞的经典型，以中、小淋巴细胞增生为主，有时以组织细胞增生为主；典型R-S细胞不易找到。但常存在较多L-H细胞。②混合细胞型，典型R-S细胞和H细胞多，炎性细胞明显多形性，伴血管增生和纤维化。③结节硬化型，以双折光宽胶原纤维束，将存在腔隙型R-S细胞的淋巴组织分隔成大小不一结节为特征，典型R-S细胞罕见。④淋巴细胞消减型，除存在典型R-S细胞外，还可出现许多多形性R-S细胞（网状细胞型）或弥漫性非双折光纤维组织增生，反应性炎性细胞显著减少。

HL的形态特征为正常组织结构破坏，在炎症细胞背景中散在异型大细胞。HL是起源于生发中心的B淋巴细胞肿瘤，R-S细胞及变异型R-S细胞被认为是HL的肿瘤细胞。典型R-S细胞为双核或多核巨细胞，核仁嗜酸性，大而明显，细胞质丰富；若细胞表现为对称的双核则称为镜影细胞。结节性淋巴细胞为主型HL中的肿瘤细胞为LP（Lymphocyte predominant）细胞，过去称为淋巴细胞和组织细胞（Lymphocytic-histocytic cell，L-H），细胞核大、折叠，似爆米花样，故又称爆米花细胞，其核仁小、多个、嗜碱性。诊断HL应常规检测的免疫组化标记物包括CD45、CD20、CD15、CD30、PAX5、CD3和EBV-EBER。经典HL常表现为CD15（＋）或（－）、CD30（＋）、PAX5弱（＋）、CD45（－）、CD20（－）或弱（＋）、CD3（－），以及多数病例EBV-EBER（＋）。结节性淋巴细胞为主型HL为CD20（＋）、CD79a（＋）、BCL6（＋）、CD45（＋）、CD3（－）、CD15（－）、CD30（－），以及EBV-EBER（－）。在进行鉴别诊断时，如与间变大细胞淋巴瘤或弥漫大B细胞淋巴瘤等相鉴别，则增加相应的标记物即可。

（五）临床分期

霍奇金病扩散时多由近及远。目前多采用1971年Ann Arbor会议的分期标准，根据病变范围可分为4期。

Ⅰ期：病变局限于1个淋巴结或1个解剖区域淋巴结（Ⅰ）或只有1个淋巴结外组织有病变（ⅠE）。

Ⅱ期：病变局限于2个或2个以上邻近解剖区域的淋巴结，或横膈同侧2个非邻近的淋巴结（Ⅱ）；或同时有1个淋巴结外的组织的病变加上横膈同侧或数个淋巴结有病变（ⅡE）。

Ⅲ期：病变在横膈两侧（Ⅲ），或同时侵犯淋巴结外组织（ⅢE），有脾的侵犯（ⅢS），两者皆有（ⅢES）。

Ⅳ期：病变广泛侵犯淋巴结外组织，如骨髓、肝、肺、胸膜、骨骼、皮肤、肾、胃肠道等器官，伴有或不伴有淋巴结大。

Ⅰ～Ⅲ各期又分为两组。

A组：无全身症状。

B组：有发热，盗汗和6个月内无原因的体重减轻≥10%。

（六）危险评估

1.低危组（LR） Ⅰ期（肿块＜8cm），Ⅱ期（＜4个淋巴结区受累，单个肿块＜8cm，无肺门浸润）。

2.高危组（HR） 所有的Ⅲ、Ⅳ期及其他的Ⅰ、Ⅱ期。

（七）巨大肿块定义

1.单个肿块或融合肿块≥6cm。

2.纵隔肿块横径＞1/3最大胸腔横径。

3.脾脏浸润（影像学结节）。

（八）HL预后因素

1.初治早期HL的不良预后因素　不同的研究组关于早期HL的不良预后因素略有不同（表8-15）。

表8-15　HL早期的预后不良因素

研究组	预后不良因素
NCCN	ESR＞50mm/h或伴随B症状；肿物最大径/胸腔最大径＞0.33或直径＞10cm；累及淋巴结区域＞3个
GHSG	ESR＞50mm/h无B症状；ESR＞30mm/h伴B症状；肿物最大径/胸腔最大径＞0.33；累及淋巴结区域＞2个；有结外病变
EORTC	年龄≥50岁；ESR＞50mm/h无B症状；ESR＞30mm/h伴B症状；肿物最大径/胸腔T5/6水平横径＞0.35；累及淋巴结区域＞3个
NCIC	年龄≥40岁；混合细胞型或者淋巴细胞消减型；ESR＞50mm/h或伴随B症状；肿物最大径/胸腔最大径＞0.33或直径＞10cm；累及淋巴结区域＞3个

注：NCCN.美国国立综合癌症网络；GHSG.德国HL研究组；EORTC.欧洲癌症研究与治疗组；NCIC.加拿大国家癌症研究所

2.晚期HL国际预后评分（International Prognostic Score，IPS）的不良预后因素　①白蛋白＜40 g/L；②血红蛋白＜105 g/L；③男性；④年龄≥45岁；⑤Ⅳ期病变；⑥白细胞≥15×10 ^{9}/L；⑦淋巴细胞占白细胞比例＜8%和（或）计数＜0.6 ×10 ^{9}/L。

【治疗要点】

（一）化疗

1.化疗原则　①化疗前必须系统而全面地进行病情评估，确定疾病的病理类型、分期；②根据年龄、发育状态选择治疗方法和强度；③应特别注意化疗的毒副作用，特别是远期副作用，如心脏毒性、生殖毒性、肺毒性等；④个体化的选择化疗、手术、生物免疫等联合治疗。

2. 分组及治疗计划　见图8-4。

R1：ⅠA、ⅡA（≤2个淋巴结区受累，无巨大肿块，无肺门浸润）								
R2：其他Ⅱ、Ⅱ及ⅢA期								
R3：ⅢB、Ⅳ期								
评估		1 ↓		2 ↓		3 ↓		4 ↓
R1	A	A	A	A				
R2	A	A	A	A	A	A		
R3	A	B	A	B	A	B	A	B

图8-4　霍奇金淋巴瘤分组及治疗计划

注：①年龄＞5岁伴巨大肿瘤或评估1为非CR（CT提示残留病灶≥1.5cm），化疗结束时放疗；②年龄≤5岁 则在停药时仍有残留者考虑放疗；③R3组评估1 CR者6个疗程，未CR者至8个疗程

3. 化疗方案

（1）A方案：COMP/ABV，CTX 1000 mg/m²，第1日；VCR 1.4mg/m²，第1日、第8日；MTX 30 mg/m²，第1日；Pred 60 mg/m²，第1～7日；Epirubicin 35 mg/（m²·2h），第8日；Pingyangmycin 10mg/（m²·10min），第8日。

博来霉素Bleomycin 8mg/m²，首次剂量分2次用，先1～2mg，观察有无变态反应，余量4h后用。每个疗程21d。

（2）B方案：异环磷酰胺 1200mg/（m²·2h），第1～5日；美安300mg/（m²·d），第0、3、6小时；每日3次，第1～5日；Etoposide 60mg/m²，≥3h，1∶4浓度配液，第1～3日；MTX　300 mg/（m²·3h），　第1日；VCR　1.4 mg/m²，第1、8日；Pred 60 mg/（m²·d），第1～7日。

每个疗程结束后休息14d再用。

（二）分组化疗、放疗方案

（1）结节性淋巴细胞为主型HL

①ⅠA和ⅡA期：受累野放疗（根据Ann Arbor 分期系统确定的淋巴区域进行照射）或受累区域淋巴结放疗（根据PET-CT 合理延伸2～5cm的淋巴引流区域确定的放射治疗区域），照射剂量为20～36Gy。

②ⅠB和ⅡB期：化疗＋受累淋巴结区域放疗±利妥昔单抗治疗。

③ⅢA和ⅣA期：化疗±利妥昔单抗±受累淋巴结区域放疗，也可以选择观察等待。④ⅢB和ⅣB期：化疗±利妥昔单抗±受累淋巴结区域放疗。其中一线化疗方案可选择ABVD方案（多柔比星＋博来霉素＋长春碱＋氮烯咪胺）、CHOP 方案（环磷酰胺＋多柔比星＋长春新碱＋泼尼松）、CVP方案（环磷酰胺＋长春新碱＋泼尼松）、EPOCH 方案（足叶乙苷＋长春新碱＋环磷酰胺＋多柔比星＋泼尼松）等±利妥昔单抗治疗。

（2）经典型HL

①Ⅰ和Ⅱ期：ABVD 方案化疗4～6个周期＋受累野放疗。其中预后良好的早期HL，首选综合治疗，ABVD方案化疗4～6个周期，然后行局部放疗20～30Gy；未达完全缓解（complete response，CR）的患者可适当提高照射剂量。预后不良的早期HL 首选综合治疗，ABVD 方案化疗4～6个周期，然后行局部放疗20～30Gy；未达CR的患者可适当提高照射剂量。

②Ⅲ和Ⅳ期、无大肿块：ABVD 方案化疗6～8个周期，残存肿瘤可局部放疗30～36Gy。

③Ⅲ和Ⅳ期、伴大肿块：化疗6～8个周期±大肿块部位局部放疗30～36Gy。

初治患者：一线化疗方案可采用ABVD 方案Stanford-V方案（多柔比星＋长春碱＋氮芥＋长春新碱＋博来霉素＋足叶乙苷＋泼尼松）或BEACOPP方案（足叶乙苷＋多柔比星＋环磷酰胺＋长春新碱＋博来霉素＋泼尼松＋甲基苄肼）方案，其中Stanford-Ⅴ方案和BEACOPP方案等为国外推荐的一线治疗方案，在我国尚未得到普遍应用。

难治复发的患者：可采用DHAP方案（地塞米松＋

高剂量阿糖胞苷＋顺铂）、DICE方案（地塞米松＋异环磷酰胺＋顺铂＋足叶乙苷）、ESHAP方案（足叶乙苷＋甲泼尼龙＋高剂量阿糖胞苷＋顺铂）、GDP方案（吉西他滨＋顺铂＋地塞米松）、GVD方案（吉西他滨＋长春瑞滨＋脂质体多柔比星）、ICE方案（异环磷酰胺＋卡铂＋足叶乙苷）、IGVE（异环磷酰胺＋吉西他滨＋长春瑞滨）、mini-BEAM方案（卡氮芥＋足叶乙苷＋阿糖胞苷＋米尔法兰）和MINE方案（美司那＋异环磷酰胺＋米托蒽醌＋足叶乙苷）等进行解救治疗。

一般状态好的年轻患者：解救治疗缓解后，应该选择自体造血干细胞移植（autologous hematopoietic stem cell transplantation，AHSCT）作为巩固治疗，对于初治时未曾放疗的部位，也可局部放疗。

（三）手术切除

适用于Ⅰ期病变，病变局限于某组淋巴结，可考虑手术切除。特别是原发于胃肠道、泌尿生殖系统、脾脏、骨、脑等的淋巴瘤，可先予以彻底切除，然后再进行放疗和化疗，可取得较满意的效果。

（四）骨髓移植

部分Ⅲ、Ⅳ期患者如无骨髓受侵，可考虑在大剂量化疗与全淋巴照射的基础上进行自体骨髓移植，可提高治愈率；另外，尚可进行自体外周血造血干细胞移植。

（五）免疫治疗

近年来研究指出，HD有细胞免疫功能障碍，对本病适当应用PD-1抗体、CIK细胞、干扰素、卡介苗、转移因子、免疫核糖核酸、左旋咪唑、胸腺移植等免疫疗法，有一定疗效。

【疗效判断】

1.CR　全身影像学检查正常，临床无症状及体征。

2.PR　肿瘤缩小≥50%。

3.治疗失败　肿瘤缩小≤50%。

二、非霍奇金淋巴瘤

非霍奇金淋巴瘤（NHL）是一组异质性的淋巴细胞增

殖性疾病，起源于B淋巴细胞、T淋巴细胞或NK细胞。在儿童淋巴瘤中比较常见，大多数病理类型属高度恶性，容易确诊早期白血病化。

【诊断要点】

（一）临床表现

1.临床表现　HL与NHL的临床表现见表8-16。

表8-16　HL与NHL的临床鉴别

项目	HL	NHL
发热	较多见（20%～40%）	较少见（约10%）
病变范围	多呈局限性、基本上属相邻部位的淋巴结病变	很少局限性
淋巴结分布	向心性，多沿相邻区发展，滑车上淋巴结累及者罕见	离心性，一般不沿相邻区发展，即“跳站”现象。较易波及滑车上淋巴结
淋巴、口咽环病变	罕见（＜1%）	明显较多见（15%～33%）
纵隔病变	50%患者有	＜20%（除淋巴母细胞型外）
腹腔和腹膜后淋巴结	较少累及（除老年人或伴明显症状外）	常见，尤其是肠膜和主动脉旁组淋巴结
肝脏侵犯	除脾侵犯或有明显全身症状者外，较少见	较多见，尤在结节性NHL
骨髓侵犯	少见（2%～10%）	多见，儿童则更高
结外病变	少见（首发者＜10%）	多见

2.危重并发症　急腹症，上腔静脉压迫综合征，急性颅高压，呼吸窘迫综合征。

（二）实验室检查

1.血象　可有贫血，嗜酸粒细胞及单核细胞增多。或与白血病类似。

2.骨髓象　转移到骨髓，可见到特异的病理肿瘤细胞，≥0.30为白血病期的表现。

3.免疫分型　LCA（＋）（Leukocyte common antigen），即CD45。①T-细胞型，CD45 Ro＝$VCHL_1$（＋）；②B-

细胞型，CD20（+）；③NK细胞，CD68（+）；④CD30（K_1）型，Ki-1＝CD30（+）。

（三）影像学

评估与HL类似。

（四）淋巴结病理

如果骨髓检查后，未见异常细胞，淋巴结病理检查是确诊的唯一方式（表8-17，表8-18）。儿童主要有：①淋巴母细胞性，占30%～50%，与急性淋巴细胞性白血病类似；②小无裂细胞性，占35%；③大细胞性，占15%～20%。

表8-17　NHL国际工作分类

低度恶性	中度恶性	高度恶性
1.小淋巴细胞性		
2.淋巴浆细胞性		
3.裂细胞性（滤泡型）	4.裂细胞性（弥漫型）	
5.裂-无裂细胞性（滤泡性）	6.裂-无裂细胞性（弥漫性）	
	7.无裂细胞性（滤泡型）	8.无裂细胞性（弥漫型）
		9.Burkitt淋巴瘤
		10.免疫母细胞性
11.髓外浆细胞瘤（分化好）	12.髓外浆细胞瘤（分化差）	
13.蕈样肉芽肿Sezary综合征		14.透明细胞性
		15.多形细胞性
		16.淋巴母细胞性 （1）曲核 （2）非曲核
		17.组织细胞性
18.不能分类		

表8-18　非霍奇金淋巴瘤Lukes-Collins分类

B细胞型淋巴瘤	T细胞型淋巴瘤
小淋巴细胞（B）型	小淋巴细胞（T）型
浆细胞样淋巴细胞型	曲折核淋巴细胞型

续表

B细胞型淋巴瘤	T细胞型淋巴瘤
滤泡中心细胞型	脑回状核淋巴细胞型（蕈样真菌病，Sézary综合征）
小核裂滤泡中心细胞型	免疫母细胞型淋巴瘤（T）
大核裂滤泡中心细胞型	组织细胞型淋巴型
小无核裂滤泡中心细胞型	未定型淋巴瘤
Burkitt淋巴瘤	
非Burkitt淋巴瘤	
大无核裂滤泡中心细胞型	
免疫母细胞型淋巴瘤（B）	

淋巴母细胞淋巴瘤（lymphoblastic lymphoma，LBL）占儿童NHL 的40%左右，属于高度侵袭性淋巴瘤。LBL可以分为T细胞LBL（T-LBL）和B细胞LBL（B-LBL），T-LBL 占LBL 的30%以上，B-LBL占LBL 的60%～70%。LBL 与急性淋巴细胞白血病（acute lymphocyte leukemia，ALL）是属于不同临床表现及不同发展阶段的同一种疾病，WHO 分型将骨髓中原始和幼稚淋巴细胞比率＜25%定义为LBL，≥25%定义为ALL。

不良预后因素包括白细胞计数高、中枢神经系统受累、获得完全缓解的时间长和诱导化疗结束后有残存病变等。某些基因异常与预后不良相关，如t（9；22）、t（4；11）、t（8；14）、复杂核型、亚二倍体或近三倍体等，而t（12；21）易位患者预后较好。

细胞遗传学和分子生物学检查：有条件时应尽量进行。Burkitt's淋巴瘤常见与C-Myc相关的易位，如t（8；14）、t（2；8）和t（8；22），可进行细胞染色体分析或荧光原位杂交技术（FISH）检测。间变型大细胞性淋巴瘤常见t（2；5）和ALK/NPM融合基因。通常采用PCR、FISH和染色体分析方法，三者可互补。

（五）临床分期

治疗前必须明确分期。常规分期检查包括以下项目。

1.详尽体格检查　体表肿块或淋巴结＞1.0cm，质硬并在化疗开始后短期内（如7 d内）明显消退，应考虑为该淋巴结（或体表肿块）受累。

2.涂片活检　骨髓涂片和（或）活检。

3.胸、腹、盆腔影像学检查（以增强CT检查为主）　必要时增强头颅MRI或CT检查除外颅内转移。

4.脑脊液检查　应采用离心甩片法寻找肿瘤细胞；有条件单位在脑脊液中细胞数增高时采用流式细胞术检查证实是否为肿瘤细胞。

5.全身骨扫描　有条件时进行。

6.其他　必要时眼底检查。

通过1～6项检查确定肿瘤浸润范围，并据此做出临床分期诊断。

（六）分期标准

建议采用St.Jude分期系统，见表8-19。

表8-19　St.Jude NHL分期系统

分期	定义
Ⅰ期	除外纵隔及腹部起源的单个淋巴结外肿块或单个淋巴结解剖区受累
Ⅱ期	横膈同侧病变，≥单个淋巴结或淋巴结外肿块伴有区域淋巴结浸润；胃肠道原发（通常为回盲部）病变，伴或不伴系膜淋巴结浸润，手术已完全切除
Ⅲ期	横膈两侧有病变；所有原发于胸腔的病变；所有未能手术切除的广泛腹腔病变；所有脊椎旁或硬膜外肿瘤
Ⅳ期	有中枢浸润或骨髓浸润

注：CNS浸润定义为存在①～④任何1项：①CSF标本离心发现淋巴瘤细胞；②有明确中枢神经系统受累症状和（或）体征，如胞神经瘫痪，并不能用其他原因解释；③脊髓浸润；④孤立性脑内肿瘤占位性病变

BM受累定义：①骨髓穿刺涂片见肿瘤细胞（通常为≥5%的淋巴系幼稚细胞）；②或骨髓活检发现局灶性肿瘤细胞浸润。

附：非霍奇金淋巴瘤主要诊断流程，见图8-5。

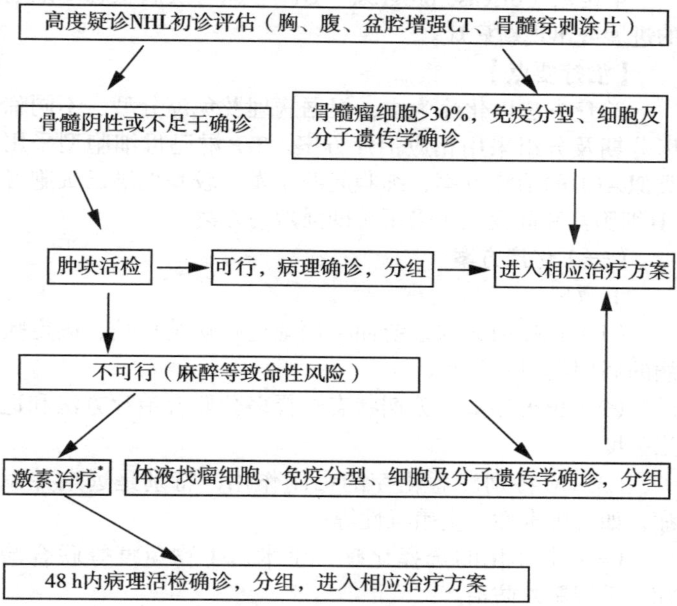

图8-5　非霍奇金淋巴瘤主要诊断流程

注：*尽量避免，如确实需要，应事先落实激素应用48 h内肿块活检手术

（七）疾病状态评估标准

应根据原发部位及浸润部位选择相应的影像及细胞学检查进行评估。

1. 完全缓解（complete remission，CR） CT/MRI、脑脊液及体检均未发现残留肿瘤迹象，骨髓涂片＜5%幼稚淋巴细胞或经病理证实残留病灶无肿瘤细胞，并维持1个月以上。

2. 部分缓解（partial remission，PR） 肿瘤缩小＞50%，但未达CR，无新发或重新进展病灶，骨髓涂片＜5%幼淋巴细胞、脑脊液必须无肿瘤细胞，并维持在1个月以上。

3. 无进展（progress free，PF） 所有可检测病灶减少＜50%，无新发病灶或重新进展。

4.进展（disease progress，DP） 原有疾病状态基础上的进展或出现新病灶。

【治疗要点】

治疗方法以化疗为主，根据病理及免疫分型、不同临床分期及分组采用相应治疗方案。T/B淋巴母细胞型采用类似ALL的治疗方案；细胞起源于发育较晚期淋巴细胞者（B细胞性和间变大）采用短期强烈的方案。

（一）化疗方案

1.原则

（1）化疗前必须系统而全面地进行病情评估，确定疾病的病理类型、分期。

（2）根据年龄、分期状态选择多药联合治疗方法和适当强度。

（3）应特别注意化疗的毒副作用，特别是远期并发症，如心脏毒性、生殖毒性等。

（4）个体化的选择化疗、手术、生物免疫等联合治疗，重视髓外防治。

2.化疗方案

（1）成熟B细胞型NHL治疗方案

①适应证：未治成熟B细胞型NHL（以WHO-2008淋巴系恶性肿瘤分类中名称为标准）包括Burkitt型NHL；弥漫大B细胞型NHL；纵隔（胸腺）原发大B细胞型NHL；ALK＋大B细胞型NHL；B细胞性NHL，未能进一步分类，介于弥漫大B细胞型和Burkitt型之间；B细胞性NHL，未能进一步分类，介于弥漫大B细胞型和经典型霍奇金淋巴瘤之间。

ALK＋和ALK-的T细胞性间变大细胞型NHL。

要求：各脏器功能基本正常；无先天性免疫缺陷病、无器官移植史、非第二肿瘤。

②分组

G1组：手术已完全切除肿块的Ⅰ、Ⅱ期，LDH正常。

G2组：LDH小于正常2倍的Ⅰ、Ⅱ期，手术未完全切除。

G3组：Ⅲ、Ⅳ期，或LDH大于正常2倍。

G4组：2个疗程未获完全缓解者。

③治疗计划：见图8-6。

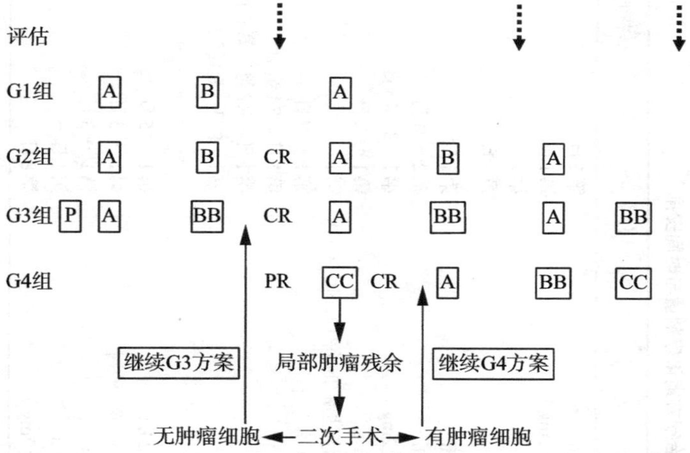

图8-6　B-NHL治疗计划

注：方框内分别为化疗方案名称，具体方案用药安排见化疗方案。初诊时无R4组，第一次评估PR者进入G4组；中枢受累者在化疗结束后头颅放疗12 Gy（年龄24～36月龄）或18 Gy（年龄＞36月龄），24月龄以下不推荐头颅放疗；二次手术病理仍见肿瘤细胞者在化疗结束后可考虑自体造血干细胞移植

④化疗方案：B细胞型NHL治疗方案化疗剂量与时间安排见表8-20。

（2）T/B淋巴母细胞性NHL

①适应证：前驱T淋巴母细胞型淋巴瘤；前驱B淋巴母细胞型淋巴瘤；骨髓幼稚细胞≤30%；无先天性免疫缺陷病；无器官移植史；非第二肿瘤。

②分组：低危组，Ⅰ、Ⅱ期；高危组，Ⅲ、Ⅳ期。

③治疗计划：见图8-7。

④化疗方案：与ALL的治疗类似，见表8-21、表8-22。

表8-20　B细胞型NHL治疗方案化疗剂量与时间安排

项目	药物	剂量	给药时间
引导治疗P（3 ～ 7d接A方案）	环磷酰胺	300 mg/（$m^2 \cdot d$），静脉滴注2h	第1日
	长春新碱	1.5 mg/m^2，静脉注射（最大量2mg）	第1日
	泼尼松	45 mg/（$m^2 \cdot d$），分3次口服	第1～7日
	IT		第1日
A方案	环磷酰胺	800 mg/（$m^2 \cdot d$），静脉滴注2h	第1日
		200 mg/（$m^2 \cdot d$），静脉滴注2h	第2～4日
	长春新碱	1.5 mg/m^2，静脉注射（最大量2mg）	第1、8、15日
	多柔比星	20 mg/（$m^2 \cdot d$），静脉滴注2 h	第1～2日
	阿糖胞苷	500 mg（1500 mg）/m^2，静脉滴注滴2h/每12小时×2次	第1日
	泼尼松	60 mg/（$m^2 \cdot d$），分3次口服	第1～7日
	IT		第1日（R1组） 第1日（R2组，第1个疗第8日加1次） 第1、8日（R3组）
B方案	异环磷酰胺	1200 mg/（$m^2 \cdot d$），静脉滴注2 h	第1～5日
	美司钠（美安）	300 mg/m^2，静脉注射，第0、3、6、9小时	第1～5日
	依托泊苷	60 mg/（$m^2 \cdot d$），静脉滴注2 h	第1～3日
	甲氨蝶呤	300 mg/（$m^2 \cdot d$），静脉滴注3 h	第1日
	长春新碱	1.5 mg/m^2，静脉注射（最大量2mg）	第8日

续表

项目	药物	剂量	给药时间
	泼尼松	60 mg/（m^2·d），分3次口服	第1～7日
	IT		第1日
BB方案	异环磷酰胺	1200 mg/（m^2·d），静脉滴注2 h	第1～5日
	美司钠（美安）	300 mg/m^2，静脉注射，第0、3、6、9小时	第1～5日
	依托泊苷	60 mg/（m^2·d），静脉滴注2 h	第1～3日
	甲氨蝶呤	3000 mg/（m^2·d），静脉滴注24 h	第1日
	四氢叶酸钙	15 mg/m^2，静脉注射，第42小时起每6小时×4次	
	长春新碱	1.5 mg/m^2，静脉注射（最大量2 mg）	第8日
	泼尼松	60 mg/（m^2·d），分3次口服	第1～7日
	IT		第1、8日
CC方案	顺铂	100 mg/（m^2·d），静脉滴注2h	第1日
	地塞米松	12.5 mg/（m^2·d），分3次口服	第1～5日
	依托泊苷	100 mg/（m^2·d），静脉滴注2 h	第3～5日
	多柔比星	30 mg/（m^2·d），静脉滴注2 h	第1日
	IT		第1、8日

注：每个疗程21d，并且ANC≥1.0×10^9/L、血小板达100×10^9/L时可进入下1个疗程。阿糖胞苷：第2个疗程起增加至1500 mg/m^2；甲氨蝶呤：10%静脉滴注30 min，90%静脉滴注23.5 h，42 h后四氢叶酸钙（CF）解救，剂量根据甲氨蝶呤血药物浓度调整。CD20＋的B细胞NHL可应用利妥昔单抗（美罗华，rituximab）治疗，每次375mg/m^2，每周1次，以1～4mg/ml的浓度缓慢静脉滴注，4次为1个疗程

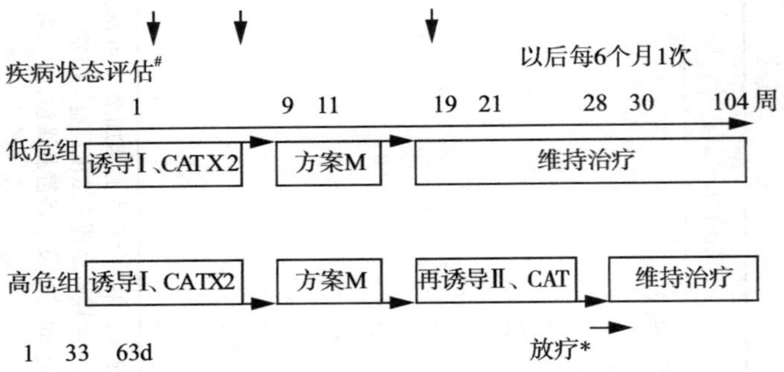

图8-7 淋巴母细胞型NHL治疗框架

注：诱导第33日评估肿瘤缩小少于70%时进入高危ALL治疗方案；第63日评估仍有局部残留时行再次活检，残留组织中无肿瘤细胞继续原方案，仍有肿瘤细胞进入高危ALL方案；*仅CNS受累的患儿再诱导后头颅放疗1200cGy（年龄24～36月龄）或1800cGy（年龄＞36月龄）；24月龄以下不推荐头颅放疗；睾丸放疗：仅用于再诱导后睾丸活检仍有肿瘤浸润者或双侧睾丸复发者，总剂量2000Gy；治疗总时间24个月，如治疗期间因特殊临床情况休疗期延长者，维持治疗时间按应实际用药时间延期

表8-21 儿童淋巴母细胞型NHL化疗药物剂量与时间安排

药物	剂量	用药时间
诱导方案Ⅰ		
泼尼松	60mg/（m^2·d)，分3次口服	第1～28日，减停7d
长春新碱	1.5mg/m^2（最大量2mg)，静脉注射	第8、15、22、29日
柔红霉素△	30mg/（m^2·d)，静脉滴注2h	第8、15、22（29）日
左旋天冬酰胺酶	6000U/（m^2·d)，肌内注射或静脉滴注	第9、12、15、18、21、24、27、30日
IT		第1、15、29（CNS＋，加第8、22日）日
CAT × 2个疗程		
环磷酰胺	1000mg/（m^2·d)，静脉滴注2 h	第1日
美司钠	400mg/m^2，第0、4、8小时	第1日

续表

药物	剂量	用药时间
阿糖胞苷	75mg/（m^2·d），皮下注射每日1次	第3～6日；第10～13日
6-巯基嘌呤	50mg/（m^2·d），睡前空腹口服	第1～14日
IT		第10日
方案M		
6-巯基嘌呤	25mg/（m^2·d），睡前空腹口服	第1～56日
甲氨蝶呤	5g/（m^2·d），静脉滴注24 h（表8-22）	第8、22、36、50日
IT		第8、22、36、50日
再诱导Ⅱ（Ⅰ+Ⅱ期不用）		
地塞米松	10mg/（m^2·d），分3次口服	第1～7日、第15～21日
长春新碱	1.5mg/m^2（最大剂量2 mg），静脉注射	第1、8、15、22日
多柔比星△	30mg/（m^2·d），静脉滴注2 h	第1、8、15（29）日
左旋天冬酰胺酶	1万U/（m^2·d），肌内注射或静脉滴注	第1、3、5、7、9、11日
CAT（Ⅰ+Ⅱ期不用）		
环磷酰胺	1000mg/（m^2·d），静脉滴注2 h	第1日
美司钠	400mg/m^2，第0、4、8小时	第1日
阿糖胞苷	75mg/（m^2·d），皮下注射每日1次	第3～6日，第10～13日
6-巯基嘌呤	50mg/（m^2·d），睡前空腹口服	第1～14日
IT		第3、10日
维持治疗		至104周
甲氨蝶呤	20mg/m^2，每周1次口服	连续应用

续表

药物	剂量	用药时间
6-巯基嘌呤	50mg/（m^2·d），睡前空腹口服	连续应用
长春新碱	1.5mg/m^2/静脉注射，每8周用1次	IT：每8周1次，Ⅰ、Ⅱ期至总11次，Ⅲ、Ⅳ期至17次，CNS＋至20次
地塞米松	6mg/（m^2·d），分3次口服，每8周用5 d	

注：进入下一疗程时需ANC≥1.0×10^9/L、血小板≥100×10^9/L。△：条件允许，第29日加1次。天冬酰胺酶过敏时建议改用欧文菌（*Erwinia carotovora*）来源的制剂

表8-22 MTX化疗时CF解救方法及剂量

MTX血浓度（μmol/L）		四氢叶酸钙每剂（mg/m^2）
42 h	72 h	
＜0.1	＜0.1	停止解救
0.1～1.0	0.1～0.2	15（B-NHL-BFM中为30）
2.0	0.3	30
3.0	0.4	45
4.0	0.5	60
5.0	0.6	75
＞5.0		=［MTX血浓度］×体重（kg）

治疗期间观察：第7、28日重新评估肿瘤负荷状态（选择性CT、B超、X线胸片、骨髓穿刺等），以后择期检查，在获CR后至少每3个月1次。

注意事项：①各疗程在出现骨髓抑制WBC＜2.0×10^9/L时或化疗结束后48h（除外维持治疗）应用G-CSF 5μg/（kg·d），至ANC＞1.5×10^9/L；②多柔比星＋表柔比星总剂量≤375mg/m^2，其中多柔比星≤150mg/m^2；③对高肿瘤负荷者（巨大肿块或WBC＞50.0×10^9/L）首先VP

引导方案1周，剂量同前，然后再进入诱导方案；④本方案中6-MP可由6-TG替代。

（二）放疗

不推荐常规放疗。存在中枢浸润、脊髓肿瘤压迫症、化疗后局部残留病灶、需姑息性治疗等特殊情况时，根据临床情况由临床医师决定是否放疗。

（三）手术

（1）手术活检，尽量争取获得足够组织标本以明确病理诊断及分型，如肿块较小并为局限性病变，可将肿块完全切除。如估计肿块不能完全切除，应进行小切口活检术，不推荐肿瘤部分或大部切除术。

（2）急腹症：出现肠套叠、完全性肠梗阻、肠穿孔、严重胃肠道出血等外科急腹症时考虑急诊手术。

（3）二次活检及手术：化疗3个疗程后仍存在稳定残留病灶时应考虑再次手术切除病灶同时进行病理评估，为进一步治疗提供依据。

（四）随访

治疗结束时进行全面评估，以后第1年，每个月随访1次；第2、3年，每3个月随访1次；第4、5年，每6个月随访1次。随访时进行常规体格检查、血常规及相关影像学检查。

第十四节　朗格汉斯细胞组织细胞增生症

朗格汉斯细胞组织细胞增生症（langerhans cell histiocytosis，LCH）系指单核巨噬细胞系统和树突状细胞系统增生的一组疾病。曾称作组织细胞增生症X。1953年，Lichtenstein对LCH进行了经典分型：莱特勒-西韦病（勒-雪病，Letterer-Siwe disease，LSD），汉-许-克病（韩-薛-柯病；Hand-Schüller-Christian syndrome，HSC），骨嗜酸细胞肉芽肿（eosinophilia granuloma of bone，EGB）。

【诊断要点】

（一）临床表现

LCH细胞组织细胞增生症特点见表8-23。

表8-23 3种朗格汉斯细胞组织细胞增生症特点比较

项目	莱特勒-西韦病	汉-许-克病	嗜酸性肉芽肿
自然病程	急性、播散性	亚急性或慢性	慢性及局限性
年龄	1岁左右	儿童或成年人	青少年或成年人
预后	病死率高，易于感染	不治疗，30%～50%死亡	良好，但是容易畸形
症状	脓毒血症，发热，脾大、肝大，淋巴结大	骨损害，眼球突出，尿崩症，肺浸润，出血，贫血	累及皮肤、淋巴结、肺和骨
皮肤受累	斑丘疹，湿疹，紫癜，皮脂溢出性皮疹	1/3病例	孤立性，特殊性肉芽肿
骨累及	颅骨，长骨，盆骨囊性变或骨质疏松	常见，多发	孤立或少数病变
组织学	几乎纯组织细胞增生，吞噬细胞不多	黄色瘤样，垂体受累	肉芽肿样

1. 骨骼病变　几乎所有局限或广泛型LCH患者均有骨损害，早期表现为痛性肿胀。颅骨最易受累，其次为上肢长骨、扁平骨（肋骨、骨盆、脊椎）。

2. 皮肤　为首发或唯一症状，表现为鳞屑状、红斑样、脂溢性棕红色丘疹。为顽固性湿疹样、脂溢样皮疹，好发于头皮、躯干上部及四肢。主要侵犯真皮、皮下组织，可侵及表皮，后者类似鲍特利小脓肿，但细胞具有特征。

3. 淋巴结　以颈部淋巴结受累最为常见，可达巨块程度。

4. 肝、脾　肿大。

5. 肺脏　表现为咳嗽、呼吸急促或困难、发绀、发热和体重下降。

6. 胃肠道　呕吐、腹泻及蛋白丢失性肠病。

7. 其他　反复难治性中耳炎，胸腺增大，眼球突出、尿崩症。

（二）实验室检查

1. 血象　重症患者常有轻到中度贫血，白细胞可升高或减少，血小板减少。

2. 骨髓象　大多基本正常，可见组织细胞增多。

3. 皮疹印片　可见到典型的组织细胞。

4. 生化学　大多正常，可见肝功能改变。

5.X线　①单发或多发边缘不规则的溶骨性缺损。②X线胸片，示弥漫性小结样病变，形成“蜂窝状肺”，晚期形成肺大疱，甚至自发性气胸、血胸。终末期形成肺气肿及肺间质纤维化不断扩展。③增强磁共振成像（MRI），下丘脑-垂体柄区增厚（＞2.5 mm），或T_1加权像缺乏垂体后方“高信号”的征象。

（三）诊断步骤

1987年组织细胞学会写作组（WGHS）为儿童组织细胞增生症分类，拟订了诊断儿童LCH及其他组织细胞性疾病的形态学、免疫组织化学和临床标准。WGHS将LCH诊断的可信程度分为3级，呈“金字塔”样（图8-8）。

3——最终确诊　①电镜，Birbeck颗粒 ②单克隆抗体，CDIα（OKT6）（+）

2——明确诊断　①ATP酶（+） ②S-100蛋白（+） ③花生凝集素（+）（组化学） ④α-D甘露糖酶（+）

1——初步诊断　临床+病理（皮疹印片，骨髓象，光镜）

图8-8　朗格汉斯细胞组织细胞增生症的诊断标准

1. 拟诊　普通病理形态学特征。

2. 诊断　普通病理形态学特征加下述①～④染色阳

性≥2项者：①三磷酸腺苷酶；②S-100蛋白；③α-D甘露糖苷酶；④花生植物血凝素。

3. 确诊　普通病理形态学特征加：①电子显微镜示病损细胞中有Birbeck颗粒或；②损伤细胞CDla抗原（T_6）染色阳性。

Lavin 和Osband对LCH进行了分级，将预后和疾病分型统为一体，使预后估计清晰而明确（表8-24）。

表8-24　朗格汉斯细胞组织细胞增生症的临床分级

项目	评分（分）	积分（分）	分级
发病年龄			
＞2岁	0		
≤2岁	1	0	Ⅰ
受累器官			
＜4个	0	1	Ⅱ
≥4个	1	2	Ⅲ
器官功能衰竭			
无	0		
有	1	3	Ⅳ

【病情评估】

受累器官　见表8-25。

表8-25　朗格汉斯受累器官

项目	定义
危险器官	造血系统≥2项：①贫血；②血小板减少；③白细胞减少
脾脏	超声证实，肋缘下≥2cm
肝脏	≥1项：①超声证实，肋缘下≥3cm；②组织病理；③肝功能损害
特殊部位	枢状突和脊柱病变，伴有椎管内软组织肿块
CNS损害	头颅各个骨骼损害，并且MRI：颅内软组织损害，不包括穹窿损害

【临床分型】

临床分型见表8-26。

表8-26　朗格汉斯临床分型

分型	定义
单系统（SS-LCH）	1个器官/系统受累（单个或多个病灶）
骨骼：单个或者多个病灶	
皮肤	
淋巴结	
肺部	
下丘脑-垂体/中枢神经系统	
其他：甲状腺，胸腺	
多个系统（MS-LCH）	≥2个器官系统受累；伴有/不伴危险器官受累

【治疗要点】

（一）化疗方案

1.治疗组1（多系统受累高危组）　由1个或2个6周的初始治疗和维持治疗组成，总疗程12个月。

（1）治疗组1A

①初始治疗1：泼尼松40mg/（m^2·d），分3次口服，持续4周，5～6周逐渐减停；1～6周的每周第1日静脉注射长春碱，每次6mg/m^2。

②初始治疗2：如经过6周的初始治疗，疾病仍进展，可再给予6周的初始治疗，泼尼松40mg/（m^2·d），分3次口服，每周3d，连续6周；第7～12周的每周第1日静脉注射长春碱，每次6mg/m^2。

③维持治疗：根据病情于第7周或第13周开始。6MP 50mg/（m^2·d），口服直至12个疗程结束；泼尼松40mg/（m^2·d），分3次口服，每3周连用5d，直至疗程结束；每3周的第1日静脉注射长春碱，每次6mg/m^2，直至疗程结束。

（2）治疗组1B

①初始治疗1：泼尼松40mg/（m^2·d），分3次口服，持续4周，第5～6周逐渐减停；第1～6周的每周第1日静脉注射长春碱，每次6mg/m^2。第1、3、5周的第1日在静脉注射长春碱后用MTX每次500mg/m^2，1/10量30min静脉快速滴注，其余9/10量23.5h静脉维持，同时予2000ml/m^2液体水化，并于MTX结束后24h和30h给予CF 每次12mg/m^2解救2次。

②初始治疗2：如经过6周的初始治疗，疾病仍进展，可再给予6周的初始治疗，泼尼松40mg/（m^2·d），分3次口服，每周3d连续6周；第7～12周的每周第1日静脉注射长春碱，每次6mg/m^2。第7、9、11周的第1日在静脉注射长春碱后用MTX每次500mg/m^2，1/10量30min静脉快速滴注，其余9/10量23.5h静脉维持，同时给予2000ml/m^2液体水化，并于MTX结束后24h和30h给予CF每次12mg/m^2解救2次。

③维持治疗：根据病情于第7周或第13周开始。6MP 50mg/（m^2·d），口服直至12个疗程结束；泼尼松40mg/（m^2·d），分3次口服，每3周连用5d，直至疗程结束；每3周的第1日静脉注射长春碱，每次6mg/m^2，直至疗程结束；MTX每次20mg/m^2，每周1次口服直至疗程结束。

2.治疗组2（低危组） 由1个或2个6周的初始治疗和维持治疗组成，总疗程6个月或12个月。

（1）初始治疗1：泼尼松40mg/（m^2·d），分3次口服，持续4周，第5～6周逐渐减停；第1～6周的每周第1日静脉注射长春碱，每次6mg/m^2。

（2）初始治疗2：如经过6周的初始治疗，疾病仍进展，可再给予6周的初始治疗，泼尼松40mg/（m^2·d），分3次口服，每周3d连续6周；第7～12周的每周第1日静脉注射长春碱，每次6mg/m^2。

（3）维持治疗：根据病情于第7周或第13周开始。泼尼松40mg/（m^2·d），分3次口服，每3周连用5d，直至疗程结束；每3周的第1日静脉注射长春碱，每次6mg/m^2，直至疗程结束。

3.治疗组3（多发性骨病和特殊部位组） 6周的初始治疗，第2个疗程的初始治疗仅给予疾病进展的患者，总疗程6个月。

（1）初始治疗：泼尼松40mg/（m^2·d），分3次口服，持续4周，第5～6周逐渐减停；第1～6周的每周第1日推长春碱，每次6mg/m^2。

（2）维持治疗：根据病情于第7周或第13周开始。泼尼松40mg/（m^2·d），分3次口服，每3周连用5d，直至疗程结束；每3周的第1日静脉注射长春碱，每次6mg/m^2，直至疗程结束。

4.其他 如果疾病进展，联合CTX 400～600mg/（m^2·d）、Eto 100mg/（m^2·d），每周。

（二）支持治疗

1.骨骼损害 吲哚美辛（消炎痛）1～2.5mg/（kg·d），口服。疗程1个月以上或数年。

2.卡氏孢子菌病的预防 初始治疗期间服用SMZ，50mg/（kg·d），每日2次，口服，每周3d。需与MTX静脉应用时错开服用。

3.其他 包括必要时使用抗生素、G-CSF、丙种球蛋白和输注红细胞、血小板。

（三）更换治疗

难治性：克拉屈滨9mg/m^2，每次×5d＋阿糖胞苷，每次500mg/m^2，每12小时×5d。

（四）精准靶向治疗

①融合基因BRAF-V600E：达拉非尼；②MAP2K1：曲美替尼；③VEGRF：贝伐单抗。

第十五节 神经母细胞瘤

神经母细胞瘤（neuroblastoma，NB）是一种起源于交感染神经节或肾上腺髓质的未分化交感神经细胞的恶性肿瘤。本病为神经嵴原发的胚胎性肿瘤，根据分化程度不同分为节神经瘤、节母神经瘤和神经母细胞瘤。不同细胞成分可并存于同一肿瘤中。其具高度恶性，原发部位广泛、隐蔽、早转移，早诊相对困难。其生物学行为与年龄相关。主要见于5岁以下小儿，占儿童恶性肿瘤的7%左右。男多于女。

【诊断要点】

（一）临床表现

1.全身非特异性症状　发热、面部潮红、食欲缺乏、贫血、消瘦及易激惹等。

2.原发病灶表现　好发于腹腔占54%～80%（肾上腺60%、肾上腺外20%），纵隔（10%～14%），其次为颈部和盆腔（各5%）。早期常无任何症状，随肿瘤发展可出现压迫，侵犯症状。常见体征为腹部膨隆，可触及不规则硬实肿物。约70%确诊时肿瘤已转移。

3.转移灶表现　许多病例首发为转移病灶，最易转移至肝、颅骨和长骨。骨髓转移较早（初诊时已达50%），似白血病。骨髓坏死不少见。

（1）新生儿期：先天性神经母细胞瘤呈重症胎儿有核红细胞增多症样症状（水肿、贫血、黄疸及肝大、脾大），全身（尤其胸腹、四肢）皮肤肿瘤结节（0.5～1.0cm大小、硬实、青色）。

（2）乳儿期：皮肤肿瘤结节，明显肝大，腹部膨隆，淋巴结大。

（3）幼儿期：四肢骨痛、关节痛、步行困难，眼球突出，眶周肿胀，瘀斑和淋巴结大。

4.肿瘤压迫引起的症状体征　纵隔肿瘤引起Honner综合征；腹膜后肿瘤可致腹痛、腰痛、腹胀、呕吐；椎旁肿瘤侵入椎管压迫脊髓引起肢体麻痹、运动障碍、截瘫；盆腔肿瘤引起排尿、排便困难、肾盂积液等。

5.并发综合征　库欣综合征（分泌ACTH类物质）、顽固性腹泻（分泌血管活性肠肽）、高血压（肿瘤压迫肾动脉）及小脑综合征等。

（二）实验室检查

1. 血象 严重贫血、血小板多增多。血小板减少应疑为骨髓转移。

2. 骨髓象 涂片或活检，出现瘤细胞聚集，呈假玫瑰花瓣样、砌墙状、菊花团样。瘤细胞过氧化物酶染色呈阴性，糖原染色呈弥散状阳性，网状纤维染色中有的瘤细胞可见微小棘状突起。检测：MRD，*N-Myc*基因，DNA倍性，染色体，1p缺失和11q缺失（选择性）。

3. 生物标志的检测 60%～90%患儿尿中VMA（香草扁桃酸）及HVA（高香草酸）增加，小儿可随机留尿测肌酐、VMA和VHA的相对量，一般正常VMA＜20μg/mg肌酐，HVA＜40μg/mg肌酐。本病异常升高，有助诊断。50%～80%患者尿胱硫醚升高。血液中VMA、HVA、MHPG（甲氯基-羟基-苯基-乙醇）及特异烯醇酶（NSE）均显著增高，可监测肿瘤消长。Ⅲ期和Ⅳ期肿瘤中40%～50%患儿血浆铁蛋白增高。

4. 流式细胞仪测定肿瘤细胞DNA指数 若＞1提示化疗反应差。

5.*N-myc*基因 增高，与预后相关。

6. 单克隆抗体 诊断神经母细胞瘤并与白血病相鉴别。

7.X线检查 腹部肿瘤阴影，其内点状、斑点状钙化（＞50%）有助诊断，纵隔阴影加宽，颅骨及长骨受累征（溶骨、边缘不规则及骨膜反应）。

8. 血管造影 可确定肿瘤范围及其血液供应。静脉肾盂造影有助于原发于肾上腺及交感神经节肿瘤的诊断。

9.CT或MRI、B超 胸、腹部肿瘤造影CT或PET-CT（选择性）。扫描出纵隔、腹腔内明确的肿瘤影像、与邻近器官的关系。是否转移到中枢神经系统。眼球超声（选择性）确认是否累及眼睛。

10.^{99m}Tc-ECT全身骨骼扫描 可发现肝、骨骼的转移灶。

11. 组织活检 手术切除病灶做病理检查。

【病理】

1. 节细胞神经瘤（GN）（Schwannian间质优势） 成熟中、成熟型。

2. 节细胞神经母细胞瘤（GNB） 混合型（Schwannian间质丰富）。

3. 节细胞神经母细胞瘤（GNB） 结节型（混合型，Schwannian间质丰富/优势和贫乏）。

4. 神经母细胞瘤（NB）（Schwannian间质贫乏） 未分化的、弱分化的、分化中。

依据病理的预后见表8-27。

表8-27 依据病理的预后

预后分类	内容
良好类型	①＜18月龄的，弱分化的、分化中的神经母细胞瘤，并且MKI为低度或中度
	②1.5～5岁，分化中的神经母细胞瘤，并且MKI为低度
	③节细胞神经母细胞瘤（GNB），混合型（Schwannian间质丰富）
	④节细胞神经母细胞瘤（GNB），混合型（Schwannian间质优势）
不良类型	①＜18月龄的，未分化的或者高度MKI的神经母细胞瘤
	②1.5～5岁，未分化的或者弱分化的神经母细胞瘤，或者中度、高度MKI的神经母细胞瘤
	③节细胞神经母细胞瘤（GNB）：结节型（混合型，Schwannian间质丰富/优势和贫乏）
	④≥5岁的，各种亚型神经母细胞瘤

注：MKI分为3级：①低度（＜100/5000）；②中度（100～200/5000）；③高度（＞200/5000）

【国际分期】

国际分期见表8-28。

表8-28　神经母细胞瘤的国际分期

国际分期（INSS，1991年）	
Ⅰ期	肿瘤局限于原发区域；肉眼见完整切除，有或无显微镜下残留病变，同侧和对侧淋巴结镜下阴性
Ⅱ期	A期：单侧肿瘤，肉眼见未完整切除，显微镜下同侧和对侧淋巴结阴性
	B期：单侧肿瘤肉眼见完整或未完整切除，同侧淋巴结阳性，对侧淋巴结阴性
Ⅲ期	肿瘤浸润超越中线，区域性淋巴结被或未被累及；或单侧肿瘤对侧淋巴结被累及，或中线肿瘤双侧被侵犯，或双侧区域性淋巴结被累及
Ⅳ期	肿瘤远处转移至骨骼，实质器官、软组织及远处淋巴结
	ⅣS期：属Ⅰ、Ⅱ期的原发肿瘤，有局限于肝、皮肤或骨髓转移，年龄＜12月龄

注：涉及分期的检查主要包括：① 听力检查；② 胸、腹部肿瘤造影CT或PET-CT（选择性）；③ 肝、胆、脾及淋巴结超声，眼球超声（选择性）；④ ECT全身骨骼扫描；⑤ 骨髓象，MRD、*N-Myc*基因、DNA倍性、染色体、1p缺失和11q缺失（选择性）；⑥ 肿瘤活检的病理

【危险度评估】

危险度评估见表8-29。

表8-29　神经母细胞瘤的危险度评估

危险度（COG）	内容
LR	
	①所有的，1期
	②＜1岁的，所有2期
	③≥1岁的，*N-Myc*没有扩增的2期
	④≥1岁的，*N-Myc*虽然有扩增，但是INPC为预后良好类型的2期
	⑤*N-Myc*未扩增的，INPC为预后良好型并且DNA为多倍体的4S期

续表

危险度（COG）	内容
MR	
	①＜1岁的，*N-Myc*没有扩增的3期
	②≥1岁的，*N-Myc*没有扩增的并且INPC为预后良好类型的3期
	③＜18m的，*N-Myc*没有扩增的4期
	④没有*N-Myc*扩增的，DNA为2倍体的4S期
	⑤没有*N-Myc*扩增的，并且INPC为预后良好类型的4S期
HR	
	①≥1岁的，*N-Myc*有扩增，INPC为预后不良类型的2期
	②所有的*N-Myc*扩增的3期
	③≥1岁的，*N-Myc*没有扩增，但是INPC为预后不良类型的3期
	④＜1岁的，*N-Myc*扩增的4期
	⑤所有＞18月龄的，4期
	⑥*N-Myc*扩增的4S期

【治疗要点】

（一）N.B诊治流程

N.B诊治流程，见图8-9。

（二）不同危险度的治疗

1.LR　存在影像学定义的危险因素，或者具有症状的首先给予化疗。

（1）手术：1期主要应用手术切除，大多数的策略是手术之后密切随访，每个月1次，连续观察18个月。

（2）手术＋化疗：化疗至完全缓解之后4个疗程，一般4～6个疗程，总疗程≤8个。

2.MR

（1）目标：创造有利于手术切除的条件。采用化疗、手术、再化疗过程。

（2）原则：中等强度，标准剂量，择期手术。

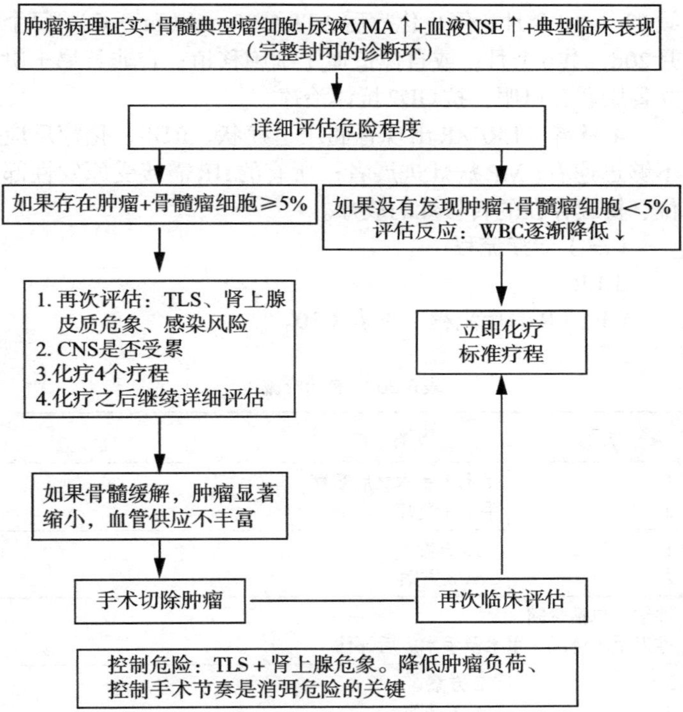

图8-9　N.B诊治流程

注意：①必须在手术之前详细评估，不要轻易手术！特别是不要进行转移病灶的手术。②手术之前给予4个疗程化疗；评估：肿瘤显著缩小，局部钙化，VMA代谢物降低。③手术完整清除肿瘤，清扫周围淋巴结及其组织特别重要，尽量不要二次手术

大多数4个疗程化疗之后手术，手术之后4个疗程停药，总疗程 ≤8个；必要时二次手术；停止化疗后ATRA30mg/（m^2·d），每个月20d，共6个月。

3.HR　首先化疗4～8个疗程，肿瘤显著缩小、钙化之后手术。

A、B两种方案交替化疗，二次手术切除残余肿瘤存在争议。

CR后加用4个疗程停药，共8～12个疗程，时间持

续12～18个月；停止化疗后ATRA 30mg/（m^2·d），每个月20d，共6个月；或自体造血干细胞移植；吉非替尼+伊立替康联合口服，抗GD2抗体治疗。

4.放疗　LR/MR出现脊髓压迫症状、RDS，化疗反应不够迅速者；MR病灶进展者；所有的HR需接受原发性部位、持续存在的转移灶的放疗。

（三）治疗流程

1.LR

（1）LR治疗流程　见表8-30。

表8-30　LR治疗流程

疗程	方案
1. 2.	手术+手术之后观察 手术+化疗
1 2	ECb 方案 CACb 方案
评估：包括骨髓 推迟手术情况：手术及手术之后评估	
3 4	CE 方案 CACb 方案
全面评估：包括原发性病灶和转移灶，听力	
5 6	CE方案 CACb方案
评估：包括骨髓	
7 8	ECb方案 AC方案
终点评估：治疗结束之后的全面评估 随访：每2个月1次	

（2）LR化疗方案

①ECb方案

依托泊苷（Eto，Vp16）：120 mg/（m^2·d），第1～3日（≤12kg：每次4mg/kg）。

卡铂（CBP，Cb）：160mg/（m^2·d），第1～3日。

避光、勿漏，同时补钾、钙、镁，注意水、电解质平衡与肾功能。

②CACb方案

环磷酰胺（CTX）：1000mg/（m^2·d），第1日（≤12kg：每次33mg/kg）。

多柔比星（ADM）：30mg/（m^2·d），第1日（≤12kg：每次1 mg/kg）。

最大累积剂量350mg/m^2，注意心毒性。

卡铂（CBP）：450mg/（m^2·d），第2日。

避光、勿漏，同时补钾、钙、镁，注意水、电解质平衡与肾功能。

③CE方案

环磷酰胺（CTX）：1000mg/（m^2·d），第1日（≤12kg：每次33mg/kg）。

依托泊苷（Eto，Vp16）：120 mg/（m^2·d），第1～3日（≤12kg：每次4mg/kg）。

④AC方案

环磷酰胺（CTX）：1000mg/（m^2·d），第1日（≤12kg：每次33mg/kg）。

多柔比星（ADM）：30mg/（m^2·d），第1日（≤12kg：每次1 mg/kg）。

最大累积剂量350mg/m^2，注意心毒性。

2.MR

（1）MR治疗流程 见表8-31。

表8-31 MR治疗流程

疗程	方案
1 2	OPAC方案 OPEC方案
评估：包括骨髓	
3 4	OPAC方案 OPEC方案

续表

疗程	方案
全面评估：包括原发性病灶和转移灶，听力 手术、手术之后评估	
5 6	OPAC方案 OPEC方案
评估：包括骨髓	
7 8	OPAC方案 OPEC方案
终点评估：治疗结束之后的全面评估。进入维持治疗，口服RA，6个月	
随访：每2个月1次	

（2）MR化疗方案

①OPEC方案

长春新碱（VCR）：1.5mg/（m^2·d），第1日（≤12kg：每次0.05 mg/kg）。

环磷酰胺（CTX）：1200mg/（m^2·d），第1日（≤12kg：每次40 mg/kg）。

剂量＞30mg/kg时，需水化、碱化。并给美斯那每次400mg/m^2，每3小时1次，共3次，以避免出血性膀胱炎。

依托泊苷（Eto，Vp16）：160mg/（m^2·d），第4日（≤12kg：每次5.3 mg/kg）。

顺铂（CDDP）：90 mg/（m^2·d），第2日（≤12kg：每次3 mg/kg）。

需用2%～3%NaCl配制，同时补钾、钙、镁，注意水、电解质平衡与肾功能。

②OPAC方案

长春新碱（VCR）：1.5mg/（m^2·d），第1日（≤12kg：每次0.05 mg/kg）。

环磷酰胺（CTX）：1200mg/（m^2·d），第1日（≤12kg：每次40 mg/kg）。

多柔比星（ADM）：30mg/（m^2·d），第4日（≤

12kg：每次1 mg/kg。

最大累积剂量350mg/m^2，注意心毒性。

顺铂（CDDP）：90mg/（m^2·d），第2日（≤12kg：每次3 mg/kg）。

需用2%～3%盐水配制，同时补钾、钙、镁，注意水、电解质平衡与肾功能。

化疗3～4周为1个疗程。

3.HR

（1）HR治疗流程：见表8-32。

表8-32　HR治疗流程

疗程	方案
1 2	CTo方案 CTo方案
评估：包括骨髓	
3 4	CdE方案 ODoC方案
全面评估：包括原发性病灶和转移灶，听力 造血干细胞采集，手术、手术之后评估	
5 6	CdE方案 ODoC方案
评估：包括骨髓	
7 8	CTo方案 CdE方案
全面评估：包括原发性病灶和转移灶，听力 第1次自体造血干细胞移植 放疗 第2次自体造血干细胞移植	
终点评估：治疗结束之后的全面评估 进入维持治疗，口服RA，6个月	
随访：每2个月1次	

（2）HR化疗方案

①CTo方案

环磷酰胺（CTX）：400mg/（m^2·d），第1～5日（≤12kg：每次13.3 mg/kg）。

拓扑替康（Topotecan，To）：1.2 mg/（m^2·d），泵维30min；第1～5日。

伊立替康（Irinotecan，Ir）：120 mg/（m^2·d），泵维30min；第1～3日。

②CdE方案

顺铂（CDDP，Cd）：50mg/（m^2·d），泵维6h；第1～4日（≤12kg：每次1.66 mg/kg）。

依托泊苷（Eto，E）：200mg/（m^2·d），泵维4h；第1～3日（≤12kg：每次6.67 mg/kg）。

③ODoC方案

长春新碱（VCR，O）：0.5～0.75mg/（m^2·d），第1～3日（3d总计≤2mg）。

多柔比星（Doxo，Do）：25～30mg/（m^2·d），第1～3日（≤12kg：每次0.83 mg/kg）。

环磷酰胺（CTX）：1800mg/（m^2·d），第1～2日（≤12kg：每次60 mg/kg）。此剂量需注意个体化存在骨髓严重抑制的风险。

剂量＞30mg/kg时，需水化、碱化。并给美司钠每次400mg/m^2，每3小时1次，共3次，以避免出血性膀胱炎。

（四）难治性病例

如果HR常规治疗仍然反复，可以实验性选择治疗如下。

1.CDEC方案

（1）里保多（多柔比星）：30mg/（m^2·d），第3日。

（2）环磷酰胺（CTX）1000mg/（m^2·d），第4日；第5日。

（3）依托泊苷：100mg/（m^2·d），泵维6h；第3日；第6日。

2.CIDE方案

（1）顺铂（DDP）：40mg/（m^2·d），泵维6h；第1～4日。

（2）异环磷酰胺（IFO）：1500mg/（m^2·d），第1～4日。

需水化，并给美司钠10～20mg/kg，每4小时1次，共3次，以避免发生出血性膀胱炎。

（3）里保多（多柔比星）：10mg/（m^2·d），第1～4日。

（4）依托泊苷：125mg/（m^2·d），泵维3h；第1～4日。

3.OJEC方案

（1）长春地辛（VDS）：3 mg/（m^2·d），第1日。

（2）卡铂（CBP）：300mg/（m^2·d），第1日。

避光、勿漏，同时补钾、钙、镁，注意水、电解质平衡与肾功能。

（3）依托泊苷（Eto）：200mg/（m^2·d），泵维4h；第1日。

（4）环磷酰胺（CTX）：600mg/（m^2·d），第1日。

4.TC方案

（1）拓扑替康（TOP）：0.75mg/（m^2·d），泵维30min；第1～5日。

（2）环磷酰胺（CTX）：250mg/（m^2·d），泵维2h；第1～5日。

5.法国SFOP研究方案

（1）CAdO方案

①环磷酰胺（CTX）：300mg/（m^2·d），泵维2h；第1～5日。

②长春新碱（VCR）：1.5～2mg/（m^2·d），第1、8日。

③多柔比星（脂质体阿霉素）：60mg/（m^2·d），泵维3h；第5日。

（2）EC方案

①依托泊苷（Eto）：100mg/（m^2·d），泵维3h；第1～5日。

②卡铂（CBP）：160mg/（m^2·d），第1～5日。

避光、勿漏，同时补钾、钙、镁，注意水、电解质平衡与肾功能。

交替应用，总计4轮。

第十六节　恶性组织细胞增生症

恶性组织细胞增生症（恶组）是一种病理上以组织细胞异常增生，浸润全身多系统造成持续发热，进行性衰竭，肝、脾、淋巴结大，全血细胞先后或同时减少的高度恶性疾病。多见于较大儿童，其经过迅速，少数可呈亚急性或慢性经过。常规治疗无效。

【诊断要点】

（一）临床表现

1.起病　急骤，进展迅速。进行性衰竭，伴乏力、出汗、食欲差、消瘦、局限性或弥漫性疼痛。

2.发热　是最为突出的表现。体温可高达40℃以上。热型以不规则热为多，也有间歇热、弛张热和稽留热。对抗生素治疗无反应。皮质激素虽有降温作用，但不持久，只有化疗有效时体温才能恢复正常。

3.贫血　急性型早期即出现贫血，呈进行性加重。晚期病例，面色苍白和全身衰竭非常显著。少数起病缓慢的病例，其最早出现的突出症状可为贫血和乏力。

4.出血　以皮肤瘀点或瘀斑为多见。其次为鼻出血、齿龈出血、黏膜血疱、尿血、呕血或便血也可发生。

5.肝、脾、淋巴结大　不一定同时发生。脾大比肝大更为常见。黄疸多见，肝功能异常。皮肤和皮下损害。

6.胃肠道　常有腹痛、消化道出血、腹泻、部分可触及包块。晚期出现腹水、少数因肠穿孔致腹膜炎及休克。

7.其他系统受累　包括肺脏、中枢神经系统、肾脏、心脏。

8.血小板减少　晚期因血小板明显减少，导致多部位出血，DIC，颅内出血而死亡。

9.不典型病例（特殊类型恶组）　可因身体某一组织或器官的病变特别突出，某些特殊的症状或体征成为主要的临床表现，而贫血、出血、脾大等典型表现则不明显。例如有些病例早期主要表现为皮肤结节或肿块；有的出现胸腔积液、腹水、腹痛、腹泻、便血、黄疸、肠梗阻或肠穿孔；有的出现各种神经系统症状，如肢体麻木、瘫痪、癫痫等。这些病例可分别称为皮肤型、多浆膜型、胃肠型、神经型恶组等。

（二）实验室检查

1.血象　全血细胞减少为本病突出表现之一。贫血呈进行性。部分患者血涂片可找到恶组细胞。可有嗜酸粒细胞增多。

2.骨髓象　增生高低不一，晚期多数增生减低，三系细胞均减少。骨髓中出现异常组织细胞是诊断本病的重要依据，异常组织细胞阳性率达10%～88%。形态特点归纳为4种：①异常组织细胞（恶性组织细胞）；②多核巨组织细胞；③淋巴样组织细胞；④吞噬性组织细胞。以异常组织细胞和多核巨组织细胞诊断意义较大。

3.细胞化学与免疫细胞化学　恶性组织细胞过氧化酶及碱性磷酸酶均属阴性；酸性磷酸酶阳性；苏丹黑及糖原反应阴性或弱阳性；α萘醋酸脂酶阳性；ASD氯醋酸脂酶阴性；萘酚-AS-醋酸脂酶阳性而不被氟化钠抑制。中性粒细胞碱性磷酸酶阴性或积分低，对恶组的鉴别诊断有一定价值。S-100蛋白在恶组细胞中为阳性，而反应性细胞为阴性。

4.组织病理学　骨髓活检适用于骨穿涂片未能确认者。皮肤软组织肿块或皮损、淋巴结活检及肝穿刺活检均有机会获得阳性结果。

5.生化学　血清中血管紧张素转化酶升高，血清铁蛋白增高。

6.影像学　肺部浸润，骨质疏松，溶骨样损害，纵隔或肺门块状阴影等。

【治疗要点】

（一）异基因骨髓移植

首选治疗，可获长期生存。

（二）化疗

目前尚不满意，缓解期短暂，大部分患儿在6个月内死亡。

1.ACOP方案

（1）多柔比星（ADM）：15～25mg/（m^2·d），第1日。

（2）环磷酰胺（CTX）：300～500mg/（m^2·d），第1～5日。

（3）长春新碱（VCR）：1.5mg/（m^2·d），第1日。

（4）泼尼松（Pred）：60mg/（m^2·d），第1～5日。

2.COPP方案　同霍奇金病。

3.EDP方案

（1）依托泊苷（Eto，Vp16）：50～100mg/（m^2·d），第1～5日。

（2）柔红霉素（DNR）：30～40mg/（m^2·d），第1～3日。

（3）泼尼松（Pred）：60mg/（m^2·d），第1～5日。

第十七节　噬血细胞综合征

噬血性淋巴组织细胞增生症（hemophagocytic lymphohistiocytosis，HLH），又称噬血细胞综合征（hemophagocytic syndrome，HPS），是一组较为少见、由活化的淋巴细胞和组织细胞增生引起的多器官高炎性反应而又免疫无效的临床综合征，起病急、病情进展迅速、病死率高。主要特征为发热、肝大、脾大、血细胞减少和组织细胞噬血现象（主要见于骨髓、肝、脾和淋巴结）。目前认为主要发病机制是由于NK细胞和细胞毒性T细胞功能低下，病毒或其他类型抗原不能被有效和及时地清除致使抗原不断刺激和活化免疫细胞，导致淋巴细胞和组织细胞增殖并大量释放多种细胞因子（所谓“细胞因子风暴”），引起多器官的高炎性反应和组织、细胞损伤。

根据发病原因，目前将HLH分为先天性；又称为遗传性、家族性（familial hemophagocytic lymphohistiocytosis，

FHL）和继发性（secondary hemophagocytic lymphohistiocytosis，sHLH）两种类型。年龄≤2岁的以遗传性为主，但是年龄不是考虑遗传性或者继发性的唯一因素。继发性因素主要有各种感染、肿瘤、自身免疫性疾病等（表8-33）。

表8-33 噬血细胞综合征的常见病因

类型	病因
感染性	
	1.细菌：大肠埃希菌、结核分枝杆菌、金黄色葡萄球菌、肺炎链球菌等
	2.病毒：巨细胞病毒、EB病毒、疱疹病毒、腺病毒、副流感病毒、人类白血病T细胞病毒
	3.支原体
	4.真菌
	5.原虫：利什曼原虫、血吸虫、疟原虫、肺吸虫、蛔虫、肝吸虫等
非感染性	
	1.输血后
	2.大手术后
	3.肿瘤性疾病：各种肿瘤广泛转移，T细胞、B细胞及组织细胞性淋巴瘤，各种白血病、恶性组织细胞增生症
	4.家族性噬血细胞综合征及其他组织细胞增生症
	5.其他：结节病、肝硬化、脾功能亢进症、心力衰竭等

【诊断要点】

国际组织细胞学会HLH-2004诊断标准如下。

1.符合下列8项中的≥5项可以诊断HLH

（1）持续发热。

（2）脾大。

（3）血细胞减少（外周血二系或三系减少），血红蛋白＜90g/L（4周龄以内婴儿者，血红蛋白＜100g/L）、血小板＜100×10^9/L、中性粒细胞计数＜1.0×10^9/L。

（4）高三酰甘油血症（空腹三酰甘油＞3.0mmol/L或＞2.65g/L）和（或）低纤维蛋白原血症（纤维蛋白原＜1.5g/L）。

（5）骨髓检查或脾、淋巴结活检发现噬血现象，但无恶性肿瘤克隆。

（6）NK细胞活性降低或缺如。

（7）血清铁蛋白≥500μg/L。

（8）可溶性CD25（即可溶性IL-2受体）≥2400U/ml。

2.发现以下任何1项分子遗传学异常者并结合临床可诊断为FHL

（1）穿孔素基因突变（FHL二型）。

（2）UNC13D基因突变（FHL三型）。

（3）STX11基因突变（FHL四型）。

（4）STXBP2基因突变（FHL五型）。

（5）二代测序筛查突变的基因。

3.病理学、免疫学和生化检查有助于诊断和判断HLH的活动状态

（1）巨噬细胞活化状态：噬血现象、组织细胞表面CD163和血清可溶性CD163、血清铁蛋白和细胞因子浓度。

（2）T细胞活化：血清细胞因子浓度和铁蛋白水平。

（3）NK细胞脱颗粒试验（流式细胞术检测被K562细胞激活后NK细胞膜CD107a的表达）：NK活性测定采用^{51}Cr释放试验或流式细胞术。

【鉴别诊断】

HLH起病急骤、病情进展迅速、病死率高，故早期诊断和鉴别诊断极为重要。HLH诊断时需与下列疾病进行鉴别。

1.EB病毒感染：慢性活动性EB病毒感染。

2.感染性或发热性疾病。

3.病毒性肝炎。

4.脓毒症。

5.脑炎或脑病。

6.其他血液病：淋巴瘤、白血病、MDS、AIHA等。

7.朗格汉斯细胞组织细胞增生症（LCH）。

8.原发性免疫缺陷病：先天性低丙种球蛋白血症、性联淋巴细胞增生症（XLP），Chediak-Higashi综合征、

Griscelli综合征Ⅱ型、Hermansky-Pudlak综合征、先天性胸腺发育不全、Omenn综合征等。

9. 自身免疫性疾病：SLE、JIA、自身免疫性淋巴细胞增生综合征（ALPS）等可以合并HLH，称为巨噬细胞激活综合征（MAS）。

10. 与HLH合并细菌感染时的鉴别。

11. 吞噬性组织细胞脂膜炎（cytophagic histiocytic Panniculitis）。

12. 溶血素脲蛋白不耐受（lysinuric Protein Intolerance）。

【治疗要点】

治疗流程见图8-10。

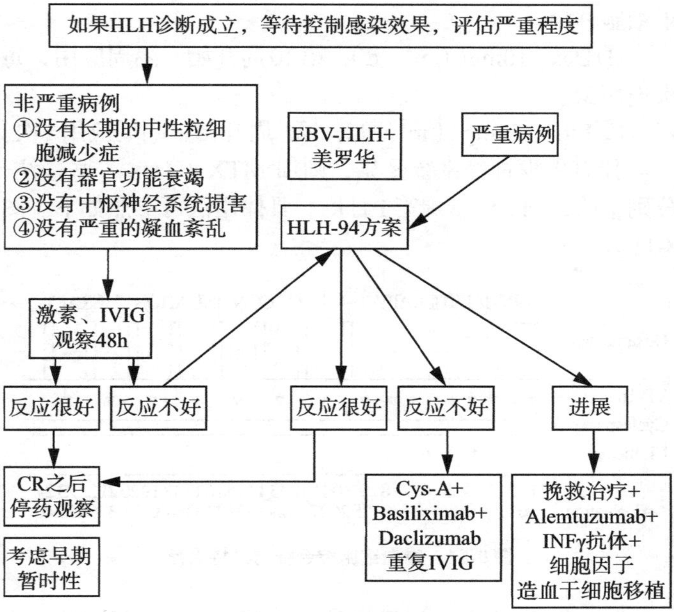

图8-10 噬血细胞综合征的治疗流程

首先必须明确是家族性还是继发性。对于继发性HPS必须针对病因进行相应的治疗。

1. 循证病因　确认致病病原，对于DNA病毒感染，应用更昔洛韦10mg/（kg·d），每12小时1次；支原体感染，应用红霉素或阿奇霉素；细菌感染在确定细菌后，依药敏试验结果进行抗生素选择。

2. *初始治疗*（Initial therapy） HLH-2004方案（40周）。

（1）诱导治疗，共8周。

①Dex：10mg/（m^2·d）；加入生理盐水50ml中，静脉滴注或用片剂分次口服，连续2周，第3周开始减50%，连续2周，以后每隔2周减半直至第8周减停。

②Eto：150mg/（m^2·d），加入1∶4生理盐水溶液中，第1周（第1、2日）；第2周（第8、9日），各静脉滴注1次，第3周开始每周1次，共8周，每周的第1日用药。

（2）维持治疗（Continuation therapy共32周），或造血干细胞移植。

①Dex：10mg/（m^2·d），第10周开始，隔周应用，每次连用3d。

②Eto：150mg/（m^2·d），第9周开始，隔周应用1次。

伴有中枢神经系统受累，则加MTX＋Dex二联鞘注，分别于第3、4、5、6周第1日用。具体用法可参照如下（图8-11）。

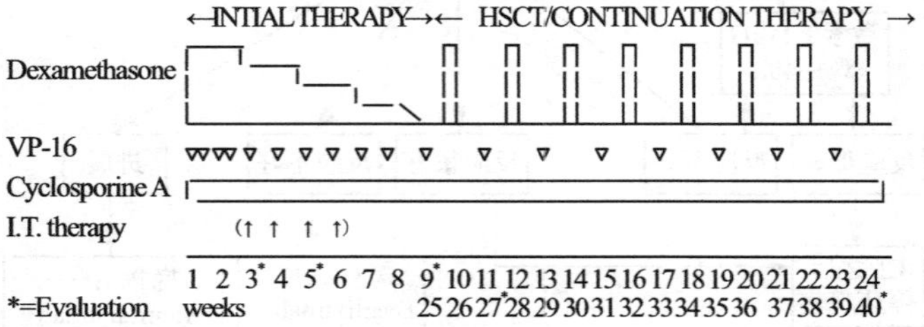

图8-11 噬血细胞综合征的维持治疗

（3）挽救治疗：如果初始治疗后的2～3周评估，未能达到部分应答及以上的疗效患者，尽早采用。

①DEP/LDEP方案

脂质体多柔比星（D）：25mg/（m^2·d）；第1日。

依托泊苷（Eto）：100mg/（m^2·d）；第1日。

甲泼尼龙（P）: 1.5 ～ 2 mg/（m^2 · d）；第1 ～ 3日。

0.75 ～ 1mg/（m^2 · d）；第4 ～ 7日。

每2周重复。对于难治性EBV-HLH，加入培门冬，1800 ～ 2500 U/（m^2 · d）；第3日。间歇1个月之后，可以重复注射培门冬。

②混合免疫治疗

ATG: 5 mg/（m^2 · d），第1 ～ 5日。

依托泊苷（Eto）: 100mg/（m^2 · d）；第5日或第9日。之后每1周1次，总计7次。

地塞米松（Dexa）: 20 mg/（m^2 · d）；第1 ～ 7日；10 mg/（m^2 · d）；第8 ～ 14日；5 mg/（m^2 · d）；连续14d；2.5 mg/（m^2 · d）；连续14d；1.25 mg/（m^2 · d）；连续14d。

3.支持治疗　化疗时必须进行血液支持和护肝、镇吐等辅助治疗。

4.鞘内注射　如果存在CNS损害，鞘内注射MTX＋Dexa，具体次数依据鞘内注射之后的反应而定。

5.抑制单核巨噬细胞系统的激活　①肾上腺皮质激素：甲泼尼龙3 ～ 5 mg/（kg · d），疗程4周以上。②丙种球蛋白: 400mg/（kg · d）连用5 ～ 7d或更长，也可应用冲击量1g/（kg · d），重者或高热不退者，可2 ～ 4周重复应用。

6.免疫调节剂　胸腺肽，α胸腺素。

7.细胞因子　粒细胞集落刺激因子（G-CSF）5 ～ 10μg/(kg · d)，皮下注射。白细胞介素-11，50μg/(kg · d)，皮下注射。可以促进骨髓造血恢复，降低感染和出血风险。

8.异基因造血干细胞移植　考虑选择：①持续性NK细胞功能障碍；②证实遗传/家族性；③复发/难治性；④中枢神经系统累及者。应迅速施行，以挽救生命。

第十八节　白　血　病

一、急性白血病

急性白血病是小儿造血组织最常见的恶性肿瘤，造血干细胞分化阻滞、克隆恶性增殖，浸润各组织器官产生各种症状。主要有急性淋巴细胞白血病（ALL）和急性髓细胞白血病（AML）。

【诊断要点】

（一）临床表现

1.起病　急骤，进展快。

2.贫血　严重的进行性贫血，出现皮肤苍白、头晕乏力、水肿及活动后气促等。

3.出血　发热可加重或诱发出血。出血部位可遍及全身，以皮肤、牙龈、口腔及鼻黏膜出血最常见，其次为胃肠道、泌尿道、子宫和呼吸道出血。M_3亚型往往出血较重，可发生在颅内、蛛网膜下腔与硬脑膜下，往往病情严重。眼底出血常为颅内出血的先兆。

4.发热　热型不定。肿瘤热；感染。

5.浸润

（1）肝、脾大：最多见，尤以ALL显著。

（2）淋巴结大：多局限于颈、腋下及腹股沟等处。全身淋巴结大以ALL最为多见。纵隔淋巴结大以小儿T-ALL多见。

（3）骨骼表现：多见于ALL，患者常有胸骨下端叩痛和压痛，四肢关节酸痛或隐痛，严重者关节肿胀，部分患者可引起骨质疏松、溶骨性破坏，甚至病理性骨折。AML可见眶骨浸润引起眼球突出、复视，甚至失明，称为绿色瘤。

（4）神经系统表现：约有2%急性白血病初诊时有中枢神经系统白血病（CNSL），以ALL多见，AML中以M_4和M_5多见。如未进行预防处理，可发生CNSL；表现：①脑膜受浸润，可影响脑脊液的循环，造成颅内压增高，出现头痛、恶心、呕吐、视物模糊、视盘水肿、展神经麻痹等现象；②脑神经麻痹主要为神经根被浸润，特别是通过脑神经孔处的第3对和第7对脑神经受累引起面瘫；③脊髓受白血病细胞浸润，以进行性截瘫为主要特征；④血管内皮受浸润以及白血病细胞淤滞，发生继发性出血，临床表现同脑血管意外。

（5）其他：黏膜、肺、消化道、心脏等部位。牙龈可因白血病细胞浸润而增生，M_4和M_5多见。皮肤浸润可出现丘疹或斑块。ALL或淋巴瘤性白血病时，泪腺、唾液腺受浸润可出现无痛性肿大，称为Mikuliz综合征。男性睾丸受累（TL）可呈弥漫性肿大，成为白血病复发的原因之一。

（二）实验室检查

1. 血象　白细胞多数呈现“一高二低白血化”的典型特征：白细胞多数明显增高，在（20.0～50.0）×10^9/L，少数≥100×10^9/L（高白细胞性）或≤10.0×10^9/L，个别≤4.0×10^9/L。血红蛋白和血小板数大多降低。一些人出现全血细胞减少、单纯性贫血或者血小板减少。周围血象中见到大量（有时高达90%）异常原始白细胞（白血化）。如果周围血原始及幼稚细胞极少或缺如，称为“非白血性白血病”，此类患者必须做骨髓穿刺检查方能确诊。

2. 骨髓象　骨髓穿刺检查是诊断急性白血病的最主要方法。骨髓增生明显活跃或极度活跃，也有少数为增生活跃或增生减低。个别患者出现骨髓坏死或者泡沫状的干抽。增生的有核细胞主要是原始细胞和早期幼稚细胞，白血病细胞（原粒始细胞Ⅰ型＋Ⅱ、原单＋幼单或原淋＋幼淋）＞30%可诊断为急性白血病。胞质出现Auer小体是AML诊断的重要标记之一。

如仅见原始细胞与成熟细胞，而无中间型细胞存在，称为“白血病裂孔现象”。如仅见原始细胞，而无以下阶段的中间型细胞和成熟细胞存在，称为“白血病断尾现象”。骨髓中其他系列细胞减少，巨核细胞增生显著减少或缺如（除M_7外），红系细胞增生明显抑制（降M_6外）。

WHO2008造血和淋巴组织肿瘤分类标准，诊断的外周血或骨髓原始细胞下限为20%。若存在克隆性重现细胞遗传学异常：t（8；21）（q22；q22）、inv（16）（p13；q22）、t（16；16）（p13；q22）、t（15；17）（q22；q12），即使原始细胞＜20%，也应当做出诊断。

白血病的原始细胞有时形态学难以区分，可借助细胞化学染色做出鉴别（表8-34）。

表8-34　3种白血病细胞化学染色比较

细胞化学染色	AML（M_2、M_3）	ALL	AML（M_4、M_5）
过氧化酶（POX）	+++	−	±
苏丹黑（SBB）	+++	−	±
非特异脂酶（NSE）	±	−	+++（被NaF抑制）
特异性脂酶（AS-DCE）	++	−	−
糖原（PAS）	−	+++	−

3. 生化学检查

（1）溶菌酶：血清、尿中的溶菌酶在M_4、M_5显著升高，其他AML可正常也可升高。而ALL则常低于正常。

（2）尿酸增多，电解质和酸碱平衡紊乱：低钙血症，高钾血症，代谢性酸中毒，低钠和（或）低氯血症。

（3）LDH、α-HBDH升高。

（4）碱性磷酸酶（NAP）：ALL明显增高，AML明显降低。

（5）末端脱氧核苷转移酶（TDT）：ALL时活性增高，而在AML中无活性。

4. 细胞遗传学　染色体检查有助于白血病的正确分型及预后的估计。白血病是基因病，小儿白血病更是如此！约45%的病例有染色体异常，其中包括单倍体、超二倍体和各种标记染色体。

5. 其他　在血象和骨髓象不足以证实急性白血病时，淋巴结穿刺液涂片和特异性皮损印片检查找到相应的白血病细胞，结合病理，有助于诊断。如果遇到骨髓坏死或者干抽，需要更换穿刺部位，或者支持治疗2～4周之后再次进行骨髓穿刺以确诊。

（三）分型（MICC）

1. 形态学（Morphology, M）分型 法、美、英（FAB）协作组分型。WHO分类提议取消L_1、L_2和L_3的形态学分类，因为细胞形态已经不能够揭示ALL的细胞生物学本质。

（1）ALL分为3个亚型

①L_1型：细胞分化较好，以小细胞为主，治疗反应较好。

②L_2型：以大细胞为主，大小不均。

③L_3型：以大细胞为主，大小较一致，分化差类似Burkitt细胞，治疗缓解率低。

（2）AML分为7个亚型

①M_1（急性粒细胞白血病未分化型）：骨髓中原始粒细胞≥90%（非红系细胞）。

②M_2（急性粒细胞白血病部分分化型）：分为M_2a、M_2b 2个亚型。

M_2a：骨髓中原粒细胞占非红系细胞的30%～90%，单核细胞＜20%，早幼粒细胞以下阶段＞10%。

M_2b：骨髓中异常的原始及早幼粒细胞增多，以异常的中幼粒细胞增生为主，其胞核常有核仁，有明显的核浆发育不平衡，此类细胞＞30%。

③M_3（急性早幼粒细胞白血病）：骨髓中以颗粒增多的异常早幼粒细胞增生为主，占非幼红细胞的＞30%，其胞核大小不一，胞质中有大小不等的颗粒，分M_{3a}、M_{3b}、M_{3v} 3个亚型。

M_{3a}：粗颗粒型，嗜苯胺蓝颗粒粗大，密集甚或融合。

M_{3b}：细颗粒型，嗜苯胺蓝颗粒密集而细小。

M_{3v}：颗粒类型不明确，形态变异。

④M_4（粒-单核细胞白血病）：按粒和单核细胞形态不同，包括M_{4a}、M_{4b}、M_{4c}、M_{4EO} 4个亚型。

M_{4a}：以原始和早幼粒细胞增生为主，原幼单和单核细胞占非红系细胞＞20%。

M_{4b}：以原、幼单核细胞增生为主，原始和早幼粒细胞占非红系细胞＞20%。

M_{4c}：原始细胞即具粒系，又具单核细胞系形态特征＞30%。

M_{4EO}：除M_{4a}、M_{4b}、M_{4c}特征外，有嗜酸颗粒粗大而圆。着色较深的嗜酸粒细胞，占5%～30%。

⑤M_5（急性单核细胞白血病）：分M_{5a}、M_{5b} 2个亚型。

M_{5a}（未分化型）：骨髓原始单核细胞占非红系细胞≥80%。

M_{5b}（部分分化型）：原始和幼稚单核细胞占非红系细胞＞30%，原单核细胞＜80%。

⑥M_6（红白血病）：骨髓中幼红系细胞＞50%，且常有形态学异常，骨髓非红系细胞中的原始粒细胞（或原始＋幼单核细胞）＞30%，血片中原粒（或原单）细胞＞5%，骨髓中非红系细胞中原粒细胞（或原＋幼单）＞20%。

⑦M_7（巨核细胞白血病）：外周血有原巨核（小巨核）细胞；骨髓中原巨核细胞＞30%，原巨核细胞由组化电镜或单克隆抗体证实；骨髓造血细胞少时往往干抽，活检有原始和巨核细胞增多，网状纤维增加。

2.免疫学（immunology，I）分型

（1）ALL：主要有B、T细胞型2类。

①B细胞型分为4个亚型（表8-35）：早期前B细胞型（early Pre-B-ALL）；普通型（C-ALL）；前B细胞型（Pre-B-ALL），成熟B细胞型（B-ALL）。

②T细胞型分为6个亚型（表8-36）：早期前T（T1）细胞型；前T（T2）细胞型；皮质T（T3）细胞型；成熟T（T4）细胞型；α/β^+T（A组）细胞型；α/δ^+T（B组）细胞型。

个别同时伴随B和T系抗原表达的ALL（B/T-ALL，双标志）。还有个别白血病细胞没有表型标志，大多数属于实验技术问题。

个别伴随髓系抗原表达的ALL（My^+-ALL，双表达），表达1或者2个髓系标志，但是没有满足混合表型急性白血病的诊断标准。

表8-35　B-ALL细胞表型

免疫亚型	表型特征						
	HLA-DR	CD19	CD10	CD22	CD20	CyIgM	SmIg
early Pre-B-ALL	+	+	−	+	−	−	−
Com-ALL	+	+	+	−/+	−/+	−	−
Pre-B-ALL	+	+	+	+	+	+	−
B-ALL	+	+	+/−	+	+	−/+	+

表8-36　T-ALL细胞表型

免疫亚型	表型特征							
	CD2	CD5	CD7	CD8	CD1a	SmCD3	抗TCR α/β+	抗TCR α/δ+
早期前T（T1）	+	−/+	+	−	−/+	−	−	−
前T（T2）	+	+/−	−	+/−	−	−	−	−
皮质T（T3）	−	−	−	−	+	−	−	−
成熟T（T4）	+	+	−	+	−	+	−	−
α/β+T-ALL(A组)	+	+	+	+	+	−/+	+	−
α/δ+T-ALL（B组）	+	+	+	+	−	−	−	+

（2）AML：分型尚正在探索中。膜标志与FAB分型的关系见表8-37。

表8-37　AML的FAB分型与膜标志

表型特征	M_1	M_2	M_3	M_4	M_5	M_6	M_7
HLA-DR	+	+	−	+	+	+/−	+/−
CD34	+	+/−	−	+/−	+/−	−	+/−
CD33	+	+	+	+	+	+/−	+/−
CD13	+/−	+	+	+	+	−	
CD14	−	+/−	−	+	+	−	

续表

表型特征	M_1	M_2	M_3	M_4	M_5	M_6	M_7
CD15	−	+	+/−	+	+	+/−	
血型糖蛋白	−	−	−	−	−	+	−
Ⅱb/Ⅲa	−	−	−	−	−	−	+

3. 细胞遗传学（Cytogenetics，C）分型　见表8-38。

（1）染色体数量改变：有≤45条染色体的低二倍体和≥47条染色体的高二倍体。

（2）染色体核型异常：ALL预后不良包括t（12；21），ETV6-CBFA2融合基因；t（4；11），MLL-AF4融合基因；t（9；22），BCR-ABL融合基因。t（8；21）（q22；q22）是M2型的特征，t（15；17）（q22；q12）是M3型的特征，t/del（11；）（q23）是M5型的特征。

表8-38　AML的MIC分型

核型变化	发生率（%）	FAB亚型	MIC提议的命名
t（8；21）（q22；q22）	12	M_2	M_2/t（8；21）
t（15；17）（q22；q12）	10	M_3	M_3/t（15；17）
t/del（11；）（q23）	6	M_{5a}（M_{5b}、M_4）	M_{5a}/t（11q）
inv/del（16）（q22）	5	M_4E0	M_4E0/inv（16）
t（9；22）（q34；q11）	3	M_1（M_2）	M_1/t（9；22）
t（6；9）（p21～22；q34）	1	M2或伴嗜碱性细胞的M4	M_2/t（6；9）
inv（3）（q21；q26）	1	M_1（M_2、M_4、M_7）伴血小板数升高	M1/inv（3）
t（8；16）（q11；q13）	＜0.1	M_{5b}	M_{2b}/t（8；16）
t/del（12）（q11～13）	＜0.1	M_2伴嗜碱细胞	M_2BaSo/t（12p）
+4	＜0.1	M_4（M_2）	M_4

4. 细胞分子生物学（Cytobiology，C）分型

（1）基因重排：ALL主要有IgH和TCR-γ、δ。MEF2D重排、ZNF358重排、iAMP21、IZKF。

（2）融合基因：ALL主要有TEL-AML1（ETV6-RUNX1）、E2A-PBX1（TCF3-PBX1）、MLL-AF4、BCR-ABL1；SIL/TAL1；Ph样子。AML主要有AML1-ETO（RUNX1-T1RUNX1）、MLL-MLLT11、CBFβ-MYH11、MLL-AF9、PML-RARα等。

（四）危险度评估

1.ALL的危险度评估

（1）高度危险组：HR（表8-39）。

表8-39　高度危险组：HR

①＜3月龄的婴儿
②初诊时WBC≥100×10^9/L
③染色体核型为t（4；11），MLL-AF4（＋）或其他的MLL重排阳性
④MR诱导化疗第15日骨髓象呈M2或M3（≥10%）者
⑤4～6周BM不能CR者
⑥IZKF阳性、SIL/TAL1
⑦MEF2D重排
⑧TGF3-HLF/t（17；19）（q22；p13）
⑨低二倍体（≤44）或DI指数＜0.8
⑩新的发现，特殊的高度危险核型
⑪诱导治疗结束MRD≥1%，或者髓外防治之前（第9～14周）≥0.01%
⑫髓外评估：髓外防治之前仍然存在肿瘤病灶者；诱导缓解结束肿瘤病灶没有缩小到最初体积的1/3者

（2）中度危险组：MR（表8-40）。

表8-40　中度危险组：MR

①年龄＜1岁或者≥10岁
②初诊时WBC≥50×10^9/L
③诱导化疗第15日骨髓象呈M_2（MRD 0.1%～10%）化者
④Tc型
⑤初诊时发生CNSL和TL
⑥t（9；22），BCR-ABL（＋）的Ph-ALL及其Ph-like

续表

⑦＜45条染色体的低二倍体；或其他异常例如t(1；19)，E2A-PBX1(＋)
⑧ZNF358重排
⑨iAMP21
⑩诱导治疗结束MRD≥0.01%，并且＜1%

（3）标准危险组：SR（表8-41）。

表8-41 标准危险组：SR

①年龄≥1岁并且＜10岁
②初诊时WBC＜50×10^9/L
③诱导化疗第15日骨髓象呈M_1者；第4～6周CR者
④MRD在第15日＜0.1%、诱导缓解结束，MRD≤0.01%，之后一直阴性
⑤非CNS2，CNS3（CNSL）和（或）TL
⑥非Tc型或成熟Bc型
⑦非MR/HR组细胞遗传学、分子生物学特征改变

（4）基于治疗之后反应的MRD的危险度评估：见表8-42。

表8-42 危险度评估

基于MRD的危险度评估（时间）	SR	MR	HR
D15	＜0.1%	0.1%～10%	≥10%
D33	＜0.01%	1%～0.01%	≥1%
W 9-14（髓外防治之前）	＜0.01%	＜0.01%	≥0.01%

注：①危险度需要随着治疗反应结局予以调整，结合治疗反应的综合评估特别重要；② 即使形态学提示有良好预后，但是没有良好MICM综合结果的亦不能进入标准危险组；③ 分子遗传学（MRD）的改变比形态学更重要，取消以形态学判断治疗预后的危险度；④ 对于ALL，要求Induction I达到CR者，原有的危险度不升级；⑤ 特殊强调D 15～20、D 30～40骨髓的MRD结局；⑥ 阳性的融合基因转入阴性，比较MRD流式细胞计量术更加敏感、重要；⑦ 升级到高度危险组，治疗按照难治性ALL再诱导方案进行治疗（Salvage treatment for refractory ALL）

（5）ALL诊治之后评估危险度流程：见图8-12。

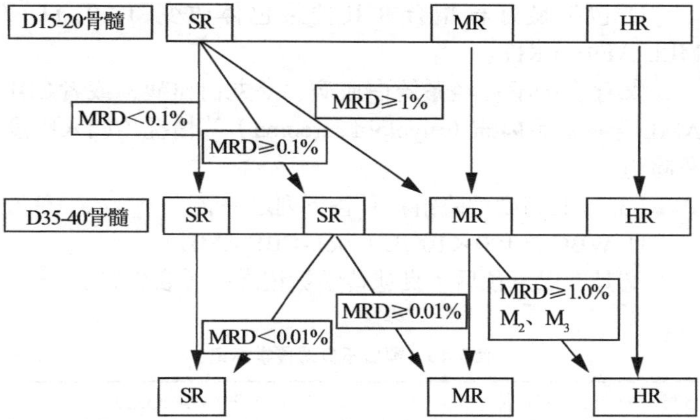

图8-12　ALL诊治后评估危险度流程

2.AML（非APL）的危险度评估　根据WBC和AML的生物学标志物进行。

（1）LR低度危险组：同时具备以下①～③者。

①WBC（1）WB（1）WBC＜100×10^9/L（for non-CBF AML）。

②有下列生物学标志物之一者：t（8；21）/AML1-ETO或RUNX1-T1RUNX1；inv（16）或t（16；16）/CBFβ-MYH11；t（1；11）（q21；q23）/MLL-MLLT11（AF1Q）；正常核型，并具有NPM1突变；正常核型，并具有CEBPα双突变。

注意：若同时具有其他染色体数目或部分结构缺失时，如－Y、＋8，而不是单纯良好核型和融合基因，或者存在上述基因突变，但不是46，XY（XX）者，均不能归入低度危险组。即使形态学提示有良好预后，如M4eo，但是没有t（8；21）/AML1-ETO或RUNX1-T1RUNX1；inv（16）或t（16；16）/CBFβ-MYH11亦不能进入低度危险组。分子遗传学的改变比形态学更重要。

③除外中枢神经系统白血病、睾丸白血病和粒细胞肉瘤。

（2）MR中度危险组：低度危险组和高度危险组之间的患者。

①包括良好核型合并其他染色体改变；t（9；11）/MLL-AF9；c-KIT。

②存在中枢神经系统白血病、睾丸白血病，或者CBF AML合并髓系肉瘤（myeloid sarcoma）等情况均归入中度危险组。

（3）HR高度危险组：具备下列之一者。

①WBC≥100×10^9/L（Non-CBF AML）。

②具有以下预后不良遗传学标记之一（表8-43）。

表8-43 预后不良遗传学标记

5号、7号染色体单体、5q-	t（2；12）/ETV6-HOXD
（5；11）/MLL-AF5	t（6；11）/MLL-AF6
t（4；11）/MLL-AF4	t（10；11）/MLL-AF10
t（6；9）/DEK-NUP214或DEK-CAN	t（7；12）/HLXB9-ETV6
t（9；22）/BCR-ABL1	t（16；21）/TLS-ERG或FUS-ERG
INV（3）（q21.3；q26.2）或t（3；3）（q21.3；q26.2）/GATA2，MECOM	复杂核型（3种及以上遗传学异常，但不包括良好核型）
FLT3-ITD突变、c-Kit突变	RUNX1突变

③转化型AML（tAML）：治疗相关性AML，MDS转化来的AML。

④髓系肉瘤（myeloid sarcoma，exclude CBF AML）。

（4）结合治疗反应的综合评估

①第1次诱导缓解至少达到PR，第2次诱导缓解达到CR者，原有的危险度不升级。

②第1次诱导缓解骨髓涂片评估为NR，或者第2次诱导缓解评估为PR或NR者均升级到极高危治疗组，按照难治性AML再诱导方案进行治疗（Salvage treatment for refractory AML）。

（五）治疗ALL的新药

针对特殊的细胞抗原表达，靶向性应用单克隆抗体：Anti-CD20（利妥昔单抗，rituximab）、Anti-CD19＋（ricin/

genistein）、Anti-CD52（alemtuzumab）、Anti-CD33、Anti-CD7＋ricin；Ph＋的早期应用酪氨酸激酶抑制药：伊马替尼及达沙替尼、法尼基转移酶抑制药（R1155777，Sch66336）；核苷类似物：Nelarabine（compound 506U）、Clofarabine；嘌呤核苷磷酸化酶抑制药BCX1777；其他：脂质体长春新碱、脂质体Ara-C（DepoCyt；Skye Pgarma）等。

白血病诊治流程见图8-13。

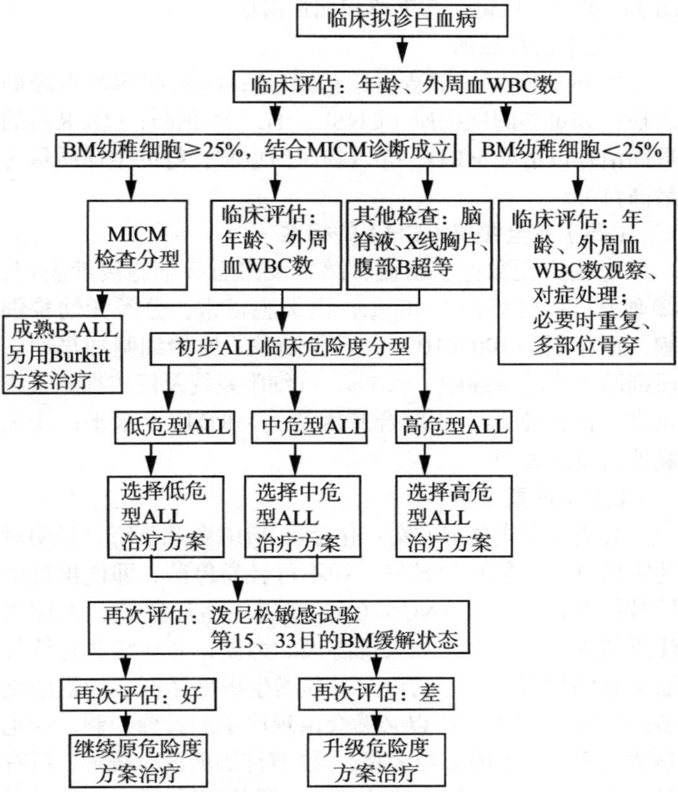

图8-13　白血病诊治流程

【治疗要点】

（一）总体治疗原则

①早期、足量、联合、交替、间歇、长期治疗；②个

体化（经验→细胞分子生物学）治疗；③应特别注意化疗的毒副作用，特别是远期并发症，如心脏毒性、生殖毒性等；④重视髓外防治；⑤正确的诊断、分型是选择治疗方案的基础，所以诊断之初需要严格确认目前所能完成的所有的MICC项目。

（二）程序化治疗的步骤

①诱导缓解；②巩固治疗；③髓外防治（庇护所预防）；④早期强化；⑤维持和加强治疗。

（三）治疗目的

①快速恢复正常造血，达到CR；②预防耐药克隆的出现；③足够的庇护所（CNSL、TL）的预防；④CR后的巩固治疗以清除MRD；⑤以临床治愈和良好的生命质量为最高目标。

（四）完全缓解（CR）的标准

①临床无贫血、出血、感染及白血病细胞浸润表现；②血象，血红蛋白＞90g/L，白细胞正常，分类无幼稚细胞，血小板＞100×10^9/L；③骨髓象，原始细胞加早幼阶段细胞（或幼稚细胞）＜5%，红细胞系统及巨核细胞系统正常，流式细胞术或融合基因达到MRD以下水平；④无髓外白血病表现。

（五）注意事项

1.坚持完成预定方案：化疗后WBC急骤下降，说明对药物敏感，一般疗效较好，切不可轻易停药，即使出现中性粒细胞缺乏症（ANC≤0.5×10^9/L）也应坚持，但应当注意加强支持疗法，加大抗感染的力度，并注意药物性骨髓抑制的程度。由于初诊时骨髓增生极度活跃，幼稚细胞多占70%～90%，所以必然会出现严重的骨髓抑制，这也是达到完全缓解的必经之路，“没有抑制就没有缓解，没有多次强烈的抑制就没有持续完全缓解乃至根治”。一切要以化疗为中心，一切临床工作都要围绕这个中心开展。如果内环境稳定，尽量缩短2个疗程的间隔时间，但是也是需要依据骨髓状况个体化，以保证治疗安全。

2.化疗后PLT的回升先于WBC，PLT回升是完全缓解的先兆，可作为判定病情和治疗的依据，如果外周血WBC分类中出现了增多的单核细胞、嗜酸粒细胞，说明骨髓抑制将很快解除。

3.诱导缓解后期，由于解除了原始细胞对骨髓的抑制，所以粒细胞、血小板均旺盛增生以代偿，外周血可出现幼稚粒细胞、有核红细胞等，不可以怀疑原来的诊断。

4.在维持治疗中WBC处于较低水平，3.0×10^9/L左右为佳。易发生骨髓受抑，说明药物敏感，预后较好，如果WBC或全血细胞突然下降，可见于：①药物过量；②病毒感染；③骨髓复发。应具体分析，必要时骨髓复查，不应盲目等待。

5.多次鞘内注射（IT）后脑脊液会发生改变，蛋白质常增高，不应误诊为CNSL，所以第1次IT对于判断CNSL最关键。需要技术熟练者操作。

6.CR后出现的脾大，可能是免疫性改变。

7.维持治疗中，巯嘌呤（6-MP）和甲氨蝶呤（MTX）是最关键的药物。循证医学显示2～3年的维持治疗是治疗成功的持久保证。

8.应用天冬酰胺酶时候需要严格监测生化项目，严格管理饮食。

9.用DNR前后须做ECG检查，注意维护心功能正常。为预防不可逆性的蒽环类导致的心肌毒副作用，预防性注射右丙亚胺，须注意DNR累积量≤360 mg/m^2（≤2岁，≤300 mg/m^2）。CTX累积剂量最好≤3.0 g/m^2，以预防继发性肿瘤和影响生育功能。每个疗程前后必须检查肝肾功能，尤其是HDMTX和HDAra-c治疗。

10.遇严重出血时，及时大力止血，注意防治DIC，血小板极低（$\leq20\times10^9$/L）时，及时输注足量单采血小板，以免发生致死性颅内出血。

11.加强营养，注意口腔、肛门和皮肤护理，加强保护性隔离，防止交叉感染。

12.保持内环境稳定，尽力清除感染病灶。

二、急性淋巴细胞性白血病

【化疗方案】

（一）SR-ALL

1.诱导缓解　VDLD方案。

（1）长春地辛:（VDS）3.0mg/（m^2·d），（每次≤4 mg/m^2），每周，静脉滴注（IV）；4次：第8、15、22、29日；或者长春新碱（VCR）1.5mg/（m^2·d）（每次≤2 mg/m^2）。

（2）柔红霉素（DNR）：30 mg/（m^2·d），用生理盐水50～100ml稀释，快速静脉滴注（30～40min），2次，第8、15日。如果状态不允许，只是1次，或者只是VLD方案。

（3）天冬酰胺酶（L-ASP）：6000～7000U/（m^2·d），每2日/每日（Q2D/QD），静脉滴注或肌内注射第8、11、14、17、20、23、26、29日，共8次。

或培天冬酰胺酶（Peg-ASP）2500U/（m^2·d）（最大3750U），肌内注射，第9日，共1次。

如果过敏，更换Ewing天冬酰胺酶1万～2万U/（m^2·d）（最大2万U），肌内注射。

（4）泼尼松：45→60mg/（m^2·d）（第1～28日），TID，PO；第29日起每2日减半，1周内减停。

三联（MTX＋Ara-c＋Dex）鞘注3次，第1、15、29日（间隔2周）。

注意事项如下：

（1）≤3岁，最好注射长春地辛，因为感觉认知不足。小心抗利尿激素分泌异常引起Na^+↓。

（2）B系可以口服泼尼松，T-ALL一般口服地塞米松。

（3）肾上腺皮质激素的胃肠道反应，可以应用抗酸药、胃酸分泌抑制药缓解。

（4）如果不能够耐受肾上腺皮质激素的毒副作用，可以更换类型、降低剂量，或者提前停止。

（5）注射ASP必须复查监测项目。≥10岁者更易发生严重的毒副作用。

（6）如果严重感染发热，停止继续治疗。控制严重感染采用降阶梯方式。

（7）控制感染和活动性出血是诱导缓解的关键所在。

（8）天冬酰胺酶引起高血糖/酮症酸中毒的处理如下。

①静脉输液胰岛素时机：空腹血糖≥11.1mmol/L。

酸中毒：轻度，pH＜7.30，HCO_3^-＜15mmol/L；中度，pH＜7.20，HCO_3^-＜10mmol/L；重度，pH＜7.10，HCO_3^-＜5mmol/L。

②方法：≥0.05U/（kg·h）；维持到酮体消失之后，而不是依据血糖水平决定。

③血糖12～17mmol/L时候，启动含糖液体输注，维持血糖在8～12mmol/L；停止静脉注射胰岛素之前0.5h，皮下注射1次0.25U/kg；维持时改为皮下注射0.5～1U/（kg·d），分次。

④早期识别脑水肿。

⑤严格限制碳酸氢钠的应用，输注速度宜缓慢。指征：pH＜6.9，休克不好转，心脏收缩力下降并且周围血管舒缩障碍。

⑥监测Na^+、K^+变化。

⑦如果血糖≥33.3mmol/L，属于高渗透性高血糖危象，需要急救。

⑧高血糖过程是可逆的，一般在1～2周恢复，所以注射胰岛素需要小心，个体化。防止危险的低血糖发生。

⑨类似糖尿病的饮食管理。

2.巩固治疗　CAM方案。

（1）CTX：800～1000 mg/（m^2·d），静脉滴注（2h），第1日。

（2）Ara-c：75mg/（m^2·d），QD/Q12h，IM/IVgtt。第3～6日；第10～13日，总计8d。

（3）6-MP：50 mg/（m^2·d），晚间睡眠前（QN），一次口服，第1～14日。

三联（MTX＋Ara-c＋Dex）鞘注2次，第3、10日（间隔1周）。

注意事项如下：

（1）CTX代谢酶活性检测：CYP2C19基因野生型效果好，A/A、A/G类型疗效降低。

（2）阿糖胞苷代谢酶活性检测：CDA（C-451T）基因型，T/T型生存率最低（表8-44）。

表8-44　阿糖胞苷代谢酶活性检测

基因型	CDA（C-451T）		
	T/T	C/T	C/C
中国人频率（%）	2.4	18.8	78.8

（3）巯嘌呤代谢：见图8-14。

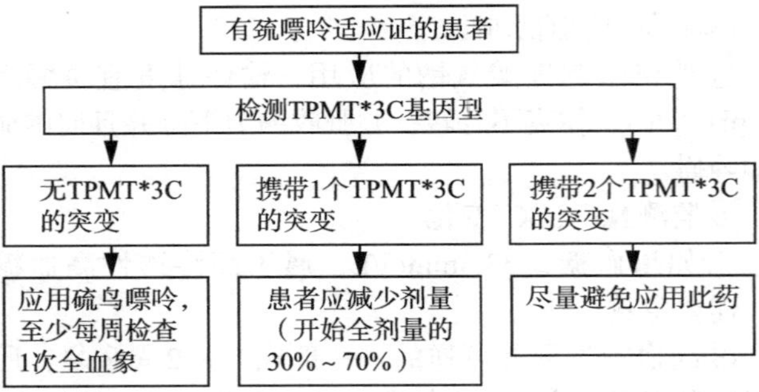

图8-14　巯嘌呤代谢

（4）巯嘌呤的剂量依据代谢酶活性需要个体化。如果肝功能ALT与AST≥10倍正常上限值、TBil≥3倍正常上限值，需要停止用药，观察1周以上。

3. 髓外防治

（1）二联鞘内注射（IT）：诱导缓解治疗时，若外周血幼稚细胞消失，即每2周1次三联鞘注（剂量见表8-45），共3次，巩固治疗2次，早期强化治疗2次。

（2）DMTX-CF（大剂量甲氨蝶呤-亚叶酸钙）疗法：于巩固治疗后休息2～3周（视血象恢复情况而定），待ANC≥ 1.0×10^9/L，WBC≥ 3.0×10^9/L，肝、肾功能无异常时尽早开始每间隔14d为1个疗程，共4个疗程，第1、15、29、43日。

①HDMTX：每次2～3g/m^2，1/6量（每次≤500mg）作为突击量在30min内快速静脉滴注，余量于23.5 h泵维均匀滴入。突击量MTX滴入后0.5～2h，行三联IT，1次。如果没有代谢酶检测，第1次注射2g /m^2（表8-45）。

②同时用VDM方案：V Dexa同上，6-MP 25～50mg/（m^2·d），第1～56日，总计8周。

③开始静脉滴注MTX 后42h，用CF解救，剂量为每次15 mg/m^2，每6小时1次，静脉注射、口服或肌内注射，具体次数视MTX血药浓度动态检测而定。需要一直解救到达无毒浓度，即＜0.1μmol/L（表8-46）。

表8-45　不同年龄三联鞘注药物剂量（mg）

年龄（月）	MTX	Ara-C	Dexa
＜12	6/3 ml	18/2ml	2
12～24	8/4 ml	24/2ml	2.5
25～35	10/5 ml	30/4ml	3.0
≥36	12.5/5 ml	36/4ml	5

注意：MTX和Ara-c制剂均需有合适的配制浓度，高浓度易引起化学性鞘膜炎

表8-46　CF解救剂量

MTX（μmol/L）	CF剂量（每次mg/m^2）
≥10（44～48）时；≥5（68～72）时	200（考虑血液透析）
＜5.0（若44h时）	
4	75
3	60
2	45
1	30
＜1.0	15

注意：在HDMTX治疗之后48h ＜0.5μmol/L；72h ＜0.1μmol/L；属于无毒性浓度，停止解救

（3）颅脑放疗

①适应证：≥3岁，凡诊断时WBC计数≥100×10^9/L；有t（9；22）或t（4；11）核型异常；诊断时有CNSL，因种种原因不宜做HDMTX治疗者。

②方法：于CR后6个月时进行，总剂量12Gy，分10～15次于2周完成。同时每周IT，1次。放疗第3周用VD方案，VCR 1.5mg/m^2，静脉注射1次；Dex 8mg/（m^2·d），第1～7日，口服。

③髓外防治贯彻于治疗的全过程。

④HDMTX-CF疗法共用4次。对LR-ALL原则上不用颅脑放疗，而采用定期重复HDMTX-CF疗法。

如不宜用HDMTX，也可酌情行颅脑放疗（总剂量及用法同HR-ALL）。

注意事项如下：

（1）MTX在体内有复杂的代谢过程。其毒副作用和疗效，主要与*ABCB1 3435*、*MTHFR 677*和*1298*、*GSTP1*（313A＞G）、*ATIC*等基因有关。

（2）如果MTX代谢缓慢，就需要不断地解救，直到无毒浓度才可以停止。

（3）血浆置换或者吸附指征：持续上升的药物浓度；严重肾功能损害，尿毒症指标；CNS损害，反复抽搐；严重混合性肝功能损害；显著性凝血紊乱。

（4）如果注射之后发生严重的胃肠道反应、剧烈呕吐、高热，应当立即停止治疗。

（5）第1次HDMTX的时间浓度可以作为后续3个疗程的剂量参考（表8-47）。

表8-47 HDMTX的时间浓度供参考

44h的MTX浓度	剂量调整
＞1.0	减少20%
0.5～1.0	维持原来的剂量
＜0.5	增加20%（LR≤3g/m^2）

（6）MTX剂量调整主要依据*MTHFR*基因：见图8-15。

理论推导*ABCB1 3435*基因与MTX毒副作用的关系

CC	CT	TT
MTX浓度相对较低，肝毒性、血液毒性风险较低 初始剂量：正常 然后，根据患者反应，进一步调整	MTX浓度较高，肝毒性风险增加4.32倍，黏膜毒性风险高1.16倍 初始剂量：减少20% 然后，根据患者反应，进一步调整	MTX浓度较高，肝毒性风险增加8.62倍，血液毒性风险增加1.88倍，黏膜毒性风险高1.3倍 初始剂量：减少40% 然后，根据患者反应，进一步调整

1. 在结合ABCB1 3435与MTHFR酶活性进行具体患者的MTX精准医学给药分析时，从保障患者安全角度考虑，初始治疗时，选用较低剂量，然后，再根据患者反应进行调整
2. 有些患者，在进行精准医学检测之前，已进行了一段时间治疗，此时根据患者的具体情况（如发生的管理局作用严重与否），进行实际调整
3. ABCB1 3435与MTHFR酶活性，提供了临床所不了解的影响MTX作用的患者内在信息。还有很多因素影响患者对于MTX治疗的应答。因此，若少数患者情况用基因不能解释，也很正常，此时应综合考虑。最主要的（也是医师最能感受的），还是应该结合患者的实际治疗应答来进行调整，这样，才是真正的以疗效为导向

图8-15　MTX药物基因类型与基于*MTHFR*基因的剂量调整

（7）化疗之前评估：见表8-48。

表8-48　化疗前评估

项目	内容	结果
血常规	符合标准	结合病情决定用药
肝功能	ALT＞4×	停止
	TBil≥86μmol/L	停止
肾功能	CCr＜10ml/min	停止
	10ml/min＜CCr＜50ml/min	50%剂量
胸腔积液、腹水	尽量抽取。如果抽取困难	50%剂量
并发用药	磺胺类	停止7d以上
	非甾体抗炎药、维生素C、奥美拉唑、青霉素类	不应当合用
基因检测	依据*MTHFR*基因	评估危险度

（8）推迟治疗：ANC＜0.5×10^9/L、WBC＜1.5×10^9/L或PLT＜50×10^9/L；ALT≥正常5倍、TBil＞34μmol/L或直接胆红素＞24μmol/L。

（9）停止巯嘌呤标准：ANC＜0.5×10^9/L、WBC＜1.5×10^9/L或PLT＜50×10^9/L。

4.早期强化 强化方案1→强化方案2。

血象达标后，强化方案1、2序贯进行。

（1）强化方案1：VDLD。

①VCR、DNR均于第1、8、15日；剂量同前。总计3次。

注意：如果第15日之前出现粒细胞缺乏，VD中止。

②L-ASP：1万U/（$m^2\cdot d$），每2日或隔日1次，第1、4、7、11日，共4次。或培门冬酶（Peg-ASP）2500U/（$m^2\cdot d$）（最大3750U），肌内注射，第3日，共1次。

③Dex：6mg/（$m^2\cdot d$），第1～7日；第15～21日。总计14d，不必减量。

三联鞘注1次，第2日。

休疗2～4周（待血象恢复，肝肾功能无异常），继续治疗。

（2）强化方案2：CAM。

①CTX：800～1000 mg/（$m^2\cdot d$），快速静脉滴注（IV）（2h），第1日。

②Ara-c：75mg/（$m^2\cdot d$），每日/每12小时，IM/IVgtt。第3～6日；第10～13日。

③6-MP：50 mg/（$m^2\cdot d$），晚间睡眠前（QN），1次口服，第1～14日。

三联鞘注1次，第3日。

5.维持治疗 维持治疗1或维持治疗2。

（1）维持治疗1：6-MP＋MTX→VD。

每4周是1个循环，连续到停止治疗。

第1～8周：6-MP＋MTX。

6-MP：50～75 mg/（$m^2\cdot d$），夜间睡眠前顿服，8周（第1～56日）。

MTX：每次20～25 mg/m^2，肌内注射或口服，每周1

次，连续直到治疗结束。

每个第4周：VD。

①VDS：3 mg/（m^2·d），静脉滴注，第1日。

②Dex：6 mg/（m^2·d），分次口服，第1～7日。

（2）维持治疗2：6-MP＋MTX→VD。

VD：1周（同前），接着6-TG/6-MP＋MTX为6-TG/6-MP 50～75 mg/（m^2·d），夜间睡眠前顿服，21d（第8～28日）；MTX 20～25 mg/（m^2·d），肌内注射或口服，每周第1日1次（第8、15、22日），连用3次。如此反复序贯用药，遇加强治疗时暂停。

注意：在6-MP＋MTX用药2～3周，保持WBC计数在（3.0～4.0）×10^9/L，ANC（1.0～1.5）×10^9/L。根据WBC和ANC个体化调整药物剂量。

没有加强治疗。

（3）髓外防治：每8～12周三联IT 1次，共6次。整个疗程总计17次。

（二）MR-ALL

1.诱导缓解　VDLD方案。

（1）长春地辛（VDS）：3mg/（m^2·d）（每次≤4mg/m^2），每周，静脉滴注（QW，1V）；第8、15、22、29日。

（2）柔红霉素（DNR）：30 mg/（m^2·d），用生理盐水100～200ml稀释，快速静脉滴注（30～40min），4次，第8、15、22、29日。如果第14日出现粒细胞缺乏，停止第3次DNR。

（3）天冬酰胺酶（L-ASP）：6000至1万U/（m^2·d），每2日或隔日1次，静脉滴注或肌内注射；第8、11、14、17、20、23、26、29日，共8次；或培门冬酶（Peg-ASP）2500U/（m^2·d）（最大3750U），肌内注射，第9、23日共2次；

（4）泼尼松试验（第1～7日）口服，45～60 mg/（m^2·d），分次口服；地塞米松（Dexa）6～10 mg/（m^2·d），分次口服；第8～28日，第29日起每2日减半，1周内减停。

注意：三联鞘注：3次，第1、15、29日（间隔2周）。

2.巩固治疗1 CAM方案，总计2轮。

（1）巩固治疗1：CAM方案/CAML方案。

①CTX：1000 mg/（m^2·d），快速静脉滴注（2h入），第1日。

②Ara-c：75mg/（m^2·d），每日1次，IM/IV。第3～6日；第10～13日。

③6-MP：50～75 mg/（m^2·d），晚间睡前（QN），口服，第1～14日。

④如果存在MRD或者诱导期间天冬酰胺酶不足，补充1次培门冬酰胺酶，剂量VDLD方案，第7日。

注意：三联鞘注1次，第3日。

（2）巩固治疗2：CAM方案/CAML方案。

①CTX：1000 mg/（m^2·d），快速静脉滴注（2h入），第1日。

②Ara-c：75mg/（m^2·d），每日或每12小时1次，IM/IV。第3～6日；第10～13日。

③6-MP：50～75 mg/（m^2·d），晚间睡前（QN），口服，第1～14日。

④如果存在MRD或诱导期间天冬酰胺酶不足，补充1次培门冬酰胺酶，剂量同VDLD方案，第7日。

注意：三联鞘注1次，第3日。

3.髓外防治

（1）三联鞘内注射（IT）：诱导缓解治疗时，若外周血幼稚细胞消失，即每14日1次鞘注，共3次；巩固治疗2次；早期强化治疗每轮2次，总计4次。

（2）HDMTX-CF（大剂量甲氨蝶呤-亚叶酸钙）疗法：于巩固治疗后休息2～3周（视血象恢复情况而定），待ANC ≥1.0×10^9/L、WBC ≥3.0×10^9/L、肝、肾功能无异常时，尽早开始，间隔14日1个疗程，共4个疗程：第1、15、29、43日。

HDMTX：每次5.0g/m^2，1/6量（≤500mg/d）作为冲击量在30min内快速静脉滴注，余量于23.5h泵维均匀滴入。冲击量MTX滴入后0.5～2h，行三联IT 1次。

注意事项如下：

（1）MTX冲击之前需要代谢酶学，第1次试验剂量每次3000mg/m²。

（2）提前1d给予以水化、碱化。

（3）同时用VDM方案：VDexa同上，6-MP 25mg/（m²·d），第1～56日，总计8周。

（4）开始滴注MTX后42h用CF解救，剂量为每次15 mg/m²，每6小时1次，静脉注射、口服或肌内注射，具体次数视MTX血药浓度而定。

4. 早期强化　强化方案（1→2），总计2轮。

血象达标后，强化方案序贯进行。

（1）第1轮

①强化方案1：VDLD。

VCR、DNR：均于第1、8、15日；剂量同前。总计3次。DNR可以替换成为Mito；或者IDA。如果第14日出现粒细胞缺乏，中止VD化疗。

L-ASP：1万U/（m²·d），每2日1次，第1、4、7、10日。共4次；或培门冬酶（Peg-ASP）2500U/（m²·d）（最大3750U），肌内注射，第3日共1次。

Dex：6mg/（m²·d），第1～7日；第15～21日，总计14d。

注意：三联鞘注1次，第3日。

休疗2～4周（待血象恢复，肝肾功能无异常），继续治疗。

②强化方案2：CAM。

CTX：1000 mg/（m²·d），静脉滴注（2h），第1日。

Ara-c：75mg/（m²·d），每日/每12小时1次，IM/IV。第3～6日；第10～13日。

6-TG/6-MP：50～75 mg/（m²·d），晚间睡前，1次口服，第1～14日。

注意：三联鞘注1次，第3日。

出院之后，6-MP＋MTX 维持治疗2个疗程（约2个月），住院接受加强治疗。

（2）第2轮

①强化方案1：VDLD。

VCR、DNR：均于第1、8、15日；剂量同前。总计3次。DNR可以替换成为Mito；或者IDA。

如果第14日出现粒细胞缺乏，中止VD化疗。

L-ASP：1万U/（m^2·d），每2日1次，第1、4、7、10日。共4次，或培门冬酶（Peg-ASP）2500U/（m^2·d）（最大3750U），肌内注射，第3日共1次。

Dex：6mg/（m^2·d），第1～7日；第15～21日，总计14d。

注意：三联鞘注1次，第3日。

休疗2～4周（待血象恢复，肝肾功能无异常），继续治疗。

②强化方案2：CAM。

CTX：1000 mg/（m^2·d），快速静脉滴注（2h入），第1日。

Ara-c：75mg/（m^2·d），每日/每12小时1次，IM/IV。第3～6日；第10～13日。

③6-TG/6-MP：50～75 mg/（m^2·d），晚间睡前，1次口服，第1～14日。

注意：三联鞘注1次，第3日。

5.维持治疗　维持治疗1或2。

（1）维持治疗1：6-MP＋MTX→VD。

每4周是1个循环，连续到停止治疗。

第1～8周：6-MP＋MTX。

6-MP：50～75 mg/（m^2d），夜间睡前顿服8周（第1～56日）。

MTX：每次20～25 mg/m^2，肌内注射或口服，每周1次，连续直到治疗结束。

每个第4周：VD，如此循环。

①VDS：3 mg/（m^2·d），IV，第1日。

②Dex：6 mg/（m^2·d），分次口服，第1～7日。

（2）维持治疗2：6-MP＋MTX→VD。

VD：1周（同前），接着6-TG/6-MP＋MTX。6-TG/6-MP 50～75 mg/（m^2·d），夜间睡前顿服21d（第8～28日）；MTX 20～25 mg/（m^2·d），肌内注射或口服，每周第1日1次（第8、15、22日），连用3次。如此反复序贯用药，遇加强治疗时暂停。

注意：在6-TG/6-MP＋MTX用药2～3周保持WBC计数在（3.0～4.0）×10^9/L，ANC（1.0～1.5）×10^9/L。根据WBC和ANC个体化调整药物剂量。

没有加强治疗。

（3）髓外防治：每8周左右三联IT 1次，共5次。整个疗程总计18次。

（三）HR-ALL

1.诱导缓解

（1）方案1：VDLD。

①长春地辛（VDS）：每次3.0mg/m^2，每次≤4 mg/m^2，每周，IV；总计4次：第8、15、22、29日。

②柔红霉素（DNR）：30 mg/m^2，用生理盐水100～200ml稀释，快速静脉滴注（30～40min），总计4次。第8、15、22、29日。DNR可以替换成为Mito或IDA。

③门冬酰胺酶（L-ASP）：7000至1万U/（m^2·d），每2日或隔日1次，静脉滴注或肌内注射；第8、11、14、17、20、23、26、29、32、35日，共10次。或培门冬酶（Peg-ASP）2500U/m^2每次，最大3750U；第2周，肌内注射，第9、23日，共2次。

④泼尼松试验：第1～7日口服。地塞米松（Dexa），6～10 mg/（m^2·d），分次口服；第8～28日，第29日起每2日减半，1周内减停。

注意：三联鞘注：2次，第1、15、29日。间隔2周。

（2）方案2：CODLD。

①环磷酰胺（CTX）：每次800 mg/m^2，稀释于生理盐水液250～500ml，在2h内静脉滴注，第15日（1次）。

②其余同VDLD方案。

（3）方案3：CODD（经济方案/不能用天冬酰胺酶者）。

①CTX：每次800～1000 mg/m^2，用法同CODLD方案，第8日。

②其他：其余同VDLD方案。

必须向患者交代此方案的利弊。

2.巩固治疗　CAML方案，总计2轮。

（1）巩固治疗1：第1轮CAML方案。

①CTX：1000 mg/（m^2·d），快速静脉滴注（2h入），第1日。

②Ara-c：75mg/（m^2·d），每日/每12小时1次，IM/Ivgtt。第3～6日；第10～13日。

③6-MP：50～75 mg/（m^2·d），晚间睡前，口服，第1～14日。

④培门冬酰胺酶：剂量同上，第7日。

注意：三联鞘注1次，第3日。

（2）巩固治疗2：第2轮CAM方案/CAML方案。

①CTX：1000 mg/（m^2·d），快速静脉滴注（2h入），第1日。

②Ara-c：75mg/（m^2·d），QD/Q12h，IM/IV。第3～6日；第10～13日。

③6-MP：50～75 mg/（m^2·d），晚间睡前，口服，第1～14日。

④如果存在MRD或诱导期间天冬酰胺酶不足，补充1次培门冬酰胺酶，剂量同上，第7日。

注意：三联鞘注1次，第3日。

3.髓外防治　选择以下方案中2轮方案。

三联鞘内注射（IT）：诱导缓解治疗时，若外周血幼稚细胞消失，即每周1次三联鞘注，共3～4次，巩固治疗2次。

（1）HR-1方案：HDMTX-VCALD。

①HDMTX：每次5.0g/m^2。1/6量（每次≤500mg）作为突击量在30min内快速静脉滴注，余量于24h泵维均匀滴入。突击量MTX滴入后0.5～2h，行三联IT 1次，第

1日。

注意：MTX冲击之前需要代谢酶学，第1次试验剂量每次3000mg/m^2；提前1d水化、碱化。

②VDS：每次3.0 mg/m^2，2次，第1、8日。

③CTX：每次200mg/m^2，Q12h，静脉滴注5次。第2～4日。

④Ara-c：每次2.0g/m^2，Q12h，静脉滴注2次，即每日4.0g/m^2。第5日。

⑤L-Asp：每次10 000U/m^2，QOD，静脉滴注2次，第6、8日。或者培门冬1次。

⑥Dex：20 mg/（m^2·d），静脉注射或分次口服5d，第1～5日。

注意：三联鞘注1次，第1日。

（2）HR-2方案：HDMTX-VIDD。

①HDMTX：每次5.0g/m^2。1/6量（每次≤500mg）作为突击量在30min内静脉滴注，余量于24h泵维均匀滴入。突击量MTX滴入后0.5～2h，行三联IT 1次，第1日。

②VDS：每次3.0 mg/m^2，2次，第1、8日。

③IFO：每次800mg/m^2，Q12h，静脉滴注5次。第2～4日。

④DNR：每次30mg/m^2，Qd，静脉滴注1次。第5日。

⑤Dex：20 mg/（m^2·d），静脉注射或分次口服5d，第1～5日。

注意：三联鞘注1次，第1日，如果CNSL增加1次。

（3）HR-3方案：AELD。

①Ara-c：每次2.0g/m^2，Q12h，静脉滴注4次，即4.0g/（m^2·d），第1～2日。

②Eto：每次100mg/m^2，Q12h，静脉滴注5次，即0.2g/（m^2·d），第3～5日。

③L-Asp：每次1万U/m^2，Qd，静脉滴注1次，第6日。或者培门冬1次。

④Dex：20 mg/（m^2·d），静脉注射或分次口服5d，

第1～5日。

注意：三联鞘注1次，第5日。

（4）颅脑放疗

①适应证：≥4岁，凡诊断时WBC计数≥100×10^9/L的T型；有t（9；22）或t（4；11）核型异常；诊断时有CNSL，因种种原因不宜做HDMTX治疗者。

②方法：于CR后6个月时进行，总剂量12Gy，分15次于3周完成；同时每周IT 1次。放疗第3周用VD方案，VCR 1.5mg/m^2，静脉注射1次；Dex：8mg/（m^2·d），第1～7日，口服。

4.早期强化　VDLD→CAM。

血象达标后，以下方案序贯进行。

（1）强化方案1：VDLD。

①VCR、DNR：均于第8、15、22、29日；剂量同前。总计4次。DNR可以替换成为Mito或IDA。

如果第14日出现粒细胞缺乏，中止VD化疗。

②L-ASP：1万U/（m^2·d），Q2d或者QOD，第8、11、14、17日，共4次；或培门冬酶（Peg-ASP）2500U/（m^2·d，最大3750U），肌内注射，第3日共1次。

③Dex：10mg/（m^2·d），第1～21日，总计21d，之后逐渐减停。

注意：三联鞘注2次，第1、15日（间隔2周）。

休疗2～4周（待血象恢复，肝肾功能无异常），继续加强治疗。

（2）强化方案2：CAML方案。

①CTX：1000 mg/（m^2·d），快速静脉滴注（2h入），第1日。

②Ara-c：75mg/（m^2·d），QD/Q12h，IM/IVgtt，第3～6日；第10～13日。

③6-MP：50～75 mg/（m^2·d），QN，1次口服，第1～14日。

④培门冬酰胺酶，剂量同上，第7日。

注意：三联鞘注2次，第3、17日（间隔2周）。

5.维持及加强治疗

（1）维持治疗：6-MP＋MTX →CA →VD，节拍化疗。每4周是1个循环，连续到停止治疗。

①第1～2周：6-MP＋MTX。

6-MP：50～75 mg/（m^2·d），夜间睡前顿服14日，第1～14日。

MTX：每次20～25 mg/m^2，肌内注射或口服，2次（第1、8日）。

②第3周：CA，总计12次（48周），第49周（约第2年）开始，只是应用6-MP＋MTX。

CTX：每次300mg/m^2，静脉滴注（2h），第15日。

Ara-c：300 mg/（m^2·d），Qd，静脉滴注（2h），第15日。

注意：CTX的累积剂量，毒副作用。

③第4周：VD（长春新碱＋地塞米松）化疗。

注意：在6-MP＋MTX用药过程中保持WBC计数在（3.0～4.0）×10^9/L，ANC（1.0～1.5）×10^9/L。根据WBC和ANC调整药物剂量。

（2）髓外防治

①T-ALL和HR维持治疗时期，每6～8周1次IT，共10次。整个疗程总计21次以上IT。

②做颅脑放疗者，不能再做HDMTX-CF治疗。

（四）Ph^+-ALL

1.诱导缓解　一旦确认BCR-ABL融合基因阳性，立即开始口服甲磺酸伊马替尼（格列卫），300mg/（m^2·d），比较大年龄儿童可以达到400～600mg/d。没有严格的界限用来选择第一代或第二代TKI。

或者口服第二代TKI达沙替尼、尼洛替尼。TKI药物治疗贯穿整个治疗过程，持续时间目前没有固定。如果出现严重的中性粒细胞缺乏，同时出现感染发热等并发症，需要停止TKI。

VDLD方案相同于MR-ALL。可以不应用天冬酰胺酶。

2.巩固治疗　相同于MR-ALL。

3.髓外防治　相同于MR-ALL。

4.早期强化　相同于MR-ALL。可以不应用门冬酰胺酶。

5.维持及加强治疗

（1）对于维持持续完全缓解，TKI药物远远比常规的化疗重要。如果联合用药产生严重的骨髓抑制，那么可以停止细胞毒药物。

（2）动态性监测融合基因*BCR-ABL*的载量变化特别地重要，追求达到深度的分子学缓解，乃至无治疗缓解。

（3）不能够应用TKI者，可以皮下注射干扰素，每次5万～10万U /kg，隔日1次或每1周2次。

（4）CR之后至少维持治疗24个月。

（5）是否需要异基因造血干细胞移植，依据融合基因BCR-ABL的载量动态性监测结果而定。

ALL诱导缓解注意事项：

（1）对于高白细胞血症（WBC ≥ 100×10^9/L）者，必须给予水化、碱化并注意肿瘤溶解综合征（TLS）、DIC、颅内出血（ICH）、呼吸窘迫综合征（RDS）、急性肾衰竭（ARF）。

①泼尼松试验（第1～7日），对于肿瘤负荷大者，自0.2～0.5mg/（kg·d）开始，逐渐增加至足量60mg/（m^2·d），口服至WBC ＜20×10^9/L后开始正规化疗，注射VDS或VCR。

②DNR推迟到WBC＜20×10^9/L时开始应用。

③若WBC持续升高，渐进性开始正规化疗。

④防止高尿酸血症：别嘌醇7～10mg/（kg·d），连续7～10d，直到WBC＜4×10^9/L时。

（2）低增生型和婴儿型的ALL，化疗剂量可略降低1/4。或者推迟化疗时间，或者只是采取VLD方案。

（3）应重视围化疗期处理，第1周调整内环境至稳态。如果存在感染，可以适当推迟化疗。

（4）髓外白血病（IT）预防性治疗同步进行。第1次鞘内注射的脑脊液送检流式细胞术。

（5）特别重视早期治疗反应评估，依据MRD结果调整危险度、治疗强度：泼尼松试验（第1～7日）；第15日的BM；第33日的BM；动态MRD变化。于诱导缓解化疗的第15～19日必须复查骨髓，可能出现3种不同的结果。

①M1（骨髓CR）：明显抑制，原淋＋幼淋＜5%，MRD＜0.01%提示疗效和预后良好，会CR。

②M2（骨髓PR）：呈不同程度抑制，原淋＋幼淋为5%～25%，提示疗效较差；须加用1次DNR，或者更换成为IDA；如果DNR足量，加用1次CTX，800mg/m^2。

③M3（骨髓NR）：骨髓抑制或不抑制，原淋＋幼淋＞25%，提示无效，属难治性白血病，必须及时更换为强烈的化疗方案，如DAEL；换用二线药物或加用MDR逆转剂。

（6）也可用其他蒽环类药物，如4-去甲氧基柔红霉素（IDA）每次10～12 mg/m^2，米托蒽醌（Mito，NVT）每次10 mg/m^{2}代替DNR。Ph^{1}染色体阳性者加用甲磺酸伊马替尼，或者达沙替尼、尼罗替尼。TKI远比常规性化疗重要。

（7）应特别注意L-ASP的剂量、安全性，每用1～2次必须复查肝功能、血糖、血清及尿淀粉酶、凝血象，可放慢节奏。应用之前需要做皮试，多次注射之后更加容易发生过敏并且诱导抗体。≥10岁者更易发生过敏、出血性胰腺炎、高血糖、凝血紊乱、肝损害等副作用。Peg-Asp不必做皮试，年龄≥10岁者应当在诱导缓解期肌内注射，以免在注射普通天冬酰胺酶之后产生抗体，导致之后应用困难。

（8）应用Dexa期间，若副作用大，可服1周，停1周；再服1周，停1周；或改为Pred。应注意肝功能损害、高血糖、骨缺血坏死、真菌感染。

（9）及时而恰当的成分血液支持、细胞因子（G-CSF、

TPO、IL-11、艾曲波帕）的应用对保证化疗的连续性和安全性至关重要。

（10）按体表面积准确给药，并不能减少严重毒副作用。按体表面积＋代谢酶基因突变信息给药，能有效避免严重毒副作用。

ALL各临床亚型的诱导缓解治疗、巩固治疗、髓外白血病防治、早期强化治疗、维持治疗见表8-49～表8-53。

ALL维持期间的注意事项：

（1）特别警惕，长期应用肾上腺皮质激素导致的股骨头坏死。一般需要减停，或者每1个疗程口服5d，或者降低1/2的剂量。需要知道，没有准确的方法可以早期预测股骨头的血液供应。

（2）特殊强调，不要接触泥土、花朵、灰霾……小心肺孢子菌肺炎——PCP。

（3）长期口服巯嘌呤，主要的毒副作用是慢性肝功能损害。

（4）骨髓的定期检测。主要目的是：是否存在残留病灶，复发的可能性如何。

（5）考虑化疗对于骨髓的长期影响，骨髓的耐受性和潜能，维持期间的加强化疗需要特别地慎重。

附1：CNSL（中枢神经系统白血病）的治疗及治疗依据

1.治疗

（1）初诊时的CNSL：在进行诱导化疗的同时，三联鞘注，每周1次，直到脑脊液转入阴性至少5次为止。一般在鞘注化疗2～3次后CSF常转阴。然后在完成早期强化治疗后（诱导、巩固、髓外防治和早期强化后）做颅脑放疗。＜2岁，不建议放疗；≥2岁，总剂量为12Gy。做完放疗后不能再做HDMTX-CF治疗，但三联鞘注必须每8周1次，直至终止治疗。

（2）CR后发生CNSL复发：三联鞘注隔日1次，直到脑脊液转入阴性至少5次为止。颅脑放疗同初诊时的CNSL。

但在完成三联鞘注后，必须重新评估疾病状态，给予全身强化治疗。以免由CNSL引发骨髓复发。

2.诊断依据

（1）具有相应的中枢神经系统受累的症状和体征。

（2）脑脊液：压力增高＞200mmH_2O；脑脊液中白细胞数＞0.005×10^9/L；脑脊液蛋白定性实验为阳性或蛋白定量＞0.45g/L。

（3）脑脊液中找到白血病细胞，或者流式细胞术发现异常细胞群。

（4）排除了其他原因造成的神经系统疾病。

在（1）～（3）项中，以脑脊液中找到白血病细胞或者流式细胞术发现异常最具诊断意义。

临床分型：无症状型；颅高压型；脊髓型；脑实质型；混合型。

附2：睾丸白血病（TL）的治疗及诊断依据

1.治疗

（1）初诊时的TL：先完成诱导治疗，CR后若是双侧TL，在髓外防治结束之后，完成楔形活检，确定是否TL。则做双侧睾丸放疗，总剂量为20～26Gy。若是单侧TL，也可做双侧睾丸放疗（因为目前尚无做单侧睾丸放疗的方法）或病侧睾丸切除。在做TL治疗的同时继续进行早期强化治疗。

（2）CR后发生TL：则先做初诊时的TL的治疗，≤3岁的总剂量为12～15Gy。必须重新评估疾病状态，给予全身强化治疗，以免由TL引发骨髓复发。

2.诊断依据

（1）单侧或双侧睾丸无痛性肿大；

（2）阴囊皮肤色素沉着；

（3）病理活检发现白血病细胞；

（4）规范性化疗可使肿块缩小。

表8-49 ALL各临床亚型诱导缓解治疗

亚型	LR-ALL	MR-ALL	HR-ALL
VDS	3.0 mg/m^2 QW ×4次	3.0 mg/m^2 QW ×4次	3.0 mg/m^2 QW ×4次
DNR（*IDA）	30mg/m^2 ×2次	30mg/m^2×4次	（10 ～ 15mg/m^2）×4次
L-Asp	6000U/m^2×8次 或 培门冬2500U/m^2×1次	7000至1万U/m^2×8次 或 培门2500U/m^2×2次	1万U/m^2×10次 或 培门冬2500U/m^2×2次
Dexa	6～10mg/m^2 ×21d	6～10mg/m^2×21d	6～10mg/m^2×21d
Pred	45 ～ 60mg/m^2 ×28d	45 ～ 60mg/m^2 ×28d	45 ～ 60mg/m^2 ×28d

注：长春地辛，*去甲氧柔红霉素

表8-50 ALL各临床亚型巩固治疗

亚型	LR-ALL	MR-ALL（2轮）	HR-ALL（2轮）
CTX	800mg/m^2，第1日	1000mg/m^2，第1日	1000mg/m^2，第1日
Ara-c	75mg/m^2，第3～6日；第10～13日	75mg/m^2，第3～6日；第10～13日	75mg/m^2，第3～6日；第10～13日
L-Asp	—	—	培门冬2500U/m^2×（1～2）次
6-MP	50mg/m^2，第1～14日	50mg/m^2，第1～14日	50～75mg/m^2，第1～14日

表8-51 ALL各临床亚型髓外白血病防治

亚型	LR-ALL	MR-ALL	HR-ALL（选择2轮）
HDMTX-CF	2g/m^2× 4次 第1、15、29、43日	5g/m^2 × 4次 第1、15、29、43日	HR-1/HR-2/HR-3
6-MP	25mg/m^2 × 56d	25mg/m^2× 56d	Dex，20 mg/（m^2·d），第1～5日

表8-52　ALL各临床亚型早期强化治疗

亚型	LR-ALL	MR-ALL	HR-ALL
1	VDLD＋CAM	VDLD＋CAM	VDLD＋CAM
2	—	6-MP＋MTX，2个月	—
3	—	VDLD＋CAM	—

表8-53　ALL各临床亚型维持治疗

亚型	LR-ALL	MR-ALL	HR-ALL
MTX，每周20～30mg/m^2	QW×7	QW×7	QW×2
6-MP，每日50～75mg/m^2	QN×56	QN×56	QN×14
VDS　每次3.0mg/m^2	第1日	第1日	第1日
Dexa　6mg/（m^2·d）	第1～5日	第1～5日	第1～5日
CA	—	—	第15日（总计48周）

三、急性髓性白血病

【诱导缓解】

急性髓性白血病诱导缓解见图8-16。

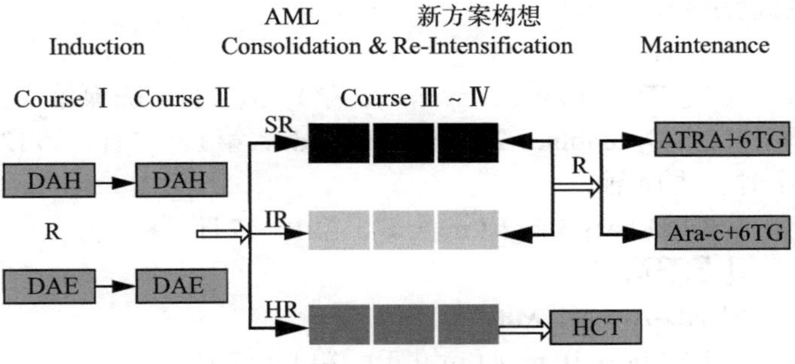

图8-16　急性髓性白血病诱导缓解

注：DAH.柔红霉素、阿糖胞苷、高三尖杉酯碱；ATRA+6-mp.全反式维A酸+6-巯基嘌呤；DAE.柔红霉素、阿糖胞苷、足叶乙苷；Ara-c+6-TG.阿糖胞苷+6-硫鸟嘌呤

1.DAH方案

（1）H-har：3 mg/（m^2·d），第1～7日。

（2）Cytarabine：200 mg/（m^2·d），第1～7日。

（3）DNR：40 mg/（m^2·d），第1、3、5日。

2.DAE方案

（1）DNR：40mg/（m^2·d），第1、3、5日，共3次，经外周静脉滴注时间小于1h，经PICC输注时间大于1h。

（2）Ara-C：每次100mg/m^2，第1～7日；每12小时1次，共14次。

（3）Eto：100mg/（m^2·d），第1～5日，每次静脉滴注4h，共5次。

3.HAA方案

（1）H-har：3 mg/（m^2·d），第1～7日。

（2）Cytarabine：200 mg/（m^2·d），第1～7日。

（3）Aclarubicin：20 mg/（m^2·d），第1～7日。

【巩固治疗】

1.IAE方案

（1）IDA：10 mg/（m^2·d），第1、3、5日。6h泵维入。

（2）Ara-c：200 mg/（m^2·d），第1～7日，第12小时，共14剂。

（3）VP-16：100 mg/（m^2·d），第1～5日，每次静脉滴注4h，共5次。

2.IAH方案

（1）IDA：10 mg/（m^2·d），第1、3、5日。6h泵维入。

（2）Cytarabine：200 mg/（m^2·d），第1～7日，第12小时，共14剂。

（3）H-har：3 mg/（m^2·d），第1～7日。

【加强治疗】

1.HD-Ara-c＋Mito

（1）Mito：10 mg/（m^2·d），第1～2日。

（2）HDAra-c：每次2g/m^2，每12小时×6次，3h泵入。第1、2、3日。

2.HD-Ara-c＋H-Har

（1）H-Har：3 mg/（m^2·d），第1～5日，4h泵入。

（2）HDAra-c：每次2g/m^2，每12小时×6次，3h泵入。第1、2、3日。

3.HD-Ara-c＋L-asp

（1）L-asp：6000U/（m^2·d），第2，在第4次Ara-c后3h皮下注射，共1次。

（2）HDAra-c：每次3g/m^2，每12小时×4～6次，3h泵入。共4次（低危）或6次，（中高危）第1、2、3日（累计Ara-c：低危12g，中、高危18g）。

【维持治疗】

时间1年，随机分成2组。

（1）A组：Ara-c＋6MP 1年。

①6MP：50mg/（m^2·d），晚餐2h后或睡前服用。

②Ara-c：40mg/（m^2·d），静脉注射，第1～4日，每4周。

（2）B组：ATRA＋6MP /MTX。

①6MP＋MTX：10周。

6MP：50mg/（m^2·d），口服，晚餐2h后或睡前服用。

MTX：20 mg/（m^2·d），肌内注射或口服，每周，当中性粒细胞＜0.5×10^9/L时停药。

②ATRA：20～30mg/（m^2·d），2周，期间停用6MP＋MTX。

【其他的方案选择】

1. MAVm方案

（1）Mito，NVT：每次8～10 mg/m^2，第3～5日。

（2）Ara-c：150mg /（m^2·d），24h泵维，第1、2日；以后200mg/（m^2·d），每12小时，第3～8日，静脉滴注。

（3）Vm26：100 mg/（m^2·d），第6～8日。

2.DAE方案

（1）DNR：40 mg/（m^2·d），第1～3日。

（2）Ara-c：200 mg/（m^2·d），每12小时1次，第1～7日。

（3）Eto：150 mg/（m^2·d）或Vm 100 mg/（m^2·d），第4～6日。

3.IA方案

（1）IDA：8～12 mg/（m^2·d），第1～3日。

（2）Ara-c：200 mg/（m^2·d），每12小时1次；第1～7日。

4. HAE（仅限于不宜用蒽环类药物者）

（1）H-HAR：3～5 mg/（m^2·d），第1～7日。

（2）Ara-c：200 mg/（m^2·d），每12小时1次；第1～7日。

（3）Eto：150 mg/（m^2·d），第1～3日。

【注意事项】

1.诱导缓解化疗结束后48h（第9日）复查骨髓，观察3个项目。

（1）若原＋幼≥15%，骨髓抑制不显著，预计1个疗程难获CR，则追加Ara-c，2～3d。

（2）原＋幼＜15%，有相当程度骨髓抑制者可应用细胞因子（G-CSF、GM-CSF），较安全。

（3）第15日若原＋幼＞15%，若条件允许，提前进行第2个疗程的化疗。

2.化疗前WBC≥100×10^9/L者，化疗中要用别嘌醇10mg/（kg·d），第1～14日。

3.低增生型AML的诱导化疗先用H-HAR，2～3 mg/（m^2·d），7～14d；或VCR，每次1.5 mg/m^2。每周1次×2次，待骨髓象、血象改善后再进入上述诱导缓解化疗。

4.HAD、HAE更适合M_4、M_5型；APL的诱导与之不同。

5.HR型诱导缓解治疗选用IA、MAVm方案。

6.由于治疗属于清髓性，所以必须给予积极的血液成分支持（成分输血和IVIG等）；必须更积极地防治感染。

7.每一疗程前后必须检查肝肾功能、心功能，用蒽环类前后须做心电图检查。为预防不可逆性的心肌毒副作用，须密切注意DNR累积量≤360 mg/m^2（≤2岁，≤300 mg/m^2）。之前注射保护剂右雷佐生。

8.应注意鬼臼类致继发性肿瘤（sAML）。

9.HD-Ara-c应用时，第5日使用激素眼膏2d，预防角膜结膜炎。同时注射维生素B_6 150 mg/m^{2}连续2d，如果出现眼球震颤、共济失调，需要停止治疗。

【复发的治疗】

1. FLAG方案

（1）Flu：30 mg/（m^2·d），第1～5日。

（2）Ara-c：每次1～2g/m^2，每12小时1次，第1～5日。在Flu之后4h静脉滴注。

（3）G-CSF：每次200μg/m^2，每日1次，皮下注射，第0～5日。

2.ME方案

（1）Mito：10 mg/（m^2·d），每日1次，第1～5日。

（2）Eto：100 mg/（m^2·d），每日1次，第1～5日。

3. 包含HD-Ara-c的方案

（1）HD-Ara-c＋DNR（或Mito）

①DNR：30 mg/（m^2·d），第1～2日。

②Mito：10 mg/（m^2·d），第1～2日。

③HDAra-c：每次1～2g/m^2，每12小时×（4～6）次。第1、2、3日。

（2）HD-Ara-c＋Eto或Vm

①Eto：每次150 mg/m^2，第1～2日；或Vm，100 mg/（m^2·d），第1～2日。

②HDAra-c：每次1～2g/m^2，每12小时×（4～6）次。第1、2、3日。

（3）HD-Ara-c＋L-ASP

①L-ASP：每次5000至1万U/m^2，隔日静脉滴注或肌内注射，末次Ara-c后4h，即第3日，第5日计2次。

②HDAra-c：每次1～2g/m^2，每12小时×4～6次。第1、2、3日。

附：AML-CLAG方案

适应证：用于AML伴AML1-ETO阳性治疗后未转阴情况。

【研究背景】

AML伴AML1-ETO阳性患者，在无高危因素情况下，按CCLG-AML。

2015方案化疗后，AML1-ETO定量检测仍10^{-4}，故拟用CLAG方案。

进行二线化疗。

目的是在保证安全有效的基础上减少移植，提高患儿的生存质量。

【适应证】

完成强化疗5个疗程后，AML1-ETO融合基因仍然＞10^{-4}、但10^{-2}出现2次以上，建议移植。

【CLAG化疗方案】

CLAG化疗方案见表8-54。

表8-54　CLAG化疗方案

药物	剂量	时间
①克拉屈滨（Cladribine）	9mg/（m^2·d）（最大量10mg/d）	第1～5日 每日1次，每次2h，共5次
②Ara-c	每次1g/m^2	第1～5日 每日1次，每次2h，共5次（与克拉屈滨间隔2h）
③G-CSF	3～5μg/kg（最大量300μg）	第0～5日 每日1次，皮下注射，共6次

地西他滨对伴有TP53突变的AML和MDS以及合并-5（5q-）的特异性核型表现的AML/MDS均显示出非常好的疗效。

【髓外防治】

AML各形态亚型（除M4、M5外）诱导缓解期进行1次三联鞘注，CR后每2周做三联鞘注2次即可；M_4、M_5诱导化疗期做三联鞘注3～4次，CR后每3个月鞘注1次，直到终止治疗，总计7～10次。

【维持治疗期间监测】

监测BM＋MRD的变化，观察期间每3个月监测1次。

四、急性早幼粒细胞性白血病

1. 诊断　急性早幼粒细胞性白血病（APL）诊断见图8-17。

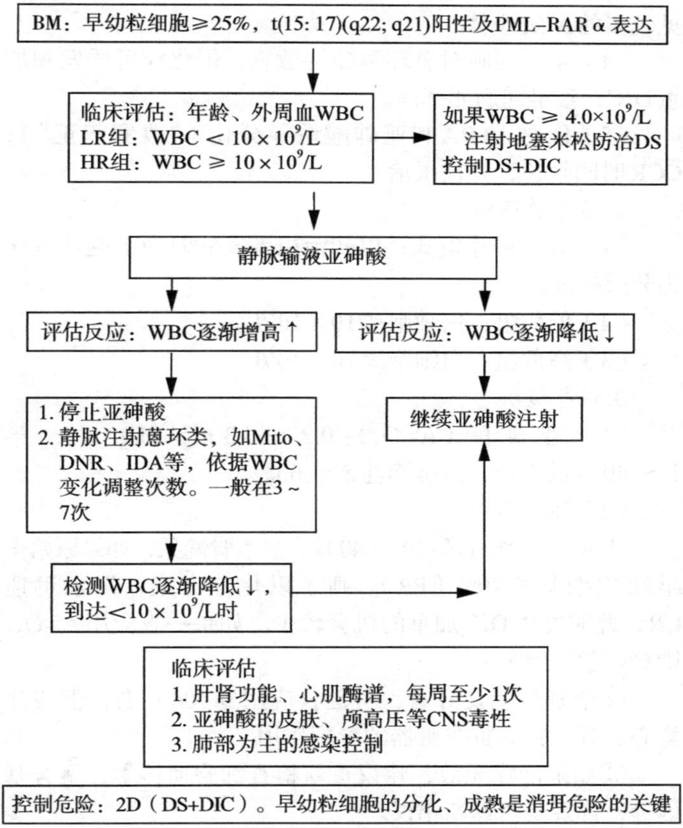

图8-17　APL诊治流程

（1）90%以上出现特异性染色体t（15：17）（q22；q21）阳性及PML-RARα表达。5%非典型易位，例如t（11：17）、t（5：17）、15q24、17q21等。

非典型的分子改变：PLZF-RARα、NuMA-RARα、

NPM-RARα、Stat5b-RARα、F1P1L1-RARα、PRKAR1A-RARα、BCOR-RARα等。不到1%者呈现假阴性。

（2）常伴随出血病变，容易发生DIC，发生率达72%～100%。

（3）早幼粒细胞胞质内充满异常的粗、细颗粒，并可见较多的Auer小体。

（4）APL细胞对蒽环类独特敏感，但化疗可诱发和加重DIC，致早期病死率高。

（5）能被ATRA和亚砷酸诱导分化（“改邪归正”）；CCR时间较长，并被根治。

2.治疗前评估

（1）分层治疗模式：以初治患者发病时白细胞计数作为分层标准。

（2）低危组：白细胞＜10×10^9/L。

（3）高危组：白细胞≥10×10^9/L。

3.诱导缓解

（1）亚砷酸（As_2O_3）：0.2～0.3 mg/（kg·d），第1～40日或更长，静脉滴注5～6h。

（2）注意事项

①As_2O_3治疗后第30～40日，复查骨髓象，如果原始＋早幼粒细胞≤20%（PR），则予以化疗方案，以求迅速CR，此时发生DIC加重的机会较少。如果一直应用As_2O_3，则CR过程较慢。

②个别耐受良好者，可延长应用到70d左右，但应注意心、肝、肾等重要脏器的毒副作用。

③如果治疗无效，建议重新检查细胞遗传学、融合基因等，怀疑是否诊断错误。

④由于As_2O_3以诱导细胞凋亡为主，如果外周血象未达到CR标准，应以骨髓象为准。如果骨髓中出现了细胞核固缩等凋亡现象，可继续应用。

⑤在维持治疗中，如果每3个月的例行骨髓复查，原始粒细胞＋早幼粒细胞＞10%，则给予以化疗加强；而在≤10%时，不必化疗，可继续应用As_2O_3维持，但应注

意复查PML-RARα。

⑥As_2O_3毒副反应较轻，多发生在WBC的上升期。而巩固和维持治疗是温和的，多数能够耐受。

⑦不推荐口服羟基脲、白细胞分离术治疗高白细胞患者。

⑧分化综合征（DS）：通常在初诊或复发时，与WBC≥10×10^9/L并且持续上升相关。表现为呼吸窘迫、发热、肺水肿、肺部浸润、胸腔积液或心包积液、低血压、骨痛、头痛、充血性心力衰竭、急性肾衰竭等。

应当立刻停止ATRA或As_2O_3，依据WBC的变化适当加用蒽环类化疗，密切关注容量负荷和肺功能状态，立即给予地塞米松5～10mg，静脉注射，每12小时1次，至少连用10～14 d或以上，直到低氧血症解除。

为了防治DS，强烈建议WBC≥4.0×10^9/L时，注射地塞米松，同时降低砷剂剂量或者联合注射阿糖胞苷或者蒽环类药物以抑制骨髓。

⑨治疗DIC：注射砷剂是最好的DIC治疗。但是血液支持：输注血小板以维持PLT≥30×10^9/L；输注浓缩纤维蛋白原、凝血酶原复合物、冷沉淀和新鲜血浆，以维持FIB≥1.0g/L、PT和APTT正常，也是重要的。需要每日监测凝血功能直到功能复常。

所谓标准性细胞毒药物治疗也是可以诱发或加重DIC，所以如果注射细胞毒药物，往往需要从低剂量开始逐渐增加，并且严密观察凝血功能指标的变化。

如果存在显著性内脏出血，强烈建议注射rh-FⅦ（商品名：诺其）。

4.巩固治疗　CR或PR后主要用蒽环类，如Mito、DNR、IDA等2～3次，剂量同上。不推荐注射阿糖胞苷。

5.维持治疗　单用亚砷酸或用亚砷酸与维A酸等有效方案交替。

由于长期注射As_2O_3，在维持期间注射细胞毒性化疗药物需要特别的慎重，往往导致严重的骨髓抑制，伴随严重感染和出血的风险。

（1）低危：1～6个疗程，每1个疗程的组成如下。

①砷：0.2～0.25mg/（kg·d）×21d；休息28d。

②砷：0.2～0.25mg/（kg·d）×14d；休息28d。

③砷：0.2～0.25mg/（kg·d）× 7d；休息21d。

（2）高危：单用亚砷酸或与维A酸方案交替。

亚砷酸剂量同上。

注意：每个疗程约4个月；总计完成6～7个疗程，维持时间2～2.5年，必须依据融合基因*PML-RARα*的动态监测结果而定；由于砷剂的蓄积毒性，常规的髓性白血病化疗方案往往导致严重的骨髓抑制。

6.CNSL的预防　低危组在DIC转阴后做三联鞘注3次即可；高危组做三联鞘注6次。

7.复发的监测

（1）特异性的融合基因*PML-RARα*是进行MRD监测的靶点。

（2）实时定量聚合酶链反应（PCR）技术的应用可以快速、准确地定量评价MRD的水平，从而早期评估治疗反应、预测复发风险。

8.复发相关的危险因素　起病时白细胞数高（≥10×10^9/L）是预后不良的主要危险因素，年龄、性别，血小板计数，表达CD56，附加的染色体核型异常，fms 样酪氨酸激酶3；基因突变型：c-Kit、FLT3预后差；PML 断裂点类型，PML-RARA表达水平。

五、慢性髓细胞性白血病

慢性髓细胞性白血病（慢髓，CML）是一种骨髓增殖性疾病，其特点是髓系（包括已成熟的和幼稚阶段的粒细胞）增殖过多。小儿慢髓占儿童白血病的2%～5%或以下，容易发生急性变，如果处于加速期或者急性变期，生存期短，预后差。

【诊断要点】

（一）临床表现

1.起病 缓慢，早期可无任何症状，或乏力、低热、多汗或盗汗、体重减轻等代谢亢进表现。

2.脾大 发生脾梗死则有明显的局部压痛，并可以听到摩擦音。

3.浅表淋巴结大 婴儿型常融合成巨块状。

4.肝大 但不如脾大显著。

5.感染 皮疹和反复皮肤感染是婴儿型的特点。

6.少见症状 骨质破坏；中枢神经系统受累；门脉高压症；白细胞淤滞综合征；骨髓纤维化；嗜碱粒细胞增多和高组胺血症。

（二）实验室检查

1.血象 白细胞计数增高在$100.0\times10^9/L$以上，血片中大多为中性杆状核和晚幼粒细胞，其余为分叶核、中幼粒、早幼粒和少数原始粒细胞，嗜酸性及嗜碱性粒细胞亦增多，呈“五花八门”象。早期血红蛋白及红细胞轻度减少，血小板正常或增加，晚期红细胞和血小板减少。在血象方面须与类白血病反应相鉴别。

2.骨髓象 骨髓呈增生明显至极度活跃，粒红比例高达（10～50）：1，细胞分类与周围血相似，骨髓片中，可见到各期粒细胞，其中以中、晚幼粒为主，原粒细胞及早幼粒较正常增多，但一般不超过10%，嗜酸和（或）嗜碱粒细胞增多，红细胞系相对减少，幼红细胞和巨核细胞早期常增多，晚期减少。90%患者成熟的中性粒细胞碱性磷酸酶活性（NAP）明显降低。晚期做骨髓活检可有纤维组织增多。

3.染色体检查 Ph^1染色体，t（9；22）（q34.1；q11.2）表型。

4.基因检测 *BCR-ABL*基因阳性，*c-kit*基因阳性。。

5.血液生化 ①血清VB_{12}和B_{12}结合力显著增高；②高尿酸血症；③乳酸脱氢酶升高，病情缓解时下降；④中性粒细胞碱性磷酸酶活性显著降低，积分常为0，发生细菌感染或CML急性变时可增高，但其增高之积分不如类白血病反应明显；⑤尿中溶菌酶排泄量可增高。

（三）临床分型

临床分型见表8-55。

表8-55 小儿CML各型特征

项目	幼儿型（婴儿型）	成年型	家族型
发病率	低	高	罕见
年龄	＜5岁（最早出生后6周）	5～15岁	4～11月龄
脾大	轻（常见各种皮疹）	明显	轻
淋巴结大	＋＋	＋	
外周血：白细胞计数	轻度↑，中位数 $592\times10^9/L$	明显↑，中位数 $250\times10^9/L$	中度↑，中位数 $66\times10^9/L$
嗜碱粒细胞	正常	较高	正常
血小板计数	↑，中位数 $31\times10^9/L$	明显↑，中位数 $950\times10^9/L$	↓，中位数 $52\times10^9/L$
骨髓象	（2～5）：1	（10～50）：1	（5～25）：1
Ph^1染色体	－	＋	－
HbF	明显↑（15%～70%）	正常	少数可增加

（四）临床分期

临床分期见表8-56。

表8-56 小儿CML的分期

项目	慢性期	加速期	急变期
临床表现	典型	原有表现加重	急性白血病的表现
脾大	大	进行性大	进行性大
血象			
原始细胞	≤0.10	＞0.10	＞0.20

续表

项目	慢性期	加速期	急变期
嗜碱粒细胞	＜0.20	≥0.20	正常
血小板	↑	明显↓	进行性↓
骨髓象			
原始细胞	≤0.10	＞0.10	＞0.20
原始＋早幼粒细胞	≤0.15	0.16～0.49	≥0.50
Ph[1]染色体	＋	＋及其他异常染色体	－

【治疗要点】

（一）治疗原则

1.酪氨酸激酶抑制药（TKI）为首选治疗，诊断确立之后立即标准剂量口服；没有严格的界限以确定选择TKI的类型；不同代的TKI药物处于平等的地位。

2.治疗过程中监测白细胞的变化，注意药物副作用。

3.需要达到细胞分子遗传学缓解，是最安全的，复发机会降低。

4.一旦疾病处于加速或者急性变期，按照急性白血病的方案进行治疗，但是完全缓解困难，预后极差。

（二）异基因造血干细胞移植

目前处于TKI时代，所以现在很少选择在慢性期达到血液学、细胞遗传学、分子学反应后进行造血干细胞移植。

（三）治疗方法

1.甲磺酸伊马替尼（Imatinib，格列卫，Glevec） Ph^+染色体阳性的慢性期首先临床应用药物，为选择性酪氨酸激酶抑制药，能有效阻止*BCR-ABL*基因的活性，选择性抑制细胞增殖。初始剂量5～6mg/（kg·d），成年人为400～600mg/d，若无效，逐渐加大。一般2～3个月可达到细胞遗传学缓解。一旦治疗效果不良，应当考虑出现*BCR-ABL*基因的耐药或突变，进行相应的检查后，应用新型的第二代酪氨酸激酶抑制药：达沙替尼、尼罗替尼等。尼罗替尼对于保证长期维持深度分子学缓解，达到无治疗缓解具有价值。监测治疗反应：每2～3个月检查血液学、细胞遗传学、分子学反应。

2. 联合化疗　适合于急变期。采用急性白血病相应的方案。

（四）中药治疗

亚砷酸、青黛丸和当归芦荟丸。

（郝良纯）

第9章

神经系统疾病

第一节 化脓性脑膜炎

化脓性脑膜炎是指由各种化脓性细菌所引起的软脑膜的炎症。临床上典型特征为发热、头痛、呕吐、脑膜刺激征阳性及脑脊液改变，是小儿时期较为严重的颅内感染性疾病。化脓性脑膜炎最常见的病原菌除脑膜炎双球菌外，以肺炎双球菌、流感杆菌及金黄色葡萄菌最为多见。3月龄以内小婴儿以大肠埃希菌、葡萄球菌多见。1～3岁婴幼儿以肺炎链球菌、流感杆菌多见。病原菌进入中枢神经系统的途径主要以血行播散为主，其次为直接感染或邻近组织炎症扩散，由于颅脑手术、长期脑室引流等医源性感染者亦可见。神经系统先天畸形，如皮毛窦、脑脊液耳漏或鼻漏、脑脊膜膨出等可引起再发性化脓性脑膜炎。另外，由于抗生素广泛应用、腰椎穿刺时间早晚、患者免疫功能状态及细菌培养技术等因素的影响，临床上多数病例致病菌不明，应仔细根据患儿临床症状、前驱感染、辅助检查结果谨慎选择抗生素。

【诊断要点】

1.患儿常有前驱感染病史，如上呼吸道感染、肺炎、中耳炎、乳突炎、鼻窦炎、皮肤及各种化脓感染、脐炎、腹泻、泌尿系统感染及脓毒症等。

2.平素有免疫功能低下或缺陷，长期应用激素或免疫抑制药，患有神经系统先天畸形、营养不良、长期慢性疾病等病史。

3.亚急性起病，发热、头痛、呕吐、易激惹、惊厥，精神萎靡、嗜睡甚至昏迷。脑膜炎双球菌性化脓性脑膜炎时起病急骤、皮肤出血性瘀斑，少数伴感染性休克。

4.神经系统查体可见部分患儿脑膜刺激征阳性，如颈项强直、克氏征阳性、布氏征阳性。常伴不同程度的颅内压增高，如前囟饱满、张力增高、球结膜水肿等。重症还出现限局性神经系统受累体征，如肢体瘫痪、脑神经麻痹、惊厥发作，锥体束征等。

5.新生儿及3月龄内小婴儿临床症状多不典型，可无发热甚至体温不升，多数患儿全身中毒状重而脑膜刺激征不明显，拒乳、易激惹、凝视、嗜睡、黄疸、面色发灰、尖叫、前囟隆起、惊厥等。婴幼儿易激惹、惊厥、两眼凝视、前囟膨满、颅缝裂开，前囟未闭的患儿脑膜刺激征及颅内压增高征可不明显或出现晚。3岁以上小儿症状及体征渐趋典型。注意检查枕颈部及腰胸背中线部位有无脊膜膨出及皮毛窦。

6.并发症

（1）硬膜下积液：是化脓性脑膜炎最常见的并发症，常见于囟门未闭的婴儿，以肺炎链球菌、流感嗜血杆菌多见。其诊断依据为：正规抗生素治疗的4～6d后，患儿体温持续不降或退而复升；颅内压增高症状缓解不明显或再次出现颅内压增高症状，如呕吐、烦躁、惊厥、前囟膨满，甚至颅缝开大、头围增大等；颅骨透照试验阳性；有条件者进一步做头部CT或MRI检查。必要时进行硬膜下穿刺，液体量超过2ml。

（2）脑室管膜炎：当正规抗生素治疗后患儿病情无好转，持续高热，频繁惊厥，常规脱水剂治疗后仍有顽固颅内压增高，排除硬膜下积液或化脓性脑膜炎多次复发后，应考虑该诊断。其诊断依据为：CT检查示脑室明显扩大，MRI见T_2WI上脑室管膜增厚，呈高信号；增强MRI扫描见脑膜增强效应；脑室穿刺细胞数≥$50×10^6/L$，中性粒细胞为主，脑室液糖＜1.6mmol/L或蛋白定量＞0.4g/L；脑室液涂片或培养有相同细菌生长。应当强调指出：脑室穿刺术由于属于有创检查、技术操作要求高，目前临床上已经较少开展，一般通过临床症状、体征，结合CT、磁共振成像（MRI）检查多能确诊。

7.辅助检查

（1）血常规显示白细胞计数明显增高，中性粒细胞可达90%以上。

（2）常规做血培养、红细胞沉降率、CRP、PCT检查，腰椎穿刺同时做血气分析及血糖测定。

（3）脑脊液（CSF）检查：对高度怀疑者争取尽早做腰椎穿刺检查。典型化脓性脑膜炎的CSF压力增高，外观浑浊或呈脓性。细胞数增高，可达1×10^9甚至更高，中性粒细胞为主。糖定量明显减低，如果CSF糖与当时血糖比值小于1/2，则高度疑诊“化脓性脑膜炎”。氯化物偏低或正常，涂片及培养可找到病原菌，与细菌培养同时做药敏试验。另外，有条件者还可进行CSF酶学、PCT、细胞因子、乳酸及氨基酸等相关测定。

（4）并发其他系统症状时可进行相关检查，如化脓灶做细菌涂片及培养，呼吸道感染者做咽拭子或痰液细菌学检查。疑有内耳先天畸形有脑脊液耳鼻漏者，可做内耳CT＋三维重建检查，疑有上颌窦炎者拍克瓦位X线片或鼻窦CT扫描。疑患硬膜下积液者，可先做颅骨透照进行初步筛查。泌尿系统感染是可做尿培养、泌尿系统超声或造影等。

（5）疑并发硬膜下积液、脑室管膜炎、脑脓肿、脑梗死、脑积水、脑萎缩者可做头部CT，有条件时最好做头MRI检查。如疑神经系统先天畸形可做相应部位的MRI薄层检查。

（6）发病后1～2周应查脑干视觉、听觉诱发电位，以便早期发现视力、听力障碍。

（7）为进行病原学鉴别诊断，应做血病毒及支原体抗体测定、结核菌素试验，X线胸片等。

【治疗要点】

1.一般治疗　维持能量、水、电解质和酸碱平衡。保持皮肤、黏膜清洁，呼吸道通畅，定时更换体位，及时退热、镇静、降低颅内压等。

2.*抗生素疗法* 选择敏感，能透过血脑屏障，在脑脊液中达到并保持有效浓度的抗生素，以杀菌剂为优选。应及早、足量、足疗程，静脉分次给药，必要时可2种抗生素联合应用。密切观察3～5d，再决定治疗方案取舍。一般体温正常，临床症状、体征消失，脑脊液检查正常1～2周后停药，总疗程3～4周。革兰杆菌及铜绿假单胞菌脑膜炎时一般疗程为4～6周。

（1）病原菌未明者：首选头孢曲松钠100mg/（kg·d）、头孢噻肟200mg/（kg·d）。疗效不显著者尽早联合用药，如万古霉素、头孢吡肟，病情严重者可联合应用美罗培南、利奈唑胺（斯沃）等。2000年国家药监局宣布临床谨慎使用氯霉素。化脓性脑膜炎顽固者、经济条件差者可在完全知情同意基础上选用氯霉素100mg/（kg·d）或加青霉素40万～80万U/（kg·d）或氨苄西林300mg/（kg·d），静脉分次滴注。氯霉素易通过血脑屏障、对脑膜炎双球菌、肺炎球菌、流感杆菌、葡萄球菌、大肠埃希菌均有效，发生骨髓抑制及婴儿灰色综合征；青霉素不易透过血脑屏障；氨苄西林易出现皮疹等，用前应向其家属交代清楚。应当指出，近年来，头孢曲松钠、头孢噻肟出现耐药菌株，如疗效不好时应及时更换或联合其他药物，或根据院外用药情况选择适当药物。

（2）已知病原菌的治疗：见表9-1。

表9-1 常见病原菌化脓性脑膜炎的抗生素选择

病原菌	首选	替换治疗
脑膜炎双球菌	青霉素、氨苄西林	头孢曲松、头孢噻肟
肺炎链球菌	头孢噻肟、头孢曲松、万古霉素	利奈唑胺 利福平、氯霉素
葡萄球菌	氟氯西林、苯唑西林	万古霉素、利奈唑胺或利福平
流感杆菌	氨苄西林、头孢曲松、头孢噻肟	头孢噻肟、氯霉素

续表

病原菌	首选	替换治疗
大肠埃希菌	氨苄西林、青霉素、阿米卡星、头孢呋辛钠	美罗培南、利奈唑胺
铜绿假单胞菌	头孢噻肟	头孢吡肟、美罗培南、奎诺酮类

3.激素疗法　既往多用于顽固性高热、顽固性颅内压增高、感染中毒状重或内毒素中毒性休克及肺炎链球菌脑膜炎以防止蛛网膜粘连时应用。现在认为在治疗化脓性脑膜炎用抗生素足量的同时可给予激素。地塞米松每次0.2～0.4mg/kg，每日2～3次；或氢化可的松5～8mg/（kg·d）；或甲泼尼龙1～5mg/（kg·d）。一般疗程3～5d即可，过长使用有害无益。注意排除激素禁忌证。

4.硬膜下穿刺　对于硬膜下积液患儿即是诊断措施又是治疗措施，当积液量较多，有临床症状、体征时可做穿刺放液。一侧穿刺时总放液量不超过30ml，双侧时不超过50ml，可每日、隔日或间断放液数次。一般2～3周液体量明显减少，如3～4周无好转，考虑神经外科手术治疗，如持续硬膜下引流、硬膜下冲洗、硬膜下钻孔放脓等。

5.鞘内注射　用于诊断延误未及时治疗的晚期病例，或起病凶险，脑脊液中细胞数不甚高而细菌很多的危重病例、顽固性化脓性脑膜炎及患有脑室管膜炎者。每次选用：青霉素5000至1万U，氨基苄青霉素30～50mg，庆大霉素2000～5000U。耐药病例可选用万古霉素、头孢曲松、头孢吡肟、美罗培南等，但临床经验有限，应根据患者年龄、体重、药敏情况谨慎用药。鞘内注射同时加用地塞米松1mg，病情重时可每日或隔日1次，必要时可重复3～5次。

6.对症治疗

（1）发热：给予适当药物降温，高热不退者应迅速物理降温，如冰帽、冰枕、中枢降温仪及温水浴等。

（2）颅内压增高：首选20%甘露醇，每次0.5～1.0g/kg。

根据病情需要选用每6小时、每8小时、每12小时或每日给药。还应适时使用地塞米松、利尿药。

（3）惊厥：除去颅内压增高引起的惊厥外，可给予5%水合氯醛、地西泮镇静，必要时可5%水合氯醛、地西泮与苯巴比妥钠交替使用，重者可短期使用抗癫痫药物。

第二节　病毒性脑炎

病毒性脑炎是由病毒感染引起的脑实质和（或）脑膜炎症，若炎症过程局限在脑实质时，临床表现为病毒性脑炎；炎症过程局限在脑膜时，临床表现为病毒性脑膜炎；本病病程大多具有自限性，可见各年龄段儿童。近年来，由于抗生素广泛使用，细菌感染性疾病发病率明显降低，儿童病毒性脑炎发病率较化脓性脑膜炎明显升高。常见引起病毒性脑炎的病毒有肠道病毒、疱疹病毒、黏液病毒、呼吸道病毒等。病毒侵入机体后通过血行播散、嗅神经及其他周围神经，到达脑部，引起脑实质病变。其机制与病毒直接破坏及宿主神经组织对病毒抗原产生的免疫反应导致脱髓鞘病变，以及和血管内皮及血管周围组织损伤引起的缺血、出血改变有关。

【诊断要点】

1.发病前1～4周大多数患儿有呼吸道感染或消化道症状，如发热、咳嗽、流涕、咽痛、头痛、呕吐、腹泻、乏力、肌痛等，少数患儿有眼结膜炎、口炎、口唇疱疹、手足口病、腮腺炎、水痘等感染。

2.起病一般较急，婴幼儿以烦躁、嗜睡或惊厥为首发表现者居多，年长儿以精神、行为异常表现为著。常出现头痛、呕吐、嗜睡、精神行为异常、性格改变、认知障碍、不同程度的意识障碍、惊厥、肢体运动障碍、共济运动失调、不自主运动增多、脑神经受累及自主神经功能障碍等。查体：颅内压增高，如前囟膨满、张力增高、球结膜水肿、颅缝开大；脑膜刺激征阳性，如颈项强直、克氏征、布氏征阳性；肌张力异常，如降低或增强，神经反射异常，如腱反射亢进，巴氏征阳性，掌颏反射阳性等。另外，部分患儿伴有其他脏器受累表现，如肺炎、心肌炎、肝功能异常、感染后肾炎综合征、肌炎、脊髓炎、周围神经炎及血液系统受累等。个别病例初期病情危重，出现感染性休克、多脏器功能衰竭，甚至死亡。

3.根据临床表现中的突出症状，有学者将病毒性脑炎又分为普通型、精神障碍型、癫痫型、昏迷型、偏瘫型、类脑瘤型、锥体外系型、小脑型、脑干脑炎型、脑脊髓炎等，同时存在或先后出现2种或2种以上表现者为混合型。若按病理分型可分为弥漫型及局灶型脑炎。

4.辅助检查

（1）血常规：白细胞一般正常，少数患儿降低或升高，细胞分数多以淋巴细胞为主，部分患儿疾病早期以中性粒细胞为主。

（2）脑脊液检查：少部分患者可正常或仅压力增高；一般脑脊液外观清亮或微浊；压力轻度至中等程度增高或正常；细胞数正常或轻度升高，个别高达300×10^6/L，以淋巴细胞为主，如果在发病的72h内穿刺，分数多以中性粒细胞为主；糖和氯化物多为正常；蛋白定量正常或轻度升高，涂片找菌及细菌培养阴性。或抗体测定阳性。

（3）病原学检查：脑脊液病毒接种临床上已经不再开展，抗原、抗体测定值得提倡。①发病早期做粪便、咽拭子、脑脊液病毒分离；②PCR方法对高度怀疑的病毒从血及脑脊液中特异扩增其DNA片段；③采用中和试验、补体结合试验检测血清及脑脊液中病毒抗体抗体效价，应用ELISA和免疫荧光方法可快速、早期建立诊断；④采用病毒特异性分子生物学方法检测病毒抗原基因序列。

（4）脑电图：常规普通脑电图对病脑的诊断、病情轻重、预后具有一定的诊断价值。通常急性期脑电图出现节律异常，弥漫性慢波增多，呈现δ节律，θ、δ节律，θ节律，或在α节律基础上限局出现θ波。也有部分患儿在弥漫异常的背景上有局灶性懒波或尖波、尖慢波、棘慢波。重症昏迷时间长者可出现低电压，甚至电静息。部分年龄小于3岁，小脑受累为主、脑干脑炎、发病超早期的患儿脑电图亦可正常。对于惊厥发作患儿可进行视频脑电图、24h动态脑电图检查。

（5）头部CT：多见额颞顶叶不规则低密度灶，增强扫描可见脑回样或花边样增强效应。弥漫性脑水肿时表现为脑内广泛低密度，脑室系统变小。

（6）头部MRI：最合适检查时间为病后5～7d。MRI可见下列表现：脑皮质、皮髓质交界或白质区长T_1长T_2信号；脑皮质脑回样长T_1长T_2信号；大脑半球弥漫性长T_1长T_2信号；脑室扩大，脑沟增宽；个别患儿出现脑出血、脑软化。MRI多个序列，如DWI、FIAIR等对病毒性脑炎早期诊断、鉴别诊断意义较大。MRI对脑干、颅后窝及脑白质病变优于头部CT。病情较重时可复查头部MRI检查以判断预后。

（7）其他检查：脑B超、经颅多普勒超声（TCD）、脑干听觉及视觉诱发电位等。

【治疗要点】

目前特效抗病毒制剂不多，主要是采取对症、支持等综合治疗措施。

1.一般治疗　保证能量及营养的供给，维持水、电解质、维生素及矿物质平衡，密切监测病情变化。昏迷患儿还应定期更换体位，保持呼吸道通畅，注意眼、口腔、生殖器护理，防止压疮、泌尿道感染，必要给予人工呼吸支持。

2.病因治疗　可根据病情适当选择抗病毒制剂。

（1）一般抗病毒制剂：病毒唑（vilazole），10～15mg/（kg·d），连用7～14d；干扰素5万～10万U/d，连用5～7d。

（2）DNA病毒治疗建议给予：阿糖腺苷，主要用于腺病毒、疱疹病毒，5～20mg/（kg·d），连用7～10d；更昔洛韦（无环鸟苷acyclovir），7.5～10mg/（kg·d），10～14d为1个疗程，对疱疹病毒有效；阿糖腺苷临床上也常使用。

（3）其他：中药抗病毒药物。

3.对症治疗

（1）退热：对保护神经细胞十分重要。应给予适当药物降温，高热不退者应迅速物理降温，如冰帽、冰枕、中枢降温仪、冷水湿敷及温水浴等。必要时可应用亚冬眠疗法。

（2）镇静：首选5%水合氯醛 1ml/kg灌肠或口服，地西泮0.3～0.5mg/kg每次，灌肠或静脉注射，最大不超过10mg；或用苯巴比妥钠5～8mg/kg每次肌内注射。频抽不止者可用5%水合氯醛、地西泮与苯巴比妥钠麻醉环，病情重者可短期加用抗癫痫药物。

（3）脱水：对昏迷、抽搐频繁及颅内压增高者应及时、适量给予脱水药,20%甘露醇（mannitol）0.5～1.0g/kg每次，6～8h可重复1次，病情稳定后逐渐延长间隔而停药，一般不超过1周，避免肾脏损伤。还可应用地塞米松、呋塞米联合使用。

4.激素疗法　对于已排除结核病的中、重症病例可适当给予激素治疗。机制是抑制免疫反应，调节机体免疫功能，阻止抗原抗体反应，减轻脑水肿形成，降低颅内压。一般选用大剂量甲泼尼松龙冲击疗法3～5d，或小剂量甲泼尼松龙5～7d、地塞米松0.3～0.5mg/（kg·d）静脉注射，每日2次，连用7～10d，逐渐停药。注意激素不良反应及副作用的观察与防治。

5.脑细胞活化剂　小牛血清去蛋白注射液（奥得金）0.4～0.8g加入葡萄糖或葡萄糖盐水溶液100～500ml静脉注射，每日1次，连续10d为1个疗程，可连用2～3个疗程。对昏迷患者可配伍用纳洛酮每次0.1～0.3mg/kg。每日2～3次静脉滴注，10～14d为1个疗程。还可加用神经生长因子、神经节苷脂、胞磷胆碱、能量合剂等。

6.免疫疗法　对于中、重度患儿首选大剂量丙种球蛋白冲击疗法。剂量400mg/（kg·d），根据病情连用3～7d，大多数病例收到较好疗效。干扰素：100万～300万U静脉滴入，连续3～5d，注意退热。另外，可应用胸腺肽或转移因子。

7.中医中药治疗　对高热、抽搐、昏迷者可使用牛黄安宫丸、清开灵冲剂、醒脑等。

8.康复疗法　恢复期可进行功能锻炼、推拿按摩、针灸、智力开发等。

附：急性小脑共济失调

急性小脑共济失调是由多病因引起的小儿所特有的一种临床综合征。常见病因：感染、脑血管病、中毒、外伤、遗传代谢病等，以感染最为常见。各年龄段儿童皆可发病，1～5岁小儿好发。由感染引起的急性小脑共济失调临床上将其归类为病毒性脑炎的一种，又称为病毒性脑炎小脑型或小脑炎。本病大多预后良好，但遗传因素所致的共济失调预后欠佳。

【诊断要点】

（一）临床表现

多急性起病，病情发展迅速，症状可在数小时或2～4d达到高峰。一般患儿全身症状不明显，个别的可出现低热、易激惹、嗜睡、头痛、呕吐，通常脑神经多不受累，感觉系统、锥体束征均正常，不出现惊厥或昏迷。小脑性共济失调多表现如下。

1.步态不稳　患儿常感觉自身眩晕，站立不稳，步态蹒跚，重者不能独自站立、坐、走。昂白征、Mann征阳性。

2.眼球震颤　50%以上患儿出现眼震，以水平震颤为主。

3.四肢共济运动失调　表现为意向性震颤、对指及指鼻动作不准、轮替运动不协调，跟膝胫试验阳性，共济运动失调以躯干、下肢明显。

4.构音障碍　吐字不清，语言断续，吟诗样诵读，严重者不能说话。症状多在病后2周至数月完全消失。

5.肌张力异常　多数降低，极少数增高。

（二）辅助检查

与病毒性脑炎的辅助检查基本相同，有以下特点。

1.脑脊液　多数患儿无明显改变，约1/4病例脑脊液细胞数轻度增高，以淋巴细胞为主，（10～30）$\times 10^6$/L，蛋白正常或轻度增高。

2.脑电图　一般正常，少数患儿可有不同程度的慢波增多。

3.头颅CT或MRI　多数正常。异常所见为：头颅CT可见小脑半球或蚓部不规低密度灶，头颅MRI示小脑皮质或白质区长T_1、T_2异常信号。

【治疗要点】

同病毒性脑炎的治疗。

第三节　抗NMDAR（*N*-甲基-D天冬氨酸）脑炎

自身免疫性脑炎（autoimmune encephalitis，AE）泛指一类由自身免疫机制介导的脑炎。AE合并相关肿瘤者，称为副肿瘤性AE；而副肿瘤性AE中符合边缘性脑炎者，称为副肿瘤性边缘性脑炎。自2007年抗*N*-甲基-D-天冬氨酸受体（NMDAR）脑炎被发现以来，一系列抗神经元细胞表面或者突触蛋白的自身抗体被陆续发现，迄今为止，越来越多的自身免疫性脑炎病例获得确定诊断。虽然目前被公认的自身免疫性脑炎种类很多，如：抗VGKC（电压门控性钾离子通道）脑炎、抗VGCC（电压门控性钙离子通道受体）脑炎、抗LGI1（富亮氨酸胶质瘤失活1蛋白）抗体相关脑炎、抗Hu抗体（抗神经元抗体）脑炎等，但儿童自身免疫性脑炎主要是以抗NMDAR（*N*-甲基-D天冬氨酸）脑炎最为多见。

【诊断要点】

（一）临床表现

抗NMDAR抗体脑炎是AE最常见的一种，常见于有自身免疫系统疾病的女性和儿童。

临床特点：①儿童、青年多见，女性多于男性；②急性起病，一般在2周至数周内达高峰；③可有发热和头痛等前驱症状；④主要表现为精神行为异常、癫痫发作、近事记忆力下降、言语障碍/缄默、运动障碍/不自主运动，意识水平下降/昏迷、自主神经功能障碍等，自主神经功能障碍包括窦性心动过速、心动过缓、流涎增多、中枢性低通气低血压和中枢性发热等；⑤CNS局灶性损害的症状，例如复视、共济失调等。中国女性抗NMDAR脑炎患者卵巢畸胎瘤的发生率为10%～20%，在重症患者中比例较高。

抗NMDAR脑炎临床分期如下。

1.前驱期　1周左右，主要表现为前驱感染表现，如发热、腹泻、头痛、周身不适、疲劳、萎靡等。

2.精神症状期　主要表现为精神异常，如躁狂、谵妄、幻视、幻听、精神分裂样反应、认知障碍，部分患儿出现惊厥发作或惊厥持续状态。

3.无反应期　言语减少、缄默。

4.运动过多期　口面部不自主动作伴肌张力障碍，部分患儿出现手足徐动、舞蹈样动作。可同时出现自主功能紊乱表现，如流涎、血压波动、心律失常、通气不足、多汗等。

5.恢复期　按照症状出现的相反顺序进行恢复，大多数预后乐观。

（二）辅助检查

1.血常规　白细胞可正常或升高。

2.血清感染性病原抗体　大多阴性，或病程中阴性转变为阳性，如单纯疱疹病毒、肺炎支原体、EB病毒等；部分患儿血清抗NMDAR抗体阳性。血清肿瘤标志物检测有助于初步筛查和判定是否存在肿瘤。

3 脑脊液　腰椎穿刺压力正常或者升高，超过300 mmH_2O（1 mmH_2O = 0.009 8 kPa）者少见。脑脊液白细胞数轻度升高或者正常，少数超过100×10^6/L，脑脊液细胞学多呈淋巴细胞性炎症，偶可见中性粒细胞、浆细胞。脑脊液蛋白轻度升高，寡克隆区带可呈阳性，抗NMDAR抗体阳性。

4.头颅MRI　可无明显异常，或者仅有散在的皮质、皮质下点片状FLAIR和T_2高信号；部分患者可见边缘系统病灶，病灶分布也可超出边缘系统的范围；少数病例兼有CNS炎性脱髓鞘病的影像学特点，大脑白质或者脑干受累。

5.头正电子发射计算机断层显像（positron emission tomography，PET） 可见双侧枕叶代谢明显减低，伴额叶与基底节代谢升高。

6.脑电图 常规普通脑电图呈弥漫或者多灶的慢波，偶尔可见癫痫波，异常δ刷是该病较特异性的脑电图改变，多见于重症患者。惊厥患儿可见癫痫波。

7.腹腔、盆腔CT、卵巢超声 盆腔CT、卵巢超声有助于发现卵巢畸胎瘤，但卵巢微小畸胎瘤的影像学检查可以为阴性，需在病程2～3年定期复查。腹腔CT有助于发现腹腔内其他器官肿瘤。

（三）治疗要点

1一般支持疗法 保证能量及营养的供给，维持水、电解质、维生素及矿物质平衡，密切监测病情变化。通气不良者必须给予人工呼吸支持。昏迷患儿还应定期更换体位，保持呼吸道通畅，注意眼、口腔、生殖器护理，防止压疮、泌尿道感染及意外发生。

2对症治疗

（1）精神症状：可以选用包括奥氮平、利培酮、氯硝西泮、丙戊酸钠、氟哌啶醇和喹硫平等药物。需要注意药物对意识水平的影响和锥体外系的不良反应等；免疫治疗起效后应及时减停抗精神病药物。重点强调的是年幼儿童抗精神病药物应用可能属于超处方用药，需要进行知情交代与家属同意用药签字。另外，抗精神病药物由精神科医师开具。

（2）癫痫发作：可根据癫痫用药原则进行选药，多选用广谱抗癫痫药物，例如苯二氮䓬类、丙戊酸钠、左乙拉西坦、拉莫三嗪和托吡酯等。终止癫痫持续状态的一线抗癫痫药物包括咪达唑仑静脉滴注；丙泊酚可用于终止抗NMDAR脑炎患者难治性癫痫持续状态，但需要有呼吸支持。恢复期患者一般不需要长期维持抗癫痫药物治疗。

（3）肌张力障碍：可选用阿立哌唑、苯海索、左旋多巴等。

3. 免疫治疗

（1）糖皮质激素：一般采用糖皮质激素冲击治疗。方法为：甲泼尼龙10～15 mg/（kg · d），连续静脉滴注3～7 d，然后改为口服醋酸泼尼松1 mg/（kg · d）；或者口服甲泼尼龙，（按5 mg醋酸泼尼松＝4 mg甲泼尼龙）；之后每2周减量1次。对于轻症患者，可以不采用冲击治疗而直接采用口服激素。口服激素总疗程为6个月左右。在减停激素的过程中需要评估脑炎的活动性，注意病情波动与复发。

（2）大剂量丙种球蛋白（IVIG）冲击疗法：根据患者体重按总量2 g/kg，分3～7 d静脉滴注。对于重症患者，建议与激素同时联合使用，可每2～4周重复应用IVIG。

（3）血浆交换：可与激素联合使用。在静脉注射免疫球蛋白之后不宜立即进行血浆交换。血浆交换可能难以作用于鞘内自身抗体合成。对于脑脊液抗体阳性而血清抗体阴性的病例，血浆交换疗效有待证实。

（4）利妥昔单抗：按375mg/m^{2}体表面积静脉滴注，每周1次，根据外周血CD20阳性的B细胞水平，共给药3～4次，至清除外周血CD20细胞为止。如果一线治疗无显著效果，可以在其后1～2周使用利妥昔单抗。国外抗NMDAR脑炎患者采用利妥昔单抗的比例在50%以上。在国内该药价格昂贵，且儿童用药属于超说明书用药，需要向患方履行知情同意与药事程序，并注意其加重感染的风险与不良反应。

（5）静脉注射环磷酰胺：按750 mg/m^{2}体表面积，溶于100 ml生理盐水，静脉滴注，时间超过1 h，每4周1次，1年内不超过8次。病情缓解后停用。

（6）口服免疫抑制药：吗替麦考酚酯主要用于复发的患者，也可用于一线免疫治疗效果不佳的AE患者，以及肿瘤阴性的重症抗NMDAR脑炎患者。硫唑嘌呤主要用于预防复发。病情轻者也可口服环磷酰胺。

4. 康复治疗　肢体活动障碍、认知障碍和语言障碍者在病情恢复期尽早开始康复训练。

5.*肿瘤治疗* 抗NMDAR脑炎患者一经发现卵巢畸胎瘤应尽快给予切除。对于未发现肿瘤且年龄≥12岁的女性抗NMDAR脑炎患者，建议病后4年内每6～12个月进行1次盆腔超声检查。患者如果合并恶性肿瘤，应由相关专科进行手术、化疗与放疗等综合抗肿瘤治疗。

第四节 吉兰-巴雷综合征

吉兰-巴雷综合征（格林-巴利综合征，GBS）又称为急性炎性脱髓鞘性多神经根神经病，即急性感染性多发性神经根神经炎。迄今病因不明。大多数患儿在发病前1～4周有上呼吸道感染、肠道感染、手术、疫苗接种、着凉、涉水、过度劳累等前驱病史，考虑本病主要与感染有一定关系。手术、着凉、涉水等可能导致患儿免疫功能改变而增加了对感染的敏感性。目前已能确定巨细胞病毒、EB病毒、支原体及空肠弯曲菌感染与GBS发病密切相关，此外，常见的感染因子还有疱疹病毒、流感病毒、腮腺炎病毒、麻疹、柯萨奇病毒等。GBS的发病机制尚未完全阐明，一般认为GBS是感染后诱发的一种针对神经髓鞘发生的迟发性过敏性自身免疫反应，免疫机制紊乱与GBS发病直接相关。临床典型表现为进行性、对称性、弛缓性肢体瘫痪，脑脊液的蛋白-细胞分离，重者有呼吸肌麻痹、脑神经麻痹等。

【诊断要点】

（一）起病形式

大多呈急性起病，急骤者在1～2d甚至数小时内肢体瘫痪和呼吸肌麻痹达高峰；部分患儿呈亚急性起病，慢起病者偶见。多数患儿症状于1～2周达高峰后开始恢复，极少数病例进展期可持续3～4周。

（二）临床表现

急性或亚急性起病，数日至2周达高峰，4周后多数进入恢复期。

1.运动障碍　是GBS最常见的首发症状及突出症状。患儿突然出现进行性、对称性肢体无力，从远端开始，逐渐加重和向上发展，最后出现肢体对称性弛缓性瘫痪。

2.感觉障碍　一般出现在发病初期。患儿常诉肢体有麻木、蚁行感、针刺感和烧灼感，有的还出现神经根刺激症状。虽然患儿自觉症状较重，体格检查阳性体征不多，可见手套-袜套型感觉减退或消失。

3.脑神经损害　主要表现为周围性脑神经瘫痪。可发生在病程各阶段，少数患者以脑神经障碍为首发，单独发生罕见（多为球麻痹）。可为单个或多组脑神经同时受累，常见受累的脑神经有三叉神经、面神经、舌咽神经、迷走神经和副神经。表现为咀嚼无力、吞咽困难、呛咳、声音低、面部无表情、眼睑闭合不全及咽反射减弱或消失。

4.自主神经功能障碍　多汗、潮红、心动过速、血压忽高忽低。偶有心动过缓、一过性括约肌障碍。自主神经功能紊乱是GBS猝死的常见原因之一。

5.呼吸肌麻痹　由于颈、胸段神经根受累而出现呼吸肌麻痹，表现呼吸困难、口周发绀，三凹征阳性，矛盾呼吸。呼吸肌麻痹症状见表9-2。

表9-2　呼吸肌麻痹分度

项目	一度	二度	三度
症状	语音小，咳嗽反射弱，无呼吸困难，哭闹后矛盾呼吸	语音小，咳嗽反射更弱，有呼吸困难，用力后矛盾呼吸	语音更小，咳嗽反射消失，明显呼吸困难，安静时矛盾呼吸
体征	下肋间肌和（或）膈肌运动减弱，深吸气时可见腹式矛盾呼吸	膈肌和（或）肋间肌运动减弱，稍吸气时上腹下陷呈膈肌矛盾呼吸	膈肌和（或）肋间肌运动减弱，平静呼吸时呈腹膈矛盾呼吸或胸式矛盾呼吸
X线透视	呼吸肌运动稍减弱，膈肌活动幅度＜1个肋间	呼吸肌运动明显减弱，膈肌活动幅度＜1/2肋间	呼吸肌运动很差，膈肌活动幅度＜1/3肋间

（三）临床分型

根据GBS的临床、病理及电生理表现分成以下类型。

1. 经典吉兰-巴雷综合征 即AIDP。

2. 急性运动轴索型神经病（AMAN） 为纯运动型。主要特点是病情重，24～48h迅速出现四肢瘫，多有呼吸肌受累，肌萎缩出现早，病残率高，预后差。部分国外学者将中国发现的这种急性软瘫称作“中国瘫痪综合征”。

3. 急性运动感觉轴索型神经病（AMSAN） 发病与AMAN相似，病情常较其严重，预后差。

4. Miller-Fisher综合征 被认为是GBS的变异型，表现眼外肌麻痹、共济失调和腱反射消失三联征。

5. 急性泛自主神经病 较少见，又称为全自主神经功能不全，以自主神经受累为主。

6. 急性感觉神经病（ASN） 较少见，以感觉神经受累为主。

为临床医师判断病情方便，临床上也可以进行以下分型。

1. 轻型 四肢肌力3级以上，可独立行走。

2. 中型 四肢肌力3级以下，不能独立行走。

3. 重型 四肢肌力0级，活动后轻度呼吸困难，伴有脑神经受累。

4. 极重型 发病数小时或2d内达高峰，呼吸肌麻痹，呼吸困难，伴有脑神经受累，需要人工辅助呼吸。由于气管切开属于有创技术，目前临床已经很少使用。

5. 再发型 数月至数年后GBS症状再发，一般比首次重。除此之外，还有慢性型或慢性炎症性脱髓鞘性多神经根神经病及变异型。

（四）辅助检查

1. 血常规 白细胞计数可正常或升高。

2. 脑脊液 早期正常，一般于发病后1周蛋白升高，并于发病后2～3周达高峰，发病后4周开始下降。压力、细胞数正常，发病1周后多数患儿脑脊液显示蛋白细胞分离现象，即白细胞正常，而蛋白量明显增高。

3.神经电生理检查　呈周围神经源性损害。运动和（或）感觉神经传导速度减慢，F波潜伏期延长和（或）波幅降低。

4.周围神经抗体检测　近年来，周围神经抗体的检测有助于不同临床分型GBS的病情了解、预后评估及诊断。

5.其他　有呼吸困难或使用人工辅助呼吸者应定时测血气分析，痰及血培养，X线胸片，为明确病因做血病毒、支原体抗体测定，红细胞沉降率、C反应蛋白，血IgG、IgA、IgM及T细胞亚群检查，心电图。

【治疗要点】

本病尚无特效疗法，主要是采用综合疗法及对症、支持治疗。

1.一般治疗　注意监测生命指标、心肺功能，保持呼吸道通畅，必要时人工辅助通气，定时翻身、叩背、吸痰，预防肺内感染及坠积性肺炎。吞咽困难者及时鼻饲，保证营养及热量、水、电解质、维生素、矿物质平衡。

2.激素　目前激素使用仍存在争议。激素的疗效与激素使用的时机、品种、剂型、剂量及给药方法有关。一般多采用大剂量甲泼尼龙冲击疗法，10～20mg/（kg·d），每日1次，连用3～5d。以后逐渐减量停药。该方法使用应选择无肺部感染、发病初期使用。

3.大剂量丙种免疫球蛋白冲击疗法　早期应用疗效明显。剂量400mg/（kg·d），每日1次静脉注射，连用3～7d。大剂量丙种免疫球蛋白冲击疗联合使用甲泼尼龙冲击疗法治疗GBS疗效肯定。

4.血浆置换疗法或全血置换法　可能是最好的疗法，多在发病2～3周进行，但价格昂贵。血浆置换量50ml/kg，全血60～80ml/kg，急性进展期可交换1～3次。

5.抗生素　合并细菌感染时应选用有效抗生素，或根据痰培养选择敏感抗生素。

6.神经营养药物　B族维生素、能量合剂、神经生长因子等。神经节苷脂由于可加重神经髓鞘损伤不宜在疾病早期使用。

7.对症治疗

（1）镇痛：疼痛是GBS初期常见症状，应给予适当镇痛药物。

（2）脱水剂：早期减轻神经根水肿，适当给予激素、甘露醇或利尿药。

（3）呼吸肌麻痹的处理：有呼吸肌麻痹者易合并肺炎和肺不张，是本病的致死原因之一。应及时气管插管，人工辅助机械通气。

①人工辅助呼吸应用指征：呼吸肌麻痹和球麻痹，有明显的低氧血症及高碳酸血症，在鼻导管吸氧的情况下PaO_2＜5.33kPa（40mmHg）或$PaCO_2$＞8.00kPa（60mmHg），潮气量达正常的1/2时，应及时给予机械通气，有效地维持呼吸功能；包括全部气管切开指征。

②停用人工呼吸器指征：呼吸肌麻痹有所恢复，自主呼吸能维持生理需要；肺部病变基本恢复；间断停用呼吸器期间无发绀，停用24h之后血气分析结果正常。

③拔气管插管指征：停用呼吸器后情况良好，安静时胸式、腹式矛盾呼吸消失；痰稀少，咳嗽有力；肺部听诊正常；血气分析结果正常。

④气管切开的指征：Ⅲ度呼吸肌麻痹；Ⅱ度呼吸肌麻痹伴后组脑神经受累，分泌物多；Ⅱ度以上呼吸肌麻痹伴肺炎、肺不张；发病24～48h即有Ⅱ度呼吸肌麻痹。

8.恢复期治疗　发病1周后及恢复期应尽早开始肌肉按摩、推拿、针灸、理疗和被动或主动运动训练。大多数患儿恢复正常，少数遗留有足下垂，手部肌肉萎缩后遗症。

第五节　急性脊髓炎

急性脊髓炎（acute myelitis）亦称急性非特异性脊髓

炎，因其病变常为横贯性损害，又称为横贯性脊髓炎。急性脊髓炎是指由各种原因引起的脊髓灰质或白质的炎症，发病机制尚未阐明，目前认为本病是由于各种原因导致的一种自身免疫性疾病，常见病因为各种感染、疫苗接种、中毒或过敏等，部分病例病因不明，属于特发性脊髓炎。急性脊髓炎是一种常见的脊髓疾病，儿童患者中以年长儿多见。

【诊断要点】

（一）病史

急性起病，1周内达高峰。病前1～2周常有上呼吸道感染或其他感染史，部分病例有淋雨、受凉、过累、损伤、疫苗接种等诱因。

（二）临床表现

1.运动障碍　是脊髓炎的主要症状。多数在病前常有神经根刺激症状，如颈、背、腰、腹疼痛，以及肢体麻木、感觉异常等。少数患儿仅出现瘫痪。运动障碍的初期由于脊髓休克现象的缘故，受损节段以下肢体呈弛缓性瘫痪，肌张力减低，各种反射消失或明显减弱，病理反射阴性。2～4周后（少数6～8周后）脊髓休克逐渐解除，但受累脊髓节段所支配的肢体仍为弛缓性瘫痪，并出现肌肉萎缩，而病变节段以下肢体瘫痪变为痉挛性瘫痪，肌张力增高，腱反射亢进，病理反射阳性。

2.感觉障碍　典型表现是传导束型感觉障碍，即受累脊髓节段水平以下深浅感觉均减弱或消失，包括痛、温、触、关节位置及运动觉。感觉正常与缺失的区域之间可有1～2个节段的感觉过敏带。轻症感觉过敏带不明显。

3.膀胱、直肠括约肌障碍　典型脊髓炎症状是早期尿便潴留，此时可出现失张力性神经元性膀胱及充盈性尿失禁。脊髓休克过后，转变为自主性神经性膀胱，尿淋漓，便秘。

4.其他自主神经障碍　受累节段以下皮肤干燥、少汗或无汗，皮肤发凉、水肿、变薄，趾甲脆弱，角化过度，足底皲裂。

一般病后1～2周称为急性期，多以脊髓休克表现为主；病后3～4周为恢复期，脊髓休克期过后出现典型上运动神经元损害表现。

（三）特殊类型的脊髓炎

1.非横贯性脊髓炎　部分脊髓炎可出现半横贯性损害；部分双侧损伤不对称，故双侧运动及感觉障碍、自主神经障碍不完全一致。

2.上升性脊髓炎　脊髓损害由骶髓迅速向上蔓延达高位颈髓，出现四肢瘫痪，呼吸困难，甚至累及延髓，病死率高。

3.播散性脑脊髓炎　多见于感染后或疫苗接种后，临床症状及体征出现脑、脊髓同时受累表现。

4.脊膜脊髓炎或脊膜神经根脊髓炎　除脊髓炎表现外，患儿还出现脊髓膜或脊神经根受累症状，如颈项强直、克氏征阳性、布氏征阳性。

（四）不同脊髓节段病变的临床表现

1.高颈髓（$C_{1\sim4}$）　四肢呈痉挛性瘫痪，常伴头部活动受限，根痛位于后枕部或后颈部，膈肌瘫痪，腹式呼吸减弱或消失，有时出现面部感觉异常，耸肩无力，或延髓、小脑受累症状。

2.颈膨大（C_5至T_2）　双上肢呈弛缓性瘫痪，下肢呈痉挛性瘫痪。根痛位于肩部或双上肢，C_8至T_1侧角细胞受累时出现Horner综合征。

3.胸髓（$T_3\sim T_{12}$）　最常见，其中$T_3\sim T_5$节段更易受累。双下肢痉挛性瘫，根痛出现在受累节段，根据腹壁反射判断损伤平面。

4.腰髓（L_1至S_2）　双下肢弛缓性瘫痪，根痛在下肢，尿、便障碍严重，根据膝、踝反射，肛门反射判断损伤平面。

5.脊髓圆锥（$S_{3\sim5}$，尾节）　无明显肢体运动障碍，会阴及肛门区感觉障碍，大、小便副交感中枢受累，出现大、小便失禁。

（五）辅助检查

1.血常规　大多正常，合并急性感染者可轻度增高。

2.脑脊液　急性期脑脊液检查外观无色透明，压力正常或轻度增高，细胞数在（10～200）×10^6/L，分数以淋巴细胞和单核细胞为主，蛋白质含量正常或轻度增高，多在0.5～1.2g/L，糖和氯化物一般正常。脊膜损害严重者蛋白质含量增高显著，尤其晚期脊膜粘连蛋白更高，甚至达3g/L。部分病例脑脊液正常不排除脊髓炎诊断。

3.脊髓MRI检查　能很好地显示脊髓病变的性质、范围、程度，是确诊脊髓炎最可靠的检查方法。一般以病后7～10d检查为宜。急性期可见脊髓受损节段水肿增粗，呈不规则的长T_1、长T_2信号。恢复期可见脊髓变细，可见软化灶。另外，可能精确显示脊髓占位、出血、畸形等病变。脊髓MRI检查部位非常重要，检查前应仔细查体，根据感觉障碍平面及神经反射等选择检查位置。

4.其他检查　为明确病因可做血病原学、生化、免疫学检查，还应做胸部X线片、尿常规及培养、肌电图等。若怀疑播散性脑脊髓炎或多发性硬化症时应做头部MRI、EEG检查。近年来，脊髓造影、脊髓CT已被脊髓MRI所取代，临床很少采用。

【治疗要点】

（一）一般治疗

急性期卧床休息，维持营养、水、电解质、维生素平衡，保持呼吸道通畅，加强护理，防止压疮、泌尿道感染、坠积性肺炎、烫伤等，不能进食者应给予鼻饲。括约肌障碍者注意排便、排尿情况。

（二）激素疗法

甲泼尼龙冲击疗法，剂量10～15mg/（kg·d）静脉滴注，每日1次，3～5d为1个疗程，必要时可重复使用1～2次；以后改泼尼松口服1.0mg/（kg·d），每日1次或隔日晨起顿服，以后缓慢停药。

（三）对症治疗

1.脱水药　早期有脊髓水肿，应给予甘露醇或呋塞米等药物，以减轻脊髓水肿，改善血循环及缺氧状态。

2.呼吸支持　呼吸肌麻痹者应尽早使用人工呼吸机。勤叩背、吸痰、翻身，及时吸氧，防止肺不张、坠积性肺炎和肺内感染。

3.尿潴留　人工排尿或留置导尿管。清洗外阴及尿道口，定期尿常规、尿细菌培养检查，预防尿路感染。清洁灌肠或使用缓泻药保持排便通畅。

4.压疮的防治　保持皮肤清洁，使用气垫圈或厚软垫，定时变换体位，按摩受压部位，皮肤发红时及时用70%乙醇或温水轻揉，涂搽滑石粉，或3.5%安息香酊，还可局部应用氧化锌粉、鞣酸软膏，或饱和硼酸液湿敷，或用红外线照射等。

（四）大剂量免疫球蛋白冲击疗法

疗效确切，应尽早应用。剂量一般为400mg/（kg·d），每日1次，连用3～7d。病情重时可重复使用1～2次。

（五）血浆置换疗法

如发现患者血中有过多的免疫复合物和抗体等物质时，用健康人血浆替换，以达治疗目的。价格比较昂贵。

（六）钙通道拮抗药

盐酸氟桂嗪（西比灵）或尼莫地平能扩血管，改善脊髓血液供应。

（七）抗感染

有尿路和肺部感染时针对致病菌选用有效抗生素，足量应用。可根据病因使用抗病毒药物。

（八）神经营养药物

纳洛酮0.01～0.03mg/（kg·d），每日1～3次静脉滴入，连用10～14d。还应适用维生素B_1、维生素B_6、维生素B_{12}，能量合剂、胞磷胆碱、神经节苷脂、神经生长因子等。

（九）血管扩张药

前列地尔（凯时）、维脑路通，丹参等，改善脊髓局部血供。

（十）恢复期治疗

1.瘫痪肢体病后7～10d开始做被动运动，保持肢体功能位，防止肢体挛缩。

2.温水浴：改善肢体循环状态，配合肢体运动锻炼效果更佳。

3.理疗、针灸、按摩减轻挛缩发生。

4.肌松药：肌肉挛缩严重者可用地西泮类药物或氯苯氨丁酸、盐酸乙哌立松（妙纳）等肌松药。

附：脊髓前动脉综合征

脊髓前动脉综合征是指供应脊髓前2/3区域的脊髓前动脉发生闭塞，引起脊髓受损节段以下的上运动神经元瘫痪、分离性感觉障碍及括约肌障碍。此症最早于1904年由Preobenski报道。此后于1909年由Spiller根据脊髓血液供应分布，确定为脊髓前动脉综合征。年长儿多见。病因可能与外伤、感染、激烈运动、过度劳累、寒冷、脊髓异常牵拉等有关。

【诊断要点】

（一）起病

突然起病，大多数在发病数小时内或2～3d达高峰。

（二）首发症状

常以肢体麻木、神经根痛为首发症状。

（三）运动障碍

较迅速出现脊髓受累节段以下运动障碍，早期呈弛缓性瘫痪，晚期呈痉挛性瘫痪。脊髓两侧瘫痪程度可不一致。

（四）感觉障碍

是本病特征性改变。由于脊髓前动脉供应脊髓前2/3的血液循环，而脊髓的后1/3由脊髓后动脉供血，故本病与急性横贯性脊髓炎的重要不同点在于出现分离性感觉障碍，即受累节段以下痛觉、温度觉消失，而深感觉（关节位置觉，震动觉）正常。触觉可正常或轻度障碍。

（五）括约肌障碍

早期即可出现，恢复较快。

（六）辅助检查

1.血常规　大多正常，合并急性感染者可轻度增高。

2.脑脊液　大多脑脊液正常，个别病例蛋白升高。

3.脊髓MRI检查　一般以病后7～10d检查为宜。急性期可见脊髓受损节段水肿增粗，呈不规则的长T_1、长T_2信号，MRI上与脊髓炎不能鉴别。恢复期可见脊髓变细，可见软化灶。近年来，脊髓造影、脊髓CT已被脊髓MRI所取代。

【治疗要点】

治疗基本急性脊髓炎，主要给予扩血管药物、激素、脱水药、神经营养药物，其中扩血管药物很重要。加强护理，避免发生压疮及尿路感染。早期开始治疗者一般预后良好。

第六节　小儿头痛

头痛是指头颅上半部至枕下部之间部位的疼痛，而不包括面部、咽喉及耳内的疼痛。头痛是儿科神经系统疾病最常见症状，也是儿科其他系统疾病常见的伴发症状之一。小婴儿和婴幼儿因对疼痛不能述说或不能准确表达，临床上容易被忽略。因此，对于伴有头痛的患儿应仔细、耐心地进行问诊及体格检查，尽早查明病因，及时适当地给予治疗。

【治疗要点】

（一）病史

病史问诊时应注意：①起病时间、急缓、部位、性质、程度、频率、激发和缓解因素；②伴随症状，有无发热、外伤、恶心、呕吐、五官功能改变，意识状态及运动异常；③诊断与治疗经过及其反应；④既往疾病、毒物接触史。小儿头痛的病因很多，必须全面考虑、分析，并结合必要的辅助检查，最后确诊。

1.起病情况

（1）急性起病的头痛：各种脑膜炎、脑炎、外伤、蛛网膜下腔出血、代谢紊乱、副鼻窦炎、神经痛。少见情况有：腰椎穿刺后头痛、中暑、急性中毒。

（2）亚急性起病的头痛：颅内占位病变、引起良性颅高压的各种因素、结缔组织疾病和血液系统病变伴神经系统损害。

（3）慢性起病的头痛：颅内占位病变、紧张性头痛、全身各种慢性疾病。

（4）慢性反复发作性头痛：偏头痛、丛集性头痛、眼科疾病、癫痫等。

2. 头痛部位

（1）全部性头痛：颅内或全身感染性疾病、蛛网膜下腔出血、颅内压增高。

（2）一侧头痛：偏头痛、颅内占位病变初期。

（3）小脑幕上病变的头痛：表现为额、颞、顶区头痛。

（4）小脑幕下病变的头痛：位于耳后、枕、颈上部。

（5）五官病变的头痛：器官局限部位较为表浅的疼痛。

3. 头痛的性质

血管性头痛：多为胀痛、跳痛或搏动性头痛。

（1）神经痛：多为呈电击样、火烙样或刺痛。

（2）紧张性头痛：呈紧箍样、束带样或重压感。

（3）功能性及精神性头痛：则性质多样、易变且不固定。

4. 头痛的时间　肿瘤及各种颅内压增高引起的头痛呈晨重午后轻；血管性头痛晨起轻，多在学习、紧张、活动后重。

5. 加重、缓解头痛的因素　用力后，如咳嗽、蹦跳、晃头可使颅内压增高性头痛、颅内占位病变及感染性头痛、血管性头痛加重；清除鼻腔分泌物后可使鼻炎、鼻窦炎引起的头痛缓解；暗室中休息及睡眠充足后可减轻血管性及紧张性头痛。卧床减轻、直立加重是腰椎穿刺后颅内低压性头痛的特点。

6.头痛伴随症状　发热、精神行为异常、脑膜刺激征阳性、抽搐等多与颅内感染性疾病有关，局限性定位性神经功能障碍见于颅内疾病，发作性眩晕、视物黑矇、视野缺损、恶心、呕吐多提示偏头痛。

（二）小儿头痛的病因

1.颅内病变　①炎症：各种脑膜炎、脑炎。②脑血管疾病：脑血管炎、血管痉挛、扩张、脑出血、血栓形成及脑栓塞。③颅内压增高、颅内占位病变、脑积水。④颅脑外伤、蛛网膜下腔出血、颅内血肿。⑤发作性疾病：癫痫。⑥先天畸形：颅底凹陷症、颅缝早闭。

2.头部五官病变　①头颅：头皮撕裂伤、骨折。②颈部：肌肉紧张、关节错位、脱臼。③眼：屈光不正、近视、远视、眶内占位病变。④鼻：鼻炎、鼻窦炎。⑤耳：中耳炎、乳突炎。⑥口腔：龋齿、牙周炎。

3.全身性疾病　①全身急、慢性感染性疾病；②心血管疾病；③代谢性疾病；④急、慢性中毒；⑤急、慢性缺氧。

（三）体格检查

对于头痛的患儿应做全面而详细的体格检查，包括全身各系统检查和神经系统检查，尤其注意头围、颅缝、前囟、球结膜、瞳孔、眼底、意识状态、局限性神经功能障碍及脑膜刺激征。

（四）辅助检查

1.血常规、生化及免疫学检查　鉴别诊断时根据可能病因进行检查。

2.脑脊液相关化验　颅内压明显增高及颅后窝病变者慎用。

3.脑电图、脑血流图、单光子断层扫描（SPECT）属非特异性改变，对头痛诊断具有一定价值。

4.头部CT、MRI、MRA、MRV检查　对了解血管发育状况、颅内占位病变、颅内感染、颅内出血、颅脑外伤及炎症等具有诊断价值。

5.脑血管造影　年龄较大儿童可采用此项检查，对各种先天性脑血管畸形具有诊断价值。

（五）儿童常见的头痛

1.偏头痛　是指一种慢性反复发作性头痛，其特点为一侧头部的搏动性头痛，伴恶心或呕吐及各种视觉异常。据统计我国儿童偏头痛的发病率为2%～10%，常见发病年龄是7～14岁，女孩多于男孩。目前，我国对儿童偏头痛普遍认识不高，临床上误诊、误治时常发生。

（1）典型偏头痛

①无先兆偏头痛（普通型偏头痛）：是儿童时期偏头痛最常见的发作形式。表现为一侧或双侧额部、颞部搏动性头痛，持续1h至14d，平均24h左右。伴随症状有腹痛、呕吐、恶心、畏光、畏声、面色苍白、头晕，以及手、足的感觉异常。患儿多有偏头痛阳性家族史，尤其是母亲。

②有先兆的偏头痛（典型性偏头痛）：占全部偏头痛的15%～20%。偏头痛发作5～60min前多有先兆发生，如视物模糊、视野暗点、黑矇、视物变形，有些患儿还有眩晕、头晕、周期性感觉异常、手足麻木。儿童患者典型视觉先兆不常见。先兆消失后随之出现前额、颞顶、眼眶区的搏动性（与脉搏一致）、跳动性头痛（与脉搏不一致）。多于单侧，少数为双侧或左右两侧交替性头痛，持续4～72h。

（2）不典型偏头痛

①周期性呕吐：主要表现频发呕吐，严重时每个月发作数次，甚至出现脱水、酸中毒、电解质紊乱。每次发作持续数日后停止，患儿恢复正常的日常生活。

②急性精神混乱状态：临床上少见。表现为患儿突然行为怪异，精神混乱，多动，定向力障碍，反应迟钝，记忆力减退，呕吐及倦怠。神经系统检查触、痛觉感觉反应迟钝，偶见屈跖反射阳性。

③良性阵发性眩晕：常见于婴幼儿。主要表现为突然发病，共济失调，不能独走、站、坐，还伴有眼球水平震颤、恶心、呕吐、面色苍白、乏力、恐惧等。神经系统检

查可见共济运动障碍及前庭功能检测异常。

（3）复杂性偏头痛

①基底动脉偏头痛：由基底动脉和大脑后动脉痉挛所致，主要症状如下。

视觉障碍：视觉暗点、黑矇、视物模糊、复视、偏盲。

脑干受累：眩晕、耳鸣、构音障碍、共济失调、四肢感觉异常等。

头痛：先兆持续数分钟后出现枕部或一侧头部剧烈头痛，伴恶心、呕吐。

②眼肌麻痹型偏头痛：儿童相对少见。由于血液供应障碍，患儿在头痛的同时出现受累侧动眼神经麻痹症状，如上睑下垂、复视、瞳孔散大。

③偏瘫型偏头痛：儿童较成年人多见。表现为头痛开始或头痛不久出现头痛对侧肢体瘫痪、偏身感觉减退，有时出现较轻的意识障碍和失语。

2. 紧张性头痛　又称肌收缩性头痛，是小儿慢性头痛的常见病因之一。多见于青春期儿童，学龄前儿童少见。儿科临床工作中诊断本病时应谨慎考虑。

紧张性头痛表现为持续性钝痛，非搏动性或跳动性头痛，部位多在前额、双侧太阳穴、头顶、枕部、颈部甚至整个头部。患儿自述头部紧箍感、重压感、束带感，无恶心、呕吐。头痛于睡醒后、清晨少见，多在学习后、紧张、焦虑、烦躁、失眠时加重。头痛一般持续30min至数日。

3. 丛集性头痛　也称神经性偏头痛、组胺性头痛或Horton综合征。由于在一段时间内，通常春季或秋季密集发作（也称群集期）而得名。本病儿科少见，仅见于年长儿。

临床表现：头痛多于夜间入睡后突然发作，无任何先兆，表现为一侧眼眶或眼球后额颞部的锐痛、灼痛或钻痛，不伴恶心、呕吐。男性比女性多见。发作时痛侧皮肤发红、发热、结膜充血、流泪、流涕。约1/4病例于痛侧出现Horner综合征。头痛发作时疼痛难忍，不能卧床，常在地上踱步，用于拍头或抱头痛苦，甚至以头撞墙，持续15～30min后迅速停止。不影响以后的学习和生活。

【治疗要点】

头痛的治疗必须根据病因进行恰当的治疗，安慰药效应十分明显。本文主要介绍偏头痛的治疗。

1.一般治疗　生活规律，规律睡眠，避免诱发偏头痛的因素，如少食含酪氨酸的食物、减少日晒、减少到缺氧和人群密集场所、避免精神紧张和过度疲劳等。

2.发作时治疗　安静平卧于光线较暗的室内，尽量减少体位的变更和刺激。

不推荐在原发性头痛的患儿使用阿片类及巴比妥类药物。

（1）对乙酰氨基酚：每次10～12mg/kg，每4～6小时给药。

（2）布洛芬：每次10mg/kg，可每4～6小时给药。

（3）萘普生：5～7mg/kg，每8～12小时给药。

（4）5-HT_1受体激动药：利扎曲普坦，每次5mg，必要时重复给药1次。舒马曲普坦，经鼻给药，4～6岁，5mg；7～11岁，10mg；＞12岁，20mg。

3.预防发作　如果患儿每个月出现4次致残性头痛时，推荐进行预防性用药。

（1）苯噻啶（新度美安）：5-HT竞争性拮抗药，0.25～1.5mg/（kg·d），晚上1次口服。

（2）三环类抗抑郁药：阿米替林，0.1～1mg/（kg·d）次，每日1次或分为每日2次口服。

（3）普萘洛尔（心得安）：小儿每次0.5～1m/kg，每日不超过4mg。为β受体阻滞药，有减轻血管扩张的作用。

（4）中药：全天麻胶囊、正天丸及其他中药可试用，适用于轻症患儿。

（5）抗癫痫药物：目前认为头痛与癫痫具有一定相同的发病机制。由于儿童自身特点，头痛患儿常选用中药制剂，预防用药不被患儿家长所接受。病情严重、影响学业者应该用药防治，近年来临床使用小剂量抗癫痫药物，如托吡酯（妥泰）1～2mg/（kg·d）、丙戊酸钠（德巴金）10～20mg/（kg·d）、加巴喷丁10～20mg/（kg·d）等治疗头痛，效果肯定。

另外，头痛患儿还可以给予营养制剂，如维生素B_{12}、辅酶Q 10、盐酸氟桂利嗪（西比灵）胶囊等。

第七节　抽动-秽语综合征

抽动-秽语综合征又称Gilles de la Tourette综合征（简称TS），临床上以慢性、反复性、多发性运动性抽动伴不自主的发声为主要特征，属于神经精神障碍性疾病。男孩多见，好发年龄2～15岁，国外报道TS的发病率为0.1%～2.5%，国内尚无准确统计资料。本病病因不明，近来倾向于脑器质性病变，与锥体外系先天发育不良、产伤、神经变性有关。本病具体发病机制不明，迄今为止发病机制有以下假说：①遗传机制；②神经递质机制；③精神因素；④脑结构异常；⑤理化环境学说。

【诊断要点】

（一）病史

部分患儿起病及症状复发与感染、精神刺激、过度劳累，如用眼过度、长时间玩电子游戏、看电视，部分患儿家族有抽动障碍或精神疾病病史。

（二）临床表现

1.抽动主要从颜面部开始，表现为不自主地眨眼、皱眉、吸鼻、伸舌、咂嘴、耸肩、摇头及扮鬼脸等。以后症状加重，上肢、下肢、躯干受累，出现模仿怪相、手臂投掷样动作、转圈、踢腿、躯体扭颤及上下肢抽动等。

2.动作刻板、重复发作，虽可短时间自己控制，但不久又再次出现。症状于兴奋、紧张、注意力集中时加重，睡眠时消失。

3.1～2年以后部分患儿在多发性抽动的同时伴有咽喉发声抽动，如清嗓、咳嗽、犬吠声，甚至刻板地发出咒骂或淫秽词语。

4.感觉抽动也可出现在发病初期或较为敏感儿童。

5.病情持续时间长，症状缓慢进展，可有暂时性自发缓解与加重，症状新老交替，新的症状取代旧的症状或在旧的症状基础上又出现新的症状。

6.除上述1～5项症状外，部分病程较长者、病情重者常出现共患病，如癫痫、偏头痛、情感障碍、学习困难、强迫行为、多动-注意力缺陷及适应社会困难等。医师应充分认识这些共患病，及早进行防治对预后十分重要。

（三）辅助检查

1.脑电图　TS患儿显示非特异性慢波增多，可排除癫痫、肌阵挛发作。

2.CT或MRI　MRI可见额叶、额顶叶、双侧尾状核、豆状核较正常对照小，或基底节内异常信号或囊肿形成。

3.智商测定　绝大多数正常。

4.血生化、免疫学检测及神经递质测定　包括各种感染、铜蓝蛋白和微量元素测定及兴奋性、抑制性神经递质。

5.儿童抽动障碍量表及行为量表测定　与注意缺陷多动障碍进行区别。

【治疗要点】

（一）一般治疗

规律生活，避免过度紧张、劳累，减轻患儿心理、精神负担，正确引导、教育患儿，增强其及家属对治疗的信心。

（二）药物治疗

1.治疗抽动的药物

（1）氟哌啶醇：是治疗TS最有效的药物，总有效率为70%～85%。从小剂量开始，每次0.5mg，每日2次，以后根据病情逐渐加量，一般每日1～12mg。由于其有静坐不能、情绪恶劣、嗜睡、肌张力障碍等副作用，服用同时并用等量抗震颤麻痹药，如苯海索（安坦）。若有急性反应严重者可肌内注射东莨菪碱0.3mg，每日1～3次。

（2）硫必利：作用于间脑和边缘系统，具有抗多巴胺作用。剂量为每次25～50mg，每日1～2次，1～2周后见效。主要不良反应为头晕、无力、嗜睡、恶心、呕吐。总有效率为75.8%。

（3）舒必利：开始剂量为25～50mg，每日1～2次口服，以后缓慢加量。

（4）可乐定透皮贴：1mg每贴，有效率为40%～70%，但见效时间较长。轻度首次贴半贴或1贴，揭去保护层，贴于清洗干净的上胸部无毛完好皮肤上，夏季也可贴于耳后乳突处或上臂外侧，用手轻轻按紧，特别注意应将边缘按牢。每7日在新的皮肤更换1次。主要不良反应为口干、一过性低血压、头晕、失眠，加重原有心律失常。

（5）抗癫痫药物：小剂量抗癫痫药物对多发性抽动症治疗有效，尤其是共患癫痫的患儿。

（6）阿立哌唑：博思清，2.5mg每片；安律凡，5mg每片；国外6岁以上儿童已经获得批准使用。每次1.25mg，每日1～2次，缓慢加量。不建议最大剂量用药。

（7）其他：大剂量肌苷疗法对部分患者有效。近年来，发现小剂量抗癫痫药物对TS有效，且副作用少。抗精神病药，如利培酮、氯氮平、氟西汀、氟奋乃进、奥沙西泮等治疗TS有一定疗效。

2. 中药　祖国传统中药广泛用于轻症儿童，种类较多，注意肝肾功能监测。一般中药疗程3～6个月，无效者尽早开始正规治疗。

（三）治疗伴发行为异常的药物

1. 哌甲酯　是中枢兴奋剂，可减少患儿多动、攻击及破坏行为。剂量为0.3mg每日口服。

2. 丙炔苯丙胺　是选择性单胺氧化酶抑制药，可有效治疗伴发的注意缺陷多动障碍。

3. 氯米帕明　当TS伴发强迫障碍时选用本药。剂量为每日10～40mg，分2次口服。

4. 氟西汀　TS伴发自伤行为时使用。

（四）心理治疗

包括行为疗法、支持心理咨询、家庭治疗等。家庭、社会共同帮助、支持、关心患儿，避免精神紧张，适当开展体育锻炼。

（五）手术治疗

属试验阶段，疗效不详。手术包括脑深部核团损毁术、额叶手术、边缘系统手术、丘脑手术等。

第八节　小儿急性偏瘫

小儿急性偏瘫既往又称为脑动脉血栓形成或急性偏瘫，是由于各种病因引起颈内动脉系统血管壁自身病变而致管腔狭窄，或在狭窄的基础上形成血栓，造成局部供血中断，造成脑缺血、软化，出现相应的神经系统定位症状、体征，临床上除主要表现为急性偏瘫外，常伴有头痛、惊厥、运动障碍、失语、脑神经瘫痪及智力、行为异常。发病年龄多在6月龄至8岁，以3岁内多见，极少超过12岁。本病最常见的病因为感染，如病毒、细菌、支原体、结核菌、钩端螺旋体、真菌等。其次是颅脑外伤，如外伤后脑梗死、颅内出血等，再次是偏侧肢体惊厥发作或惊厥持续状态，自身免疫性疾病，如SLE或结节性多发性动脉炎也可导致本病发生。另外，少见情况下，先天性心脏病及肾病综合征并发脑动脉血栓形成、扁桃体后脓肿、颅底肿瘤、脑血管畸形、先天性颈部骨畸形、神经皮肤综合征、颈部外伤或咽及软腭部炎症或外伤、先天或后天性凝血机制障碍也是本病的病因。目前多主张进行病因学诊断，故临床上小儿急性偏瘫作为疾病名称已经使用不多。

【诊断要点】

（一）病史

发病前数日或2～3周有前驱感染史、外伤史、惊厥发作病史，既往有结核、自身免疫性疾病、先天性心脏病及肾病综合征及神经皮肤综合征等病史。

（二）临床表现

1.偏侧肢体运动障碍　右侧较左侧多见，上肢比下肢为重。还可伴有同侧颜面下部面肌和（或）舌肌瘫痪。急性期为弛缓性瘫痪，2周左右为痉挛性瘫痪，2～3个月后出现受累肢体挛缩，若不及时进行康复锻炼，部分患儿留有后遗症。

2.感觉障碍　因小儿查体不合作，婴幼儿难以正确判断。年长儿可有偏侧肢体痛温觉正常或轻度障碍，复合深感觉障碍，即实体觉、位置觉和两点分辨觉受损。

3.脑神经损害　多为同侧中枢性面瘫，有时可见吞咽困难或舌肌麻痹而引起流涎和构音障碍，有时可出现同侧偏盲。

4.失语　2岁内患儿不明显，一般年长儿由于急性期因优势半球受损可出现运暂时性运动性失语，1个月内可逐渐恢复。

5.惊厥发作　常表现为偏侧限局性发作或全面性发作。随病情好转，部分病例惊厥发作逐渐消失，部分病例病后一定时间后遗留癫痫发作。

6.其他　部分患儿由于血管舒缩功能异常：偏瘫急性期皮肤发红、发热、水肿，数日后水肿消退，皮肤发凉。部分患儿排尿困难，意识障碍，四肢瘫痪，甚至脑疝。约25%患儿病后遗留不同程度的智力异常，如学习困难、定向力差等，行为异常，如注意力不集中、运动过度、任性、冲动等。

（三）临床分型

1.小儿急性偏瘫按发病类型分型　①卒中型：最常见。突然出现惊厥、偏瘫、失语、昏迷和高热，症状在24h之内达高峰。②急性型：突然偏瘫、短暂意识障碍，1～2d症状达高峰。③亚急性型：偏瘫逐渐发生，3～7d达高峰。④间歇型：呈短暂性脑缺血发作，多次发作后症状固定。若表现为同侧或左右侧交替性发作者，多见于烟雾病。

2.按血栓形成的部位分型　①颈内动脉；②大脑中动脉；③大脑前动脉；④大脑后动脉；⑤椎-基底动脉系统。

（四）辅助检查

1.血常规　视病因而定，一般感染或自身免疫性疾病时白细胞升高，其余无明显变化。

2.脑脊液　视病因而定，除颅内感染、颅内出血、肿瘤高外，余明显无变化。该项检查有助于查找病因。

3.脑电图　急性期受累半球脑电波幅减低，慢波增多或局限于颞部和颞顶部的局灶性异常电活动。

4.脑血流图　受累半球脑缺血改变，血流速度减慢或增高。

5.神经影像学检查　头部CT可明确脑梗死、脑水肿或出血性病灶。头部MRI可见脑梗死区长T_1、长T_2信号，结果优于CT。头部MRA可清楚显示脑血管畸形部位。头部CTA、DSA更能排除干扰因素对明确诊断和判定预后有重要价值。

6.病因学检测　可选择性做病毒、支原体、细菌及结核杆菌等病原学、血清学、免疫学等检查。

【治疗要点】

治疗关键在于及时处理原发病，有效地控制急性期抽搐发作，适时合理使用血管扩张药、溶栓药和抗凝药。这对防止并发症，改善预后极为重要。其综合治疗措施如下。

1.一般治疗　急性期尽量卧床安静休息，少搬动，避免情绪激动及便秘。重症密切观察病情变化，监测生命指标变化，保持呼吸道通畅，定期更换体位，加强护理，保持营养、水、电解质、维生素及矿物质平衡，不能进食者可以鼻饲。

2.病因治疗　应根据不同病因积极相应措施给予治疗。如颅内感染、SIE、颅内出血、惊厥持续状态、血管畸形、心脏及肾病等的病因治疗不同。

3.血管扩张剂　为及时而适当地扩张脑血管，建立侧支循环，改善脑血液供应。给药时间应在脑水肿形成之前及脑水肿消退后，一般在发病后24～48h或发病后1～3周后，以防止脑内盗血综合征发生。常用药物包括川嗪、丹参、罂粟碱、维脑路通等。近年来，新的基因合成药物凯时，可选择性作用病变部位，不受时间限制。另外，还可用盐酸氟桂利嗪（西比灵）(flunarizine)，每次2.5～5mg，每晚睡前1次口服。

4.*抗凝疗法* 急性期可实用右旋糖酐-40（dextran）10ml/（kg·d)，连用1～2周。可防止血小板聚集，改善脑血液循环。小剂量低分子肝素近年来也已经应用与临床，但注意凝血功能监测。

5.*溶栓疗法* 由于儿童患者就诊时多数超过溶栓时间窗及儿童自身特点，本疗法临床较少采用。条件和技术具备的医院可以使用本技术，但应严格把握适应证和禁忌证。

6.*神经营养药物* 适当适时应用此类药物，可有助于神经功能康复，减少后遗症发生。常用药物：各种脑细胞活化剂、神经生长因子、神经节苷脂、胞磷胆碱、能量合剂等。

7.*对症治疗*

（1）控制惊厥发作：一般使用5%水合氯醛1ml/（kg·d)，肛内注射；也可使用地西泮每次0.3mg/kg，灌肠或静脉注射，必要时20min后可重复1次。发作频繁时可短期使用抗癫痫药，如苯巴比妥每次5～8mg/kg，卡马西平5～15mg/（kg·d)，分2次口服；丙戊酸10～20mg/（kg·d)，分次口服。

（2）脱水疗法：20%甘露醇每次0.5～1.0mg/kg，静脉注射或静脉快滴，每日2～4次；地塞米松每次0.25～0.5mg/kg静脉给药。

8.*溶栓疗法* 可用溶栓酶、抗栓酶等，当应当在发病的24h内应用。有凝血机制障碍、脑出血、低纤维蛋白症者禁用。

9.*康复疗法* 恢复期注意功能康复训练，如适当按摩，针灸、温水浴，促进肢体功能恢复，加强智力开发，注意语言功能训练。

第九节　脑性瘫痪

脑性瘫痪（cerebral palsy），是指出生前到出生后1岁内各种原因所致的非进行性脑损伤。近年来有国内外学者主张将针对脑性瘫痪年龄定义为婴幼儿期，但尚未获得普遍认可。脑性瘫痪的常见病因：①产前因素，宫内巨细胞、风疹病毒、弓形虫感染，孕母患贫血、心脏病、肾病、妊娠期高血压症，多胎、多胎间输血等；②产时因素，由于分娩、孕母、胎儿三方面导致新生儿窒息、颅内出血、缺氧缺血性脑病；③产后因素，新生儿核黄疸、化脓性脑膜炎、破伤风等。除此之外，脑性瘫痪的发生还与早产、多胎、先天发育畸形有关。主要表现为精神运动发育迟滞、智力低下，症状性癫痫发作、语言障碍及视力、听力功能异常，临床上以各种类型的上运动神经元性瘫痪为主要表现。应当指出：各种先天遗传代谢病索引的神经系统功能异常不属于脑性瘫痪范围，对于脑性瘫痪治疗疗效不佳者应仔细评估，进行遗传代谢病筛查。

【诊断要点】

（一）病史

多数患儿有产前、产时、产后造成脑性瘫痪的1种或多种常见病因。

（二）临床表现

主要表现为运动发育落后、运动障碍、特殊姿势、肌张力异常、反射异常、主动运动减少。除此之外，还可出现癫痫发作、智力发育迟缓行为异常、听力、视力障碍及学习困难等。临床多分为以下6型，其中以前3种多见。

1.痉挛性四肢瘫　是脑性瘫痪中最严重的类型。病理改变为中央白质区坏死、变性和囊性变。临床常表现为四肢均有瘫痪，上肢的运动障碍一般较下肢为重，常合并智力低下、惊厥发作、语言发育障碍和视觉异常。还可合并延髓麻痹，吞咽困难、吸入性肺炎。查体见四肢肌张力增高，痉挛，自发运动减少，腱反射亢进，双侧巴氏征阳性，年长儿膝部和肘部常有屈曲性挛缩。

2.痉挛性双瘫　是脑室周围白质软化，尤其是通过内囊的运动神经纤维受损所致。临床上常表现为双侧下肢瘫痪，患儿行走延迟，双足呈马蹄内翻状，行走时足尖着地。严重者可有肢体失用性萎缩和下肢生长受累，与上半身正常发育不成比例。查体见双下肢痉挛，腱反射亢进，踝阵挛及双侧巴氏征阳性。双下肢呈剪刀步态。

3.痉挛性偏瘫　瘫痪侧肢体自发运动会减少，右侧发病比左侧几乎多1倍，上肢受累程度多较下肢重，1岁前即可发现患侧手运动功能异常，患儿迟至18～24个月才会行走。查体见患侧呈环行步态，患侧肢体显著痉挛，踝部跟腱挛缩。

4.不随意运动型脑性瘫痪　表现为异常动作，运动增强，手足徐动、舞蹈症、震颤、肌张力低下或肌强直，抬头无力，喂养困难，常有舌伸出口外及流涎，安静、睡眠时不随意运动消失。由于额面、口腔、发音器官肌肉的功能障碍，出现构音障碍，头部、上肢运动障碍重，下肢较轻，反射不亢进，多半无病理反射。患者多性格活泼、开放、情绪不稳定，智力障碍轻。

5.共济失调型脑性瘫痪　以平衡功能障碍为主征的病型；肌紧张低下，肌收缩调节也不准确，从而不能完成正确的动作；手和头部可看到轻度震颤，眼球震颤极为常见；立位平衡不稳定，坐位时亦不稳定，上肢功能障碍明显；不能调节步伐，醉酒步态；指鼻、对指、跟膝胫试验不能完成。婴儿期多呈肌张力低下、运动发育落后，运动失调症状在以后发育过程中逐渐明显。

6.混合型　以上2种类型脑性瘫痪同时存在。

值得指出的是临床上有一些患儿无法进行确切分类，应动态进行观察与病情再次评估。

（三）辅助检查

对可疑病例可做下列检查。

1.脑电图　非特异性慢波增多，电压偏低，癫痫发作者可见痫波发放。

2. 头颅CT或MRI检查　头颅MRI明显优于CT检查，可发现：①脑室旁白质软化；②髓鞘发育不良；③脑皮质软化灶；④先天畸形，如脑穿通畸形，胼胝体发育不良；⑤脑灰质、白质发育不良，脑室扩大。

3. 诱发电位　脑干听觉、视觉、体感诱发电位可发现中枢部位缺陷。

4. 发育商、语言与智力测试　定期进行发育商、语言发育和智商测定，评估病情及治疗效果。

5. 其他　包括病因学相关检查，如宫内感染；染色体和基因检查、遗传代谢病筛查，鉴别诊断有意义的检查，如肌电图、肌肉酶学检查。

【治疗要点】

主要强调早期诊断，早期治疗。目的是恢复正常运动发育，纠正异常姿势，减少残疾发生。

1. 一般治疗　注意喂养，保证热量供给，加强护理。

2. 对症治疗　有癫痫发作患儿应正规使用抗癫痫药物。为减轻肌张力给予肉毒毒素注射或口服氯硝西泮或苯氨丁酸，手足徐动者使用苯海索，智力低下者应尽早进行智力开发训练。说话困难者还应进行语言训练、听力和视力训练等。

3. 神经营养药物治疗　根据需要给予B族维生素、多种必需氨基酸及各种脑营养制剂等；但应强调：神经营养药物疗效有限，不能长期应用，时间过长疗效不佳且增加医疗费用。适合病例为年龄小者、新近发病、MRI有神经系统发育迟缓者，疗程一般2～3个月。神经生长因子和神经节苷脂治疗有一定疗效，但1个疗程疗效不佳时不建议继续使用。

4. 康复治疗　强调综合治疗，包括日常生活技能训练、运动功能训练、利用训练器及矫正器训练。

5. 手术治疗　常用于痉挛型脑瘫患儿，通过外科手术来矫正畸形，改善肌张力，改善运动功能。

6. 中医、中药治疗　针灸、按摩、中药对脑性瘫痪有一定疗效。

7. 物理疗法　温水浴、各种理疗仪、高压氧等治疗。

8. 家庭、社区康复　脑性瘫痪康复时间很长，常年住院康复对家庭、社会负担较大，医务人员应教会家属学会一些适合家庭简易康复方法；家属也应当自主通过医院、读书、康复机构培训等措施完善自己，开展家庭康复。应当提倡医院康复单元、家庭、社区联合康复模式。

第十节　重症肌无力

重症肌无力（myasthenia gravis）是一种神经肌肉接头传递障碍的慢性疾病。发病机制目前认为自身免疫性疾病，多与各种感染有关，即在病毒或其他非特异性因子感染胸腺后，导致胸腺内肌样细胞膜表面烟碱型Ach受体脱落，与免疫接触而产生循环抗体，在细胞免疫与体液免疫介导、激活补体的参与下破坏突触后膜；改变Ach受体结构；加速其降解；非特异地与Ach受体结合，封闭Ach与Ach受体结合而致病。临床主要表现为受累横纹肌极易疲劳，休息后或给予抗胆碱酯酶药物后肌力可部分或完全恢复。

【诊断要点】

（一）病史

起病多在学龄期，少数幼儿期发病。感染、预防接种、情绪波动及疲劳可诱发本病。

（二）临床表现

1. 新生儿重症肌无力

（1）新生儿一过性重症肌无力：重症肌无力母亲所生的婴儿中约12%患此病。其机制是母体乙酰胆碱受体抗体通过胎盘到达胎儿体内。新生儿出生后数小时即出现吸吮困难、哭声无力、自主活动减少及呼吸表浅等。

（2）新生儿家族性先天性重症肌无力：患儿母亲很少患重症肌无力，其亲属有患本病病史。新生儿出生后即有呼吸困难、吸吮困难、吞咽困难。体内无乙酰胆碱受体抗体，其发病可能与乙酰胆碱受体蛋白的基因或其他神经递质异常有关。预后较差，抗胆碱酯酶药物治疗有效。

（3）新生儿持续性重症肌无力：又称新生儿先天性重症肌无力，其母不患此病。出生后即表现上睑下垂、眼外肌麻痹和周身肌无力症状，但全身肌无力症状轻微。

2.儿童型重症肌无力　多2岁后起病，女孩多于男孩，症状、体征与成年人型相似。最先眼外肌受累，其次是咽肌、面肌及咀嚼肌，躯干及四肢肌肉受累较少。患儿常表现为上睑下垂、眼肌瘫痪，严重时口齿不清，吞咽困难、咀嚼无力、肢体病理性易疲劳。症状有晨起较轻下午加重，休息后减轻剧烈运动后或感染后加重的特点。临床上分为眼型、球麻痹型及躯体型三型，但后者少见。

3.重症肌无力危象

（1）肌无力危象：多因感染、过度劳累、手术、情绪激动、漏服或停服抗胆碱酯酶药物而诱发。表现为无力症状突然加重、呼吸困难、吞咽困难、构音障碍、危及生命。体检可见瞳孔散大、大汗、腹胀、肠鸣音正常。

（2）胆碱能危象：为抗胆碱酯酶药物过量引起。除肌无力加重外，尚有胆碱能中毒表现，如瞳孔缩小、多汗、肌束颤动、唾液及呼吸道分泌物增多、腹痛、腹泻等。

（3）反拗危象：又称无反应性危象，因感染、电解质紊乱、胸腺手术后或不明原因引起对胆碱酯酶抑制药突然完全无反应，虽然药物剂量不变，但突然失效。

（三）辅助检查

1.血清学检查　血清乙酰胆碱受体抗体及神经肌肉接头抗体测定，免疫功能、病因学及鉴别诊断相关检查，肌肉酶谱、感染病因学检查等。

2.肌电图　以低高频率（每秒3次）反复刺激运动神经，若动作电位幅度很快地降低10%以上者为阳性。另外，有肌肉颤动的患儿可做单纤维肌电图，该方法是当前诊断重症肌无力最为敏感的电生理手段。

3.影像学检查　胸部X线片、CT可显示胸腺肥大。合并脑病变时建议做头部MRI。

4.辅助实验　对于肌无力呈晨轻夕重、休息后减轻、活动后加重特点的患儿，可考虑本病诊断，做下列辅助实验以明确诊断。

（1）疲劳试验：使可疑病变的肌肉反复地收缩，若肌无力症状加重，休息后肌力恢复为阳性。

（2）药物试验

①新斯的明试验：由于新斯的明试验持续时间长，特别适用新生儿和小婴儿。新斯的明0.02mg/kg皮下注射，为减轻其副作用，同时注射0.01mg/kg阿托品，注射后10min显效。

②依酚氯铵（腾喜龙）试验：适用年长儿。根据儿童年龄大小，依酚氯铵（腾喜龙）0.1～1mg静脉注射，用药后2min显效。

【治疗要点】

（一）一般治疗

避免疲劳、感染、忌用抑制神经肌肉传递的药物，如奎宁、奎尼丁、普萘洛尔（心得安）、氯丙嗪、利多卡因及氨基糖苷类抗生素。肌无力危象时应密切观察生命体征变化，及时治疗。

（二）药物治疗

强调早期诊断、早期治疗。目前，抗胆碱酯酶药物是首选药物，但早期配伍用激素、免疫抑制药，通常可取得满意疗效。合并胸腺瘤者尽早手术。

1. 抗胆碱酯酶药物　剂量应从小剂量开始，逐渐调整。一般首选吡啶新斯的明。

（1）溴化吡啶新斯的明：作用时间长，副作用较少。新生儿每次5mg，婴幼儿每次5～10mg，年长儿每次20～30mg，最大量不超过60mg（1片），每日2～3次。

（2）溴化新斯的明：作用时间2～3h，婴幼儿每次1.25～2.5mg，年长儿每次3.75～7.5mg，最大量不超过15mg，每日2～4次。

（3）美斯的明：抗胆碱酯酶作用强，为新斯的明2～4倍，维持时间长（6～8h），但副作用大。成年人每次5～10mg，每日2～4次，儿童每次1～5mg，每日

2～4次。

2.肾上腺皮质激素　适用眼肌型、全身型重症肌无力及抗胆碱酯酶药物治疗无效者。

（1）首选泼尼松，开始剂量1mg/（kg·d），直到症状缓解，病情稳定后开始减量，每1～2个月减1次5mg，5～10mg，隔日顿服，维持1年以上。

（2）甲泼尼龙：15～30mg/kg，每日1次，连用3d，必要时可重复使用。

治疗初期部分患儿病情可有一过性加重。高血压、结核病、糖尿病、免疫缺陷者禁用。甲泼尼龙片剂（美卓乐）目前更多的应用于临床患者中。

3.免疫抑制药　环磷酰胺3～5mg/kg（总量不超过100mg），分次口服，病情稳定后，1～2mg/kg（总量不超过50mg）维持。硫唑嘌呤1～3mg/kg，分次口服。环孢素A 6mg/kg，以后根据病情调整剂量。近年来，有多种新型免疫抑制药，如他克莫司、利妥昔单抗、霉酚酸酯（MMF）已经应用于临床。

4.大剂量丙种免疫球蛋白冲击疗法　全身型或危象者早期应用疗效明显。剂量400mg/（kg·d），每日1次，静脉注射，连用5～7d。

（三）血浆置换疗法或全血置换法

对解除肌无力危象有较好疗效，但价格昂贵。血浆置换量50ml/kg，全血60～80ml/kg，可交换1～3次。

（四）胸腺切除术

适用于全身型病例，病程1年内的胸腺肿瘤或胸腺增生者、眼肌型难治病例，年龄14岁以下患儿是否做胸腺切除意见目前观点不一致。

（五）其他

伴有感染者应用抗生素控制感染，伴发甲状腺功能亢进者以治疗甲状腺功能亢进为主，多数在甲状腺功能亢进控制后肌无力好转。

（六）危象的治疗

1.肌无力危象　加大抗胆碱酯酶药物剂量，注意呼吸支持。

2.碱能危象　停用抗胆碱酯酶药物，阿托品0.02～0.03mg/kg，静脉注射或肌内注射15～30min后可重复1次。注意呼吸支持及对症处理。

3.反拗危象　主要对症治疗，根据依酚氯铵（腾喜龙）试验调节抗胆碱酯酶药物剂量。

第十一节　蛛网膜下腔出血

蛛网膜下腔出血（以下简称SAH）是指各种原因出血导致血液流入蛛网膜下腔。临床上可分为自发性与外伤性两类，儿童以自发性SAH为多。自发性SAH包括原发性与继发性SAH。若脑表面血管破裂，致使血液流入蛛网膜下腔时称为原发性SAH；若为脑实质出血后血液穿破脑组织流入脑室和蛛网膜下腔时称为继发性SAH。SAH的常见病因为：脑血管畸形、血液系统疾病、维生素K及维生素C缺乏、颅脑外伤、肿瘤破坏血管、严重肝病、各种感染引起的动脉炎、抗凝疗法的并发症等。SAH可以与脑内血肿、硬膜下血肿、脑室内出血、视丘下部出血、鞍内出血、脑梗死、蛛网膜下腔积血等并存，其病情轻重对患儿的预后影响很大。

【诊断要点】

（一）病史

无明显前驱感染病史，但常有剧烈运动、情绪激动、用力、外伤等诱因后急性起病病史。注意询问既往病史及起病后相伴随的临床症状、体征。

（二）临床表现

1.起病　起病很急，常骤然发病，多无先兆。少数患儿1～2周头痛、头晕、视力改变及颈部不适感觉。部分患儿是在运动、生气、用力、蹲踞、便秘、剧咳及外伤后发病。

2.急性颅内压增高　最常见的症状是突然剧烈头痛、恶心、呕吐、面色苍白和全身冷汗。年长儿叙述全头部劈裂样头痛，有时放射到后枕部及颈侧；婴幼儿不会诉说，常表现为突然出现的哭闹不安，易激惹，拒乳和惊厥，面色苍白，前囟饱满。

3. 意识障碍　约50%的患儿伴有一过性不同程度的意识障碍，如意识模糊、淡漠、嗜睡，部分患儿出现谵妄、定向力障碍，约10%的重症病例出现昏迷，甚至去脑强直、死亡。

4. 发热　病情初期无发热，常在出血后24h内发热，为中等热或高热，持续1～2周。属于中枢性发热，是由于出血或动脉痉挛影响下丘脑的结果。

5. 脑膜刺激征　常在起病后1～2d出现。发病特急者（闪电型）起病后即深昏迷，脑膜刺激征阴性。

6. 局限性神经受损症状　部分出现一侧动眼神经麻痹，视力障碍，局灶性或全身性惊厥发作，一侧肢体感觉障碍、瘫痪，失语。

7. 其他　偶有颈背部痛或肢体疼痛，少数病例有心律失常，血压波动，腹胀、呕吐咖啡状物。视网膜出血，是诊断的重要依据之一。

（三）辅助检查

1. 血常规　白细胞增高，中性粒细胞增多。

2. 脑脊液　50%的SAH在发病1周后CT检查可正常，若经济条件不好时，可选做腰椎穿刺检查。脑脊液外观呈均匀一致的血性脑脊液（三杯试验阳性）是诊断本病最可靠的方法。压力多增高，镜下可见大量红细胞，出血后离心后可有皱缩红细胞。1～2周后脑脊液黄变，蛋白增高，糖和氯化物正常。3～4周后脑脊液恢复正常。腰椎穿刺适量放脑脊液还是SAH的治疗手段之一，对缓解剧烈头痛有一定效果，但应酌情慎重进行。

3. 头CT　应尽早进行，是首选的检查方法。在出血2h后即可清晰显示脑沟、脑池、外侧裂有高密度影，有些患儿同时存在脑实质或脑室内出血，帮助判定是原发或继发SAH。

4. 头部磁共振成像（MRI、MRA）　在48h后即可显示出血情况，一般多在急性期缓解后进行MRI检查。因能做横、冠、矢状位扫描，其图像优于CT，可明确出血部位、出血量多少、范围大小。当怀疑脑内较大动脉疾病时可做MRA以便更好进行病情评估。

5.血管造影　对疑似有血管畸形的患儿应做MRI脑血管造影（MRA），或数字减影血管造影（DSA），可清楚显示畸形血管及侧支循环建立情况。MRA是一种无创性检查方法，但由于空间分辨率较差，尚不能取代DSA。普通脑血管造影目前已基本被MRA、DSA替代。

6.其他　为明确病因，进行相关检查，如凝血功能、肝功能、各种感染等。

【治疗要点】

（一）一般治疗

急性期应住院治疗。必须绝对卧床休息至少2～4周，床头抬高15°～30°。避免一切可以引起血压、颅内压增高的原因。加强护理，预防坠积性肺炎与压疮等并发症。维持营养、水、电解质平衡。

（二）对症治疗

1.镇静　对于烦躁、惊厥者给镇静、镇惊药。

2.退热　主张物理降温。

3.降低颅内压　可用适量脱水药、利尿药或激素。甘露醇不超过每次0.25g/kg，防止加重出血。

4.纠正贫血　如血红蛋白低于6g/L时，可输新鲜浓缩红细胞或悬浮红细胞，每次5～10ml/kg。

（三）止血

1.六氨基己酸（EACA）　每次0.1mg/kg，静脉滴注。7～10d病情稳定后改口服，每次0.1mg/kg，1次，维持1～2周。

2.止血芳酸　每次100～200mg，缓慢静脉滴注，每日2～3次。

3.止血环酸　每次125～250mg，静脉滴注，每日1～2次。

4.维生素K　维生素K缺乏引起SAH者必须给予维生

素K治疗。另外，还可用酚磺乙胺（止血敏）、卡巴克洛（安络血）或巴曲酶（立止血）、凝血酶原复合物等，疗效不肯定。

5.解除血管痉挛 可用钙通道拮抗药，如尼莫地平、氟桂利嗪（西比灵）扩张血管。重要在于预防血管痉挛，及时解除血管痉挛。

（四）治疗原发病

白血病、高血压、肝病及有感染时应给予相应治疗。

（五）激素

可减轻脑膜刺激及防止脑膜粘连。地塞米松每次0.3～0.5mg/kg，每日2～3次，连用7～10d，缓慢停药。

（六）手术

严格掌握手术时机。适时选做间接、直接或血管内手术。在情况允许下动脉瘤患儿争取早做手术，有颅内血肿者应及时清除，血管畸形者应当选择手术时机进行切除。目前，血管介入疗法是一种有发展前景的治疗手段，但目前儿童患者经验较少。

第十二节 癫　　痫

癫痫（epilepsy）是一种由于各种原因导致的慢性脑部疾病，其特征是反复发作性脑神经元异常过度同步放电所产生的突发性、一过性脑功能失调，表现为意识、运动、感觉、自主神经等不同障碍及精神异常。发病率为3.3%～5.8%，男孩略多于女孩，10岁前儿童发病率最高。癫痫发作的机制尚未完全阐明，一般认为与基因突变、先天性结构异常、遗传代谢障碍、感染、免疫异常等因素有关。目前多种癫痫及癫痫综合征的致病基因已经得到定位。除此之外，癫痫发作还与环境因素及一些诱发因素有关，如疲劳、饥饿、发热、代谢紊乱、情感冲动等。按病因癫痫分为原发性和继发性两大类。前者系指患儿脑部尚未发现可以解释本病的病理变化或代谢异常，多与遗传因素有关，儿科常见。后者又称症状性癫痫，多见于脑部疾病和引起脑组织代谢障碍的一些全身性疾病。常见：①颅内疾病，脑先天发育异常、脑外伤、各种颅内感染、脑血管病、颅内占位病及脱髓鞘和变性病；②颅外疾病，各种原因导致的脑缺氧、心血管疾病、代谢内分泌疾病、金属及药物中毒和过敏及变态反应性疾病。继发性癫痫占癫痫的大多数，年龄较小的癫痫患儿多为继发性癫痫。

【诊断要点】

诊断应从4方面入手：①确定患儿的发作症状是否是真性癫痫发作；②确诊癫痫后，应进一步分类，属于哪种癫痫或癫痫综合征；③分析癫痫的病因；④判断有无癫痫共患病。要正确地解决以上4方面问题，详尽地询问病史、查体及必要的辅助检查很重要。

（一）病史

详细询问发病时的发作症状、诱因、有无发热、持续时间、发作频度、年龄、既往史、家族史及生长发育情况等。

（二）临床表现

常见临床发作类型和综合征类型如下。

1.局灶性发作

（1）局灶性运动性发作：典型代表为杰克森发作，发作由大脑皮质运动区异常放电引起。半身抽搐，常自一侧口角、拇指或踇趾开始，依次按皮质运动区对神经肌肉支配的顺序有规律的扩展，由远端向近端蔓延至同侧上下肢，多无意识障碍。常提示大脑半球中央前回有局灶性病变。发作过后抽搐肢体常有一过性瘫痪，称为陶德（Todd）麻痹。若放电向对侧皮质扩可引起全身性运动性发作，伴意识丧失。

有时部分患儿可表现为不对称强直性运动发作、自动症、局灶性负性肌阵挛或抑制性运动发作。

（2）局灶性感觉性发作：为发作性局灶性躯体原始或经验性感觉异常，意识存在，也可转变为部分性或全身性运动性发作。

（3）婴幼儿偏侧阵挛发作：一侧半身抽搐（肢体及面

肌），也可两侧交替半身发作。伴意识丧失，无定位意义。

（4）发笑发作：发作时表现为各种各样的异常的笑，有欣快、痛苦、呆傻样笑。多数意识不丧失，有时也可丧失。

（5）边缘叶癫痫：又称颞叶癫痫。以发作性运动障碍及精神异常为特点，多数为继发性。发作时有意识障碍、精神症状表现为情绪、行为、记忆等方面的改变（如不认父母、暴怒、打人、骂人。撕衣、毁物、恐惧、躁动等）。运动性症状主要表现为自动症，即一系重复的刻板运动（如咀嚼、吸吮、摸索、握手、解扣、脱衣、转圈、奔跑、无意识行走等）。年长儿发作前常有幻觉、恐惧等。

2.全面性发作

（1）强直-阵挛性发作：又称大发作，临床上以意识丧失及全身抽搐为特征。发作时突然意识丧失、发出吼声、四肢强直、瞳孔散大、颜面发绀，持续数秒后迅速转为阵挛性抽动，口吐白沫，可有咬舌及尿失禁。历时几分钟左右抽搐停止，抽后入睡，醒后对发作无记忆。少数患儿在意识清醒前呈现精神错乱、头痛和自动症，称为癫痫后状态。有的患儿仅表现为强直发作或阵挛发作，症状同与上述强直期、阵挛期相同。

（2）失神发作：以意识障碍为主要表现，又称小发作，多见5～7岁儿童。发作时意识突然丧失，中断正在进行的活动，茫然凝视，俗称“愣神”，持续数秒，一般不超过30s快速恢复，继续进行发作前的活动。对发作不能记忆，智力正常。不典型失神发作可伴肌阵挛、眼部异常或自动症等。

（3）肌阵挛发作：全身或某部肌肉突然的短暂的收缩，可1次或多次，多双侧对称，多见于幼儿期，常伴智力发育迟缓。最新癫痫分类还包括眼睑肌阵挛发作、肌阵挛失张力发作、负性肌阵挛发作，临床相对少见。

（4）失张力发作：又称站立不能性发作。发作时肌张力突然降低，不能维持姿势。全身肌张力丧失时则可猛然倒下，局部肌张力丧失时可表现为头下垂、肢体下垂等，意识丧失极为短暂。

3.小儿时期常见的癫痫综合征

（1）婴儿痉挛：是婴儿时期所特有的一种严重的肌阵挛发作。多在3～7月龄时发病。临床上有三大特点：即特殊的发作形式、智力及精神运动发育迟缓、脑电图高峰节律失常。发作形式：①屈曲性肌阵挛，是婴儿痉挛的典型表现，发作时头及躯干及四肢屈曲，阵挛，称“点头发作”，每次痉挛持续1～2s。迅缓解后经数秒的间歇又发生类似痉挛，成串发作，可重复数次，每次痉挛伴有叫声或哭声。②伸展型肌阵挛，少见，发作时头颈、躯干伸展，双上肢同时向前向外伸展，双下肢伸直，成串发作。③混合型，占20%左右，痉挛多发生在刚入睡或醒后不久，常伴哭声。近来研究发现婴儿痉挛患儿大多有脑器质性损害，属于难治性癫痫，治疗困难、预后差。

（2）大田原综合征：在新生儿期或3月龄内小婴儿起病，表现为短时间的强直发作、肌阵挛发作或强直-阵挛发作。典型脑电图表现为周期性、弥漫性爆发抑制。属于难治性癫痫，治疗困难、预后差。

（3）伴中央颞区棘波的儿童良性癫痫：5～10岁起病。男性多于女性。发作与睡眠密切相关，常在夜间发作。呈简单部分运动性发作。表现为一侧口部、咽部及颜面部的抽动，常伴口咽部感觉异常，言语困难，流涎。初期意识正常，后可泛化为全面性发作。EEG在颞部中央区、中颞区一侧或两侧有频率不等的高幅棘波发放，睡眠时棘波明显增多，并扩散到其他部位。神经系统发育及智力正常，有家族癫痫史，多在15～16岁前发作停止，预后良好。

（4）Lennox-Gastaut综合征：常见于1～8岁儿童，发作形式多样，常见有强直性、失张力性、肌阵挛、失神发作及局灶性发作，发作频繁，常见癫痫持续状态，智力低下，精神运动发育落后，脑电图呈爆发的每秒2～2.5次棘慢波，发作难以控制，预后不佳。

4.癫痫持续状态　1次癫痫发作持续30min以上，或为连续多次发作，发作间期意识不恢复，达30min以上被称为癫痫持续状态。2010年国际抗癫痫联盟对持续状态时间又进行了新的规定：一次惊厥发作持续时间超过同种类型癫痫的平均时间时就可以考虑为持续状态。因此，每一种癫痫发作类型有其各自的持续状态时间，临床上应注意掌握。癫痫持续状态根据惊厥与否分为惊厥性癫痫持续状态和非惊厥性癫痫持续状态。惊厥性癫痫持续状态又分全面性和局灶性癫痫持续状态。癫痫持续状态占癫痫患儿的3%～6%。其病因与突然停用抗癫痫药、高热、感染、脱水、离子紊乱、精神紧张、过度劳累、惊吓及睡眠过少有关。各型癫痫都可出现持续状态，但以全面性强直-阵挛发作多见。非惊厥性癫痫持续状态少见，如失神或精神运动性癫痫持续状态、持续性先兆等。脑电图对这种持续状态具有重要诊断意义。由于非惊厥性癫痫持续状态不表现为人们熟知的惊厥发作往往被忽略。

（三）辅助检查

1.血生化检查　血钙、磷、碱性磷酸酶、镁、血糖测定，血尿遗传代谢病及氨基酸分析、肝肾功能检测、免疫指标检测为鉴别诊断提供依据。癫痫患儿多数血生化检查正常。

2.脑电图检查（EEG）　包括脑电地形图、普遍EEG、24h便携式EEG、视频EEG及无线监测EEG。EEG检查是诊断癫痫最重要的辅助检查，通过观察癫痫波的情况，不仅可以明确癫痫的诊断，而且还能确定癫痫的类型、监测治疗效果、客观地评价预后。

3.脑脊液检查　癫痫时脑脊液检查正常，各种颅内感染、占位病变及变性、脱髓鞘疾病、遗传代谢病时有异常改变。

4.头颅CT、MRI检查　对于癫痫病因诊断MRI检查优于CT检查，MRI可以清晰地从不同的断面了解髓鞘发育、先天畸形、脑灰质异位及脑内微小病灶。若经济条件允许，对癫痫的病因诊断，首选MRI检查。

5.头颅单光子或正中子断层扫描（SPECT、PET）　有助于了解癫痫患儿头部的功能病灶，如脑血流量、耗氧量低下的病灶，必要时还可检测蛋白合成、受体结合、氧及氨基酸代谢、神经递质代谢等。

6.染色体与基因分析　约半数以上患儿有遗传学异常，基因明确可能成为癫痫治疗新的方法之一。

（四）鉴别诊断

排除其他发作疾病，如维生素D缺乏性手足搐搦症、低镁血症、屏气发作、晕厥、癔症及情感性交叉擦腿发作等。

【治疗要点】

（一）一般治疗

规律生活，避免诱发癫痫发作的因素，积极治疗原发病、保持患儿的心理、精神健康。

（二）抗癫痫药物治疗原则

1.诊断、治疗　早期诊断、早期治疗。

2.按癫痫发作类型选药　见表9-3。

表9-3　根据发作类型选药发作类型

发作类型	一线药物	二线药物	可能加重发作药物
全面性发作			
强直-阵挛发作	VPA	LEV、TPM、PHT	
失神发作	VPA、ESM	LTG、TPM、ZNS	CBZ、OXC、PHT、GBP
失张力	VPA、BDs	TPM、LTG、LEV、FLB	CBZ、OXC
肌阵挛	VPA、TPM	LEV、LTG、BDs	CBZ、OXC、PHT、GBP
强直发作	VPA、BDs	LEV、TPM、LTG、ZNS、ACZ、FLB	CBZ、OXC
局灶性发作或泛化	CBZ、OXC、LTG	VPA、TPM、GBP、LEV、TGB	

注：PHT.苯妥英钠；VPA.丙戊酸；CBZ.卡马西平；ESM.乙琥胺；BDs.苯二氮草类；ZNS.尼沙胺；LTG.拉莫三嗪；LEV.左乙拉西坦；TPM.托吡酯（妥泰）；ACZ.乙酰唑胺；GBP.加巴喷丁；OXC.奥卡西平；TGB.噻加宾；FLB.非氨酯

3. 单药治疗　开始治疗时单一药物治疗（表9-4），不能完全控制发作时可配伍用其他药物，一般使用2种药物，最多不超过3种药物。联合用药时需根据发作类型选择药物，注意药物间的相互作用。

4. 药物调整　药量应从小剂量开始，逐渐加量，根据病情调整药量。换药时应在加新药7～10d，待达到血药浓度稳态后，逐渐减去原用药物。用药过程中注意个体差异性。

表9-4　常用抗癫痫药物与剂量

药物	剂量［mg/（kg·d）］	有效血浓变（μg/ml）	稳态时间（d）	给药次数、途径
VPA	15～40	50～100	3～6	2～3次/日，口服
CBZ	10～30	5～10	5～14	2～3次/日，口服
CZP	0.02～0.2	0.015～0.05	5～14	3次/日，口服
PHT	3～6	10～20	14～28	2～3次/日，口服
TPM	0.5～1（初始） 4～8（维持）	10～20		2～3次/日，口服
LTG	2～8	1～4	5～14	2次/日，口服
LEV	30～50	5～40	1～2	2次/日，口服

5. 足够疗程　发作停止后维持用药1～3年，然后在1～2年逐渐减量直至停药，停药要慢。

6. 规律服药　每日服用，根据不同药物每日分次口服，服药时间相对恒定，疗程不足时不能自行减量、加量、突然停药。

7. 定期随访　治疗中注意药物不良反应及毒副作用，定期监测血常规、肝肾功能、药物血浓度。当用一般剂量或超过一般剂量不能控制发作时或开始疗效满意以后出现原因不明的发作加频及怀疑有药物中毒时应检查药物血浓度。

（三）手术治疗

不是癫痫的首选方法。对于难治性癫痫、有定位体征的癫痫患儿可考虑手术治疗。

（四）癫痫持续状态的治疗

1. *一般治疗*　保持呼吸道通畅，吸氧，防止舌咬伤，监测生命指标，降温，维持水、电解质、营养平衡，及时纠正酸中毒，减轻脑水肿。

2. *病因治疗*　积极治疗原发病及并发症。

3. *药物治疗*　积极、迅速控制惊厥发作。

（1）地西泮：是首选药物。剂量为每次0.3 ～ 0.5mg/kg，婴儿用量不过2mg，幼儿不超过5mg，年长儿不超过每次10mg。灌肠、静脉注射或肌内注射。本药作用持续时间短，半衰期只有15min，必要时20min后再重复1次。

（2）苯巴比妥（鲁米那）：每次5 ～ 8mg/kg，肌内注射，本药起效慢，通常在用地西泮控制惊厥后，作为稳定上药的疗效以免惊厥复发。本药作用持续时间长，是常用的抗惊厥药。

（3）5%水合氯醛：每次50mg/kg，灌肠或鼻饲。

（4）氯硝西泮：每次0.02 ～ 0.064mg/kg，静脉注射或肌内注射。第1次用药后20min还控制发作者，可重复原剂量1次。需注意呼吸抑制。

（5）苯妥英钠：每次15 ～ 20mg/kg，溶于0.9%生理盐水中静脉滴注，速度每分钟1mg/kg。静脉给药后15min可在脑内达到药物浓度峰值。给药时必须有心电监护以便及时发现心律失常，心脏病者禁用。12h后给维持量5mg/（kg · d），24h内给维持量1次。

（6）硫喷妥钠：每次10 ～ 20mg/kg，配成2.5%浓度，先按5mg/（kg · min）缓慢静脉注射，镇惊后立即停止静脉注射。本药可引起呼吸抑制，所以注射时应准备气管插管、辅助呼吸设备，呼吸微弱时应立即停药，每次总量不必用光。

（7）戊巴比妥：每次3 ～ 5mg/kg，1次负荷量静脉注射，以后每1 ～ 3小时可再给1 ～ 3mg/kg，直至惊厥停止；可产生呼吸抑制，所以注射时应准备气管插管、辅助呼吸设备。

4.神经营养药物　恰当使用，谨慎防止诱发或加重癫痫发作。

（王　华）

第10章

内分泌和代谢性疾病

第一节 内分泌疾病

一、生长激素缺乏症

生长激素缺乏症（growth hormone deficiency，GHD）指的是胎儿期生长激素近乎正常，但在出生后生长减缓，儿童身高的增长自幼年期直至青春期均明显地落后于同年龄、同性别、同地区正常儿童。由于垂体前叶生长激素分泌不足造成生长障碍致矮身材是主要临床特征。

【诊断要点】

（一）临床表现

1.匀称性矮小　患儿在出生时的身高和体重都正常，多数在1岁以后呈现生长缓慢，其身高落后于正常同年龄、同性别的健康儿童身高的第3百分位数或者2个标准差（-2SD）以下，但身体各部比例仍与其实际年龄相符。

2.智力　智力正常。

3.年生长速率　年生长速率每年＜7cm（3岁以下）；每年＜5cm（3岁至青春期）；每年＜6cm（青春期）。

4.骨龄　骨龄落后，常低于实际年龄2岁以上。

5.面容　患儿面容幼稚（娃娃脸），腹部脂肪堆积。男性常伴有外生殖器发育不良，睾丸阴茎皆小，多数有青春发育期延迟。

6.其他症状　部分患儿还有其他垂体激素缺乏症状，伴有ACTH缺乏者容易发生低血糖；伴TSH缺乏者可能有食欲缺乏、不爱活动等轻度甲状腺功能减退症状；伴有促性腺激素缺乏者性腺发育不全，到青春期仍无性器官发育和第二性征缺乏。

7.器质性GHD　器质性GHD可发生于任何年龄，并伴有原发疾病的相应症状。

（二）辅助检查

1.内源性GH分泌测定　由于正常人体生长激素（GH）是呈脉冲性释放，故随机采血检测GH无诊断价值。门诊常做运动试验，用作对GHD筛查。试验方法：试验前4h禁食，休息30min，抽血作为对照，然后令患儿快走15min，上下楼梯5min，停止运动后抽血。如运动后GH＜5ng/ml，应进一步做GH刺激试验。

2.GH刺激试验　常用的GH刺激试验有以下几种（表10-1）。

表10-1　GH刺激试验药物及剂量

试验名称	药物	剂量	用药途径
胰岛素试验	普通胰岛素	0.1U/kg	稀释成1.0U/ml静脉注射
精氨酸试验	精氨酸	0.5g/kg	用注射用水配成10%溶液30min内静脉注射
可乐定试验	可乐定	4μg/kg	晨起口服
左旋多巴试验	左旋多巴	10mg/kg	晨起口服

（1）试验方法：一夜禁食，翌晨空腹静卧30min，于用药前及用药后30、60、90、120min各取血2ml（共5次）测GH。在做胰岛素低血糖刺激试验时要同时采血测血糖值。为了诊断准确，一例患儿必须做两项以上刺激试验才能诊断。

（2）结果判定：GH刺激试验一般根据用药的不同而进行判定，目前大多按以下数值判定。

①基础正常值：（0.90±1.02）μg/L。

②GH峰值：＜5μg/L诊断为生长激素缺乏。

③GH峰值：5～10μg/L为部分缺乏。

④GH峰值：≥10μg/L为正常。

（3）注意事项

①胰岛素刺激试验过程中：可出现低血糖反应，如果出现明显面色苍白、血压下降、昏迷或抽搐者，应停止试验，立即静脉注射葡萄糖溶液（2g/kg）。

②用左旋多巴试验时：服药后患者出现恶心时可继续试验。

3. 血清IGF1、IGFBP3测定　血循环中的IGF1大多与IGFBP3结合。两者血中浓度稳定，并与GH水平呈一致关系，是较理想的检测下丘脑-GH-IGF生长轴功能指标。GHD患者血清IGF1、IGFBP3皆低下。

4. 其他　根据临床表现可选择性地检测血TSH、T_3、T_4、TRH刺激试验和LHRH刺激试验，以判断有无甲状腺、性腺轴激素缺乏。身材矮小儿童应测定血锌，女孩还应查染色体。

5. 影像学检查　摄左腕部X线正位片，6月龄以下摄膝关节正位X线片检查骨龄。对确诊的GHD应做下丘脑-垂体MRI检查。

【治疗要点】

1. 生长激素替代治疗　是治疗本病最有效的方法，基因重组人生长激素（rhGH）已被广泛应用于临床，用量为每日0.1U/kg，每晚临睡前皮下注射，每周6～7次，治疗6～12个月疗效最明显。治疗后每个月查身高、体重，每3个月查血糖、FT_3、FT_4、TSH和IGF-I、IGFBP3，每6个月查血、尿常规，肝功能、肾功能，摄左腕正位X线片1次，如果患儿血中甲状腺素低于正常，应加用甲状腺素治疗。开始治疗的年龄愈小，效果愈好。治疗应持续至骨骺融合为止。

2. 性激素　同时伴有性腺轴功能障碍的GHD患儿，在骨龄达12岁时即可开始用性激素治疗，以促使第二性征发育。男孩可用长效庚酸睾酮，25mg，每个月肌内注射1次，每3个月增加剂量25mg，直至每个月100mg；女孩可用炔雌醇1～2μg/d或结合雌激素（妊马雌酮），剂量由0.3mg每日起，根据情况逐渐增加。应避免用大剂量性激素，以防骨龄过快成熟而有损最终身高。

二、尿崩症

尿崩症是因ADH分泌不足或肾脏对ADH不反应所引起的多饮多尿和排出低比重尿为主要表现的疾病。

【诊断要点】

（一）临床表现

1.多尿，小婴儿常有排尿次数增多，儿童可有遗尿及排尿量增多，尿色清澈。继而烦渴多饮，有时在多尿之前就出现多饮，夜间常起来饮水。食欲差、口干、消瘦等。

2.若为继发性尿崩症，可有原发病的症状，如尿崩症由肿瘤引起，可有颅内压增高的症状。

3.肾性尿崩症者多为男性，常几代人发病，病情可轻可重，除多饮多尿外，常以呕吐、厌食、反复脱水而就诊，可有体重不增、生长障碍、发热及智力缺陷。如在新生儿、婴儿期发病，应多考虑肾性尿崩症。

4.查体除注意生长发育障碍情况外，应检查有无脱水及颅内压增高的体征，以及其他内分泌异常表现。

（二）辅助检查

1.尿检查：多次测定尿比重、尿pH、尿糖。

2.血生化：血钾、钠、氯、二氧化碳结合力、肾功能、血糖。

3.血气分析。

4.血ADH测定：中枢性尿崩症患儿血ADH浓度降低。

5.血浆肽素（copeptin）测定：可敏感地反映体内AVP的分泌状态。中枢性尿崩症血浆和肽素＜2.6pmol/L，而肾性尿崩症则＞20pmol/L。

6.眼底及视野检查。

7.病程较长者应做双肾、输尿管B超，看有无肾积水及输尿管扩张。

8.对确诊的中枢性尿崩症患儿应做增强的垂体MRI以明确病因。

9.特殊检查：禁水试验或垂体加压素试验。

（三）诊断步骤

1.入院后2～3d令患儿自由饮水，详细观察和记录出入液量，绝对避免人为地限制或强迫饮水。如患儿一夜安睡、不饮水，基本排除尿崩症。多饮多尿的诊断标准为饮水量和尿量均大于3000ml/（m^2·d）。

2.明确有多饮多尿后并能除外糖尿病、低钾血症、高钙血症和慢性肾炎等原因所致者，应考虑为尿崩症。进一步做禁水试验和加压素试验，鉴别精神性多饮、中枢性尿崩症或肾性尿崩症。

3.禁水试验：目的是鉴别尿崩症（中枢性或肾性）与精神性烦渴。

（1）试验前24h自由饮水和进食，使体重稳定。

（2）试验前排尿（一部分做标本），测尿量、体重、血压和尿比重（有条件时测尿渗透压），取血测血钠（有条件时测血渗透压及ADH）。

（3）开始禁水后每小时排尿，测尿量、比重（渗透压）、体重和血压，并将结果记录于表中，如体重比试验前减少3%以上应停止试验。

（4）禁水时间至少6h（此期间禁止饮水），停止试验时取血测血钠（渗透压及ADH）。

（5）结果判定：如禁水后尿量明显减少，尿比重达1.015以上，尿渗透压达300mOsm/kg以上，或者$\frac{尿渗透压}{血浆渗透压}\geqslant 2$，则ADH分泌正常，可认为是精神性烦渴；反之，如尿量无明显减少，比重达不到1.015以上，可有血钠升高（＞145mmol/L）；血浆渗透压升高或$\frac{尿渗透压}{血浆渗透压}<1$，有不同程度脱水，甚至有体重下降（＞3%）或血压下降的表现，为真性尿崩症。介于两者之间可能为部分ADH缺乏。

在试验过程中要密切观察小儿的精神状态、血压及体重，如有烦躁不安、脱水或体重下降超过3%，必要时应随时停止试验。

4.垂体加压素试验

（1）目的：鉴别中枢性尿崩症和肾性尿崩症。

（2）方法：试验当日在30min内饮水20ml/kg，每30分钟收集1次尿，测尿量后饮与尿量相同的水，每分钟尿量5ml以后2次，给垂体加压素2～4U/kg（0.1～0.15U/kg）皮下注射，注射后每30分钟收集1次尿，2h后停止试验。每次均测尿量、比重、渗透压，在开始与结束时各测1次血钠和血浆渗透压。

（3）判定：注射后若尿量明显减少，尿比重达1.015以上，尿渗透压达300mmol/kg以上，即可诊断为中枢性尿崩症。如用加压素后反应不良，尿量及尿比重无明显变化，可诊断为肾性尿崩症。

【治疗要点】

（一）中枢性尿崩症

1.激素替代疗法　因为加压素效果可靠，所以是治疗中枢性尿崩症的首选药物。常用制剂如下。

（1）鞣酸加压素混悬液：用前需稍加温并摇匀，每次剂量0.1～0.3ml（1～2U），深部肌内注射，作用时间可维持3～7d。1次注射后需待出现多尿后，再注射第2次。过量可有面色苍白、腹痛、恶心、血压升高。用药期间应注意患儿水分摄入量以防止发生水中毒。

（2）去氨加压素（1-脱氧-8-D-精氨酸加压素，DDAVP）：为合成的精氨酸加压素类似物，效果良好，副作用小，作用时间为8～24h。制剂有鼻吸、针剂和口服3种：鼻腔吸入剂剂量为5～15μg/d，每日2次鼻腔滴入（浓度为100μg/ml），婴儿每次由0.5μg起，儿童由2.5μg起，逐渐加量直至疗效满意作为维持量；口服制剂最常用去氨加压素（弥凝），0.1mg每片，药效维持8～15h，每日服2～3次，按病情及小儿年龄每次可给予1/4～1片。此制剂疗效稳定，使用便利，是目前治疗中枢性尿崩症最为理想的药物。

2. 非激素疗法

（1）氯磺丙脲（chlorpropamide）：20mg/（kg · d）或150mg/（m^2 · d）（100～300mg）分2～3次服，用药过程中注意低血糖反应。一般24h出现抗利尿效果，72～96h达到最大效果。

（2）氨甲酰苯（酰胺咪嗪）（carbamazepine）：200mg/（m^2 · d）（100～400mg/d）。

不良反应：恶心、呕吐、肝功能障碍，变态反应性皮炎，与氯磺丙脲同用有协同作用。

（3）氯贝丁酯（安妥明，clofibrate）：50～100mg/（kg · d）或0.25g每次，每日2～3次口服，在有肥胖和高脂血症者为首选药物。不良反应有食欲缺乏、恶心、呕吐、肝功能损害等。

（二）肾性尿崩症

1. 氢氯噻嗪　0.5～1mg/（kg · d），分3次服，用此药时最好用限钠1mEq/（kg · d），的饮食，有低钾血症者用氯化钾4～12mEq/（kg · d），或合并用螺内酯（安体舒通）3mg/（kg · d），分3次口服。

2. 阿米洛利　保钾利尿药，每次5～10mg，每日2次。

3. 吲哚美辛（消炎痛）　非甾体类的抗炎药物，1～2mg/（kg · d），分3次口服。

三、性早熟

性早熟（precocious puberty）是指女童在8岁前，男童在9岁前呈现第二性征的一种常见的内分泌疾病。按发病机制和临床表现分为中枢性（促性腺激素释放激素依赖性）性早熟和外周性（非促性腺激素释放激素依赖性）性早熟。中枢性性早熟（central precocious puberty，CPP）具有与正常青春发育类同的下丘脑-垂体-性腺轴（HPGA）发动、成熟的程序性过程，直至生殖系统成熟；即由下丘脑提前分泌和释放促性腺激素释放激素（GnRH），激活垂体分泌促性腺激素使性腺发育并分泌性激素，从而使内、外生殖器发育和第二性征呈现。外周性性早熟是缘于各种原因引起的体内性甾体激素升高至青春期水平，故只有第二性征的早现，不具有完整的性发育程序性过程。

【诊断要点】

（一）临床表现和诊断依据

1. 中枢性性早熟

（1）第二性征提前出现（符合定义的年龄），并按照正常发育程序进展。女孩：乳房发育，身高增长速度突增，阴毛生长，一般在乳房开始发育2年后初潮呈现。男孩：睾丸和阴茎增大，身高增长速度突增，阴毛生长，一般在睾丸开始增大后2年出现变声和遗精。

（2）有性腺发育依据，女孩按B超影像判断，男孩睾丸容积≥4 ml。

（3）发育过程中呈现身高增长突增。

（4）促性腺激素升高至青春期水平。

（5）可有骨龄提前，但无诊断特异性。

不完全性中枢性性早熟中最常见的类型为单纯性乳房早发育，表现为只有乳房早发育而不呈现其他第二性征，乳晕无着色，呈非进行性自限性病程，乳房多在数月后自然消退。

2. 外周性性早熟

（1）第二性征提前出现（符合定义的年龄）。

（2）第二性征发育不按正常发育程序进展。

（3）促性腺激素在青春前期水平。

（二）辅助检查

1. 确定中枢性或外周性性早熟，除按临床特征初步判断外，需做以下辅助检查。

（1）基础性激素测定：基础促黄体生成激素（LH）有筛查意义，如LH 3.0 ～ 5.0U/L可肯定已有中枢性发动。凭基础值不能确诊时需进行激发试验。β-HCG和甲胎蛋白（AFP）应当纳入基本筛查，是诊断分泌HCG生殖细胞瘤的重要线索。雌激素和睾酮水平升高有辅助诊断意义。

（2）促性腺激素释放激素（GnRH）激发试验

①方法：以GnRH 2.5 ～ 3.0μg/kg（最大剂量100μg/次）

皮下或静脉注射，于注射的0、30、60、90min测定血清LH和卵泡刺激素（FSH）水平。GnRHa的激发作用比天然GnRH强数十倍，峰值在60～120min出现，一般不推荐其在常规诊断中使用。

② 判断：如用化学发光法测定，激发峰值LH＞5.0 U/L是判断真性发育界点，同时LH/FSH比值＞0.6时可诊断为中枢性性早熟。目前认为以激发后30～60min单次的激发值，达到以上标准也可诊断。

如激发峰值以FSH升高为主，LH/FSH比值低下，结合临床可能是单纯性乳房早发育或中枢性性早熟的早期，后者需定期随访，必要时重复检查。

（3）女孩子宫卵巢B超：单侧卵巢容积≥1ml（卵巢容积＝长×宽×厚×0.5233），并可见多个直径≥4mm的卵泡，可认为卵巢已进入青春发育状态。男孩睾丸B超声（睾丸容积＝长×宽×厚×0.71）或睾丸尺测量睾丸容积≥4ml，或睾丸长径＞2.5cm，提示睾丸进入青春发育状态。但单凭B超检查结果不能作为CPP诊断依据。

（4）男孩睾丸B超：睾丸容积≥4ml（睾丸容积＝长×宽×厚×0.71）或睾丸长度＞2.5cm，提示发育期。

（5）骨龄：是预测成年身高的重要依据，但对鉴别中枢和外周性无特异性。

2.病因学诊断

（1）中枢性性早熟病因诊断：确诊为中枢性性早熟后需做脑CT或MRI检查（重点检查鞍区）。尤其是以下情况：①确诊为CPP的所有男孩；②6岁以下发病的女孩；③性成熟过程迅速或有其他中枢病变表现者。

（2）外周性性早熟病因诊断：按照具体临床特征和内分泌激素初筛后进行进一步的内分泌检查，并按需做性腺、肾上腺或其他相关器官的影像学检查。如有明确的外源性性甾体激素摄入史者可酌情免除复杂的检查。

【治疗要点】

（一）中枢性性早熟

治疗目标为抑制过早或过快的性发育，防止或缓释患儿或家长因性早熟所致的相关的社会或心理问题（如早初潮）；改善因骨龄提前而减损的成年身高也是重要的目标。但并非所有的ICPP都需要治疗。

GnRH类似物（GnRHa）是当前主要的治疗选择，目前常用制剂有曲普瑞林和亮丙瑞林的缓释剂。

1. 以改善成年身高为目的的应用指征

（1）骨龄大于年龄2岁或以上，但需女孩骨龄≤11.5岁，男孩骨龄≤12.5岁。

（2）预测成年身高：女孩＜150cm，男孩＜160cm。

（3）发育进程迅速，骨龄增长/年龄增长＞1。

2.GnRHa剂量　首剂100～120μg/kg，最大量3.75mg；其后每4周注射1次，体重≥30kg者，曲普瑞林每4周肌内注射3～3.75mg。但需强调的是，维持剂量应当个体化，根据性腺轴功能抑制情况而定（包括性征、性激素水平和骨龄进展），男孩剂量可偏大。对按照以上处理性腺轴功能抑制仍差者可酌情缩短注射间歇时间或增量。对照以上处理性腺功能抑制仍差者，再次核对诊断无误后，可酌情缩短注射间歇时间或增量。

3. 治疗监测和停药决定　治疗过程中每3～6个月测量身高及性征发育状况；首剂3～6个月末复查GnRH激发试验，LH峰值在青春前期水平提示剂量合适。其后对女孩需定期复查基础血清雌二醇（E_2）和子宫、卵巢B超；男孩需复查基础血清睾酮浓度以判断性腺轴功能抑制状况。每6个月复查骨龄1次，结合身高增长，预测成年身高改善情况。首次注射后可能发生阴道出血，但如继后注射仍有出血时应当认真评估。为改善成年身高的目的疗程至少2年，具体疗程需个体化。

一般建议在年龄11.0岁或骨龄12.0～13岁（女孩12岁，男孩13岁）时停药，可望达最大成年身高，开始治疗较早者（＜6岁）成年身高改善较为显著。

单纯性乳房早发育多呈自限病程，一般不需药物治疗，但需强调定期随访，小部分患儿可能转化为中枢性性早熟，尤其在4岁以后起病者。

有中枢器质性病变的CPP患者应当按照病变性质行相应病因治疗。错构瘤是发育异常所致，如无颅压增高或其他中枢神经系统表现者，不需手术，仍按ICPP药物治疗方案治疗。蛛网膜下腔囊肿亦然。

4.GnRHa治疗中部分患者生长减速明显　小样本资料显示，联合应用重组人生长激素（rhGH）可改善生长速率或成年身高，但目前仍缺乏大样本、随机对照研究资料，故不推荐常规联合应用。

适合联合应用的人群：①GnRHa治疗中，生长减速明显者（骨龄≤11岁者，每年生长速率＜4cm）；②开始治疗时已是矮身材（年龄/身高＜−2.0SD，按人群参照值或靶身高）。

应用生长激素需充分知情告知可能发生的副作用及治疗无效的可能，每3个月复查血糖、甲状腺功能及胰岛素样生长因子，每6个月复查左手骨片，评价身高/骨龄增长值、骨龄的身高标准差和预测成年身高的变化，随时调整或终止治疗。

（二）外周性性早熟

按不同病因分别处理，如各类肿瘤的手术治疗，先天性肾上腺皮质增生症给予皮质醇替代治疗等。

四、先天性甲状腺功能减退症

先天性甲状腺功能减退症是由于甲状腺激素合成不足所造成的疾病，以体格和智力发育障碍为特征，分为散发性甲状腺功能减退症和地方性甲状腺功能减退症两类。本节主要叙述散发性甲状腺功能减退症。

【诊断要点】

（一）临床表现

1.新生儿甲状腺功能减退症　母妊娠期胎动少，过期产，出生体重较大，生理性黄疸延迟；喂养困难，少哭少动，腹胀、便秘，体温不升，皮肤花纹状，心音低钝，心率慢；囟门增大，后囟多大于0.5cm以上。新生儿甲状腺功能减退症症状和体征缺乏特异性，大多数较轻微，甚至缺如，值得注意。

2.典型甲状腺功能减退症

（1）特殊面容和体态：头大、颈短、皮肤苍黄、干燥粗糙，毛发稀少，面部黏液水肿，眼距宽、眼裂小、鼻根平、口唇厚、舌大而宽厚，常伸出口外。囟门晚闭，出牙延迟，腹部膨隆，常有脐疝。患儿身材矮小，体态不匀称，四肢短，躯干长，上部量/下部量＞1.5。

（2）神经系统功能障碍：智力低下，学习成绩极差；同时，动作的发育（如抬头、坐、走等）均明显落后于正常小儿。

（3）生理功能低下：怕冷少汗，体温低，安静少哭，对周围事物反应差，动作缓慢。食欲差，腹胀、便秘，心音低钝，心率缓慢，肌张力低下。

（二）辅助检查

1.新生儿筛查　出生72h后，7d之内足跟采血，测定干血滤纸片TSH值。只能检出原发性甲状腺功能减退症和高TSH血症。危重新生儿或接受过输血治疗的新生儿可能出现筛查假阴性结果，必要时应再次采血复查。低或极低出生体重儿由于下丘脑-垂体-甲状腺轴反馈建立延迟，可能出现TSH延迟身高。为防止新生儿筛查假阴性可在出生后2～4周或体重超过2500g时重新采血复查测定TSH、FT_4。

2.血清FT_3、FT_4、TSH测定　如TSH明显增高，FT_4降低可确诊。FT_3可能降低或正常。

3.骨龄测定　摄左腕部正位X线片或膝关节正位X线片（6月龄以下），并与标准图谱对照。甲状腺功能减退症患儿骨龄明显落后。

4.其他检查　基础代谢率降低，病程长者可有轻度贫血，血胆固醇、三酰甘油值升高，甲状腺B超可见发育不良或缺如，少数可有甲状腺大（合成激素酶缺乏时）。心电图示窦性心动过缓、低电压、T波低平。心脏彩超可见少量心包积液。

【治疗要点】

一旦确定诊断立即治疗，越早越好。主要是激素替代疗法，需终身服用甲状腺制剂以补充甲状腺激素的不足。

1.*左旋甲状腺素钠*（sodium-*L*-thyroxine，*L*-T_4；*优甲乐*）此药效恒定，肠吸收良好，半衰期长，每日服药1次即可，为甲状腺功能减退症治疗的首选药物，新生儿期甲状腺功能减退症初始治疗剂量10～15 μg/（kg·d），婴儿6～8μg/（kg·d），儿童5μg/（kg·d）。应尽早使*L*-T_4、TSH恢复正常，FT_4最好在治疗2周内达到，TSH在治疗后4周内达到正常。对于伴有严重先天性心脏病患者。初始治疗剂量应减少。甲状腺激素维持剂量需个体化。要求血FT_4维持在平均值至正常上限范围之内，TSH维持在正常范围内。*L*-T_4治疗剂量应随静脉血FT_4、TSH值调整：婴儿期，一般在5～10μg/(kg·d)；1～5岁，5～6μg/(kg·d)；5～12岁，4～5μg/（kg·d）。

对于TSH大于10mU/L，而FT_4正常的高TSH血症，复查后TSH仍然增高者应给予治疗，L-T_4起始治疗剂量可采用维持剂量，4周后根据TSH水平调整。

2.*维生素*　给予各种维生素以保证生长发育的需要。

3.*其他*　供给足够的营养及进行智力训练。

服药后观察脉搏、体温、排便次数、皮肤是否潮湿，定期复查TSH及FT_4作为调整剂量的指标，治疗后2周首次进行复查。如有异常，调整L-T_4剂量后1个月复查。1岁内，每2～3个月复查1次；1岁以上，3～4个月复查1次；3岁以上，6个月复查1次。剂量改变后应在1个月后复查。同时进行体格发育评估，在1、3、6岁时进行智力发育评估。每年复查腕部X线片1次，如治疗合理，1～2年骨龄和身高基本可达到正常同龄儿水平。

（杨　敏　辛　颖）

五、甲状腺功能亢进症

甲状腺功能亢进症是一种十分常见的内分泌疾病，是由于甲状腺激素合成或分泌过多而引起的以神经、循环、消化系统兴奋性增高和代谢亢进为主要表现的一组疾病的总称。甲状腺功能亢进症不是一种单一的疾病，许多疾病都可以引起甲状腺功能亢进症。临床上，以弥漫性甲状腺肿伴甲状腺功能亢进症（Graves病）最常见，其次是结节性甲状腺肿伴甲状腺功能亢进症和亚急性甲状腺炎。本节主要讨论Graves病。它是一种伴有甲状腺激素分泌增多的器官特异性自身免疫性疾病。其特征有甲状腺大、眼症、基础代谢率增加和自主神经系统的失常。

【诊断要点】

（一）临床表现

1.发病情况　多数发病缓慢，但也有起病急的，在典型甲状腺功能亢进症症状出现前6个月，较大儿童经常有注意力不集中、记忆力差、学习成绩下降和性情改变。

2.典型表现

（1）交感神经兴奋性增加、基础代谢率增高表现：食欲亢进、易饥饿、排便次数增多、消瘦；身材略高于同龄儿，怕热、多汗、有时有低热；心悸、脉快、心间部可闻及收缩期杂音，脉压增大，可有高血压、心脏扩大及心律失常等，心力衰竭及心房纤颤在小儿少见。多数患儿易激惹、好动、兴奋感，失眠、多语、脾气急躁，手及舌出现细微而快速震颤等神经精神症状，肌肉乏力，偶有重症肌无力，但周期性麻痹少见。骨质疏松可伴有骨痛等。性发育缓慢，可有月经紊乱、闭经及月经过少。

（2）甲状腺大：甲状腺峡部及体部大，可随气管上下移动。弥漫性肿大者腺体光滑、柔软，有震颤，可听到血管杂音。结节性肿大者可扪及大小不一、质硬，单个或多个结节。

甲状腺大分度标准如下。

①正常：甲状腺看不到、摸不到。

②Ⅰ度：仰头能看到甲状腺肿。

③Ⅱ度：一般体位即能看到甲状腺肿，肿大腺体达到胸锁乳突肌内侧缘。

④Ⅲ度：能明显看到甲状腺肿，肿大腺体超过胸锁乳突肌内侧缘。

（3）眼部表现：眼球可有不同程度突出、瞬目差、辐辏力弱、眼裂增宽、恶性眼球突出伴有暴露性眼炎、流泪、畏光和复视。

3.新生儿甲状腺功能亢进 母亲患甲状腺功能亢进影响胎儿，男孩比女孩多，多为暂时性，大多数在3个月内缓解。主要表现：心率快、呼吸增加、极易烦躁、易激惹、易饥饿、皮肤潮红而热、可有过早的骨成熟和颅缝闭合，甲状腺肿和眼球突出不典型。

（二）辅助检查

1.血清FT_3、FT_4和TSH测定 FT_3、FT_4均升高（“T_3型甲状腺功能亢进”仅血FT_3升高），TSH降低。

2.甲状腺抗体测定 查血中抗甲状腺球蛋白抗体（TG-Ab）、抗甲状腺过氧化物酶抗体（TPO-Ab）和促甲状腺素受体抗体（TRAb），以便明确是否为桥本病引起的甲状腺功能亢进。

3.甲状腺彩超 甲状腺普遍大，边缘多规则，内部回声有较密集细小光点，一般无结节，可见血流增速和血管增多征象。

4.甲状腺核素扫描 对于彩超发现甲状腺有可疑结节者可做此项检查。

5.甲状腺CT 有些患者在甲状腺触诊中可触及质坚韧或硬的结节，甲状腺核素扫描呈“冷结节”改变，需做CT与甲状腺新生物鉴别。

6.摄X线片检查 腕骨片，骨龄增速及骨质疏松。

7.心电图 窦性心动过速、左心室高电压或左心室大。

8.心脏彩超 病久未治疗者，可出现左心室增大。

【治疗要点】

低碘饮食，若心率快或血压高者，需卧床休息，尽量减少活动。目前，甲状腺功能亢进治疗有3种方法：抗甲状腺药物治疗、放射碘治疗和手术治疗。儿童甲状腺功能亢进的治疗首选抗甲状腺药物治疗。

（一）抗甲状腺药物

1.抗甲状腺药物全量期

（1）甲巯咪唑（国产商品名他巴唑，进口商品名赛治）：开始用量0.5 ～ 0.7mg/（kg · d），总量不超过30mg/d，分2～3次口服，服药物2周测1次血FT_3、FT_4和TSH，治疗后2～3周临床症状缓解，4～6周甲状腺功能恢复正常。

（2）丙基硫氧嘧啶（PTU）：由于可能出现严重肝损害等不良反应，此药在儿科已少用。开始用量5～7mg/（kg·d），为甲巯咪唑的10倍量，治疗后2周测FT_3、FT_4和TSH，一般用药2～3周症状缓解，4～6周甲状腺功能恢复正常。

2.减药期　临床甲状腺功能正常后，进入减量期。减掉全量的1/3或1/2，即甲巯咪唑0.3～0.4mg/（kg·d），丙基硫氧嘧啶3～4mg/（kg·d）。

每2周复查1次血FT_3、FT_4和TSH，如正常，继续减量，疗程1～3个月。

3.维持用药期　减到能维持甲状腺功能正常的最小有效药量，疗程达4～5年，每3个月复查1次FT_3、FT_4和TSH。有证据支持长疗程有利于改善儿童甲状腺功能亢进缓解率。

4.注意　①因甲状腺功能亢进本身就可能会导致中性粒细胞减少和转氨酶升高，故在用药治疗前务必化验血常规和肝功能；②治疗开始后，患儿必须要有良好的依从性，切勿擅自停药，切勿擅自更改药物剂量，定期复查；③不良反应主要包括粒细胞缺乏症、肝脏毒性、血管炎和低血糖，注意监测血常规、肝功能、ANCA相关指标及血糖。

5.停药的时机　如果甲状腺不大，TRAb阴性或最后阶段抗甲状腺药物维持剂量很小时可考虑停药。停药后还需定期复查甲状腺功能亢进，如有复发迹象，还需再次治疗。

（二）辅助药物治疗

1.甲状腺制药的应用　治疗过程中若出现甲状腺功能减退症状，T_4水平降至正常以下，TSH升高，甲状腺已由大变小，又逐渐增大者，可加服甲状腺片，一般30～60 mg/d，并酌情减少抗甲状腺药用量。

2.普萘洛尔（心得安）　心率增快者1～2mg/(kg·d)，分3次口服，有喘息、心脏传导阻滞者禁用。

3. *对症治疗*　镇静药、抗心力衰竭药物、各种维生素类药物和调节免疫力药物。

(三)眼球突出的治疗

轻度者，不需要治疗。恶性眼球突出，选用维生素B_6及泼尼松1～2mg/(kg·d)。

六、甲状旁腺功能减退症

甲状旁腺功能减退症，是由于甲状旁腺素（PTH）产生减少或效应不足而引起的一组临床综合征。其特征是手足搐搦、癫痫发作、低钙血症和高磷血症，长期口服钙剂和维生素D制剂可使病情得到控制。根据病因可分为4类：①甲状旁腺发育障碍；②甲状旁腺的破坏；③调控改变致甲状旁腺功能减退；④靶组织对PTH生物学作用反应的缺陷。

【诊断要点】

(一)临床表现

低钙血症和高磷血症是甲状旁腺功能减退的临床生化特征，是否出现临床表现则取决于血钙下降的速度、程度及其持续的时间。

1. *急性低钙血症*　甲状腺、甲状旁腺、喉或其他颈部良（恶）性疾病手术后迅速发生的低钙血症可以出现急性低钙血症相关症状，典型表现为手足搐搦，有时可伴喉痉挛和喘鸣，甚至惊厥或癫痫样发作。

2. *长期表现*　甲状旁腺低下导致的慢性低钙血症患者可能没有症状，除非血钙浓度降低到一定严重程度而出现神经肌肉兴奋性增加。高血磷通常无症状，但慢性高血磷会在血管、神经、肾脏等器官的软组织发生异位矿化，从而永久损害这些器官的功能。许多甲状旁腺低下患者伴随慢性低镁血症，可能加重其临床症状。

（1）神经肌肉应激性增高：一般当血清游离钙浓度≤0.95 mmol/L（3.8 mg/dl）或血清总钙值≤1.88 mmol/L（7.5 mg/dl）时可出现症状，疲乏、口周或四肢麻木、刺痛和蚁行感，神经肌肉兴奋性增强出现肌肉痉挛（有时疼痛），表现为手足搐搦、抽动、手足僵直、喉痉挛和哮鸣，支气管痉挛和哮喘。体征表现为面神经叩击征（Chvostek征）、束臂加压试验（Trousseau征）均阳性。

（2）神经系统表现：智力减退、记忆力减退、癔症样发作，可有癫痫样大发作。

（3）外胚层组织营养变性：如低钙性白内障、出牙延迟、牙发育不全、磨牙根变短、龋齿多甚至缺牙、皮肤角化过度、指（趾）甲变脆、粗糙和裂纹及头发脱落等。

（4）骨骼改变：病程长、病情重者可有骨骼疼痛，以腰背和髋部多见。骨密度正常或增加。

（5）胃肠道功能紊乱：有恶心、呕吐、腹痛和便秘等。

（6）心血管改变：低血钙刺激迷走神经可导致心肌痉挛患儿突然死亡。患者心率增速或心律失常。心电图示Q-T间期延长。重症患者可有甲状旁腺功能减退性心肌病和心力衰竭。

（7）转移性钙化：多见于脑基底节（苍白球、壳核和尾状核）钙化，常呈对称性分布。脑CT检查阳性率高，约50%。病情重者，小脑/齿状核额叶和顶叶等脑实质也可见散在钙化。其他软组织/肌腱脊柱旁韧带等均可发生钙化。

（8）Albright遗传性骨营养不良（AHO）：假性甲状旁腺功能减退及假假性甲状旁腺功能减退患者常有典型遗传缺陷性体态异常，表现为身材矮粗、体型偏胖、脸圆、颈短、盾状胸、指（趾）骨畸形（多为第4、5掌骨或跖骨）；常有智力低下、味觉和嗅觉减退，软组织钙化和骨化较多见，可并发皮下钙化。低钙性白内障和颅内基底节钙化。并合并甲状腺、肾上腺皮质功能减退、尿崩症、糖尿病或性腺发育不良。

（二）辅助检查

1. 骨X线片　骨密度正常或增加，可有长骨骨皮质增厚及颅骨内外板增宽等。

2. 脑CT　多见脑基底节（苍白球、壳核和尾状核）钙化，常呈对称性分布。

3. 生化特点　①三低一高，血钙低、血磷高、尿钙及尿磷低；血钙常低于1.75 mmol/L。②血中PTH低于正常或测不出。正常人中当血总钙值≤1.88 mmol/L（7.5 mg/dl），血PTH值应有5～10倍的增加。假性甲状旁腺功能减退患者，血PTH水平增高。③血碱性磷酸酶正常。

4.其他　肾功能正常。肾小管回吸收磷率略有增加。

【治疗要点】

治疗目标：①控制病情，缓解症状，使血钙在正常低限或接近正常水平，尿钙排量保持在正常水平。假性甲状旁腺功能减退的低钙血症较易纠正，所需药物剂量一般低于甲状旁腺功能减退患者。②其治疗的另一个目标是降低血PTH水平，③预防和防止低钙性白内障和基底节钙化的发生和进展。

（一）钙剂

应长期口服钙剂，每日口服元素钙1～1.5 g。葡萄糖酸钙、乳酸钙、氯化钙和碳酸钙中分别含元素钙9.3%、13%、27%和40%。

如严重低血钙引起手足搐搦、喉痉挛、惊厥或癫痫大发作，应立即给予10%葡萄糖酸钙2ml/kg，加等量葡萄糖液缓慢静脉注射，以后根据年龄，5～8 ml/（kg·d），分3～4次静脉注射。注意谨防渗漏血管。可改口服元素钙。当症状控制，血钙＞1.87 mmol/L，可改口服元素钙100 mg/（kg·d）或1～2 g/d。定期监测血清钙水平，使之维持在＞2.0 mmol/L（8 mg/dl），尿钙＜0.1mmol/（kg·d），避免发生高钙血症和高钙尿症。

应用洋地黄类药物者需慎用钙剂，如临床必须用钙剂，则应严密监测心率。

低钙血症常伴随低镁血症，必要时口服氯化镁对症治疗。

（二）维生素D及其衍生物

1.双氢速变固醇（AT_{10}）　婴儿0.1～0.5mg/d、儿童0.5～1mg/d口服，待血钙正常，尿含钙后可减量，维持血钙在2.12～2.62 mmol/L（8.5～10.5mg/d）。

2.1α-（OH）D_3（阿法D_3）　适用于肝功正常的患者，摄入体内后，通过肝脏25羟化酶的作用，形成1,25-（OH）$_2$

D_3后才发挥作用。初始剂量0.5μg/d，维持量可加至1μg/d。

3.1,25-（OH）$_2D_3$（罗钙全）对肝功能损害者也有效，剂量为0.25～1μg /d 口服。

4.维生素D_3 5万～10万U/d［1000～2000U/（kg·d）］。

（三）磷结合剂

每餐口服氢氧化铝乳剂10 ml，每日3次，与钙剂相隔2h服用，可促使肠道内磷的排泄。

（四）甲状旁腺激素替代治疗

甲状旁腺激素替代治疗理论上是最理想的治疗。已有基因重组的人PTH制剂上市，但目前多用于骨质疏松治疗。其价格昂贵，且必须注射给药，目前尚缺乏儿童临床应用资料，故尚未应用。

（五）甲状旁腺移植

因存在供体来源和排斥反应等诸多问题，目前甲状旁腺移植尚在研究中，未应用到临床治疗。

（六）其他

1.采用高钙、低磷饮食，忌服牛奶、奶酪和蛋黄等。

2.控制好孕母的血钙水平，可减少新生儿甲状旁腺功能减退的发生。

七、先天性肾上腺皮质增生症

先天性肾上腺皮质增生症是一组常染色体隐性遗传病，其病因在于类固醇激素生物合成过程中某种酶的先天性缺乏，引起肾上腺皮质合成皮质醇不足，经下丘脑-垂体-肾上腺轴反馈调节，促肾上腺皮质激素释放激素、促肾上腺皮质激素分泌增加，导致肾上腺皮质增生并分泌过多的雄性激素。临床上出现女孩男性化，男孩性早熟，血电解质紊乱，低血钠及高血钾等一系列表现。目前已明确的类固醇合成通路中的酶缺陷有6种类型，较多见的为21-羟化酶缺陷（约占患者总数的90%以上），其次为11-羟化酶、17α-羟化酶、18-羟化酶、3β-脱氢酶、20,22-碳链酶缺陷。同一个酶的缺陷也可因突变基因型不同使酶缺陷程度不一。故其临床表现不完全相同。鉴于上述原因，此病总体诊断和处理具有复杂性和多元性：包括了产前诊断/新生儿筛查/不同酶缺陷的诊治方式；婴儿期肾上腺危象的预防和处理；儿童期为保证正常线性生长的治疗/青春期为保证正常青春发育和远期生殖能力的处理/远期代谢合并症的预防和监控乃至心理和生活质量的干预。本文主要讨论21-羟化酶缺陷。

【诊断要点】

（一）临床表现

复杂的基因型致使临床表现呈现出轻至典型严重的宽阔谱带。一般分为3个类型。

1. 单纯男性化型　临床主要表现为雄激素增多的症状和体征。

（1）男孩：出生时外生殖器一般正常或不明显而经常被漏诊。2岁后开始同性性早熟。表现为外生殖器过早发育（2岁后开始，迟早不一），阴茎、阴囊增大，但睾丸小如婴儿，出现阴毛、变声等，生长加速和肌肉发达、骨龄提前，但成年终身高落后，智能发育正常。

（2）女孩：于出生时即可出现不同程度的外阴男性化体征。轻者出生时仅轻度阴蒂肥大随年龄加重。严重者阴蒂肥大似阴茎状，外阴酷似完全性阴囊型尿道下裂伴隐睾的男性，中间状态为阴蒂肥大伴不同程度的阴唇阴囊皱襞部分融合；尿道和阴道分别开口或共同开口。有时被误认为男性抚养。此病是女性假两性畸形最常见的原因。子宫卵巢发育正常，其他体格发育类似男孩。

迟发型在青春期多毛。阴毛早现、阴毛浓密或似男性呈倒三角状分布，嗓音低沉，甚至无女性性征发育或原发性闭经就诊。

（3）单纯男性化型：早期不出现呕吐、腹泻及水电解质紊乱表现。应激事件可诱发危象发生。

2. 失盐型　除出现单纯男性化型表现外，还可因醛固酮严重缺乏导致低血钠、高血钾代谢性酸中毒及血容量降低等失盐症状的出现，出生后1周内出现厌食、呕吐、脱水和腹泻，不及时治疗可出现休克和循环衰竭而致命。男性婴儿易被误诊，需提高警惕。

3.非典型型　是21-羟化酶轻微缺乏所致的一种变异型。症状轻微，临床表现各异。男孩为阴毛早现、性早熟，生长加速、骨龄超前；女孩表现为阴毛早现、阴毛浓密、嗓音低沉、多毛、无女性特征、初潮延迟、原发性闭经等。

（二）辅助检查

1.失盐型　可出现血钾增高、血钠降低、血氯低。可伴酸中毒和低血糖。

2.血ACTH和皮质醇　皮质醇（8：00）降低，ACTH升高支持原发性皮质醇合成减低。

3.17-OHP升高　是21-羟化酶缺陷重要的激素变化，也是诊断和治疗监测的重要指标。需参照按年龄的正常参考值判断。有昼夜变化，一般上午较高，故建议8：00时采血适宜。

4.血清雄激素　雄烯二酮显著升高，其次是睾酮，硫酸去氢表酮（DHEAS）升高的敏感性和特异性不强。

5.尿检　24h尿17-KS增高。尿孕三醇增高。

6.肾素-血管紧张素-醛固酮　典型者肾素活性升高，醛固酮降低，但并非特异性指标。对单纯男性化型者，肾素升高是9α氟氢可的松替代治疗的依据。

7.染色体检查　有助于与真两性畸形相鉴别。

8.肾上腺B超或CT/MRI　显示双侧肾上腺增大。

9.彩超　检查子宫卵巢和睾丸的发育情况。

10.X线片　骨龄超过正常同龄儿。

11.其他　基因检测。

【治疗要点】

治疗目标是防止肾上腺危象和抑制21-OHD的高雄激素合成，以保证未停止生长的个体有尽可能正常的线性生长和青春发育；对已发育者需最大限度地维护正常生殖功能。对非典型者，除骨龄快速进展或明显高雄激素血症和继发性多囊卵巢综合征等，一般不需治疗。

（一）糖皮质激素治疗

糖皮质激素可提供足量的皮质醇，从而抑制垂体促肾上腺皮质激素的过量分泌，使肾上腺皮质雄激素分泌减少。为避免对生长的抑制，对未停止生长的患儿，应用氢化可的松，用量为10～20mg/（m^2·d）计算。总量一般分为2～3次，早1/2，午、晚各1/4。不宜用长效制剂（如泼尼松/甲泼尼龙/地塞米松）。若口服泼尼松可按氢化可的松1/3用量，分2次服用。

氢化可的松替代治疗需终身服药，应向家属交代不可停用，用药可根据病情轻重适当调整，在应激情况下，维持量应加2倍。如遇严重应激情况或发生急性肾上腺皮质功能减退危象时，激素剂量需增加5～10倍，并可采用水溶性氢化可的松静脉滴注并补充氯化钠。

（二）盐皮质激素治疗

对于失盐型患者，在糖皮质激素治疗的同时必须联用盐皮质激素，可明显改善失盐状态，且有利于改善临床其他症状和体征，并可适当减少糖皮质激素剂量，避免引起库欣面容和生长障碍。常用的口服盐皮质激素为9α-氟氢可的松，新生儿及婴儿对9α-氟氢可的松不敏感，且对失盐耐受性差，需要较大剂量9α-氟氢可的松 0.15～0.3 mg/d；小龄儿童剂量为0.05～0.15mg/d；而大龄儿童和成年人一般不需要9α-氟氢可的松治疗。用量较大时需严密监测临床和生化改变，防止过量的不良反应（如低血钾/血压升高等）。对失盐型，即使达到成年身高，9α-氟氢可的松也需照旧补充。

（三）纠正电解质紊乱

1.失盐型出现脱水或休克症状　必须及时纠正水、电解质紊乱。可用生理盐水或0.45%盐水加入碳酸氢钠进行静脉补液，但不能使用含钾溶液。若失盐严重可用潴钠效果较强的醋酸去氧皮质酮（DOCA），按1～2mg/d，最大量不超过4mg/d，或口服9α-氟氢可的松0.05～0.1mg/d，一般经过一段时间治疗可逐渐减量至停用盐皮质激素。

2.失盐明显者　饮食中可以增加食盐用量，2～5g/d。

小婴儿加服9α-氟氢可的松时，应注意0.1mg相当于皮质醇1.5mg。应将9α-氟氢可的松相当于皮质醇的量计算在皮质醇用量之中，以免皮质醇过量。

（四）手术治疗

女孩阴蒂增大，可将阴蒂切除，手术最适宜年龄为6～12月龄。青春发育期可行阴道成形术。一般不影响女孩性功能。

（五）外科手术时皮质醇制剂剂量的建议

需要接受手术和麻醉时，增大皮质醇剂量并补充氯化钠。手术日和其后3～4d监测血电解质（每日2次）和血压（每4小时测量1次）。术前1d静脉滴注氢化可的松2 mg/kg。手术日在术前静脉滴注氢化可的松2 mg/kg，术中氢化可的松2.5 mg/kg和氯化钠0.5 mg/（kg·d）加入10%葡萄糖注射液静脉匀速滴注。最大液量控制在150 mg/（kg·d），术后傍晚静脉滴注氢化可的松2.5 mg/kg。术后第1日静脉滴注氢化可的松2～5 mg/kg，第2日能口服后渐减量，于第3日减至替代量的2倍，第4日1.5倍，第5日恢复原替代量。第4日，病情稳定后可停止血压等监测。

（六）治疗监测

确诊后开始补充治疗，＜1岁的患儿，宜每3个月复诊1次。情况稳定后酌情4～6个月复诊。皮质醇剂量按体重和激素调控状态调节。

1.临床体格生长指标　定期检测身高/体重和第二性征的发育。生长速度和性成熟情况可说明激素用量是否适当。生长速度减慢说明用药过量。生长速度过快或6岁前呈现第二性征提示雄激素控制欠佳，应及时做性腺轴的相关检查，是否并发中枢性性早熟。2岁监测其骨龄，6岁前一般1年1次，但线性生长速度过快和激素控制不佳者需4～6个月复查。

2.内分泌激素检测　基础的17-OHP是主要治疗监测指标，需在清晨服用皮质醇前抽血。雄烯二酮最能反映雄激素控制状态，抽血时间对测定值影响不大。总体建议不需将雄激素和17-OHP抑制得完全“正常”甚至低下，合适的目标是使各指标稍高于“正常”范围。应用9α-氟氢可的松者应定期监测肾素活性基础值（一般1年1次），控制PRA在正常范围的均值至上限范围内。ACTH和皮质醇不是常规监测指标。

3.睾丸和肾上腺的影像学检查　男孩自4岁起每年需行睾丸彩超检查，是否有睾丸肾上腺残基瘤的发生。激素指标控制不佳者，两性都需行肾上腺CT以发现有无肾上腺结节样增生甚或腺瘤形成。若发现，可考虑手术治疗。

4.定期进行智力测定　根据不同年龄可用不同量表，每年测1次。

5.24h尿17-酮类固醇、孕三醇、血17-羟孕酮测定　每隔3、6、12个月复查，用以监测激素用药量是否恰当。

（七）性分化异常的治疗

婴儿出生后，如果通过外生殖器难辨性别时，千万别随意确定婴儿社会性别，在进行染色体检查确定遗传性别后，还需要进行诸多慎重的考虑后再确定。合理确定社会性别后，性分化过程中的解剖异常可通过正确的激素治疗和矫形手术而得以矫正。社会性别的选择非常复杂，需要内分泌专科医师、儿科医师、心理医师、妇科医师、外科医师和患儿父母或监护人共同参与。

（张　丹　辛　颖）

第二节　代谢性疾病

一、糖尿病

糖尿病是一种能量代谢疾病，是由于内源性胰岛素缺乏或作用不足所致。临床特征表现为空腹及饭后的高血糖状态，伴有脂肪及蛋白质代谢异常。根据发病原因，儿童糖尿病可分为3类：①1型糖尿病，是由于胰岛B细胞遭到破坏、胰岛素分泌不足所造成，必须使用胰岛素治疗，故又称为胰岛素依赖型，大多数儿童糖尿病属于此型。②2型糖尿病，是B细胞分泌胰岛素不足和（或）靶细胞对胰岛素不敏感所致，多见于成年人，但近年来随着人们生活方式的改变，肥胖儿的增多，此型在儿童有逐年增多趋势，值得注意。③特殊类型糖尿病，主要包括青少年的成年起病型糖尿病（MODY）和新生儿糖尿病（NDM）等单基因糖尿病。本节主要叙述儿童期1型糖尿病。

【诊断要点】

（一）临床表现

儿童1型糖尿病起病较急，典型的症状为多尿、多饮、多食和体重下降（三多一少），有些小儿缺乏多食的主诉。年长儿可有精神萎靡、倦怠乏力等症状。部分患儿发病急，在尚未诊断糖尿病之前，可因昏迷、脱水、酸中毒就诊，即以酮症酸中毒为首发症状。此现象可发生于任何年龄，但幼年患儿的发生率较年长儿为高，常因急性感染、过食、诊断延误或诊断已明确但突然中断胰岛素治疗等因素诱发，此时患儿进食少、恶心呕吐、腹痛、关节或肌肉疼痛，迅速出现脱水和酸中毒征象，呼吸深长、呼出气带有酮味。脉搏细速，血压下降，体温不升，随即出现嗜睡、淡漠甚至昏迷，需与急腹症、脑膜炎等疾病相鉴别。

（二）辅助检查

1.血糖　空腹血糖≥7.0mmol/L（126mg/dl），或任意血样的血糖≥11.1mmol/L（200mg/dl）。

2.尿常规　尿糖阳性，尿酮体可阳性或阴性。

3.合并酮症酸中毒　应及时检测血气，血钾、钠、氯及尿素氮（BUN）。

4.血胰岛素和C肽　水平降低。

5.糖化血红蛋白（HbA1c）　正常人＜6%，未治疗患者常大于正常值的2倍以上。

6.抗体检查　血清胰岛细胞抗体（ICA）、胰岛素抗体（IAA）和谷氨酸脱羧酶（GAD）抗体可呈阳性。

7.OGTT　无症状或症状不显著，尿糖阳性，血糖升高不明显者，应做葡萄糖耐量试验（OGTT），试验前夜禁食10h以上。晨起口服葡萄糖1.75g/kg（最大量75g），每克葡萄糖加水3～4ml，在5～10min服完。于0、30、60、

120、180min分别取血测血糖浓度，必要时同时测血胰岛素及C肽水平。空腹血糖≥7.0 mmol/L（126mg/dl），或OGTT中2h血糖≥11.1mmol/L（200mg/dl）诊断为糖尿病。

【治疗要点】

（一）胰岛素治疗

1.胰岛素的剂型及种类　按照其作用时间分为速效、短效、中效、长效剂型（表10-2）。

表10-2　胰岛素种类及作用特点（h）

胰岛素种类	作用起效时间	峰浓度时间	作用时间
速效胰岛素类似物（门冬胰岛素、赖脯胰岛素）	0.15～0.35	1～3	3～5
常规胰岛素（短效）	0.5	1.5～3.5	7～8
中效半慢胰岛素锌混悬液（猪）	1～2	4～10	8～16
NPH	1.5	4～12	约24
IZS 慢效胰岛素	3～4	6～15	18～24
基础长效胰岛素类似物			
甘精胰岛素	3～6	时间-作用曲线平缓	24
地特胰岛素	约3	时间-作用曲线平缓	24
长效胰岛素			
特慢胰岛素	4～8	12～24	20～30

2.常用的方案

（1）每日2次方案：速效胰岛素类似物或短效胰岛素与中效胰岛素混合在早晚餐前使用。

（2）每日3次方案：早餐前速效胰岛素类似物或短效胰岛素与中效胰岛素混合，晚餐前单用速效或常规胰岛素，睡前使用中效胰岛素，或为其他类似的方案。

（3）基础-餐时方案：每日总体胰岛素的需要量中的

30% ～ 50%应当由基础胰岛素提供，余量为餐前速效或常规胰岛素。

（4）胰岛素泵：能提供持续的皮下胰岛素注射。

3.胰岛素剂量及剂量的调节

（1）剂量：部分缓解期每日胰岛素总剂量＜0.5U/（kg·d）。青春期前儿童（部分缓解期外）通常需要0.7 ～ 1.0U/（kg·d），青春期儿童通常要＞1.0U/（kg·d）。常规胰岛素注射应在每餐前20 ～ 30min进行；速效胰岛素类似物可在餐前即刻注射。中效胰岛素或者基础胰岛素/长效胰岛素类似物多在睡前使用。

（2）胰岛素剂量的分配：每日接受2次胰岛素注射的儿童，早晨通常给予胰岛素总量的2/3，晚餐前给予总量的1/3；其中约1/3为短效胰岛素，2/3为中效胰岛素，其后的比例根据血糖监测结果调节。使用基础-餐时方案治疗的糖尿病患者，夜间胰岛素往往占总需要量的30%（应用常规胰岛素）～ 50%（应用速效胰岛素）。余量分为3 ～ 4次餐前注射。

（3）胰岛素用量的调整：晨起空腹血糖升高并证明不是夜间低血糖所致则增加前一日晚餐前或者睡前的中效或长效胰岛素。餐后血糖高则增加餐前速效或常规胰岛素用量。午餐前及晚餐前血糖水平升高，如果使用了基础胰岛素，则增加早餐前基础胰岛素剂量/午餐前常规或速效胰岛素的量。晚餐后血糖水平升高，增加晚餐前常规胰岛素或者速效胰岛素的用量。

胰岛素泵的使用正在逐渐增加，目前是模拟生理性胰岛素分泌方式的最好选择。

（二）饮食管理

每日所需总热量为1000＋年龄×（70 ～ 100）卡，饮食成分的分配为蛋白质15% ～ 20%，脂肪应为20% ～ 25%，糖类55% ～ 60%，糖类最好以面食为主，建议将全日热量分为3次正餐3次进食，以减少血糖的波动。血糖平稳的患儿可适量进食水果及甜食，但须以总热量不超标为前提，蔗糖等精制糖应该避免食用。

（三）运动

原则上不限制患儿的运动，提倡每日保持适量的体力活动，在从事剧烈运动前，可事先增加饮食量或将运动前的胰岛素量减少10%，还应随身备有充饥的食品或糖果，以防止低血糖的发生。

（四）糖尿病教育和管理

糖尿病控制的好坏直接关系到患儿的生存质量，由于本病需终身注射胰岛素和控制饮食，给患儿及其家庭带来种种精神烦恼，因此医务人员必须详细介绍有关知识，帮助患儿树立信心，使患儿能坚持有规律的生活和治疗，定期随访复查，以减少糖尿病肾病、视网膜病及心血管疾病等远期并发症的发生。

（五）酮症酸中毒的治疗

1.*补液治疗*

（1）脱水程度的估计：酮症酸中毒（DKA）患儿细胞外液的丢失通常为5%～10%，临床估计脱水程度常是主观的和不精确的。一般中度DKA脱水5%～7%，重度DKA脱水10%。以下征象有助于对脱水程度的判断：5%为轻度脱水，皮肤弹性稍差，黏膜干燥，心动过速；7%为中度脱水，眼窝凹陷，皮肤弹性差，毛细血管再充盈时间延长；10%为重度脱水，脉搏细弱，低血压，休克，少尿。

（2）补液量的计算：24h需补液总量＝累计丢失＋维持量，含静脉和口服途径给予的所有液体量。

①补液量计算方法：

累计丢失量（ml）＝估计脱水百分数（%）×体重（1kg体重，1000ml）

②维持量的计算

体重法：维持量（ml）＝体重×每千克体重毫升数（每千克体重毫升数：＜10kg，80ml；10～20kg，70ml；20～30kg，60ml；30～50kg，50ml；＞50kg，35ml）。

体表面积法：维持量每日按1200～1500ml/m^2计算（年龄越小，每平方米液体量越多）。

输液按照先快后慢、先浓后淡、见尿补钾的原则进行。利用第1个静脉通道，首批输注生理盐水20ml/kg，于1h内输入，根据临床症状和血生化结果决定第2批液体性质（通常为0.45%氯化钠加钾），以后视血糖下降情况加入含糖液体。累计损失的1/2量应在开始治疗8～10h给予，余量在其后14～16h匀速输入。如有继续丢失，则丢多少补多少。液体疗法（包括口服补液）应维持48h，且不超过日常需要量的1.5～2.0倍，尿量不应该被计算在补液量之内。

（3）补钾：DKA患儿总体钾的缺乏为3～6mmol/kg。钾的丢失主要来自细胞内，血浆渗透压升高引起水分和钾从细胞内移向细胞外，胰岛素不足引起的糖原分解和蛋白分解使钾从细胞内外流，呕吐和渗透性利尿也可引起钾丢失，血容量不足导致继发性醛固酮增多症也促进尿钾排出，造成总体缺钾。但由于酸中毒时钾由细胞内移至细胞外，可造成血钾正常的假象。随着脱水酸中毒纠正，特别是应用胰岛素后，钾重新回到细胞内而使血钾迅速下降。因此，需尽早开始补钾。最初补液时如没有血钾数据，在输入含钾液体之前应先用心电图监测，若无高钾的证据，则尽早使用含钾液体。膀胱有尿后（一般输注第2步液体时），将氯化钾与1/2张盐水混合输入，钾浓度为40mmol/L（0.3%），使血钾维持在正常范围。整个静脉补液过程应当持续补钾，能进食后改为口服氯化钾1～3g/d，持续5～7d。

（4）碱性液的使用：目前没有证据说明使用碳酸氢钠有任何明确的益处。然而有证据表明碳酸氢盐的使用可加重中枢神经系统酸中毒和组织缺氧，可加重低钾血症和改变钙离子浓度而发生危险，还可增加血浆渗透压，因此应该慎用。只有当动脉血气pH＜6.9，休克持续不好转，心脏收缩力下降时可以考虑使用。所需量按5%碳酸氢钠（ml）＝BE×体重（kg）×0.2，或1～2mmol/kg，先给半量，以灭菌注射用水稀释成等张液（1.4%）方能使用，且静脉输注持续时间＞1h。

2.小剂量胰岛素的应用　扩容结束，即液体疗法开始1～2h再开始胰岛素输注。开辟另一条静脉通路，胰岛素输入速度为0.1U/（kg·h）[可将25U短效胰岛素（RI）加入250ml生理盐水中，即10ml液体含RI 1U。切记RI是唯一适用于静脉注射的胰岛素]，利用输液泵控制输液速度。过去曾沿用的在开始输注前静脉注射1次胰岛素（0.1U/kg）的做法已被禁止，因为其可能增加脑水肿的风险。应每小时监测血糖1次，血糖下降速度以3～5mmol/（L·h）为宜。当血糖下降至12～17mmol/L时，开始改换为2%～5%糖浓度的晶体液输注，使血糖维持在8～12mmol/L。胰岛素的输注剂量应当维持在0.1U/（kg·h）直至DKA被纠正。如血糖下降迅速[＞5mmol/（L·h）]，可适当增加液体中葡萄糖的质量浓度（10%甚至12.5%）以防止低血糖。如患者对胰岛素非常敏感（某些小婴儿和高血糖性高渗综合征患者），胰岛素剂量可减为0.05U/（kg·h）或更低，只要代谢性酸中毒逐渐在纠正即可。根据血糖下降情况逐渐调整输液速度，以控制血糖维持在8～12mmol/L为宜。如临床症状消失，DKA已被纠正（静脉血pH＞7.3，尿酮体阴性），血糖＜11.2mmol/L，患者有进食的愿望，且能耐受口服，可将静脉滴注胰岛素转换为皮下注射。不能单凭血糖下降而停止静脉滴注胰岛素。在停止静脉滴注前0.5h需皮下注射RI，每次0.25U/kg，也可以适当延长静脉小剂量胰岛素的治疗，直至进餐时停用静脉胰岛素改为常规皮下注射。

3.消除诱因　常见的诱因为感染，选择强有力的抗生素，积极控制感染，但应注意白细胞升高常是DKA特征性的应激反应，不一定提示有感染，除非有并发感染的证据。

4.治疗中的评估内容　治疗期间应注意评估生命体征、意识状态、出入液量，每小时测末梢血糖1次，每2～4小时测静脉血糖和血酮1次，同时每2～4小时重复1次血电解质、血气分析，直至酸中毒纠正。

治疗期间需评估脑水肿的发生风险。DKA患儿中症状性脑水肿的发生率为0.5%～1.0%，在DKA相关的死亡病例中脑水肿占60%～90%，存活者中15%～26%留有永久的神经系统损伤，故减少脑水肿的发生是抢救DKA

成功的关键。典型的症状性脑水肿发生于DKA开始治疗的4～12h，但也有病例发生于开始治疗前或治疗开始24～28h。易患脑水肿的危险因素有：来诊时有严重的酸中毒和低碳酸血症，血BUN升高，治疗过程中血钠上升缓慢，纠正酸中毒不当，在最初4h内给予过多液体、年龄小、初发1型糖尿病及症状持续时间长等。脑水肿发生的警示信号：头痛、血压升高和心率减慢，氧饱和度下降，以及躁动、易激惹、嗜睡、大小便失禁或特异的神经征象，如脑神经麻痹和瞳孔反应异常。一旦考虑脑水肿则应限制液量，给予甘露醇0.25～1.0g/kg，20min输入，如治疗无反应可于0.5～2h后重复。甘露醇无效且血钠低者可给予3%氯化钠5～10ml/kg，30min输入。同时液体输入速度降低1/3，抬高床头，必要时呼吸支持等。颅脑影像学检查有助于脑栓塞和脑出血的诊断，如果确实存在，则给予相应治疗。

二、肾小管性酸中毒

肾小管性酸中毒（renal tubular acidosis，RTA）是一类由于近端肾小管碳酸氢根离子重吸收和（或）远端肾小管泌氢离子功能障碍引起的临床综合征。生化特点以代谢性酸中毒、反常性碱性尿为主。该疾病的致病谱广泛，病变常累及多个系统和器官。由于其病理生理学异常复杂，临床表现多变，因此误诊、误治率居高。

根据肾小管受损部位及其病理生理基础分为4型：Ⅰ型为远端肾小管酸中毒（distal renal tubular acidosis，DRTA）又称经典型肾小管酸中毒。Ⅱ型为近端肾小管酸中毒（proximal renal tubular acidosis，PRTA）。Ⅲ型为Ⅰ型和Ⅱ型的混合，又称混合型。Ⅳ型为高钾型肾小管酸中毒，是由于远端肾小管分泌氢离子功能障碍和分泌钾离子受阻导致的。

【病因】

分为原发性和继发性。

1.原发性　多为常染色体显性遗传病，也有一部分属于常染色体隐性遗传病和基因突变，多见于儿童，散发性者可于任何年龄发病。

2.继发性　RTA可继发于各种肾脏疾病，也可继发于多种非肾脏疾病，如自身免疫性疾病（如系统性红斑狼疮、干燥综合征）、糖尿病、原发性高血压、慢性肝病（包括肝硬化）、遗传性疾病（肝豆状核变性、遗传性椭圆细胞增多症）等。还有些RTA是由于药物（如环孢素A、阿德福韦酯、两性霉素B）中毒引起的。其中最为常见的继发性原因为干燥综合征。

【诊断要点】

（一）临床表现

1.原发性远端RTA　特点为持续性高氯性酸中毒，尿pH不低于6，多数有生长发育障碍和佝偻病体征，继发肾微细结石，为常染色体隐性遗传。婴儿型以男性多见，于出生后数月内发病；晚发型于2岁后起病，以女性多见。

（1）生长发育迟缓，骨龄落后。

（2）慢性代谢性酸中毒表现：厌食、恶心、呕吐、腹泻、便秘等。

（3）肾性骨病：常表现为佝偻病或软骨病，骨痛、病理性骨折、可有骨骼畸形、侏儒等。

（4）烦渴、多饮、多尿。

（5）低钾血症表现：如肌张力低下和肌麻痹，症状类似周期性麻痹，严重者发生呼吸抑制。

2.原发性近端RTA（Ⅱ型）　多见于男孩，症状与Ⅰ型肾小管性酸中毒相似，但较轻，其特点如下。

（1）生长发育落后，但大多数无严重的骨骼畸形，肾结石、肾钙化少见。

（2）明显低钾表现。

（3）高氯性代谢性酸中毒。

（4）可同时有其他近端肾小管功能障碍的表现，患儿常有多饮、多尿、脱水等。

（二）辅助检查

1.尿及血液生化测定　见表10-3。

表10-3 肾小管酸中毒及血液生理改变

项目	近端肾小管酸中毒	远端肾小管酸中毒
尿液		
尿酸碱度	碱性、中性或弱酸性（根据血浆 HCO_3^- 水平而不同）	碱性
尿钙	正常	增多
尿磷	正常	增多
血液		
pH	↓	↓
CO_2CP	↓	↓
K^+	→或↓	↓
Na^+	→或↓	→或↓
Cl^-	↑	↑
Ca^{2+}	→	→或↓
P^{3-}	→	↑
BUN、Cr	→	晚期↑

2.动脉血血气分析　呈代偿性或失代偿性代谢性酸中毒改变。

3.X线检查　远端肾小管酸中毒患者，骨骼显示骨密度普遍降低和佝偻病表现。腹部X线平片可见泌尿系结石影和肾钙化。

【治疗要点】

1.纠正代谢性酸中毒及电解质紊乱

（1）纠正代谢性酸中毒与补充钾盐同时应用。轻度酸中毒患者，单独口服10%枸橼酸钠和（或）枸橼酸钾合剂[枸橼酸钠100g，枸橼酸钾100g，加水至1000ml，2～4ml/(kg·d)，分3～4次口服]即可纠正；对于部分症状重者需联用碳酸氢钠片。

（2）当有明显低钾血症时，应先补钾盐再纠正酸中毒。常用含有钾盐的枸橼酸盐合剂。对于Ⅳ型高钾血症患者，可给予呋塞米，以增加尿钾排出；或者联合应用聚苯乙酸磺酸钠增加肠道钾排出。

2. 为纠正低钙血症或骨质疏松可长期口服维生素D及钙剂。

3. 继发性RTA需针对原发病治疗。对于类风湿关节炎合并RTA给予非甾体抗炎药治疗；对于干燥综合征、系统性红斑狼疮等免疫性疾病合并RTA患者，给予糖皮质激素治疗，活动期自身免疫性疾病应用免疫抑制治疗。

4. 观察项目

（1）血pH、K^+、Na^+、Cl^-测定，每7～15日1次。药量调整稳定后可每个月复查1次。

（2）定期复查血Ca^{2+}、P^{3-}、碱性磷酸酶，血钙正常后可将维生素D用量减少或停用。

（3）定期复查骨骼X线片及肾脏超声。

（4）定期复查尿常规。

（5）每0.5～1年复查身高及体重，监测生长发育情况。

三、家族性低血磷性佝偻病

家族性低血磷性佝偻病又名低血磷性抗维生素D性佝偻病，是家族遗传性疾病，多数为X性联显性遗传。少数是常染色体隐性或显性遗传。部分病例为散发性无家族史，发病机制可能和肾小管对磷转运的原发性障碍及1-α羟化酶活力不足有关，也有由于肠道吸收磷的障碍所致，临床上较为多见，男孩发病症状严重，女孩可仅表现低磷血症。

【诊断要点】

（一）临床表现

患儿一般发病早，有家族史，出生不久即有低血磷，多数在1岁左右开始出现类似维生素D缺乏佝偻病的骨病变，骨质疏松或多发性骨折，其中“O”形腿和“X”形腿常是最早被注意到的重要体征。

身高：较同龄儿低，由于“O”形腿、“X”形腿等骨骼畸形，体态呈不匀称性矮小。

其他佝偻病体征：如肋骨串珠、手镯、足镯征等轻微。

（二）辅助检查

1. 血磷　血磷低，常低于0.97mmol/L（3mg/dl），血清

碱性磷酸酶增高，血清钙正常或稍低，血PTH正常。

2.24h尿磷排泄量　增多，尿钙正常，无氨基酸尿。尿常规及肾功能正常。

3.血气分析　结果正常。

4.骨骼X线改变　可见轻重不等的佝偻病改变，活动期与恢复期病变同时存在，重症者可有广泛性骨质疏松，脱钙，病理性骨折或骨骼畸形、囊肿的改变。

5.肾小管回收率（TPR）　降低，TPR＜85%常作为诊断家族性低磷血症的诊断根据。实验方法如下。

（1）首先固定饮食，即定钙、定磷饮食5～6d（每日饮食中含钙量300～400mg，含磷800～1000mg，饮蒸馏水）。

（2）摄取蛋白质低于1g/（kg·d），必须使血肌酐＜103mg/dl以下。

（3）固定饮食等3d起准确地留取24h尿共3d，测尿钙、磷和肌酐，取平均值。同时连续取血3d测定血中钙、磷和肌酐。计算公式如下：

$$TPR = \left(1 - \frac{UP}{SP}\right)\frac{SCr}{Ucr}\%\text{（正常＞85%）}$$

注：UP，尿磷（mmol/24h）；SP，血磷（mmol/L）；UCr，尿肌酐（μmol/24h尿）；SCr，血肌酐（μmol/L）

6.肠道磷负荷能力　低下。磷负荷试验方法：晨空腹，1次口服磷酸盐合剂30～40ml，服药前、服药后30、60、90、120min分别取血2ml，测血磷，结果连成曲线，当血磷＜1.03mmo/L（＜3.5mg/dl），表明肠道吸收磷功能低下。

【治疗要点】

治疗原则是防止骨畸形，减轻低磷血症，尽可能使血磷升高，维持在0.97mmol/L以上，有利于骨的钙化。目前国内外均主张以持续补充磷酸盐和大剂量的维生素D为主要治疗手段。但药物的用量需要根据患者血钙、血磷、尿钙和骨X线征象等具体情况合理调整，以防引起高血钙、肾钙化等不良反应。磷酸盐制剂必须长期坚持服用，停用或服用不规则，将导致复发。

1. 磷酸盐合剂　配方。

Na_2HPO_4 145g，NaH_2PO_4 18g，加水至1000ml。

每次15～20ml，4～5次每日口服。

该液体1ml中含元素磷20.7mg，幼儿用量（元素磷）0.5～1g/d，年长儿用量（元素磷）1～4g/d，分4～5次口服。

2. 维生素D　1000～2000U/kg，即1万～5万U/d，最大10万U/d。1，25-（OH）$_2D_3$如骨化三醇0.25～1μg/d，或1-α-（OH）D_3 0.5～1μg，每日2次，可明显减轻骨痛。也可用双氢速变固醇（DHT）0.02mg/（kg·d），或0.2～0.5mg/d，口服。每1～3个月监测24h尿内钙排出量和肌酐排出量，尿钙/肌酐正常为0.15～0.3，当比值＞0.4说明维生素D或DHT剂量太大，应及早减量，以减少中毒机会。

3. 钙剂　补充元素钙0.5～1g/d。

4. 手术治疗　明显骨畸形需在病情静止时行矫正手术。应于12岁后做手术，减少复发。手术前后2周宜停服维生素D，以免术后卧床，活动减少而释出大量骨钙，加重高钙血症与肾损害。

四、单纯性肥胖症

肥胖症是由于热量摄入长期超过人体的消耗，使体内脂肪过多积聚，体重超过一定范围的一种营养障碍性疾病。肥胖可导致高脂血症、高血压、糖尿病及心血管等疾病的患病风险增高。肥胖症一般分为单纯性肥胖症和症状性（继发性）肥胖两大类，前者不伴有明显的内分泌、代谢性疾病，占肥胖症90%以上；后者继发于各种内分泌代谢病和遗传综合征，患儿不仅体脂分布特殊，且常伴有肢体或智力异常。本节主要讨论单纯性肥胖症。

【诊断要点】

（一）临床表现

1. 食欲极佳，进食快、食量大，喜食肉食、甜食及油炸类食品。

2. 懒动、喜卧或由于各种其他原因造成的活动减少。

严重肥胖者有疲乏感，活动后气短、心悸或腿痛，因而更不愿意活动，形成恶性循环。

3.体脂分布较均匀，重度肥胖儿童胸腹、臀部、大腿脂肪过多，皮肤可见白色或淡红色条纹。黑棘皮病也很常见，表现为皮肤过度色素沉着、增厚并有皱纹，这是胰岛素抵抗的皮肤特征。

4.男孩因为大腿会阴部脂肪过多，阴茎埋藏于脂肪组织中而表现为阴茎过小，性发育大多正常。

5.少数严重肥胖儿童可出现扁平足和（或）膝内翻。

6.青春期前生长过速，骨龄正常或超过实际年龄。

7.青春期启动可早于一般儿童。

8.血压正常或稍高。

9.严重肥胖者可有肥胖-通气不良综合征，表现为缺氧、气急、发绀、红细胞增多，心脏扩大或出现充血性心力衰竭甚至死亡。

（二）肥胖诊断指标

1.体重指数（BMI） 体重指数＝体重（kg）/身高的平方（m^2），是诊断和筛查儿童青少年肥胖最简便的指标。推荐BMI≥同年龄、同性别第95百分位数（P95）为肥胖，≥第85百分位数（P85）为超重。

2.腰围身高比（WHtR） 将身高的因素予以考虑，对处于生长发育期的儿童青少年具有更好的应用价值。推荐中国儿童青少年WHtR，女童≥0.46、男童≥0.48作为中心性肥胖的筛查指标。

（三）辅助检查

1.糖化血红蛋白、口服葡萄糖耐量试验及胰岛素释放试验。

2.肝肾功能及血脂系列。

3.甲状腺功能。

4.血皮质醇、24h尿17-KS和17-OHCS测定。

5.腹部超声。

6.心、肺功能测定及睡眠监测。

7.眼底检查，有问题者应做头颅影像学检查以除外颅内占位病变。

8. 可疑性发育障碍者化验性激素。

9. 可疑多囊卵巢综合征者查盆腔超声。

【治疗要点】

1. 生活方式干预　是儿童肥胖症的基础治疗，包括饮食、体育运动和日常行为干预。

（1）在保证儿童生长发育所需营养的前提下，控制总热量摄入，采用低脂肪、低糖、高蛋白饮食，限制饱和脂肪酸、反式脂肪酸及胆固醇的摄入，增加食物中黏性纤维、植物甾醇（脂）的含量，提供适量维生素和微量元素，适当增加水果和蔬菜的摄入。14岁以下儿童初期总热量：1000＋年龄×（50～60）（kcal），以体重不增加为目标，而不能使儿童体重急剧下降；之后再根据体质情况逐渐减少热量摄入，下降体重期每天所需的热量可参照下列标准：5～10岁，794～1000 kcal；11～14岁，1000～1200kcal；＞14岁，1200kcal。

（2）限制久坐行为，控制看电视、玩电脑的时间，鼓励多进行室外运动。增加身体的运动量，使消耗的能量增多，有利于减肥。但是必须长期坚持才能收到效果。

（3）保证学龄期孩子的睡眠时间。每日夜间睡眠时间：小学生9～10h，中学生至少8～9h。

2. 药物治疗　减肥药不适合于儿童。二甲双胍等药物主要用于已有胰岛素抵抗、出现并发症的肥胖儿童。

3. 并发症的筛查与预防　超重和肥胖的儿童对可能的并发症，如糖尿病、高脂血症、高血压等要进行定期筛查。

第三节　内分泌功能检查

一、下丘脑-垂体功能检查

促性腺激素释放激素（GnRH或LHRH）兴奋试验

【目的】

检查垂体前叶分泌LH、FSH的功能，常用于垂体功能不全、性腺功能低下及性早熟症的检查。

【方法】

检查当日晨空腹，用GnRH100μg/m^2或2.5μg/kg（最大量100μg）加5ml生理盐水溶后静脉注射，并于注射前及注射后30、60、90、120min分别取静脉血2ml送检LH、FSH。

此试验无副作用。

【结果判定】

若LH峰值比基础值增加3倍以上，FSH升高20%～50%，则可认为其性腺轴功能已启动。当然由于各年龄组的反应程度不同，判断正常反应与低反应有时存在一定的困难，故要结合临床表现及其他检查综合分析后才能做出诊断。

促甲状腺激素释放激素（TRH）兴奋试验

【目的】

检查垂体前叶分泌TSH的功能，常用于鉴别继发性甲状腺功能减退的病变部位在下丘脑或垂体。

【方法】

检查当日晨空腹，用TRH 7μg/kg（最大量100μg）溶于5ml生理盐水中静脉注射，注射前及注射后15、30、60、90min分别采静脉血2ml测TSH。

【结果判定】

1.正常人在注射后15～30min出现TSH分泌高峰，90min后回至基础值。

2.继发性甲状腺功能减退者，TSH基础值甚低，多数不易测到，注射TRH后TSH值无明显升高，表明垂体TSH的储备功能降低。

3.由于下丘脑TRH分泌降低而造成的甲状腺功能减退者，注射TRH后TSH反应增高，但高峰延迟。

【副作用】

个别人可出现腹部不适，恶心、心悸及头晕等症状。注射速度不能过快，静脉注射时间不少于3min可减少副作用。

二、性腺功能试验

HCG负荷试验

【目的】

HCG是从孕妇尿中提取的生物化学物质，其作用近似于LH，于男性可刺激睾丸间质细胞分泌雄激素。该试验用于检测睾丸间质细胞分泌睾酮的功能状况。

【方法】

1. *单次注射法* HCG 5000U/m^2，1次注射，注射前及注射后72h采血化验睾酮。

2. *多次注射法* 每次HCG剂量，婴幼儿500U，儿童期1000U，青春期前期1500U每日1次肌内注射，连用3d。分别于用药前及用药后24h（即第4日）采血化验睾酮。

【结果判定】

通过分析睾酮峰值较基础值上升的倍数评估睾丸间质细胞的功能。不同年龄结果的判定标准不同：婴儿期2～10倍，儿童期5～10倍，青春期2倍以上，视为睾丸间质细胞功能正常。

【注意】

HCG负荷试验反应正常者，血中睾酮在1周内呈高值，这种检查的影响可持续2～3周，故如果要做GnRH试验必须在HCG试验前进行，又因GnRH试验后血中睾酮可轻度升高，因此两种试验尽量避免连续进行。

三、肾上腺皮质功能检查

尿17-酮类固醇（17-KS）测定

【原理】

尿中17-KS的测定包括睾丸和肾上腺皮质所产生的雄激素及其代谢产物，不包括活性最强的睾酮。此外，17碳位上有羟基的皮质激素（主要是皮质醇及其代谢产物），在降解过程中，有一部分可脱去17碳位上的支链变成17-KS，主要是11β-羟-17酮类固醇。成年男性尿中17-KS有1/3来自睾丸，2/3来自肾上腺皮质，女性尿中17-KS则主要来自肾上腺皮质，故17-KS对反映肾上腺皮质分泌雄激素的功能较有价值。但因17-KS不包括睾酮，故对因睾酮分泌增多引起的男性化疾病中，可无明显增高。

【方法】

1. 留尿前停用一切药物，特别是激素类、降压药和镇静药等，并且应尽量避免手术、外伤及发热等刺激。

2. 留24h尿，7：00第1次尿弃去，此后到第2日7：00最后1次尿全部留在容器中；容器加防腐剂：乙酸10ml；混匀，测总尿量，混匀后留20～30ml送检。见表10-4。

表10-4 各年龄段17-KS正常值（mg/d）

2～11月龄	1～5岁	6～9岁	10～15岁	成年男性	成年女性
1.5～2.5	0.5～2	1～3	3～8	10～20	5～15

注：国际标准单位转换因数×3.47μmol/d

【临床意义】

1. 升高 常见于：如尿中17-KS＞50mg/24h，提示肾上腺皮质癌肿或异位ACTH综合征；男性化型先天性肾上腺皮质增生症；睾丸间质细胞瘤；男性真性性早熟；外源性类固醇药物如雄激素、皮质激素、ACTH、HCG等的使用。

2. 降低 常见于：肾上腺皮质功能减退症；垂体前叶功能减退症；睾丸功能不全；外源性类固醇药物，如利眠宁、孕激素、利血平等的使用。

尿17-羟类固醇（17-OHCS）测定

【原理】

尿17-OHCS是皮质醇及泼尼松的四氢代谢产物，每日尿中排出量一般相当于每日皮质醇分泌量的25%～40%。皮质醇及其代谢产物17-羟-醇酮基可与盐酸苯肼在硫酸中产生黄色物质，利用此特点来测定尿中17-OHCS。

【方法】

采集尿标本方法同17-KS测定。

正常值：由于检测方法不同，各实验室的正常值有差别，不同年龄和性别亦有差异（表10-5）。

表10-5 各年龄段17-OHCS参考值（μg/d）

1～11月龄	1～5岁	6～9岁	10～15岁	成年男性	成年女性
2～4	3～6	6～8	8～10	9～15	8～12

注：国际标准单位转换因数×2.76μmol/d

【临床意义】

1.升高　常见于：库欣综合征的皮质增生型可呈不同程度升高，癌多明显升高，腺瘤大多轻度升高；异位ACTH分泌综合征；某些先天性肾上腺皮质增生症；单纯性肥胖症可正常或轻度升高；甲状腺功能亢进症可轻度升高。

2.降低　常见于：肾上腺皮质功能减低症；除外P450c11和P450c18-羟化酶缺乏的先天性肾上腺皮质增生症；垂体前叶功能减退；甲状腺功能减低；全身消耗性疾病，如结核、糖尿病等。

四、地塞米松抑制试验

小剂量地塞米松抑制试验

【原理】

地塞米松对下丘脑-垂体-肾上腺轴的抑制作用强，需要的剂量小，且不影响皮质醇及其代谢产物的测定，因此可用于检测下丘脑-垂体-肾上腺轴能否被抑制。小剂量地塞米松抑制试验主要用于皮质醇增多症的病因筛查性鉴别诊断和皮质醇可抑制性醛固酮增多症的诊断。

【方法】

1.试验前1周停用一切肾上腺皮质激素及ACTH。

2.服药前一日留24h尿测17-OHCS和尿游离皮质醇（UFC）为对照。

3.试验当日8：00采血测ACTH和皮质醇水平，之后立即口服地塞米松5μg/kg每次（每次成年人0.5mg），每6小时1次，共8次。

4.试验第2日再次留取24h尿化验17-OHCS和UFC。

5.试验第24h和48h再次采血测ACTH和皮质醇水平。

【临床意义】

1.正常人或单纯性肥胖抑制后皮质醇、17-OHCS和UFC比对照值下降大于50%。

2.皮质醇增多症患者下降不足50%。

3.甲状腺功能亢进患者抑制率不如正常人显著。

大剂量地塞米松抑制试验

【原理】

在小剂量地塞米松抑制试验时，如17-OHCS或皮质醇无明显下降，提示有肾上腺皮质功能亢进存在，为了进一步鉴别，可做大剂量地塞米松抑制试验。大剂量地塞米松抑制试验用于肾上腺皮质增多症的病因诊断。

【方法】

方法同小剂量试验，只是试验日口服地塞米松的量加大为每次20～30μg/kg（成年人每次2mg），每6小时1次，共8次。

【临床意义】

1.抑制率达75%，提示肾上腺皮质增生。

2.抑制率不足50%，提示肾上腺肿瘤的可能。

3.ACTH依赖型库欣病皮质醇抑制大于50%，UFC可抑制90%，ACTH则抑制至小于2.2pmol/l。

表10-6为阴茎长度、睾丸体积正常参考值。

表10-6 阴茎长度、睾丸体积正常参考值

年龄	阴茎长度（cm）	睾丸体积（ml）
＜1月龄	3.18±0.43	1.41±0.66
1～11月龄	3.35±035	1.52±0.43
1岁	3.45±0.35	1.55±0.41
2岁	3.54±0.34	1.56±0.37
3岁	3.71±0.33	1.58±0.39
4岁	3.82±0.41	1.59±0.32
5岁	3.96±0.36	1.61±0.34

续表

年龄	阴茎长度（cm）	睾丸体积（ml）
6岁	4.14±0.43	1.71±0.36
7岁	4.21±0.42	1.84±0.47
8岁	4.23±0.48	1.93±0.40
9岁	4.30±0.49	2.13±0.61
10岁	4.42±0.60	2.84±0.79
11岁	4.48±0.67	4.19±2.08
12岁	5.13±1.07	7.35±3.36
13岁	5.54±1.23	9.92±4.14
14岁	6.03±1.40	11.88±3.48
15岁	6.90±1.21	14.44±4.46
16岁	7.12±1.22	15.87±3.91
17岁	7.26±1.16	16.68±3.83
18岁	7.33±1.06	17.54±3.34
＞18岁	8.17±0.97	18.03±3.67

（唐　诗　辛　颖）

第11章

遗传与风湿免疫性疾病

第一节　染色体畸变

一、21-三体综合征

21-三体综合征（Down syndrome，又称先天愚型、Down综合征或唐氏综合征），是小儿最常见的一种染色体病，活产婴儿中发病率1：1000～1：600，母亲年龄过高（35岁以上）、过小（20岁以下）均是导致21-三体综合征发生的危险因素，亦有报道与父亲年龄过高有关。约60%在胎儿早期夭折而流产。患儿的主要临床特征为特殊面容、智力障碍和体格发育落后，并可伴有多发畸形。

【诊断要点】

（一）临床表现

1.*特殊面容*　21-三体综合征患儿在出生时即已有明显的特殊面容，头围小、枕廓扁平、眼距宽、眼裂小、眼外眦上斜、内眦赘皮、鼻梁低平、外耳小、舌常伸出口外、流涎多。

2.*智力落后*　这是最突出、最严重的表现，表情呆板，语言发育迟缓，开始学说话的平均年龄迟至4～6岁，7岁时不能上普通学校，可上弱智学校启智。智商测定在25～70，随着年龄增长，与同龄儿童相比还会逐渐下降。

3.*运动发育迟缓*　患儿抬头、翻身、坐、立和行走均晚，通常2岁方会走路。平时通过训练可进行简单的运动，如穿衣、吃饭等，但动作笨拙、不协调、步态不稳，需要养育者耐心地反复训练。

4. *生长发育落后* 身材矮小，骨龄滞后，韧带松弛，四肢关节可过度弯曲，手指粗短，小指向内弯曲，成年人身高通常小于150cm。

5. *皮肤纹理特点* 1/2患者有通贯掌；2/3以上患者atd角增大（＞58°），小指常短粗且内弯，1/3患儿仅有一条指褶纹。

6. *其他并发征* 约50%患儿伴有先天性心脏病，脐疝、小阴茎和隐睾等也较多见。易患各科感染性疾病，白血病的发病率也增高10～30倍，性发育延迟。

7. *老年性痴呆症状* 如存活至成人期，则常在30岁以后出现老年性痴呆症状。

（二）染色体检查

染色体检查结果为染色体结构畸变，按照核型分析结果可将21-三体综合征患儿分为标准型、易位型和嵌合型3型。标准型和易位型在临床上不易区分，均呈典型表现；嵌合型的临床表现差异悬殊，视正常细胞株所占的百分比而定，可以从接近正常到典型表型（表11-1）。

表11-1 21-三体综合征的染色体分型、临床表现和再发风险

染色体分型	核型	比例	临床表现	再发风险
标准型	47，XX（XY）＋21	95%	典型	1%
易位型	46，XX（XY）， -D，＋t（Dq; 21q） -G，＋t（Gq; 21q）	2.5%～5%	典型	母（D/21易位）: 10%* 父（D/21易位）: 4%* 21/21易位: 100%*
嵌合型	46，XX（XY）/47，XX（XY）＋21	2%～4%	典型	1%

* 表示父亲或母亲为平衡易位携带者，子代发病风险

【治疗与预防措施】

（一）治疗

目前尚无有效治疗方法。对患儿宜注意预防感染，加

强训练，如伴有其他畸形，可考虑手术矫正。

（二）预防措施

1.避免高龄妊娠　本病的发生率随母亲年龄增长明显升高，如30岁以下的母亲中发生率为1/1000，而35岁以上的母亲中发生率为1/250～1/50。

2.产前筛查　长期以来，人们以“高龄孕妇（≥35岁）”作为21-三体综合征高危的主要筛查指征，但是，据报道80%的21-三体综合征高危由35岁以下的孕妇产生，而我国35岁以下孕妇人数居多。因此，开展产前筛查21-三体综合征越来越受到普遍的关注。

妊娠8～13周做母血清标志物PAPPA测定，早期行胎儿颈部透明层厚度（NT）超声检查；妊娠14～20周做母血清标志物β-HCG＋AFB＋FE3检测，对筛查出来的高危孕妇再做相应的产前确诊诊断。

3.产前诊断　在妊娠早期8～12周取绒毛进行染色体核型分析；妊娠中期16～20周取羊水做细胞培养，进行染色体核型分析；妊娠22周以后可经脐带穿刺取脐带血做染色体核型分析，确诊为患病胎儿时应及时终止妊娠。

产前诊断对象：①高龄父母，母亲＞35岁，父亲＞55岁。②已生育过一个21-三体综合征患儿，其再生育21-三体综合征患儿的风险为1%～1.3%。③父亲或母亲为平衡易位携带者，t（Dq21q）易位者，如为女性则子女患病率10%～15%，男性3%～5%；t（21q21q）易位者为100%，不建议生育。④双亲中一方为嵌合体，生育患儿的危险性增高，一般认为嵌合型有遗传性，再发率高。⑤有21-三体综合征家族史并具有本病皮纹特征的孕妇。⑥习惯性流产者。

4.妊娠早期　避免腹部X线照射，防止细菌及病毒感染，禁止使用对胎儿有影响的药物。

5.有阳性家族史或有2次以上习惯性流产的夫妇　应做染色体核型分析。

二、先天性卵巢发育不全

先天性卵巢发育不全（Turner Syndrome）又称为

Turner综合征，常因生长迟缓、青春期无第二性征发育、原发性闭经等就诊。

【诊断要点】

（一）临床表现

1.一般特征　出生时即表现为身高、体重落后，手、足背明显水肿，颈部两侧皮肤松弛，颈蹼，后发际低，肘外翻，体格发育落后，身高增长缓慢。

2.身材矮小　随年龄增长身高增长缓慢，成年人身高130～140cm，一般不超过150cm。

3.第二性征不发育　患儿外生殖器一直保持婴儿型，阴毛和腋毛稀少或缺如，小阴唇发育不良，子宫小，盾状胸，乳距宽，乳房不发育。

4.原发性闭经　卵巢萎缩呈条索状或模糊不清或触及不利或子宫卵巢发育不良。

5.其他　患儿常伴有其他先天性畸形，如主动脉缩窄、肾脏畸形（马蹄肾、易位肾等）、指（趾）甲发育不良等，自身免疫性甲状腺炎、葡萄糖耐受降低、听觉受损和骨质疏松等，部分患儿可有骨骼畸形（马德隆畸形、手掌短），大部分智力正常。

（二）实验室及辅助检查（促卵泡激素、黄体生成素）

1.血清学分析　在婴儿期血清FSH、LH已增高，雌二醇水平甚低。

2.染色体核型分析　45，XO（最多见）；或45，XO/46，XX（嵌合型，约占本病的25%）；或46，Xdel（Xp）；或46，Xdel（Xq）；或46，Xi（Xq）。

3.B超　子宫和卵巢小或者缺如。

4.其他　骨密度。

【治疗与预防措施】

1.由于本病患儿多数智力发育正常，因此改善其最终成年人身高和第二性征发育是保证患儿心理健康的重要措施。诊断明确后，即可用基因重组人生长激素，每日0.15～0.2U/（kg·d）（每周0.35～0.47mg/kg）皮下注射，可使患儿身高明显增长。如合并口服司坦唑醇

（stanozolol，康力龙），每日30～50μg/kg，则效果更显著。用药期间应定期监测甲状腺功能和骨龄发育情况，当患儿骨龄达11～12岁时即可给予口服小剂量雌激素治疗，以促使乳房和外阴发育，如戊酸雌二醇或17β-雌醇，初始替代剂量0.25mg/d。

2.本病的再发风险为10%，原则上可生第二胎，但必须做绒毛或羊水产前诊断。

（麻宏伟）

第二节　遗传代谢病

一、苯丙酮尿症

苯丙酮尿症（phenylketonuria，PKU）是一种先天性氨基酸代谢障碍，由于苯丙氨酸羟化酶基因突变导致酶活性降低，导致苯丙氨酸代谢异常。属于常染色体隐性遗传，基因定位于12号染色体长臂2区4带。

【诊断要点】

（一）临床表现

1.进行性智力落后　患儿出生时智力正常，3～6月龄后出现症状，易激惹，运动发育落后。

2.神经系统　早期可有神经行为异常，如兴奋不安、多动或嗜睡、萎靡、少数呈现肌张力增高，腱反射亢进，出现惊厥（约25%），继之智能发育落后日渐明显，80%有脑电图异常。BH4缺乏型的神经系统症状出现较早且较严重，常见肌张力减低、嗜睡、惊厥，如不经治疗，常在幼儿期死亡。

3.外貌　患儿出生后数月，毛发、皮肤和虹膜色泽变浅，皮肤由正常变白皙，易出现湿疹。

4.其他　尿和汗液有鼠尿臭味。

（二）实验室检查

1.新生儿疾病筛查　新生儿哺乳3～7d，针刺足跟采集外周血，滴于专用滤纸上（9版）。

2. 尿蝶呤图谱分析　用于BH4缺乏症的鉴别诊断。

3. 血浆游离氨基酸分析　当患儿血浆中苯丙氨酸浓度高达1.2 mmol/L（20mg/dl）以上时，可确诊为本病，同时还可除外其他氨基酸缺陷。

4.DNA分析　PAH基因及BH4基因分析可用于基因诊断，鉴别诊断及产前诊断。

【治疗与预防措施】

（一）治疗

1. 时间　诊断一旦确定，应立即给予积极治疗，开始治疗的年龄愈小，效果愈好。对婴儿可喂给特制的低苯丙氨酸奶粉；幼儿添加辅食时应以淀粉类、蔬菜和水果等低蛋白食物为主。

2. 苯丙氨酸　每日允许摄入苯丙氨酸量30～50mg/kg。

3. 浓度监测　每2周测定1次血清苯丙氨酸浓度，维持在0.12～0.6 mmol/L（2～10mg/dl）为宜。

4. 对症治疗　对有癫痫发作的患儿在限制苯丙氨酸饮食的基础上，应用抗癫痫药物。

（二）预防措施

1. 避免近亲结婚　近亲结婚发病率明显高于群体随机婚配。

2. 产前诊断　PKU患儿父母如想生第二胎必须采用DNA分析方法对其胎儿进行产前诊断。由于PKU是遗传性疾病，进行基因诊断（DNA分析）时需要患儿和父母同时留取血样，同时因突变基因的种类繁多，分析复杂。

二、肝豆状核变性

本病的基础代谢缺陷是肝脏不能正常合成铜蓝蛋白和自胆汁中排出铜量减少。以肝硬化、脑退行性变性和角膜有铜盐沉着环为特征。本病为常染色体隐性遗传，ATP7B基因定位在13号染色体上。

【诊断要点】

（一）临床表现

1. 整个病程大致可分3个阶段。

（1）出生后，开始为无症状期，患儿一切正常，仅有轻度尿铜增高。

（2）6～8岁或以后，反复出现呕吐、黄疸、水肿或腹水，可并发病毒性肝炎或溶血性贫血。

（3）随着铜在脑、眼、肾和骨骼等肝外组织的沉积，症状日趋严重，主要是构语及书写困难，动作笨拙，震颤，手足徐动，舞蹈样动作，不自主动作，吞咽困难和记忆力减退，有时有血尿、蛋白尿和糖尿，20%患儿有背部及关节疼痛。

2.贫血貌、肝大、腹水、肌张力改变等，可有“X”形腿、“O”形腿。

3.角膜有K-F环。

（二）实验室及辅助检查

1.血清铜蓝蛋白测定　通常＜200mg/L。严重者＜50mg/L。

2.尿铜　24h尿铜，正常＜40μg；患儿尿铜明显增高，可达100～1000μg，伴血铜降低。

3.肝功能、肾功能、血常规和尿常规检查　可有改变。

4.血清铜氧化酶活性　正常值为0.17～0.57，患儿明显降低。

5.X线检查　常见骨质疏松，关节间隙变窄或骨赘生等病变，长骨可有变形。

6.DNA分析　ATP7B基因分析可用于基因诊断及产前诊断。

7.其他　K-F环检查。

【治疗要点】

治疗原则是减少铜的摄入、增加铜的排出，以改善其症状，治疗越早预后越好。

1.低铜饮食　每日食物中铜含量＜1mg，不宜进食动物内脏、鱼虾海鲜和其他含铜高的食品。

2.青霉胺　是目前最佳治疗方法，青霉胺能与铜络合，促进尿铜排出，剂量为每日20mg/kg。要注意白细胞及血小板减少等副作用。

3.锌剂口服　促进肠黏膜细胞分泌金属硫因（一种小分子蛋白）结合铜离子，减少肠道对铜的吸收。

4.左旋多巴　作为辅助药物，用以改善强直震颤等症状。

5.支持疗法　保肝和镇静，加强营养和纠正贫血等。

三、糖原累积病Ⅰ型

糖原累积病Ⅰ型是糖原代谢障碍性疾病的一种，由葡萄糖-6-磷酸酶缺乏引起，为常染色体隐性遗传。

【诊断要点】

（一）临床表现

1.新生儿期即可出现低血糖症状、呼吸困难、酮血症和肝大。

2.婴儿期易患腹泻、腹胀和脱水酸中毒。

3.患儿生长发育落后，身材矮小、肌肉松弛、行走困难等。

4.常有鼻出血倾向，年长儿可发生痛风性肾病，低血糖发作次数减少。

5.向心性肥胖，面部丰满；肝脏持续增大，表面光滑无触痛；部分患儿眼底在黄斑旁可见有对称性散在黄色病变，四肢伸侧皮下常有黄色斑。

（二）辅助检查

1.血糖定量降低，酮体、乳酸、磷脂、胆固醇和尿酸等均增高。

2.X线可见骨质疏松，皮质变薄和髓腔增宽等改变。

3.胰高血糖素或肾上腺素试验阳性。

4.肝组织活检：测定葡萄糖-6-磷酸酶活性降低，可以确诊（正常＞0.75）。

5.DNA分析：基因突变分析是最可靠依据。

【治疗与遗传咨询】

（一）治疗

1.注意维持营养，多次少量进食。以糖类和氨基酸等食物为主。

2. 治疗脱水酸中毒时，禁用乳酸钠。

3. 近年试用口服生玉米淀粉疗法，在每日3餐基础上，每4～6小时口服生玉米淀粉2g/kg悬液（用凉开水配制）。

（二）遗传咨询

向患儿家长讲清楚，本病为常染色体隐性遗传，再发风险为25%，目前国内尚未开展本病的产前诊断。

四、黏多糖Ⅰ型

黏多糖病（MPS）是一组遗传代谢病，由于缺乏的酶不同和贮积的部位不同，临床表现和预后也不同，黏多糖病共分6型，除Ⅱ型为X连锁隐性遗传外，其余各型均为常染色体隐性遗传。黏多糖Ⅰ型是最多见、最典型、预后最差。由于缺乏α-L-艾杜糖醛酸酶引起。*IDUA*基因定位于22号染色体短臂末端到长臂1区1带，现在主要谈论黏多糖Ⅰ型。

【诊断要点】

（一）临床表现

1. 体格发育障碍　在周岁以后呈现生长落后，关节进行性畸变，脊柱后凸或侧凸，常见膝外翻，爪形手。头大，面部丑陋，前额和双颞部突出，眼裂小，眼距宽，鼻梁低平，鼻孔大，小颌，唇厚，短颈，毛发多而后发际低。

2. 智力障碍　语言发育延迟，声音粗哑，表情呆板，重症患儿生活不能自理。

3. 眼和耳病变　大部分患儿周岁左右出现角膜浑浊和耳聋。

4. 其他症状　常在早期出现肝大、脾大、心脏增大和心瓣膜损害等。随着病情进展，症状和体征越来越明显。

（二）实验室及辅助检查

1. 尿筛查　通常用甲苯胺蓝法作为初筛。

2. 尿黏多糖双向电泳　可以区分尿中排出的黏多糖的种类，进行分型。

3. 酶学分析　测定白细胞、血清和成纤维细胞中的α-L-艾杜糖醛酸酶活性低，以便确诊。

4.X线检查　颅骨增大、蝶鞍浅长；脊柱后凸或侧凸，椎体呈楔形，胸和腰椎体前下缘呈鱼唇样前突。肋骨的脊柱端细小而胸骨端变宽，呈飘带状。尺和桡骨短粗，掌骨基底变尖，指骨远端窄圆。

【治疗与遗传咨询】

1.治疗　目前尚无有效治疗方法，对智力受损轻者可行骨髓移植，可改善其症状。

2.遗传咨询　本病为常染色体隐性遗传，再发风险为25%；原则上不能生第二胎，如果生第二胎时可做产前诊断，于妊娠14～20周取羊水上清液培养，进行酶活性的测定，有助于产前诊断。

五、Duchenne型肌营养不良

Duchenne型肌营养不良为进行性肌营养不良中最严重和最常见的一种，为先天性、遗传性、致死性肌病。呈X连锁隐性遗传，基因定位于X染色体短臂2区1带。

【诊断要点】

（一）临床表现

1.一般表现　患儿主要为男孩。婴幼儿期起步晚，走路缓慢。3～5岁后，上楼困难，不能一脚一步地跨上去，跌倒后不能马上爬起。

2.临床表现　多有三大特点。

（1）步态不稳：呈鸭步态，左右摇摆。

（2）特殊的起立姿势：从仰卧位到起立时，先要转为俯卧位，然后用双手支起上半身呈爬跪的姿势，再以双手撑着双膝，慢慢地抬起躯干以至直立，此种现象称为“Gowers”征。

（3）肌群表现：①3～5岁以后，因三角肌和腓肠肌由脂肪和结缔组织堆积呈假肥大。②翼状肩，检查者双手伸入患儿两腋下，试将患儿托起，由于肩带肌无力，患儿从检查者双手中滑下。③膝、二头肌及三头肌腱反射减弱。④起病后8～10年，肥大肌肉出现萎缩，关节挛缩，活动受限，卧床不起，多因为呼吸功能受到限制，并发肺炎而夭折。

（二）实验室及辅助检查

1. 血清酶检查　CPK明显升高，可比正常高出数10倍（正常值0～131U），肌红蛋白（Mb）升高（正常值80mg/ml以下）。

2. 其他检查　①受累肌肉的活组织检查：有助诊断。②肌电图检查：平均动作电位的幅度降低，间歇缩短，多相电位增加。③基因诊断：应用PCR技术分析患儿DNA，可鉴定60%～70%患儿的基因缺失突变，无基因缺失的患者可进一步做遗传连锁分析，可供产前诊断之用。

【治疗与遗传咨询】

（一）治疗

1. 目前，对本病无有效的治疗方法，也无防止病程发展的措施。

2. 对受累的肌肉可适当的开展锻炼，防止挛缩和肢体变形。

3. 对已卧床不起的患儿，应注意预防呼吸道并发症的发生。

（二）遗传咨询

血清CK测定或DNA缺失分析方法可用于鉴定母亲是否为携带者。如果母亲为携带者，男胎有50%患病风险，女胎50%为携带者。母亲再生第二胎时，应在妊娠16～20周做羊水细胞核型或DNA分析做性别鉴定，确定胎儿性别，了解发病风险，并做相应的基因分析以进行产前诊断。

六、甲基丙二酸血症

甲基丙二酸血症（methylmalonic acidemia，MMA）又称甲基丙二酸尿症（methylmalonic aciduria）是先天有机酸代谢异常中最常见的一种疾病。MMA是为常染色体隐性遗传。分为甲基丙二酰辅酶A变位酶酶蛋白（mut）缺陷及其辅酶维生素B_{12}（钴胺素）代谢缺陷两大类。变位酶缺陷包括完全缺陷为mut^0型和部分缺陷为mut^-型。钴胺素代谢障碍包括5个亚型：2种为腺苷钴胺素（adenosylcobalamin，

AdoCbl）合成缺陷，即线粒体钴胺素还原酶（CblA）缺乏和线粒体钴胺素腺苷转移酶（CblB）缺乏，3种为胞质和溶酶体钴胺素代谢异常所致腺苷钴胺素和甲基钴胺素（methylcobalamine，MeCbl）合成缺陷（CblC，CblD，CblF）。这3种类型患者除有甲基丙二酸血症外，还伴有同型半胱氨酸血症，是我国甲基丙二酸血症患者中的常见类型。

【诊断要点】

（一）临床表现

MMA临床表现与患者类型、发病年龄及对维生素B_{12}的反应性有关。主要表现如下。

1.一般表现　患者临床表现常无特异性，常被误诊为一般围生期脑损害、败血症、急（慢）性脑病或脑变性病，常见喂养困难、呕吐、呼吸急促、惊厥、肌张力异常、嗜睡、智力和运动落后或倒退，急性期可见昏迷、呼吸暂停、代谢性酸中毒、酮症、低血糖、高乳酸血症、高氨血症、高甘氨酸血症、肝损害、肾损害，严重时脑水肿、脑出血。

2.神经系统损害　尤其是脑损伤，大多位于双侧苍白球，可表现为惊厥、运动功能障碍及手足舞蹈徐动症等。

3.智力落后　有报道约50%的mut^0型患儿、25%的cblA和cblB型患儿的IQ＜80。＞4岁的患儿中约59%的IQ＞75，41%的IQ＞90。

4.生长发育障碍　大多数患儿体格发育落后，尤其是新生儿期发病的患儿和mut^-患儿，可见小头畸形。

5.肝肾损害　部分患儿出现肝大及肾小管酸中毒、间质性肾炎、慢性肾衰竭等。mut^0和cblB型多见慢性肾衰竭，其次是cblA，mut^-较少见。

6.血液系统异常　多见巨幼细胞性贫血、粒细胞及血小板减少，严重时出现骨髓抑制。

7.免疫功能低下　少数患儿易合并皮肤念珠菌感染，常见口角、眼角、会阴部皲裂和红斑，少数合并口炎、舌炎、肠病性肢皮炎等。

8.其他　患儿可并发肥厚性心肌病或血管损害、急

（慢）性胰腺炎及骨质疏松。

（二）实验室及辅助检查

1.一般检查　可见代谢性酸中毒、乳酸增加、电解质紊乱，白细胞、血红蛋白及血小板减少，血糖降低、血氨升高、尿酮体及尿酸升高，肝肾功能异常等。

2.特殊检查　气相色谱-质谱（gas-chromatography mass spectrometry，GC-MS）检测尿和血液中有机酸，串联质谱（tandem mass spectrometry，MS/MS）检测血液丙酰肉碱（propinoyl-carnitine，C3）是确诊本症的首选方法。MMA患儿尿液中甲基丙二酸、甲基枸橼酸和3-羟基丙酸显著增加。血液中C3、C3/C0（游离肉碱）和C3/C2（乙酰肉碱）升高。在甲基丙二酸血症合并同型半胱氨酸血症患儿中，血清和尿液同型半胱氨酸测定示浓度增高，以此可与单纯甲基丙二酸血症患儿进行鉴别。

3.酶学分析　可通过皮肤成纤维细胞、外周血淋巴细胞或肝组织纤维母细胞酶活性检测及互补试验等分析确定MMA酶缺陷类型。

4.基因检测　基因突变分析是MMA分型最可靠的依据。致病基因包括*MMACHC*基因、*MUT*基因、*MMAA*基因、*MMAB*基因、*HCFCl*基因、*SUCLGl*基因、*SUCLA2*基因7种，其中单纯型MMA的致病基因包括*MUT*基因、*MMAA*基因、*MMAB*基因、*SUCLGl*基因，MMA合并同型半胱氨酸血症的致病基因包括*MMACHC*基因及*HCFCl*基因。*MMACHC*基因变异导致的CblC型为我国MMA合并同型半胱氨酸血症的主要类型，*MUT*基因缺陷导致的变位酶缺乏是我国单纯型MMA的主要类型。通过对以上几种类型基因突变的检测，可以明确分型。

5.影像学检查　甲基丙二酸血症患儿脑CT、MRI扫描常见对称性基底节损害。MRI显示双侧苍白球信号异常，可表现为脑白质脱髓鞘变性、软化、坏死、脑萎缩及脑积水等。

6.维生素B_{12}负荷试验　即连续3 d肌内注射维生素B_{12}，1mg/d，若症状好转，生化异常改善，则为维生素B_{12}有效型；无改善者则为无效型。在特殊检查结果未出来之前，该试验既可以帮助确诊，也可以达到治疗目的。

【治疗】

根据患者的疾病类型及合并症情况进行个体化饮食、药物干预、手术及对症治疗。

1.单纯型MMA维生素B_{12}反应型患儿　每2日至2周肌内注射维生素B_{12} 1mg，口服左卡尼汀20～50mg/（kg·d），正常饮食。

2.单纯型MMA维生素B_{12}无反应型的患儿　口服左卡尼汀50～200mg/（kg·d），限制天然蛋白质，补充特殊治疗用配方奶粉，如合并贫血，每1～3日肌内注射维生素B_{12} 1mg/kg。对于饮食及药物控制不良，反复代谢紊乱的单纯型MMA患儿，进行肝移植治疗。

3.合并同型半胱氨酸血症的MMA患儿　则正常饮食，每1～7日肌内注射维生素B_{12}（首选羟钴铵）1mg，口服左卡尼汀 0.5～2.0g/d，甜菜碱1～3g，对合并贫血的患者补充叶酸。

4.治疗合并症　对于合并癫痫、肺动脉高压、肾损害等合并症的患者对症治疗。对合并梗阻性脑积水的患儿进行脑脊液引流手术治疗。

【预后】

甲基丙二酸血症患儿的预后主要取决于疾病类型、发病早晚及治疗的依从性。维生素B_{12}有效型预后较好，其中cblA 型预后最好，70%健康生存；维生素B_{12} 无效型预后不佳，mut^0 型预后最差，60%死亡，40%发育显著迟缓。新生儿发作型患儿病死率达80%，迟发型患儿临床进程较稳定且程度较轻。近年来，甲基丙二酸血症患儿预后明显改善，病死率有所下降。mut^0 型患儿1年生存率由20世纪70年代的65%上升到20世纪90年代的90%，5年生存率也由33%上升到80%。患儿死亡年龄平均为2岁（5d龄至15岁），总病死率为36%。

【产前诊断】

妊娠12～16周时可测定培养羊水细胞或绒毛膜细胞中MCM活性及维生素B_2代谢物，通过GC-MS或MS/MS对羊水或母亲尿中可定量分析甲基丙二酸和酰基肉碱，妊娠15～18周经羊水穿刺或妊娠10～12周经绒毛膜绒毛取样提取胎儿细胞的DNA，可对突变已知家系进行基因产前诊断。

七、枫糖尿症

枫糖尿症（maple sympwine diease，MSUD）系常染色体隐性遗传病。本病是由于α-酮酸脱氢酶复合体缺陷，使支链氨基酸（亮氨酸、异亮氨酸和缬氨酸）脱羧而蓄积于体内，抑制神经递质功能和髓鞘发育，并可发生酮酸中毒和低血糖。临床分5型：经典型、间歇型、轻型、维生素B_1有效型和二氢酯酰脱氢酶缺乏型。

【诊断要点】

（一）临床表现

1.经典型　酶活性为正常2%以下。出生后4～7日喂养困难，尖叫、呕吐、肌张力低下、呼吸不整、昏睡、低血糖可引起昏迷、抽搐、尚可有角弓反张、去大脑强直。智力低下，尿及汗液可有枫糖气味。病重时可伴酮症酸中毒。

2.间歇型　酶活性为正常10%～20%，不发作时正常。多在婴儿晚期呈间歇性发病，智力低下、嗜睡、共济失调，重者昏迷。多因高蛋白饮食或感染诱发本病。

3.轻型　酶的活性在正常15%～25%。可有智力低下而无神经系统异常体征。

4.维生素B_1（硫胺素）有效型　酶活性超过正常25%，症状轻，特点为用维生素B_1治疗可使病情好转。

5.脂酰胺脱氢酶（E3）缺陷型　该型很罕见。患儿出生时正常，之后出现全身松弛、肌张力低下、进行性共济失调和严重的神经受损症状和体征，可在儿童期死亡。

（二）实验室及辅助检查

1.尿液　尿中支链氨基酸及其相应的酮酸增多；用二硝基苯肼试验呈黄色沉淀为阳性；用三氯化铁试验呈灰绿色为阳性。

2.血氨基酸分析　亮氨酸、异亮氨酸、缬氨酸增高。

3. 酶活性测定 外周血白细胞或皮肤成纤维细胞培养后测定脱羧酶活力以定型别。

【治疗与预防措施】

治疗的目的是尽快排出组织及体液中的支链氨基酸及其代谢产物，并减少其合成，将血浆亮氨酸峰值尽可能降低，缩短昏迷持续时间，改善神经系统的预后。

1. 饮食控制 饮食治疗是MSUD患儿治疗的关键，需长期高热量低支链氨基酸饮食及定期监测血清支链氨基酸水平。为维持患儿正常生长和神经系统发育，MSUD患儿需配方奶或氨基酸粉与脱支链氨基酸牛奶混用以满足能量需求，保证总支链氨基酸的摄入量，0～2岁，低于55 mg/（kg·d）；6～12岁，低于48 mg/（kg·d）。对经典型患儿进行肝移植后，其体内的支链A2酮酸脱羧酶活性增高，将不再需要严格控制饮食，也不再发生代谢失偿。

2. 急性期治疗 急性代谢失代偿期治疗方法包括静脉输入高张葡萄糖液、高张电解质液、换血、腹膜透析、大剂量维生素B_1（200mg/d）和静脉高营养。

3. 慢性期治疗 慢性期的治疗包括供给充足的营养即低分支氨基酸膳食，并补充维生素B_1（10～20mg/d）以满足生长发育的需要，并防止发生危及生命的感染。

八、丙酸血症

丙酸血症（propionic acidemia，PA）是支链氨基酸和偶数链脂肪酸代谢异常的一种较常见的有机酸血症，为常染色体隐性遗传病，是由于丙酰CoA酶羧化酶活性缺乏，导致体内丙酸及其代谢产物前体异常蓄积，而出现一系列生化异常、神经系统和其他脏器损害症状。丙酸血症按临床症状出现时间分为2型：早发型，于出生后3个月内起病，多于出生8d内出现症状；迟发型，于出生3个月后起病。

【诊断要点】

（一）临床表现

丙酸血症的症状依据酶缺陷程度不同而变化。酶严重缺陷的患儿在出生后不久即表现为急性的、有生命危险的代谢性酸中毒和高氨血症；或者在出生后数月即表现为代谢性酸中毒、呕吐和生长发育障碍。酶轻度缺陷的患儿可能只表现为轻度或中度智力障碍。高蛋白饮食、感染等因素可以诱发代谢危象，典型表现有肌张力不全、嗜睡甚至昏迷，拒乳或喂养困难伴有反复呕吐，50%病例见惊厥发作，部分病例见呼吸暂停及体温不升，严重的顽固代谢性酸中毒，血氨升高超过150mol/L，反复发作。

1.一般表现　丙酸血症临床表现常无特异性，个体差异较大，多数患儿在出生1个月内起病，急性期典型临床表现为喂养困难、反复呕吐、频繁抽搐、意识障碍、嗜睡等。

2.神经系统损害　大多数病例的认知能力及神经系统发育受到损害。

3.心脏损害　心脏损害表现为心肌病、心律失常、心功能减弱，有研究发现40%丙酸血症患儿左心室心功能减弱，Q-T间期延长。

4.生长发育障碍　头围小及身长短，体重指数正常。

5.骨骼系统表现　少数病例见骨折，X线见骨质疏松。

6.骨髓功能抑制　表现为全血细胞减少或单纯贫血。

（二）实验室及辅助检查

1.一般检查　对患儿及早进行血和尿常规、血气分析、血氨、血乳酸、血糖和心肌酶谱等一般检查。

2.特殊检查　丙酸血症患者串联质谱检测结果显示血中丙酰肉碱、丙酰肉碱与游离肉碱比值、丙酰肉碱与乙酰肉碱比值及甘氨酸水平增高；气相色谱-质谱检测结果显示尿中有大量的甲基枸橼酸、3-羟基丙酸和丙酰甘氨酸。

3.酶学分析　可进行皮肤成纤维细胞和外周血淋巴细胞酶学分析进行确诊。

4.基因诊断　检测*PCCA*和*PCCB*基因进行基因诊断。

5.影像学检查　头部磁共振检查，见脑室及脑外间隙增宽，双侧丘脑及基底节区长T_1、长T_2信号影。

【治疗】

丙酸血症缺乏特异的治疗方法，急性期主要为对症治疗，以终止蛋白质摄入、静脉输入葡萄糖溶液和纠正酸中毒为主，必要时进行腹膜透析和血液透析。长期治疗以控制蛋白质饮食为主，给予不含异亮氨酸、缬氨酸、甲硫氨酸和苏氨酸的配方奶，并保证足够热量的供应，补充左旋肉碱。在反复出现代谢失代偿时，可考虑进行器官移植。

（一）饮食限制

长期治疗以限制天然蛋白质饮食为主，但要保证足够的蛋白质和能量。每日所需总蛋白质量，婴儿为2.5～3.5 g/kg、儿童为30～40 g/kg、成年人为50～65 g/kg，不足部分以不含缬氨酸、异亮氨酸、苏氨酸和甲硫氨酸的配方奶或蛋白质替代，同时避免饥饿。

（二）口服药物

1. *左旋肉碱* 有利于与体内的酸性物质结合，促进酸性物质的代谢和排出。急性期，100～200mg/（kg·d），静脉滴注；稳定期，50～100mg/（kg·d），口服。

2. *新霉素或甲硝唑* 由于体内丙酸一部分是由肠道细菌的代谢产生吸收入血液，新霉素和甲硝唑可抑制肠道细菌的繁殖代谢，减少肠道细菌代谢产生丙酸。用法：新霉素50mg/（kg·d），甲硝唑10～20mg/（kg·d）。由于长期使用抗生素可能导致肠道内菌群紊乱，不建议长期使用，可在急性期使用。

3. *氨甲酰谷氨酸* 口服促肠蠕动剂可明显降低血氨水平，减少尿丙酰甘氨酸的排泄，增加游离肉碱和总肉碱水平，从而改善丙酸血症患儿代谢稳定性。氨甲酰谷氨酸在丙酸血症急性失代偿期对高血氨有解毒作用，在口服6h后血氨水平降至正常，可避免进一步的透析治疗。氨甲酰谷氨酸是一种安全有效的治疗药物。

（三）肝移植

近几年肝移植作为一种治疗丙酸血症的方法已取得明显进步。有研究表明接受活体肝移植的丙酸血症患儿1年内存活率为72.2%，一些患儿临床症状明显改善，无须进行饮食限制和其他医学治疗。

【产前诊断】

通过测定培养的羊水细胞或绒毛膜组织酶活性测定，以及PCCA和PCCB基因突变分析，或羊水中甲基枸橼酸水平进行产前诊断。

九、酪氨酸血症Ⅰ型

酪氨酸血症Ⅰ型主要是由于肝肾组织酪氨酸代谢的终末酶延胡索酰乙酰乙酸水解酶缺陷导致酪氨酸代谢障碍所致，属常染色体隐性遗传病。由于其发病早，临床表现多样，易诊为新生儿肝炎或婴儿肝炎综合征，如不及时明确诊断和治疗，患儿常死于肝衰竭。

【诊断要点】

（一）临床表现

酪氨酸血症Ⅰ型多于新生儿及婴儿时期发病，临床表现多样，甚至同一家系中的不同患者亦可有不同表现。临床上根据患者的发病年龄分为急性型和慢性型。急性型多于出生后6个月内发病，出生后即可出现呕吐、腹泻、体重不增、肝大、黄疸和腹水，出血、低血糖及水肿也较常见。如不及时治疗，病情可迅速进展为肝衰竭、严重的凝血功能异常，患者多于出生后6～8个月因肝衰竭死亡；幸存者进入慢性期，最终发展为慢性肝功能不全、肝硬化或肝细胞癌。慢性型病情相对稳定，临床表现也较轻，症状多于出生6个月以后出现，主要表现为慢性肝、肾功能损害，结节性肝硬化及肾小管性肾功能障碍，可伴有低磷性佝偻病及类卟啉症性神经危象表现。少数患者有低血糖表现。

（二）实验室检查

1.一般检查　血常规和尿常规检查、肝肾功能、红细胞葡萄糖-6-磷酸脱氢酶活性、肝炎病毒系列、血气分析、血糖、血氨、血乳酸、弓形虫、风疹、巨细胞、单纯疱疹等感染的筛查、B超及核素或磁共振胰胆管造影等辅助检查，排除或明确其他引起黄疸的原因。可有轻至中度贫血，肝功能ALT轻度增高（＞正常3倍），有AST增高，ALP增高或明显增高；胆汁酸明显增高，总胆红素升高，以直接胆红素增高为主或超过总胆红素的1/3以上。凝血功能异常：凝血酶原时间（PT）延长、部分凝血活酶时间（APTT）延长。生化检查及血气分析示代谢性酸中毒，血氨增高、血乳酸轻度或明显升高；甲胎蛋白明显升高。肾小管功能异常：尿蛋白/肌酐比值、β_2-微球蛋白（β_2-MG）及*N*-乙酰基-β-D氨基葡糖苷酶（NAG）增高。可合并肾小管酸中毒。可合并有红细胞葡萄糖-6-磷酸脱氢酶缺陷症及巨细胞病毒（CMV）感染。

2.影像学检查　双肾B超可见多发肾结石。

3.病理检查　肝穿刺活检，病理所见肝细胞大滴性脂肪变或肝组织广泛大滴性脂肪变；部分毛细胆管胆栓形成，汇管区纤维增生，肝小叶形成，肝硬化形成或伴不规则纤维化小灶和条带形成，病变以脂肪变为主。

4.特殊检查　血、尿氨基酸分析及尿液有机酸气相色谱-质谱（GC /MS）分析，血酪氨酸及甲硫氨酸均升高，尿氨基酸非特异性普遍升高。尿有机酸分析显示尿中检出中量或大量4-羟基苯乳酸、4-羟基苯乙酸和4-羟基苯丙酮酸。

5.基因检测　酪氨酸血症Ⅰ型的致病基因*FAH*定位于人染色体15q23-25。目前已检测到40余种基因突变，其中最常见的是IVS12＋5（G＞A），多为单个碱基的突变，如错义突变、无义突变或剪接点突变，少数为小片段缺失和插入。

【治疗及预后】

酪氨酸血症Ⅰ型的治疗目的是降低血酪氨酸及其代谢产物水平。减轻酪氨酸及其代谢产物对机体的损伤。

1.尼替西农治疗　尼替西农通过抑制4-羟基苯丙酮酸双加氧酶活性，减少下游一系列毒性代谢产物，如延胡索酰乙酰乙酸、马来酰乙酰乙酸和琥珀酰丙酮的生成，同时酪氨酸、4-羟基苯丙酮酸及苯乳酸水平相应升高。尼替西农的推荐起始用量为每日1 mg/kg。接受尼替西农治疗的患儿除了密切监测血酪氨酸及琥珀酰丙酮水平外，还需定期检测肝肾功能、凝血功能、血浆甲胎蛋白及尼替西农血药浓度，并依据各种检测结果调整用药量。

2.饮食疗法　目前已不推荐单纯的饮食治疗，患者在接受尼替西农治疗的同时，需结合低酪氨酸及苯丙氨酸的饮食治疗。通常＜2岁的患儿推荐其总蛋白质摄入量为3g/（kg·d），随年龄增长该总最逐渐降至2g/（kg·d），其中天然蛋白质的摄入量需要从婴儿时期开始控制，儿童期减为1g/（kg·d），其余蛋白质则由不含酪氨酸和苯丙氨酸的配方营养粉提供。

3.肝移植肝移植治疗　目前肝移植在酪氨酸血症Ⅰ型治疗中的应用指征仅限于对尼替西农治疗无效的急性肝衰竭患者及疑有肝细胞癌患者。

十、线粒体疾病

线粒体疾病（mitochondrial disorders）是因为线粒体氧化代谢过程中呼吸链功能障碍导致能量代谢障碍而产生的一系列复杂临床症状。该病是一种临床上罕见的疾病，国内外仅有少量报道。目前认为线粒体DNA 基因缺陷是其致病的主要原因。线粒体DNA突变包括2种形式：①遗传性，遗传方式为母系遗传；②非遗传性，遗传方式为躯体特异性组织的各种紊乱不断积累，导致线粒体DNA 突变，ATP供能障碍，产生临床表现。据临床表现主要分2个类型：①线粒体肌病（mitochondrialmyopathy），病变主要侵犯骨骼肌；②线粒体脑肌病（mitochondrial encephalomyopa-thy），病变同时侵犯中枢神经系统和骨骼肌。

线粒体病可引起婴儿痉挛症（infantile spasms，IS），IS是未成熟儿大脑的一种特异性癫痫反应，能引起多种损害和症状。IS发生于婴儿和儿童早期，其特点为几乎每日发生难治性癫痫，严重的精神运动发育迟滞，脑电图高度节律失常，预后差。

【诊断要点】

（一）临床表现

线粒体疾病临床表现复杂多样，症状呈非特异性。

1.神经肌肉系统　表现为精神发育迟滞、肌张力降低、进行性脑病、癫病、卒中、共济失调和眼外肌麻痹等。中枢神经系统的表现可根据病变分布和程度不同而呈现不同的病变模式，多见4种类型：①线粒体脑肌病伴高乳酸血症和卒中样发作（mitochondrial encephalomyopathy with lacticacidosis and stroke-like episodes，MELAS）综合征；②Kearns-Sayre 综合征（Kearns-Sayre syndrome，KSS）；③慢性进行性眼外肌瘫痪（chronicprogressive exter-nal ophthalmoplegia，CPEO）；④肌阵挛性癫痫伴肌肉篷毛样红纤维（myoclonusepilepsy ragged-redfibers，MERRF）综合征。肌肉系统表现为四肢近端肌萎缩，全身进行性肌萎缩。明显肌无力症状，骨骼肌极度不能耐受疲劳，常伴肌肉酸痛及压痛。

2.循环系统　表现为心脏异常。

3.其他　视力减退，出现双眼球活动受限；听力下降。一些患者仅表现为一些非特异性临床表现，如肺动脉高压、系统性脉管炎、沃-帕-怀综合征、左心室肥大等。

（二）实验室及辅助检查

1.脑电图　可观察到癫痫样放电，表现为弥漫性脑电活动减慢，普遍或局灶爆发的慢波、棘波、尖波及棘慢波综合的爆发等。

2.肌电图　可表现为肌源性损害或者神经源性损害。

3.肌肉病理　Gomori染色可见异常线粒体聚集的蓬毛样红纤维（RRF），对本病具有重要的诊断意义。电子显微镜检查见到线粒体嵴增多、排列紊乱呈同心圆状排列、肌丝间可见较多脂滴、成团或串珠状等即可确诊，此特征是线粒体疾病所独有的表现。电镜检查比Gomori染色更具有诊断意义，因为RRF并非是线粒体疾病所特有，其他肌肉疾病，如多发性肌炎、进行性肌营养不良等也可见到RRF，只是RRF所占比例较低，RRF占肌纤维总数的5%以上对本病有诊断意义。

4.CT及磁共振　可以提供脑形态方面的改变，如白质脑病、基底节钙化、脑软化、脑萎缩和脑室扩大等。

【治疗与预后】

1.目前线粒体疾病仍缺乏彻底有效的治疗手段，主要是加强营养对症支持治疗，可给予ATP、辅酶Q10和大量B族维生素等。丙酮酸羧化酶缺少的患者可给予高蛋白、高糖类和低脂肪饮食。

2.本病预后较差，病情常呈慢性波浪性进展，多数患者死于癫痫、肺内感染、多器官功能障碍；或因瘫痪、失明等致残。

十一、Citrin缺陷

Citrin 缺陷在儿童期表现为肝内胆汁淤积症和黄疸，称为新生儿肝内胆汁淤积症（neonatal intrahepatic cholestasis caused by citrin deficiency，NICCD），而在成人期表现为高氨血症、突发的意识障碍、精神错乱等神经系统症状，称为成年发作的瓜氨酸血症Ⅱ型（adult onset type Ⅱ Citrullinemia，CTLN2）。

【诊断要点】

（一）NICCD

1.临床表现　新生儿或婴儿期起病，有肝大、黄疸等婴儿肝炎综合征表现，部分患儿可有凝血功能障碍，可有白内障等半乳糖血症表现。

2.实验室检查

（1）血生化检查：可发现胆红素（直接胆红素为主）、胆汁酸、酶学指标（如GGT、ALP、AST、ALT等）等升高，而清蛋白/总蛋白降低，同时有不同程度高血氨、高乳酸血症，往往伴甲胎蛋白明显增高。

（2）血氨基酸分析：瓜氨酸、苏氨酸、甲硫氨酸、酪氨酸和精氨酸增高；尿有机酸分析可有半乳糖、半乳糖醇和半乳糖酸等半乳糖血症标志物的增高。

（3）基因诊断：对于临床上高度怀疑NICCD的患儿应进行SLC25A13基因分析。

（二）CTLN2

1.临床表现　为较大儿童（10岁及以上）或成年人

（80岁及以下）发病，反复发作的高氨血症和相关神经精神症状。

2.实验室检查　瓜氨酸、精氨酸升高、苏氨酸/丝氨酸值上升和游离支链氨基酸与芳香族氨基酸比值（Fischer比）低下等特征性血浆氨基酸变化，胰腺分泌型胰蛋白酶抑制物血液水平上升，肝脏特异性精氨酸代琥珀酸合成酶活性低下。

【治疗与预防】

NICCD和CTLN2治疗均以饮食控制为基础。NICCD患者改换无乳糖和强化中链脂肪酸的配方奶，并补充脂溶性维生素。口服精氨酸和提高饮食中蛋白质摄入的同时降低糖类摄入，可以降低CTLN2患者血氨水平，同时改善高三酰甘油血症，但CTLN2最有效的治疗仍是肝脏移植。

【预后】

传统观念认为NICCD为自限性疾病，但其临床结局多种多样，并非所有本病患者均预后良好。以高氨血症和神经精神症状为主要表现的Citrin缺陷临床表型，其预后大多不良，治疗往往需要肝脏移植，部分NICCD患儿虽未发展为CTLN2，但在婴幼儿期即发展为严重肝硬化而接受肝移植，甚至因肝衰竭或合并严重感染而死亡。

十二、瓜氨酸血症

瓜氨酸血症是先天性尿素循环障碍的一种，属常染色体隐性遗传。该病是由于尿素循环中精氨酸琥珀酸合成酶（ASS）缺陷所致，患者血、尿和脑脊液中氨、瓜氨酸、谷氨酰胺及乳清酸均升高。研究发现，其致病基因精氨基琥珀酸合成基因（ASS1）位于9号染色体长臂（9q34.1）。

【诊断要点】

（一）临床表现

主要为神经功能障碍，与高氨血症有关，如嗜睡、惊厥和昏迷、喂养困难等。多数新生儿出生时表现为正常，24～72 h后出现呕吐、嗜睡、惊厥等，很快进展为呼吸衰竭和昏迷。

（二）实验室及辅助检查

1.血氨基酸和尿有机酸分析　血液串联质谱（MS/MS）分析：瓜氨酸明显增高，瓜氨酸/精氨酸明显增高，提示瓜氨酸血症。尿有机酸气相-质谱联用（GC/MS）分析：尿嘧啶，乳清酸及血氨明显增高。

2.影像学检查　新生儿瓜氨酸血症急性期头部MRI主要表现为广泛性脑水肿，双侧基底节区及皮层下白质受累，晚期主要表现为脑萎缩。

3.基因检测　对于怀疑管氨酸血症的患儿可以进行*ASSl*基因、*ASL*基因和*SLC25A13*基因检测。

【治疗原则】

主要是降低血氨。

1.饮食治疗　长期低蛋白高糖类饮食，满足机体对每日热量需要量即可，新生儿加必需氨基酸，包括精氨酸等。

2.药物治疗　瓜氨酸血症无特殊药物治疗，仅限于对症处理。其中包括降血氨治疗：可给予精氨酸、苯甲酸钠、苯乙酸钠，不建议给予支链氨基酸。

3.透析治疗　血氨升高显著时可进行血液或腹膜透析。

4.肝移植　本病的原因为全身性和（或）肝脏中酶的异常，因此大多数的非手术治疗效果有限，且要求密切监测代谢产物水平，目前认为肝移植的治疗效果比较确切。

十三、同型半胱氨酸血症

同型半胱氨酸血症是一种相对常见的代谢性疾病。本病系常染色体隐性遗传，多种酶缺陷可导致此病。胱硫醚合成酶（cysta-thionine B-synthetase，CBS）、亚甲基四氢叶酸还原酶（methylenetetrahydrofolate-reductase，MTHFR）、甲硫氨酸合成酶（methionine synthetase，MS）缺陷分别导致同型半胱氨酸血症Ⅰ、Ⅱ和Ⅲ型；在维生素B_{12}代谢过程中，腺苷钴胺素和甲基钴胺素合成过程中需要CblC、CblD、CblE、CblF、CblG等蛋白参与，其中任何一种酶蛋白缺陷均可导致遗传性同型半胱氨酸血症。

【诊断要点】

同型半胱氨酸血症患者临床表现复杂，缺乏特异性症状与体征，早期诊断困难，需要依靠特殊生化分析，容易被漏诊、误诊。多数遗传性同型半胱氨酸血症患者在出生后数个月内无明显症状，常于婴幼儿时期出现智力和运动发育迟缓及癫痫等神经精神异常，随着疾病进展，出现心脑血管损害、晶状体脱位、骨质疏松、血栓等合并症。

1.神经系统损害　神经精神异常是同型半胱氨酸血症患者的主要表现，患儿通常出生时健康，婴幼儿期出现智力和运动发育落后及癫痫，由于缺乏特异性症状，难以引起重视。随着疾病进展，于学龄期前、学龄期或者青少年期出现脑血栓、脑出血等脑血管异常，表现为头痛、偏瘫、脑卒中，因中枢神经系统受累部位的不同，可见锥体束、锥体外系症状与体征。部分患者周围神经受累，表现为肌无力。

2.骨骼和肌肉损害　婴幼儿期患者多无明显骨骼异常，于学龄期或者青少年期出现特殊体型，四肢、指（趾）细长，骨质疏松，尤其是脊椎骨较早出现骨质改变，容易骨折。

3.眼部特点　晶状体脱位是同型半胱氨酸血症的主要合并症，很多患者因此受到重视，方才获得病因诊断。患者常于学龄期前或学龄期出现视力下降，进行性加重，严重时失明。

4.血管损害　同型半胱氨酸蓄积可导致轻重不同的血管损伤，患者常于学龄前或学龄期后出现下肢静脉血栓、肺动脉栓塞、心脑血管栓塞等合并症，也有研究报道婴幼儿期患者发生了血栓。

5.其他　维生素B_{12}及叶酸缺乏或代谢异常所导致的同型半胱氨酸尿症患者可表现大细胞性贫血。

【治疗与预后】

针对不同病因的同型半胱氨酸血症应给予不同的饮食与药物治疗。

1.对于同型半胱氨酸血症Ⅰ型患者　应限制甲硫氨酸

摄入，即限制天然蛋白质，补充祛除甲硫氨酸的特殊奶粉或氨基酸粉，给予大剂量维生素B_6（100～1000mg/d）、甜菜碱（3～9g/d）治疗。

2.同型半胱氨酸血症Ⅱ型、Ⅲ型、维生素B_{12}、叶酸代谢障碍患者　血液甲硫氨酸浓度正常或降低，盲目限制甲硫氨酸可能危及生命。因此，对这类患者应保证天然蛋白质供给，补充叶酸及维生素B_{12}，必要时补充甲硫氨酸、甜菜碱。

3.对于甲基丙二酸尿症合并同型半胱氨酸血症患者　应给予维生素B_{12}、叶酸、左旋肉碱、甜菜碱长期补充治疗，鼓励天然饮食，保证甲硫氨酸等氨基酸摄入，多数患者预后良好。

【预防】

对一些先证者表型、基因型诊断明确的家系，可以通过胎盘绒毛上皮细胞或羊水细胞基因分析、羊水总同型半胱氨酸测定进行产前诊断，提高人口素质。

十四、戊二酸血症

戊二酸血症为遗传代谢性疾病，系常染色体隐性遗传。本病可分为两型：Ⅰ型，戊二酸-CoA脱氢酶缺乏，导致赖氨酸和色氨酸分解代谢异常，有毒的代谢中间产物（如戊二酸）堆积在血液与组织中，并排泄到尿液，造成神经系统症状和急性代谢异常。Ⅱ型，脂肪酸氧化障碍，线粒体肌病，属于乳酸中间代谢病。戊二酸血症Ⅰ型的致病基因为*GCDH*基因，Ⅱ型的致病基因为*ETFDH*基因。

【诊断要点】

Ⅰ型：小儿出生时头大，常疑为脑积水，CT示脑萎缩，以后发展为智力低下。儿童期可有进行性锥体外系运动异常，也可能出现癫痫和昏迷等急性发作。

Ⅱ型：表现为低血糖、代谢性酸中毒、高氨血症和“汗脚味”。新生儿期发病重，可表现为生后数日出现呼吸困难，肌张力低下，酸中毒不易纠正，多于新生儿期死亡。婴幼儿可间歇发病，在感染、腹泻等应激状态下出现低血糖、酸中毒，高氨血症发作，部分类似Reye综合征发作。年长儿多为隐匿起病，常于感染、腹泻后出现疲劳、肌无力，以心肌、骨骼肌、肝脏受累为主。

【治疗与预后】

确诊后给予低蛋白、高糖类、高纤维素、高维生素饮食，补充特殊氨基酸粉，口服左旋肉碱［50～100mg/（kg·d）］、维生素B_2 100mg/d、γ-氨酪酸500～1000mg/d。急性代谢性酸中毒发作时静脉滴注葡萄糖、左旋肉碱及电解质。

Ⅰ型：用维生素B_2治疗效果良好。

Ⅱ型：主要是补充维生素B_2（维生素B_2促进戊二酸-CoA脱氢酶合成）和左旋肉碱（促进戊二酸排泄），同时可辅以补充维生素B_1并限制蛋白质摄入量（尤其是色氨酸、赖氨酸）。

本病病情凶险，进展迅猛，若不及时治疗随时有生命危险。常伴有多发畸形，多见于泌尿系统，应及时检查。

十五、遗传代谢病的诊断程序

遗传代谢病（inheritedmetabolic disorders，IMD）是氨基酸、有机酸、糖、脂肪、激素等先天性代谢缺陷的总称，虽然每种疾病均属少见病，但因病种繁多，累计患病率相当可观，危害极大。

应基于临床诊断→生化诊断→酶学诊断→基因诊断的原则，对于临床可疑患者，应及时进行有关检测，争取早期诊断、早期治疗。

（一）临床诊断

临床调查，发现高危儿。

1. 家族史和出生史　识别IMD的第1步，即对家族史和产科记录的仔细研究。大多数在新生儿期表现的IMD是常染色体隐性遗传的，家族史可能是有用的线索。第二胎或之后的新生儿，多可以追问到同胞中类似病史或异常死亡史。有些代谢性状况与母亲妊娠期间的问题有关。有些胎儿脂肪酸氧化紊乱使母亲易患孕期急性脂肪肝。胎儿患

HELLP溶血综合征时，母亲肝酶增高、血小板计数降低。类固醇硫酸酯酶缺乏时，由于胎盘雌激素产量下降，导致产程延长。与肾脏病理学有关的疾病可导致羊水减少。

2.临床表现　遗传代谢病病种多，临床表现复杂，同一种疾患常有不同的表现型，个体差异很大。部分疾病起病危重，如有机酸血症、高氨血症等，新生儿期起即可出现惊厥、呕吐、酸中毒等异常。苯丙酮尿症、枫糖尿症、半乳糖血症、高雪病等则多自婴儿期起病，进行性加重，逐渐出现发育落后、惊厥、肝功能损害等症状。异染性脑白质营养不良、肝豆状核变性等疾病可于学龄前后起病，进展较为缓慢。极少数病者可能终身不发病。总的来说，遗传代谢病有下列临床特点。

（1）神经系统损害：几乎所有的遗传代谢病都有不同程度的神经系统症状，其中以智力发育落后、惊厥最为常见，部分疾病伴有小脑、锥体外系、脊髓或外周神经损害。

（2）代谢紊乱：每类疾病均有其特异的代谢改变，部分还伴随水、电解质异常和糖代谢紊乱，在新生儿或婴幼儿早期即出现症状，表现危重。如先天性肾上腺皮质增生症失盐型患儿出生后数日即出现严重脱水、高钾低钠血症、低血糖，甚至猝死。糖原累积症Ⅰ型患儿常表现为顽固性低血糖。

（3）肝功能损害或其他脏器受累：如半乳糖血症、肝豆状核变性、黏多糖病等患儿多有肝功能损害及肝大、脾大。同型半胱氨酸尿症常伴随晶体脱垂、骨骼发育异常和血管损害。黏多糖病患儿表现为骨骼畸形。先天性肾上腺皮质增生症患儿多有生殖系统畸形。

（4）特殊气味：由于代谢物的蓄积，一些患儿的尿、汗可有异味，如苯丙酮尿症患儿常有鼠尿味，异戊酸血症患者常有汗脚味。

（5）皮肤及毛发异常：如白化病、苯丙酮尿症患者皮肤白、毛发黄，而先天性肾上腺皮质增生症、肾上腺脑白质营养不良患者肤色较黑，常有色素沉着。

（6）容貌及五官畸形：如黏多糖病、糖原病患者可有容貌异常。黏多糖病、半乳糖血症、神经鞘脂病、同型半胱氨酸尿症等疾病可能出现视力及听力障碍。

（7）其他：部分疾病患儿可有腹泻、呕吐、烦躁、嗜睡、喂养困难、湿疹等非特异性症状。

（二）生化诊断

1.一般检查　尿常规、血常规、电解质、肝肾功能、心肌酶谱、血气分析、脑电图、脑CT、磁共振成像。

2.一般代谢检查　血糖、血氨、血乳酸、丙酮酸、酮体、尿氨基酸、黏多糖测定。

3.特殊检查　血苯丙氨酸测定，血、尿、脑脊液氨基酸分析，有机酸、脂肪酸、肉碱分析、血液脂酰肉碱谱分析、负荷试验、激素测定。气相色谱-质谱联用分析，串联质谱分析，尿蝶呤谱分析，组织活检（表11-2）。

表11-2　遗传代谢病的主要筛查与诊断方法

标本	基本检查	特殊检查	其他
尿	气味、颜色	有机酸分析	冷冻保存
	尿常规化验、酮体	氨基酸分析	
	简单代谢筛查	蝶呤谱分析	
血液	血常规	氨基酸分析	血清、血浆冷冻保存
	电解质、糖、血脂	脂肪酸分析	（脂肪酸、肉碱分析）
	血气分析	血浆肉碱分析	肝素抗凝血
	肝、肾功能	半乳糖分析	（无菌、淋巴细胞培养用）
	心肌酶谱	激素测定	DNA（基因分析）
	氨、乳酸、丙酮酸、酮体		
干燥血液滤纸		氨基酸分析	冷冻保存
		新生儿筛查	
		酶学分析	
		MS-MS	

续表

标本	基本检查	特殊检查	其他
		游离脂肪酸分析	
		基因分析	
其他	脑脊液分析		组织活检（皮肤、肝脏、肌肉）
	X线检查		皮肤成纤维细胞酶学分析
	脑影像学检查		尸体解剖（保存脏器与组织）
	负荷试验		

（三）酶学诊断

血二氢蝶呤还原酶测定，各种相关缺陷的酶活性测定。

（四）基因诊断

DNA分析。

十六、遗传代谢病的治疗原则

目前，虽然对于多数遗传代谢病仍无特殊治疗方法，但通过相应的支持或对症治疗，许多疾病可得到有效控制。先天代谢异常的治疗原则为减少蓄积、补充需要、促进排泄。氨基酸、有机酸、脂肪酸、糖代谢异常多以饮食治疗为主，部分疾病可通过维生素、辅酶等进行治疗，如大剂量维生素B_6或甜菜碱对同型半胱氨酸血症有效、维生素B_{12}对部分的甲基丙二酸血症患者有效（表11-3）。

表11-3　遗传代谢病的治疗方法

病名	饮食/药物/酶/基因治疗
苯丙酮尿症	低苯丙氨酸饮食
异型苯丙酮尿症	四氢生物蝶呤、5-羟色氨酸、左旋多巴

续表

病名	饮食/药物/酶/基因治疗
部分丙酮酸脱氢酶缺乏症	硫辛酸
丙酮酸脱氢酶缺乏所致乳酸酸中毒	维生素B_1
酪氨酸血症	NTBC
甲基丙二酸血症（维生素B_{12}反应型）	维生素B_{12}
同型半胱氨酸血症（维生素B_6反应型）	维生素B_6
同型半胱氨酸血症（维生素B_6不反应型）	甜菜碱
部分同型半胱氨酸血症	叶酸
戊二酸尿症2型	维生素B_2
黑酸尿症	维生素C
维生素D依赖性佝偻病	维生素D
氧合脯氨酸血症	维生素E
部分线粒体疾病	维生素K，辅酶Q10
异戊酸血症	甘氨酸
Hartnup病	烟酰胺
生物素酶缺乏症	生物素、左旋肉碱
全羧化酶合成酶缺乏	生物素、左旋肉碱
肉碱缺乏症	左旋肉碱
甘油尿症	氢化可的松
Menkes病	组氨酸铜、硫酸铜
枫糖尿症	低白氨酸饮食
肝豆状核变性	低铜饮食；D-青霉胺
尿素循环障碍	
鸟氨酸氨甲酰基转移酶缺乏症	瓜氨酸、苯丁酸
瓜氨酸血症	精氨酸、苯丁酸
糖原病Ⅰ型	葡萄糖
高乳酸血症	左旋肉碱、二氯乙酸钠
代谢性酸中毒；肌张力异常；惊厥	泛酸

续表

病名	饮食/药物/酶/基因治疗
高氨血症	低蛋白、高热量饮食
半乳糖血症	无乳糖、无半乳糖饮食
家族性高胆固醇血症	限制胆固醇饮食
有机酸血症	低蛋白、高热量饮食
脂肪酸代谢病	低脂肪饮食，预防饥饿
高雪病	骨髓移植等
部分氨基酸、有机酸代谢异常	肝移植
Fabry病	补充α半乳糖苷酶

十七、遗传代谢病的预防措施

遗传代谢病的预防包括出生前和出生后两方面。目前，国内外主要采用遗传咨询、产前诊断及筛查三结合的方法，已经取得了许多成功的经验。

1.避免出生、减少出生

（1）遗传咨询：明确先证者的诊断，通过家系分析进行指导，避免近亲结婚，发现杂合子，防止再现。

（2）产前诊断：对于治疗困难、预后不良的疾病应争取对胎儿进行产前诊断，确诊后及时终止妊娠。近年来，产前诊断的病种、方法学及可靠性等方面均有了相当大的进步。产前诊断的先决条件是明确先证者的诊断，再次妊娠时，选择适当时机进行胎盘绒毛细胞酶活性测定及基因分析、羊水生化检测、羊水细胞的酶活性测定及基因分析、胎儿血检测等进行诊断，部分疾病尚可通过母亲尿的生化分析进行胎儿诊断，如甲基丙二酸血症。

2.出生前治疗　如母亲苯丙酮尿症。随着新生儿筛查的普及和治疗方法的成熟，各国已经有很多苯丙酮尿症患儿长大成人并结婚生育。经过治疗，智力发育正常并同正常男性结婚的女性苯丙酮尿症患者，如果妊娠期间不合理地控制饮食，流产、死产、宫内发育不全等发生率很高，患儿出生后多有智力低下、小头畸形、先天性心脏病等合并症。因此，对生育期女性苯丙酮尿症患者应有计划地进行饮食指导，最好在妊娠前半年开始治疗直至分娩，使血苯丙氨酸浓度控制在0.12～0.37mmol/L，以保护胎儿。

3.早期诊断　包括新生儿筛查和杂合子检出两方面。许多疾病的预后取决于治疗开始的早晚，因此对于少数已经能够进行有效治疗的疾病，应进行筛查，争取在症状出现前确诊并治疗，以保证患儿健康成长。虽然遗传代谢病各类疾病均属少见病，但一般人群中杂合子的概率并不少，如果能进行杂合子检出，则可有效地减少出生。如镰状红细胞性贫血在东南亚地区发病率很高，为此，有关国家通过杂合子筛查进行结婚及生育指导，有效地减少了此症的发生。

（麻宏伟）

第三节　风湿免疫性疾病

一、原发性免疫缺陷病

因遗传因素，主要是单基因突变导致免疫细胞或免疫分子缺陷称为原发性免疫缺陷病。按不同的免疫功能缺陷分类：①联合免疫缺陷病；②伴有典型症状的免疫缺陷综合征；③抗体免疫缺陷病；④吞噬细胞数量和功能缺陷；⑤补体缺陷；⑥自身炎症性疾病；⑦天然免疫缺陷。

【诊断要点】

（一）联合免疫缺陷病

联合免疫缺陷病为一组主要表现为T细胞缺陷，同时伴有不同程度其他细胞（B细胞、NK细胞）缺陷的异质性疾病。其中最为严重的类型为严重联合免疫缺陷病。

1.联合免疫缺陷病（SCID）

（1）T细胞缺陷、B细胞正常SCID（T^-B^+SCID）

①常染色体T^-B^+SCID：出生后最初数月内频繁发

生化脓性感染，如中耳炎、肺炎、败血症、腹泻和皮肤感染，还易发生白色念珠菌病、卡氏肺囊虫肺炎、巨细胞病毒感染或接种疫苗后的全身性疫苗病。营养、发育落后，常于1岁内夭折。血清Ig水平很低或缺如，淋巴细胞＜1.2×10^9/L，CD_3细胞低于10%。

②X连锁T^-B^+SCID：临床表现与免疫学检查与常染色体隐性遗传型相似。

（2）T细胞和B细胞均缺如SCID（T^-B^-SCID）

①RAG-1/RAG-2缺陷：婴儿期即发病，出生后2～3个月反复严重感染，外周血T细胞和B细胞均减少，但NK活性正常或增高。

②伴腺苷脱氨酶缺陷的SCID：0.5～2岁发病，表现为淋巴细胞减少性联合免疫缺陷，多数患儿可出现骨骼系统发育异常，表现为肋骨前端展宽、脊椎扁平、长骨干骺端不整齐、骨盆畸形等。

各种TB^-SCID均为常染色体隐性遗传。

2.伴高IgM的免疫球蛋白缺乏症　IgM正常或增高，IgG、IgA和IgE减少或缺如，T细胞和B细胞计数正常。

3.嘌呤核苷磷酸化酶缺陷　淋巴细胞、尤其是T细胞损伤尤为严重。

4.其他　以T细胞缺陷为主的免疫缺陷病。

（1）$CD4^+$T细胞缺陷：外周血$CD4^+$T细胞计数减少，血清Ig水平正常或偏高，易患隐球菌脑膜炎、念珠菌等机会感染。

（2）$CD7^+$T细胞缺陷、外周血$CD7^+$T细胞缺乏。

（3）IL-2缺陷。

（4）多细胞因子缺陷。

（5）信息传递障碍：临床表现与SCID或常见变异型免疫缺陷病相似。

（6）钙内流障碍：表现为SCID。

（二）伴有典型症状的免疫缺陷综合征

伴有典型症状的免疫缺陷综合征指一组具有免疫缺陷，同时伴有特征性临床表现的疾病。由于临床特征较为突出，疾病识别相对容易。

1.湿疹-血小板减少伴免疫缺陷（WAS）X连锁隐性遗传　临床特征为湿疹、巨核细胞性的血小板减少和容易感染。有阳性家族史的新生男婴出现血小板减少性紫癜、大便带血的腹泻或损伤部位持续渗血的等应疑诊本病。感染和出血是主要的死因。IgM水平低下，IgG正常或稍低，IgA和IgE升高。

2.共济失调毛细血管扩张综合征　为常染色体隐性遗传。临床表现为进行性小脑共济失调、眼结膜和皮肤毛细血管扩张，慢性呼吸道和肺部疾病，高恶性肿瘤发病率及不定型的体液和细胞免疫缺陷。

3.胸腺发育不全综合征　胸腺发育不全或不发育，可伴有其他结构异常，如大血管异常、食管闭锁、悬雍垂裂、先天性心脏病、人中短、眼距宽、下颌骨发育不良、耳位低等，常由于新生儿期发生不易纠正的低钙抽搐而怀疑本症。胸腺缺如者表现类似于SCID。血清Ig水平往往不低，T细胞减少，尤其是$CD8^+$T细胞缺乏，对植物血凝素和刀豆素的增殖反应缺如或降低。

4.其他　如免疫-骨发育不良性疾病、高IgE综合征、先天性角化不良伴骨髓衰竭和端粒功能失调、维生素B_{12}和叶酸代谢缺陷、无汗性外胚层发育缺陷、钙通道缺陷等。

（三）抗体免疫缺陷病

1.X连锁无丙种球蛋白血症　临床表现轻重不一，多数患儿在出生后6～12个月时发生反复化脓性感染，以呼吸道为主，也有全身性感染。有1/3患儿找不到阳性家族史。外周血B细胞极少或缺如（每计数1000个淋巴细胞，B细胞数少于5个）、浆细胞也缺乏，血IgG、IgM和IgA明显下降或缺如（IgG＜2g/L，IgA＜0.1g/L），T细胞数量和功能正常。btk基因分析可确诊本病。

2.选择性IgG亚类缺陷　血清1～2中IgG亚类浓度低于同龄儿童2个标准差时可考虑IgG亚类缺陷。由于IgG_1占总IgG的70%，因此IgG_1缺陷总是伴有总IgG下降。IgG_2缺陷时常伴有IgA缺陷。我国儿童IgG亚类缺陷以IgG_3为主。当IgG_2和IgG_4联合缺陷时，不能产生对多糖抗原的抗体，如流感杆菌、脑膜炎球菌和肺炎球菌的抗体。

3.普通变异型免疫缺陷病　为一组常见的抗体免疫缺陷病，临床表现为Ig低下、抗体反应缺陷及慢性持续的感染。部分IgA缺乏患儿可转变为普通变异型免疫缺陷病。常见于年长儿或成年人，男女均可发病。反复呼吸道感染为其特征，包括鼻窦炎、肺炎和支气管扩张，可发展为慢性阻塞性肺病。易患幽门螺杆菌、梨形鞭毛虫等胃肠道感染和肠病毒性脑膜炎。患儿外周淋巴结大和脾大，自身免疫性疾病、淋巴系统肿瘤和胃肠道恶性瘤的发生率很高。随着基因测序技术的发展，越来越多的普通变异型免疫缺陷病找到明确的基因突变（如：由*PTEN*基因突变导致的LOF缺陷，由*NFKB1*基因突变导致的NFKB1缺陷，由*IRF2BP2*基因突变导致的IRF2BP2缺陷，由*IKZF1*基因突变导致的IKAROS缺陷，由*ATP6AP1*基因突变导致的ATP6AP1缺陷及突变基因不明的选择性IgA及IgM缺陷）。

4.IgA缺陷病　是一种较为常见的免疫缺陷病。轻症患儿可无症状或在婴儿期发生反复呼吸道感染及肠道、泌尿道感染。男女均可发病，家族中可有数人发病，多数人能活到壮年或老年，部分病例血清IgA可逐渐升至正常水平。可伴发自身免疫性疾病、哮喘和肠吸收不良。血清IgA低于0.05 g/L，IgM、IgG正常或升高。分泌性IgA也明显减少。

5.婴儿暂时性低丙种球蛋白血症　出生后3～4个月，从母体得到的IgG消耗后，因婴儿本身不能及时产生IgG，表现为血清IgG水平持续低下。约3岁以后逐渐回升。

（四）吞噬细胞数量和功能缺陷

1.先天性中性粒细胞减少症　中性粒细胞分化严重缺陷，导致一些病例发生粒细胞再生障碍或粒细胞性急性白血病，常伴有重症感染，必要时需骨髓移植。周期性中性粒细胞减少症已纳入严重先天中性粒细胞减少症Ⅰ型。

2.慢性肉芽肿病　是最常见的呼吸爆发缺陷，起病早，2/3的病例于1岁内发病，主要表现为细菌、真菌感染及肉芽肿，其中肺部、皮肤以金黄色葡萄球菌感染最多见。50%的患者30岁以前死于感染。

3.趋化黏附缺陷　白细胞黏附分子缺陷Ⅰ型最为常见，其临床表现的严重程度与蛋白表达的程度相关，严重型预后差。

（五）补体缺陷

少见，大部分属于常染色体隐性遗传。由于大部分补体缺陷基因频率低，所以补体缺陷多见于近亲结婚。临床表现反复化脓性感染和易患风湿性疾病，后者包括系统性红斑狼疮、皮肌炎、硬皮病、过敏性紫癜、血管炎和膜增殖性肾炎。

（六）自身炎性疾病

是一组由免疫系统炎性反应信号传导途径或调控因子基因突变引起的炎性疾病。主要由机体的固有免疫系统介导。导致发热、皮疹、关节炎、关节痛等各部位炎性反应。

（七）天然免疫缺陷

天然免疫缺陷包括几大类：①呈孟德尔遗传的分枝杆菌病；②疣状表皮发育不良；③易于重型病毒感染的疾病；④单纯疱疹病毒脑炎；⑤易于侵袭性真菌感染的疾病；⑥慢性皮肤黏膜念珠菌病；⑦Toll样受体信号通路缺陷；⑧其他。

【治疗要点】

（一）一般治疗

尽量减少与感染原的接触，合并感染时选用杀菌性抗生素，剂量和疗程应大于免疫功能正常的患者。IgA缺陷的患儿禁忌输血和血制品，以免产生IgA抗体，引起严重变态反应；T细胞免疫缺陷需输血者，最好使用库血，全血或血浆需先经X线照射或冻溶2～3次，以破坏血或血浆中残存的淋巴细胞；先天性胸腺发育不全症的低血钙症应补充钙剂和维生素D或甲状旁腺素；湿疹-血小板减少伴免疫缺陷患儿有严重出血可输新鲜血小板；各种伴有细胞免疫缺陷的患儿都禁忌接种活疫苗，不宜口服脊髓灰质炎疫苗，以防发生疫苗性感染。

（二）替代疗法

X连锁无丙种球蛋白血症、伴高IgM的免疫球蛋白缺乏症、选择性IgG亚类缺陷、IgG水平接近于正常的抗体缺陷或湿疹-血小板减少伴免疫缺陷等患者定期注射丙种球蛋白制剂。血清Ig低于2.5g/L者，每月0.35～0.5g/kg静脉滴注。其他替代疗法包括特异性免疫血清、白细胞、转移因子、胸腺上皮细胞培养物或胸腺素。

（三）免疫重建

造血干细胞移植，胎儿胸腺移植，基因治疗。

（韩晓华）

二、幼年特发性关节炎

国际抗风湿病联盟在2001年将16岁以下起病，不明原因的持续6周以上的关节炎命名为幼年特发性关节炎（JIA），用于取代之前的幼年类风湿关节炎和幼年慢性关节炎。JIA以慢性侵袭性关节滑膜炎为特征，病程可呈单相型、多相型及持续进展型；可伴有系统性损害（眼、心、肺等），致残率高，未经治疗者，2年致残率达50%，3年致残率可达70%。JIA尤其全身型JIA可并发巨噬细胞活化综合征（MAS），可致死。中华医学会儿科学分会免疫学组于2012年在《中华儿科杂志发》发表了《幼年特发性关节炎（多/少关节型）诊疗建议；中华医学会儿科学分会于2018年在《中华儿科杂志》发表了《糖皮质激素儿童风湿病中的应用专家共识》，这些建议与共识进一步规范了JIA的诊治。

【诊断要点】

（一）诊断（分类）原则

没有一项检查对于JIA有确诊价值，JIA实际上是一排除性诊断。肿瘤性疾病、感染性疾病、血液病、代谢及内分泌性疾病、其他结缔组织病、自身炎症综合征、炎性肠病、创伤、骨骼及软骨疾病、中毒等疾病都可能出现关节症状，故鉴别诊断尤为重要。

（二）关节炎的定义

关节肿胀或积液（必备）＋以下4项中的2项及以上：①关节活动受限；②关节活动时疼痛；③关节局部触痛；④关节局部发热。此为临床表现定义，不够精确。

（三）关节炎的确立

关节超声或MRI不仅可观察到有无关节腔积液，也可观察软骨、滑膜、附着点的病变，对于关节炎的确立更为准确；影像学也可检出亚临床型关节炎。超声可检出滑膜的血流情况，对于活动性的判断有帮助。对于骶髂关节炎，MRI比CT更能检出早期病变。

（四）慢性关节炎的确立

由于缺乏可靠的标志物来预测关节炎的转归，而反应性关节炎大多在6周内痊愈，故慢性关节炎以＞6周为准。

（五）JIA各型的临床特点

1.全身型　≥1个关节，发热≥2周，持续弛张热≥3日，伴有以下≥1项：①与热伴随的皮疹；②全身淋巴结大；③肝和（或）脾大；④浆膜炎。WBC一般至少＞1.5万，中性粒比例升高，血小板升高，CRP升高，铁蛋白升高。

2.少关节型　发病后6个月，1～4个关节受累。又分为持续少关节型及扩展型。

3.多关节型（RF阴性）　发病后6个月，≥5个关节受累，RF阴性。

4.多关节型（RF阳性）　发病后6个月，≥5个关节受累，RF阳性。

5.银屑病关节炎　关节炎＋皮损，或关节炎＋以下3项中≥2项：①指（趾）炎；②顶针甲；③一级亲属有银屑病。

6.附着点炎相关关节炎　关节炎＋附着点炎；或关节炎或附着点炎症伴以下5项中至少2项：①骶髂关节压痛或炎性腰骶部疼痛或既往有上述疾病；②HLA-B27 阳性；③6岁以后发病的男性关节炎患儿；④急性（症状性）前葡萄膜炎；⑤一级亲属中有强直性脊柱炎、与附着点炎症相关的关节炎、伴炎性肠病的骶髂关节炎、瑞特综合征或急性前葡萄膜炎病史。

7.未定类的JIA　不符合上述任1项或符合上述2项以上的关节炎。

（六）辅助检查的作用

CRP、ESR升高提示炎症，不具有异性，正常并不能否认JIA。RF阳性率低，特异性差，提示易致残。抗环瓜氨酸多肽抗体（CCP）阳性率低，特异性较强，提示易致残。铁蛋白升高对于全身型JIA及并发巨噬细胞活化综合征（MAS）有提示作用。附着点炎相关关节炎多数HLA-B27阳性，但B27对于此型的诊断既非充分又非必要。

【治疗要点】

（一）非甾体类抗炎药（NSAIDs）

抗炎、缓解症状，作为JIA的一线治疗，但不能阻止或延缓骨破坏，不能2种NSAIDs 药物同时应用。萘普生10mg/(kg·d)，每12小时口服；美洛昔康0.125～0.25mg/(kg·d)，每日1次口服；布洛芬30～40mg/（kg·d），每8小时口服；双氯芬酸2～3mg/（kg·d），每8小时口服。在病情控制后2～3个月，逐渐减量至停药。

（二）改变病情抗风湿药物（DMARDs）

NSAIDs联合DMARDs可稳定病情、减少关节破坏和致残率，通常4～8周起效，故也称慢作用药。

1.甲氨蝶呤（MTX）　对于多/少关节型JIA是首选的DMARDs药物，对于其他型的外周关节炎也有一定疗效，对于中轴骨疗效不佳。每周1次口服，剂量7.5～10mg/m^2。病情稳定1～2年再逐渐减量至停药。服药后24h加用2.5～5mg叶酸以减少副作用。

2.柳氮磺胺嘧啶（SSZ）　MTX有禁忌证和不耐受时选用；对多关节炎、少关节炎均有效。对于附着点炎相关关节炎常是首选或与MTX联用。剂量30～50mg/(kg·d)，分3～4次口服。

3.来氟米特　与MTX、SSZ副作用无区别。年长儿建议应用0.3 ～ 0.4mg/（kg·d），每日1次口服。

4.羟氯喹　用于疾病早期及轻微JIA，常与其他改变病情药物联用。常用剂量为4 ～ 6mg/（kg·d），最大剂量200mg/d。

（三）免疫抑制药

严重、难治的JIA或对DMARDs有禁忌的，可联合或单用硫唑嘌呤、环孢素A（CsA）等。CsA可用于少数重症全身型JIA，尤其是合并MAS者。常用剂量为4 ～ 6mg/（kg·d），分2次口服。

（四）糖皮质激素（GC）

初始治疗时糖皮质激素与改善病情药物短期联合应用，利于疾病的快速缓解。全身型JIA若发热和关节炎未能为足量NSAIDs 药物所控制时，或伴复发性顽固性关节外表现者，可加服泼尼松1 ～ 1.5mg/（kg·d），总量≤40mg/d，分2 ～ 3次口服，疗程及减量策略目前无统一方案；部分全身型JIA有顽固的活动性全身性症状，可应用生物制剂治疗而非一味的延长GC疗程或加大剂量。非全身型JIA治疗时谨慎使用；少关节型JIA一般不全身使用激素，仅必要时进行关节腔注射或合并葡萄膜炎时局部应用；多关节型JIA在使用非甾体类药物及改善病情药物后如炎症仍活动，可短期小剂量应用泼尼松0.5 ～ 1mg/（kg·d），症状缓解后尽快减停。

（五）生物制剂

生物制剂成为治疗JIA的新里程碑，在缓解炎症与阻止骨侵蚀方面均有突出作用。

1.依那西普　国外已批准其用于2岁以上JIA患儿。为重组人可溶性TNF受体融合蛋白，竞争抑制TNF-α作用。推荐剂量：每次0.4mg/kg，每周2次，皮下注射。疗效上对于非全身型JIA好于全身型JIA，尤其对于附着点炎相关关节炎疗效满意。可与MTX联用。

2.托珠单抗　IL-6受体的重组人源化的单克隆抗体，适用于成人类风湿和2岁以上的全身型JIA，可单药治疗或与MTX联合应用。每2周1次静脉输注，体重＜30kg每次剂量为12mg/kg；体重＞30kg每次剂量为8mg/kg。

（赵成广）

三、系统性红斑狼疮

系统性红斑狼疮（SLE）是一种多因参与发病的自身免疫性疾病，以多种自身抗体尤其抗核抗体（ANA）为特征，临床常有多系统的损伤。SLE的高度异质性说明SLE是一种综合征，但其是有固定内涵和限定条件的综合征，药物性狼疮、肿瘤或感染继发的狼疮样表现，不能被归为SLE。SLE呈现慢性过程，容易反复，少数暴发性起病，可迅速危及生命。20世纪60年代，SLE的5年存活率仅为30%左右，目前随着免疫抑制药为主的综合治疗，5年存活率超过90%。感染及肾衰竭是死亡的主要原因。

【诊断要点】

系统性红斑狼疮国际临床协作组（SLICC）于2012年发表了新的SLE分类标准，包括11条临床标准和6条免疫学标准。

1.临床标准　①急性或亚急性皮肤狼疮；②慢性皮肤型狼疮；③口鼻部溃疡；④非瘢痕性脱发；⑤关节炎；⑥浆膜炎，胸膜炎和心包炎；⑦肾脏病变，尿蛋白/肌酐比值＞0.5mg/mg，或24h蛋白＞0.5g/d，或有红细胞管型；⑧神经病变，癫痫发作或精神疾病，多发性单神经炎，脊髓炎，外周或脑神经病变，脑炎；⑨溶血性贫血；⑩白细胞减少（至少1次＜4.0×10^9/L）或淋巴细胞减少（至少1次＜1.0×10^9/L）；⑪血小板减少症（至少1次＜100×10^9/L）。

2.免疫学标准　①ANA滴度高于参考标准；②抗dsDNA滴度高于参考标准（ELISA法需≥2次）；③抗Sm阳性；④抗磷脂抗体，狼疮抗凝物阳性/梅毒血清学试验假阳性/抗心磷脂抗体高于正常2倍或抗β2GPI中滴度以上升高；⑤补体减低，C3/C4/CH50；⑥无溶血性贫血但Coombs试验阳性。

患者如果满足下列2条至少1条，则归类于SLE：①有活检证实的狼疮肾炎，伴有ANA阳性或抗ds-DNA阳性；②患者满足分类标准中的4条，其中包括至少1条临床标准和1条免疫学标准。

与ACR-1997分类标准相比，新标准（SLICC-SLE-2009）有着更高的敏感性（97% *vs* 83%），但特异性上低于后者（84% *vs* 96%）。

重型SLE定义：是指狼疮累及重要脏器，英国狼疮评估小组（BILAG）评分至少1个系统为A类和（或）＞2个系统达到B类者，或SLE疾病活动指数（SLEDAI）≥15分。

狼疮危象：是指急性的危及生命的重症SLE。如急进性LN、严重的中枢神经系统损害、严重的溶血性贫血、血栓性血小板减少性紫癜、粒细胞缺乏症、严重心脏损害、严重狼疮性肺炎或肺出血、严重狼疮性肝炎、严重的血管炎等。

需指出，狼疮疾病活动性与病情严重性并不是相同的概念。对于SLE患者，需从活动性及严重性全面评价。对于单一器官的严重损害可能并不满足重症活动的分数，但可以危及生命。

【治疗要点】

（一）治疗原则

SLE是一高度异质化的疾病，需统筹考虑急性可逆性病变与慢性不可逆病变、活动性与严重性、脏器内病变与脏器外病变、治疗的获益与风险比，给予个体化治疗。

（二）轻症SLE治疗

对于无内脏受累的轻症患者，如光过敏、皮疹、关节炎或轻度浆膜炎，给予非甾体抗炎药、抗疟药，必要时小剂量激素。

（三）重症SLE的治疗

治疗主要分2个阶段，即诱导缓解和巩固维持治疗。诱导阶段一般6个月，维持阶段一般至少3年。免疫抑制药是改善预后的关键药物，不可单独使用激素。

1.糖皮质激素（GC） 具有强大的抗炎作用和免疫抑制作用，是治疗SLE的基础药。依据病情足量分次口服

[1.5～2mg/（kg·d）] 或静脉注射或大剂量冲击治疗[15～30mg/(kg·d)，极量1 g,3d为1个疗程]。GC在4～8周后减量，改为QDPO，逐渐减为维持量，维持时间一般至少3年以上。

2.环磷酰胺（CTX） 与激素联合治疗能有效地诱导疾病缓解，阻止和逆转病变的发展，改善远期预后。CTX静脉冲击治疗（NIH方案）：0.5～1g/m^2体表面积，每个月1次×（6～8）次，继之每3个月1次×（6～8）次。此方案易致累计量过大，国内多用方案：CTX 8～12mg/（kg·d），2周连用2日，一般连续2个月后延长给药间隔，累计剂量＜150mg/kg。

3.吗替麦考酚酯（MMF） 治疗狼疮性肾炎有效，多用于CTX治疗缓解后的序贯维持治疗，也可用于替代CTX的诱导缓解。剂量为20～30mg/（kg·d），分2次口服，维持疗程一般建议至少3年。

4.硫唑嘌呤（AZA） 1～2mg/（kg·d）口服，可作为维持阶段的用药。维持疗程一般建议至少3年。

5.其他 抗疟药羟氯喹作为基础一线用药，应全程应用，注意视网膜毒性。来氟米特、环孢素、他克莫司也可使用。

（四）血液净化治疗

危及生命的重症SLE除了积极的药物治疗外，也可采用血浆置换或免疫吸附等治疗方式，有利于迅速稳定病情，度过免疫风暴期。

四、狼疮性肾炎

狼疮性肾炎是系统性红斑狼疮（SLE）常见的并发症，亚洲人SLE发生肾炎可高达50%。狼疮性肾炎与生存率相关，无肾炎的SLE 10年生存率为94%，而有肾炎者仅为88%。尽管应用环磷酰胺等免疫抑制药使SLE的预后大为改善，但仍有约20%的狼疮性肾炎患者在10年进展到了终末期肾病。中华医学会儿科学分会肾脏病学组于2018年2月在《中华儿科杂志》发表了《狼疮性肾炎诊治循证指南》。

【诊断要点】

（一）狼疮性肾炎的诊断标准

在确诊为SLE的基础上，患儿有下列任一项肾脏受累表现者即可诊断为狼疮性肾炎。

1.尿蛋白检查满足以下任一项者：1周内3次尿蛋白定性检查阳性；或24h尿蛋白定量＞150 mg；或尿蛋白/尿肌酐＞0.2 mg/mg，或1周内3次尿微量白蛋白高于正常值。

2.离心尿每高倍镜视野红细胞＞5个。

3.肾小球和（或）肾小管功能异常。

4.肾穿刺组织病理活检异常，符合狼疮性肾炎病理改变。

但需注意，狼疮治疗中的药物性肾损害、狼疮性血栓性微血管病、狼疮性足细胞病及其他原因所致的血尿蛋白尿不应归为狼疮性肾炎。

（二）狼疮性肾炎的病理分型

狼疮性肾炎的病理分型标准是依据肾小球的病理损害，但应同时分析肾小管间质及血管病变。

Ⅰ型：轻微系膜型狼疮性肾炎。

Ⅱ型：系膜增殖型狼疮性肾炎。

Ⅲ型：局灶增殖型狼疮性肾炎。

Ⅳ型：弥漫增殖型狼疮性肾炎。

Ⅴ型：膜型狼疮性肾炎。膜型狼疮性肾炎可合并Ⅲ型或Ⅳ型病变，这时应做出复合性诊断。

Ⅵ型：严重硬化型狼疮性肾炎，90%以上的肾小球呈现球性硬化，无活动性病变。

对增生型狼疮性肾炎在区分病理类型的同时，还应评价其肾组织的活动指数和慢性指数。如果活动指数值≥11/24分，是积极使用激素冲击和免疫抑制药治疗的指征，慢性指数值，＞3/12分，则预示着预后不良，容易进展为终末期肾病。

【治疗要点】

（一）治疗原则

1.狼疮性肾炎临床表现与病理类型并不一定完全平行，

建议应尽早行肾活检，根据病理分型制订不同的治疗方案。

2.积极控制SLE的活动性。

3.坚持长期、正规、合理的药物治疗，并加强随访。

4.尽可能恢复肾功能或保护残存肾功能，避免狼疮性肾炎复发，避免或减少药物不良反应。

（二）治疗目标

1.长期保护肾功能，预防疾病复发，避免治疗相关的损害，改善生活治疗和生存率。

2.完全缓解。尿蛋白/肌酐值＜0.2 mg/mg，或24 h尿蛋白定量＜150 mg，镜检尿红细胞不明显，肾功能正常。

3.部分缓解。尿蛋白降低≥50%，非肾病范围；血肌酐稳定（±25%）或改善，但未达正常水平。

4.治疗目标最好在起始治疗后6个月达到完全缓解，最迟不能超过12个月。

（三）治疗策略

1.一般性治疗

（1）羟氯喹：推荐作为全程基础用药。剂量为4～6 mg/（kg·d），注意其视网膜毒性作用，建议用药前及用药后每3个月行眼科检查（包括视敏度、眼底及视野等）。对于肾小球滤过率（GFR）＜30 ml/（min·1.73m^2）的患者需要调整剂量。

（2）控制高血压和尿蛋白：对于合并有蛋白尿伴或不伴高血压的患儿，ACEI或ARB类药物均应作为首选药物。该类药物有抗高血压、降尿蛋白、保护肾脏的作用。

2.不同病理类型的针对性治疗方案

（1）Ⅰ型和Ⅱ型狼疮性肾炎的治疗：除了糖皮质激素和羟氯喹外，一般不用免疫抑制药。但如果ACEI或ARB类药物及泼尼松均不能有效控制尿蛋白时，大部分学者推荐加用钙调神经磷酸酶抑制药。

（2）增殖型（Ⅲ型和Ⅳ型）狼疮性肾炎的治疗：应用糖皮质激素加用免疫抑制药联合治疗，分为诱导缓解治疗和维持治疗2个阶段。

①诱导缓解治疗阶段：一般6个月，肾脏增生病变显著时需给予甲泼尼龙冲击联合环磷酰胺冲击治疗。环磷酰胺累计使用剂量150 ～ 250 mg/kg。吗替麦考酚酯（MMF）可作为诱导缓解治疗时环磷酰胺的替代药物，在不能耐受环磷酰胺治疗、病情反复或环磷酰胺治疗6个月无效的情况下，可改用MMF，儿童MMF剂量20 ～ 30mg/（kg・d），最大量小于2g/d。

②维持阶段：最佳药物和最佳维持治疗的时间尚无定论，一般建议维持治疗时间不少于3年。在完成6个月的诱导缓解治疗后呈完全反应者，停用环磷酰胺，口服泼尼松逐渐减量至5 ～ 10 mg/d，维持数年；在最后一次使用环磷酰胺后2周加用其他免疫抑制药序贯治疗，首选MMF，其次可选用硫唑嘌呤1.5 ～ 2 mg/（kg・d），每日1次或分次服用。此外，来氟米特有可能成为狼疮性肾炎维持治疗的选择，但目前尚无针对儿童的RCT研究结果。

（3）Ⅴ型狼疮性肾炎的治疗：表现为非肾病范围蛋白尿且肾功能稳定的单纯Ⅴ型狼疮性肾炎，使用羟氯喹、ACEI及控制肾外狼疮治疗。表现为大量蛋白尿的单纯Ⅴ型狼疮性肾炎，除使用ACEI，尚需加用糖皮质激素及以下任意一种免疫抑制药，即MMF、硫唑嘌呤、环磷酰胺或钙调神经磷酸酶抑制药。对于经肾活检确诊为Ⅴ＋Ⅲ型及Ⅴ＋Ⅳ型的狼疮性肾炎，治疗方案均同增殖性狼疮性肾炎（Ⅲ型和Ⅳ型狼疮性肾炎）。

（4）Ⅵ型狼疮性肾炎的治疗：具明显肾衰竭者，给予肾替代治疗。如果同时伴有肾外SLE活动性病变，仍应当给予泼尼松和免疫抑制药（如MMF、硫唑嘌呤或环磷酰胺）治疗，注意剂量调整与不良反应监测。

3. 难治性狼疮性肾炎的治疗　目前对于难治性狼疮性肾炎尚无统一定义，若患儿经常规环磷酰胺治疗后无反应，且采用无环磷酰胺的方案治疗亦无效，那么可认为该患儿为难治性狼疮性肾炎患儿。此类患儿可考虑生物制剂，如利妥昔单抗，每次375 mg/m^2，采用每周静脉注射1次，可用2 ～ 4次。血液净化（包括持续免疫吸附和血浆置换）

也是治疗选项之一。

五、幼年皮肌炎

幼年皮肌炎是最常见的特发性炎性肌病，主要累及横纹肌，病理以淋巴细胞浸润为主的非化脓性炎症病变。皮肌炎是常伴有皮肤、胃肠道、肺脏受累的系统性疾病，小血管炎症病变可解释上述变化。该病通常隐袭起病，先于肌肉起病的皮疹有时误认为湿疹，少数病例可急性起病，可迅速累及呼吸肌或肺而危及生命。在糖皮质激素使用前，皮肌炎的病死率高达30%～50%，目前长期的生存率可达90%。

【诊断要点】

1.肌肉症状　对称性近端肌无力，可伴吞咽困难及呼吸肌无力。

2.皮肤表现　典型的皮肤改变：Gottron征和向阳征。

3.肌肉酶学改变　血清骨骼肌酶活性升高，特别是肌酸激酶、谷草转氨酶和醛缩酶。

4.肌电图异常　①低电位、短时限多相波；②纤颤电位、阳性棘波、插入电位延长；③安静时高波幅异常放电等。

5.肌肉病理　肌束膜、血管周围炎细胞浸润（主要为$CD4^+$T细胞、B细胞、巨噬细胞浸润）、肌肉束周围肌纤维萎缩。

当临床上有特征性皮肤损害，再符合其他3条或4条可确诊为皮肌炎，当符合2个条件（有皮损）时诊断皮肌炎的可能性很大。

【治疗要点】

（一）一般治疗

急性期卧床休息，肢体被动活动及保持功能位，稳定后康复锻炼，减少挛缩。吞咽困难时鼻饲，防止误吸。

（二）药物治疗

糖皮质激素（GC）联合免疫抑制药治疗。初始治疗使用一线药物（泼尼松、泼尼松龙、甲氨蝶呤）。难治性、甲氨蝶呤反应不佳或不良反应者可采用GC联合二线药物治疗（丙种球蛋白、环孢素、硫唑嘌呤）或三线药物（酶酚酸酯、环磷酰胺、他克莫司、利妥昔单抗）。

1.GC　泼尼松1～2mg/（kg·d），最大量≤60mg/d，分次服用，待肌力改善、血肌酶降至正常（通常1～2个月），逐渐减量，改为每日1次口服，在6个月左右减量至5～10mg/d维持，维持至少1年，然后每3个月减量1mg至停药，总疗程不少于2年。急性重症病例可用甲泼尼龙大剂量冲击疗法，15～30mg/（kg·d），最大量1g，静脉滴注3d为1个疗程。

2.甲氨蝶呤（MTX）　首选的免疫抑制药。每周10～15mg/m²，每周1次，皮下注射或口服。服药后24h加用2.5～5mg的叶酸以减少副作用。

3.环磷酰胺（CTX）　0.5～0.75g/m²，每个月1次静脉滴注。主要用于合并血管炎、肺间质性病变或中枢受累的重症患者。

4.环孢素（CsA）　2.5～7.5mg/（kg·d），口服，主要用于肺间质病变。

5.硫唑嘌呤（AZA）　1～3mg/（kg·d），口服。仅用于MTX或CsA治疗无效者。

6.丙种球蛋白（IVIG）　1～2g/kg，每个月1次×（4～6）次，对皮疹和肌力均有明显改善，主要用于难治性或进展迅速者。

7.羟氯喹　剂量4～6mg/（kg·d），可控制皮肤病变发展。

（三）血浆置换疗法

重症患者及药物疗效欠佳时可试用。

（赵成广）

六、原发性ANCA相关性小血管炎

血管炎是血管的炎性疾病，病理特征为血管壁炎性细胞浸润、纤维素样坏死和（或）肉芽肿形成。抗中性粒细胞质抗体（ANCA）相关性小血管炎是一种自身免疫性疾病，分为原发性及继发性。原发性包括显微镜下多血管炎

（MPA）、肉芽肿性多血管炎（GPA，即以前所谓的韦格纳肉芽肿），以及嗜酸性肉芽肿性多血管炎（EGPA，即以前的 Churg-Strauss syndrome）。这三种疾病在临床、病理、实验室特点方面有很多相似性，故三者被归为一类。药物所致的继发性ANCA血管炎也有许多报道，常见的药物有丙基硫氧嘧啶、肼屈嗪、普鲁卡因胺、青霉胺、米诺环素等。原发性ANCA相关性小血管炎预后严重，未经治疗者1年病死率约80%，早期诊断、积极规范的治疗，可使其10年生存率达75%左右。

【诊断要点】

（一）临床表现

该病临床表现多种多样，往往以多系统受累为主要特征，由于肺脏和肾脏小血管丰富，尤其容易出现肺脏及肾脏受累。

1.一般情况　发热、体重下降、乏力、疲倦。

2.肌肉骨骼　关节痛、关节炎。

3.皮肤　可触及的紫癜、结节荨麻疹、网状青斑、缺血性皮损。

4.神经系统　头痛、卒中、单或多神经炎。

5.眼耳鼻喉　色素膜炎、结膜炎、视网膜炎，球后视神经炎；耳鸣、听力下降、鼓膜穿孔、外耳道溢液（脓）；鼻炎、鼻窦炎、脓性或血性分泌物、鼻出血、鞍鼻；声门下狭窄、呼吸困难、声嘶。

6.肾脏　血尿蛋白尿，50%表现为急进性肾炎。

7.肺脏　咳嗽、咳痰、咯血、呼吸困难。影像常表现为阴影、结节和空洞，易误诊为感染、肿瘤和结核。影像上弥漫性肺泡毛细血管炎，常易误诊为感染、肺水肿。

8.化验异常　贫血、红细胞沉降率增快、CRP升高、肝功能异常、ANA阳性、RF阳性、低补体血症。

（二）病理检查

诊断困难的病例或需评估受累器官损伤情况时可采用组织活检，肾活检及肺活检的阳性率较高，其他部位的组织活检阳性率较低。其病理特征为寡免疫复合物性的、纤维素样坏死性的小血管炎，伴（EGPA、GPA）或不伴有（MPA）肉芽肿改变。

（三）抗中性粒细胞胞质抗体（ANCA）检测

免疫荧光法联合ELISA法有较高的特异度，c-ANCA＋PR3高度提示GPA，p-ANCA＋MPO提示MPA或EGPA。但ANCA检测对于ANCA相关性小血管炎的敏感性波动于50%～90%，故阴性不能除外。非PR3非MPO的ANCA阳性，可见于其他结缔组织病、炎性肠病及感染。

（四）三种ANCA相关性小血管炎的鉴别要点

1.MPA病理上无肉芽肿　肺肾受累多，一般无上气道受累，多为p-ANCA＋MPO。

2.GPA病理上有肉芽肿　多表现为上气道溃疡，肺、肾同时受累，c-ANCA＋PR3阳性。

3.EGPA病理上有肉芽肿　上气道可受累，但溃疡少见，肾受累少见，有重度哮喘，外周血嗜酸粒细胞增高＞10%，多为p-ANCA＋MPO。

（五）与其他疾病鉴别的要点

1.肺出血-肾炎综合征（Goodpasture syndrome）　是以肺出血和急进性肾小球肾炎为特征的综合征，抗肾小球基底膜抗体阳性，一般无其他血管炎征象。本病多缺乏上呼吸道病变，肾病理可见基底膜有免疫复合物沉积。

2.复发性多软骨炎　复发性多软骨炎是以软骨受累为主要表现，临床表现也可有鼻塌陷、听力障碍、气管狭窄，但该病一般均有耳郭受累，而无鼻窦受累，实验检查ANCA阴性。抗Ⅱ型胶原阳性。

【治疗要点】

（一）诱导期和维持缓解期的治疗

糖皮质激素联合环磷酰胺是初始治疗的首选方案，对于非重症或对环磷酰胺有禁忌者，可糖皮质激素联合利妥昔单抗治疗，其他免疫抑制药需结合疾病严重程度。

1.糖皮质激素　泼尼松1～2mg/（kg·d），最大量80 mg×（2～4）周，病情控制后，每2～4周减10 mg直至20 mg/d，然后每2～4周减2.5～5mg，进入维持缓解治疗。维持量有个体差异。建议小剂量维持2年或更长。对于重症患者和肾功能进行性恶化的患者，可采用甲泼尼龙冲击治疗，3次为1个疗程，1周后视病情可重复。

2.环磷酰胺（CTX） 2mg/（kg·d）（口服）×（3～6）个月，进入维持缓解治疗。也可采取CTX静脉冲击治疗：CTX 0.5～1g/m^2体表面积，每个月1次，连续6个月，严重者用药间隔可缩短为2～3周，以后每3个月1次，至病情稳定1～2年（或更长时间）可停药观察。口服不良反应高于冲击治疗。整个疗程（包括诱导及维持缓解）为2年。

3.硫唑嘌呤（AZA） 由于环磷酰胺长期使用不良反应多，诱导治疗一旦达到缓解（通常4～6个月后）也可以改用硫唑嘌呤，1～2mg/（kg·d）口服，维持1～2年。

4.利妥昔单抗 利妥昔单抗选择性的清除CD-20的B细胞，用法为每周375 mg/m^2，连续4次，静脉输入，连续4次。对于疾病的缓解方面，疗效与环磷酰胺相当。

5.霉酚酸酯（MMF） 20～30mg/（kg·d），分2次口服，用于维持缓解期和治疗复发的MPA，停药可能复发。

6.甲氨蝶呤（MTX） 如不能耐受AZA及MMF，可用MTX维持，初始每周0.3mg/kg，最大剂量为每周25mg，每周1次，口服或皮下注射治疗。

7.丙种球蛋白 采用大剂量静脉丙种球蛋白（IVIG）0.4g/（kg·d），3～5d为1个疗程，部分患者有效。

8.血浆置换 当合并出现抗肾小球基底膜抗体，存在严重肺泡出血者或急性期存在严重肾脏病变时可考虑血浆置换。

（二）复发的治疗

复发的高危因素包括诱导强度不够或激素及免疫抑制药减量过快，一旦复发，需要根据复发的严重程度决定下一步治疗。首次诱导成功的方案仍可以作为一线治疗再使用，如果复发不严重，可短暂增加糖皮质激素剂量。利妥昔单抗对复发病例治疗可能优于CTX。

（三）透析和肾移植

少数进入终末期肾衰竭者，需要依赖维持性透析或进行肾移植，肾移植后有少数患者可能复发，复发后仍可用糖皮质激素和免疫抑制药治疗。

（四）其他

对有肾损害的患者应严格将血压控制在正常范围内，推荐使用ACEI或ARB类药物。

（赵成广）

七、多发性大动脉炎

多发性大动脉炎，又名“高安动脉炎”（Takayasu arteritis，TA），是病因未明的、主要累及主动脉及其主要分支的慢性进行性非特异性炎症。可造成头部、上肢、下肢和内脏器官的血管腔狭窄甚至闭塞，也可形成假性动脉瘤或夹层动脉瘤。多发性大动脉炎亚洲人常见，好发于年轻女性。发病年龄，30岁以下占90%，儿童期发病占7.5%，多在10岁以后发病。有严重并发症且处于活动期的患者，其15年生存率为43.6%，只表现为炎症而无明显靶器官损害的患者，其15年生存率可达100%。

【诊断要点】

（一）症状和体征

1.全身症状　发热、倦怠无力、盗汗、食欲缺乏、体重减轻、肌肉和（或）关节疼痛、结节性红斑甚至高血压脑病抽搐。这些非特异症状易误诊漏诊，需引起注意。

2.局部症状体征　临床上根据血管病变部位分为4种类型：Ⅰ型（头臂型），累及主动脉弓及其主要分支；Ⅱ型（胸腹主动脉型），主要累及降主动脉或腹主动脉；Ⅲ型（广泛型），具有Ⅰ～Ⅱ2种类型特征；Ⅳ型（肺动脉型）。

（1）头臂型：血管病变在颈总动脉、锁骨下动脉及无名动脉等主动脉弓的大分支上，临床表现主要在两方面：一是上肢缺血的表现，二是头面及脑部缺血症状。上肢缺血的表现：手指发凉畏寒、酸麻无力、劳累后疼痛、无脉征、上肢血压测不出或明显降低，下肢血压仍正常或增高。因有丰富的侧支循环形成，指端也较少发生坏死。头面及脑部缺血症状：耳鸣、视物模糊、失明、记忆力减退、嗜睡或失眠、头晕、眩晕、一过性黑矇，重者可有发作性晕厥甚至偏瘫昏迷。在锁骨上区或颈动脉区可扪及震颤或听到收缩期杂音，颈动脉的杂音可向头部方向传导。

（2）胸腹主动脉型：病变主要发生在胸主动脉或腹主动脉。胸腹主动脉发生狭窄或闭塞，心脏的外周血管阻力明显增加，下肢的血流量明显减少，上肢的血流量增加，从而临床上主要表现为下肢供血不足及头颈、上肢的高血压。临床上出现下肢发凉、行走后双下肢酸麻无力、间歇性跛行等，并伴有头晕、头痛、心悸、严重者可出现心力衰竭。因在闭塞血管周围均有丰富的侧支血管，肺部或胃肠道由于侧支循环较丰富，很少出现缺血症状。体检可发现双下肢皮温降低，双侧股动脉及足背动脉的搏动明显减弱或消失。一般趾端无坏疽现象。如累及肾动脉，则可致肾血管性高血。单纯胸或腹主动脉狭窄，则上肢血压高，下肢血压低或测不出；单纯肾血管性高血压，上下肢血压均增高，上肢舒张压常超过120mmHg，下肢血压较上肢高20mmHg左右；主动脉和肾动脉若均狭窄，则上、下肢血压差更大。

（3）广泛型：具有头臂型、胸腹主动脉型两种类型特征肾动脉型，病情较重。

（4）肺动脉型：累及肺动脉，可有气急、心悸，肺动脉瓣区收缩期杂音及肺动脉高压征。近年来发现部分患儿还可能出现冠状动脉的受累。

（二）实验室检查

活动期可有CRP、ESR等炎症指标的的升高，但少数患儿炎症指标正常，但病变仍进展。部分患儿同时有结核感染或活动性结核病，注意检测。

（三）影像学检查

血管超声为简单无创无辐射的检查，但对远端分支探查困难。MRA及CTA可直观全面的显示血管受累的部位和程度，有助于分型，但均需要注射造影剂，在活动性的判别上，MRA优于CTA。血管造影为大动脉炎血管受累的金标准，但有创、技术复杂，在活动性的判别上不如MRA

及CTA。

（四）诊断标准

2008年儿童风湿病国际试验组织提出的儿童多发性大动脉炎的分类标准，敏感度100%，特异度99.9%；该分类标准为主动脉或其主要分支及肺动脉的影像学检查结果异常（需排除纤维肌性发育不良或相似病因），同时伴有下列5项标准中的任何1项：①脉搏减弱或消失；②四肢血压差异常；③血管杂音；④高血压（以儿童的正常参考范围为依据）；⑤急性期反应物增加，ESR＞20mm/h或CRP升高。

【治疗要点】

（一）治疗原则

首先要判断疾病是否处于活动期，根据病情轻重选择用药。主要药物为激素和免疫抑制药。

（二）活动期治疗

1.*采用激素联合免疫抑制药治疗*　糖皮质激素是治疗多发性大动脉炎的一线药，泼尼松1～2mg/（kg·d），最大量60mg/d，炎症指标控制后（常需4周或更长时间）逐渐减量，每10～15日减总量的5%～10%，至每日5～10mg时（隔日给药可能增加复发风险），维持一段时间，一般至少12个月。最初治疗的3个月，泼尼松剂量不应＜10mg/d。病情危重者可采用大剂量甲泼尼龙冲击治疗。60%～80%的患者单用激素即可缓解，但一半会在减量过程中复发，故在疾病诱导缓解及维持治疗中建议糖皮质激素联合免疫抑制药治疗。甲氨蝶呤（MTX）因便宜有效且副作用小，是临床最常用的免疫抑制药。MTX剂量为每周10～15mg/m^2，每周1次口服，为减少其副作用，可24h后口服叶酸。对于病情难以控制且反复活动者，免疫抑制药可选择环磷酰胺冲击治疗，大多有效。

2.*抗感染治疗*　有链球菌感染者要清除感染灶，有结核感染者需抗结核治疗，EBV感染者给予更昔洛韦治疗。

3.*扩血管、抗凝、改善血液循环及降压治疗*　若有血栓给予溶栓治疗。

4.*其他*　难治性病例，也可试用肿瘤坏死因子抑制药——英夫利昔单抗。

（三）静止期治疗

静止期且血管阻塞严重、影响功能者，可血管介入或手术治疗。手术一般在病变稳定后0.5～1年后进行，临床检查包括体温、红细胞沉降率、白细胞计数均正常。另外，手术应在脏器功能尚未丧失时进行以期改善血供维持功能。

（赵成广）

第12章

常见小儿外科疾病

第一节　小儿急性阑尾炎

急性阑尾炎是小儿最常见的急腹症，起病较成年人急，如治疗不及时可并发腹膜炎，甚至致死。阑尾炎可发生在小儿的任何年龄，较大儿童的发生率高，随着年龄增长而逐渐增多，6～12岁达到高峰。5岁以下的发生率相对减少，3岁以下特别是1岁以内的阑尾炎很少见。虽然发病率低，但由于症状不典型，加之病情变化快，往往误诊率很高。因此，阑尾炎的早期诊断和治疗很重要。

【诊断要点】

（一）病理分型

1.单纯性阑尾炎　炎症局限在黏膜和黏膜下层，阑尾轻度充血、水肿，表面少量纤维素渗出物；镜下见阑尾黏膜充血、水肿，黏膜下层中性粒细胞及嗜酸粒细胞浸润。

2.化脓性阑尾炎　炎症累及阑尾全层，肌层大量炎性细胞浸润，呈蜂窝织炎改变；阑尾明显肿胀，浆膜附有纤维素或脓苔，阑尾腔积脓。

3.坏疽性阑尾炎　阑尾炎症继续扩散，阑尾腔内粪石梗阻，阑尾壁血管栓塞，血液循环障碍，导致缺血，阑尾发生节段性或全段坏死；常合并穿孔，并发弥漫性腹膜炎，甚至感染性休克。

（二）临床特点

临床表现依年龄和病理改变不同而异，年龄越小，临床表现越不典型，病程进展越快。

1.腹痛　为最常见、最早出现的症状，多从脐部开始，由轻到重，年长儿典型者腹痛数小时后可转移至右下腹，多为持续性钝痛。婴幼儿多表现为哭闹，症状不典型。

2.伴随症状

（1）恶心、呕吐：较成年人多见。

（2）发热：体温多在38℃左右，随着病情加重逐渐升高。

（3）其他：阑尾炎侵及盆腔，刺激乙状结肠可导致腹泻，刺激右侧输尿管可引起尿频、尿急甚至血尿。

3.查体　右下腹麦氏点固定压痛是急性阑尾炎的典型体征，部分小儿盲肠的移动性较大，阑尾位置不固定，压痛点可在右中腹、脐部、下腹中部等。发生局限性腹膜炎时，右下腹有压痛、肌紧张和反跳痛，当扩展到全腹时，往往提示阑尾已化脓穿孔造成弥漫性腹膜炎。

（三）辅助检查

1.实验室检查　白细胞计数和中性粒细胞增多，血清C反应蛋白增高。但也有个别阑尾炎患儿白细胞上升不明显。尿、便常规检查一般无特殊改变，如阑尾位于输尿管附近或阑尾周围脓肿时，尿内可有少量红细胞，病情较重时粪便内可有少量脓球。

2.腹部彩超和CT　阑尾发炎后肿胀显影，彩超和CT可以发现肿胀的阑尾，还可显示腹腔内渗出液的多少、阑尾周围脓肿的大小和部位，CT有助于异位阑尾炎的诊断。

【治疗要点】

鉴于小儿急性阑尾炎的病因和病理解剖特点，不论何种类型阑尾炎，原则上应早期手术治疗。病程超过3d、右下腹已有炎性包块、有阑尾周围脓肿形成者，可试行非手术疗法。

（一）非手术治疗

1.抗炎治疗　首选广谱抗生素加抗厌氧菌药物，遵循联合、足量、有效的原则；同时应禁食、静脉补液、纠正脱水和电解质紊乱。

2.局部疗法　如果已有阑尾周围脓肿形成，可外敷清热解毒中药。

在非手术治疗过程中，密切观察病情的发展，如体温持续升高，感染中毒症状日趋严重，局部炎性包块不断扩大或软化，腹膜炎体征明显，须迅速中转手术。

（二）手术治疗

1.阑尾切除术 首选术式，适用于诊断明确，无严重并发症的患儿。

2.阑尾周围脓肿切开引流术 适用于非手术治疗无效的阑尾周围脓肿，待脓肿治愈后3～6个月，再择期行阑尾切除术。

3.腹腔镜阑尾切除术 近年来，腹腔镜阑尾切除术获得开展，应用前景广泛。腹腔镜技术对异位阑尾炎意义更大，还可以探查整个腹腔，有助于发现阑尾炎以外的病变。

4.术后处理 术后禁食、禁水、抗炎和补液对症治疗，切口定期换药，鼓励患儿早期离床活动，术后1～2d肠蠕动恢复后进半流食，逐渐恢复正常饮食。

（唐晓冰）

第二节 急性肠套叠

肠套叠是指某段肠管及其相应的肠系膜套入邻近肠腔内引起的肠梗阻，是婴儿期最常见的急腹症之一，是婴儿期一种特有的疾病，1岁以内最多见，尤其以4～10月龄婴儿最多见，2岁以后随年龄增长发病率逐年减少。肠套叠多见于男孩，男女比例（2～3）：1。春末夏初发病率最高，夏冬次之，秋季较少见，可能与上呼吸道感染和病毒感染有关。我国小儿肠套叠的发病率较欧美为高。

【诊断要点】

（一）病理分型

根据套入部最近端和鞘部最远端肠段部位将肠套叠分为：小肠型（包括空空型、空回型和回回型）、回盲型（以回盲瓣为出发点）、回结型（以回肠末端为出发点，阑尾不套入鞘内）、结肠型、复杂型和多发型。其中回结型最常见，占70% ～ 80%。

（二）临床特点

1.阵发性哭闹 常见既往健康肥胖的婴儿，突然出现阵发性有规律的哭闹，持续10～20min，可伴有手足乱动、面色苍白、拒食和异常痛苦表现，如此反复发作。

2.呕吐 初为奶汁及乳块或其他食物，后转为胆汁样物，呕吐带臭味的肠内容物提示病情严重。

3.果酱样血便 可为首诊症状，为稀薄黏液或胶冻样果酱色血便，可重复排出。

4.腹部包块 在哭闹的间歇期，可在右上腹肝下触及腊肠样、有弹性、稍活动并有轻压痛的包块，右下腹有空虚感。晚期腹胀重或腹肌紧张时，不易触及肿块。

5.肛门指检 就诊较早患儿，虽无血便排出，但通过肛门指检可发现直肠内有黏液血便，对诊断肠套叠极有价值。

6.全身状况 早期面色苍白、烦躁不安，营养状况良好。晚期患儿可有脱水、离子紊乱，精神萎靡、嗜睡、反应迟钝。发生肠坏死时，有腹膜炎表现，可出现中毒性休克等症状。

（三）辅助检查

1.腹部彩超 为首选检查方法，在肠套叠横断面上显示为“同心圆”或“靶环”征，纵切面上呈“套筒”征。

2.腹部CT 对临床怀疑继发性肠套叠患儿有一定诊断价值，也有助于肠套叠与其他疾病相鉴别。

【治疗要点】

小儿急性肠套叠分非手术治疗和手术治疗2种，首选非手术治疗。非手术治疗首选影像学监视下灌肠复位治疗，最常用的是透视下空气灌肠复位和B超监视下水压灌肠复位。

（一）影像学监视下灌肠复位治疗

1.适应证 病程不超过48h，全身情况良好，无明显脱水及电解质紊乱，无明显腹胀和腹膜炎患者，可采用影像学监视下灌肠复位治疗。

2.禁忌证 病程超过2d以上，全身情况显著不良者，如严重脱水、精神萎靡、高热或休克等症状者；高度腹胀，腹部有明显压痛、肌紧张，疑有腹膜炎者；反复肠套叠，高度怀疑继发性肠套叠者；小肠型肠套叠；3月龄以下婴儿肠套叠。

3.并发症 唯一的并发症是肠穿孔，所以要严格掌握适应证，仔细谨慎操作。

（二）手术治疗

术前应纠正脱水和离子紊乱，禁食、禁水、胃肠减压，必要时退热、吸氧、备血等。

1.适应证 非手术治疗禁忌证的病例，灌肠复位治疗失败或出现并发症，小肠套叠，继发性肠套叠。

2.手术方法 开腹后显露肠套叠包块，检查有无肠坏死。如无肠坏死，用挤压法沿结肠框进行肠套叠整复，用双手拇指、示指握住套叠远端即套头部，向近端轻柔推挤，耐心缓慢地进行挤压复位。切勿在近端拖拽套入部，以免发生肠破裂。肠套叠复位后要仔细检查有无肠坏死，肠壁有无破裂，肠管本身有无器质性病变，如发现浆膜层裂开应予修补。对不能复位及肠坏死的病例，应行坏死肠管切除肠吻合术。

3.术后处理 术后禁食、禁水、胃肠减压、抗炎和补液对症治疗，切口定期换药，鼓励患儿早期离床活动，肠蠕动恢复后试进水，无不适逐渐恢复正常饮食。

（唐晓冰）

第三节 胆道闭锁

胆道闭锁是婴儿期累及肝内外胆管、最终导致终末期肝硬化的严重肝脏疾病，特点为胆管进行性的炎症、纤维化，并最终消失，是导致婴儿期胆汁淤积的最主要的外科疾病，此病一经发现应及早手术，目前普遍采用的术式为肝门空肠吻合术（即葛西手术），如手术失败则需肝移植治疗挽救患儿生命，胆道闭锁目前是儿童期肝移植的最常见原因。

【诊断要点】

（一）病因

胆道闭锁具体病因不清楚，有些患者合并巨细胞病毒感染，少数患者合并内脏转位。

（二）临床表现

黄疸为最突出的临床表现，有些患儿出生后即出现黄疸，随着生理性黄疸的消退黄疸症状可能略有缓解，之后又开始出现逐渐加重的黄疸；有些患儿出生时无黄疸，生理性黄疸消退之后开始出现黄疸，伴随着黄疸的出现，粪便颜色逐渐变浅，甚至排白陶土样便；此外，患儿还表现出尿黄、汗黄、泪黄等。

有些患者首诊症状为颅内出血导致的抽搐，这是由于肝功能异常导致的维生素K等脂溶性维生素吸收障碍所致，对维生素K治疗敏感。

（三）实验室检查

胆道闭锁的患儿胆红素升高以直接胆红素升高为主（达总胆红素的60%～80%），γ-谷氨酰转肽酶及胆汁酸也升高，其中γ-谷氨酰转肽酶较其他黄疸患儿升高明显，多数胆道闭锁患儿可达300U/L以上。

（四）影像检查

有经验的超声科医师可以通过肝门区纤维包块、胆囊瘪小、内壁毛糙不光滑等确定诊断。MRCP对诊断价值不大。术中胆道造影仍然是诊断胆道闭锁的金标准。

【治疗要点】

1.早发现、早诊断、早行肝门空肠吻合术对改善预后非常关键，研究表明胆道闭锁肝门空肠吻合术（葛西手术）的手术效果与手术年龄呈明显相关，年龄越大术后黄疸清除率越低，90d龄以上患儿多半已经发展为肝硬化而不再适合行肝门空肠吻合术，可以选择行肝移植手术。

2.多学科联合进行术后管理对改善患儿的预后非常关键，胆道闭锁的患儿术后常发生毛细胆管炎，且由于肝功能不良常合并脂溶性维生素和脂质吸收障碍等，导致营养不良；此外，还会出现不同程度肝纤维化的症状。因此，对葛西手术后患者积极的术后管理有助于改善患儿的肝功能和营养状、及时发现和处理早期并发症，从而提高自体肝生存率和总体生存率。

（张志波）

第四节　先天性肥厚性幽门狭窄

先天性肥厚性幽门狭窄（congenital hypertrophic pyloric stenosis）是新生儿期常见的外科疾病。我国1000～3000名新生儿中有1例，多为男性，足月儿。

【诊断要点】

1.病因　病因至今不清，可能与肌间神经丛发育异常，消化道激素紊乱，遗传因素和病毒感染有关。

2.临床表现　呕吐为早期的主要症状，大多数在出生后2～3周出现。进行性加重，从溢奶到喷射性呕吐。呕吐物为奶汁或乳凝块，不含胆汁，少数可呈现咖啡色。呕吐后有很强的求食欲，喂奶后又出现呕吐。长期呕吐，出现营养不良、消瘦、排尿量减少，粪便呈弹丸状，称为饥饿性粪便。可伴有黄疸。腹部查体可触及右上腹肋缘下腹直肌外缘处橄榄样幽门肿块，1～2cm大小，在呕吐后胃排空时或腹肌松弛时检出率更高。

3.幽门超声　首选的诊断方法。诊断标准：幽门肌肥厚≥4mm，幽门管内径＜3mm，幽门管长度＞15mm。

4.上消化道造影　胃扩张、胃蠕动波增强，胃排空延迟；幽门管腔狭窄，呈鸟嘴征、线样征、双轨征；幽门管腔增长。

5.病理组织学改变　幽门环肌异常增生、肥厚，整个幽门呈橄榄状肿块，质坚硬，表面光滑。在幽门切面上，可见肥厚的肌层将幽门管黏膜压缩，使管腔缩小。

【治疗要点】

1.诊断确定后，积极做术前准备，尽早手术治疗。

2.幽门环形肌切开术为标准手术，腹腔镜幽门环形肌切开术效果良好。

3.术后6h给水喂养，无呕吐可进奶。

（王大佳）

第五节　小儿食管裂孔疝

正常食管通过膈肌裂孔进入腹腔，然后与胃相延续；腹段食管和胃底的位置位于膈肌以下，不会随膈肌运动或腹压增加而进入胸腔。当膈食管裂孔扩大，膈食管韧带松弛，使腹段食管、贲门、胃底，甚至部分结肠、小肠等进入胸腔内即构成食管裂孔疝。

【诊断要点】

1.病因　目前认为该病是基因与环境因素共同作用导致的。

2.主要病理改变　食管后方膈肌脚的左右膈肌脚肌纤维薄弱、膈食管韧带、胃悬带发育不良等变得松弛使食管裂孔开大，导致腹腔食管、贲门、胃底或腹内其他脏器疝入胸腔内。食管裂孔疝传统分为4型：Ⅰ型，滑动型疝；Ⅱ型，食管旁疝；Ⅲ型，混合型疝；Ⅳ型，多器官型疝。但临床上为便于治疗往往分为：柱状疝、小型疝、中型疝、巨大型疝。①柱状疝：胃食管交界部经食管裂孔移至左膈上，但膈上部分不扩张成囊状。②小型疝：贲门及＜1/3的胃经食管裂孔疝至左膈上。③中型疝：贲门及＞1/3的胃经食管裂孔疝至左膈上。④巨大型疝：全胃或部分胃经食管裂孔疝至右膈上，或全胃经食管裂孔疝至左侧膈上。

3.临床表现　可有呕吐、呕血、咳嗽、气喘等呼吸道感染症状及吞咽困难等，病程长者出现贫血及发育不良。

4.钡剂透视检查为最佳诊断方法　透视下依病理类型不同可表现有腹腔食管、贲门、胃底、胃体或其他腹腔脏器疝入胸腔内。其他检查方法有食管镜检查、食管测压和24h食管pH测定、CT等。

【治疗要点】

1.柱状型疝　多数为新生儿，行非手术治疗，采取体位疗法，如半坡位。大多数随年龄增长可以治愈。

2.小型疝 非手术治疗，同时严密观察，部分通过非手术治疗治愈；但部分可发展为中型疝。一般非手术治疗6～8周不缓解应转手术治疗。

3.中型疝及巨大型疝 应手术治疗。对于有疝内容嵌顿致疝内容缺血或坏死者应急诊手术。

4.手术方法 以往为经胸或经腹开放手术。近10余年来腔镜手术成为标准治疗方法，但对于合并严重先天性心肺畸形及其功能不全者为禁忌。入路有腹腔镜手术或胸腔镜手术。手术包括缝合缩小膈肌食管裂孔，抗反流机制的建立及辅助手段，如固定胃或腹段食管等。

5.腹腔镜手术方法及种类

（1）术前准备 术前完善各种检查，如胸部X线片、上消化道造影及相关血检查；纠正贫血、离子紊乱及营养不良。术前留置胃管，清洁洗肠，留置尿管（对于月龄较小的患儿可增加腹腔操作空间）。

（2）手术主要步骤 以3孔法为例介绍。

①体位与孔位：全身麻醉气管插管，患儿取头高足低位。于脐窝处穿刺5 mm Trocar，建立人工气腹，压力依患儿年龄维持在8～12 mmHg，流量在3～6L/min。左中腹、右上腹分别穿刺3～5mm Trocar，可设左中腹为镜孔，腔镜可用30°及0°镜。其余为操作孔。探查腹腔内是否合并肠旋转不良等畸形、膈肌食管裂孔开大程度、病理类型等。

②显露膈肌食管裂孔：在剑突的左侧腹壁刺入带针丝线，将线缝合于食管裂孔前壁的膈食管韧带上，然后将针线从右上腹壁穿出；收紧缝线将肝左叶抬起显露膈肌食管裂孔，用无损伤抓钳将疝入胸腔的器官还纳腹腔，显露整个食管裂孔及贲门食管下段区。

③游离胃及食管并显露膈肌脚：超声刀断离脾胃韧带及膈食管韧带；游离贲门和食管，向下牵拉胃底，保护食管肌层表面上走行的迷走神经，依患儿年龄游离腹段食管和食管胃连接长度2～4cm，切除疝囊，显露左、右膈肌脚。

④紧缩膈肌食管裂孔：向前提拉食管，显示两侧的膈肌脚，用不可吸收线（4～7号丝线或2号普理灵）于食管后方间断缝合膈肌脚及裂孔缩小膈肌食管裂孔；针距0.5 cm，缘距0.5 cm。松紧度要适宜，过紧影响进食，过松易复发。保留膈肌裂孔大小应以食管完全充盈的宽度加可少许活动的空间为准；膈肌脚发育不良，膈肌食管裂孔过大者酌情加用补片加固。

⑤建立防反流机制：防反流机制有胃底折叠或胃底包绕（Nissen，Belsey；Toupet；Thal-Ashcraft和Bois-Ochoa术式）及重建His角。包绕或折叠的胃底均应缝合在膈下食管，包绕或折叠的范围及长度依患儿情况来定。胃底膈顶固定重建His角。Nissen胃底折叠术：从食管后方将胃底拉到食管右侧，胃底包绕腹段食管及食管胃连接部位，对合缝合固定食管3针，包绕的高度依患儿年龄来定，月龄小的相对短些，在1.5cm左右；年龄相对大者，在2cm左右；超过3cm术后可能出现吞咽困难。进针顺序为左侧胃底、食管右前壁、右侧胃底，使整个腹段食管由胃底包绕360°。重建His角，将胃底与膈肌顶固定缝合2针或3针。依情况可将食管与膈肌固定2针或3针。

⑥视病情，如胃排空困难、迷走神经损伤及幽门肌肥厚狭窄，可同时做幽门成形术及幽门肌切开术。

（黄　英）

第六节　先天性肠畸形

一、十二指肠闭锁与狭窄

【概述】

先天性十二指肠闭锁和狭窄（congenital atresia and stenosis of the duodenun）是胚胎发育过程中十二指肠部发生障碍，引起先天性十二指肠内梗阻，可发生在十二指肠的任何部位，以十二指肠第二段多，尤以壶腹附近最多见。闭锁与狭窄的比率为3 ∶ 2或1 ∶ 1。

1.Stauffer将其分为两类7型

闭锁Ⅰ型：十二指肠隔膜型闭锁，肠管连续性不中断。

闭锁Ⅱ型：十二指肠闭锁两端由纤维索带连接。

闭锁Ⅲ型：十二指肠闭锁两端分离。

闭锁Ⅳ型：隔膜型闭锁，隔膜脱垂到远端肠腔内形成"风袋型"。

狭窄Ⅰ型：十二指肠隔膜型狭窄，中央有开口。

狭窄Ⅱ型：十二指肠风袋型隔膜，中央有极小孔。

狭窄Ⅲ型：十二指肠某段肠管缩窄。

病因目前病因尚未完全清楚，多数学者认为胚胎发育期肠管腔化过程异常是导致本病发生的主要原因。

2.病机 胚胎第4～5周时，肠管已形成，肠腔内上皮细胞过度增生充满肠腔，称为"充实期"。胚胎第8～10周时，在充实的上皮细胞内出现许多空泡，空泡膨胀，互相融合，按肠管长轴排成链和排，此期为"腔化期"。到胚胎第12周时，空化过程完成，肠腔再次贯通，形成正常的消化道。如果胚胎肠管的这种演变过程，在第2～3个月中发育发生障碍，某段肠管停留在充实期，或空泡未融合，或融合不完全，均能形成闭锁或狭窄。除此之外，十二指肠闭锁与狭窄常伴发其他部位畸形，说明十二指肠闭锁与狭窄非单一病因所致，可能与胚胎期全身发育缺陷有关。

3.流行病学 目前无准确统计，一般为1∶1万～1∶4万。本病占十二指肠梗阻中的0.8%～2.5%，在小肠闭锁中占37%～49%。国内报道较低，约占1/15。女婴略多于男婴。发生闭锁与狭窄的比例约为1∶2或相等。

【诊断要点】

1.症状 十二指肠闭锁及狭窄均属于高位肠梗阻，本病多见于早产儿或低体重儿，母亲病史中约有50%病例有羊水过多史。一般在出生后1～2d或进奶后即出现呕吐，呈持续性加重，很少呈喷射状，呕吐物大多数呈黄绿色胆汁样物，只有闭锁在壶腹近端者呕吐物不含胆汁。出生后一般无正常胎便排出，偶有排出1～2次少量灰绿色米粒样干便或灰白色黏液样物，量少，且排出时间晚。体检有时上腹部饱满，可见胃蠕动波。由于持续性呕吐，出现脱水、电解质紊乱，皮肤干燥、脱屑有皱褶。十二指肠狭窄患儿可在新生儿、婴幼儿及儿童期出现症状，症状出现的早迟与隔膜孔的大小有关系。隔膜孔小，症状出现的就早。呕吐多为间歇性呕吐，呕吐物多为胆汁性不消化的食糜，狭窄重者呕吐频繁，进奶及进食不佳，长时期可导致营养不良、消瘦、贫血和生长发育障碍。体检时，上腹部膨胀，可见胃肠型及蠕动波，饱食后可有振水音，下腹部平坦或凹陷。

2. 辅助检查

（1）腹部X线透视及摄片、在正立位X线平片上可见到有“双气泡征”，即在肠梗阻近端胃十二指肠内潴留液体和气体，而形成的液平面。偶尔也可见“单泡征”或“三泡征”是由于频繁呕吐，十二指肠内气体向上排出，或十二指肠内被液体充满所致。“三泡征”除十二指肠液平面外，由于扩张的胃发生某种程度扭转，致胃体、胃窦部出现2个液平面。十二指肠闭锁者，腹部其他部位无气体。十二指肠狭窄者在X线平片上可见胃泡明显扩大，十二指肠球部胀气或有液平面，腹部其他部位有少量气体。

（2）钡剂胃肠透视检查：可见胃、幽门管及十二指肠近端明显扩张，蠕动可增强，钡剂潴留，通过困难。儿童期十二指肠狭窄者，胃及十二指肠极度扩张，可形成巨十二指肠改变。

（3）产前超声波检查：十二指肠闭锁的胎儿腹腔内显示2个典型的液性区，指导产妇分娩后将新生儿送儿外科就诊，早期诊断，早期手术治疗，可提高生存率。

3. 鉴别诊断

（1）幽门瓣膜闭锁及狭窄：出生后即呕吐，呕吐物不含胆汁，喷射状，腹部立位X线平片，可见“单泡征”，钡剂胃肠透视，可见胃幽门部梗阻及狭窄，钡剂潴留，腹部其他部位无气体或很少气体。患儿频繁呕吐后可出现低氯、低钾性碱中毒。

（2）先天性肥厚性幽门狭窄：多见足月儿，出生后多在2～3周出现进行性喷射性呕吐，呕吐物不含胆汁，甚者吐咖啡色液体，呕吐后强烈求食。右上腹腹直肌外缘可触及橄榄形软骨样硬肿块。钡剂胃肠透视可见幽门管细长且弯曲，钡剂排出迟延且潴留在胃内。

（3）环状胰腺胰腺：包绕压迫在十二指肠第二段，造成十二指肠完全或不完全梗阻，引起胆汁性呕吐，排出少量黑色黏稠的胎便，持续时间长，术前不易与十二指肠闭锁及狭窄区别，需经手术确诊。

（4）先天性肠旋转不良：由于中肠旋转不全或异位腹膜带压迫十二指肠第二、三段引起不完全性梗阻，除腹部正立、侧卧位X线平片外，应行钡剂肠检查，可见盲肠位于右上腹或其他部位。

【治疗要点】

十二指肠闭锁及狭窄，一经确定诊断后应给予手术治疗，因患儿均为机械性肠梗阻，来院时患儿情况较好，无明显贫血及离子紊乱者，可急诊手术。否则应积极治疗并发症，如早产儿已合并营养不良、肺炎、硬肿症者，积极给予保温或入温箱，抗生素消炎，静脉高营养治疗，病情好转后再给予手术治疗。

1. 隔膜切除　肠管纵切横缝术适合于隔膜型及风袋型闭锁及狭窄。优点：手术损伤小，不影响肠管血供，成形肠管粗细过渡平缓，肠内容物易于通过，有利于肠功能尽早恢复。缺点：当隔膜有明显炎症水肿，隔膜位于壶腹部时切除隔膜不彻底，以及术中极易出血，造成手术失败，症状复发。

2. 十二指肠十二指肠吻合术　适合于十二指肠闭锁或狭窄中远、近端较接近的病例。优点：吻合口的路径短，符合正常生理功能，方法较简便，是较常用的术式。

3. 结肠后十二指肠空肠吻合术　此术式是治疗十二指肠闭锁的传统手术，近年来已很少应用，仅适合于闭锁盲端距离较大，不能行十二指肠十二指肠吻合术的病例。

（苏朋俊）

二、肠旋转不良

肠旋转不良是指在胚胎期中肠发育过程中，肠管以肠系膜上动脉为轴心的旋转运动发生障碍而引起的肠系膜附着不全和肠管位置异常的先天性肠道畸形，容易导致肠梗阻。多发于新生儿期，是造成新生儿十二指肠梗阻的常见原因之一。少数病例发生于婴幼儿或年长儿童，极少数病例可延迟至成年期发病。

病理：胚胎期中肠旋转过程的异常，可产生各种病理改变，导致各种病理类型肠梗阻，手术中必须充分注意予以解除。

（1）腹膜束带压迫十二指肠：肠旋转不良时中肠由脐带基底部进入腹腔后旋转过程的停止，是常见的病理改变。小肠及升结肠位于幽门部或H的下方，从盲肠及升结肠发出的腹膜束带跨越十二指肠的第二、三段，并固定于腹膜右后外侧，使十二指肠受压而致梗阻，有时盲肠位于十二指肠前并被固定，也可造成该部位梗阻。

（2）肠扭转肠旋转不良时，小肠系膜未能从左上至右下方牢固地固定于后腹壁，使肠系膜根部明显变窄，极易发生肠管环绕肠系膜根部扭转。绝大多数为顺时针方向扭，极个别病例亦可逆时针方向扭转，扭转可为部分中肠，亦可全部中肠扭转，扭转程度不一。

（3）空肠上段膜状束带压迫后扭转，在肠系膜部位有许多膜状束带造成空肠上段梗阻，手术中必须予以松解。

以上3种病理改变最为常见，尚有少数病例肠管有其他病理改变。

【临床表现】

新生儿期肠旋转不良新生儿高位肠梗阻中，肠旋转不良占第1位。绝大多数新生儿肠旋转不良发病有其规律性，出生后排便多正常，第3～5日突然出现胆汁性呕吐，同时排便减少或消失为最主要的临床症状。如有血便排出，说明中肠扭转已达8h以上。由于梗阻部位高，加之胃及十二指肠内容物被吐出，故很少有腹胀。初次就诊几乎均在儿科，腹部往往无明显阳性体征，极易误诊为儿科其他疾病。

婴幼儿及儿童期肠旋转不良常表现为间歇性腹痛及胆汁呕吐，腹部常无明显肠梗阻体征。此时应考虑到肠旋转不良的可能。

【辅助检查】

1.腹部立X线位片　典型者显示胃和十二指肠扩大，小肠内少气或完全无气。表现为“双泡征”或“三泡征”。

2.上消化道造影　可显示异常的十二指肠外形，十二指肠球部扩张；造影剂通过十二指肠受阻；十二指肠空肠连接部位于中线右侧、位置低；小肠位于右侧腹部；当有肠扭转时，十二指肠和近端空肠呈“螺旋状”。

3.下消化道造影　是诊断肠旋转不良的重要依据，如能显示回盲部位置异常，对诊断具有决定意义。回盲部可位于右上腹、中上腹或左侧腹部，或大部分结肠在左侧腹部互相重叠等。但盲肠位置正常，不能排除肠旋转不良。

4.腹部增强CT　可显示肠系膜动静脉位置关系异常，如合并肠扭转，可显示小肠肠袢呈螺旋状。

5.超声　目前，超声因无创、无辐射，操作简便，已经成为诊断肠旋转不良重要检查方法。该检查可以通过显示肠系膜上动、静脉关系异常，确定诊断。正常情况下肠系膜上静脉（SMV）位于肠系膜上动脉（SMA）右侧，而肠旋转不良者SMV在SMA左侧，或前后位。“漩涡征”提示发生肠扭转。

【诊断】

1.新生儿期肠旋转不良主要根据出生后3～5d出现胆汁性呕吐病史，腹部无明显阳性体征，就应考虑到肠旋转不良的诊断。

2.婴幼儿及儿童期肠旋转不良由于病史不典型，借助钡剂灌肠及胃肠透视确诊。在中肠发生扭转时，呕吐及腹痛剧烈，腹部有明显的触痛反应。直肠指检有时可查到血便。

【治疗】

无梗阻症状的肠旋转不良不需手术治疗，可临床随访；如有梗阻症状时需手术治疗。梗阻症状或急性腹部体征出现是急诊手术指征，应早期手术探查。采用Ladd手术效果满意，治愈率可达90%以上。手术可选择右上腹横切口，托出小肠至切口外，探查肠系膜根部，逆时针方向旋转以矫正中肠扭转；松解Ladd束带，并沿腹腔脊柱右侧伸直十二指肠；扩展小肠系膜根部附着点；切除阑尾。亦可以采用腹腔镜手术。

三、先天性消化道重复畸形

先天性消化道重复畸形是指附于消化道系膜侧，具有与消化道结构相同的球状或管状空腔物的一种先天性发育畸形。整个消化道任何部位均可发生，小肠重复畸形较多，尤多见于回肠，其次发生在食管、结肠、胃和十二指肠等。

【诊断要点】

（一）病理类型

消化道重复畸形按不同的形态分为两种。

1. 囊肿型　约占80%，呈球形或卵圆形，大小不等。

（1）肠外囊肿型：依附在肠壁向外突出，早期不引起梗阻。

（2）肠内囊肿型：位于黏膜下层或肌层，向肠腔内突出，多见于回盲瓣附近，早期即可阻塞肠腔。

2. 管状型　位于肠系膜附着缘，与正常肠管并列走行，形成双腔管道，长度从数厘米到数十厘米，在近端或远端可与主肠管相通。

（二）临床特点

消化道重复畸形的症状可发生于任何年龄，以婴儿期多见，少数可至成年才发病。症状因病变的大小、所在部位、类型、是否与肠管相通和有无异位黏膜有所不同。

1. 肠梗阻　囊肿压迫肠腔造成阻塞，或诱发肠套叠可引起肠梗阻，表现为阵发性哭闹、呕吐、腹胀和便秘等，是消化道重复畸形最常见的并发症。

2. 消化道出血　重复畸形黏膜组织中的异位胃黏膜和胰腺组织可分泌盐酸和消化酶，使囊壁和附近肠壁黏膜破坏，溃疡出血。表现为呕血或便血，严重者可导致贫血或失血性休克。

3.腹部包块　腹部可触及囊性、光滑、活动性包块，可伴有腹部不适或慢性间歇性腹痛。

4.胸部肿块　可引起胸部不适、胸痛、气促及发绀等压迫症状。

（三）辅助检查

1.腹部彩超　能判断重复畸形的部位、大小和性质，以及囊肿和消化道的关系。一般腹部重复畸形，可见重复囊肿的多层壁表现，可见高回声的黏膜层和低回声的肌层。

2.腹部CT　可显示出非特异性囊性结构及部位。

3.异位胃黏膜显像　25%～30%消化道重复畸形含有异位胃黏膜，核素$^{99m}TcO4^{-}$腹部显像对异位胃黏膜的诊断有优势，异位胃黏膜的检出率为70%左右。

【治疗要点】

消化道重复畸形常因各种并发症而就诊，一旦诊断，即应手术治疗。根据病变部位不同，手术方法不同。

常用的术式包括4种。

1.重复畸形切除术　适用于孤立的、与周围肠管无共同的血液供应的囊肿型重复畸形。

2.重复畸形及肠管部分切除术　适用于与依附的正常肠管关系密切、有共同血液供应的重复畸形，切除畸形肠管时会损伤正常肠管，很难保留正常肠管，常需同时切除。

3.囊肿开窗内引流术　适用于十二指肠重复畸形，强加分离会损伤附近的胆道和胰腺等重要器官，将重复畸形与相邻的十二指肠壁部分切除，“开窗”引流；也适用于直肠后壁的重复畸形，切开直肠后壁，使两者相通，勉强分离常导致直肠壁破损。

4.囊壁部分切除术　适用于沿胃大弯走行的重复畸形或管状型结肠重复畸形，可切除部分壁层，但不能损伤胃或结肠血管，有时仅切除囊肿黏膜或腐蚀的内壁。

（唐晓冰）

四、美克尔憩室

美克尔憩室（Meckels diverticulum）又称回肠远端憩室，在胚胎发育过程中，卵黄管从脐端开始向肠端萎缩退化，如果卵黄管有一部分或全部萎缩闭合不全，脐端退化，肠端未退化则形成一盲囊，称为回肠远端憩室。1812年，美克尔（Meckel）对该畸形从组织胚胎学和临床表现上做了详尽描述，因而称之为美克尔憩室。

美克尔憩室位于距回盲瓣100cm以内的回肠上，在肠系膜的对侧缘，有自身的血供，多数呈圆锥形，少数为圆柱形，口径1～2cm，憩室腔较回肠腔为窄，长度在1～10cm，盲端游离于腹腔内，顶部偶有残余索带与脐部、胸壁或肠系膜相连。组织结构与回肠相同，肌层较薄。约50%的憩室内有迷生组织，如胃黏膜（80%）、胰腺组织（5%）、空肠黏膜、十二指肠黏膜、结肠黏膜等。

憩室可因迷生组织分泌消化液，损伤肠黏膜而引起溃疡、出血及穿孔；可因粪块、异物、寄生虫而发生急性炎症、坏死及穿孔；可因扭转、套叠、疝入、压迫、粘连而引起各种急性肠梗阻。

【病理】

单纯的美克尔憩室的存在不致引起症状，但有1/4～1/3的憩室可以因多种的病理变化引起严重症状。主要的病理变化有以下几种。

1. 炎症　憩室的急性炎症常见于憩室颈部口径较小，或憩室本身发生扭转，致憩室腔有梗阻的情况，炎症的结果因憩室腔内压力过高，而导致憩室的坏死和穿孔，引起腹膜炎。因憩室较游离，憩室坏死穿孔时炎症局限化可能性小，所以较阑尾穿孔更严重。

2. 溃疡出血　憩室壁内的异位胃黏膜组织具有分泌胃酸和胃蛋白酶的作用，不断刺激憩室黏膜而发生消化性溃疡，引起出血或穿孔等症状。

3. 粘连梗阻　憩室顶端原有连到脐部的索状纤维带可能未吸收消失，或者憩室周围因炎症而产生新的粘连。可形成肠管内疝、压迫、肠扭转等肠梗阻症状。

4.套叠　底部宽敞的憩室可向内翻入回肠腔，成为套叠的起始点。憩室本身有病变，也可引起套叠。

【诊断要点】

50%以上在3岁以下婴幼儿发生症状，美克尔憩室只有发生合并症时才出现症状。文献报道发生并发症者占15%～30%。一般都认为憩室内迷走组织的存在和憩室的形态特点是引起美克尔憩室并发症的重要因素。

1.溃疡出血　多见于2岁以内婴儿，主要表现为无痛性便血；量大的，一次可达数百毫升，色泽鲜红或暗红，在短期内发生出血性休克，严重贫血。腹部检查无阳性体征。出血常会自行停止，或反复间歇出血。

2.肠梗阻　占25%～40%，可有肠套叠、肠扭转、腹内疝等。以憩室顶端的纤维索带所形成的内疝和肠扭转，以及憩室本身的扭转、粘连所引起的肠梗阻最为常见，其次是憩室为起套点形成的回结型肠套叠，其临床表现与一般的肠套叠、绞窄性肠梗阻或粘连性肠梗阻相同。起病比较急骤，症状严重，可发生肠坏死而引起腹膜炎。

3.憩室炎　占14%～34%，当憩室引流不畅或有异物滞留时，可发生炎性病变。临床症状主要为脐周或右下腹痛，常伴有恶心呕吐。腹部检查可发现右下腹或脐下有压痛和腹肌紧张，症状和体征与急性阑尾炎相似，往往难以鉴别，常误为穿孔性阑尾炎而手术。

4.憩室穿孔　憩室的炎症和溃疡均会导致憩室穿孔，大多骤然发生症状，临床表现为剧烈腹痛、呕吐和发热，腹部检查有明显的腹膜刺激征。少数病例膈下有游离气体。

美克尔憩室的临床表现及其并发症，并无特殊性，与急性阑尾炎、其他病因引起的肠梗阻、下消化道出血等疾病难以鉴别。当患儿出现这些临床表现时，应考虑到美克尔憩室及其并发症的可能性。

5.辅助检查

（1）^{99m}Tc扫描：异位胃黏膜显像，当憩室壁层含有胃黏膜伴有出血的病例，腹部扫描可显示放射性浓集区。

（2）超声：腹部扫查，脐周或右下腹探及一端与小肠相通，一端为盲端的肠管样囊性肿物。

【治疗】

行美克尔憩室切除术或肠切除肠吻合术。

根据美克尔憩室的形状、大小、病理变化及附着部回肠的病变情况，可以通过单纯的憩室切除术（将憩室由基底部切除）来切除，或通过小肠节段性切除和一期吻合术来切除。

（唐晓冰）

第13章

小儿诊治技术

第一节　洗　胃　法

目的：清除胃内毒物或刺激物，避免毒物吸收；为某些手术或检查做准备；减轻胃黏膜水肿，通过胃灌洗将胃内潴留食物洗出。

【方法】

1. 口服催吐法

适用于年长且清醒能合作患儿。

（1）洗胃溶液常用生理盐水，1%～2%碳酸氢钠或25～38℃温水。

（2）嘱患儿大量饮用洗胃液。可压舌根部引起呕吐至吐出洗胃液，清澈无味为止。

2. 胃管洗胃法

（1）插管前准备

①按年龄选用合适的胃管。

②常选用一次性或煮沸消毒过的胃管。

③插入深度为以眉间至剑突与脐中点的距离，在胃管上做好标记。

④生理盐水或液状石蜡润滑胃管待用。

（2）插管时

①患儿取侧卧位，将胃管从鼻腔插入，在鼻咽部可略有阻力，患儿有恶心反应，此时迅速插入，年龄较大患儿可嘱其做吞咽动作。

②用注射器抽取出胃内容物后证明胃管在胃内。将洗

胃液缓慢注入胃管内，达一定容量后再抽出，反复多次至洗净为止。

③洗胃完毕，拔出胃管前应先用手指捏紧管壁，令患者屏气，迅速拔出。

（滕　旭）

第二节　胃肠减压法

利用负压吸引原理通过留置的胃管与其连接的吸引装置将积存在胃或小肠的气体和液体吸出，达减轻胃肠压力的目的。

【适应证】

1.机械或麻痹性肠梗阻。

2.术前准备：消化道术后排出胃肠内容物和积气。

3.使用机械通气患儿，排除胃内空气。

4.急性胃扩张、急性腹膜炎、重症胰腺炎、胆囊疾病等。

【方法】

1.患儿体位及导管插入同洗胃法，亦可根据需要将胃管插入十二指肠或空肠。

2.将留置在胃肠内的导管外端与密闭的胃肠减压装置相连。

【注意事项】

1.胃肠减压装置要密闭，可据患儿需要调整吸引强度。

2.减压期间应禁止进食和水，定期用温水冲洗胃管以保持通畅。

3.根据吸出液体量的多少，适当补充液体，以维持水、电解质平衡。

4.记录引流量及性状。

5.病情好转，肠蠕动恢复及排气后，可停止胃肠减压。

（滕　旭）

第三节 胃镜检查

【适应证】

1.有上腹痛、呕吐、黑粪等消化道症状。

2.原因不明的急性上消化道出血，在出血12～48h宜做胃镜检查以确定出血部位，便于相应急救。

3.已确定炎症、溃疡，治疗一段时间后复查，评价疗效。

4.经X线钡剂造影未能发现病变或发现炎症，结肠息肉、肿瘤等病变，但不能确定其性质。

5.取食管、胃内异物，或对息肉进行电凝或切除术。

6.某些少见疾病，如肠淋巴管扩张症、嗜酸细胞性胃肠炎、炎性肠病及不明原因的营养不良考虑与肠道因素有关等有可能在十二指肠或胃内黏膜存在病变，须行胃镜检查并取病理进一步确诊。

【禁忌证】

1.严重心脏疾病或极度衰竭、不能耐受检查。

2.精神疾病或严重智力障碍、不合作者。

3.疑有上消化道穿孔或急性腹膜炎。

4.脊椎明显畸形。

5.服用腐蚀性药物口咽、食管有腐蚀性炎症存在，易穿孔。

6.有活动性肝炎患者，为相对禁忌，内镜需经3%戊二醛浸泡30min消毒。

【术前准备】

1.了解相关病史，做血常规、肝功能、ALT、HBsAg检查。

2.详细了解申请单上注意事项，认真填写。

3.术前禁食、禁水6～12h，禁药。哺乳期婴儿禁奶6h，钡剂透视需2～3日后检查，避免钡剂影响检查结果。

4.术前10min口服西甲硅油及胃蛋白酶，并用2%利多卡因咽部喷雾麻醉。婴幼儿检查可适当应用镇静药物。

5.无痛胃镜者，术前需检查心电图。

【操作内镜过程中风险】

虽极少出现，但须向家长交代注意事项。

1. 麻醉过敏。

2. 上消化道穿孔，出血，感染或黏膜撕裂。

3. 下颌关节脱位，腮腺肿胀，面部出血点。咽部不适或声嘶。

4. 喉头痉挛或呕吐误吸窒息。

5. 其他难以预料的意外情况。

【操作方法】

1. 患儿左侧卧位，下肢屈曲，头部略后倾，放置牙垫。进行无痛胃镜时行心电监护，鼻导管吸氧，麻醉。

2. 检查者左手握胃镜操作部，右手持镜身远端经牙垫对准口咽部插入。

3. 进入食管后适量注气，循腔进镜，逐步观察胃及十二指肠各部分病变。

4. 需活检者取组织块固定送检。

【术后注意】

1. 术后2h麻醉作用消失后进温、软食物。

2. 注意观察是否有腹痛及黑粪出现。

（滕　旭）

第四节　结肠镜检查

【适应证】

1. 有腹痛、腹泻、便血等下消化道症状。

2. 经X线钡剂灌肠发现阳性病灶但不能定性。

3. 各种原因慢性腹泻，原因不明下消化道出血。

4. 对已确诊病列，进行随访观察，以确定治疗疗效。

5. 对息肉摘除，取结肠内异物。

【禁忌证】

1. 严重心肺疾病。

2. 严重智力障碍。

3. 严重结肠炎症活动期。

4.疑有下消化道穿孔，急性腹膜炎。

【术前准备】

1.了解相关病史，查血常规、肝功能、ALT、HBsAg。

2.术前3d食无渣或少渣半流食，术前1d进流食、手术当日禁食。

3.术前1d用1%番泻叶代茶饮，检查当日凌晨口服洗肠液。术前1h洗肠2～3次。

4.对不合作患儿可给予镇静药。

5.进行无痛肠镜者，术前须检查心电图。

【操作方法】

1.患儿左侧卧位，下肢弯曲，背向检查者。进行无痛肠镜时行心电监护，鼻导管吸氧，麻醉。

2.先检查肛门有无异常。检查者左手握结肠镜操作部位，助手将结肠镜头端纳入肛门。

3.镜入肛门后循腔进镜，动作要轻柔，直达回盲部，退镜时需详细观察各部分病变，必要时取活检。

【术中风险】

在检查过程中视检查情况，医师可能取组织送病理检查或止血等相应治疗操作，一般情况下结肠镜检查及活检是安全的，但仍有少数患者有发生以下并发症的可能，须向家长交代：麻醉过敏；结肠穿孔，出血，感染或黏膜撕裂；不能完成全结肠检查，脾破裂，心脑血管意外，腹胀腹痛，各种感染，其他难以预料的意外情况。

【术后注意事项】

1.观察有无腹痛、腹胀、恶心、呕吐和便血等不适症状，警惕出血和穿孔等并发症。

2.肠镜检查后，患者需在内镜室观察30min，等神志完全清醒、确定无不适反应后再离开。

3.饮食：结肠镜检查时如未进行活检，术后即可进普通食物。肠镜检查时疼痛比较剧烈，且操作不顺利的患者，术后应进流食或半流食1～2d。对小息肉切除或活检钳取息肉的患者，当日应进食流食或少渣半流食。对较大息肉摘除的患者，应住院观察，术后禁食1～2d，之后改为流食1～2d，再半流食2～3d，方可恢复正常饮食。

（滕　旭）

第五节　肝脏穿刺术

【适应证】

1.为了解各种肝脏疾病的性质，估计预后。

2.抽液放脓，在超声引导下治疗。

【禁忌证】

1.出血和凝血机制障碍、肝内血管瘤。

2.重度阻塞性黄疸、充血性肝大、大量腹水。

3.胸腔或膈下炎症。

【术中风险】

患者拟行肝脏穿刺术明确肝脏病变情况，在操作过程中及术后可能出现以下情况，向家长交代：麻醉意外；损伤肋间神经引起出血、疼痛及穿刺局部感染等；气胸、血胸、血气胸；损伤肝脏、胆囊等，引起肝破裂，腹腔出血，胆汁性腹膜炎，休克；损伤邻近脏器，穿刺不成功，其他难以预料的意外。

【操作方法】

1.术前做凝血时间，以及凝血酶原时间测定，以了解凝血机制。凝血酶原时间不正常可肌内注射维生素K数日，正常后进行。

2.患儿取仰卧位，右臂上举，选择右腋前线第8或第9肋间隙或在肋缘下右锁骨中线，或右胸骨旁线，常规局部消毒，铺无菌孔巾。

3.局部麻醉后，用接有10～20ml注射器的肝穿刺针沿肋骨上缘先垂直刺入0.5～1cm，注入生理盐水0.5～1ml以防针头阻塞，在穿入肝脏前，先拉出注射器芯到5ml刻度以造成负压，同时让患儿在深吸气后屏气片刻（幼儿在呼气末）迅速将针刺入肝脏，停留1s，负压吸引后立即拔出。拔出针头后，局部消毒，盖无菌纱布，腹带绑紧，局部压以沙袋。

4.将抽出的组织置于10%甲醛溶液中固定。

【术后注意事项】

穿刺后，卧床休息24h，2h内密切观察脉搏、血压，防出血。

（滕　旭）

第六节　胸腔穿刺术

【适应证】

1.诊断　明确胸腔积液性质，病因诊断可行常规、生化、培养及病理细胞学检查。

2.治疗

（1）大量胸腔积液或积气，抽液缓解症状。

（2）脓胸抽液灌洗或注射治疗药物。

【方法】

1.体位

（1）年长儿：面对椅背，骑坐在靠背椅上，两臂交叉于椅背上，头伏于前臂上。

（2）婴幼儿：由助手怀抱，使患儿稍前倾，背部暴露并略突出。

2.部位

（1）积液时一般定位于叩实区的最低处，即肩胛线第7、8肋间，腋后线第7、9肋间。

（2）局限性或包裹性积液时可在B超下定出穿刺点并在超声引导下穿刺。

（3）积气时一般在锁中线外侧第2肋间。

3.局部碘酒、乙醇消毒，戴无菌手套，铺无菌巾，2%利多卡因局部麻醉至皮内、皮下、肋间，依次边进边注射，逐层浸润直至回抽有积液为止，其深度可做下次穿刺参考。

4.右手持连有橡皮管的穿刺针，先用血管钳夹紧皮管，再用穿刺针在穿刺点沿肋骨上缘垂直进入2～3cm，阻力感消失表示已进入胸腔。

5.取注射器与橡皮管接好，助手将血管钳松开，并固定穿刺针，术者抽吸液体或气体，抽满针管时，助手再夹住橡皮管。取下注射器，排出液或气体，如此反复进行。记录抽出液体总量。

6.取液（气）后，碘酒、乙醇消毒针孔周围皮肤，迅速拔针，无菌纱布紧压穿刺孔，用手掌压片刻，无出血等不良反应后胶布固定。

【注意事项】

1.抽液（气）过程中应固定好患儿及穿刺针，进针勿过深，以防刺伤肺脏。

2.穿刺过程中应注意观察患儿变化，如出现极度咳嗽、大汗、苍白或刺激性剧咳及抽出鲜血，应立即停止放液，对症处理。

3.抽液（气）不能过多、过快，诊断性穿刺年长儿50～200ml，治疗性穿刺不超过600ml，婴儿酌减，以防发生纵隔摆动等意外。

4.穿刺与抽液时应注意无菌操作并防止空气进入胸腔。

（韩晓华）

第七节　腹腔穿刺术

【适应证】

1.诊断　检查腹水性质，取样做常规、生化、细菌学或细胞学检查。

2.治疗　大量腹水有压迫症状，呼吸困难，胸闷、气短等症状，适当放出腹水减轻压力或腹腔内给药。

【方法】

1.术前准备：嘱患儿排空尿液，以免穿破膀胱。

2.体位：半卧位或坐位，腹水少者可侧卧位。

3.部位：一般取左下腹部，脐与髂前上棘连线的外1/3处为穿刺点，也可取脐与耻骨联合线中点，偏左或偏右1～2cm。

4.常规碘酒、乙醇消毒，戴无菌手套，铺无菌孔巾，2%利多卡因部麻醉，自皮肤部麻醉至腹膜。

5.右手持穿刺针稍倾斜刺入皮肤后，斜行刺入腹壁，以免穿刺后腹水外溢，当有落空感时，助手协助固定穿刺针，即可抽取腹水。

6.需放腹水时，可在穿刺针尾连接橡皮管，并加以输液夹，调整放液速度不可过快，以防腹内压骤减引起休克。

7.放液后，取出针头，再消毒穿刺点，覆盖无菌纱布，用手按压穿刺部位片刻，嘱患儿卧床休息12h。

【注意事项】

1.一次放液量不得超过1000ml，注意无菌操作，防止腹腔感染。

2.放液过程中如患儿出现面色苍白、头晕、心慌、休克等症状，应立即停止穿刺，并做适当处理。

3.有肝性脑病先兆禁放液。

4.术后患儿平卧，使穿刺点处于上方，以防腹水漏出。

（滕　旭）

第八节　骨髓穿刺术

【适应证】

1.血液系统疾病　对各类贫血、血小板减少，白血病、骨髓瘤、组织细胞增生症，淋巴瘤有直接的诊断作用。

2.非血液系统疾病　某些原虫感染，某些代谢病，如高雪病、尼曼-匹克病，某些原发或转移性肿瘤，在骨髓涂片中能查到相应的病原体或特殊细胞而明确诊断。

3.其他　原因不明的发热，肝、脾、淋巴结大，均可做骨髓穿刺以帮助诊断。

【方法】

穿刺前熟悉病情，核对姓名，测血压、脉搏，做好解释工作。

（一）髂后上棘穿刺术（适用于6岁以上小儿）

1.患儿俯卧位或侧卧曲腿。

2.骶椎两侧突出部位即为髂后上棘。

3.碘酒和乙醇消毒，戴无菌手套，铺无菌巾。

4.术者持针垂直骨面刺入，达骨膜后可轻轻旋转几次，阻力消失且穿刺针已固定，表示已达骨髓腔。

5.抽出针芯，用5ml或20ml注射器抽吸约0.2ml骨髓液，置于玻片上；此时患儿有痛感。

6.连同注射器一同拔出穿刺针，用无菌纱布压迫穿刺点片刻，胶布固定。

（二）髂前上棘穿刺术（适用于年长儿）

1.患儿仰卧于床上，暴露髂前上棘。

2.髂前上棘后1～2cm的最宽处为穿刺点。

3.以后步骤同髂后上棘穿刺术。

（三）胸骨穿刺术（适用于年长儿）

1.患儿仰卧于床上，颈后及肩部稍垫高。

2.部位：胸骨正中线，第2肋骨平面为穿刺点。

3.碘酒和乙醇消毒，2%利多卡因局部麻醉至骨膜。

4.术者持骨穿针于胸骨柄交界处正中空刺点与胸骨成45°～60°刺入，有落空感时表示已达骨髓腔。

5.以后步骤同髂后上棘穿刺术。

（四）胫骨穿刺术（适用于新生儿及婴儿）

1.患儿仰卧于床上。

2.部位：胫骨粗隆下1cm前内侧为穿刺点。

3.以后步骤同髂后上棘穿刺术。

【注意事项】

1.凝血因子缺乏性疾病禁忌骨髓穿刺。

2.局部麻醉必须至骨膜，以使穿刺无痛感。

3.抽取骨髓量＜0.2ml，以避免混血。

4.胸骨穿刺术严防穿透胸骨、损伤纵隔血管引起大出血。

5.胫骨穿刺术应注意避免穿刺点滑出骨外造成损伤。

6.腰椎棘突也可作为穿刺点。

（郝良纯）

第九节 腰椎穿刺术

【适应证】

1. 为确诊中枢神经系统疾病，需采集脑脊液，送检化验者。

2. 鞘内注射药物，如防治中枢神经系统白血病，严重脑脊膜感染等。

3. 测定颅内压力，了解蛛网膜下腔有无阻塞时。

4. 腰椎麻醉。

【操作方法】

1. 体位　患儿侧卧诊疗床上，背部与诊疗床垂直，助手右手使患儿头颈部弯向胸部，左手帮助患儿下肢向腹部屈曲，年长儿可令其双手抱膝，以暴露椎间隙，便于穿刺。

2. 定位　婴幼儿应选择第4～5腰椎间隙，较大儿童可在第3～4腰椎或第4～5腰椎间隙为进针点。

3. 步骤　碘氟常规局部消毒，戴无菌手套，铺无菌洞巾。用5%利多卡因局部麻醉至皮内、皮下和棘间韧带。术者左手拇指固定穿刺部位，右手持腰椎穿刺针，针尖斜面向上垂直。保持腰椎穿刺针水平位，针头稍指向患儿头端继续进针，当穿过韧带和硬脊膜时，阻力突然消失，此时已达蛛网膜下腔，然后取出针芯，脑脊液随之流出。测定压力、流速及留取标本后插上针芯，穿刺针局部消毒后，盖以消毒纱布，并用胶布固定。术后让患儿去枕平卧4～6h。

【注意事项】

1. 穿刺部位有皮肤感染不宜做穿刺。

2. 若穿刺进针点处存在皮下、骨骼、神经系统畸形，肿瘤、血管病变者不宜做穿刺。

3. 颅内压增高明显时，禁忌腰椎穿刺，以防脑疝发生。宜先给予脱水剂后再做穿刺。

4. 腰椎穿刺放液发现脑脊液压力高时，应用针芯堵在针眼处，让脑脊液缓慢流出，防止脑疝。

5. 术中穿刺出血，可移至上一椎间隙穿刺。若仍有出血，改在3d后重新穿刺。

6.考虑颅后窝或小脑病变时，应先做头部MRI检查，排除占位病变后，再做腰椎穿刺，以防脑疝。

7.患儿病情危重，有呼吸、循环衰竭时，应待病情稍平稳后进行腰椎穿刺。

（王 华）

第十节 硬膜下穿刺术

【适应证】

用于前囟门未闭患有硬脑膜下血肿、积液或积脓小儿的诊断与治疗。

【操作方法】

1.体位 患儿镇静后仰卧，剃去前囟部头发，由助手固定患儿头部及其肩部，必要时束缚四肢。

2.定位 通过CT或颅骨透照选择穿刺侧，选前囟两侧角对角线上，侧角内0.5cm处，为进针点。

3.步骤 常规碘氟严格消毒穿刺部位皮肤（顺时针、逆时针方向各2次），术者戴无菌手套，铺无菌洞巾，选用小号斜面较短的腰穿针或斜面短的7号针，术者用止血钳固定穿刺针的进针深度为0.5cm，于前囟侧角进针点垂直刺入，穿过硬脑膜，阻力突然消失，即达硬脑膜下腔。此时，由助手持止血钳固定针体，防止穿刺针左右晃动或进针过深。术者拔出针芯，观察有无液体流出，正常情况下硬膜下穿刺可见数滴澄清液体流出，但不超过1ml。若无液体流出，可将穿刺针深度加深至0.7cm。若有硬脑膜下血肿、积液或积脓，不仅流出液体较多（超过2ml），而且颜色也有相应改变。放出液体，留取标本后，术者放回针芯，穿刺针局部消毒后，拔针，压迫1～2min，盖以无菌纱布，在其外用无菌青霉素瓶盖平面侧隔沙布压紧穿刺点，以防漏液，其上再敷纱布，用胶布固定。

【注意事项】

1.操作前做好知情交代，取得家属同意并签字。并非所有囟门未闭患儿均适合此项操作。

2.进针点选择准确，避免损伤静脉窦和脑内血管；操作要轻柔，切勿穿刺过深。

3.诊断性穿刺，一侧阴性时应做对侧穿刺。

4.放液时应让其自然流出或接注射器施少许负压。每次放液一般一侧不超过30ml，两侧不超过50ml。

5.需多次穿刺者，勿在同一点进针，穿刺完毕若穿刺孔有漏液，应重新加压包扎。

6.多次穿刺仍不能改善临床症状者，可选用持续硬膜下引流。

（王　华）

第十一节　侧脑室穿刺术

【适应证】

1.用于脑室管膜炎的诊断与治疗。

2.脑室内出血，穿刺引流以减轻脑室反应及防止脑室粘连。

3.脑积水导致昏迷、脑疝时，紧急脑脊液的引流，降低颅内压者。

【定位】

1.婴儿　可选下列3种方法之一为进针点：①于前囟中点矢状线旁开0.5～0.7cm（避开矢状窦）与矢状面平行用腰穿针与头皮垂直进针，依年龄大小掌握进针深度，一般为3～4.5cm。②自前囟中点矢状线旁1.0～1.5cm处进针，向同侧眼外眦方向推进。③在前囟侧角的最外端，穿刺方向与矢状面平行，对准两外耳道假想连线进针。一般常用第2种方法。

2.儿童　①在两耳尖连线中点旁开0.7～1.0cm或正中线与双耳尖连线交点旁1.0～1.5cm处颅骨钻孔后进针，穿刺方向同上，进针深度小于5.0cm。②若经眶穿刺时，取眶上缘中点下后0.5cm处向上45°、向内15°进针，深度4.0～4.5cm，可进入前角底部，适用于无颅锥，但需紧急穿刺放出脑脊液降压者（如枕大孔疝时）。一般常用第1种方法。

【操作方法】

不能配合者需镇静后穿刺。剃去头顶部头发，穿刺部位备皮，患儿呈仰卧位，下颌保持水平位，助手固定头以免转动。以穿刺点为中心，直径10cm范围局部皮肤消毒，术者戴无菌手套，铺洞巾，局部麻醉，用9号腰穿针由前囟侧角处进针，针头指向同侧外眦。进针前将针穿过无菌包内青霉素瓶盖，调节好进针深度，避免穿刺过深。进针1.5cm左右后，每进针0.5cm应抽出针芯观察有无脑脊液流出。一般进针4～5cm即进入侧脑室（婴儿3～4cm，年长儿4～5.5cm），穿刺深度不得超过5cm。术后拔出穿刺针压迫1～2min，盖以无菌纱布，用胶布固定。

【注意事项】

1.术前做好知情交代，取得家属同意并签字。

2.此项为有损伤技术，术者应具备相应资质并技术娴熟。

3.穿刺时患儿不可摇动头部，必须固定。必要时四肢束缚。

4.进针后，笔直前进，切不可左右摇摆或改变进针方向。如需改变方向时，可将针拔至皮下，重新进针，以免损伤脑组织。

（王　华）

第十二节　心包穿刺术

【适应证】

1.大量心包积液需判定积液的性质、查找病原，明确心包积液的病因者。

2.大量积液有心脏压塞症状者。

【操作方法】

1.不能配合的婴幼儿术前给予5%水合氯醛灌肠镇静。

2.患儿取坐位或半坐卧位。

3.穿刺部位

（1）心尖部：最常用，左侧第5或第6肋间，心绝对浊音界外侧。

（2）剑突下与左肋弓夹角处。

4.局部常规皮肤消毒，打开穿刺包，戴无菌手套。铺孔巾，2%利多卡因从皮肤至心包层做局部麻醉。

5.持穿刺针并用血管钳夹紧胶管，若取心尖部位穿刺，针向上向后向脊柱方向缓慢刺入。边进针边抽吸，如取胸骨下部位，穿刺方向与腹前壁成30°～40°，针刺向上、向后并稍向左，缓慢进入心包腔后下部，当感到阻力突然消失，并有心搏同步的震动感，表明已穿过心包外层刺入心包腔；稍退针，避免划伤心脏。助手用止血钳固定针头，保持原深度，术者将注射器套在胶管上，助手放松胶管上的止血钳，缓慢抽液。

6.术毕，拔出穿刺针，局部敷料固定。抽出液体根据需要分别做常规、生化及病原学检查。

7.抽液完毕，若需注入药物，将事先准备好的药物注入后再拔出穿刺针，局部盖以纱布，用胶布固定。

8.目前临床多采用中心静脉压留置针穿刺心包，因其针管为软管，可以减少心肌损伤。

【注意事项】

1.需严格掌握适应证，由有经验的医师操作或在其指导下进行，穿刺过程中应有心电监护，确保安全。心包穿刺术有一定危险性，向家长交代告知。

2.术前须进行心脏超声检查，确定液体量多少及部位，少量积液不宜穿刺，在超声指导下进行穿刺更为准确、安全。

3.对于年长儿，术前应向患儿做好解释，并嘱其在穿刺过程中切勿咳嗽或深呼吸，婴幼儿术前需镇静。

4.抽液量第1次不宜超过200ml，以后再抽渐增到300～500ml。抽液速度要慢，速度过快、量过多，回心血量急剧增加，可导致肺水肿。

5.术中要注意及时闭塞胶管，以免空气进入。

6.如抽出浓鲜血，应立即拔出针头，停止抽吸，并严密观察有无心脏压塞征出现。

7.术中、术后均需密切观察呼吸、血压、脉搏及面色等的变化，注意疼痛刺激或神经反射引起休克或大量抽液引起的急性肺水肿，以便及时抢救。

（王　虹　于宪一）

第十三节　经皮肾脏穿刺活检术

所谓“结构决定功能”，通过肾脏活检的病理检查，可从细胞、亚细胞甚至分子水平上了解肾脏的病理改变，故肾活检病理检查在病理形态学诊断、病因学推断、预后评估、临床治疗指导等方面具有重要的意义。根据光镜和免疫荧光检查，可对50%～70%的肾脏病做出初步病理诊断，电镜对于足细胞病变、基底膜病变、伴有特殊亚结构的肾脏病具有不可替代的诊断价值。某些肾脏病需要特殊染色或病原学检查。由于某些肾脏病的病理改变缺乏病因学上的严格特异性的对应关系，故肾活检病理检查并不能代替临床综合分析。

超声引导下的经皮肾穿刺是国内外最常采用的肾活检方法，单侧肾约有100万个肾小球，而肾穿刺只取10～50个肾单位，具有安全、损伤小、禁忌证少、副作用少的特点。正因为肾穿刺一般只取单侧肾10～50个肾单位，所以其适用于弥漫性肾脏实质病，而不适用于肾动脉、肾静脉等大血管病，也不适用于梗死、占位等局部病变。

儿童肾穿针型号一般选用16G或18G，组织获得方式一般采用切割式，目前负压吸引式用得少。切割动力装置目前有半自动或全自动肾穿枪。切割的动力方式采用弹簧。有的肾穿针与动力装置组合在一起，为一次性使用，如日本TSK半自动弹射活检枪；有的全自动弹射活检枪可消毒后重复使用，针为一次性，如美国巴德全自动活检穿刺枪，穿刺组织的长度根据肾脏大小，一般有2挡可调节。

【适应证】

凡肾脏为弥漫性损害，其病因、治疗或预后等问题尚未解决且无禁忌证者，均为肾活检的指征。一般包括：①肾病综合征激素治疗无效、激素依赖或频繁复发者；②急性肾炎综合征临床经过不典型、病程迁延或伴有肾功能受损者；③疑为急进性肾小球肾炎者；④患继发性肾小球疾病者；⑤不明原因的急性肾衰竭者；⑥不明原因而持续的蛋白尿或原因不明的血尿＋蛋白尿者；⑦长期（＞6个月）的不明原因的肾小球性血尿者；⑧怀疑肾小管-间质病变者；⑨遗传性肾炎者；⑩肾移植反应者。

【禁忌证】

凡有肾脏畸形（先天性多囊肾、先天性或功能性孤立肾、对侧肾发育不良、肾动脉狭窄等）、肾肿瘤、肾囊肿、肾内感染（含肾结核肾盂肾炎或肾周围脓肿）、出血性疾病、严重高血压、尿毒症终末肾、抗凝治疗期间、大量腹水、精神疾病不能合作等情况下，均不宜行肾穿刺。

【物品准备】

1. 常规消毒治疗盘　1套。

2. 无菌肾脏穿刺包　内有肾脏穿刺针、腰椎穿刺针、5ml和20ml注射7号针头、洞巾、纱布。

3. 其他用物　利多卡因、无菌手套、多头腹带、小的砂袋、盛有甲醛固定液之标本瓶、无菌生理盐水。

【术前准备】

1. 测定血红蛋白、血小板计数、出凝血时间、凝血酶原时间。上述检查正常者方可穿刺。停用抗凝血及抗血小板药物。

2. 超声检查，以了解肾脏大小、位置及活动度、肾实质厚度，肾表面距离皮肤的深度，便于确定穿刺点。其他：肝肾功能、血型、HIV，乙肝病毒、梅毒。

3. 术前向患儿做好解释工作，消除顾虑，取得配合，反复练习吸气屏气动作，以配合手术。年龄小配合欠佳的患儿可镇静，必要时全身麻醉。

【肾穿刺方法】

1.准备穿刺体位，患儿取俯卧位（最好卧于硬板床上），腹部垫以厚枕，以固定肾脏，防止向腹面移动。

2.穿刺部位选择：超声下定位，并测量皮肤至肾包膜的距离，调整好进针角度。一般体表穿刺点取背部第12肋下缘0.5～1.0cm。左侧穿刺有可能损伤脾脏，故一般穿刺部位为右肾下极实质较宽处，并避开肾窦，一般尽量穿刺肾皮质，此处肾小球多且不易出血。

3.常规皮肤消毒，戴无菌手套，铺洞巾，超声监视下自皮肤行局部浸润麻醉，直达肾包膜表面。

4.将肾脏穿刺针在B超监视下沿皮肤刺入，保持针尖可见状态，若显示不清可略回撤轻轻移动，在针尖将要到达肾脏表面时，让患儿缓慢小幅度呼吸，在获得合适的进针角度后，让患儿稳定地屏住呼吸，快速进针，在针尖恰好穿过肾包膜时，打开保险，按下弹射钮，随即快速将穿刺针取出，之后患儿正常呼吸。一般重复2～3次获得2～3条肾组织即可满足病理检查所需。

5.拔出穿刺针后，超声下观察有进针通路及肾脏有无血肿、渗血，然后用无菌纱布紧压穿刺点，以胶布固定，压上小的沙袋，并以多头腹带包扎。严格卧床24h。密切观察血压、脉搏及尿液改变，多饮水，定时复查尿常规。肉眼血尿者应延长卧床时间。

【术后并发症】

1.出血、血尿　一般在1～6d消失，偶见严重出血、肾周血肿。

2.腰痛　穿刺侧腰痛多于1周内消失，偶可因血块堵塞肾盂或输尿管而引起肾绞痛。

3.感染　少见，因无菌操作不严格，或原感染病灶于穿刺后造成感染扩散所致。

（赵成广）

第十四节　经口及经鼻气管插管术

【适应证】

（一）经口气管插管

1.呼吸、心搏骤停须心肺复苏。

2.Ⅱ型呼吸衰竭。

3.中枢性或周围性呼吸障碍。

4.喉水肿、奶汁或胃内容误吸后导致气管痉挛，气管外受压等。

5.肺内感染时气管内冲洗、吸痰，气管内给药，气管内痰标本留取。

（二）经鼻气管插管

1.年龄至少1岁以上，需要较长时间留置气管插管的呼吸肌麻痹、呼吸衰竭或重度昏迷等患儿。

2.需在有一定自主呼吸下进行。如当时病情不允许，也可先行经口气管插管，待病情稳定后再经鼻气管插管。

【优缺点比较】

（一）经口气管插管

1.优点　所需器具简单，方法易学，操作迅速；可一人完成；适合任何年龄；副损伤少。

2.缺点　不适于严重上气道急性梗阻患儿（如喉异物、严重喉水肿、急性重度会厌炎等）；导管固定性差，易滑脱；不适合长时间留置插管患儿。

（二）经鼻气管插管

1.优点　导管固定性好，不易滑脱；口腔分泌物少，易于护理，不易脱管；可经口进食；可较长时间保留导管。

2.缺点　适合年龄稍大小儿；操作相对复杂，不易迅速完成，需助手配合；较经口插管无效腔量大；对鼻黏膜有一定损伤，易使局部出血。

【插管前准备】

（一）器械及物品

1.喉镜及不同型号的镜片　喉镜分为直镜和弯镜；早

产儿用0号，足月儿至婴幼儿用1号，4～8岁儿童选用2号。

2. 与患儿气管内径相符的气管插管　插管内径的选择依体重或年龄而定：①极低体重儿，2.0mm。②早产儿，1000g，2.5mm；1000～2500g，3.0mm。③足月新生儿，3.0mm；1～6月龄，3.0～3.5mm；6～11月龄，3.5～4.0mm；1～2岁，4.0～4.5mm。④2岁以上可用公式：4＋年龄/4＝ID（mm）计算。因个体差异，常需另备较计算值大及小0.5mm的导管各1支，以备视声门大小更换。

3. 物品　插管钳（经鼻插管用），手控复苏器，氧气，牙垫，胶布，吸痰管（气管内及气管外）。

4. 药品　心肺复苏抢救药品。

（二）患儿准备（紧急抢救时例外）

1. 病情允许时口腔内吸痰或血性分泌物，最好下胃管，建立静脉通道。

2. 烦躁者予以镇静；心电监护。

【插管方法】

（一）经口气管插管

1. 患儿取仰卧位，肩部略垫高，头后仰。

2. 手持喉镜，从右口角将镜片轻柔插入，将舌推向左侧。操作时应注意：①勿用力过猛，否则易将唇夹在牙齿和镜片之间使下唇受伤；过深易伤及咽后壁。②勿以门牙为喉镜支点，以免门牙损伤。

3. 喉镜通过舌及硬腭间沿中线向前插入，小心挑起会厌，暴露声门。

4. 术者用左小指或助手轻压环状软骨，待声门开放时轻轻插入导管。注意：该步骤的关键是辨认出气管和食管。气管在上方，呈圆形或略呈三角形，周边隆起，口径较食管细；而食管在气管下方，呈扁平形，开口处光滑、平坦，口径较气管粗。勿反复试插，如30s内未成功应暂停，待面罩抱球呼吸，发绀缓解后再重新插管。

5. 插入初始深度约过声门2cm为宜，然后据左右肺呼吸强度再进行调整。插管成功后迅速气管内吸痰，纯氧抱球呼吸，准备连接T管或呼吸机。

（二）经鼻气管插管

1.体位及导管口径选择同上，管外涂少许润滑剂，选一稍大鼻孔轻轻插入。

2.捻动导管并向前向后略带垂直小心推进。当前推阻力突觉减低且较易进管时，提示导管顶端已出鼻后孔，接近声门。

3.按经口气管插管方法在明视下暴露声门。然后术者用右手持插管钳从喉镜右侧将钳端伸入咽部。

4.夹住导管近尖端，调整管端方向将其对准声门。助手在术者松动钳端瞬间将鼻外导管轻柔推进，二人共同使导管插入气管，送达所需深度。

（三）气管插管深度

1.牙齿/牙龈至气管中位的距离：早产儿，7～8cm；足月儿，9cm；1～5月龄，10cm；0.5～1岁，11cm；1～2岁，11～12cm；2岁以上按公式：12＋年龄/2cm。

2.胸部X线片显示导管末端在气管隆突上1～2cm，或第3胸椎为宜。

【插管后判定】

1.插管成功　插管后抱球给氧，如果发绀缓解，双肺呼吸幅度及呼吸音一致，说明插管成功，插入深浅合适。此时可将导管附以牙垫用医用胶布固定稳妥。

2.插管误入食管

（1）抱球呼吸发绀不缓解，胸廓无起伏。

（2）送气时听诊腹部进气声大于胸部；上腹部逐渐膨隆。

（3）患儿仍能发声。

（4）气管内吸痰无痰液吸出，但可吸出胃内容。

3.插管过深或脱落

（1）插管过深易进入右侧支气管（偶也可进入左侧），此时右侧呼吸幅度大于左侧，呼吸音明显强于左侧；反之则相反。若有以上情况可将导管缓慢退出，直至双肺呼吸音一致。

（2）插管脱落表现为导管口外留置距离较前增大，原正常通气不能维持；患儿能发音。

【插管后注意事项】

1.稳妥固定导管　插管成功并确定合适深度后，用“工”形胶布下端将导管连同牙垫环绕缠紧，上端固定于唇鼻间皮肤。稳妥固定后，标明导管口外留置距离，如果以后该距离有变化，提示插管的深浅有变，可及时进行调整。

2.保持导管通畅并维持气道湿润　痰液阻塞是导致导管不畅的重要原因，故必须及时清理气管内外痰液及分泌物，有痰随时吸。氧气应加温湿化。

3.定时翻身叩背　该法利于痰液流入气道而顺利吸出。痰液黏稠时于叩背前可向一侧气管内注入含有适当抗生素的生理盐水（每次0.5～2.0ml），然后利用引流体位叩背。

4.插管后应及时拍床头胸部X线片　以明确插管顶端位置；及时检查血气。

【常见并发症及处理】

1.喉损伤　最为常见，多为喉水肿。

（1）原因：插管动作粗暴、导管过粗、导管材料、留置时间、躁动、感染。

（2）症状：声嘶、犬吠样咳嗽、吸气性呼吸困难。

（3）处理：①地塞米松0.5～1mg/（kg·d）或氢化可的松8～10mg/（kg·d），静脉滴注1～3d。②局部雾化，地塞米松1mg＋庆大霉素2万U＋注射用水20ml，每4～6小时1次，每次20min，直至症状消失。③严重喉梗阻者再次插管（小一号），争取24～48h拔管。

2.气管损伤

（1）原因：导管过粗、插入过深、气囊充气过度（正常囊内压＜30cmH_2O）、吸痰管过硬、负压过大。

（2）预后：局部如有瘢痕形成可致狭窄。

3.气管或食管穿孔　纵隔气肿、气胸甚至死亡。

（1）原因：初学者动作粗糙。

（2）诊断：皮下气肿、Hamman征（握雪感）。

（3）处理：胸腔闭式引流，颈部、纵隔切开引流。

4.杓状软骨脱位：发生率为0.6%～1.37%。

（1）原因：①咽喉部肌肉薄弱软骨关节之间连接牢固性差。②插管用力不当或导管过粗。

（2）症状：声嘶，进食呛咳，喉镜检查可见杓状软骨移位，活动受限，声带不能闭合，发声时声门有裂隙。

（3）处理：先以1：20万肾上腺素喷雾，肿胀消退后，在表面麻醉下，用圆钝的金属棒或棉签施压于脱位的杓状软骨，进行复位。

5.堵管

（1）原因：痰、导管扭曲打折、导管被咬、套囊脱落。

（2）症状：呼吸困难、缺氧加重、烦躁、两肺呼吸音减弱或消失。

（3）处理：完全堵管及套囊脱落时，及时拔管，更换导管。

（4）预防：吸入气湿化、定时叩背、吸痰管吸痰。

6.脱管

（1）原因：固定不牢，患儿躁动。

（2）处理：视情况重新插管或先按拔管处理，密切观察。

7.继发下呼吸道感染

（1）原因：加温、加湿、“净化”作用消失，纤毛运动减弱，无菌操作不严格，消毒不彻底。

（2）处理：适当应用抗生素。

8.肺不张

（1）原因：分泌物堵塞，导管插入过深。

（2）处理：吸引。

（3）预防：叩背、吸痰、体位引流、吸入气湿化。

9.其他　鼻翼、鼻中隔受压造成糜烂坏死；损伤牙齿、咽、喉，引起出血；插管时引起呼吸心搏骤停、喉痉挛、呕吐等。

【气管拔管】

1.拔管指征　上呼吸道梗阻解除或基本解除；分泌物

充分引流、冲洗，痰液量明显减少，感染控制，咳嗽有力；自主呼吸规则，通气量足够，断氧无明显呼吸困难；循环及中枢神经系统功能稳定；满足其他撤离呼吸机条件。

2.拔管前处理 拔管前禁食4h，并抽出胃内容物；拔管前1～2h静脉注射Dex 0.5mg/kg或氢化可的松5mg/kg；做好再次插管的准备；吸净分泌物，边加压，边拔管，拔管后对导管尖端取样进行常规细菌培养。

3.拔管后处理 吸氧，两肺听诊，了解通气情况；禁食8～12h，喉水肿时鼻饲喂养至症状消失；3d内定时超声雾化、翻身、叩背、吸痰、变换体位；避免应用有呼吸抑制作用的镇静药或减少其用量；24h内适当控制液体入量；加强监护，1～2h后复查血气。

（李玖军）

第十五节 心导管检查

通过静脉系统完成的右心导管检查和经动脉系统完成的左心导管检查。

【检查目的】

1.先天性心血管畸形的诊断：异常途径和血管造影。

2.生理资料的获取：血氧、压力、血管阻力和瓣口面积。

3.肺血管扩张试验。

4.血管和心腔内超声心动图检查。

5.心电生理检测。

6.心内膜心肌活检。

【并发症】

1.心律失常：各种期前收缩、室性心动过速、室上性心动过速、房室传导阻滞和心动过缓。

2.心脏骤停：严重病例、复杂畸形。

3.心脏压塞。

4.缺氧发作：严重法洛四联症。

5.心肌劳损和心力衰竭。

6.低血压。

7.心导管打结、断裂，心导管损伤。

8.造影剂快速注入反应。

9.心导管损伤主动脉瓣、动脉、心内膜、动脉瘤形成、动静脉瘘及三尖瓣乳头肌断裂。

10.动脉栓塞：脑梗死及心脏、肝脏、肾脏等其他脏器梗死。

【禁忌证】

没有绝对禁忌证。相对禁忌证：发热、败血症或穿刺部位局部感染，严重的心力衰竭，未控制的严重室性心律失常，未纠正的低血钾，洋地黄中毒。

【术后处理】

1.监测生命体征：体温、脉搏、呼吸和血压。

2.穿刺局部应用盐袋压迫止血，右心导管4h，左心导管压迫6～8h，每小时放松1次，之后24h制动，且随时观察渗血和远端供血情况。

3.静脉用抗生素防止感染。

（王　虹）

第十六节　直立倾斜试验（HUTT）

【适应证】

1.由蹲位、坐位站立后出现晕厥或晕厥先兆。

2.直立位（升旗仪式、出操时）出现晕厥或晕厥先兆。

3.鉴别心源性晕厥。

【禁忌证】

1.心源性晕厥：主动脉瓣狭窄或左心室流出道梗阻、二尖瓣重度关闭不全、肺动脉高压或右心室流出道梗阻、冠状动脉近端严重狭窄、严重心律失常（清醒时二度Ⅱ型以上AVB、LQT、儿茶酚胺敏感性室性心动过速等）。

2.脑血管疾病。

【试验前准备】

1.血常规（注意贫血）、尿常规。

2.肝功能、肾功能、心肌酶、血糖、血清离子（钾、钠、氯）。

3.肌钙蛋白I＋CKMB-质量，超敏肌钙蛋白T＋NT-末端脑钠肽。

4. 24h尿钠。

5.肾素-血管紧张速-醛固酮。

6.心电图、动态心电图。

7.脑电图、脑血流图。

8.心脏超声＋左心功能。

9.头部MRA（注意脑血管畸形）。

10.完成上述1～9项检查后预约AEEG。

11.在描记AEEG的同时进行直立倾斜试验。

12.试验前让家长签字。

13.试验前停止一切影响自主神经功能的药物5个半衰期以上。

【操作方法】

1.禁食、禁水6～8h，连接AEEG，左手建立静脉通路，预留生理盐水100ml。

2.在安静、温暖、光线较暗环境中平卧10 min，描记心电图，记录基础心率、血压，连接血压和心电监测。

3.直立至倾斜角度60°，前3min每分钟测量血压、心电图，3min后，每3分钟测量血压、心电图，如有不适随时测量，直至45 min或出现阳性反应。

4.在直立倾斜试验阴性的基础上，舌下含服硝酸甘油，剂量4～6μg/kg，最大剂量300μg/kg，继续直立20min或出现阳性反应。

5.给予异丙肾上腺素时，从1μg/min开始，每5分增加1μg/min，至3μg/min，使平均心率超过基线水平的20%～25%，最快心率不得超过150次/分，直立20 min或出现阳性反应。

【判定指标】

1.晕厥或晕厥先兆（头晕或眩晕、头痛、胸闷、心悸、恶心、呕吐、面色苍白、出冷汗、视物模糊、听力下降或腹痛）伴有下述情况之一者为阳性：①血压下降；②心率下降；③出现窦性心律停搏代之以交界性逸搏心律；④一过性二度或二度以上性AVB或长达3min以上的心脏停搏。

2.血压下降　收缩压≤80mmHg或舒张压≤50mmHg或平均动脉压下降≥25%。

3.心率下降　4～6岁＜75次/分,7～8岁＜65次/分,8岁以上＜60次/分。

【诊断要点】

1.直立性低血压　平卧位血压正常，直立3min之内：心率没有明显变化，血压下降。

2.体位性高血压　平卧位血压正常，直立3min之内血压上升：收缩压较平卧位时升高≥20mmHg和（或）舒张压较平卧位升高（6～12岁≥25mmHg，13～18岁≥20mmHg）；或血压最大值达到标准（6～12岁≥130/90mmHg，13～18岁≥140/90mmHg），心率没有明显变化。

3.体位性心动过速　直立10min之内，心率较平卧位增加≥40次/分，或心率达到最大标准（6～12岁≥130次/分，13～18岁≥125次/分），同时收缩压下降幅度＜20mmHg，舒张压下降幅度＜10mmHg。

4.血管迷走性晕厥

（1）血管抑制型：心率没有明显变化，血压明显下降。

（2）心脏抑制型：血压没有明显变化，心率明显下降。

（3）混合抑制型：心率、血压均明显下降。

【治疗要点】

基础治疗如下。

1.健康教育　避免久立、突然变换体位、闷热环境、感染、排尿过度用力、饮水过少、饮食过淡。

2.自主神经功能训练　用干的软毛巾稍用力搓四肢从近端至远端，来回摩擦四肢内侧至皮肤发红，每个部位15min，每日2次。

3.直立训练　嘱咐患儿每日靠墙站立，初始3min，逐渐延长时间至1个月后复查HUTT。

4.增加水盐的摄入　BMI小于18kg/m^{2}或24h尿钠小于132mmol/L的，每日口服补液盐1袋（溶解于250ml水中），连服3个月，复查24h尿钠。

【特殊治疗】

1.β受体阻断药　体位性心动过速及HUTT阳性之前有一过性心率上升者首选。

2.盐酸米多君　血管抑制型首选，5mg/d，每日3次。

3.盐皮质激素　氟氢可的松：国外VVS首选，国内少用。

4.ACEI类药物　依那普利：VVS预防发作。

5.窦性停搏的　心脏置入起搏器。

（王　虹）

第十七节　普萘洛尔试验

【适应证】

1.青春期年长儿，多为女性。

2.有心悸、乏力、胸闷、多汗等症状。

3.心电图有窦性心律过速合并Ⅱ、Ⅲ、aVF导联ST段下降、T波低平或倒置。

【禁忌证】

有过敏性哮喘病史，有心动过缓。

【试验方法】

1.试验当日完成标准12导联心电图，具备上述改变。

2.口服普萘洛尔：1mg/kg，最大量20mg/kg，服药后1h、1.5h、2h做12导联心电图，ST-T恢复为阳性（交感神经功能亢进）。

【注意事项】

V_5导联也有ST-T改变的慎重诊断，可能有器质性心脏病或心肌损害。

（王　虹）

第十八节　肘静脉压测定

【适应证】

怀疑有：右心功能不全；缩窄性或渗出性心包炎；上腔静脉受压或血栓形成。

【试验方法】

1.取平卧位或半卧位。

2.准备无菌穿刺包，测压管接穿刺针。

3.前臂外展45°，使前臂平右心房水平。

4.肘静脉局部消毒、穿刺、松止血带至血流上升到测压玻璃管内静止时，记录血柱高度；即为肘静脉压。

【正常值】

30 ～ 145mmH_2O，平均99mmH_2O。

【注意事项】

1.术前安静平卧30min，使全身肌肉放松。

2.测量前脱下衣袖，避免咳嗽。

3.阻塞性肺气肿时肘静脉压也升高。

（王　虹）

第十九节　纤维支气管镜术

【适应证】

1.喉鸣。

2.反复或持续性喘息。

3.局限性喘鸣。

4.不明原因的慢性咳嗽。

5.反复呼吸道感染。

6.可疑异物吸入。

7.咯血。

8.撤离呼吸机困难。

9.胸部影像学异常：①气管、支气管肺发育不良和（或）畸形；②肺不张；③肺气肿；④肺部团块状病变；

⑤肺部弥漫性疾病；⑥纵隔气肿；⑦气道、纵隔占位；⑧血管、淋巴管、食管发育异常；⑨胸膜腔病变需鉴别诊断。

10.肺部感染性疾病的病原学诊断及治疗。

11.胸部外伤、怀疑有气管支气管裂伤或断裂。

12.需经气管镜行各种介入治疗。

13.心胸外科围术期患儿的气道评估和管理。

14.引导气管插管、胃管置入。

15.其他：如不明原因的生长发育迟缓、睡眠障碍等需鉴别诊断。

【禁忌证】

1.严重心肺功能减退。

2.严重心律失常，心房、心室纤颤及心室扑动，三度房室传导阻滞。

3.活动性大咯血，严重的出血性疾病，凝血功能障碍，严重的肺动脉高压及可能诱发大咯血。

4.严重营养不良，不能耐受手术。

【术前准备】

1.术前病情评估及知情告知　术前对患儿病情轻重、手术时机、麻醉方式及手术耐受程度等进行评估，并制订应急预案。向家长或监护人说明支气管镜术检查的目的、操作及麻醉中可能出现的并发症和意外，并签署知情同意书。

2.术前检查　血常规、凝血功能、肝炎血清学指标、血型、肝肾功能、人类免疫缺陷病毒（HIV）、梅毒、胸部X线或胸部CT、心电图等。必要时行肺功能及超声检查。

3.术前禁食　禁食时间：清饮料2h，母乳4h，牛奶、配方奶、淀粉类固体食物6h，脂肪类固体食物8h。

4.设备准备

（1）不同型号的支气管镜：气管直径因年龄不同相差很大。新生儿总气管直径仅5～6mm，而成年人则为20～25mm。术前应根据患儿年龄选择合适尺寸的纤维支气管镜，年龄越小应选择越细的纤维支气管镜，一般认为2.8mm直径的纤维支气管镜可用于新生儿至5 岁的患儿，而4.0mm直径的纤维支气管镜多适用于5岁及以上的患儿。

（2）常规器械：灌洗液留置瓶、鼻导管、吸引器、活检钳等。

（3）专用器械：激光机、冷冻治疗仪、球囊导管和支架等。

（4）急救设备：氧气、复苏气囊、不同型号的气管插管、心电血氧监护仪、除颤仪等。

5. 药品准备

（1）常规药品：37℃生理盐水、2%利多卡因、内镜润滑剂等。

（2）急救药品：4℃生理盐水，肾上腺素，支气管舒张药，止血药物（凝血酶、血凝酶、垂体后叶素等），糖皮质激素（静脉用糖皮质激素、雾化用布地奈德混悬液等）及利尿药等。

【支气管镜术的麻醉】

1.“边麻边进”（局部表面麻醉）复合清醒镇静　术前用1%或2%利多卡因雾化吸入，入室前15min应用右美托咪定3～4 μg/kg滴鼻；入室后给予咪达唑仑0.1～0.3mg/kg，总量≤10 mg。支气管镜插入到喉部、声门前、气管、左右主支气管分别喷洒1%或2%利多卡因1～2 ml，必要时局部可重复给药，总量≤7 mg/kg。

2. 全身麻醉　一般由麻醉医师执行，可选择静脉复合全身麻醉、喉罩通气全身麻醉、气管插管全身麻醉和高频通气全身麻醉等方式。

【支气管镜操作步骤】

患儿多采取仰卧位，肩部略垫高，头部摆正。支气管镜多经鼻孔送入，进镜时注意观察鼻腔、咽部、扁桃体、会厌及声门有无异常；进入气管后观察两侧主支气管，并自上而下依次检查各叶、段支气管。一般先查健侧，再查患侧，发现病变可吸引留取分泌物、毛刷涂片、钳夹活检及留取灌洗液。病灶不明确时先查右侧，后查左侧。纤维支气管镜检查时，应始终保持视野位于支气管腔中央，避免碰撞管壁，以免刺激管壁引起支气管痉挛，或造成黏膜损伤。

【支气管镜术常见并发症及处理】

1.药物过敏　支气管镜围术期用药均有可能引起变态反应，可表现为皮疹、皮肤瘙痒、胸闷、脉速而弱、面色苍白、血压降低，甚至过敏性休克等。轻者停用药物后变态反应可逐渐好转，重者需加用抗过敏药物，如出现喉头水肿、过敏性休克时就地抢救。对于心搏骤停者，立即行心肺复苏。

2.缺氧或血氧饱和度下降、窒息　积极寻找并解除引起低氧的原因，必要时拔出支气管镜，提高氧流量，加压吸氧，待血氧饱和度升至正常再继续操作。

3.心律失常　轻者停止支气管镜操作可自行缓解；重者按心律失常处理，心搏停止者立即行心肺复苏。

4.喉痉挛　立即解除引起喉痉挛的可能的诱因，用100%氧气进行正压通气；静脉或吸入麻醉药加深麻醉；上述处理无效时，可应用短效肌肉松弛药来改善氧合或者进行气管插管。

5.支气管痉挛　立即停止支气管镜操作，100%氧气吸入，加深麻醉，气管内应用1∶10000肾上腺素，静脉或雾化吸入糖皮质激素和支气管舒张药，必要时气管插管呼吸机辅助通气。

6.出血　少量出血不用处理，凝血功能正常者可以自行止血；出血不止时，局部给予4℃生理盐水、1∶1万肾上腺素或凝血酶等。大量出血时，在局部和静脉使用止血药物、垂体后叶素的同时，立即将患者患侧卧位，必要时气管插管保持气道通畅。

7.气胸、纵隔气肿及皮下气肿　少量气胸、纵隔气肿及皮下气肿可自行吸收。大量气胸可行穿刺排气，张力性气胸需进行持续闭式引流，必要时持续负压引流。

【支气管镜术后管理】

支气管镜操作后，需密切监测患儿生命体征，防治并发症。术后低流量吸氧2～4h，雾化吸入糖皮质激素，必要时联合吸入支气管舒张药以减少相关并发症的发生。根据病情调整雾化次数。术后需禁食2～3h。

（杨　男　尚云晓）

第二十节　儿童肺功能检查

一、常规肺通气功能检查

【适应证】

适用于4岁及以上能够主动配合完成检查的儿童，主要用于疾病的诊断和鉴别诊断，呼吸困难原因的鉴别。

1.生长发育的评估。

2.呼吸功能的评价。

3.病情评估、治疗反应和预后的判断，尤其是对哮喘。

4.运动能力的评价。

5.外科手术前后的评估。

6.呼吸肌功能监测等。

【禁忌证】

1.气胸、肺大疱。

2.有明显心律失常等病史。

3.儿童中耳炎鼓膜穿孔。

4.近1个月内有过咯血。

5.正在接受抗结核药物治疗或有活动性肺结核。

6.有呼吸道传染病。

7.近1～3个月接受过胸部、腹部或眼科手术。

8.癫痫发作需要药物治疗。

9.腹股沟疝、脐疝等疝环较松易嵌顿。

10.患儿不能配合肺功能测试（如认知问题）。

【检查方法】

（一）检查前准备

1.肺功能室的要求　宽敞、通风，保持相对稳定的温度、湿度，具备消毒条件。一般推荐理想室内温度为18～24℃，理想湿度为50%～70%。同时肺功能室须备有急救措施和物品，以防万一，如哮喘急性发作等情况。

2.校准　每日开机后首先进行校准。

（1）环境温度、湿度、大气压的校准：需将测试环境校准为生理条件，即达到BTPS（body temperature and pressure saturated）状态，即正常体温（37.0 ℃）、标准大气压（760mmHg，1mmHg＝0.133 kPa）、饱和水蒸气的状态。部分肺功能仪配备了上述各指标检测模块，部分肺功能仪则无，此时需要人工检测，并将数据输入仪器，以校准。

（2）容积、流量的校准：用1～3L的定标筒，容积误差应小于±3%。若能用定标筒做不同流量的线性验证（0.5～1.5L/s，1.5～5.0L/s，5.0～12.0L/s）将更加准确。

3.患儿的准备　松解衣服常规测体质量（精确到0.1 kg）、身高（精确到0.5cm）。记录性别、出生年月。胸廓畸形影响身高测量时，可通过测量指尖到指尖的臂距来估算身高。测试前2h内大量进食，30min内避免剧烈运动，避免穿戴严重限制胸部和腹部舒张的衣物。

4.技术人员的准备　技术人员应在开始测试前向患儿耐心解释测试的目的和过程，让患儿放松，不要紧张、哭闹，并做必要的演示，让患儿练习经口呼吸，用力呼气、吸气、尽可能长时间地呼气。

5.体位　儿童检测尽量取站立位。要求患儿站直，头保持正直，下颌自然水平。一般情况差、衰弱或不能站立的儿童，可取坐位。

（二）检查过程

鼻夹夹住两侧鼻翼。患儿应牙齿轻含咬口，嘴唇包紧，不能漏气，舌头位于咬口下面，不能堵住咬口。右手握住传感器手柄或机器上的支撑臂，为了提高儿童的积极性、配合度，部分肺功能检测仪还配有动画辅助程序。嘱患儿潮气呼吸，从平静呼气末开始，尽可能深地快速吸气至肺总量（TLC）位。之后立即用最大爆发力呼气，尽可能快地达到呼气峰值流量（PEF），保持并尽可能长地呼气至残气量（RV）位，不得中断。完全呼净后应立刻尽最大努力再快速吸气至TLC位。后再回到潮气呼吸，形成1个轮回。

检查的质量控制尤为重要，是肺功能检查的生命线。一条合格的流量-容积曲线具有以下特征：潮气呼吸均匀，基线平稳，深吸气后不停顿、不犹豫立即开始用爆发力呼气，起始点外推容积低；呼气过程中上升支陡直，迅速上升至顶端并出现明显峰值；下降支平滑，呼气末曲线逐渐出现平台并接近零坐标轴；呼气过程中不停顿、不咳嗽、不漏气等，用力吸气曲线饱满光滑。

测定过程中要求患儿至少测定3次，一般最多不超过8次，避免呼吸疲劳。对检查的质量评估分级，并根据所选取的最佳值进行报告判读。书写报告时要注明有异常的指标，异常的程度，并给出判读结果，对于配合不佳的患儿，需要单独注明。

【注意事项】

1.肺通气功能检查需技术人员耐心而准确的指导、循循善诱，同时患儿积极配合方能取得好的效果。

2.肺功能质量控制是肺功能检测的生命线，优良的质量控制可以给临床医师准确的信息，帮助诊断和治疗，反之则会误导临床。

3.重视飞沫传播，加强肺功能室的通气和消毒。患儿反复呼吸，部分患儿剧烈咳嗽，都会污染整个检查管道，故必须在检查时加用一次性呼吸过滤器，可有效减少交叉感染的发生。

二、脉冲振荡肺功能检查

【适应证】

用于3岁及以上儿童各种喘息性疾病、慢性咳嗽、肺炎等呼吸道疾病，以及其他系统疾病累及呼吸道的诊断与鉴别诊断、严重度评估、病变部位的了解、药物治疗反应的监测及术前呼吸道状况的了解等。

【禁忌证】

1.禁忌证　呼吸衰竭、心力衰竭等病情危重；同时胃肠道疾病有保留胃管；呼吸道传染性疾病的传染期，如结核、流行性感冒、认知障碍无法配合等。

2.相对禁忌证　用β受体激动药及激素等可能会影响检测结果，免疫缺陷病易受感染，癫痫正在用药治疗。

【检查方法】

1.校准 每日开机时都要进行校准。先要进行环境参数的校准，然后进行容积校准，同常规通气肺功能的校准过程。

2.检查过程 患儿放松，取坐位，两腿不能交叉，以减少外部胸内压，头保持水平位或微微向上，含住咬口，双唇裹紧，夹鼻夹，检测者双手轻压患儿两颊，以保证限制颊部顺应性的影响，并防止脉冲信号自上呼吸道分流。患儿做均匀平静呼吸，避免浅快及深大呼吸，避免口唇阻塞、漏气、声门关闭、吞咽动作等。待基线平稳后进入数据采集，每次采样30～60s，测量3～5次。

3.书写报告 脉冲振荡肺功能报告内容主要包括参数部分、频谱分析图、结构参数图、阻抗容积图及频谱微分均值图。综合上述参数及图形，给出判读结果，书写报告。

【注意事项】

1.测定前稳定患儿情绪，不能紧张。教好要领，机器准备完毕后含口唇，夹鼻，注意不要漏气，年龄较大儿童双手轻压两侧面颊，头稍上倾，保持呼吸道通畅。检测过程中避免咳嗽、发声、吞咽等动作；患儿舌应放在咬口之下，避免堵住呼吸道而增加阻力；避免穿过紧的衣服。

2.注意观察患儿呼吸是否处于真正的功能残气位，呼吸曲线是否平稳。呼吸频率正常，潮气量正常，呼吸均匀，待基线平稳后进入数据采集。

三、潮气呼吸肺功能检查

【适应证】

适用于5岁以下儿童，协助呼吸系统疾病的诊断与鉴别诊断，病情严重程度评估，治疗效果评价，病情监测及预后；术前、术后评价等。

1.支气管哮喘、喘息性支气管炎、毛细支气管炎等呼吸道阻塞性疾病的诊断和鉴别诊断及病情评估。

2.上呼吸道阻塞性疾病，如先天性呼吸道畸形、后天性呼吸道疾病、支气管异物、声带疾病、喉软骨发育不良等筛查和辅助诊断。

3.闭塞性细支气管炎、间质性肺病的病情评估及干预效果的评价。

4.肺功能发育的评估。

5.婴幼儿胸腹疾病外科手术前后的肺功能评价。

【禁忌证】

潮气呼吸肺功能检查在患儿平静潮气呼吸状态下进行，通常需要患儿服用镇静药物，临床上常使用水合氯醛，其安全性很高。除此之外，对患儿无太多要求。因此，除危重患儿、呼吸系统疾病血氧饱和度低于92%需要氧疗的患儿及传染病患儿不建议进行外，无特别禁忌。

【检查方法】

1.仪器的准备

（1）校准：每日开机时都要进行。先要进行环境参数的校准，然后进行容积校准，同常规通气肺功能的校准过程，但婴幼儿检查时一般采用100ml定标筒进行容积校准。

（2）传感器的选择：一般情况下，对婴幼儿，选择PAED-S，所测定最大流量为±1500ml/s；对早产儿则选择PAED-XS，所测定最大流量为±800ml/s。

2.患儿准备及注意事项

（1）记录患儿的姓名、性别、出生年月日，测量身长、体重等。

（2）检查在进食后1～2h，无明显腹胀时进行。

（3）清除鼻咽分泌物，保持上呼吸道通畅，鼻塞的儿童可鼻腔滴入血管收缩药缓解鼻塞。

（4）检查在婴幼儿充分睡眠状态下进行，一般选用水合氯醛急性镇静，常按0.5ml/kg剂量给药。

（5）检查时体位：小儿呈仰卧位，颈部略伸展。

（6）面罩的选择：确定合适型号的面罩，以保证测定过程中不漏气。

3.检查过程　充分镇静后，婴幼儿取仰卧位，选用合适的面罩扣紧口鼻，保证不漏气，面罩与流量传感器相连，患儿潮气呼吸的流量和容积信号实时显示在屏幕上。呼吸平稳后连续记录5次，每次记录至少20个潮气呼吸流量-容积环，仪器自动取其平均值作为最终结果，储存。对结果进行判读，书写报告，打印报告。

4.质量控制　潮气呼吸肺功能检测过程在患儿平静呼吸状态下进行，其检测的质量控制主要在于技术人员的操作过程。

（1）每日记录环境参数，按操作要求对仪器进行定标。

（2）保证检测系统密封性：①选择合适的面罩；②操作时，调整好面罩的位置和角度；③充分镇静，以免在检测过程中患儿有头面部活动，影响密封性，如果有活动，重新调整面罩位置。

（3）开始检查后及检查过程中，随时观察潮气量等参数，潮气量太低（降低幅度＞10%预计水平），或患儿潮气量等参数波动过大，应重新检查检测系统，确定是否漏气。

（4）控制信号偏移，采集15～20次连续呼吸信号，去除两侧各25%偏移信号，选择中间50%呼吸信号，取均值，检测5次，再取其均值作为最终检测结果，以上步骤通过设置，仪器自动完成。

（5）各次检测相互之间，若主要参数差异≥10%，应删除偏移较大的，重新计算或测试。

【注意事项】

1.检测过程中始终有人在检查床旁看护患儿，保证其安全，不可将患儿独自留在检测床上。为安全起见，建议测试完毕，待患儿苏醒并反应正常后方可离去。

2.患儿可自然睡眠（尤其是新生儿），也可镇静后睡眠。

3.注意检查过程中患儿有无打鼾，打鼾会使结果表现为上气道阻塞，影响下气道病变的判断；若有，则需要在报告中特殊注明，以便结合临床综合判断。

四、支气管激发试验

【适应证】

1.协助支气管哮喘的诊断。

2. 协助哮喘治疗效果的评估。

3. 对变应性鼻炎患者下气道炎症状态的评估。

4. 辅助了解哮喘及其他呼吸道疾病的发病机制。

5. 了解哮喘的流行病学情况。

【禁忌证】

1. 绝对禁忌证

（1）气流受限，第1秒用力呼气容积（FEV_1）＜60%的预计值。

（2）曾有过致死性哮喘发作，或近3个月内曾有因哮喘发作需机械通气治疗。

（3）对吸入的激发剂有明确的超敏反应。

（4）主动脉瘤。

（5）不能解释的荨麻疹。

（6）有其他不适宜用力通气功能检查的禁忌证。

（7）哮喘发作或急性加重期。

2. 相对禁忌证

（1）基础肺功能呈中度以上损害（FEV_1占预计值百分比＜70%），但如严格观察并做好充足的准备，则FEV_1占预计值百分比＞60%者仍可考虑行支气管激发试验。

（2）基础肺功能检查配合不佳，不符合质量控制要求。

（3）近期呼吸道感染（＜4周）。

（4）正在使用胆碱酶抑制药（治疗重症肌无力）的患者不宜行乙酰甲胆碱（Mch）激发试验，正在使用抗组胺药物的患者不宜行组胺激发试验。

【检查方法】

1. 患儿准备　试验前详细了解患儿的病情，至少1周内无哮喘发作，无喘息及呼吸困难症状，无甲状腺功能亢进及心脏病史，了解近期药物使用情况，进行体格检查，试验前FEV_1占预计值百分比≥70%，必要时行心电图检测。试验前停用影响气道收缩或反应性的药物，以避免影响结果的判读。

2. 检查过程　支气管激发试验可分为直接和间接激发

试验，前者主要包括乙酰甲胆碱、组胺、白三烯D4等，后者包括运动、甘露醇、腺苷、高渗盐水、冷空气等。目前我国儿科临床应用最为广泛的是Mch直接支气管激发试验、运动激发试验和高渗盐水激发试验，本文将以此三种激发试验为例，进行阐述。

（1）Mch直接支气管激发试验：依据吸入Mch的雾化方式（手动简易或自动触发的雾化设备）、呼吸模式（深吸气或潮气呼吸）、激发剂最大浓度和递增剂量浓度区间设定、评价肺功能的方法参数等的不同，Mch直接支气管激发试验可分为定量雾化吸入法、Cockcroft测定法、Yan测定法、Chai五次吸入测定法和Astograph测定法。

简述定量雾化吸入法操作步骤：①患儿先休息15min。②测定肺通气功能，FEV_1取3次中高值为基线值。③吸入9g/L盐水，2min后重复上述肺通气功能检查（参照值），与基线值比较：若FEV_1下降≥10%，则休息5min，然后重复，若仍≥10%则终止；若FEV_1下降＜10%，则继续。④从最低浓度开始吸入Mch，通过气雾激发系统定量雾化器已设计完善的激发规程自动触发雾化药物，患儿从残气位缓慢深吸气至肺总量位，要求按照标准吸气方式完成各浓度下设定的吸入次数。每一剂量吸入后2min测定肺通气功能，若FEV_1下降＜20%，则吸入下一浓度，直至完成激发规程中的所有浓度；若FEV_1下降达20%，激发试验阳性，则立即停止激发，记录患儿的症状、体征。即刻吸入支气管舒张药。⑤15min后复查肺通气功能，至FEV_1恢复至基线值，若未恢复，持续观察15 min再次复查，复查患儿的体征。

（2）运动激发试验：常用运动器械是平板或踏车，可调节平板的坡度、速度或踏车的功率调节运动量。带鼻夹，呼吸空气的相对湿度＜50%，环境温度20～25℃，同时监测心率及血氧饱和度。运动4～6min，使心率达到最高预计值的80%～90%，最高预计值为220－年龄（岁），通气量达到最大通气量预计值的40%～60%，运动停止后1、5、10、15、20min分别测定FEV_1，任一监测时点FEV_1下降≥10%为运动激发试验阳性。

（3）高渗盐水激发试验：可采用固定浓度的高渗盐水，通过逐渐加倍延长吸入时间（0.5、1、2、4、8min）的方式，多用4.5%的高渗盐水，通过超声雾化产生雾化液吸入，吸入前和吸入后60～90s测定FEV_1，若FEV_1下降≥15%诊断为高渗盐水激发试验阳性，试验停止。也可以逐步增加高渗盐水吸入浓度，每一浓度吸入时间固定，依次雾化吸入浓度为2.5%～10%的高渗盐水，每一浓度吸入2min，任一浓度高渗盐水吸入后FEV_1下降≥15%或咳嗽、胸闷、气促且肺部哮鸣音时，试验终止，诊断为高渗盐水激发试验阳性。

【注意事项】

1.提高支气管激发试验的安全性　若检查过程中出现喘息、剧烈咳嗽等，应及时终止支气管激发试验转为吸入支气管舒张剂，直至FEV_1恢复至基础值的90%以上，或呼气阻力恢复至接近基础阻力水平。

2.备有急救药品　如吸入速效β_2受体激动药、氧气等，要有经验丰富的医师在场。若患儿出现哮喘急性发作，应及时按照相应的救治方案进行处理。

五、支气管舒张试验

【适应证】

1.有合并呼吸道痉挛的疾病，如支气管哮喘、过敏性肺泡炎、弥散性泛细支气管炎等的诊断和鉴别诊断。

2.支气管哮喘治疗随访。

3.有呼吸道阻塞现象，需排除非可逆性呼吸道阻塞的疾病。

【禁忌证】

1.绝对禁忌证　包括对已知支气管舒张药过敏、伴严重危及生命的疾病或体征、患儿有通气功能检测的禁忌证。

2.相对禁忌证　有心脏疾病的患儿（如心律失常）。

【检查方法】

1.患儿准备　详细了解患儿的病史，进行基础肺功能测定确认存在气流阻塞，尤其需了解有无对所使用支气管舒张剂的过敏史或禁忌用药史，是否有严重的心脏病病史。此外，需停用影响试验结果的药物，如因病情需要未能停用相关药物，应在报告中注明。

2. 支气管舒张药的剂型和剂量选择　常选用速效β_2受体激动药作为支气管舒张药，包括沙丁胺醇及特布他林，可采用雾化溶液经雾化途径给药或pMDI剂型经储雾罐途径给药，规格、剂型和剂量具体见表13-1。

表13-1　各类支气管舒张药的规格、剂型和剂量

药物规格和剂型	＜6岁	6～12岁	＞12岁
0.50%硫酸沙丁胺醇溶液（ml）	0.500	0.75	1.000
0.20%硫酸沙丁胺醇溶液（ml）	1.250	1.875	2.500
沙丁胺醇气雾剂（每揿100 μg）	200	200	400
0.25%特布他林溶液（ml）	体重＜20 kg者1ml，体重≥20 kg者2 ml		

3. 检查过程　在支气管舒张剂吸入前和吸入后15 min分别测定肺功能，计算所选用肺功能检查方法主要参数的改善率。参数改善率计算公式，以常规通气法的FEV_1为例，改善率计算公式为［FEV_1（吸入支气管舒张剂后）－FEV_1（吸入支气管舒张药前）］/FEV_1（吸入支气管舒张药前）%。FEV_1改善率≥12%即为支气管舒张试验阳性。

【注意事项】

1. 避免药物对支气管舒张试验结果的影响，因此应该详细询问试验前用药情况并记录。

2. 肺功能检查要符合质控标准，否则容易造成假阳性或假阴性。

（冯　雍　尚云晓）

第二十一节　中心静脉插管术

【中心静脉置管指征】

中心静脉置管在危重症患者抢救和治疗中非常重要，

以下情况需要中心静脉置管。

1.测定中心静脉压。

2.快速输液，尤其在休克需快速输液或需输入高渗液体及对周围血管有强烈刺激性液体时；长时间PICU住院，需要静脉输液；化疗药物或者全胃肠外营养时间较长。

3.需检测混合静脉血氧饱和度或者反复采取血标本做实验检查时。

4. PiCCO检测循环功能时。

5.静脉放血、血液净化治疗或者做换血疗法，以及实行V-V ECMO治疗时。

6.心房心电图记录或安装起搏器。

7.心导管检查。

【常规中心静脉插管方法】

中心静脉导管插入的一般方法

1.器械　见图13-1。

（1）针头：长6～10cm的薄壁穿刺针头。

（2）导管：中心静脉导管一般采用优质硅胶管制成。导管分为有鞘导管及无鞘导管。有鞘导管之导管鞘与针头一同插入血管，针头与导管鞘进入血管后取出针头，将导

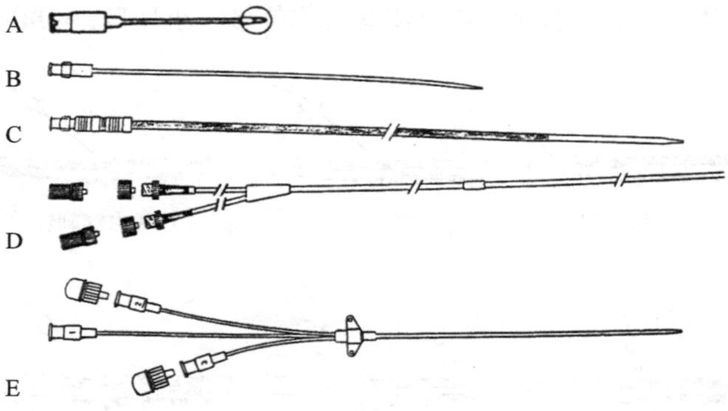

图13-1　中心静脉穿刺导管

注：A.穿刺针头；B.皮肤扩张器；C.皮肤扩张器及套管；D.双腔CVP导管；E.三腔CVP导管

管鞘留在血管内，然后再将导管经导管鞘送入，导管可以经鞘自由前进或后退，便于将导管向前推进及重新插入。无鞘导管由软质硅胶管制成，使用时须有金属引导丝引导送入血管内。导管还可根据需要制成单腔、双腔、三腔以至四腔。导管前端装上气球即为气球漂浮导管，常用于作心导管检查及肺动脉楔压测定。

（3）金属引导丝：金属引导丝为不锈合金材料制成的细丝，细丝缠于柔软、富于弹性的金属丝上成为引导丝。引导丝可为直的，也可以前端弯曲以减少对血管壁的损害。在做深静脉插管时，将引导丝经针头插入血管，然后拔出针头，用引导丝作为引导将硅胶管送入血管。

2. 儿童常用的中心静脉插管部位　股静脉，颈内静脉，锁骨下静脉。

3. 穿刺方法　常用的中心静脉导管插入方法有两种。

（1）以金属引导丝为引导的导管插入法（图13-2）：①按一般常规方法消毒皮肤、铺巾、戴手套；②根据儿童的年龄及体重选择适当型号的穿刺针、金属引导丝、导管、导管塞、注射器及局部麻醉药；③将针头安装在装有肝素盐水的注射器上；④选择合适的部位做静脉穿刺；⑤待穿刺成功，顺利地流出大量回血后取下注射器金属引导丝插入针头内；⑥再将金属引导丝顺利送入血管的同时退出穿刺针头；⑦在引导丝通过皮肤的部位做一小切口；⑧沿金

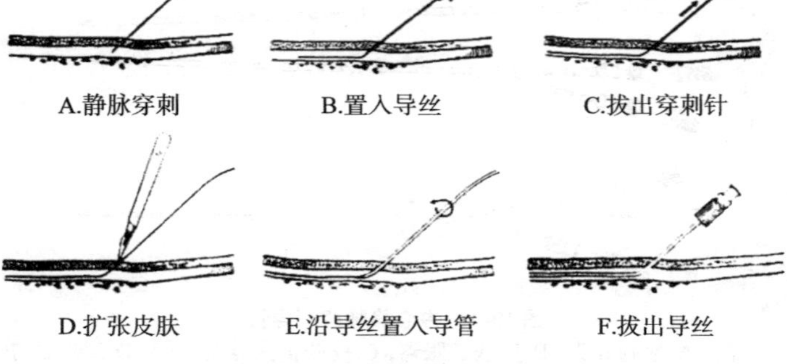

图13-2　中心静脉导管置入步骤

属引导丝以旋转方式插入硅胶导管；⑨取出引导丝，用肝素盐水冲洗导管然后用导管塞封闭导管外口；⑩用丝线将导管缝合固定于皮肤上；⑪将导管通过三通接上输液装置及测压装置。

（2）以导管鞘为引导的中心静脉导管插入法：①按常规方法消毒皮肤、铺巾、戴手套；②根据儿童的年龄及体重选择适当型号的穿刺导管盒；③将穿刺针、导管鞘及装有肝素盐水的注射器安装好；④选择合适的部位用带鞘的静脉穿刺针做深静脉穿刺；⑤当注射器顺利地抽到大量回血后停止进针；⑥缓慢地取出金属针头同时轻轻地将导管鞘旋转式地沿金属针头向前推进一直至其根部；⑦完全取出针头后用左手拇指将导管鞘的外口堵塞以免流血或空气进入血管；⑧用右手将硅胶静脉导管通过导管鞘插入血管内；⑨拔出导管鞘，将导管缝一针固定于皮肤上。

一、股静脉穿刺置管术

1. 解剖位置　见图13-3。

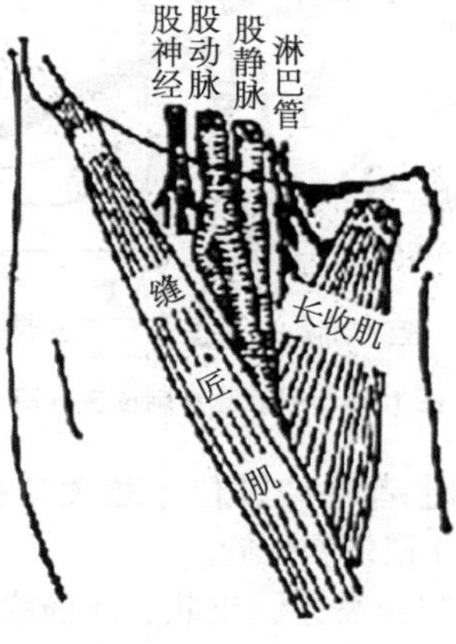

图13-3　股静脉解剖位置

股静脉是下肢的主要静脉干，其上段位于股三角内。

股三角位于股前部上1/3，为底在上、尖朝下的三角形凹陷。底边为腹股沟韧带，外侧边为缝匠肌内侧缘，内侧边为长收肌的内侧缘。股三角的尖位于缝匠肌与长收肌相交处，此尖端向下与收肌管的上口相连续。股三角的前壁是阔筋膜，其后壁凹陷，自外向内依次为髂腰肌、耻骨肌和长收肌及其表面的筋膜。股三角内有股神经、股动脉及其分支、股静脉及其属支和腹股沟淋巴结等。股动脉居中，外侧为股神经，内侧为股静脉。寻找股静脉时应以搏动的股动脉为标志。

2. 操作要点

（1）部位选择：穿刺点选在髂前上棘与耻骨结节连线的中、内段交界点下方2～3cm处，股动脉搏动处的内侧0.5～1.0cm（图13-4）。

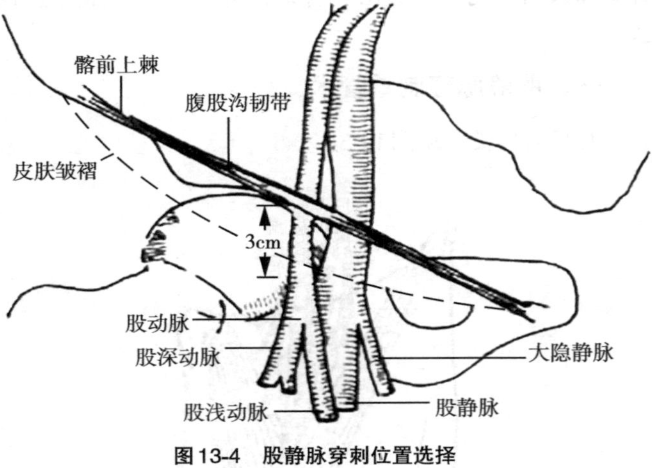

图13-4　股静脉穿刺位置选择

（2）体位：患者取仰卧位，膝关节微屈，臀部稍垫高，髋关节伸直并稍外展外旋。

（3）穿经层次：需穿经皮肤、浅筋膜、阔筋膜、股鞘达股静脉。

3. 股静脉穿刺方法

（1）在腹股沟韧带中部下方2～3cm处，触摸股动脉搏动，确定股动脉走行。方法是左手示、中、环指并拢，成一直线，置于股动脉上方。临床上经常因患者过度肥胖或高度水肿，致股动脉搏动摸不到时，穿刺点选在髂前上棘与耻骨结节连线的中内1/3段交界点下方2～3cm处，穿刺点不可过低，以免穿透大隐静脉根部。

（2）能触及股动脉搏动时，手指感觉摸实动脉的走行线，以股动脉内侧0.5cm与腹股沟皮折线交点为穿刺点；体型肥胖者穿刺点下移1～2cm。

（3）右手持穿刺针，针尖朝脐侧，斜面向上（很重要），针体与皮肤成30°～45°。体型肥胖者角度宜偏大。

（4）沿股动脉走行进针，一般进针深度2～5cm。持续负压。

（5）见到回血后再做微调。宜再稍进或退一点。同时下压针柄10°～20°，以确保导丝顺利进入。

4.股静脉穿刺技巧

（1）股静脉穿刺的要点，关键在于找准动脉搏动的位置，左手触及股动脉位置后，穿刺时左手不宜压迫动脉过紧，以免在左手的压迫下使静脉移位。

（2）股静脉的穿刺点旁开股动脉0.5cm即可，如旁开1cm，有时易导致股静脉在穿刺点近动脉侧，如此进针易穿到动脉。

（3）小腿是否成90°并不关键，如遇到肥胖者或体位不理想者，适当加大穿刺的角度或把穿刺点更靠近腹股沟韧带一点可能会更好。

（4）穿刺点下方的硬节可能为误穿股动脉后出现的渗血所致，不要再在此处反复穿刺，局部应用复方七叶皂苷凝胶（利百素），效果还不错。

（5）有时静脉靠在动脉的后面。

（6）股静脉穿刺时，切不可盲目用穿刺针向腹部方向无限制地进针，以免将穿刺针穿入腹腔，引起并发症。

（7）股静脉穿刺的关键是找准部位，只要找准部位，边进针边吸，一般都能成功。找部位的简单方法：在腹股沟稍下方，紧贴腹股沟，先用左手中指及示指顺动脉方向并排摸准股动脉走向，然后左手中指及示指与动脉方向垂直并排，把股动脉卡在中间，然后沿中指（股动脉内侧）指尖穿刺，一般一针见血。

（8）可以概括为一句话：两指卡动脉，内侧穿指尖（下）。

（9）刚学穿刺时，最好注射器不抽肝素盐水，而用等渗盐水，或穿刺针不接注射器，可避免反复穿刺时，穿刺点渗血。

（10）穿刺3次不进时，医师心情比较烦躁，特别是在病房时，还有其他患者或家属在旁观看，最好换他人穿刺或等心情平静后再穿刺。

（11）有时患者血压偏低或休克血压时，回血较慢，不要以为没有穿刺入股静脉。

（12）患者贫血较重时，回抽入注射器中的血色较鲜红，不要误认为穿入股动脉。

5.股静脉穿刺的并发症　感染，下肢静脉血栓形成和肺栓塞，动静脉瘘，假性静脉瘤，出血和血肿，穿透大隐静脉根部（穿刺点过低），心律失常，气体栓塞，血管和心脏穿孔、心脏压塞。

二、锁骨下静脉穿刺及插管术

锁骨下静脉是在危急情况时容易穿刺成功的几条大静脉之一。所有临床医师都应熟悉它的解剖位置与穿刺插管方法。应有充分信心在紧急情况下应用。锁骨下静脉插管有优点：①解剖标志明显，即使有严重外伤或危重患者也易于识别；②不影响气管插管及人工呼吸；③复苏后不影响患者活动，便于护理。

1.解剖位置　锁骨下静脉位于锁骨中段的后方，起自腋静脉，跨第1肋骨上方，经锁骨中段的后方，在胸锁关节后与颈内静脉汇合形成无名静脉进入胸腔（图13-5）。锁骨下静脉后方隔前斜角肌与锁骨下动脉相伴行。锁骨下静脉在前而锁骨下动脉在后。胸膜顶在锁骨下静脉后下方约5mm处，因而误伤胸膜是经皮锁骨下静脉穿刺可能遇到的最大危险。

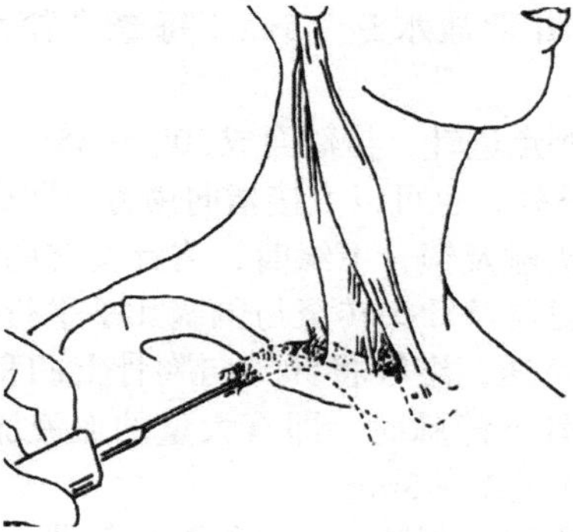

图13-5　锁骨下静脉穿刺点

（1）锁骨下静脉的第1标志点：第1肋骨在胸骨外缘紧紧地并行于锁骨之下，于锁骨的中段处突然转向深部。在第1肋骨突然转弯部位，锁骨与第1肋骨形成一夹角。该角可用手指于锁骨中段下方触及。穿刺时用手触知该角并向外下方移动1～2cm即为穿刺点。

（2）锁骨下静脉的第2标志点：从胸锁关节处沿锁骨往外触摸，当锁骨突然向上后方改变方向时即为进针点之标志。

（3）锁骨下静脉的第3标志点：锁骨的中1/3段与外1/3段的交界点的下方，该处即为锁骨下静脉之穿刺点。

2.禁忌证

（1）凝血异常或血小板明显减少。

（2）上腔静脉综合征。

3.操作方法

（1）头胸部放低，低头10°～20°，使静脉充盈并避免中心静脉压低于零时，空气进入静脉。

（2）两肩胛间及穿刺侧肩胛下放入一小毛巾卷以抬高穿刺侧。

（3）患儿头转向对侧。

（4）常规消毒、铺巾、戴手套、穿手术衣。

（5）对意识清楚的患儿局部以2%利多卡因麻醉。

（6）以18号长6～10cm薄壁穿刺针连接5ml注射器，注射器内装入肝素盐水3～5ml（每毫升盐水内含肝素5～10U）。

（7）从穿刺点进针，与额面成30°～35°，针尖指向胸骨上凹上方2cm处，也可以直接指向锁骨上凹处。

（8）当针头触及锁骨下缘时，将针头转向深部避开锁骨，然后将注射器及针头转至与胸壁几乎平行角度，向注射器施以轻微负压，继续将针头向胸骨上凹稍上方推进。当针头进入锁骨下静脉时，即有大量的血液流入注射器，此时，再继续前进2～3mm。

（9）左手固定穿刺针，右手取下注射器，同时用左手拇指堵住针柄以防空气进入锁骨下静脉。

（10）通过针头插入金属引导丝，然后拔出针头，并在引导丝处皮肤上做一小口。

（11）将导管通过金属引导丝以旋转方式送入，直至预期位置，即右心房与上腔静脉交界处近端数厘米处（此长度为穿刺点至胸锁关节加上胸锁关节至第2胸肋关节之长度）。

（12）退出金属引导丝，用盖帽封闭导管出口。

（13）用丝线将导管缝于皮肤上以固定导管。

（14）也可以用导管鞘引导插入导管。

（15）接上输液或测压装置。

4.合并症

（1）气胸：因为锁骨下静脉非常接近胸膜顶，因此易致气胸。国外气胸发生率为1%～10%；据笔者128例经验，发生率为2.3%；穿刺时，使针在锁骨下缘前进，并时时保持注射器有轻度负压以便遇到回血及时停止进针，这样可以防止针头进入过程，减少这种合并症。

（2）锁骨下动脉损伤或撕裂：常表现为血胸或局部血肿。在进针时始终注意保持注射器负压，这样，当针头进入下静脉时，可及时看到回血，从而防止针头继续前进刺伤锁骨下动脉。

（3）血栓性静脉炎：表现为穿刺侧上肢水肿。

（4）导管相关败血症：国外导管相关败血症发生率

3%～30%；笔者128例经验，发生率为6.57%。

三、颈内静脉穿刺及插管术

颈内静脉是人体的大静脉之一。它位置比较固定，较少变异，在休克情况下亦不易萎缩；且不因年龄、体型胖瘦而改变。因此，在抢救重危患者时是较易穿刺成功的大血管之一。而且右侧颈内静脉与右心房几乎呈一直线，特别适合于紧急情况下插入起搏电极，是安装临时起搏器的最佳途径。但颈内静脉插管不易固定，尤其坐位时，而且在既需气管插管又需颈内静脉插管时，很难同时进行。故在一定程度上限制了它的应用。

1.解剖位置　颈内静脉起自颅后窝后部，最初在颈内动脉外侧走行，然后转至前外侧，在胸锁乳突肌下段位于其两脚间，在胸锁关节后方与锁骨下静脉汇合成无名静脉，几乎全长均为胸锁乳突肌覆盖（图13-6）。右侧颈内静脉较左侧粗而直，因而常首选此处穿刺。

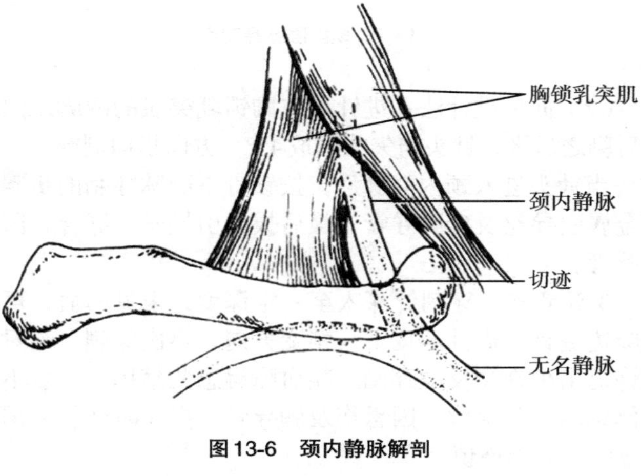

图13-6　颈内静脉解剖

2.方法　分高位进针法及低位进针法2种。

（1）高位进针法（图13-7）：进针点在胸锁乳突肌两脚之上方，约于胸锁乳突肌之中点处，或胸锁乳突肌与颈外静脉交点处。取胸锁乳突肌后缘做为进针点。穿刺时患者仰卧，头转向非穿刺侧，肩下垫一小枕以利于暴露血管。针头与矢状面成30°，方向指向胸锁关节。注射器保持负压，针头进入血管后就可抽吸到大量回血。

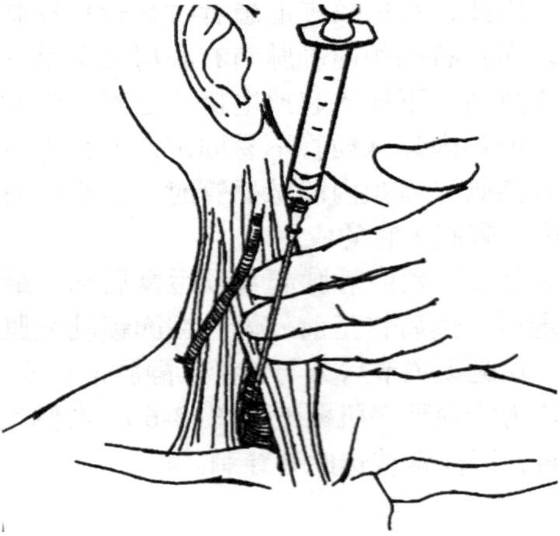

图13-7　颈内静脉穿刺点

（2）低位进针法：进针点在胸锁乳突肌的两脚之间或其后脚之后缘，针头与矢状面成45°，方向指向剑突。

当针头进入颈内静脉后，按锁骨下静脉穿刺的步骤插入金属引导丝及硅胶导管，最后拔出引导丝，缝合、固定硅胶管。

3.注意点　穿刺针深入至一定深度，未见回血，可边回吸边退针，退针至皮下，稍变方向，再次穿刺。绝对不允许退出少许又反复穿刺。凝血障碍患儿禁用。一般不做左侧颈内静脉穿刺，因恐伤及胸导管。操作时必须采用后位进针，并须谨慎。

颈内静脉穿刺合并症较少，但仍需注意。气胸、血胸、Horner征、乳糜胸、臂丛损伤、膈神经损伤、气管穿孔等。

【彩色多普勒超声血管定位或引导穿刺】

1.彩色多普勒超声检查方法　便携式彩色多普勒超声仪及血管超声探头，先了解穿刺静脉的走行、管腔形态、内径、管壁回声及距体表深度、管腔内回声、血流充盈情况、血流方向、与毗邻动脉位置关系、周围组织情况等。了解是否存在血栓、炎症、血管变异等情况。

2.操作过程　患者取平卧位，若患者呼吸困难不能平卧必要时采取坐位或半卧位、行颈内静脉穿刺置管，患者需去枕平卧，头部转向置管部位的对侧；行股静脉穿刺置管，需充分暴露腹股沟区。常规消毒、铺巾，2% 的利多卡因局部麻醉后，将穿刺针在包裹好消毒护套的探头实时引导进针，超声显示屏上显示穿刺针尖突破血管壁刺入静脉管腔内，见回血抽出暗红色静脉血后，沿穿刺针放入导丝，静脉管腔内见导丝回声，退出穿刺针，彩色多普勒超声实时监测将留置导管沿着导丝送入血管腔内全过程，后抽出导丝，注入肝素盐水封管待用，用丝线将导管与皮肤缝合固定。

置管成功后，应再次消毒手术区域，并固定置管。通知护士进行深静脉置管护理。若有需要可行影像学检查确定置管位置。临床应密切监测不同部位置管可能的并发症，积极处理。

（许　巍）

第二十二节　小儿酸碱平衡紊乱及血气结果分析

多种疾病，常伴有酸碱平衡紊乱，如不能代偿或未及时纠正，可使机体状况进一步恶化，不利于原发病的控制，造成恶性循环，加重病情。同时机体内环境紊乱本身也可造成器官、组织功能障碍甚至威胁生命。所以了解机体酸碱平衡的调节机制、诊断方法，对于早期发现和及时治疗极为重要。而且通过酸碱平衡紊乱的诊断也为某些疾病的诊断提供线索。

一、血液标本的采集与储存

1.被检测者应处于安静状态　即使是短暂屏气或过度通气都会使测定结果发生异常。正常人，在过度换气情况下，PaO_2由静息状态下的（10.84±0.4）kPa［（81.5±3.0）mmHg］增加到（14.1±1.2）kPa［（106.0±9.0）mmHg］，$PaCO_2$由（5.16±0.11）kPa［（38.8±0.8）mmHg］降至（2.79±0.3）kPa［（21.0±2.4）mmHg］。

2.采血部位　血气分析的最佳标本是动脉血，能真实地反映体内的氧化代谢和酸碱平衡状态，常取部位是肱动脉、股动脉、前臂动脉等，首选桡动脉，因其位置表浅宜于触摸，且其周围无大静脉伴行，又有尺动脉作手掌的侧支循环。肱动脉为次选穿刺部位。如桡动脉、肱动脉不能取血而必须做股动脉穿刺时，应由有经验的医护人员操作。因股动脉侧支循环不良，又有股静脉伴行，易混静脉血，故为最后选择部位。也可用动脉化毛细血管血，只是PO_2低于动脉血，采动脉化毛细血管血的部位为耳垂、指尖、足跟部等，用45℃热水（袋）热敷3～5min后采血，但严重末梢循环不良和水肿患者不适用。动脉化血受局部循环因素影响其血气结果，波动较大；动脉血和混合静脉血的血气值见表13-2；静脉血也可供做血气测定，但与动脉血差别较大。抗凝集的选择：因需测定全血血气，所以必须抗凝，一般用肝素抗凝。注意防止血标本与空气接触，应处于隔绝空气的状态。与空气接触后可使PO_2升高，PCO_2降低，并污染血标本。

表13-2　动脉血和混合静脉血的血气值

血气	动脉血	混合静脉血
pH	7.4±0.05	7.35±0.05
$PaCO_2$	40（35～45）mmHg	46（41～51）mmHg
PaO_2	80～100mmHg	35～40mmHg
HCO_3^-	22～26mEq/L	22～26mEq/L
SaO_2	≥95%	75%（70%～75%）
BE	±3	±3

3.标本的储存　采血后应在10min内测定，否则应立即将标本放入冰水或冰箱中，使其温度在15min内降至0～4℃，以免有核细胞耗氧代谢，使PO_2及pH下降，PCO_2上升，最多不超过2h。

二、判定酸碱平衡的指标及临床意义

1.pH

（1）定义：表示H^+浓度的指标。用其负对数来表示。

（2）正常值：7.35～7.45，平均7.40。

（3）临床意义：pH 7.35～7.45，平均7.40，表示没有酸碱失衡，或代偿性碱中毒、代偿性酸中毒、混合性酸碱失衡。pH正常并不能完全排除无酸碱失衡。代偿性酸或碱中毒时pH均在7.35～7.45的正常范围。

①pH＜7.35：为失代偿性酸中毒。

②pH＞7.45：为失代偿性碱中毒。

2.$PaCO_2$（动脉血二氧化碳分压）

（1）定义：指血浆中呈物理溶解状态的CO_2分子产生的张力。

（2）正常值：32～45mmHg，平均40mmHg。

（3）临床意义：是反映酸碱失衡呼吸性指标。二氧化碳分压的高低直接受呼吸作用的调节，其值的大小则影响血液的pH，因此测定二氧化碳分压可反应呼吸功能对酸碱平衡的调节能力。

①$PaCO_2$＜35 mmHg：表示肺泡通气过度，见于呼吸性碱中毒或呼吸代偿后的代谢性酸中毒。

②$PaCO_2$＞45 mmHg：表示肺泡通气不足，见于呼吸性酸中毒或呼吸代偿后的代谢性碱中毒。

3.SB（标准碳酸氢盐）

（1）定义：指全血在标准条件下（温度38℃，$PaCO_2$ 40mmHg，SaO_2 100%）测得的血浆HCO_3^-的含量。

（2）正常值：21～25mmol/L。

（3）临床意义：反映代谢性酸碱失衡指标，SB一般不受呼吸的影响。

①SB＞27mmol/L：为代谢性碱中毒。

②SB＜22mmol/L：为代谢性酸中毒。

4.AB（实际碳酸氢盐）

（1）定义：指隔绝空气的血液标本，在实际$PaCO_2$和SaO_2条件下测得的血浆HCO_3^-的含量。

（2）正常值:（22.5±3）mmol/L。

（3）临床意义：AB同样反映酸碱平衡中的代谢性因素，与SB的不同之处在于AB尚在一定程度上受呼吸因素的影响。

①AB↑、AB＞SB：为呼吸性酸中毒或代谢性碱中毒后呼吸代偿。

②AB↓、AB＜SB：为呼吸性碱中毒或代谢性酸中毒后呼吸代偿。

③AB↑、SB↑：为代谢性碱中毒或呼吸性酸中毒后肾脏代偿。

5.BE（剩余碱）

（1）定义：指在标准条件下（温度38℃，$PaCO_2$ 40mmHg，SaO_2 100%）将1L全血或血浆滴定pH至7.40时所需的酸或碱的量。

（2）正常值:（－4～＋2）mmol/L。

（3）临床意义：只反映代谢改变，与SB意义大致相同，因反映总的缓冲碱的变化，故较SB更全面。

6.BB（缓冲碱）

（1）定义：指血液中一切具有缓冲作用的负离子总和，包括HCO_3^-、Hb^-、Pr^-和HPO_4^-。

（2）正常值：45～55mmol/L。

（3）临床意义：反映机体酸碱紊乱时总的缓冲能力，与HCO_3^-不同，由于Hb、血浆蛋白等会影响血浆缓冲碱含量，若BB降低而HCO_3^-正常，说明患者存在HCO_3^-以外碱储备不足，如低蛋白血症、贫血，若补充HCO_3^-纠正这种储备不足，是不适宜的。

7.PaO_2（动脉血氧分压）

（1）定义：表示动脉血中物理溶解的O_2分子所产生的

分压。

（2）正常值：80 ～ 100mmHg。

（3）临床意义：判断有无缺氧和缺氧程度，判断有无呼吸衰竭的指标。

8.SaO_2（动脉血氧饱和度）

（1）定义：为动脉血中血红蛋白实际结合的氧量与所能结合的最大氧量之比。

（2）正常值：96%±3%。95% ～ 98%。

（3）临床意义：SaO_2 与 PaO_2 和解离曲线有直接关系。

①PaO_2 在60 ～ 100mmHg时，曲线平坦，PaO_2 较大变化不引起 SaO_2 的明显变化。

②PaO_2 在10 ～ 50mmHg时：曲线陡直，PaO_2 轻微变化引起 SaO_2 的较大变化，在低氧情况下，对组织供氧有利。

③曲线：曲线右移，有利于氧释放和组织耗氧；曲线左移，妨碍氧在组织中的释放。

④影响曲线移动的因素：Ph、T℃、Hb、2,3-DPG。见图13-8。

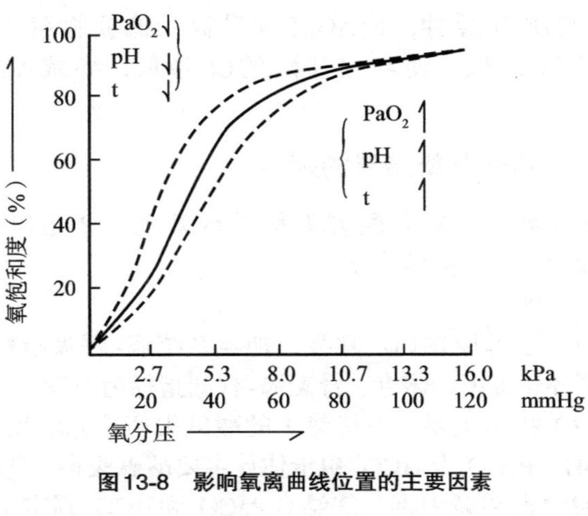

图13-8 影响氧离曲线位置的主要因素

9.AG（阴离子间隙）

（1）定义：指血浆中未测定阴离子（UA）与未测定阳离子（UC）的差值，即AG＝UA－UC。因体内阴、阳离子总数相等。

即$Na^+ + K^+ +（Ca^{2+} + Mg^{2+}）+ UC = Cl^- - HCO_3^- +$ UA（Ca、Mg、K微量忽略不计）。

$AG = UA - UC = Na^+ -（Cl^- + HCO_3^-）= 142 -（103 + 27）= 12mmol/L$（8～16mmol/L）。

（2）临床意义：反映代谢性指标，可鉴别代谢性酸中毒类型及混合酸碱失衡。

（3）判断三重酸碱失衡中AG增大的代谢性酸中毒

①若AG＞30mmol/L：几乎都有代谢性酸中毒。

②若AG 20～30mmol/L：常为代谢性酸中毒。

③若AG 17～19mmol/L：只有20%有酸中毒。

④若AG轻度升高可能为其他非代谢性酸中毒原因所致：脱水；输入有机阴离子钠盐（乳酸钠、枸橼酸钠、抗生素-青霉素、羧苄青霉素等）；碱中毒时，△AG↑＜5mmol/L，是由于促进糖酵解，使乳酸轻度增加；输入人血白蛋白，导致暂时性高蛋白血症，人血白蛋白释放的H^+与HCO_3^-缓冲，使AG轻度升高；低镁血症时，常伴Ca^{2+}和K^+低，使与之伴随的Cl^-降低，导致AG轻度升高。

三、血气分析结果的判定

1.目的 ①判断酸碱失衡是否紊乱；②是何类型；③有无代偿；④指导治疗。

2.步骤

（1）了解原发病：呼吸、神经系统病-呼吸指标为原发。循环、腹泻、休克、肾衰竭-代谢指标为原发。

（2）找出主要（占优势）的酸碱失衡：先不用计算，根据pH、$PaCO_2$及HCO_3^-初步估计主要酸碱失衡。①看pH推测酸中毒和碱中毒。②结合$PaCO_2$和HCO_3^-判定主要酸碱失衡性质，见表13-3。

表13-3 判断主要酸碱失衡

pH	$HCO_3^-/PaCO_2$	HCO_3^-	$PaCO_2$	类型
＜7.35	＜20/1			
		↓↓		代谢性酸中毒
		↑	↑↑	呼吸性酸中毒
		↓	↑或正常	代谢性酸中毒+呼吸性酸中毒
		↓或正常	↑	代谢性酸中毒+呼吸性酸中毒
＞7.45	＞20/1 ↑			
		↑	↑	代谢性碱中毒
		↓	↓↓	呼吸性碱中毒
		↑	或正常	代谢性碱中毒+呼吸性碱中毒
		或正常		代谢性碱中毒+呼吸性碱中毒

（3）判断单纯或二重酸碱失衡的类型和计算预计代偿公式：在初步估计的基础上再分析其他指标是否与这一诊断相符合。如其他指标不相符，则考虑是否存在混合酸碱失衡，根据预计代偿公式计算预计代偿范围来进一步确定诊断有无混合酸碱失衡。使用酸碱紊乱预计代偿公式时，应考虑到酸碱紊乱的代偿程度及代偿极限。还应考虑到时间因素，急慢性呼吸性酸、碱中毒之间代偿程度差异极大，应动态观察，不该仅凭一次血气结果即做诊断。另外还应考虑代偿极限，即机体发挥最大代偿能力所能达到的代偿值，若超过此极限，不管正常与否应判断混合酸碱紊乱。酸碱失衡预计代偿公式见表13-4。

表13-4 单纯酸碱失衡预计代偿公式

主要酸碱失衡	预计代偿范围	代偿时限	代偿限值
代谢性酸中毒	$PaCO_2 = 1.5 \times HCO_3^- + 8 \pm 2$	12～24h	10mmHg
代谢性碱中毒	$\Delta PaCO_2 = 0.9 \times \Delta HCO_3^- \pm 5$	12～24h	55mmHg
呼吸性酸中毒	急性$\Delta HCO_3^- = 0.1 \times \Delta PaCO_2 \pm 1.5$	数分钟	32mmHg
	慢性$\Delta HCO_3^- = 0.4 \times \Delta PaCO_2 \pm 3$	3～5d	45mmol/L
呼吸性碱中毒	急性$\Delta HCO_3^- = 0.2 \times \Delta PaCO_2 \pm 2.5$	数分钟	18mmnol/L
	慢性$\Delta HCO_3^- = 0.5 \times \Delta PaCO_2 \pm 2.5$	3～5d	12～15 mmol/L

正确使用酸碱预计代偿公式的步骤：①必须首先通过pH、$PaCO_2$、HCO_3^-三个参数，并结合临床确定原发失衡；②根据原发失衡选用公式；③将公式计算所得结果与实测HCO_3^-或$PaCO_2$相比做出判断。

（4）结合电解质及AG判断二重或三重酸碱失衡。

四、几种酸碱失衡的类型及临床举例

（一）代谢性酸中毒

根据AG值的变化，将代谢性酸中毒分为：AG增高型正常血氯性代谢性酸中毒和AG正常型高血氯性代谢性酸中毒。

1.AG增高型正常血氯性代谢性酸中毒　见于固定酸产生过多或肾排H^+障碍所致固定酸增加，使血浆HCO_3^-因中和H^+而降低，血氯正常，AG↑。

（1）原因：乳酸酸中毒。

①乳酸生成过多：见于休克、心搏骤停、低氧血症。

②乳酸利用障碍：严重肝病、酒精中毒、低灌注。

③机制不明：糖尿病、低血糖、白血病。

（2）酮症酸中毒：糖尿病、饥饿、酒精中毒。

（3）肾排酸减少：急、慢性肾衰竭。

（4）水杨酸中毒：摄入大量阿司匹林。

2.AG正常型高血氯性代谢性酸中毒　见于各种原因引起的血浆HCO_3^-降低并同时伴血氯代偿性增高。

（1）原因：①消化道丢失HCO_3^-，严重腹泻、小肠和胆道瘘管、肠吸引术。②肾小管酸中毒。③碳酸酐酶抑制药。④酸性药物投入过多，NH_4Cl、盐水精氨酸、赖氨酸等。

（2）血气特点：pH↓、SB↓、AB↓，继发$PaCO_2$↓。

（3）案例

例1：某肾病综合征患儿。血气分析结果：pH 7.30，$PaCO_2$ 32mmHg，HCO_3^- 16mmol/L。

分析如下。

①pH 7.30，＜7.35，为失代偿性酸中毒。

②原为肾脏疾病，原发HCO_3^-↓↓，为代谢性酸中毒。

③计算 $PaCO_2$ 预计值：

$PaCO_2 = 1.5 \times HCO_3^- + 8 \pm 2 = 1.5 \times 16 + 8 \pm 2 = (32 \pm 2)$ mmHg

实测 $PaCO_2$ 在此预计代偿范围内，故诊断：单纯性失代偿代谢性酸中毒。

例2：某糖尿病患儿。血气分析结果：pH 7.28，$PaCO_2$ 34 mmHg，HCO_3^- 18 mmol/L，Na^+ 142mmol/L，K^+ 4.5mmol/L，Cl^- 102mmol/L。

分析如下。

①pH＜7.35，为失代偿酸中毒。

②原发病为糖尿病，故 HCO_3^- 是原发改变，为代谢性酸中毒。

③计算 $PaCO_2$ 预计值：

$PaCO_2 = 1.5 \times HCO_3^- + 8 \pm 2 = 1.5 \times 18 + 8 \pm 2 = (35 \pm 2)$ mmHg

实测 $PaCO_2$ 34mmHg 在此预计代偿范围内，故诊断：单纯代谢性酸中毒。

④AG值：$AG = Na^+ - (HCO_3^- + Cl^-) = 142 - (18 + 102) = 22$mmol/L

AG＞16 mmol/L，故诊断：AG增高型代谢性酸中毒。

（二）呼吸性酸中毒

1.原因

（1）呼吸中枢抑制：颅脑损伤、脑炎、脑血管意外、麻醉药或镇静药用量过大等。

（2）呼吸肌麻痹：小儿麻痹、吉兰-巴雷、重症肌无力、有机磷中毒、低钾血症等。

（3）呼吸道阻塞：喉痉挛、喉头水肿、气管异物等。

（4）胸廓病变：胸部创伤、严重气胸、胸腔积液、胸廓畸形等。

（5）肺部疾病：ARDS、心源性肺水肿、哮喘、重症肺炎。

（6）其他：呼吸机使用不当。

2.血气特点　pH↓，$PaCO_2$↑，AB＞SB，BE正常或↑。

3.案例

例1：某溺水患儿。抢救后其血气分析结果：pH 7.16，$PaCO_2$ 58mmHg，HCO_3^- 26mmol/L。

分析如下。

（1）pH＜7.35，为酸中毒。

（2）原发病溺水而窒息，故$PaCO_2$为原发增高，为急性呼吸性酸中毒。

（3）计算HCO_3^-预计值：

$\Delta HCO_3^- = \Delta PaCO_2 \times 0.1 \pm 1.5 = (58 - 40) \times 0.1 \pm 1.5 = (1.8 \pm 1.5)$ mmol/L

即预计HCO_3^-＝正常$HCO_3^- + 1.8 \pm 1.5 = 24 + 1.8 \pm 1.5 = (25.8 \pm 1.5)$ mmol/L

实测HCO_3^- 26mmol/L在此范围内，故诊断：单纯急性呼吸性酸中毒。

例2：某肺炎患儿，因呼吸困难逐渐加重3d。血气结果：pH 7.31，$PaCO_2$ 72mmHg，HCO_3^- 35mmol/L。

分析如下。

（1）pH 7.31，＜7.35为酸中毒。

（2）原发肺部炎症，呼吸困难3d，为慢性通气功能障碍，故$PaCO_2$为原发增高，为慢性呼吸性酸中毒。

（3）计算HCO_3^-预计值：

$\Delta HCO_3^- = \Delta PaCO_2 \times 0.4 \pm 3 = (72 - 40) \times 0.4 \pm 3 = (12.8 \pm 3)$ mmol/L

即预计HCO_3^-＝正常$HCO_3^- + \Delta HCO_3^- = 24 + 12.8 \pm 3 = (36.8 \pm 3)$ mmol/L

实测HCO_3^- 35mmol/L在此范围内，故诊断：慢性呼吸性酸中毒。

（三）代谢性碱中毒

1.原因

（1）H^+丢失

①消化道丢失：呕吐、胃肠减压、腹泻。

②肾丢失：应用利尿药；盐皮质激素过多。

③H^+向细胞内移动：低钾血症。

（2）HCO_3^-过量负荷

①碱性等摄入过多：过量摄入碳酸氢钠、枸橼酸盐、乳酸盐等。

②大量摄入库存血：枸橼酸盐抗凝，可代谢生成HCO_3^-。

③浓缩性碱中毒：应用髓袢或塞嗪类利尿药，细胞外液丢失NaCl和水，形成浓缩性碱中毒。

④有效循环血量不足：机体无能力将过多的HCO_3^-排出体外。

⑤其他：低钾、低氯血症。盐皮质激素增高。

2.血气特点　pH↑、AB↑、SB↑、BE↑，继发$PaCO_2$↑。

3.案例

例1：某肠梗阻患儿，因反复呕吐入院。血气分析结果：pH 7.50，$PaCO_2$ 53mmHg，HCO_3^- 34mmol/L。

分析如下。

（1）pH 7.50，＞7.45为碱中毒。

（2）原发病为肠梗阻，呕吐，使H^+丢失，HCO_3^-增加为原发，故为代谢性碱中毒。

（3）计算$PaCO_2$预计值：

$\Delta PaCO_2 = 0.9 \times \Delta HCO_3^- \pm 5 = 0.9 \times (34 - 24) \pm 5 = (9 \pm 5)$ mmHg

预测$PaCO_2$＝正常$PaCO_2$＋$\Delta PaCO_2 = 40 + 9 \pm 5 = (49 \pm 5)$ mmHg

实测$PaCO_2$ 53mmHg在此范围内，故诊断：单纯性代谢性碱中毒。

例2：先天性心脏病合并肺炎、心力衰竭患儿，给予利尿、强心治疗。血气分析结果：pH 7.50，$PaCO_2$ 58mmHg，HCO_3^-44mmol/L。

分析如下。

（1）pH7.50，＞7.45为碱中毒。

（2）原发病肺炎心力衰竭，用利尿药，可使H^+排出增多而致原发性HCO_3^-增高，故为代谢性碱中毒。

（3）计算$PaCO_2$预计值：

$\Delta PaCO_2 = 0.9 \times \Delta HCO_3^- \pm 5 = 0.9 \times (44 - 24) \pm 5 = (18 \pm 5)$ mmHg

预计$PaCO_2$＝正常$PaCO_2$＋$\Delta PaCO_2 = 40 + 18 \pm 5 = (58 \pm 5)$ mmHg

实测$PaCO_2$58 mmHg在此范围内，故诊断：单纯性代谢性碱中毒。

（四）呼吸性碱中毒

1.原因

（1）低氧血症：肺炎、间质性肺疾病、肺水肿、吸入FiO_2过低。

（2）肺疾病：肺炎、肺梗死、间质性肺疾病。

（3）呼吸中枢直接受刺激：精神性过度通气、中枢神经系统疾病（脑血管意外、脑炎、脑外伤、脑肿瘤）、水杨酸氨等药物直接刺激呼吸中枢。革兰阴性杆菌败血症、高热、甲状腺功能亢进等使肺过度通气。

（4）其他：人工呼吸机使用不当。

2.血气特点　pH↑，$PaCO_2$↓，HCO_3^-↓，AB、SB、BE正常或↓。

3.案例　某阑尾炎穿孔泛发腹膜炎合并败血症患儿。血气分析结果：pH 7.48，$PaCO_2$ 26.8mmHg，HCO_3^-19mmol/L。

分析如下。

（1）pH7.48，＞7.45为碱中毒。

（2）$PaCO_2$↓↓而HCO_3^-↓，原发病为败血症，故为慢性呼吸性碱中毒。

（3）计算HCO_3^-预计值：

$\Delta HCO_3^- = \Delta PaCO_2 \times 0.5 \pm 2.5 = (40 - 26.8) \times 0.5 \pm 2.5 = (6.6 \pm 2.5)$ mmol/L

即预计$HCO_3^- = 24 - 6.6 \pm 2.5 = (17.4 \pm 2.5)$ mmol/L

实测19mmol/L在此范围内，故诊断：单纯性慢性呼吸性碱中毒。

（五）呼吸性酸中毒合并代谢性酸中毒

1.原因

（1）呼吸、心搏骤停。

（2）慢性阻塞性肺疾病严重缺氧、进食少或并发心力衰竭、休克等。

2. 血气特点　pH↓↓，$PaCO_2$↑，HCO_3^-↓或正常，AB＞SB。

3. 案例　某先天性心脏病合并肺炎、心力衰竭患儿，痰液不易咳出，进食少。血气分析结果：pH 7.25，$PaCO_2$85mmHg，HCO_3^-37.5mmol/L。

分析如下。

（1）pH7.25，＜7.35为酸中毒。

（2）患者有肺炎，痰液黏稠，有呼吸道阻塞，且$PaCO_2$明显升高，故存在慢性呼吸性酸中毒。

（3）计算HCO_3^-预计值：

$\Delta HCO_3^- = 0.4 \times (85-40) \pm 3 = (18 \pm 3)$ mmol/L

预计$HCO_3^- = 24 + 18 \pm 3 = (42 \pm 3)$ mmol/L

实测HCO_3^- 37.5mmol/L，低于此代偿范围，表明同时存在代谢性酸中毒。故诊断：慢性呼吸性酸中毒合并代谢性酸中毒。

（六）呼吸性碱中毒合并代谢性碱中毒

1. 原因

（1）慢性肝衰竭、败血症、严重创伤，加上大剂量利尿、呕吐。

（2）慢性呼吸性酸中毒使用呼吸机不当，过度通气。

2. 血气特点　pH↑↑，$PaCO_2$↓，HCO_3^-↑或正常，K^+↓。

3. 案例　某先天性心脏病合并肺炎、心力衰竭患儿，数月来服用地高辛及利尿药。血气结果：pH 7.58，$PaCO_2$ 31mmHg，HCO_3^- 27mmol/L，K^+3.0mmoL/L。

分析如下。

（1）pH7.58，＞7.45为碱中毒。

（2）pH↑有两种可能：①$PaCO_2$原发降低（呼碱）。②HCO_3^-原发增高（代碱）。若为①，则HCO_3^-应代偿性降低，但HCO_3^-却增高，说明存在代谢性碱中毒；若为②，则$PaCO_2$应代偿性增高，而$PaCO_2$反而降低，说明存在呼吸性碱中毒。

故诊断：慢性呼吸性碱中毒合并代谢性碱中毒。

（七）呼吸性酸中毒合并代谢性碱中毒

1.原因

（1）先天性心脏病合并肺炎、心力衰竭，长期使用利尿药。

（2）严重肺部疾病发生呕吐。

2.血气特点 pH正常或稍高、稍低，$PaCO_2$↑↑，HCO_3^-↑↑。

3.案例 重度哮喘伴呕吐患儿。血气分析结果：pH 7.40，$PaCO_2$ 65mmHg，HCO_3^- 40mmol/L，Cl^- 90mmol/L，Na^+ 140mmol/L。

分析如下。

（1）pH虽正常，但$PaCO_2$↑↑，且原发病为哮喘，提示存在慢性呼吸性酸中毒。

（2）$AG = Na^+ - (HCO_3^- + Cl^-) = 140 - (40 + 90) = 10$mmol/L在正常范围内，故无代谢性酸中毒。

（3）计算HCO_3^-预计值

$\Delta HCO_3^- = 0.4 \times \Delta PaCO_2 \pm 3 = 0.4 \times (65 - 40) \pm 3 = (10 \pm 3)$mmol/L

预计HCO_3^- = 正常HCO_3^- + $\Delta PaCO_2 = 24 + 10 \pm 3 = (34 \pm 3)$ mmol/L

实测HCO_3^-40mmol/L，超出此代偿范围上限，提示合并代谢性碱中毒，故诊断：慢性呼吸性酸中毒合并代谢性碱中毒。

（八）代谢性酸中毒合并呼吸性碱中毒

1.原因

（1）糖尿病、肾衰竭和感染性休克等伴发热。

（2）慢性肝衰竭伴肾衰竭。

2.血气特点 pH正常或稍高、稍低，$PaCO_2$↓↓，HCO_3^-↓↓。

3.案例 某糖尿病患者，腹痛，呕吐，深大呼吸。血气分析结果：pH 7.36，$PaCO_2$ 18mmHg，HCO_3^- 10mmol/L，

Cl^- 110mmol/L，Na^+ 140mmol/L。

分析如下。

（1）pH虽正常，但原发病为糖尿病，且HCO_3^-↓↓，提示有代谢性酸中毒，且AG＝140 －（10＋110）＝20mmol/L，大于正常范围，进一步证明有代谢性酸中毒。

（2）计算$PaCO_2$预计值：

预 计$PaCO_2$＝1.5×HCO_3^-＋8±2＝1.5×10＋8±2＝（23±2）mmHg

实测$PaCO_2$ 18mmHg，小于此范围下限，提示合并呼吸性碱中毒，故诊断：代谢性酸中毒合并呼吸性碱中毒。

（九）代谢性酸中毒合并代谢性碱中毒

1.原因

（1）肾炎或糖尿病伴剧烈呕吐。

（2）剧烈呕吐伴严重腹泻。

2.血气特点 pH正常或稍高、稍低，HCO_3^-正常或稍高、稍低。

3.案例 某慢性肾功能不全患儿，因上腹部不适、剧烈呕吐急诊入院。血气结果：pH 7.39，$PaCO_2$ 43.8mmHg，HCO_3^- 26.5mmol/L，Cl^- 96.5mmol/L，Na^+ 142mmol/L。

分析如下。

（1）pH、$PaCO_2$，HCO_3^-均在正常范围内，似乎无酸碱失衡，计算AG值。

（2）AG＝142 －（26.5＋96.5）＝19mmol/L，大于正常范围。

△AG＝19 － 12＝7mmol/L，比正常AG高7mmo1/L，且原发病为慢性肾功能不全，提示有AG增高型代谢性酸中毒。

（3）根据电中性定律，AG升高数应等于HCO_3^-下降数，若体内HCO_3^-未被AG升高的H^+消耗，则体内实际HCO_3^-＝实测HCO_3^-＋△AG＝26.5＋7＝33.5 mmol/L，大于正常范围，加之患儿有呕吐、H^+丢失，且血氯降低，提示合并代谢性碱中毒。故诊断：AG增高型代谢性酸中毒合并代谢性碱中毒。

（十）三重酸碱失衡

三重酸碱失衡只能有两种类型，同一患者不能有呼吸性酸中毒与呼吸性碱中毒同时存在，此两种类型如下。

1. 呼吸性酸中毒合并代谢性酸中毒和代谢性碱中毒。

2. 呼吸性碱中毒合并代谢性酸中毒和代谢性碱中毒。

3. 血气特点　pH、$PaCO_2$、HCO_3^-可增加、减少或正常而无固定结果。

4. 案例

例1：某重症肺炎患儿因心衰竭伴水肿应用呋塞米利尿。血气结果：pH 7.34，$PaCO_2$ 65mmHg，HCO_3^- 35mmol/L，Cl^- 75mmol/L，Na^+ 140mmol/L。

分析如下。

（1）$PaCO_2$ 65mmHg超出正常，结合原发病为重症肺炎，提示有呼吸性酸中毒存在。

（2）$AG = Na^+ -（HCO_3^- + Cl^-）= 140 -（35 + 75）= 30$mmol/L，明显超过正常（12mmol/L），提示存在高AG型代谢性酸中毒。

（3）根据电中性定律$\Delta AG = \Delta HCO_3^-$，则实际体内$HCO_3^-$ = 实测$HCO_3^- + \Delta AG = 35 +（30 - 12）= 53$ mmol/L。

预测$\Delta HCO_3^- = 0.4 \times \Delta PaCO_2 \pm 3 = 0.4 \times（65 - 40）\pm 3 =（10 \pm 3）$mmol/L

预测$HCO_3^- = 24 + \Delta HCO_3^- = 24 + 10 \pm 3 =（34 \pm 3）$mmol/L，实际体内$HCO_3^-$ 53mmol/L大于此范围，结合此患儿用呋塞米，且血氯低，提示有代谢性碱中毒。

故诊断：呼吸性酸中毒合并AG增高型代谢性酸中毒和代谢性碱中毒。

例2：某脑病患儿合并多器官功能衰竭，出现呼吸困难3h。血气结果：pH7.6，$PaCO_2$ 16.4mmHg，HCO_3^- 20mmol/L，Cl^- 70mmol/L，Na^+ 120mmol/L。

分析如下。

（1）pH 7.6，＞7.45，为碱中毒。

（2）$PaCO_2$ ↓，结合患儿原发病为脑病，有呼吸困难，提示有慢性呼吸性碱中毒。

（3）$AG = Na^+ -（HCO_3^- + Cl^-）= 120 -（20 + 70）= 30mmol/L$。

$AG > 16mmol/L$ 提示：AG增高型代酸。

（4）计算HCO_3^-预计值 $= \Delta PaCO_2 \times 0.5 \pm 2.5 =（40 - 16.4）\times 0.5 \pm 2.5 =（11.8 \pm 2.5）mmol/L$。

预计HCO_3^- = 正常HCO_3^- − ΔHCO_3^- $= 24 - 11.8 \pm 2.5 =（12.2 \pm 2.5）mmol/L$。

实测HCO_3^-为20mmol/L，超出此范围上限，提示代谢性碱中毒（实际HCO_3^- = 实测HCO_3^- + $\Delta AG = 38$ mmol/L）。

故诊断：慢性呼吸性碱中毒合并AG增高型代谢性酸中毒及代谢性碱中毒。

（韩晓华）

附录A

脑脊液测定正常值

项目	检测方法	正常值
压力	物理测压	
新生儿		0.29 ～ 0.78kPa
儿童		0.69 ～ 1.96 kPa
细胞数	计数板显微镜检查	
新生儿		（0 ～ 34）$\times 10^6$/L
极低体重儿		（0 ～ 44）$\times 10^6$/L
婴儿		（0 ～ 20）$\times 10^6$/L
儿童		（0 ～ 10）$\times 10^6$/L
蛋白总量	邻苯三酚红钼络合显色法	
新生儿		0.2 ～ 1.2g/L
极低体重儿		0.45 ～ 2.27g/L
儿童		0.2 ～ 0.4g/L
蛋白定性	Pandy试验	阴性
糖	己糖激酶法	
婴儿		3.9 ～ 5.0mmol/L
儿童		2.8 ～ 4.5mmol/L
细菌	涂片染色	阴性
氯化物	离子选择电极法	
婴儿		110 ～ 122mmol/L
儿童		117 ～ 127mmol/L

附录B

小儿各年龄段血液细胞成分平均正常值

项目	标本类型	检测方法	参考区间
红细胞	全血	仪器法	
新生儿			（5.2～6.4）$\times10^{12}$/L
婴儿			（4.0～4.6）$\times10^{12}$/L
儿童			（4.0～4.5）$\times10^{12}$/L
血红蛋白			
新生儿			180～190g/L
婴儿			110～120g/L
儿童			120～140g/L
血细胞比容			35%～55%
红细胞平均体积			80～100MCV（fl）
红细胞平均血红蛋白			27.4～34MCH（pg）
红细胞平均血红蛋白浓度			320～360MCHC（g/L）
网织红细胞			
新生儿			3%～6%
儿童			0.5%～2.5%
白细胞			
新生儿			（15～20）$\times10^{9}$/L
婴儿			（11～12）$\times10^{9}$/L
儿童			（4～10）$\times10^{9}$/L
中性粒细胞			50%～70%（新生儿至婴儿31%～40%）

续表

项目	标本类型	检测方法	参考区间
淋巴细胞			20%～40%（新生儿至婴儿40%～60%）
单核细胞			3%～10%
嗜酸粒细胞			0.5%～5%
嗜碱粒细胞			0～1%
血小板			（100～300）$\times 10^9$/L

附录C

血气分析正常值

项目	标本	检测方法	正常值
pH（37℃）	动脉血	电极法	7.35 ～ 7.45
氧分压（PO_2）	动脉血	电极法	10.7 ～ 13.3kPa（80 ～ 100mmHg）
二氧化碳分压（PCO_2）	动脉血	电极法	4.67 ～ 5.9 kPa（35 ～ 45 mmHg）
	静脉血		6.13 ～ 6.67 kPa（46 ～ 50 mmHg）
标准碳酸氢盐	动脉血	计算值	21.3 ～ 24.8mmol/L
实际碳酸氢盐	动脉血	计算值	21.4 ～ 27.3 mmol/L
缓冲碱	动脉血	计算值	45 ～ 55nmol/L
碱剩余	动脉血	计算值	±3 mmol/L
氧饱和度	动脉血	计算值	91.9% ～ 99.0%
二氧化碳结合力	血清	酶法	18 ～ 27mmol/L
二氧化碳总量	动脉血	计算值	24 ～ 32mmol/L

附录D

尿液一般检查正常值

项目	标本类型	检测方法	正常值
颜色	随机尿	目测法	浅黄
透明度	随机尿	目测法	清晰
蛋白	随机尿		
定性	随机尿	干化学分析法	阴性
定量	24h尿	邻苯三酚红钼络合显色法	＜150mg/24h
糖（定性）	随机尿	干化学分析法	阴性
比重	随机尿	干化学分析法	1.003 ～ 1.030（新生儿1.002 ～ 1.004）
pH	随机尿	干化学分析法	4.5 ～ 8.0
酮体	随机尿	干化学分析法	阴性
胆红素	随机尿	干化学分析法	阴性
尿胆原	随机尿	干化学分析法	3.2 ～ 16.0μmol/L或一 /±
亚硝酸盐	随机尿	干化学分析法	阴性
隐血	随机尿	干化学分析法	阴性
白细胞	随机尿	干化学分析法	阴性
沉渣	随机尿	尿离心后显微镜检查	
白细胞			＜5个/HP
红细胞			＜3个/HP
管型			无或偶见透明管型
1h尿沉查计数 准确收集3h尿		计数板显微镜检查	

续表

项目	标本类型	检测方法	正常值
红细胞			男＜3万/h
			女＜4万/h
白细胞			男＜7万/h
			女＜14万/h
管型			＜3400/h
Addis计数			
白细胞			＜100万/12h
红细胞			0～50万/12h
管型			−5000/12h
钠			95～310mmol/24h
钾			35～90mmol/24h
氯			80～270mmol/24h
钙			2.5～10mmol/24h
磷			16～48mmol/24h
肌酸			0.08～2.06mmol/24h
肌苷			9～18μmol/24h
尿酸			1.48～4.43mmol/24h
尿素			250～600mmol/24h
淀粉酶			＜64U（温氏法）
苦杏仁酸			7～85mmol/24h

附录 E

血液生化检查正常值

项目	标本	检测方法	正常值
钾	血清	离子选择电极法	3.5 ～ 5.5 mmol/L
钠	血清	离子选择电极法	136 ～ 146 mmol/L
氯	血清	离子选择电极法	98 ～ 108 mmol/L
钙（总钙）	血清	偶氮砷Ⅲ法	2.25 ～ 2.75 mmol/L
离子钙	血清	离子选择电极法	1.1 ～ 1.3 mmol/L
无机磷	血清	磷钼酸紫外终点法	1.1 ～ 1.8 mmol/L
镁	血清	二甲苯胺蓝比色法	0.8 ～ 1.2 mmol/L
铜	全血	原子吸收分光光度法	12.6 ～ 29.8μmol/L
铁	血清	亚铁嗪比色法	
男			11.6 ～ 31.3μmol/L
女			9.0 ～ 30.4μmol/L
锌	全血	原子吸收分光光度法	7.65 ～ 22.95μmol/L
铅	全血	原子吸收分光光度法	＜0.48μmol/L
氨	全血	谷氨酸脱氢酶法	＜54μmol/L
总铁结合力	血清	亚铁嗪比色法	
男			50 ～ 77μmol/L
女			54 ～ 77μmol/L
转铁蛋白			
男	血清		1.6 ～ 3.0 g/L
女	血清		1.7 ～ 3.2 g/L

续表

项目	标本	检测方法	正常值
铁蛋白			
男	血清		18 ～ 370μg/L
女	血清		9 ～ 120μg/L
总蛋白	血清	双缩脲终点法	60 ～ 80 g/L
清蛋白	血清	溴甲酚绿比色法	35 ～ 55 g/L
球蛋白	血清	计算值	20 ～ 30g/L
清蛋白/球蛋白	血清	计算值	（1.5 ～ 2.5）： 1
谷丙转氨酶	血清	速率法	5 ～ 40U/L
谷草转氨酶	血清	速率法	5 ～ 40U/L
碱性磷酸酶	血清	速率法	
女			1 ～ 12岁＜50 U/L, 12岁以上40 ～ 150 U/L
男			1 ～ 12岁＜500 U/L， 13 ～ 15岁＜750 U/L， 15岁以上40 ～ 150 U/L
总胆红素	血清	矾酸氧化法	2 ～ 19μmol/L
早产儿			＜274μmol/L
足月儿			＜205μmol/L
直接胆红素	血清	矾酸氧化法	0 ～ 6.8μmol/L
间接胆红素	血清	计算值	1.71 ～ 13.00μmol/L
总胆汁酸	血清	酶循环法	0 ～ 10μmol/L
前清蛋白	血清		0.2 ～ 0.4 g/L
胆碱酯酶	血清		4000 ～ 12 600U/L
γ-谷氨酰转肽酶	血清	速率法	5 ～ 50 U/L
三酰甘油	血清	GPO-PAP法	0.4 ～ 1.7 mmol/L
总胆固醇	血清	胆固醇氧化酶法	1.8 ～ 5.2 mmol/L
LDL-胆固醇	血清	选择性直接法	0 ～ 3.36 mmol/L
HDL-胆固醇	血清	选择性直接法	1 ～ 1.55 mmol/L
载脂蛋白-A1	血清	免疫透射比浊法	1 ～ 1.6g/L

续表

项目	标本	检测方法	正常值
载脂蛋白-A1	血清	免疫透射比浊法	0.8 ～ 0.9g/L
乳酸脱氢酶	血清	速率法	50 ～ 240 U/L
肌酸激酶	血清	速率法	25 ～ 200 U/L
肌酸激酶同工酶	血清	速率法	＜15U/L
α-羟丁酸脱氢酶	血清	速率法	80 ～ 220 U/L
腺苷脱氨酶	血清	酶偶联速率法	0 ～ 25 U/L
乳酸脱氢酶同工酶1			14.8% ～ 25.9%
乳酸脱氢酶同工酶2			31.7% ～ 41.4%
乳酸脱氢酶同工酶3			18.1% ～ 25.9%
乳酸脱氢酶同工酶4			7.2% ～ 13.6%
乳酸脱氢酶同工酶5			5.3% ～ 16.5%
蛋白电泳法（%）	血清	丽春红S染色	
清蛋白			57% ～ 68%
α_1-球蛋白			1.0% ～ 5.7%
α_2-球蛋白			4.9% ～ 11.2%
β-球蛋白			7% ～ 13%
γ-球蛋白			9.8% ～ 18.2%
尿酸	血清	尿酸酶比色法	119 ～ 416μmol/L
尿素	血清	脲酶比色法	2.9 ～ 8.2 mmol/L
肌酐	血清	肌氨酸氧化酶法	27 ～ 132μmol/L
C反应蛋白	血清	速率散射比浊法	0 ～ 8mg/L
IgG	血清	速率散射比浊法	
新生儿			0.1 ～ 0.9g/L
0.5 ～ 5月龄			7.0 ～ 14.8g/L
6 ～ 23月龄			3 ～ 10g/L
2 ～ 5岁			5 ～ 12g/L

续表

项目	标本	检测方法	正常值
6～11岁			5～13 g/L
12～16岁			7.0～16.5 g/L
IgA	血清	速率散射比浊法	
新生儿			0～0.022g/L
0.5～5月龄			0.03～0.82g/L
6～23月龄			0.14～1.08g/L
2～5岁			0.23～1.90 g/L
6～11岁			0.29～2.70g/L
12～16岁			0.81～2.32g/L
IgM	血清	速率散射比浊法	
新生儿			0.05～0.30g/L
0.5～5月龄			0.15～1.09g/L
6～23月龄			0.43～2.93g/L
2～5岁			0.50～1.99 g/L
6～11岁			0.5～2.6g/L
12～16岁			0.45～2.40g/L
IgE		化学发光免疫法	
＜1岁			≤29U/ml
1岁			≤49U/ml
2岁			≤45U/ml
3～9岁			≤52U/ml
＞9岁			≤87U/ml
ASO	血清	速率散射比浊法	＜200U/ml
C3	血清	速率散射比浊法	0.85～1.93 g/L
C4	血清	速率散射比浊法	0.12～0.36 g/L
类风湿因子	血清	速率散射比浊法	0～30U/ml
淀粉酶	血清	酶法	25～125 U/L
	尿		＜800U/L
脂肪酶	血清	比色法	1～54 U/L

续表

项目	标本	检测方法	正常值
葡萄糖（空腹血糖口服糖耐量试验）	血清	已糖激酶法	3.61 ～ 6.11mmol/L
	血清	已糖激酶法	空腹≤6.1 mmol/L 2h≤7.8 mmol/L
乳酸	血浆/全血	酶法	＜2.0mmol/L（空腹静脉血浆） 动脉血为静脉血乳酸水平1/3 ～ 1/2 全血乳酸0.5 ～ 1.7mmol/L 新生儿末梢血乳酸水平比空腹静脉血浆值高50%
血液丙酮酸	血浆/全血	酶法	＜0.1mmol/L（空腹静脉血浆） 全血丙酮酸0.03 ～ 0.10 mmol/L
D3-羟丁酸	血清	酶法	0.03 ～ 0.30mmol/L
糖化血红蛋白	EDTA抗凝全血）	高效液相色谱法	4.0% ～ 6.0%
胰岛素C肽	血清	化学发光免疫法	1.1 ～ 5Ug/L
胰岛素	血清	化学发光免疫法	6 ～ 27U/L
血清甲状腺素T_3	血清	化学发光免疫法	1.34 ～ 2.73nmol/L
血清甲状腺素T_4	血清	化学发光免疫法	78.4 ～ 157.4nmol/L
游离T_3	血清	化学发光免疫法	3.67 ～ 10.43 pmol/L
游离T_4	血清	化学发光免疫法	11.2 ～ 20.1 pmol/L
促甲状腺素	血清	化学发光免疫法	0.2 ～ 7.0mU/L
铜蓝蛋白	血清		210 ～ 530mg/L
α_1-抗胰蛋白酶	血清		1.4 ～ 3.1 g/L
α_2-巨球蛋白	血清		1.5 ～ 3.5 g/L
α_1-微球蛋白	血清		10 ～ 30 mg/L

续表

项目	标本	检测方法	正常值
结合珠蛋白	血清		0.5 ～ 2.2 g/L
$β_2$-微球蛋白	血清		1010 ～ 1730μg/L
	尿		＜300 μg/L
肌红蛋白	血清		＜70 μg/L

附录F

止血与凝血障碍检查

名称	检测方法	正常值
出血时间	Ivy法	2.5 ～ 8.5min
凝血时间	试管法	4 ～ 12 min
活化部分凝血活酶时间	凝固法	25.1 ～ 38.4s
凝血酶原时间	凝固法	9.4 ～ 12.5s
凝血酶时间	凝固法	16 ～ 18 s
纤维蛋白原	凝固法	2.0 ～ 4.0 g/L
D-二聚体	免疫比浊法	0 ～ 0.256mg/L
血浆抗凝血酶Ⅲ	发色底物法	83% ～ 128%

附录G

儿科常用药物

一、抗生素类

药品名称	剂型/规格	给药途径	用法用量
青霉素钠	注射剂 40万U， 80万U， 100万U	肌内注射 静脉给药	2.5万～5万U/（kg·d），分2～4次给药 肺炎败血症：5万～20万U/（kg·d），分2～4次给药；流行性脑脊髓膜炎：20万～40万U/（kg·d）；亚急性心内膜炎：40万～60万U/（kg·d），每6小时1次
青霉素V钾	分散片 250mg（40万U）	口服	15～50mg/（kg·d），分3～4次服用，最大量1g/d
氨苄西林钠	注射剂 0.5g，1g	肌内注射 静脉给药	50～100mg/（kg·d），分4次给药 100～200mg/（kg·d），分2～4次给药，极量300mg/（kg·d）
阿莫西林	胶囊/颗粒剂 0.125g，0.25g 注射剂 0.5g，1g	口服 肌内注射/静脉给药	25～50mg/（kg·d），分3～4次给药 40～80mg/（kg·d），分3～4次给药
美洛西林	注射剂 0.5g，1g	肌内注射/静脉给药	150mg/（kg·d），分2～4次给药

续表

药品名称	剂型/规格	给药途径	用法用量
头孢唑林	注射剂 0.5g，1g	肌内注射/静脉给药	30～50mg/（kg·d），分2～3次给药；严重感染100mg/（kg·d），分2～4次给药
头孢拉定	干混悬剂 0.125g，0.25g	口服	6.25～12.5mg/kg每次，每6～8小时1次
	注射剂 0.5g，1g	肌内注射 静脉给药	12.5～25mg/kg每次，每6～8小时1次 50～150mg/kg每次，每6～8小时1次
头孢羟氨苄	片剂/颗粒剂 0.125g，0.25g	口服	30～40mg/（kg·d），分2次服药
头孢硫脒	注射剂 0.5g，1.0g	肌内注射/静脉给药	25～50mg/（kg·d），分3～4次给药
头孢替唑	注射剂 0.5g，1.0g	肌内注射/静脉给药	20～80mg/（kg·d），分2次给药
头孢呋辛	注射剂 0.75g，1.0g	肌内注射/静脉给药	50～100mg/（kg·d），分2～4次给药
头孢呋辛酯	胶囊/颗粒/干混悬剂 0.125g，0.25g	口服	20～30mg/（kg·d），分2次服药，极量1g/d
头孢替安	注射剂 0.5g，1.0g	静脉给药	40～60mg/（kg·d），分3～4次给药
头孢克洛	胶囊/颗粒/干混悬剂 0.125g，0.25g	口服	20～40mg/（kg·d），分3次服药，极量1g/d
头孢噻肟	注射剂 0.5g，1.0g	肌内注射/静脉给药	50～100mg/（kg·d），分2～3次给药；严重感染300mg/（kg·d），分3～4次给药
头孢曲松	注射剂 0.5g，1.0g	肌内注射/静脉给药	20～80mg/（kg·d），分1～2次给药；脑膜炎患者可加至100mg/（kg·d），分2次给药
头孢哌酮	注射剂 0.5g，1.0g	肌内注射/静脉给药	100～150mg/（kg·d），分2～4次给药

续表

药品名称	剂型/规格	给药途径	用法用量
头孢他啶	注射剂 0.5g，1.0g	肌内注射/静脉给药	50～150mg/（kg·d），分2～3次给药。
头孢唑肟	注射剂 0.5g，1.0g	肌内注射/静脉给药	50～100mg/（kg·d），分2～3次给药；严重感染150mg/（kg·d），分2～3次给药
头孢克肟	胶囊/颗粒 50mg，100mg	口服	6～8mg/（kg·d），分2次服药
头孢泊肟酯	片剂/胶囊 50mg，100mg	口服	8～10mg/（kg·d），分2次服药，极量400mg/d
头孢地尼	胶囊/颗粒 50mg，100mg	口服	9～18mg/（kg·d），分3次服药
头孢他美酯	胶囊/干混悬剂 90.65mg，181.3mg	口服	16～24mg/（kg·d），分2次服药
头孢吡肟	注射剂 0.5g，1.0g	肌内注射/静脉给药	50～100mg/（kg·d），分2次给药
头孢西丁	注射剂 1.0g，2.0g	静脉给药	3月龄以上儿童，每次13.3～26.7mg/kg，每6～8小时1次；每次20～40mg/kg，每8小时1次
头孢美唑	注射剂 0.5g，1.0g	肌内注射/静脉给药	25～100mg/（kg·d），分2～4次给药；严重感染150mg/（kg·d），分2～4次给药
氨曲南	注射剂 0.5g，1.0g	肌内注射/静脉给药	50～100mg/（kg·d），分2～3次给药；最大量120mg/（kg·d），分4次给药
亚胺培南/西司他丁	注射剂 0.5g，1.0g （1∶1）	静脉给药	3月龄以上，50～100mg/（kg·d），最大量20g/d，分3～4次给药

续表

药品名称	剂型/规格	给药途径	用法用量
美罗培南	注射剂 0.25g，0.5g	静脉给药	3月龄以上，60～80mg/（kg·d），分3次给药，极量4g/d
厄他培南	注射剂 1g	肌内注射/静脉给药	3月龄以上，每次15mg/kg，分2次给药，极量1g/d 13岁以上同成年人
拉氧头孢	注射剂 0.25g，0.5g	静脉给药	40～80mg/（kg·d），分2～4次给药；严重感染150mg/（kg·d），分2～4次给药
阿莫西林/克拉维酸	片剂/颗粒/干混悬剂（比例不同） 注射剂 0.6g（5：1）	口服 静脉给药	不同比例用法不同（请参阅说明书） 5～100mg/（kg·d），分3～4次给药（以混合物计）
替卡西林/克拉维酸	注射剂 1.6g，3.2g（15：1）	静脉给药	200～300mg/（kg·d），分4次给药（以混合物计）
氨苄西林/舒巴坦	注射剂 0.75g，1.5g（2：1）	肌内注射/静脉给药	75～225mg/（kg·d），分3～4次给药（以氨苄西林计）
头孢哌酮/舒巴坦	注射剂 0.75g，1.5g（1：1）	肌内注射/静脉给药	40～80mg/（kg·d），每6～12小时1次；严重感染160mg/（kg·d），分2～4次给药（以混合物计）
哌拉西林/他唑巴坦	注射剂 1.125g，4.5g（8：1）	静脉给药	100～300mg/（kg·d），分3～4次给药（以混合物计）
庆大霉素	注射剂 1ml：20mg（2万U）； 2ml：40mg（4万U）	肌内注射/静脉给药	每次2～2.5mg/kg，每8小时1次。建议监测血药浓度

续表

药品名称	剂型/规格	给药途径	用法用量
阿米卡星	注射剂 50mg（5万U）; 100mg（10万U）	肌内注射/静脉给药	每次5～10mg/kg，分2～3次给药
奈替米星	注射剂 1ml：5万U; 2ml：10万U	肌内注射/静脉给药	每次1.7～2.3mg/kg，每8小时1次；每次2.5～3.5 mg/kg，每12小时1次（以盐基计，1mg＝1000U）
氯霉素	注射剂 2ml：0.25g	静脉给药	30～50mg/（kg·d）（浓度3～5mg/ml），新生儿、早产儿禁用，足月儿发生脑膜炎必须应用时需监测血药浓度，且不超过25mg/（kg·d）
红霉素	肠溶片/胶囊 0.125g（12.5万U）; 0.25g（25万U）	口服	30～40mg/（kg·d），分3～4次服药，百日咳疗程14d
	注射剂 0.3g（30万U）	静脉给药	20～30mg/（kg·d），分2～3次给药（0.5～1mg/ml）（按红霉素计）
罗红霉素	片剂/胶囊/颗粒 50mg，75mg	口服	每次2.5～5mg/kg，每日2次，空腹口服
阿奇霉素	片剂/干混悬剂 0.125g，0.25g	口服	3d疗法，1d 10mg/kg，1d 1次；5d疗法，首日10mg/kg，第2～5日，5mg/kg
克拉霉素	颗粒/胶囊 0.125g，0.25g	口服	10～15mg/（kg·d），分2次服用
吉他霉素	片/剂颗粒 0.1g：10万U	口服	10～20mg/（kg·d），分3～4次服用
克林霉素	注射剂 2ml：0.3g	肌内注射/静脉给药	15～25mg/（kg·d），分2次服用

续表

药品名称	剂型/规格	给药途径	用法用量
复方磺胺甲噁唑	片剂/胶囊/颗粒 SMZ：TMP＝4：1	口服	40～60mg/（kg·d），分2次；卡氏肺孢菌肺炎50mg/（kg·d），分2～4次（以SMZ计）
磷霉素钠	片剂/胶囊 0.1g：10万U；0.25g：25万U	口服	50～100mg/（kg·d），分3～4次服用
	注射剂 1g，2g	静脉给药	100～300mg/（kg·d），分3～4次给药
夫西地酸	注射剂 0.125g，0.25g	静脉给药	7mg/kg每日，每日3次，每次滴注时间2～4h
万古霉素	注射剂 0.5g：50万U	静脉给药	20～40mg/（kg·d），分2～4次给药，新生儿15～20mg/（kg·d），分2次给药
替考拉宁	注射剂 0.2g：20万U	静脉给药	新生儿，每次6mg/kg，每日1次；＜2月龄，8mg/kg每次，每日1次；＞2月龄，每次10mg/kg，首日2次，继以每日1次
利奈唑胺	注射剂 100ml：200mg；300ml：600mg	静脉给药	20～30mg/（kg·d），分3次给药。＜7日龄新生儿，每次10mg/kg，每12小时1次
环丙沙星	片剂/胶囊 0.25g，0.5g	口服	10～20mg/（kg·d），分2～3次服用。18岁以下儿童应用需告知
	注射剂 0.1g，0.2g	静脉给药	5～8mg/（kg·d），分2次给药。18岁以下儿童应用需告知
甲硝唑	片剂 0.1g，0.2g	口服	20～50mg/（kg·d），分3次服用
	注射剂 0.2g，0.5g	静脉给药	首剂15mg/kg，然后每次7.5 mg/kg，每8～12小时1次

续表

药品名称	剂型/规格	给药途径	用法用量
小檗碱（黄连素）	片剂 0.25g，0.05g	口服	每次10 mg/kg，分3～4次服用

二、抗真菌药

药品名称	剂型/规格	给药途径	用法用量
氟康唑	片剂/颗粒 0.05g，0.1g	口服	3～6mg/（kg·d），每日1次
	注射剂 0.05g，0.1g	静脉给药	浅表真菌感染：1～2mg/(kg·d)，每日1次；深部真菌感染：3～6mg/（kg·d），每日1次
伊曲康唑	颗粒/口服液 0.1g，25ml：0.25g	口服	3～5mg/（kg·d），分1～2次服用
伏立康唑	片剂/干混悬剂 0.05g，0.1g，0.2g	口服	1次200mg，每日2次
	注射剂 0.05g，0.1g	静脉给药	6～12mg/（kg·d），分2次给药。首日用12mg/（kg·d），次日后改为6mg/（kg·d）
卡泊芬净	注射剂 0.05g，0.07g	静脉给药	3月龄至17岁，第1日给予70mg/m^{2}的负荷剂量（实际剂量不超70mg），之后给予50mg/m^{2}的日剂量（实际剂量不超过70mg）
制霉菌素	片剂 25万U 50万U	口服	5万～10万U/(kg·d)，分3～4次服用

三、抗病毒药

药品名称	剂型/规格	给药途径	用法用量
利巴韦林	分散片/颗粒剂 注射剂	口服 静脉给药	10mg/（kg·d），分4次服用。6岁以下剂量未定 10～15mg/（kg·d），分2次给药，静脉滴注时间不少于20min
阿昔洛韦	片剂/胶囊/颗粒 0.1g，0.2g，0.4g 注射剂 0.25g，0.5g	口服 静脉给药	10～20mg/(kg·d)，分3～4次。2岁以下用法不确定 5～10mg/(kg·d)，每日3次，每次最大量不超过500mg/m²（10mg/kg）。2岁以下用法不确定
更昔洛韦	注射剂 0.05g，0.1g，0.25g	静脉给药	诱导治疗每次5mg/kg，每12小时1次，连用14～21d，维持治疗5mg/（kg·d），每日1次，每周3次
膦甲酸钠	注射剂 100ml：2.4g	肌内注射/静脉给药	10～15mg/（kg·d），分2次给药
奥司他韦	胶囊/颗粒	口服	治疗用药：体重＜15kg，每次30mg，每日2次；体重15～33kg，每次45mg，每日2次；体重24～40kg，每次60mg，每日2次 预防用药：体重＜15kg，每次30mg，每日1次；体重15～33kg，每次45mg，每日1次；体重24～40kg，每次60mg，每日1次

四、呼吸系统用药

药品名称	剂型/规格	给药途径	用法用量
氢溴酸右美沙芬	片剂/颗粒 7.5mg，15mg 糖浆 10ml：15mg	口服	2～6岁，每次2.5～5mg，7～12岁，每次5～10mg，每日3～4次
氨溴索	口服液 5ml：15mg	口服	1.2～1.6mg/（kg·d），分3次服用
	注射剂 1ml：7.5mg；2ml：15mg	静脉给药	6岁以下每次7.5mg，6岁及以上每次15mg，每日2～3次
乙酰半胱氨酸	颗粒 100mg，200mg	口服	每次100mg，每日2～4次
沙丁胺醇	气雾剂2%；	气雾吸入	每次1～2喷，每4小时1次
	吸入用溶液 1ml：5mg；2.5ml：5mg	雾化吸入	12岁以下从0.5ml雾化溶液（含2.5mg沙丁胺醇）起用，以注射用水稀释至2～2.5ml，间歇疗法可每日重复4次
丙卡特罗	片剂 25μg，50μg	口服	6岁以上，每次25μg，每12小时1次；≤6岁，每次1.25μg/kg，每12小时1次
	口服液 30ml：0.15mg		
特步他林	片剂2.5mg	口服	0.065mg/kg每次，每日3次，总量不超过1.25mg
	气雾剂 0.25mg/喷 雾化溶液 2ml：5mg		雾化吸入：体重＜20kg，每次2.5mg，体重＞20kg，每次5mg；体重：每6～8小时1次
沙美特罗	气雾剂/粉雾剂 各产品含量不同	气雾吸入 粉雾吸入	每次25μg，每日2次 每次25μg，每日2次
妥洛特罗	贴剂 0.5mg每贴，1mg每贴，2mg每贴	外贴	0.5～3岁，每次0.5mg，3～9岁，1mg每次，＞9岁以上，每次2mg，每日1次。可粘贴于胸部、背部及上臂部

续表

药品名称	剂型/规格	给药途径	用法用量
倍氯米松	气雾剂/粉雾剂 50μg，100μg	气雾吸入	每次50～100μg，每日2～4次
布地奈德	混悬液 气雾剂 粉雾剂	雾化吸入 气雾吸入 干粉吸入	每次0.5～1mg，每日2次 2～7岁，200～400μg/d，每日2～4次。7岁以上，200～800μg/d，每日2～4次 6岁以上200～400μg/d，每日1～2次
氟替卡松	气雾剂 25μg，50μg，125μg每喷	气雾吸入	125～250μg/d，每日2次
孟鲁司特	片剂/颗粒 4mg，5mg	口服	1～5岁，1次4mg，每日1次 6～14岁，1次5mg，每日1次
酮替芬	片剂 1mg	口服	3岁以上每次0.5～1mg，每日1～2次

五、消化系统用药

药品名称	剂型/规格	给药途径	用法用量
西咪替丁	片剂/胶囊 100mg，200mg 注射剂 2ml：200mg	口服 肌内注射/静脉给药	每次5～10mg/kg，每日2～4次 每次5～10mg/kg，每日2～4次，静脉滴注1～4mg/（kg·d）
雷尼替丁	片剂/胶囊 75mg，150mg 注射剂 2ml：50mg； 5ml：50mg	口服 静脉给药	胃食管反流4～6mg/（kg·d）；消化性溃疡3～5mg/（kg·d），每12小时1次或睡前1次 缓慢静脉注射每次0.5～1mg/kg，每日2次或6～8h 1次

续表

药品名称	剂型/规格	给药途径	用法用量
奥美拉唑	片剂 10mg，20mg 注射剂 20mg，40mg	口服 静脉给药	每次0.5～2mg/kg，每日1～2次 每次0.5～2mg/kg，每日1～2次
阿托品	注射剂 0.5mg，1mg，2mg，5mg，10mg，25mg	静脉给药	每次0.03～0.05mg/kg。根据病情可每15～30分钟应用1次
氢溴酸山莨菪碱	注射剂 1ml：10mg； 1ml：20mg	肌内注射 静脉给药	每次0.1～0.2mg/kg，每日1～2次 0.3～2mg/kg，每15～30分钟1次，至恢复后即减量停用
丁溴酸东莨菪碱	注射剂 1ml：20mg	肌内注射/静脉给药	1月龄至2岁，每次0.3～0.5mg/kg，最大量5mg；2岁以上，每次5～20mg，每日3次
鞣酸蛋白	片剂0.3g 散剂0.9g	口服	婴儿每次0.05～0.2g，儿童每次0.2～1g，每日3次
鞣酸蛋白酵母散	鞣酸蛋白0.1g 干酵母0.1g	口服	婴儿每次0.05～0.2g，儿童每次0.2g，每日3次
蒙脱石	散剂	口服	新生儿1/4袋每次，每日3次；1岁以下，每日1袋；1～2岁，每日1～2袋；3岁以上，分3次服用
熊去氧胆酸	片剂/胶囊 50mg，150mg，250mg	口服	8～10mg/（kg·d），分2～3次
乳果糖	口服溶液 10ml：5g； 100ml：50g； 100ml：66.7g	口服	婴儿5ml/d；3～6岁，5～10ml/d；7～14岁起始剂量15ml/d，维持剂量10ml/d
开塞露	10ml		肛门注入，5～10ml每次，挤入直肠，保留5min

六、循环系统用药

药品名称	剂型/规格	给药途径	用法用量
地高辛	片剂0.25mg 口服液 10ml：0.5g 注射剂 1ml：0.25mg	口服 静脉给药	＜2岁，0.06 ～ 0.08 mg/kg；≥2岁；0.04 ～ 0.06 mg/kg，分3～6次完成饱和量，1～2d用完；以后用上述量的1/4为1d维持量 饱和量，＜2岁，0.04～0.06mg/kg；≥2岁，0.02～0.04mg/kg。早产儿及新生儿宜用1/2或1/3量
去乙酰毛花苷	注射剂 2ml：0.4mg	肌内注射/静脉给药	饱和量，＜2岁，0.03～0.04mg/kg，≥2岁，0.02～0.03mg/kg，分数次给药。维持量为饱和量的1/4～1/3
毒毛花苷K	注射剂 1ml：0.25mg	静脉给药	0.007～0.01mg/kg，必要时可重复1～2次
米力农	注射剂 5ml：5mg	静脉给药	负荷量25～50μg/kg，以后以0.25～1.0μg/（kg·min）的速度缓慢静脉滴注维持
多巴胺			
多巴酚丁胺	注射剂 2ml：20mg	静脉给药	持续静脉滴注2～20μg/（kg·min），从小剂量开始，视病情调整剂量
肾上腺素	注射剂 0.5ml：0.5mg； 1ml：1mg	静脉给药 肌内注射	心肺复苏：浓度1：10 000，0.1ml/kg每次（0.01mg/kg）； 气管插管：浓度1：1000，0.1ml/kg每次（0.1mg/kg）； 抗休克：持续静脉滴注0.1μg/（kg·min） 抗过敏性休克：即刻给药，＜6岁，0.15mg；6～12岁，0.3mg；＞12岁0.5mg
去甲肾上腺素	注射剂 1ml：2mg； 1ml：5mg	静脉给药	0.1～2μg/（kg·min）持续静脉滴注

续表

药品名称	剂型/规格	给药途径	用法用量
间羟胺	注射剂 1ml：10mg	肌内注射/皮下注射 静脉给药	0.1mg/kg 0.4mg/kg或12mg/m^2，用氯化钠稀释至每25ml含间羟胺1mg的溶液，以维持理想压力
盐酸利多卡因	注射剂 5ml：50mg； 5ml：100mng	静脉注射 静脉滴注	1mg/kg，每10～15分钟1次，极量5mg/kg 维持量20～50μg/（kg·min）
胺碘酮	片剂 0.1g，0.2g	口服	5～10mg/（kg·d），分3次服，4～8次后改为5～6mg/（kg·d）
普罗帕酮	片剂 50mg 注射剂 5ml：17.5mg	口服 静脉给药	每次5～6 mg/kg，每日3～4次，见效后减半量维持 1～2 mg/kg每次加入葡萄糖溶液10～20 ml，5～10min缓慢推注
盐酸普萘洛尔	片剂 10mg 注射剂 5ml：5mg	口服 静脉滴注	每次0.5～1mg/kg，3次/日 每次0.05～0.1mg/kg，不超过每次1 mg，缓慢注射
三磷酸腺苷	注射剂 20mg，40mg	静脉注射	首次0.05～0.1 mg/kg快速静脉注射，30s内如不能终止心动过速，第2次可用0.2 mg/kg
硝苯地平	片剂 5mg，10mg	口服/舌下含服	每次10～20mg，3次/日
硝普钠	注射剂	静脉给药	0.2～8μg/（kg·min），从小剂量开始，以后每5分钟增加，0.1～0.2μg/（kg·min）至产生疗效
维拉帕米	片剂 40mg 注射液 2ml：5mg	口服 静脉给药	每次1～2mg/kg，每日2～3次 每次0.1～0.2mg/kg
巯甲丙脯酸	片剂 12.5mg	口服	每次0.3 mg/kg，每日3次，逐渐增加剂量

续表

药品名称	剂型/规格	给药途径	用法用量
福辛普利	片剂/胶囊 10mg	口服	0.1～0.6mg/kg，每日1次，6岁以下慎用
尼卡地平	注射剂 2mg	静脉注射	开始剂量0.5～5μg/（kg·min），最大量4～5μg/（kg·min）
前列地尔	注射剂 10μg	静脉滴注	0.02～0.5μg/（kg·min），每日1次
果糖二磷酸钠	口服液1g 注射剂5g	口服 静脉滴注	每次0.5～1.0g，每日2～3次 100～250mg/kg，每日1～2次

七、血液系统疾病用药

药品名称	剂型/规格	给药途径	用法用量
维生素B_{12}	注射液 1ml：0.05mg；1ml：0.1mg	肌内注射	每次25～50μg，隔日1次，疗程共2周。以后每个月1次
叶酸	片剂 0.4mg，5mg	口服	每次5mg，每日3次
硫酸亚铁	合剂2.5%	口服	治疗量3～6mg/（kg·d），分1～2次服用 预防用量1～2mg/（kg·d），每日1次给药
富马酸亚铁	片剂 35mg，50mg，	口服	治疗量3～6mg/（kg·d），分1～2次服用 预防用量1～2mg/（kg·d），每日1次给药
右旋糖酐铁	片剂 25mg，50mg	口服	治疗量3～6mg/（kg·d），分1～2次服用 预防用量1～2mg/（kg·d），每日1次给药
山梨醇铁	注射液 2ml：50mg	深部肌内注射	体重＞6kg，1次1ml，1d 1次；体重＜6kg，1次0.5ml，每日1次

续表

药品名称	剂型/规格	给药途径	用法用量
肌苷	片剂/胶囊0.2g 注射剂 2ml：50mg； 2ml：100mg	口服	每次100～200mg，每日3次 每次100～200mg，每日1次
重组人粒细胞刺激因子（rhG-GSF）	注射剂 75μg，150μg，300μg	皮下注射 静脉注射	＜3岁，每次75μg；3～6岁，每次150μg；7～12岁，每次300μg；每日1次
重组人粒细胞刺激因子（rhG-GSF）	注射剂 75μg，150μg，300μg	皮下注射	再生障碍性贫血、骨髓增生异常综合征，每次3μg，1d 1次，癌症化疗，每次5～10μg，每日1次，于化疗停药后开始使用，持续7～10d
维生素K_1	注射剂 1ml：2mg； 1ml：10mg	肌内/皮下注射	治疗新生儿出血症每次1mg皮下或肌内注射，8h后可重复给药。预防新生儿出血可在出生后给予0.5～1mg，每6～8小时1次 一般治疗每次10mg，每日1～2次
硫酸鱼精蛋白	注射剂 5ml：50mg； 10ml：100mg	静脉注射 静脉滴注	中和肝素，与末次肝素用量相当 抗自发性出血静脉滴注5～8mg/kg，分2次，间歇6h，连续应用不超3d
氨甲环酸	注射剂 2ml：0.1g； 5ml：0.25g	静脉给药	1次0.25g，加入25%葡萄糖注射液20ml中静脉注射，或加入5%～10%葡萄糖注射液或0.9%氯化钠注射液中静脉滴注，每日2次
氨甲苯酸	注射液 5ml：50mg； 10ml：100mg	静脉给药	1次0.25g，加入25%葡萄糖注射液20ml中静脉注射，或加入5%～10%葡萄糖注射液或0.9%氯化钠注射液中静脉滴注，每日2次

续表

药品名称	剂型/规格	给药途径	用法用量
氨基己酸	注射液 10ml：2g； 20ml：4g	静脉滴注	0.2g/kg，溶解于5%～10%葡萄糖注射液或0.9%氯化钠注射液50～100ml中，每4～6小时1次
酚磺乙胺	2ml：0.25g； 5ml：0.5g	肌内/静脉注射	0.125～0.25g，每日2～3次
肝素钠	注射液 2ml：100U； 2ml：5000U	静脉滴注	100U/kg或每次1mg/kg，溶于10%葡萄糖注射液或0.9%氯化钠注射液50～100ml中，在4h内缓慢滴入
肝素钙	注射液 1ml：5000U； 1ml：7500U； 1ml：10 000U	静脉注射 静脉滴注	首剂50U/kg，之后每4小时50～100U/kg，根据检验结果调节剂量 首剂50U/kg，之后每4小时给予100U/kg，24h持续静脉滴注，根据检验结果调节剂量。DIC时每4小时按25～50U/kg持续静脉滴注，若4～8h无好转即停用
华法林钠	片剂 2.5mg，3mg，5mg	口服	每次0.2～0.5mg/kg，之后每日维持量为每次2～8mg
巴曲酶	注射液 1ml：10BU； 0.5ml：5BU	肌内注射	0.3～0.5KU每次，每日1次，一般疗程为2d。也可用于外用蘸药压迫止血
尿激酶	注射剂 5万U， 10万U	静脉给药	静脉滴注每次200～400U/kg，3万U后，每日1万～2万U，共7～10d
链激酶	注射剂 10万U， 15万U	静脉给药	负荷剂量25万～60万U；维持剂量10万U/h，连续静脉滴注
凝血酶原复合物	注射剂 500U	局部用药	局部止血用干粉或灭菌生理盐水溶成50～1000U/ml，喷于创面。消化道止血以50～500U/ml口服或灌注，每次2000～2万U，每1～6小时1次

八、泌尿系统疾病用药

药品名称	剂型/规格	给药途径	用法用量
氢氯噻嗪	片剂 6.25mg，10mg，25mg，50mg	口服	1～2mg/（kg·d），分1～2次服用
呋塞米	片剂20mg 注射剂20mg	口服 静脉给药	2～3mg/（kg·d），分2～3次服用 每次0.5～1mg/kg
依他尼酸	片剂25mg 注射剂25mg	口服 静脉给药	0.5～1mg/（kg·d），分1～3次服用 每次0.5～1mg/kg，缓慢静脉注射或静脉滴注
螺内酯	片剂4mg，12mg	口服	1～3mg/（kg·d），分2～4次服用
甘露醇	注射剂 20ml：4g； 100ml：20g	静脉滴注	利尿：每次0.25～2g/kg，以15%～20%溶液于2～6h静脉滴注；颅内高压：0.5～2g/kg，以15%～20%的溶液于30～60min静脉滴注
乙酰唑胺	片剂250mg	口服	每次5mg/kg，1～3次/日
甘油果糖	注射剂250ml	静脉滴注	5ml/kg，每8～12小时1次
右旋糖苷-40	注射剂	静脉滴注	每次5～15ml/kg，1～2次/日

九、中枢神经系统用药

药品名称	剂型/规格	给药途径	用法用量
地西泮	片剂2.5mg，5mg	口服	<1岁1～2.5mg/d，幼儿不超过5mg/d，5～10岁不超过10mg/d。6月龄以内慎用
	注射液 2ml：10mg	静脉注射	每次0.25～0.5mg/kg，每次不可超过20mg，缓慢注射。6月龄以内慎用
氯硝西泮	片剂0.25mg，0.5mg，2mg	口服	0.03～0.05mg/（kg·d），1d 2～3次。维持量0.1～0.2mg/（kg·d）

续表

药品名称	剂型/规格	给药途径	用法用量
咪达唑仑	注射剂 2ml：2mg； 2ml：10mg	肌内注射 静脉注射	术前准备，术前20～30min注射0.15～0.2mg/kg 术前准备0.2mg/kg，维持麻醉时，视个体差异而定
苯巴比妥	片剂15mg，30mg，50mg	口服	每次2～3mg/kg，每日2～3次
	注射剂	肌内注射	抗惊厥：每次6～10mg/kg，必要时4h后可重复，极量每次0.2g
水合氯醛	5%或10%溶液	口服/灌肠	镇静、催眠30～40mg/kg每次；抗惊厥40～60mg/kg每次，极量每次1g
苯妥英钠	片剂50mg，100mg	口服	3mg/（kg·d），每日2～3次
	注射剂0.1g，0.25g		肌内注射每次3～5mg/kg，癫痫持续状态每次5～10mg/kg。需做血药浓度测定
卡马西平	片/胶囊 0.1g，0.2g	口服	5～10 mg/（kg·d），每3～5日增加5～10mg/kg，维持量每次10～30mg/kg，分2～3次服用
丙戊酸钠	片剂100mg，200mg 口服液 300ml：12g 注射剂400mg	口服	20～30mg/（kg·d），每日2～3次。或15mg/（kg·d），按需隔周增加5～10mg/kg，极量40mg/（kg·d）。需定期复查肝功能、血常规及血药浓度
奥卡西平	片剂150mg，300mg，600mg	口服	10mg/（kg·d），每日2次，必要时可增至40mg/（kg·d）

续表

药品名称	剂型/规格	给药途径	用法用量
拉莫三嗪	片剂25mg，50mg，100mg	口服	单药治疗：2～11岁，第1～2周300μg/(kg·d)，分1～2次服用；第3～4周600μg/(kg·d)，分1～2次服用；第5周后每1～2周增加600μg/(kg·d)。一般维持量1～10mg/(kg·d)，分1～2次服用，极量15mg/(kg·d)。12～18岁，第1～2周每次25mg，每日1次，每1～2周增加1次，维持量100～200mg/d，分1～2次服用，最大量500mg/d
托吡酯	片剂25mg 胶囊15mg，25mg	口服	单药治疗：0.5～1mg/(kg·d)，1周后每隔1～2周递增0.5～1mg/(kg·d)
左乙拉西坦	片剂0.25g，0.5g	口服	起始剂量10mg/kg，每周增加1次，增量10mg/kg，维持量40～60mg/(kg·d)
盐酸苯海索	片剂2mg	口服	每次1～2mg，每日3次。4岁以下不用或慎用
尼可刹米	注射剂 1ml：375mg	皮下/肌内/静脉注射	每次10～15mg/kg，必要时30min可重复1次
盐酸洛贝林（山梗菜碱）	注射剂 1ml：3mg； 1ml：10mg	静脉注射 皮下/肌内注射	每次0.3～3mg，必要时每30min可重复使用 每次1～3mg
吗啡	注射剂 0.5ml：5mg	皮下注射	每次0.1～0.2mg/kg，1岁以内不用
盐酸哌替啶	注射剂 1ml：50mg； 2ml：100mg	皮下/肌内/静脉注射	每次0.5～1mg/kg，婴儿忌用
纳洛酮	注射剂 1ml：0.4mg	肌内注射	每次0.005～0.01 mg/kg，必要时隔3～5min再注射1次

十、解热镇痛抗炎及抗风湿药

药品名称	剂型/规格	给药途径	用法用量
阿司匹林	片剂10mg，25mg，50mg	口服	解热每次5～10mg/kg，每4～6小时1次；风湿性疾病：急性期80～100mg/（kg·d），分3～4次服用，逐次减量；川崎病30～50mg/（kg·d），分3～4次服用，稳定后逐步减至3～5mg/kg顿服，维持2～3个月
对乙酰氨基酚	片剂0.1g，0.5g 滴剂10ml：1g；15ml：1.5g		解热镇痛：10～15mg/kg每次，每4～6小时1次，每日不超过4次，连续给药不超过3d
布洛芬	片剂/胶囊0.1g，0.2g 栓剂50mg，100mg 滴剂15ml：0.6g；20ml：0.8g	口服	解热镇痛：5～10mg/kg，每6小时1次，每日不超过4次；抗风湿：30～40mg/(kg·d)，分3～4次服药
贝诺酯	片剂/颗粒50mg	口服	每次20～25mg/kg，每日3～4次；3月龄以下慎用
吲哚美辛	片剂/胶囊25mg，75mg	口服	每次0.5～1.0mg/kg，每日2～3次。抗风湿1～3mg/(kg·d)，分3～4次口服
柳氮磺吡啶	片剂/胶囊0.25g	口服	初始剂量10mg/（kg·d），渐增至30～50mg/（kg·d），分3～4次服用，总量不超过2g/d，2岁以下不用
硫唑嘌呤	片剂50mg，100mg	口服	1～2mg/（kg·d），每日1次，总量小于150mg/d
环孢素	胶囊10mg，25mg，50mg 口服液50ml：5g	口服	4～6mg/(kg·d)，分2次服用，1岁以上服用。需监测血药浓度

十一、内分泌系统药物

药品名称	剂型/规格	给药途径	用法用量
醋酸可的松	口服片 5mg，25mg	口服	2.5～10mg/(kg·d)，分3～4次服用
	注射剂 2ml：50mg	肌内注射	1/3～1/2口服量
氢化可的松	片剂4mg，10mg，20mg	口服	10～20mg/(m^2·d)，分3～4次
	注射剂10mg，25mg，50mg，100mg		4～8mg/(kg·d),8h内滴入，或分3～4次滴入
泼尼松龙（氢化泼尼松）	片剂1mg，5mg	口服	1～2mg/(kg·d)，分3～4次服用
	注射剂25mg	肌内注射/静脉滴注	1～2mg/(kg·d)，分2次
醋酸泼尼松（强的松）	片剂5mg	口服	1～2mg/(kg·d)，分3～4次服用
甲泼尼龙	片剂2mg，4mg	口服	1～2mg/(kg·d)，分3～4次服用
	注射剂20mg，40mg	静脉给药	10～20mg，每日1～2次
		关节腔内肌注	每次10～80mg
地塞米松	片剂0.75mg	口服	0.1～0.25mg/(kg·d)，每日3～4次
	注射剂1mg，2mg，5mg	肌内注射/静脉滴注	每次0.2～0.3mg/kg，每日1～2次
左甲状腺素钠	片剂25μg，50μg，100μg	口服	每日完全替代剂量：6月龄以内6～8μg/(kg·d)；6～11月龄6μg/(kg·d)；1～5岁5μg/(kg·d)；6～12岁4μg/(kg·d)。开始时应用完全替代剂量的1/3～1/2，以后每2周逐渐增量
甲巯咪唑	片剂5mg	口服	起始剂量：0.4mg/(kg·d)，分3次口服；维持量：0.1～0.2mg/(kg·d)
重组人生长激素	注射剂 100U	肌内注射	促进儿童生长推荐剂量：0.1～0.15U/kg，每日1次

十二、抗变态反应药物

药品名称	剂型/规格	给药途径	用法用量
马来酸氯苯那敏	片剂1mg，4mg	口服	0.3～0.4mg/（kg·d），每日3～4次。早产儿新生儿不用，婴幼儿慎用
苯海拉明	片剂25mg 注射剂1ml：10mg	口服 静脉给药	每次1～2mg/kg，每日3次。新生儿、早产儿禁用 每次0.5～1 mg/kg，每日3次
异丙嗪	片剂12.5mg，25mg，50mg 注射剂1ml：25mg；2ml：25mg	口服 肌内/静脉注射	每次0.5～1mg/kg，每日1～3次。早产儿、新生儿禁用。2岁以下慎用
西替利嗪	口服溶液10ml：10mg 片剂/胶囊10mg	口服	2～6岁，1d 5mg，分1～2次服用；6～12岁，每日10mg，分1～2次服用
氯雷他定	片剂10mg 颗粒5mg，10mg	口服	2～12岁，体重＞30kg，每日10mg；体重＜3kg，每日5mg，每日1次
富马酸酮替芬	片剂1mg	口服	每次0.5～1mg，每日2次

十三、维生素类药物

药品名称	剂型/规格	给药途径	用法用量
维生素A	胶丸5000U，2.5万U	口服	对营养不良：6～11月龄口服10万U；1岁以上口服20万U。眼干燥症：6～11月龄首日口服10万U，第2日及4周后各服10万U；1岁以上口服20万U，次日及第4周各服20万U
维生素B_1	片剂10mg； 注射剂2ml：50mg	口服 肌内注射	维生素B_1缺乏症：轻型，口服10mg/d；重型，肌内注射10～25mg/d

续表

药品名称	剂型/规格	给药途径	用法用量
维生素B_6	片剂10mg	口服	维生素B_6依赖综合征：婴儿维持量2～10mg/d，1岁以上同成年人量，开始30～600mg/d，维持量50mg/d，终身服用。维生素B缺乏症：1d 2.5～10mg，共3周，3周后2～5mg/d，持续数周
维生素B_{12}	注射剂 1ml：0.05mg； 1ml：0.1g	肌内注射	每次25～50μg，隔日1次，共2周；以后每个月肌内注射1次
维生素D_2	软胶囊： 5000U（0.125mg）； 1万U（0.25mg） 注射剂 1ml：5mg； 1ml：10mg	口服	预防维生素D缺乏：早产儿日摄入量不足100U时，出生后1～3周起每日口服500～1000U，如不能坚持口服可每个月或隔月注射20万U，母乳喂养婴儿：400U/d。治疗维生素D缺乏：1000～4000U/d，后减至400U/d。维生素D依赖性佝偻病：3000～1000U，最大量5万U/d。肾性骨萎缩：4000～40 000U/d
维生素D_3	滴剂400U每粒 注射液（15万U） 0.5ml：3.75mg	口服	预防维生素D缺乏：400U/d；骨软化症：1000U/d；手足搐搦症：2000～5000U/d，1个月后改为400U。甲状旁腺功能减退：5万～50万U/d
维生素E	片剂5mg，10mg 胶囊10mg，50mg	口服	维生素E缺乏：1mg/（kg·d），早产儿每日15～20mg慢性胆汁淤积：15～25mg/d
维生素K_1	片剂5mg 注射剂 1ml：10mg		预防新生儿出血：于分娩前12～24h给母亲肌内注射或缓慢静脉注射2～5mg。也可在新生儿出生后肌内或皮下注射0.5～1mg，8h后可重复

续表

药品名称	剂型/规格	给药途径	用法用量
注射用水溶性维生素	注射剂	静脉给药	体重＞10kg儿童每日1瓶，新生儿及体重≤10kg的儿童按体重1/10每瓶每千克每日
脂溶性维生素注射液（Ⅱ）	注射剂	静脉给药	11岁以下1ml/（kg·d），每日最大剂量10ml
左卡尼汀	口服溶液 10ml：1g	口服	起始剂量50mg/（kg·d），可按需增大剂量，通常为50～100mg/kg，每日不超过3g

十四、解毒药

药品名称	剂型/规格	给药途径	用法用量
二巯丙醇	注射剂 2ml：0.2g	肌内注射	2～3mg/kg，第1～2日每4小时1次，第3日改为6h 1次，第4日后12h 1次，疗程10d
二巯丁二钠	注射剂 0.5g，1g	静脉注射	用10ml的5%葡萄糖溶液或0.9%氯化钠溶液溶解1g药物，按20mg/kg给药，静脉注射
碘解磷定	注射剂 20ml：0.5g	静脉注射	轻度中毒15mg/kg，中度中毒20～30mg/kg，重度中毒30mg/kg
氯解磷定	注射剂 2ml：0.5g	肌内/静脉注射	轻度中毒15mg/kg，中度中毒20～30mg/kg，重度中毒30mg/kg

续表

药品名称	剂型/规格	给药途径	用法用量
硫酸阿托品	注射剂 1ml：0.5mg； 1ml：1mg	静脉注射	严重中毒：首次剂量0.05～0.1mg/kg静脉注射，以后每次0.05mg/kg，5～10min 1次，至瞳孔散大，肺水肿消退，改为每次0.02～0.03mg/kg，皮下注射，15～30min 1次，至意识恢复改为每次0.01～0.02mg/kg，每次30～60min。中度中毒：每次0.03～0.05mg/kg，每次15～30min，皮下注射，减量指征同严重中毒。轻度中毒：每次0.02～0.03mg/kg，口服或皮下注射，必要时重复
硫代硫酸钠	注射剂 10ml：0.5g； 20ml：1g	静脉注射	按体重计25%溶解1～1.5ml/kg（250～375mg/kg）
亚甲蓝	注射剂 2ml：20mg； 5ml：50mg	静脉注射	每次1～2mg/kg，缓慢静脉注射10min以上。氰化物中毒每次10mg/kg，加5%葡萄糖注射液20～40ml稀释后缓慢静脉注射，直至口周发绀消退，再给予硫代硫酸钠
氟马西尼	注射剂 5ml：0.5mg	静脉注射	0.01mg/kg，静脉注射最大剂量1mg
乙酰半胱氨酸	片剂200mg，600mg	口服	首次140mg/kg，然后每4小时70mg/kg，共17次